Endodontia

Fundamentos Científicos para a Prática Clínica

Endodontia

Fundamentos Científicos para a Prática Clínica

Editores
Manoel Damião Sousa-Neto
Marco Antonio Hungaro Duarte
Giulio Gavini
Flares Baratto-Filho
Carlos Estrela

manole
editora

Produção editorial: EBK Projetos Editoriais / Elke Braga Kropotoff
Projeto gráfico e diagramação: 3Pontos Apoio Editorial Ltda.
Ilustrações: Margarete Baldissara
Capa: Iuri Guião
Imagem de capa: Acervo pessoal do editor Manoel Damião Sousa-Neto

CIP-BRASIL. CATALOGAÇÃO NA PUBLICAÇÃO
SINDICATO NACIONAL DOS EDITORES DE LIVROS, RJ

E46
Endodontia : fundamentos científicos para a prática clínica / editores Manoel Damião Sousa-Neto ... [et al.]. - 1. ed. - Santana de Parnaíba [SP] : Manole, 2022.

Inclui bibliografia e índice
ISBN 9786555761184

1. Endodontia. 2. Polpa dentária. I. Sousa-Neto, Manoel Damião.

21-75018 CDD: 617.6342
CDU: 616.314.18

Meri Gleice Rodrigues de Souza - Bibliotecária - CRB-7/6439

1ª Edição – 2022
Editora Manole Ltda.
Al. América, 876 – Tamboré
06543-315 – Santana do Parnaíba – SP – Brasil
Tel.: (11) 4196-6000
www.manole.com.br | https://atendimento.manole.com.br

Impresso no Brasil | *Printed in Brazil*

Sobre os Editores

Manoel Damião Sousa-Neto

Possui graduação em Odontologia pela Faculdade de Odontologia de Ribeirão Preto da Universidade de São Paulo (1988), mestrado em Odontologia (Reabilitação Oral) pela Universidade de São Paulo (1994), doutorado em Odontologia Reabilitação Oral Ribeirão Preto pela Universidade de São Paulo (1997). Livre-Docente pela FORP-USP (1999). Professor Titular do Departamento de Endodontia da Faculdade de Odontologia de Ribeirão Preto, Universidade de São Paulo (FORP-USP) e foi Professor Titular da Universidade de Ribeirão Preto (1990-2007). É editor do *Brazilian Dental Journal* e Editor Associado do *Journal of Advanced Research*. Coordenador Adjunto da área de Odontologia junto a CAPES (2019-2022). Membro do Comitê de Assessoramento em Odontologia do CNPq (2020-2022) e Coordenador do CA Odontologia CNPq (2021-2022). Bolsista de Produtividade em Pesquisa CNPq (PQ) 1A.

Marco Antonio Hungaro Duarte

Possui graduação em Odontologia pela Faculdade de Odontologia de Bauru/Universidade de São Paulo (1991), mestrado em Odontologia (Endodontia) pela Faculdade de Odontologia de Bauru/Universidade de São Paulo (1996) e doutorado em Odontologia (Endodontia) pela Faculdade de Odontologia de Bauru/Universidade de São Paulo (1999). Livre-Docente pela Faculdade de Odontologia de Bauru (2010). Professor Titular e Chefe do Departamento de Dentística, Endodontia e Materiais Odontológicos da Faculdade de Odontologia de Bauru, Universidade de São Paulo. Coordenador do Programa em Ciências Odontológicas Aplicadas e da área de Endodontia do mesmo programa da Faculdade de Odontologia de Bauru, Universidade de São Paulo. Editor Associado do *Journal Applied Oral Science*. Editor chefe da *Dental Press Endodontics* e Presidente da Sociedade Brasileira de Endodontia. Bolsista de Produtividade em Pesquisa CNPq (PQ) 1C.

Giulio Gavini

Possui graduação em Odontologia pela Universidade de São Paulo (1986), mestrado em Odontologia (Endodontia) pela Universidade de São Paulo (1992), doutorado em Odontologia (Endodontia) pela Universidade de São Paulo (1994) e Livre-Docente em Endodontia pela Universidade de São Paulo (2006). Professor Titular da Disciplina de Endodontia do Departamento de Dentística da Faculdade de Odontologia da Universidade de São Paulo e Professor Titular da Disciplina de Endodontia da Universidade Santa Cecilia. Diretor da FOUSP (2021-2024).

Flares Baratto-Filho

Possui graduação em Odontologia (1996) e Especialização em Endodontia (1997) pela PUC/PR, mestrado em Endodontia (2002) pela UNAERP/SP, doutorado em Endodontia (2005) pela FOP/PE e pós-doutorado em Endodontia pela FORP/USP (2018). É professor na Universidade da Região de Joinville (UNIVILLE), atuando na disciplina de Endodontia e como docente permanente nos Programas de Pós-graduação em Saúde e Meio Ambiente e de Engenharia de Processos. Professor de Endodontia na Universidade Tuiuti do Paraná (UTP) e Coordenador do Curso de Especialização em Endodontia do Instituto Odontológico das Américas (IOA). Foi professor da Universidade Positivo (2004 a 2020), atuando como Coordenador do Curso e do Programa de Pós-graduação em Odontologia e Diretor da Área de Saúde e do *Stricto Sensu*. Editor-chefe do periódico *RSBO*. Bolsista de Produtividade em Pesquisa CNPq (PQ) 2.

Carlos Estrela

Possui graduação em Odontologia pela Faculdade de Odontologia João Prudente Anápolis (1983). Especialização em Endodontia (1987) pela ABO-GO, mestrado (1990) pela FO/UFPel-RS, doutorado (1994) pela Universidade de São Paulo. Livre-Docente (1997) pela Universidade de São Paulo, Ribeirão Preto, SP. Professor Titular de Endodontia da FO/UFG. Faz parte do Programa de Pós-graduação em Odontologia na Universidade Federal de Goiás e do Programa de Pós-graduação em Ciências da Saúde na Faculdade de Medicina da UFG. Foi membro do Comitê Assessor de Odontologia do CNPq (2013-2017) e Coordenador do CA-OD CNPq (2015-2017). Bolsista de Produtividade em Pesquisa CNPq (PQ) 1A.

Sobre os Colaboradores

Aldo Brugnera Jr.

Graduação em Odontologia pela Universidade de Santo Amaro (OSEC - 1980), Professor Emérito da Universidade Camilo Castelo Branco (2003), Doutor em Odontologia - Clínicas Odontológicas pela Universidade Federal do Rio de Janeiro - UFRJ (2000), Mestre em Prótese Dental pela Universidade Camilo Castelo Branco - UNICASTELO (1999). Pesquisador Associado do Instituto Nacional de Ciência e Tecnologia IFSC-USP e Editor Sênior da *Photomedicine and Laser Surgery* - USA.

Alexandre Capelli

Graduação em Odontologia e Especialização em Endodontia pela Faculdade de Odontologia Júlio de Mesquita Filho UNESP - Araraquara (1992). Mestre (2004) e Doutor (2008) em Odontologia Restauradora pela Universidade de São Paulo pela Faculdade de Odontologia de Ribeirão Preto - USP. Atualmente é Designer Chefe e Fundador da Helse Ultrassonic.

Alice Corrêa Silva-Sousa

Cirurgiã-dentista graduada pela Universidade de Ribeirão Preto (UNAERP). Especialização em Endodontia pela Faculdade de Odontológica de Ribeirão Preto (FUNORP - USP). Doutoranda em Endodontia pela Faculdade de Odontologia de Ribeirão Preto (FORP-USP) com estágio de pesquisa no Department of Adult Restorative Dentistry, University of Nebraska Medical Center - College of Dentistry (Lincoln, NE, USA).

Aline Evangelista Souza Gabriel

Professora Associada do Departamento de Odontologia Restauradora da Faculdade de Odontologia de Ribeirão Preto da Universidade de São Paulo (FORP-USP). Professora do Programa de Pós-graduação do Departamento de Odontologia Restauradora da Faculdade de Odontologia de Ribeirão Preto (FORP-USP). Mestre e Doutora em Odontologia Restauradora (Dentística) pela Faculdade de Odontologia de Ribeirão Preto (FORP-USP).

Alvaro Cruz González

Professor Titular de Endodontia, Instituto de Ciências Biomédicas, Centro Universitário de Ciências da Saúde, Universidade de Guadalajara, México. Especialista em Endodontia, Mestre em Ciências, Doutor em Ciências.

Antonio Miranda da Cruz Filho

Professor Associado do Departamento de Odontologia Restauradora da Faculdade de Odontologia de Ribeirão Preto - USP. Mestrado e doutorado em Reabilitação Oral (FORP- USP), Especialização em Endodontia, responsável pela disciplina de Urgências em Odontologia da FORP-USP. Coordenador do Programa de Pós-graduação do Departamento de Odontologia Restauradora da FORP-USP. Professor do Curso de Especialização em Endodontia da FUNORP.

Bruno Carvalho de Vasconcelos

Professor Associado do Curso de Odontologia da Universidade Federal do Ceará, Campus Sobral. Membro Permanente do Programa de Pós-graduação em Odontologia (mestrado e doutorado) da Universidade Federal do Ceará. Pós-doutor em Endodontia pela Faculdade de Odontologia de Bauru da Universidade de São Paulo. Doutor em Clínica Odontológica pelo Programa de Pós-graduação em Odontologia (mestrado e doutorado) da Universidade Federal do Ceará. Mestre e Especialista em Endodontia pela Faculdade de Odontologia de Bauru da Universidade de São Paulo.

Bruno Monguilhott Crozeta

Graduado em Odontologia pela Universidade da Região de Joinville (UNIVILLE), Mestre em Odontologia Clínica/Endodontia e Especialista em Endodontia pela Universidade Positivo (FOUP), Doutor em Endodontia pela Faculdade de Odontologia de Ribeirão Preto (USP) com estágio pela University of Texas Health Science Center, Houston (UTHealth - USA) e Pós-doutorando em Endodontia pela Unigranrio.

Carla Renata Sipert

Graduação em Odontologia pela Faculdade de Odontologia de Bauru da Universidade de São Paulo. Especialização em Endodontia pelo Hospital de Reabilitação de Anomalias Craniofaciais da USP. Mestrado em Endodontia e doutorado em Estomatologia pela FOB/USP com período sanduíche na Universidade de Harvard. Docente da Faculdade de Odontologia da Universidade de São Paulo desde 2013.

Carlos Estrela

Possui graduação em Odontologia pela Faculdade de Odontologia João Prudente Anápolis (1983). Especialização em Endodontia (1987) pela ABO-GO, mestrado (1990) pela FO/UFPel-RS, doutorado (1994) pela Universidade de São Paulo, SP. Livre-Docente (1997) pela Universidade de São Paulo, Ribeirão Preto, SP. Professor Titular de Endodontia da FO/UFG. Faz parte do Programa de Pós-graduação em Odontologia na Universidade Federal de Goiás e do Programa de Pós-graduação em Ciências da Saúde na Faculdade de Medicina da UFG. Foi membro do Comitê Assessor de Odontologia do CNPq (2013-2017) e Coordenador do CA-OD CNPq (2015-2017). Bolsista de Produtividade em Pesquisa CNPq (PQ) 1A.

Carlos Ferreira dos Santos

Cirurgião-dentista pela Faculdade de Odontologia de Bauru da Universidade de São Paulo (FOB-USP, 1993), Mestre (1997) e Doutor (2002) em Ciências (Farmacologia) pela Faculdade de Medicina de Ribeirão Preto da USP, Livre-Docente (2006) e Professor Titular da FOB/USP (2011). Estágio de doutorado sanduíche e pós-doutorado no Medical College of Wisconsin, Estados Unidos da América. Editor Associado do *Journal of Applied Oral Science*. Membro do Scientific Advisory Board do periódico *JDR Clinical & Translational Research*. Foi Vice-Diretor da FOB-USP (2014-2018). É Diretor da FOB-USP e Presidente do Conselho Deliberativo do Hospital de Reabilitação de Anomalias Craniofaciais (HRAC-USP) desde 03/2018. É Superintendente do HRAC-USP desde 2021. É bolsista de Produtividade em Pesquisa CNPq (PQ) 1C.

Carmo Antônio Aun

Graduado em Odontologia pela Universidade Cidade de São Paulo (UNICID). Especialista em Endodontia pelo Universidade Cidade de São Paulo (UNICID). Especialista em Periodontia pela Universidade de Santo Amaro (UNISA). Doutor em Endodontia pela Universidade de São Paulo (FO-USP). Professor de Endodontia nos níveis de graduação (UNISANTA) e pós-graduação *lato sensu* (FUNDECTO).

Cristiane Cantiga-Silva

Graduada em Odontologia pela Universidade do Norte, UNINORTE, Manaus, AM. Especialista em Endodontia pela Universidade do Estado do Amazonas, UEA, Manaus, AM.

Cyntia Rodrigues Araújo Estrela

Graduada em Odontologia pela Universidade Federal de Goiás (1998). Mestre em Microbiologia (2000) pelo Instituto de Patologia Tropical e Saúde Pública da UFG, Doutora em Biologia Celular e Molecular pelo Instituto de Ciências Biológicas da UFG (2007). Especialista em Epidemiologia pelo IPTSP-UFG (2012). Professora de pós-graduação em Odontologia da Universidade Evangélica de Goiás.

Daniel de Almeida Decurcio

Professor Associado de Endodontia da FO/UFG. Professor do Programa de Pós-graduação em Odontologia da FO/UFG. Especialista, Mestre e Doutor em Endodontia. Pós-doutor em Endodontia pela Adelaide University, Austrália.

Danyel Elias da Cruz Perez

Cirurgião-dentista, Universidade Federal de Uberlândia. Mestre e Doutor em Estomatopatologia, Faculdade de Odontologia de Piracicaba/UNICAMP. Professor Associado, Patologia Oral, Curso de Odontologia, Universidade Federal de Pernambuco.

Éber Eliud Feltrim

Graduação em Odontologia pela UNESP. MBA em Gestão de Marketing Estratégico pela FGV e OHIO University. Professor na Pós-graduação em Administração de Empresas no Centro Hermes/FGV. CEO e Consultor na SIS Consultoria – Gestão de Negócios em Saúde. Coach pela Sociedade Brasileira de Coaching.

Edson Alfredo

Possui graduação em Odontologia pela Faculdade de Odontologia da Universidade de São Paulo (1985), mestrado (2002) e doutorado em Odontologia pela Universidade de Ribeirão Preto (2007). É especialista em Periodontia (1997) e Implantodontia (2000) pela Universidade Estadual Paulista Júlio de Mesquita Filho-UNESP (Araraquara). Graduado em Física Médica pela Faculdade de Filosofia e Letras de Ribeirão Preto - USP (2013). Atualmente é docente nos cursos de graduação e pós-graduação em Odontologia da Universidade de Ribeirão Preto (UNAERP).

Eduardo Akisue

Graduação em Odontologia (1993). Especialização em Endodontia, mestrado (2003) e doutorado (2009) em Ciências Odontológicas - Endodontia da Faculdade de Odontologia da Universidade de São Paulo (FOUSP). Especialização em Implantodontia (2015). Atualmente é Professor Adjunto da Universidade Santa Cecilia e Pesquisador Colaborador da disciplina de Endodontia da FOUSP.

Elaine Faga Iglesias

Graduação em Odontologia (1999) pela Universidade Paulista, UNIP. Especialização em Endodontia pela Funcraf (USP/Bauru-Centrinho), mestrado em Endodontia (Odontologia Restauradora) pela Unesp / SJC (2008) e doutorado em Endodontia pela Universidade de São Paulo (USP/SP). É Professora Titular de Endodontia da Universidade Paulista - UNIP - Campinas, professora do curso de especialização em Endodontia da UNIP - São Paulo, professora e coordenadora dos cursos de atualização e especialização em Endodontia da APCD/Bragança Paulista.

Érica Alves Gomes

Cirurgiã-dentista graduada pela Faculdade de Odontologia de Araraquara (Unesp - FOAr), Especialista, Mestre e Doutora em Prótese Dentária pela Faculdade de Odontologia de Araçatuba (Unesp - FOA), possui pós-doutorado em Reabilitação Oral pela Faculdade de Odontologia de Ribeirão Preto (FORP/SP). Atualmente é docente nos cursos de graduação e pós-graduação da Universidade de Ribeirão Preto (UNAERP).

Ericka T. Pinheiro

Professora Associada da disciplina de Endodontia da Faculdade de Odontologia da USP, São Paulo. Realizou estágio de pesquisa na Universidade de Zurique, Suíça e na Universidade de Manchester, Inglaterra. Pós-doutorado em Microbiologia pelo Instituto de Ciências Biomédicas - USP, onde também atuou como Jovem Pesquisadora (auxílio FAPESP). Pós-doutorado em Endodontia, mestrado e doutorado em Clínica Odontológica na Faculdade de Odontologia de Piracicaba - UNICAMP.

Érico Lemos

Especialista, Mestre e Doutor em Endodontia pela FOUSP/SP. Professor Responsável pela Disciplina de Endodontia do Curso de Odontologia da Universidade São Francisco - USF, Bragança Paulista - SP. Professor Doutor da Disciplina de Endodontia do Curso de Odontologia da Universidade Santa Cecília - UNISANTA, Santos - SP. Membro da Câmara Técnica de Endodontia do Conselho Regional de Odontologia de São Paulo - CROSP. Autor Responsável pelo Site www.endo-e.com. Membro da Sociedade Brasileira de Endodontia - SBENDO.

Erika Calvano Küchler

Graduação em Odontologia pela Universidade Federal do Rio de Janeiro (UFRJ), Especialista e Mestre em Odontopediatria pela UFRJ, Doutora em Ciências Médicas pela Universidade Federal Fluminense (UFF), pós-doutorado em Biologia Molecular na Unidade de Pesquisa Clínica UPC/HUAP-UFF e pós-doutorado em Genética Humana na School of Dental Medicine na Universidade de Pittsburgh (EUA). Bolsista Jovem Talento do Programa Ciência Sem Fronteiras (CNPq), e Jovem Pesquisadora-FAPESP. Foi Professora do Programa de Pós-graduação em Odontologia (PPGO) da Universidade Positivo (Curitiba) e professora/pesquisadora visitante do curso de Odontologia da Universidade de Regensburg com Apoio Humboldt-CAPES.

Fabiane Carneiro Lopes-Olhê

Cirurgiã-dentista graduada pela Faculdade de Odontologia de Ribeirão Preto (FORP/USP). Especialista, Mestre e Doutora em Endodontia pela Faculdade de Odontologia de Ribeirão Preto (FORP/USP). Doutorado sanduíche na Case Western Reserve University (CWRU), em Cleveland, OH, EUA. Pós-doutora em Endodontia na Faculdade de Odontologia de Ribeirão Preto (FORP/USP). Professora Doutora do Departamento de Odontologia Restauradora da Faculdade de Odontologia de Ribeirão Preto (FORP/USP).

Fátima A. A. Zanin

Doutora em Clínicas Odontológicas pela Universidade Federal do Rio de Janeiro (2002). Mestre em Dentística pela Universidade Camilo Castelo Branco. Professora de pós-graduação em Laser na Odontologia da Universidade Federal da Bahia - UFBA.

Fernando Branco Barletta

Graduação em Odontologia pela Pontifícia Universidade Católica do Rio Grande do Sul (1987), especialização na UFRGS, mestrado e doutorado em Odontologia (Endodontia) pela Universidade de São Paulo. Professor Adjunto da Universidade Luterana do Brasil.

Flares Baratto-Filho

Possui graduação em Odontologia (1996) e Especialização em Endodontia (1997) pela PUC/PR, mestrado em Endodontia (2002) pela UNAERP/SP, doutorado em Endodontia (2005) pela FOP/PE e pós-doutorado em Endodontia pela FORP/USP (2018). É professor na Universidade da Região de Joinville (UNIVILLE), atuando na disciplina de Endodontia e como docente permanente nos Programas de Pós-graduação em Saúde e Meio Ambiente e de Engenharia de Processos. Professor de Endodontia na Universidade Tuiuti do Paraná (UTP) e Coordenador do Curso de Especialização em Endodontia do Instituto Odontológico das Américas (IOA). Foi professor da Universidade Positivo (2004 a 2020), atuando como Coordenador do Curso e do Programa de Pós-graduação em Odontologia e Diretor da Área de Saúde e do *Stricto Sensu*. Editor-chefe do periódico *RSBO*. Bolsista de Produtividade em Pesquisa CNPq (PQ) 2.

Flaviana Bombarda de Andrade

Graduação e Especialização em Endodontia na FOAr – UNESP. Mestrado, doutorado e livre-docência na FOB – USP. Pós-doutorado na New York University (NYU - EUA). Professora Associada de Endodontia da FOB – USP. Coordenadora do Curso de Especialização em Endodontia do HRAC – USP.

Francisco Wanderley Garcia de Paula e Silva

Professor Associado do Departamento de Clínica Infantil (FORP/USP). Mestrado e doutorado em Odontopediatria (FORP/USP). Pós-doutorado em Imunologia (FCFRP/USP). Livre-docência em Odontopediatria (FORP/USP).

Fuad Jacob Abi Rached Junior

Graduado em Odontologia pela Universidade de Ribeirão Preto – 2006. Mestre em Odontologia, área de concentração em Endodontia pela Universidade de Ribeirão Preto – 2009. Doutor em Odontologia, área de concentração em Endodontia pela Universidade de Ribeirão Preto – 2012. Professor do curso de graduação e pós-graduação em Odontologia da Universidade de Ribeirão Preto.

George Táccio de Miranda Candeiro

Graduação em Odontologia, especialização em Endodontia, mestrado em Odontologia (2010) pela Universidade Federal do Ceará, e doutorado em Ciências Odontológicas pela Universidade de São Paulo. Professor do Centro Universitário Christus (Unichristus).

Giulio Gavini

Graduação em Odontologia pela Universidade de São Paulo (1986), mestrado em Odontologia (Endodontia) pela Universidade de São Paulo (1992), doutorado em Odontologia (Endodontia) pela Universidade de São Paulo (1994) e livre-docência em Endodontia pela Universidade de São Paulo (2006). Professor Titular da disciplina de Endodontia do Departamento de Dentística da Faculdade de Odontologia da Universidade de São Paulo e Professor Titular da disciplina de Endodontia da Universidade Santa Cecilia. Diretor da FOUSP (2021-2024).

Graziela Bianchi Leoni

Cirurgiã-dentista graduada pela Faculdade de Odontologia de Ribeirão Preto, Universidade de São Paulo. Especialista, Mestre e Doutora pela Faculdade de Odontologia de Ribeirão Preto, Universidade de São Paulo. Professora de Endodontia do Curso de Odontologia da Universidade de Ribeirão Preto. Professora do Programa de Pós-graduação *Stricto-sensu* em Odontologia da Universidade de Ribeirão Preto.

Guilherme Nilson Alves dos Santos

Cirurgião-dentista graduado pela Universidade Federal do Piauí (UFPI). Especialização em Endodontia pela Faculdade de Odontologia de Ribeirão Preto da Universidade de São Paulo (FORP/USP). Mestre e doutorando em Endodontia pela FORP/USP.

Gustavo Sivieri-Araújo

Especialista e Doutor em Endodontia pela FOAr-UNESP - Araraquara-SP. Pós-doutor em Endodontia pela FOA-UNESP - Araçatuba-SP. Pós-doutor em Física e Ciência dos Materiais pelo IFSC-USP - São Carlos-SP. Professor Responsável pela disciplina de Endodontia - FOA-UNESP - Araçatuba-SP. Professor dos cursos de Pós-graduação *Stricto Sensu* (mestrado e doutorado) e *Lato Sensu* (Especialização) em Endodontia - FOA-UNESP - Araçatuba-SP.

Igor Bassi Ferreira Petean

Graduação em Odontologia pela Faculdade de Odontologia de Ribeirão Preto - FORP/USP. Mestrado em Endodontia pela Faculdade de Odontologia de Ribeirão Preto - FORP/USP. Doutorando em Endodontia pela Faculdade de Odontologia de Ribeirão Preto - FORP/USP. Especialização em Endodontia pela Fundação Odontológica de Ribeirão Preto - FUNORP/USP.

Índia Olinta de Azevedo Queiroz

Especialista em Endodontia pela ABO/MOC - MG. Mestre em Ciências Odontológica, área de concentração Endodontia pela Universidade Estadual Paulista (FOA/UNESP). Doutora em Ciência Odontológica, área de concentração Endodontia pela Universidade Estadual Paulista (FOA/UNESP) e University of Connecticut Heath Center (UCHC – EUA). Pós-doutora em Endodontia pela Universidade de São Paulo (FOB/USP).

Jardel Francisco Mazzi-Chaves

Graduação em Odontologia pela Faculdade de Odontologia de Ribeirão Preto – Universidade de São Paulo (FORP/USP). Mestre, Doutor e Especialista em Endodontia pela Faculdade de Odontologia de Ribeirão Preto – Universidade de São Paulo (FORP/USP). Doutorado sanduíche no Oral and MaxilloFacial Surgery, Imaging and Pathology Research Group – Universidade Católica de Leuven – KU Leuven, Bélgica. Professor Doutor das disciplinas de Endodontia, Dentística e Oclusão do Departamento de Odontologia Restauradora da Faculdade de Odontologia de Ribeirão Preto – Universidade de São Paulo (FORP/USP).

Jessica Vavassori de Freitas

Graduação em Odontologia pela Universidade da Região de Joinville (UNIVILLE). Mestre (2016), Especialista em Endodontia (2016) e Doutora em Odontologia pela Universidade Positivo. Doutorado sanduíche na Friedrich Alexander Universität (FAU-Erlangen-Nuremberg-Germany). Pós-doutoranda em Odontologia pela Universidade Positivo (UP).

João Eduardo Gomes-Filho

Graduação em Odontologia pela Faculdade de Odontologia de Bauru-USP (1995), mestrado (1999) e doutorado em Clínica Odontológica Endodontia pela Faculdade de Odontologia de Piracicaba-UNICAMP. Livre-docência em Endodontia pela Faculdade de Odontologia de Araçatuba-UNESP. Estágio de Pós-doutorado na Universidade de Michigan (EUA - 2011). Professor Visitante na Universidade de Sydney. Professor Titular da Disciplina de Endodontia da Faculdade de Odontologia de Araçatuba-Universidade Estadual Paulista Júlio de Mesquita Filho. Bolsista de Produtividade em Pesquisa CNPq (PQ) (2).

José Maurício Paradella de Camargo

Especialista, Mestre e Doutor em Endodontia pela Faculdade de Odontologia da UNESP-Araraquara-SP. Extensão na Pacific Endodontic Research Foundation - San Diego, CA. Professor Coordenador do curso de especialização em Endodontia - Instituto Grisi de Odontologia de Ribeirão Preto-SP. Professor Coordenador dos cursos de Aperfeiçoamento, Atualização e Microcirurgia Parendodôntica em Endodontia da ACDC de Campinas-SP e Instituto Grisi de Odontologia de Ribeirão Preto-SP. Professor de Endodontia e Microscopia Operatória com cursos ministrados no Brasil e exterior.

Juliana S. C. Monteiro

Doutorado em Laser na Odontologia pelo Programa Integrado de Pós-graduação da Universidade Federal da Paraíba e Universidade Federal da Bahia (2010). Atualmente é Professora Titular na Universidade Estadual de Feira de Santana (UEFS). Pesquisadora do Centro de Biofotônica da Faculdade de Odontologia da UFBA no grupo de pesquisa Biofotônica nas Ciências da Saúde e Biológicas - CNPq.

Julio Almeida Silva

Professor do Programa de Pós-graduação em Clínicas Odontológicas / UFG – Goiás. Professor e Coordenador do curso de Odontologia / UFG – Goiás. Doutorado e Pós-doutorado em Ciências da Saúde / UFG – Goiás. Mestrado em Reabilitação Oral / UFU – Uberlândia. Especialista em Endodontia / ABO – Goiás.

Kleber Kildare Teodoro de Carvalho

Especialista e Mestre em Endodontia pela Universidade Metodista de São Paulo (UNIMESP). Doutor em Endodontia pela Faculdade de Odontologia de Ribeirão Preto da Universidade de São Paulo (FORP/USP). Coordenador dos cursos de especialização do Inepo - São Paulo e Funorte - Santo André. Professor nos cursos de especialização no NEO e Esfera - São Paulo.

Léa Assed Bezerra da Silva

Professora Titular da Disciplina de Odontopediatria da Faculdade de Odontologia de Ribeirão Preto da Universidade de São Paulo (FORP/USP). Chefe do Departamento de Clínica Infantil da FORP/USP. Vice-Coordenadora do Programa de Pós-graduação em Odontopediatria (CAPES 6).

Lucas Rodrigues de Araújo Estrela

Aluno do curso de graduação em Odontologia da Unievangélica.

Luciano Tavares Angelo Cintra

Cirurgião-dentista, Especialista em Endodontia pela FOA-Unesp (2002), Mestre em Odontologia pela Faculdade de Odontologia de Bauru - FOB-USP e Doutor em Clínica Odontológica, pela Faculdade de Odontologia de Piracicaba - FOP-Unicamp. Livre-docente pela FOA-Unesp. Professor Associado da disciplina de Endodontia da Faculdade de Odontologia de Araçatuba (FOA-Unesp). Foi Vice-Coordenador (2013-2015) e Coordenador do Programa de Pós-graduação *Stricto Sensu*. Bolsista de Produtividade em Pesquisa CNPq (PQ) 1D.

Luiz Fernando Fariniuk

Doutor em Endodontia pela UERJ. Mestre em Endodontia pela UNAERP. Especialista em Endodontia pela PUCPR. Professor a nível de especialização, mestrado e doutorado.

Manoel Damião Sousa-Neto

Possui graduação em Odontologia pela Faculdade de Odontologia de Ribeirão Preto da Universidade de São Paulo (1988), mestrado em Odontologia (Reabilitação Oral) pela Universidade de São Paulo (1994), doutorado em Odontologia Reabilitação

Oral Ribeirão Preto pela Universidade de São Paulo (1997). Livre-Docente pela FORP-USP (1999). Professor Titular do Departamento de Endodontia da Faculdade de Odontologia de Ribeirão Preto, Universidade de São Paulo (FORP-USP) e foi Professor Titular da Universidade de Ribeirão Preto (1990-2007). É editor do *Brazilian Dental Journal* e Editor Associado do *Journal of Advanced Research*. Coordenador Adjunto da área de Odontologia junto a CAPES (2019-2022). Membro do Comitê de Assessoramento em Odontologia do CNPq (2020-2022) e Coordenador do CA Odontologia CNPq (2021-2022). Bolsista de Produtividade em Pesquisa CNPq (PQ) 1A.

Marcelo dos Santos

Especialista, Mestre, Doutor e Livre-docente em Endodontia. Professor Associado da disciplina de Endodontia da FOUSP. Professor Titular da disciplina de Endodontia da Faculdade de Odontologia da Universidade Brasil. Coordenador dos cursos de especialização em Endodontia da FUNDECTO-USP, ABO Osasco, APCD Santo André e Ceppto Poços de Caldas.

Marco Antonio Hungaro Duarte

Possui graduação em Odontologia pela Faculdade de Odontologia de Bauru/Universidade de São Paulo (1991), mestrado em Odontologia (Endodontia) pela Faculdade de Odontologia de Bauru/ Universidade de São Paulo (1996) e doutorado em Odontologia (Endodontia) pela Faculdade de Odontologia de Bauru/Universidade de São Paulo (1999). Livre-Docente pela Faculdade de Odontologia de Bauru (2010). Professor Ttular e Chefe do Departamento de Dentística, Endodontia e Materiais Odontológicos da Faculdade de Odontologia de Bauru, Universidade de São Paulo. Coordenador do Programa em Ciências Odontológicas Aplicadas e da área de Endodontia do mesmo programa da Faculdade de Odontologia de Bauru, Universidade de São Paulo. Editor Associado do *Journal Applied Oral Science*. Editor chefe da *Dental Press Endodontics* e Presidente da Sociedade Brasileira de Endodontia. Bolsista de Produtividade em Pesquisa CNPq (PQ) 1C.

Marco Antônio Zaiden Loureiro

Graduado em Odontologia pela UFG; Especialista em Endodontia pela ABO Goiás; Mestre em Clínicas Odontológicas pela FO/UFG; Professor dos cursos de especialização e aperfeiçoamento em Endodontia da ABO Goiás; Professor Temporário na FO/UFG.

Mariane Maffei Azuma

Graduação em Odontologia, Especialista em Endodontia, Mestre e Doutora em Ciência Odontológica pela Faculdade de Odontologia de Araçatuba - UNESP. Estágio de pesquisa, The Forsyth Institute/ Harvard School of Dental Medicine. Research Fellow no Department Cariology, Restorative Sciences and Endodontics, University of Michigan School of Dentistry.

Mario Tanomaru Filho

Professor Titular da disciplina de Endodontia da Faculdade de Odontologia de Araraquara – UNESP. Professor do Programa de Pós-graduação em Odontologia da Faculdade de Odontologia de Araraquara – UNESP. Coordenador do curso de especialização em Endodontia da FAEPO-UNESP, Araraquara.

Mike Bueno

Graduação em Odontologia pela Universidade Federal de Alfenas (1987). Mestre e Doutor em Odontologia pelo Centro de Pesquisas Odontológicas São Leopoldo Mandic. Coordenador do Centro de Odontologia Diagnóstica - CROIF Cuiabá-MT. Professor Visitante da University of Texas Health Science Center, San Antonio - EUA.

Orlando Aguirre Guedes

Professor Adjunto de Endodontia da Faculdade de Odontologia da Universidade Evangélica de Goiás. Professor do Programa de Pós-graduação em Odontologia da Universidade Evangélica de Goiás. Especialista em Endodontia pela ABO/GO. Mestre em Odontologia pela UFU. Doutor em Ciências da Saúde pela UFG.

Patricia Maria Escobar de Kegler

Especialista em Endodontia - Uninga Bauru. Mestre em Endodontia - São Leopoldo Mandic,

Campinas. PhD em Endodontia - FORP USP, Ribeirão Preto. Coordenadora do curso de especialidade no Instituto ECO, Asunción, Paraguay, Practica Privada Clínica Kegler Asunción Paraguay.

Pedro J. L. Crugeira

Graduação em Engenharia Biotecnológica pela Universidade Lusófona de Humanidades e Tecnologias (Portugal), e graduação em Biotecnologia pelo Instituto Superior de Humanidades e Tecnologia. Especialização em inovação e qualidade pela Associação Industrial Portuguesa, Mestre e Doutor em Biotecnologia pela Universidade Federal da Bahia (UFBA). Pós-doutoramento na Universidade Federal da Bahia em Biotecnologia.

Rafael Ratto de Moraes

Professor, Faculdade de Odontologia. Universidade Federal de Pelotas. Mestre e Doutor em Materiais Dentários pela UNICAMP.

Rafael Verardino de Camargo

Graduado em Odontologia pela Faculdade de Odontologia de Ribeirão Preto, USP. Mestre em Endodontia pela Faculdade de Odontologia de Ribeirão Preto, USP. Especialista em Endodontia pelo Instituto Grisi de Odontologia de Ribeirão Preto, SP. Doutorando em Endodontia pela Faculdade de Odontologia de Ribeirão Preto - FORP/USP. Professor do curso de especialização em Endodontia e Microcirurgia Parendodôntica pelo Instituto Grisi de Odontologia de Ribeirão Preto, SP. Professor do curso de especialização em Endodontia pela Universidade de Uberaba, UNIUBE.

Raquel Assed Bezerra Segato

Professora Titular da disciplina de Odontopediatria do Departamento de Clínica Infantil da Faculdade de Odontologia de Ribeirão Preto da Universidade de São Paulo (FORP/USP). Coordenadora do Programa de Pós-graduação em Odontopediatria da FORP-USP (CAPES 6).

Renata Oliveira Samuel

Professora Adjunta do Programa de Pós-graduação em Odontologia da Universidade de Uberaba (Uniube), MG. Coordenadora do curso de Especialização em Endodontia da Universidade de Uberaba, MG. Clínica Privada de Endodontia, Uberaba, MG.

Renato Miotto Palo

Graduação em Odontologia pela Universidade Paulista, especialista em Endodontia pelo HRACF - Centrinho - USP Bauru (1999), mestrado em Endodontia pela UNESP - São José dos Campos, e doutorado em Odontologia na área de Endodontia pela UNESP - Araraquara. Consultor Clínico de Clareamento na Ultradent Products, Inc.

Renato Roperto

Graduado em Odontologia pela Universidade de Ribeirão Preto (2001), mestrado em Dentística Operatória pela Universidade de São Paulo (2003) e doutorado em Odontologia Restauradora pela Universidade de Toronto, Canadá, e Universidade Estadual de São Paulo (2007). Atualmente é Chefe e Professor Associado do Department of Adult Restorative Dentistry, UNMC College of Dentistry.

Renato Voss Rosa

Graduado em Odontologia FO-UP. Especialista em Prótese. Mestre em Odontologia pela UP. Doutorando em Odontologia pela UP. Professor Auxiliar do curso de especialização em Dentística Restauradora ABO-PG.

Ricardo Affonso Bernardes

Especialista, mestrado e doutorado em Endodontia - USP Bauru. Pós-doutorado USP/ University of British Columbia – Canadá.

Ricardo Gariba Silva

Mestre, Doutor e Livre-docente pela FORP-USP. Professor Titular de Endodontia da FORP-USP. Advogado e Doutor em Direito pela Faculdade de Ciências Humanas e Sociais de Franca – UNESP.

Ricardo Novak Savioli

Professor Doutor de Endodontia da Faculdade de Odontologia de Ribeirão Preto – Universidade de São Paulo. Clínico especialista em Endodontia. MBA em Administração com ênfase em Gestão Financeira pela Fundação Getúlio Vargas - FGV EAESP.

Susana Carla Pires Sampaio de Oliveira

Graduação em Odontologia, especialização em Endodontia pela Faculdade de Odontologia - Universidade Federal da Bahia (FOUFBA). Doutorado em Odontologia pela Universidade Federal da Paraíba/Universidade Federal da Bahia, Pesquisadora do Centro de Biofotônica da Faculdade de Odontologia da UFBA.

Thais Oliveira Alves

Graduação em Odontologia pelo Cento Universitário Católica de Quixadá - Unicatólica - CE. Especialista, Mestre e Doutoranda em Endodontia pela Faculdade de Odontologia de Ribeirão Preto - FORP/USP. Professora do Grupo Camargo de Microendodontia - SP. Professora do curso de especialização e curso de imersão em Endodontia - Instituto Grisi de Odontologia, Ribeirão Preto - SP. Professora do curso de Atualização em Endodontia - Associação de Dentistas de Campinas - ACDC - SP. Professora do curso de especialização em Endodontia - Universidade de Uberaba - MG.

Walter Raucci Neto

Graduado em Odontologia em 2006 pela Faculdade de Odontologia de Ribeirão Preto da Universidade de São Paulo - FORP-USP. Mestre em Dentística em 2009 pela Faculdade de Odontologia de Ribeirão Preto da Universidade de São Paulo - FORP-USP. Especialista em Endodontia em 2009 pela Universidade de Ribeirão Preto - UNAERP. Doutor em Ciências em 2013 pela Faculdade de Odontologia de Ribeirão Preto da Universidade de São Paulo - FORP-USP. Professor Doutor dos cursos de graduação e pós-graduação da Universidade de Ribeirão Preto - UNAERP.

Yara T. Corrêa Silva-Sousa

Cirurgiã-dentista (1988) e Especialista em Odontopediatria (1991) pela Faculdade de Odontologia de Ribeirão Preto - USP, com mestrado (1997) e doutorado (2001) em Patologia Experimental e Comparada pela Faculdade de Medicina de Ribeirão Preto - USP. Professora Titular do curso de Odontologia da Universidade de Ribeirão Preto - UNAERP. Coordenadora do Programa de Pós-graduação em Odontologia da Universidade de Ribeirão Preto - UNAERP. Bolsista de Produtividade em Pesquisa CNPq (PQ) 1C.

Sumário

Seção 1 Estruturação do Diagnóstico e Plano de Tratamento 1

1 Princípios para o Diagnóstico na Endodontia 2

Yara T. Corrêa Silva-Sousa • Fernando Branco Barletta • Jardel Francisco Mazzi-Chaves • Giulio Gavini • Mike Bueno • Carlos Estrela

2 Tomografia Computadorizada de Feixe Cônico em Endodontia 23

Mike Bueno • Alice Corrêa Silva-Sousa • Lucas Rodrigues de Araújo Estrela • Carlos Estrela

Seção 2 Bases Biológicas 51

3 Anatomia Interna dos Canais Radiculares 52

Jardel Francisco Mazzi-Chaves • Graziela Bianchi Leoni • Rafael Verardino de Camargo • Alice Corrêa Silva-Sousa • Carlos Estrela • Manoel Damião Sousa-Neto

4 Aspectos Biológicos na Endodontia 108

Carla Renata Sipert • Danyel Elias da Cruz Perez • Francisco Wanderley Garcia de Paula e Silva • Renato Miotto Palo

5 Microbiologia Endodôntica 124

Ericka T. Pinheiro • Cyntia Rodrigues Araújo Estrela • Flaviana Bombarda de Andrade

6 Farmacologia Aplicada na Endodontia 144

Antonio Miranda da Cruz Filho • Carlos Ferreira dos Santos • Marco Antonio Hungaro Duarte • Fabiane Carneiro Lopes-Olhê • Giulio Gavini

7 Medicina Endodôntica: Relação da Endodontia com as Alterações Sistêmicas 172

Luciano Tavares Angelo Cintra • Cristiane Cantiga-Silva • Carlos Estrela • Índia Olinta de Azevedo Queiroz • Renata Oliveira Samuel • Mariane Maffei Azuma • Alvaro Cruz González • Gustavo Sivieri-Araújo • João Eduardo Gomes-Filho

8 Influência da Resposta do Hospedeiro no Tratamento Endodôntico e no Processo de Reparo 188

Léa Assed Bezerra da Silva • Raquel Assed Bezerra Segato • Francisco Wanderley Garcia de Paula e Silva • Alice Corrêa Silva-Sousa • Erika Calvano Küchler • Igor Bassi Ferreira Petean • Jardel Francisco Mazzi-Chaves • Manoel Damião Sousa-Neto

Seção 3 Doenças Pulpares e do Periápice 213

9 Diagnóstico das Pulpopatias 214

Fabiane Carneiro Lopes-Olhê • Manoel Damião Sousa-Neto • Marco Antonio Hungaro Duarte • Giulio Gavini • Flares Baratto-Filho • Renato Roperto • Antonio Miranda da Cruz Filho

10 Diagnóstico das Periapicopatias 230

Fabiane Carneiro Lopes-Olhê • Manoel Damião Sousa-Neto • Marco Antonio Hungaro Duarte • Patricia Maria Escobar de Kegler • Giulio Gavini • Antonio Miranda da Cruz Filho

Seção 4 Biossegurança e Ergonomia em Endodontia 245

11 Biossegurança e Ergonomia em Endodontia 246

Flares Baratto-Filho • Luiz Fernando Fariniuk • Jessica Vavassori de Freitas • Rafael Verardino de Camargo • José Maurício Paradella de Camargo

Seção 5 Terapêutica Endodôntica 269

12 Acesso Coronário e Localização dos Canais Radiculares 270

Jardel Francisco Mazzi-Chaves • Thais Oliveira Alves • Rafael Verardino de Camargo • Carlos Estrela • Marco Antonio Hungaro Duarte • Manoel Damião Sousa-Neto

13 Instrumentos em Endodontia 293

Marco Antonio Hungaro Duarte • Manoel Damião Sousa-Neto • Flares Baratto-Filho • Carlos Estrela • Giulio Gavini • Antonio Miranda da Cruz Filho

14 Odontometria: Técnicas, Pontos Relevantes e Possibilidades 308

Carlos Estrela • Bruno Carvalho de Vasconcelos • Alice Corrêa Silva-Sousa • Lucas Rodrigues de Araújo Estrela • Mike Bueno • Guilherme Nilson Alves dos Santos • Igor Bassi Ferreira Petean • Manoel Damião Sousa-Neto

15 Preparo Mecânico dos Canais Radiculares 322

Marco Antonio Hungaro Duarte • Carlos Estrela • Kleber Kildare Teodoro de Carvalho • Flares Baratto-Filho • Giulio Gavini • Manoel Damião Sousa-Neto

16 Soluções Irrigantes e Sistemas de Irrigação 348

Giulio Gavini • Marco Antonio Hungaro Duarte • Carlos Estrela • Flares Baratto-Filho • Manoel Damião Sousa-Neto

17 Medicação Intracanal 378

Flaviana Bombarda de Andrade • Mario Tanomaru Filho • Carlos Estrela • Marco Antonio Hungaro Duarte

18 Materiais Obturadores e Técnicas de Obturação 393

Marco Antonio Hungaro Duarte • Mario Tanomaru Filho • Fuad Jacob Abi Rached Junior

19 Restauração de Dentes Tratados Endodonticamente 428

Rafael Ratto de Moraes • Érica Alves Gomes • Aline Evangelista Souza Gabriel • Renato Voss Rosa • Jardel Francisco Mazzi-Chaves • Manoel Damião Sousa-Neto

20 Proservação: Sucesso, Insucesso 449

Carlos Estrela • Giulio Gavini • Yara T. Corrêa Silva-Sousa • Flares Baratto-Filho • Manoel Damião Sousa-Neto

Seção 6 Tópicos Clínicos Avançados 477

21 Retratamento Endodôntico 478

Giulio Gavini • Marco Antonio Hungaro Duarte • Érico Lemos • Marcelo dos Santos • Carmo Antônio Aun • Eduardo Akisue

22 Intercorrências no Tratamento Endodôntico 500

Giulio Gavini • Marco Antonio Hungaro Duarte • Érico Lemos • Marcelo dos Santos • Carmo Antônio Aun • Eduardo Akisue

23 Atendimento de Urgência das Lesões Dentárias Traumáticas 515

Orlando Aguirre Guedes • Elaine Faga Iglecias • George Táccio de Miranda Candeiro • Jardel Francisco Mazzi-Chaves • Ricardo Gariba Silva • Manoel Damião Sousa-Neto

24 Tratamento Endodôntico em Dentes Permanentes com Rizogênese Incompleta 533

Léa Assed Bezerra da Silva • Raquel Assed Bezerra Segato • Carla Renata Sipert • Francisco Wanderley Garcia de Paula e Silva

Seção 7 Tecnologias Contemporâneas 551

25 Tipos e Indicações de Ultrassom no Tratamento Endodôntico 552

Alexandre Capelli • Bruno Monguilhott Crozeta • Marco Antonio Hungaro Duarte

26 Tecnologias Contemporâneas – Endodontia Guiada 567

Daniel de Almeida Decurcio • Marco Antônio Zaiden Loureiro • Julio Almeida Silva

27 Tecnologias Contemporâneas – Fototerapia 581

Walter Raucci Neto • Susana Carla Pires Sampaio de Oliveira • Juliana S. C. Monteiro • Pedro J. L. Crugeira • Edson Alfredo • Fátima A. A. Zanin • Yara T. Corrêa Silva-Sousa • Aldo Brugnera Jr.

Seção 8 Aspectos Éticos e Gerenciais 591

28 Aspectos Éticos e Gerenciais para Prática Clínica na Endodontia 592

Ricardo Gariba Silva • Ricardo Novak Savioli • Éber Eliud Feltrim • Ricardo Affonso Bernardes

Índice remissivo 619

Sumário dos Vídeos

Os vídeos estão disponíveis na plataforma digital da Manole. Orientações para acesso na página XXXI.

Capítulo 1 Princípios para o Diagnóstico na Endodontia

Vídeo 1 Exame Semiológico 4
Vídeo 2 Oximetria 7

Capítulo 11 Biossegurança e Ergonomia em Endodontia

Vídeo 1 Movimento em Ergonomia de Classe I 265
Vídeo 2 Movimento em Ergonomia de Classe II 265
Vídeo 3 Movimento em Ergonomia de Classe III 265
Vídeo 4 Movimento em Ergonomia de Classe IV 265
Vídeo 5 Movimento em Ergonomia de Classe V 265
Vídeo 6 Preparação do Microscópio Operatório 266

Capítulo 18 Materiais Obturadores e Técnicas de Obturação

Vídeo 1 Técnica Obturadora da Condensação Lateral Ativa 415
Vídeo 2 Técnica Obturadora da Condensação Lateral Passiva 416
Vídeo 3 Técnica Obturadora do Cone Único 417
Vídeo 4 Técnica Obturadora Híbrida de Tagger 417

Capítulo 21 Retratamento Endodôntico

Vídeo 1 Superfície Não Tocada 479

Capítulo 25 Tipos e Indicações de Ultrassom no Tratamento Endodôntico

Vídeo 1 Refinamento da Cirurgia de Acesso 556
Vídeo 2 Ativação Ultrassônica do Irrigante - AUI 558
Vídeo 3 Limpeza em Áreas de Istmo 561
Vídeo 4 Utilização do Ultrassom para Corte da Obstrução Endodôntica 564

Capítulo 26 Tecnologias Contemporâneas – Endodontia Guiada

Vídeo 1 Planejamento Virtual 569
Vídeo 2 Execução Clínica 575

Dedicatórias

Dedicamos esse livro a Deus, que nos ilumina e nos
inspira a cada dia. E às nossas famílias.

À minha esposa Yara, presença constante em minha vida,
inspiradora e incentivadora de toda caminhada.
À minha filha Alice, que ocupa tanto espaço em minha vida.
Manoel Damião Sousa-Neto

Dedico à minha esposa, Daniela, e aos meus filhos, Rafael e Laís.
Marco Antonio Hungaro Duarte

À Celina, mulher, companheira, mãe, cujo amor incondicional
ensinou-me o verdadeiro significado da entrega.
Aos meus filhos, Luca e Luíza, razões da minha existência,
certezas concretas de que a vida constitui eterno recomeço.
Giulio Gavini

Dedico esta obra à minha esposa, Samantha, e à minha filha, Maria Júlia.
Não tenho exemplo maior de dedicação do que o da minha família, é um
presente de Deus e suporte incondicional em todos os momentos da minha vida.
Flares Baratto-Filho

Dedico este trabalho aos meus eternos amores que têm me ensinado
a viver melhor, Cyntia, Lucas, Matheus, Maria Cristina,
Pedro Estrela, e aos meus pais, Maria e Odilon, *in memoriam*.
Carlos Estrela

Agradecimentos

Gostaríamos de agradecer às nossas famílias, aos amigos, às equipes de Endodontia das Instituições de Ensino FORP/USP, FOB/USP, FO/USP, UNIVILLE e UFG, aos nossos alunos de pós-graduação e graduação e a todos os autores de capítulos que colaboraram para esse livro. Também somos gratos a toda equipe da Editora Manole.

Editores
Manoel Damião Sousa-Neto
Marco Antonio Hungaro Duarte
Giulio Gavini
Flares Baratto-Filho
Carlos Estrela

Prefácio

A Endodontia contemporânea brasileira vem se destacando, nas últimas décadas, no cenário internacional a partir da expressiva publicação de artigos de pesquisadores brasileiros em periódicos de grande impacto na área. É importante ressaltar, entretanto, que a pesquisa na Endodontia se iniciou no Brasil em meados da década de 70, alicerçada no trabalho e empenho de docentes que se dedicaram ao estudo dessa especialidade e se tornaram à época referência nacional, tanto no ensino quanto na geração de conhecimento.

Gostaríamos nesse momento de referenciar os pesquisadores que influenciaram, direta ou indiretamente, a formação dos editores desse livro, contando um pouco da história desses pioneiros da Endodontia nacional.

O Prof. Ibsen Wetzel Stephan, na região sul do país, contando com uma equipe de professores de excelência e com formação no exterior, implantou um dos primeiros cursos de pós-graduação em Endodontia. Seu envolvimento no ensino e pesquisa o levaram a ocupar o cargo de reitor da Universidade Federal de Pelotas (UFPel) no período de 1977 a 1981.

Na região sudeste, vários centros de formação foram estabelecidos no decorrer dos anos. Na Universidade de São Paulo (USP), capital, o Prof. José Gustavo de Paiva deixou uma forte marca na Endodontia a partir de seu livro, dos protocolos terapêuticos e dos discípulos que formou ao longo dos anos. Um destes discípulos, o Prof. Hildeberto Francisco Pesce se destacou no Brasil, com grande respeito de seus orientados, pela liderança, presença e carisma. Na USP de Ribeirão Preto, o Prof. Jesus Djalma Pécora estruturou um laboratório de pesquisa com forte atuação nas linhas de propriedades físico-químicas dos materiais odontológicos e estudo da anatomia interna dos canais radiculares, cuja evidência promoveu a formação de recursos humanos para várias regiões do Brasil. Uma das suas heranças de excelência foi a criação, em 1990, do *Brazilian Dental Journal*, a primeira revista brasileira editada em língua inglesa que oportunizou, à época, a divulgação internacional das pesquisas que eram desenvolvidas no país. Na USP de Bauru, o Prof. Alceu Berbert e o Prof. Clovis Bramante se destacaram na formação de professores e pesquisadores de Endodontia para diferentes regiões brasileiras.

O Prof. Roberto Holland, na Universidade Estadual Paulista (UNESP), em Araçatuba, expandiu os conhecimentos da Endodontia biológica e divulgou o Brasil ao mundo com uma vasta quantidade de estudos que deram base e alicerce à prática clínica. Na UNESP de Araraquara, o Prof. Mário Leonardo divulgou a Endodontia em toda a América Latina com seus livros. O Prof. Luiz Valdrigui, da Universidade Estadual de Campinas (UNICAMP) formou recursos humanos para outras regiões do país. Em Minas Gerais, o Prof. Quintiliano De Deus, da Universidade Federal de Minas Gerais (UFMG), também incorporou contribuição com uma forte posição terapêutica, além de seu livro de Endodontia, publicado por 5 edições. Na Universidade Federal do Rio de Janeiro (UFRJ), o Prof. Antônio Rothier Duarte, participou do curso de mestrado em Odontologia em 1981, formando recursos humanos e difundindo a Endodontia em várias regiões do país.

Ao longo dos anos, seguindo esse legado, grupos de pesquisa em Endodontia se formaram em todas as regiões do país, proporcionando contribuição de excelência em nível internacional, que levou a Endodontia brasileira à posição de destaque com os maiores índices de publicação no mundo, segundo a base Scopus.

Assim, nós também, a partir da inspiração desses eméritos professores que nos precederam na arte da pesquisa, procuramos dar continuidade aos estudos, aprimorando, recriando e modernizando laboratórios, desenvolvendo novas técnicas e produtos, gerando e divulgando novos conhecimentos e, principalmente, formando novos profissionais e pesquisadores que um dia nos sucederão.

Este livro, que ora apresentamos, foi elaborado a partir da integração de saberes nossos e dos colaboradores que se juntaram ao grupo para contribuir, cada qual em sua área de *expertise*. Os conhecimentos aqui transmitidos estão fundamentados na literatura científica, utilizamos mais de 2.000 referências, e parte expressiva delas tem por base a produção científica dos editores e autores colaboradores. Assim, não tem o propósito de apresentar e defender a filosofia de uma ou outra escola para o tratamento endodôntico, mas, ao contrário, visa fornecer subsídios para a correlação entre aspectos biológicos e técnicos, integrar a Endodontia com as áreas afins e promover a sincronia entre o conhecimento científico e os avanços tecnológicos na área, a fim de municiar estudantes e profissionais com os fundamentos científicos para a prática clínica na Endodontia, para que possam atuar com segurança, buscando o sucesso do tratamento endodôntico e a saúde integral do paciente.

Os Editores

Apresentação

A Endodontia tem como principal objetivo a prevenção e a cura das patologias que acometem a polpa e os tecidos periapicais, vislumbrando a promoção de saúde.

Esta obra apresenta oito seções que irão nortear a realização do tratamento endodôntico fundamentado por evidência científica.

Na Seção 1 abordamos a importância da anamnese e dos exames físico e complementares para a elaboração do diagnóstico e definição do plano de tratamento, destacando a importância da incorporação da tomografia computadorizada de feixe cônico. Na Seção 2, o conhecimento das bases biológicas com enfoque na anatomia, microbiologia, farmacologia, medicina endodôntica e influência genética, fornecerá subsídios para a compreensão do diagnóstico das doenças pulpares e do periápice, que estão descritos na Seção 3, bem como para a realização do tratamento endodôntico de forma geral. A partir do diagnóstico e de posse dos conceitos de biossegurança e ergonomia abordados na Seção 4, serão apresentadas as diferentes etapas da terapêutica endodôntica, da abertura coronária ao tratamento restaurador na Seção 5. Já na Seção 6 serão abordados tópicos clínicos avançados como retratamento e intercorrências no tratamento endodôntico, urgências em traumatismos, bem como a realização do tratamento endodôntico em dentes permanentes com rizogênese incompleta. Na Seção 7 serão apresentadas tecnologias contemporâneas como ultrassom, *endoguide* e terapia fotodinâmica. Por fim, os aspectos éticos, jurídicos e gerenciais que imperam na realização da Endodontia são discutidos na Seção 8.

Os Editores

Conteúdo Complementar

Esta obra contém conteúdo complementar disponibilizado em uma plataforma digital exclusiva. O prazo para acesso a esse material limita-se a vigência desta edição.
Para ingressar no ambiente virtual, utilize o QR code ao lado, faça seu cadastro e digite a senha: endodontia2022.

endodontia2022

SEÇÃO 1 | Estruturação do Diagnóstico e Plano de Tratamento

1 Princípios para o Diagnóstico na Endodontia

Yara T. Corrêa Silva-Sousa • Fernando Branco Barletta • Jardel Francisco Mazzi-Chaves • Giulio Gavini • Mike Bueno • Carlos Estrela

SÍNTESE DO CAPÍTULO

O diagnóstico clínico compreende a primeira etapa para se estabelecer o tratamento correto e efetivo. Especificamente na Endodontia, o diagnóstico é um desafio a mais para o profissional, uma vez que as doenças pulpares e periapicais estão distantes do nosso principal sentido, a visão. Portanto, todas as etapas do exame semiológico devem estar bem estruturadas para a sistematização do processo e a utilização adequada dos recursos semiotécnicos.

EXAMES SEMIOLÓGICOS NA ENDODONTIA

O diagnóstico é a base para o estabelecimento de uma terapia segura e eficaz, sendo, portanto, o primeiro passo para o sucesso do tratamento em todas as áreas da saúde.

Diagnosticar significa identificar uma doença com base na análise de suas manifestações; um processo que requer a utilização de procedimentos que guiarão o profissional na identificação dos sinais e sintomas da patologia apresentada pelo paciente.

A técnica do diagnóstico exige abordagem sistemática e organizada, seguindo uma ordem lógica para a coleta dos dados que fornecerão subsídios para conhecer e entender o quadro clínico do paciente. Nessa fase, o cirurgião-dentista deve ser o mais objetivo possível, concentrando-se nas informações obtidas, as quais serão posteriormente analisadas e interpretadas.

O processo para o diagnóstico deve basear-se, inicialmente, no exame clínico, que compreende a anamnese e o exame físico. Os dados obtidos no exame clínico são posteriormente confrontados e, quando necessário, complementados por exames complementares. Na Endodontia, o exame clínico é sempre seguido de um exame de imagem, seja radiografia ou tomografia computadorizada.

EXAME CLÍNICO

Anamnese

Anamnese é a descrição de eventos pregressos que contribuirão para a análise da saúde do paciente. Constitui o primeiro passo do exame clínico, momento no qual o profissional questiona o paciente, orientando o relato cronologicamente para a sistematização das informações. Todas as informações relevantes devem ser anotadas no prontuário do paciente.

Uma anamnese bem estruturada deve conter os seguintes tópicos:

- **Identificação do paciente:** parte das informações coletadas nessa fase, como nome, endereço, telefone e e-mail, está fortemente associada às questões administrativas. Entretanto, idade, gênero, raça e profissão (ou ocupação) são informações que podem contribuir para o diagnóstico de determinadas condições;

- **Queixa principal:** refere-se ao motivo pelo qual o paciente procurou atendimento. Deve ser anotada de maneira sucinta e, sempre que possível, com as palavras do paciente;
- **História da doença atual:** relaciona-se com a queixa principal; entretanto, ao contrário desta, deve ser escrita com linguagem técnica pelo profissional, que formulará um relato cronológico e sintomatológico da queixa a fim de descrever a evolução da doença;
  Esse tópico da anamnese é especialmente importante para o diagnóstico na Endodontia quando a queixa tem um histórico de dor. Nesse caso, deve-se questionar o início e a duração da dor, se é localizada ou irradiada, espontânea ou provocada, quais fatores que a atenuam ou exacerbam, como frio, calor, alimentos doces e mastigação, intensidade e frequência, bem como se há necessidade de analgésicos;
  O significado das características da dor para o diagnóstico das doenças da polpa e dos tecidos periapicais será oportunamente apresentado e discutido em capítulos específicos deste livro;
- **História médica:** nessa etapa, o paciente será questionado sobre seu estado de saúde: doenças sistêmicas, atuais e pregressas; medicamentos de uso rotineiro; tratamentos específicos, como hemodiálise, radioterapia e quimioterapia; histórico de alergias, especialmente a medicamentos; e de hemorragias. Alguns desses pontos serão discutidos no item "Planejamento e seleção de casos", mais adiante neste capítulo.
  Sempre que houver dúvidas com relação às condições sistêmicas relatadas, o cirurgião-dentista deverá solicitar informações ao médico que assiste o paciente;
- **Hábitos de higiene e hábitos nocivos:** aqui devem ser relatadas a rotina de higiene bucal e a prática de hábitos nocivos, como: tabagismo, etilismo e uso de drogas. A ocorrência de hábitos parafuncionais, como bruxismo e briquismo, também é informação de grande relevância para o diagnóstico endodôntico.

Exame físico

O exame físico deve ser realizado em três etapas: avaliação geral do paciente, exame extrabucal e exame intrabucal.

Avaliação geral do paciente

A avaliação geral envolve, como o próprio nome sugere, a observação das características gerais do paciente, como biótipo (estatura e peso), postura, modo de andar e falar, comportamento gestual e expressões faciais. Não se trata propriamente de um exame, mas de uma avaliação, que se inicia assim que o paciente se apresenta no consultório e perdura durante a anamnese e a conversa com o cirurgião-dentista.

Exame extrabucal

O exame físico extrabucal consiste na avaliação da cabeça e do pescoço, na qual podem ser observados textura da pele, características dos olhos, do nariz, relação mandíbula/maxila e respiração bucal, além da presença de alterações como assimetrias, edemas, manchas, hematomas, cicatrizes e fístulas extrabucais. Durante esse exame, deve ser realizada a palpação da articulação temporomandibular e das cadeias ganglionares mentoniana, submandibular, pré-auricular e cervical.

Exame intrabucal

O exame físico intrabucal inclui a avaliação de todas as estruturas da cavidade bucal de modo ordenado e completo. Neste exame, o cirurgião dentista deverá observar os aspectos de normalidade de cada região e estruturas anatômicas e verificar a possível ocorrências de alterações como manchas, placas, pseudomembranas, lesões nodulares e ulceradas para posterior diagnóstico de lesões presentes.

Embora exista uma ansiedade por examinar os dentes relatados pelo paciente na queixa principal, fazemos aqui um apelo para que o graduando, futuro cirurgião-dentista, se atente ao exame completo em cada região da mucosa oral antes de examinar os dentes e o periodonto.

A técnica e a sequência propostas para o exame intrabucal estão demonstradas em vídeo anexo **(Vídeo 1: Exame Semiológico)** e compreende:

- Semimucosa labial;
- Mucosa interna do lábio;
- Mucosa jugal;
- Língua (dorso, lateral e ventre);
- Soalho da boca;
- Palato duro;
- Palato mole;
- Orofaringe.

Recursos semiotécnicos para exame físico

Recursos semiotécnicos são métodos empregados para coletar sinais durante o exame físico utilizando os sentidos naturais do profissional, algumas vezes auxiliados por instrumentos.

Inspeção

A inspeção baseia-se no sentido da visão para coletar dados de cada estrutura avaliada, podendo ser direta ou indireta, com auxílio do espelho clínico ou mesmo por meio de instrumentos de magnificação como lupas e microscópio operatório, como descrito adiante neste capítulo. Por meio da inspeção devem ser observadas característica de cor e textura de tecidos moles, presença de tumefação no fundo do vestíbulo, fístulas e retração gengival. Nas coroas dentais, observam-se alterações na morfologia dental e na coloração, trincas e fraturas, cáries e restaurações.

Palpação

Palpação refere-se ao ato de examinar as estruturas anatômicas com auxílio dos dedos, ou ainda das mãos, a fim de coletar sinais por meio do tato. Pode também ser feita indiretamente, utilizando-se instrumentos como sonda exploradora e sonda milimetrada.

A palpação é um importante recurso semiotécnico para a Endodontia, pois permite avaliar a tumefação na região apical e verificar a sensibilidade frente a estímulos táteis, além de possibilitar o teste da mobilidade dental e a coleta de características como consistência dos tecidos, resistência, compressibilidade, pontos de flutuação, limites e tamanho das estruturas, entre outros sinais **(Figura 1)**.

A sondagem periodontal é também um tipo de palpação indireta e ajuda a verificar as condições dos tecidos periodontais e sua relação com o diagnóstico endodôntico.

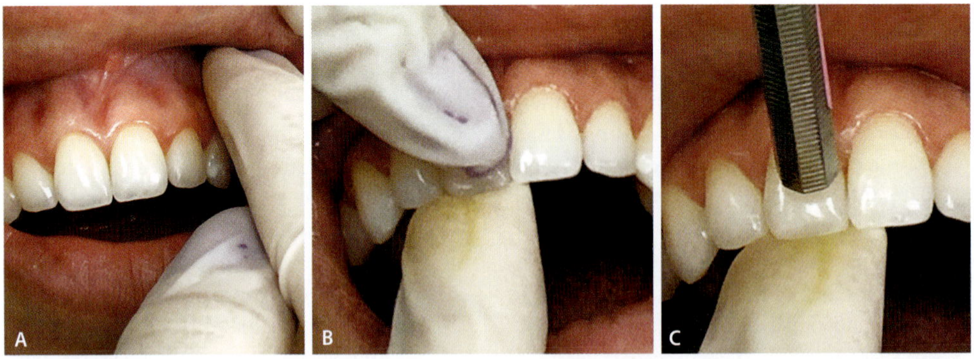

FIGURA 1 (A) Palpação digital a fim de verificar sensibilidade e tumefação na região apical do dente 23. (B e C) Avaliação de mobilidade dental por meio de palpação bidigital (B) e com auxílio de instrumento e dedo (C).

Fonte: arquivo pessoal dos autores.

Percussão

A percussão é uma manobra semiotécnica que possibilita avaliar a resposta dolorosa do dente por meio de estímulos rápidos e de intensidade leve com o cabo de um espelho. A resposta à percussão vertical, acompanhando o longo eixo do dente, em geral está associada à inflamação de origem endodôntica, ao passo que a percussão horizontal pode ser relacionada com alterações periodontais **(Figura 2)**.

Esse exame também pode auxiliar no diagnóstico de anquilose dental, representada por som oco ou metálico emitido à percussão.

TESTES PULPARES

Os testes de sensibilidade pulpar constituem-se em um recurso auxiliar de diagnóstico que deve ser empregado após a anamnese, o exame físico criterioso e os testes de percussão horizontal e vertical. São de grande valia para o clínico e especialista porque estrutura o diagnóstico, haja vista que, em conjunto com os exames de imagem, possibilita identificar os desvios de normalidade.[1] Ehrmann[2] lamenta que os testes de sensibilidade pulpar não sejam efetuados pelos profissionais como rotina.

Barletta e Pesce[3] ponderam que o teste pulpar ao frio é um recurso determinante para identificar o dente com crise álgica, pois, em polpas inflamadas, seu estímulo pode ser respondido com dor exacerbada ou aliviada, dependendo do estágio inflamatório em que se encontram. É importante ressaltar que, em situações adversas, como dentes com grandes restaurações, pacientes idosos, indivíduos com bruxismo, rizogênese incompleta, traumatismos que acometem os tecidos de sustentação e dentes com coroa e lâminas, a complexidade na obtenção da resposta de sensibilidade aumenta devido ao fato de o esmalte e a dentina serem grandes isolantes térmicos. Nessas particularidades, conforme Ciobanu *et al.*,[4] o teste térmico ao frio apresenta valor relativo, não sendo conclusivo para fechar o diagnóstico. Uma vez que ele se torna complexo, para determinar o diagnóstico diferencial, deve-se ter muita cautela e usar recursos complementares, como oximetria de pulso, testes de percussão vertical e exames de imagem (tomografia *cone beam*).[1] Além disso, nas referidas situações adversas,

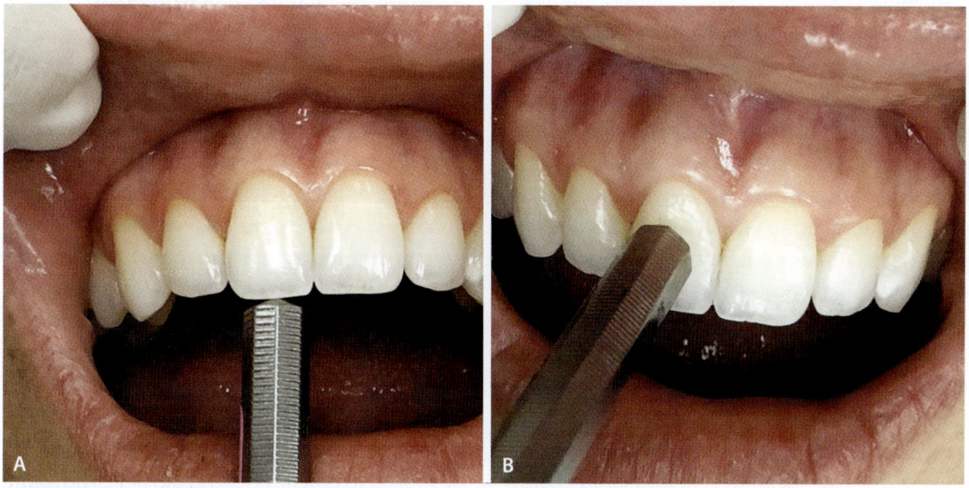

FIGURA 2 (A) Exame de percussão vertical, acompanhando o longo eixo do dente. (B) Exame de percussão horizontal, com o instrumento perpendicular à coroa dental.

Fonte: arquivo pessoal dos autores.

recai a ineficácia do bastão de gelo, que não tem capacidade de resfriamento suficiente para estimular o tecido pulpar e promover vasoconstrição e vasodilatação compensatórias das fibras nervosas tipo C da camada central e tipo delta A da camada periférica.[5]

Devido ao isolamento térmico do esmalte e da dentina, a passagem do frio através dos tecidos é crucial para estimular a polpa dental, promover o efeito esponja por meio de vasodilatação compensatória e efetuar o estímulo às fibras nervosas do tecido pulpar. Cabe ressaltar que, segundo Barletta e Pesce,[3] as baixas temperaturas dos aerossóis (–42 °C para o penso de algodão embebido pelo *spray* de fluido refrigerante e –33,6°C para haste flexível [cotonete]) e o bastão de neve carbônica a –78°C justificam a superioridade desses agentes em relação ao bastão de gelo. A preocupação que se tem com o uso dessas baixas temperaturas, promovidas pelos gases refrigerantes e pelo bastão de neve carbônica são possíveis danos ao esmalte dentário e à polpa. No entanto, os estudos de Pesce *et al.*[5] mostraram que eles não ocorrem.

Rutsatz *et al.*[6] demonstraram a eficácia do teste de sensibilidade pulpar utilizando os gases refrigerantes em pacientes portadores de doença periodontal, ressaltando a importância de o paciente levantar a mão esquerda quando sentir o estímulo e relatar em escala numérica de 0 a 10 a intensidade da dor. Esse fato é muito importante, tendo em vista que o limiar de dor é distinto para cada paciente. Em tal estudo, foi possível verificar a ineficácia do bastão de gelo, e percebeu-se que, quanto maior o envolvimento da doença periodontal, maior o declínio do estímulo da dor frente à aplicação do gás refrigerante.

O teste ao calor aplicado com o bastão de guta-percha, além de não controlar a temperatura do bastão, pode apresentar resultados falsos-positivos em dentes com necrose pulpar, devido à expansão dos gases. Portanto, não é um teste confiável, sendo pouco empregado atualmente na Odontologia.

Já o teste elétrico era muito empregado até a década de 1970. Contudo, em função de seu mecanismo para a obtenção da resposta de sensibilidade no sentido de estimular fibras nervosas e da possibilidade de falsos-positivos nos traumatismos, foi perdendo espaço na Odontologia em favor dos aerossóis, da neve carbônica e da oximetria de pulso.

Técnica de aplicação do teste de sensibilidade pulpar

Previamente à realização do teste de sensibilidade pulpar, deve-se secar o dente em questão e fazer o isolamento relativo da região. Para a sua aplicação, Irala *et al.*[7] recomendam, sob os ramos de uma pinça clínica e a uma distância de no máximo de 3 cm **(Figura 3 A e B)**, pressionar o *spray* de fluido refrigerante de maneira intermitente durante 3 segundos sobre a fonte – no caso, o penso de algodão ou a haste flexível (cotonete) – e aplicar de imediato a 2 mm abaixo do colo cervical, quase ao centro da superfície vestibular. Nos casos em que há banda ortodôntica, deve-se aplicar o teste na face palatina e/ou lingual nos dentes anteriores, já para os posteriores, segundo Barletta *et al.*,[8] o teste deve ser aplicado sobre a superfície oclusal **(Figura 3 C)**.

Oximetria de pulso

A oximetria de pulso tem sido utilizada para verificação da vitalidade pulpar em dentes com polpas sadias, reportando valores de saturação de oxigênio que variam de 70% a 94%.[4,9,10] Em polpas inflamadas, Setzer *et al.*[11] verificaram a média de valores de saturação de oxigênio de 87,4% para pulpites reversíveis, 83,1% para pulpites irreversíveis, enquanto que para necrose pulpar verificaram saturação de 74,%. Este último resultado é conflitante, pois um valor inferior a 70% já foi encontrado em dentes hígidos e com polpas sadias.[9] Desse modo, a literatura ainda não é concordante em determinar qual o nível mínimo de saturação de oxigênio para se considerar um dente com polpa sadia, com polpa inflamada ou com necrose pulpar. Todavia, para alguns autores, esse recurso parece ser mais efetivo para estabe-

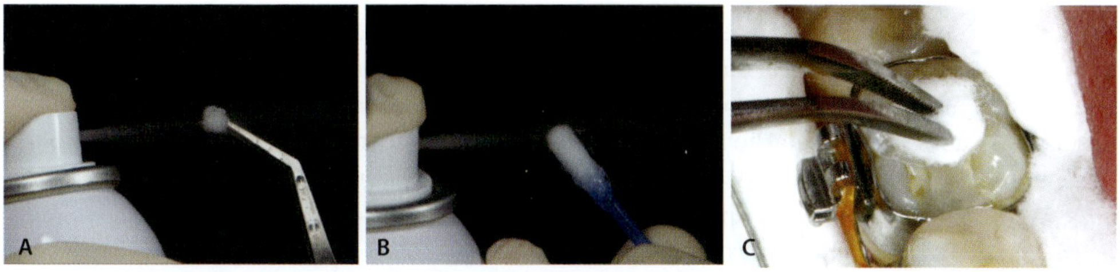

FIGURA 3 Aplicação do teste de sensibilidade pulpar a frio. Aplicação do *spray* de fluido refrigerante por 3 segundos em penso de algodão (A) e em haste flexível (B). (C) Aplicação do teste térmico na superfície oclusal de um molar com banda ortodôntica.

Fonte: arquivo pessoal dos autores.

lecer a vitalidade pulpar do que os testes de sensibilidade elétrico e térmico, além de ser não invasivo, indolor, objetivo, confiável e reproduzível, o que acarreta maior aceitação e cooperação do paciente.[12-14]

Gopikrishna *et al.*[12] compararam a eficácia do oxímetro de pulso com os testes elétrico e térmico para mensuração do estado de vitalidade pulpar de 17 dentes permanentes traumatizados nos primeiros 6 meses após o traumatismo. Eles verificaram que os dentes avaliados responderam positivamente aos testes elétrico e térmico à medida que o tempo passava, com 29,4% de respostas positivas após 28 dias de traumatismo, 82,35% após 2 meses e 94,11% após 3 meses. Já o oxímetro de pulso apresentou respostas positivas desde o primeiro dia após o traumatismo, sendo as mesmas constantes em todos os períodos e dentes testados.

Para determinar a vitalidade da polpa, o teste diagnóstico ideal deve ser um recurso auxiliar objetivo, indolor e confiável, o que ainda não é empregado como rotina pelos clínicos e especialistas.[15] Um estudo de Caldeira *et al.*[16] concluiu que a oximetria de pulso pode ser extremamente útil para a avaliação da polpa dental em dentes traumatizados, em especial quando eles não respondem aos testes a frio. No entanto, há necessidade de um grampo especial para obtenção do paralelismo e, por conseguinte, da leitura pela passagem de luz entre o diodo emissor e o receptor.

Os problemas associados à natureza subjetiva dos testes de sensibilidade pulpar estão bem documentados na literatura. Em vista disso, testes conduzindo a passagem de luz através de um dente (esmalte e dentina) têm sido considerados como um método mais adequado e objetivo de detecção da vascularidade da polpa quando comparado com os recursos auxiliares de rotina (testes térmicos).[10] A comprovação da vitalidade pulpar pode ser obtida de maneira mais efetiva avaliando-se o fluxo sanguíneo e a oxigenação das células por meio dos testes fisiométricos.[17]

Em 2014, Giovanella *et al.*[18] evidenciaram, por meio da oximetria de pulso, que dentes com doença periodontal apresentaram taxas de saturação de oxigênio acima de 83%. Tais estudos reforçam os cuidados na técnica de execução dos testes e o recurso a ser utilizado, pois os dentes envolvidos apresentavam polpas íntegras.

Solda *et al.*,[19] valendo-se da oximetria de pulso, observaram que, após o clareamento dental, a saturação de oxigênio das polpas de dentes anteriores voltou ao seu metabolismo basal 30 dias depois, com taxa de 85%. Em estudo semelhante, Lima[20] obteve resultados similares quando observou a saturação de oxigênio antes e após o clareamento dental. Nos dois estudos, a taxa obtida foi acima de 83%, mostrando polpa normal **(Vídeo 2: Oximetria).**

Nas situações de maior complexidade, como a rizogênese incompleta, Stella *et al.*[21] observaram que a taxa de saturação de oxigênio foi superior a 85% em situações de normalidade, o que comprova a confiabilidade da oximetria mesmo em ápices com desenvolvimento incompleto. Bruno *et al.*,[22] em uma revisão sistemática, demonstraram os resultados das pesquisas clínicas com taxa de saturação acima de 87% para polpas normais. Em uma revisão sistemática realizada por Lambert,[23] mesmo considerando os possíveis fatores de confusão e os riscos de viés dos estudos incluídos, os valores relatados são de relevância clínica, pois podem ser utilizados para comparações e diagnóstico de alterações no *status* pulpar, uma vez que os parâmetros foram estabelecidos. Os resultados dessa revisão sugerem que os níveis de saturação de oxigênio nas polpas normais dos dentes anteriores superiores permanentes apresentam valor mínimo de 77,52%, o que pode contribuir para fornecer um parâmetro de referência na prática clínica. Esses estudos mostram de maneira indiscutível o futuro dos testes fluxométricos; logo, acredita-se que a oximetria por reflexão seja a maneira mais prática e eficaz quando a engenharia fizer uma sonda específica para o uso em Odontologia, assim como relatado no estudo de Silva *et al.*[24] sobre a introdução de sensores reflexivos que eliminam a interferência causada pela distância entre sensores, promovendo melhor qualidade e maior confiabilidade na leitura da taxa de saturação em dentes.

MAGNIFICAÇÃO E DIAGNÓSTICO

A magnificação é um recurso extremamente útil para a Odontologia de modo geral, sobretudo para a Endodontia; isso porque melhora a visualização do campo operatório e o acesso a áreas mais difíceis, além de possibilitar uma abordagem mais conservadora e a instrumentalização de inúmeros procedimentos que antes eram realizados exclusivamente empregando-se a sensação táctil-digital e a cinestesia.

Dentre os métodos de magnificação, destacam-se as lupas e o microscópio operatório. As vantagens das lupas incluem o fato de serem portáteis, exigirem pequenas mudanças posturais durante o atendimento – desde que a distância de trabalho (distância focal) esteja adequada para o profissional – e permitirem a adaptação de fotóforo de luz LED, o que melhora significativamente a visualização do campo analisado. Como desvantagens, observam-se a magnificação fixa, a distorção da imagem em razão da baixa qualidade óptica, o fato de serem pesadas e provocarem fadiga muscular.[25,26]

As lupas podem ser agrupadas em três categorias:

- **Lupas simples:** são compostas por uma única lente esférica e convergente que pode produzir imagens distorcidas. Quanto maior a magnificação, menor a distância focal, o que compromete a postura do operador;
- **Lupas tipo Galileu (compostas):** são formadas por duas lentes convergentes, uma objetiva (positiva) e uma ocular (negativa), o que possibilita a produção de uma imagem real e direta. Apresentam a melhor relação custo-benefício, e equipamentos com magnificação entre 2,5× e 3,5× atendem as necessidades operacionais na Endodontia;
- **Lupas prismáticas (tipo Kepler):** apresentam duas lentes convergentes (positivas), as quais produzem uma imagem invertida que será corrigida por um sistema de prismas. São equipamentos de maiores custo, campo visual e magnificação, além de melhor qualidade óptica.

O microscópio operatório foi introduzido na Odontologia por Baumann, em 1977,[27] e, na década de 1990, Carr apresentou um equipamento totalmente adaptado para as necessidades endodônticas.[28,29]

Com relação às lupas, o microscópio operatório apresenta inúmeras vantagens, como:[28,30,31]

- Iluminação própria coaxial, em que o feixe de luz da fonte incide paralelamen-

te à luz nos olhos do operador, eliminando áreas de sombra;
- Magnificação variável, produzindo imagens ampliadas com maior nitidez;
- Melhor comodidade visual;
- Melhor ergonomia, possibilitando que o operador permaneça com a coluna ereta;
- Possibilidade de documentação dos casos por meio de fotografias e vídeos, o que melhora a comunicação com o paciente e os colegas;
- Viabilização de abordagem mais conservadora quando associado a insertos ultrassônicos, com desgaste controlado, preciso e eficiente da dentina.

O microscópio operatório apresenta como desvantagens o custo e a curva de aprendizagem necessária para seu domínio.

Durante o diagnóstico, o emprego da magnificação – e, em particular, do microscópio operatório – possibilita a visualização de restaurações infiltradas e, principalmente, de trincas e fraturas **(Figura 4)** que podem levar ao comprometimento pulpar ou até mesmo à perda do elemento dental.

EXAMES COMPLEMENTARES POR IMAGEM EM ENDODONTIA

O exame clínico do paciente possibilita a caracterização dos sinais e sintomas presentes, que são complementados por exames pertinentes. Conforme já ressaltado, na Endodontia o exame clínico é sempre seguido de um exame complementar por imagem, seja a radiografia ou a tomografia computadorizada, pois aspectos identificados nesses exames são essenciais no conjunto de dados e estratégias para se estabelecer um diagnóstico. Desse modo, o planejamento adequado dos procedimentos clínicos envolve a aquisição e a interpretação de imagens que caracterizam as condições de normalidade ou não das estruturas dentárias.

O exame radiográfico é um importante recurso de imagem complementar para o estabelecimento do diagnóstico endodôntico.

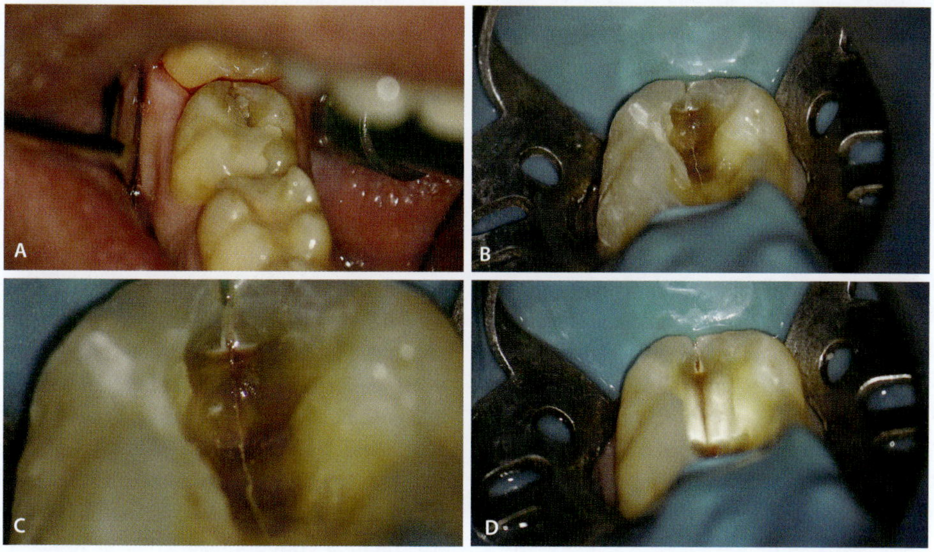

FIGURA 4 Dente nº 37 com diagnóstico de pulpite irreversível sintomática. (A) Observam-se fratura da restauração e trinca na crista distal. (B) Após a remoção da restauração, observa-se a trinca se estendendo de distal para mesial. (C) Trinca observada com maior magnificação (10x). (D) Após a realização da cirurgia de acesso, observa-se a trinca por toda a parede distal e a região do assoalho.

Fonte: arquivo pessoal dos autores.

A incidência radiográfica mais utilizada é a periapical, utilizada para obtenção de informações como: presença de cárie dentária e suas relações com a polpa; determinação de número, forma, comprimento e largura dos canais radiculares; existência de calcificações ou outros elementos estranhos no interior da câmara pulpar e nos canais radiculares; reabsorções dentinárias ou cementárias; espessura do espaço do ligamento periodontal; formação apical com destaque para rizogênese incompleta; destruição do trabeculado ósseo ou de corticais ósseas; entre outras.

É necessário alertar que, apesar das vantagens, a radiografia periapical apresenta limitações. Por ser um exame que proporciona informações bidimensionais, as imagens podem apresentar sobreposições e distorções. Outro fator muito importante a se considerar em um exame radiográfico é a qualidade das radiografias. É muito comum que alunos e profissionais apresentem dificuldades durante o processo de revelação e fixação das películas radiográficas, obtendo, em consequência, radiografias de baixa qualidade. Entretanto, com o advento dos métodos digitais, algumas dessas limitações puderam ser minimizadas. O exame radiográfico digital apresenta vantagens em relação ao método convencional, como: maior rapidez; menor exposição à radiação; obtenção de imagem mais limpa graças a *softwares* com ferramentas para trabalhar as imagens digitais, tais como filtros, medição (incluindo odontometria), inversão, brilho, contraste, rotação, *zoom*, negativo e positivo; e a possibilidade de arquivamento digital e comunicação pela internet.

Apesar de as radiografias periapicais serem os recursos mais utilizados pelos profissionais da Endodontia em todo o mundo, um desafio importante para a área é a sobreposição de estruturas anatômicas, o que reduz a qualidade de informações de estruturas essenciais durante o manejo clínico. Outro aspecto é a acurácia quanto à detecção de lesões periapicais e reabsorções radiculares, entre vários outros de importância para o diagnóstico e o tratamento endodôntico.

A tomografia computadorizada de feixe cônico (TCFC)[32-52] tem maior especificidade e sensibilidade em relação a patologias de tecidos duros quando comparada a exames de imagens convencionais em 2D, portanto pode ser usada para múltiplas aplicações clínicas e de pesquisa. Seus benefícios clínicos influenciaram quase todas as áreas da Odontologia, como Endodontia, Cirurgia, Implantologia, Ortodontia, Periodontia, distúrbios temporomandibulares e diagnóstico por imagem.

A análise das estruturas do complexo bucomaxilofacial e dental em imagem por radiografia periapical sempre foi um grande desafio para o profissional. Isso porque é de conhecimento de todos que, para a correta identificação da destruição óssea periapical, deve haver destruição em uma das corticais ou 30 a 50% de perda óssea periapical.[33,34] Assim, a visualização tridimensional de estruturas, disponível nas imagens de TCFC, favorece a definição precisa do problema e do planejamento do tratamento.

Um estudo de importância para a Endodontia[41] determinou a acurácia de imagens obtidas com a TCFC e as radiografias panorâmica e periapical na detecção da periodontite apical. Esse modelo de estudo envolveu 888 pacientes (59% do sexo feminino; idade média de 50 anos), incluindo radiografias periapicais e panorâmicas e imagens de TCFC selecionadas do banco de dados de uma clínica privada de radiologia. Todos os pacientes apresentavam pelo menos um dente com história de infecção primária e secundária, conforme exame clínico. Do total de 1.508 dentes, foram selecionados para o estudo 523 molares, 597 pré-molares, 154 caninos e 234 incisivos, sendo 94,5% da amostra composta por dentes tratados endodonticamente. O índice periapical (PAI) proposto por Ørstavik *et al.*[52] foi usado para determinar o *status* periapical, como segue: 1 – estrutura periapical normal; 2 – pequenas alterações na estrutura óssea; 3 – alterações na estrutura óssea com alguma perda mineral; 4 – periodontite com área radiolucente bem definida; 5 – grave periodontite com características de exacerbação. Os resultados dos métodos de diagnóstico foram descritos em frequência, tomando como método de referência as imagens em TCFC. Foram calculadas também a especificidade e a sensibilidade. A prevalência da periodontite apical em dentes tratados endodonticamente observada em radiografia panorâmica, radiografia periapical e TCFC foi de 17,6%, 35,3% e 63,3%, respectivamente. Com esses resultados, pode-se concluir que há necessidade de uma revisão dos estudos epidemiológicos envolvendo a periodontite apical, em função dos falsos resultados positivos diagnosticados por meio de radiografias periapicais e panorâmicas.

Outrossim, lesões periapicais ocultas, reabsorções radiculares, perfurações, fraturas radiculares, canais não identificados e alterações da anatomia interna podem não ser identificadas nas radiografias periapicais, acarretando erro de diagnóstico e, consequentemente, fracasso do tratamento endodôntico.

Um dos fatores de importância nos exames tomográficos está associado aos artefatos metálicos, que, por sua vez, também podem induzir a erros de diagnóstico. Por isso, um novo *software* (e-Vol DX®, CDT, São José dos Campos, SP) foi desenvolvido,[37] o qual, além de contar com uma variedade de filtros que dão suporte a aplicações em várias especialidades, tem a função de reduzir os artefatos de contraste do branco.

As **Figuras 5 a 8** mostram imagens de TCFC com o *software* e-Vol DX® e a aplicação de alguns filtros em um caso de traumatismo dentário com fratura coronária e rizogênese incompleta.

Os avanços tecnológicos experimentados pela Endodontia nos últimos anos trouxeram

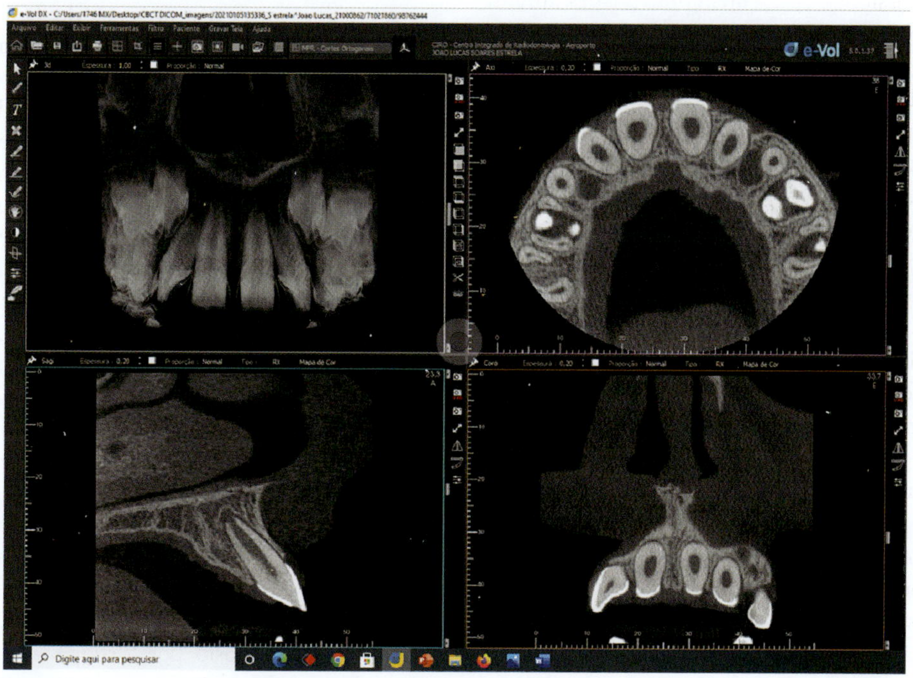

FIGURA 5 Imagens de tomografia computadorizada de feixe cônico com o *software* e-Vol DX® e aplicação de alguns filtros em um caso de traumatismo dentário com fratura coronária e rizogênese incompleta.

Fonte: arquivo pessoal dos autores.

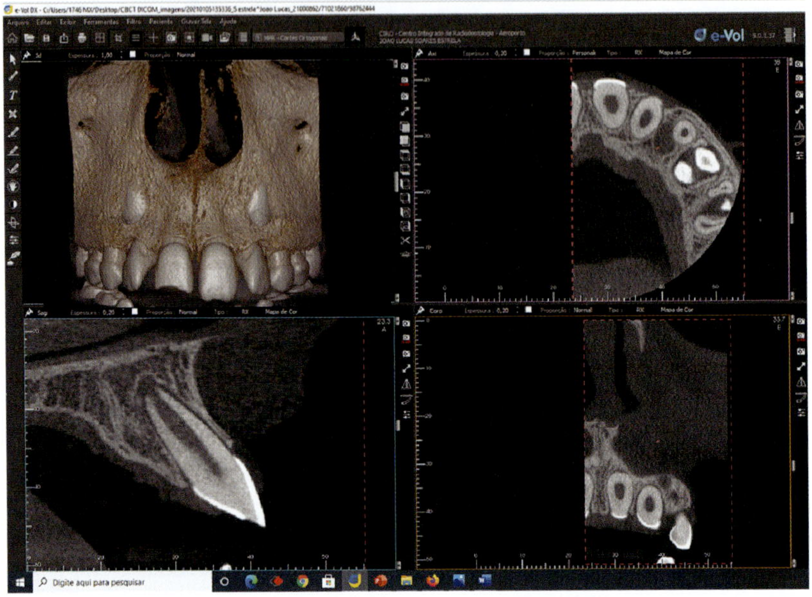

FIGURA 6 Imagens de tomografia computadorizada de feixe cônico com o *software* e-Vol DX® e aplicação de alguns filtros (reconstrução volumétrica 3D) em um caso de traumatismo dentário com fratura coronária e rizogênese incompleta.

Fonte: arquivo pessoal dos autores.

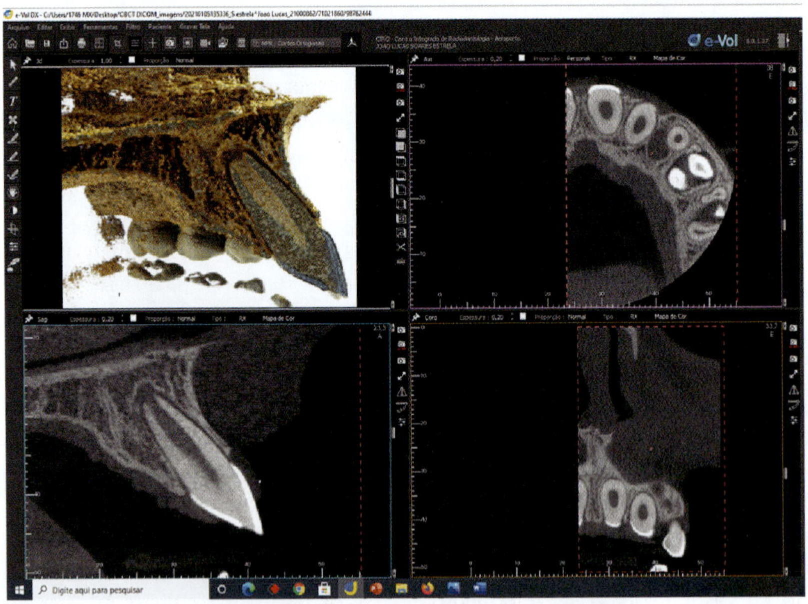

FIGURA 7 Imagens de tomografia computadorizada de feixe cônico com o *software* e-Vol DX® e aplicação de alguns filtros (reconstrução fotorrealística) em um caso de traumatismo dentário com fratura coronária e rizogênese incompleta.

Fonte: arquivo pessoal dos autores.

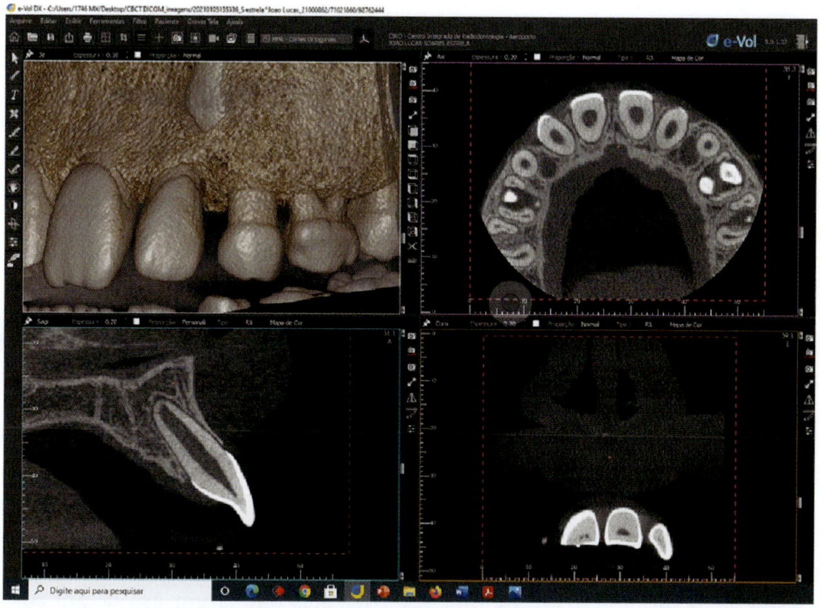

FIGURA 8 Imagens de tomografia computadorizada de feixe cônico com o *software* e-Vol DX® e aplicação de alguns filtros em um caso de traumatismo dentário com fratura coronária envolvendo o incisivo central direito, que apresenta rizogênese incompleta, enquanto o incisivo central esquerdo apresenta rizogênese completa.

Fonte: arquivo pessoal dos autores.

benefícios à prática clínica, como maior previsibilidade de resultados dos tratamentos endodônticos. Todavia, cabe ao profissional o bom senso nas indicações dos melhores exames auxiliares de imagem e o treinamento para a análise dos resultados. Isso leva à premissa de que não basta um exame de imagem moderno como a TCFC se o profissional não apresenta conhecimento para interpretá-la corretamente.

PLANEJAMENTO E SELEÇÃO DE CASOS

Uma vez determinado o diagnóstico da alteração presente, a fase seguinte consiste na execução das etapas operatórias, com o processo de seleção de casos e plano de tratamento. Contudo, algumas situações clínicas merecem cuidado especial, sendo necessário analisar a relação risco-benefício do tratamento e estabelecer prioridades.[53-57]

Diferentes fatores podem dificultar o desempenho profissional durante o tratamento endodôntico. Por isso, o profissional deve observar aspectos como organização e disciplina, bem como dispor dos equipamentos adequados e dos instrumentos e materiais necessários à execução operatória do caso em questão. Entre os requisitos imprescindíveis ao bom andamento da terapêutica proposta, destacam-se: tranquilidade, ambiente agradável, tempo necessário para o desenvolvimento do tratamento previsto, conhecimento técnico-científico, habilidade para a execução de determinadas técnicas operatórias e organização funcional de uma mesa cirúrgica.

Com relação ao paciente, consideram-se os fatores sistêmicos e locais, incluindo diferentes condições sistêmicas que requerem cuidados especiais.[53,55]

Alguns fatores locais podem manter o prognóstico duvidoso ou mesmo constituir impedimento à execução da técnica endodôntica, tais como:[53,58-69]

- Fatores anatomopatológicos (modificações da anatomia interna; dilacerações excessivas; calcificações da cavidade pulpar);
- Fatores decorrentes de acidentes endodônticos (perda do comprimento de trabalho-degrau; perfuração radicular; fratura de instrumento endodôntico);
- Necessidade de retratamentos endodônticos (presença de pinos extensos e obturações com cimentos, amálgama ou ionômero de vidro).

Com relação aos fatores sistêmicos, algumas condições merecem destaque, como: doenças cardiovasculares, diabetes melito, doenças renais crônicas, câncer, síndrome da imunodeficiência adquirida (AIDS), transtornos psicossociais, gravidez, uso de implantes ortopédicos, uso de bisfosfonatos, entre outros, que serão descritos a seguir.

Doenças cardiovasculares

Os portadores de doenças cardiovasculares podem ser mais vulneráveis ao estresse físico e emocional desencadeado durante o atendimento odontológico, sobretudo ao tratamento endodôntico. As principais doenças cardiovasculares que influenciam no atendimento odontológico são: hipertensão arterial, angina, doença cardíaca isquêmica, válvulas cardíacas protéticas, doença cardíaca congênita e endocardite infecciosa prévia. Em tais situações, uma avaliação médica previamente ao atendimento odontológico é indispensável.[53,55,70-76]

Atenção especial deve ser dada aos pacientes que sofreram infarto do miocárdio, os quais não devem ser atendidos antes de 6 meses da ocorrência do episódio. Caso contrário, torna-se maior a chance de apresentar infartos recorrentes, que podem ser desencadeados pela associação das medicações em uso com a anestesia local administrada pelo cirurgião-dentista. Além disso, a interação dos componentes vasoconstritores presentes nos anestésicos locais com alguns medicamentos anti-hipertensivos contraindica sua administração em pacientes com angina *pectoris* instável ou naqueles com hipertensão arterial descompensada, arritmias refratárias, histórico recente de acidente vascular encefálico (menos de 6 meses), histórico de enxerto em artéria coronária (menos de 3 meses), falência cardíaca congestiva não controlada e hipertireoidismo não controlado.

Pacientes portadores de válvulas cardíacas são mais susceptíveis a infecções causadas por bacteremias, chamadas de endocardites bacterianas ou infecciosas, o que aumenta consideravelmente o risco de morte. Nesses pacientes, a avaliação médica e a profilaxia antibiótica antes da terapia endodôntica são necessárias (maiores informações sobre profilaxia antibiótica estão no Capítulo 20, Proservação: Sucesso, Insucesso). Por outro lado, pacientes que fazem uso de anticoagulantes devem informar ao cirurgião-dentista, que, em concordância com o médico, avaliará a necessidade de suspensão do uso previamente ao atendimento odontológico.

A avaliação criteriosa da história clínica do paciente, incluindo condição cardíaca, uso de medicamentos, necessidade de profilaxia antibiótica e de manobras para redução do estresse, auxilia na diminuição do risco de sequelas cardíacas mais graves. Ademais, faz-se necessária em todas as consultas, previamente ao início de qualquer protocolo endodôntico, a aferição da pressão arterial.[53,55,70,74-76]

Diabetes melito

Os pacientes com diabetes melito, seja tipo I ou II, requerem atenção durante a terapia endodôntica. Entretanto, em pacientes diabéticos compensados, que fazem uso ou não de insulina, quando livres de complicações sistêmicas, como doenças renais, hipertensão arterial ou ateroscleroses coronárias, o tratamento endodôntico pode ser realizado sem maiores problemas.[53,55,77-83] Já em pacientes descompensados e/ou portadores de infecções agudas, é necessária a avaliação clínica antes do tratamento endodôntico para verificar a necessidade de alteração da dose de insulina, de profilaxia antibiótica ou de dieta pós-tratamento (maiores informações sobre o uso de medicamentos durante tratamento odontológico estão no Capítulo 6, Farmacologia Aplicada na Endodontia).

Durante o atendimento de pacientes diabéticos, o endodontista deve ter um glicosímetro disponível para o monitoramento constante dos níveis de glicose em cada consulta. Se os níveis de glicose pré ou pós-tratamento estiverem abaixo da faixa recomendada em jejum, ou pré-prandial (90 a 120 mg/dL), o paciente deverá ser encaminhado com urgência para avaliação médica a fim de se evitar uma crise hipoglicêmica, que pode ser detectada por meio de sinais e sintomas como confusão mental, tremores, agitação, diaforese e taquicardia. Para pacientes diabéticos, recomenda-se que as consultas sejam agendadas no período matutino, após a alimentação ou a administração de insulina.[77-83]

Gravidez

A gravidez, ao contrário do que muitos acreditam, não se trata de uma contraindicação ao tratamento endodôntico, apenas requer alguns cuidados especiais e a modificação no plano de tratamento. É preciso avaliar previamente as condições da paciente e o período de gestação, priorizando o controle da dor e da infecção e, se possível, programando procedimentos mais invasivos para o pós-parto. Os principais fatores que devem ser levados em consideração no atendimento a gestantes é o uso de radiação ionizante e a administração de medicamentos, pois a responsabilidade do atendimento dessa paciente é dupla: a segurança da mãe e a proteção do feto.[53,55,84-90]

O melhor período para atendimento de gestantes se dá no segundo trimestre de gestação, uma vez que o embrião já está completamente formado e a gestante está adaptada dos pontos de vista físico e psíquico. Nesse período, há apenas o risco de hipotensão postural, que deve ser avaliada em cada atendimento.

As consultas devem ser agendadas preferencialmente no período matutino, com realização de procedimentos curtos e menos invasivos. Sempre que possível, deve-se evitar que a paciente fique por muito tempo na posição supina, pois a pressão do feto sobre as veias abdominais pode diminuir o retorno venoso dos membros inferiores, levando à hipotensão postural.

Para segurança da mãe e proteção do feto, é imprescindível que os exames de imagem – como as radiografias periapicais, utilizadas durante o tratamento endodôntico – sejam realizados preferencialmente pelo método digital, visando reduzir o tempo de exposição à radiação ionizante, e com o uso de aventais de chumbo com colar protetor de tireoide. Sempre que possível, as radiografias periapicais devem ser evitadas; nesse sentido, localizadores apicais podem auxiliar na redução do número de radiografias necessárias durante o tratamento.

A necessidade do uso de medicamentos como analgésicos, anti-inflamatórios ou antibióticos, durante ou após o tratamento endodôntico, deve ser avaliada pelo profissional segundo a eficácia, a segurança e o trimestre de gestação. O cirurgião-dentista deve ser capaz de avaliar se a interação medicamentosa proposta é realmente fundamental ou se pode ser substituída por procedimentos clínicos não invasivos que promovam a redução da dor ou da infecção. Deve-se considerar que o efeito teratogênico das medicações está diretamente ligado a dosagem e concentração da substância ativa, dependendo de fatores como período de gestação, tipo de aplicação da medicação, solubilidade, tempo de meia-vida, peso molecular, prescrição e doenças da gestante que possam ter associação direta com a medicação.[84-88]

O uso de anestésicos locais em gestantes ainda é um assunto controverso em função de vasoconstritores em sua composição. Desse modo, durante o atendimento odontológico, o profissional deve estar atento à escolha do anestésico local, selecionando-o de acordo com o melhor efeito de anestesia à grávida. Além disso, para sua segurança e a da paciente, é importante que o profissional conheça as propriedades, as indicações e a dose máxima permitida dos anestésicos empregados (maiores informações sobre medicações sistêmicas e uso de anestésicos locais em pacientes gestantes estão no Capítulo 6, Farmacologia Aplicada na Endodontia).[84,87-89]

Há, ainda, considerações para o período pós-parto, uma vez que toda medicação sistêmica prescrita deve ser discutida com o médico responsável pela paciente lactante, visto que alguns fármacos podem ter efeito sobre o leite materno e serem transferidos ao recém-nascido durante a amamentação.[84]

Câncer

Após a realização do exame clínico e radiográfico criterioso, imagens radiolúcidas podem ser detectadas e devem ser avaliadas do ponto de vista endodôntico, com diagnóstico diferencial para doenças neoplásicas, uma vez que alguns tipos de câncer podem ser localizados em maxila e mandíbula e simular lesões endodônticas. Diante desses casos, os testes de sensibilidade pulpar são essenciais para a confirmação da vitalidade da polpa, aliados à criteriosa avaliação de exames por imagem (radiografias periapicais, radiografias panorâmicas e TCFC).[53,55,91,92]

Com relação ao regime de tratamento, a quimio e radioterapia na região de cabeça e pescoço podem influenciar diretamente no processo de cicatrização de pacientes com câncer, tornando-se um alerta durante o tratamento endodôntico. Nesses casos, a terapia somente deve ser iniciada após avaliação da equipe médica que acompanha o paciente. Nesse momento, o cirurgião-dentista e a equipe médica devem levar em consideração a decisão sobre tratar endodonticamente ou extrair o dente, uma vez que a irradiação pode causar alterações estruturais na morfologia dental e óssea desses pacientes. Efeitos como diminuição na quantidade de osteócitos, osteoblastos e células endoteliais, redução do fluxo sanguíneo e necrose pulpar podem estar frequentemente relacionados com pacientes em regime de quimio e radioterapia. Nessas situações, quando necessário, recomenda-se realizar o tratamento endodôntico pelo menos 1 semana antes do início do regime quimio ou radioterápico, a fim de evitar seus efeitos tóxicos tardios. No entanto, em geral, a equipe médica deverá ser consultada para maiores esclarecimentos, adequado planejamento do tratamento e mais informações e cuidados durante o tratamento odontológico em pacientes com câncer.[53,55,91,92]

Uso de bisfosfonatos

A terapia com bisfosfonatos, apesar de apresentar benefícios no tratamento de pacientes com risco de metástase óssea e osteoporose, aumenta os riscos de osteonecrose do maxilar, principalmente quando o uso se torna contínuo por mais de 2 a 3 anos em terapia intravenosa e em pacientes com histórico de câncer, osteoporose, doença de Paget e tratamento dental traumático, bem como naqueles acima de 65 anos ou com histórico de periodontite, uso crônico de corticoides, tabagismo e diabetes melito. Nesses casos em que o risco de osteonecrose por bisfosfonatos é aumentado, devem-se evitar procedimentos invasivos, como extrações, cirurgias parendodônticas, instalação de implantes, entre outros, ao passo que manutenção da higiene oral e visitas regulares ao cirurgião-dentista reduzem o risco de osteonecrose.[53,55,93-98]

Por outro lado, diante da necessidade do tratamento endodôntico, os pacientes em uso de bisfosfonatos devem ser informados pelo cirurgião-dentista sobre os riscos em potencial e devem assinar um termo de consentimento livre e esclarecido autorizando o tratamento e atestando estarem conscientes dos riscos, benefícios e planos de tratamento alternativos.[93-98]

Em casos de agudização ou infecção durante ou após o tratamento endodôntico, o paciente deve ser encaminhado à avaliação clínica para que seja realizado o atendimento de urgência e a terapia com antibióticos sistêmicos.[53,55,93-98]

Síndrome da imunodeficiência adquirida

No atendimento odontológico a pacientes com AIDS, o cirurgião-dentista deve estar atento ao nível de imunosupressão do paciente, às terapias medicamentosas e aos riscos de infecções secundárias.[53,55,99,100]

O cirurgião-dentista deve ter ciência de que os pacientes com AIDS podem apresentar prognóstico diferenciado, uma vez que o processo de cicatrização e reparo dos tecidos periapicais pode ser comprometido. Outro aspecto que dever ser observado no atendimento a esses pacientes diz respeito à adoção de biossegurança, a fim de evitar a transmissão do vírus da imunodeficiência humana (HIV) para o cirurgião-dentista e profissionais auxiliares envolvidos no tratamento. Assim, a paramentação completa com equipamentos de proteção individual para o clínico e para os auxiliares torna-se essencial, bem como o manuseio e o cuidado durante o uso e o descarte de materiais perfurocortantes.[53,55,99,100]

Em geral, o cirurgião-dentista deve solicitar uma avaliação médica previamente ao atendimento odontológico e à realização de procedimentos cirúrgicos e mais invasivos com o objetivo de obter informações sobre a carga viral e a condição de imunossupressão do paciente naquele momento especifico.

Doença renal crônica e paciente em regime de diálise

O atendimento a pacientes com doenças renais crônicas e/ou em regime de diálise requer cuidados especiais. Nesses casos, a principal recomendação é que, antes de qualquer procedimento endodôntico, o cirurgião-dentista solicite uma avaliação médica do paciente, a qual dará informações a respeito do estado geral de saúde do paciente e se existem outras alterações comuns a esses pacientes, como diabetes melito, hipertensão arterial, lúpus eritematoso sistêmico, entre outras. Nessas situações, é necessário o tratamento odontológico em âmbito hospitalar, com acompanhamento médico. Além disso, o tratamento odontológico de pacientes renais em fase terminal visa apenas retardar a progressão da doença e melhorar a qualidade de vida.[53,55,101-103]

Embora a American Heart Association (Associação Americana do Coração) não recomende profilaxia antibiótica antes de procedimentos odontológicos mais invasivos, esta deve ser realizada em pacientes em regime de diálise, uma vez que apresentam risco de contrair doenças cardíacas. Entretanto, a profilaxia deve ser orientada pela equipe médica responsável pelo paciente e deve seguir o regime padrão proposto pela Organização referida.[53,55,101-103]

Deve-se atentar para o fato de que alguns medicamentos usados durante a terapia endodôntica podem ter seu efeito alterado pela diálise e que as medicações com metabolização renal ou que apresentam algum grau de nefrotoxicidade devem ser evitadas. Assim, para maior segurança do paciente e do profissional, quando é necessária a administração de medicações antes, durante e após o tratamento endodôntico, recomenda-se que o cirurgião-dentista faça contato com a equipe médica do paciente para que juntos possam decidir pela melhor medicação mediante as necessidades e limitações dele. Sempre que possível, a realização do tratamento endodôntico deve ser programada para o dia seguinte à realização da sessão de diálise, proporcionando maior conforto ao paciente e reduzindo as chances de efeitos colaterais.[101-103]

Portadores de implantes ortopédicos

O atendimento odontológico de pacientes portadores de implantes ortopédicos tem sido cada vez mais frequente. Para estes, a necessidade de profilaxia antibiótica tem sido discutida. Tem-se estabelecido que, para pacientes com pinos, placas, parafusos e reconstruções articulares totais, a profilaxia antibiótica não é indicada como rotina de prevenção de infecções durante o tratamento endodôntico. Por outro lado, naqueles com outras comorbidades associadas, como cardiopatas portadores de válvulas cardíacas, pacientes imunocomprometidos ou imunodeprimidos, indivíduos com diabetes melito tipo I, pacientes com níveis de má nutrição e pacientes hemofílicos (em que o risco de contrair infecções é aumentado), a profilaxia antibiótica é indicada previamente ao tratamento endodôntico.[53,55,104-108]

Apesar de a decisão sobre uso ou não da profilaxia antibiótica nesses pacientes ser de responsabilidade do cirurgião-dentista, é de bom senso a troca de informações e a avaliação por parte da equipe médica.[104-108]

Transtornos psicossociais

O atendimento a pacientes que apresentam transtornos psiquiátricos e comportamentais deve ser realizado por uma equipe multiprofissional que, diante das necessidades individuais de cada paciente, busque a redução do estresse durante o tratamento endodôntico. Nesses casos, o apoio da equipe médica é de extrema importância, já que pode ser necessária a administração de sedativos, hipnóticos, anti-histamínicos ou opioides previamente ao tratamento odontológico.[53,55,109,110]

Assim, a realização de uma anamnese detalhada é de fundamental importância para se obter dados sobre o histórico clínico e odontológico, bem como sobre o atual estado psicossocial, emocional e de saúde do paciente. Tais informações podem influenciar diretamente no prognóstico do tratamento endodôntico. Um modo de reduzir os níveis de ansiedade e estresse desses pacientes é ter uma conversa inicial, descrevendo todos os procedimentos que serão realizados durante a terapia endodôntica.[53,55,109,110]

PLANEJAMENTO E PLANO DE TRATAMENTO ENDODÔNTICO

Após o diagnóstico, deve-se iniciar a elaboração do plano terapêutico, levando em consideração o dente em questão, as opções de tratamento e os múltiplos fatores locais e sistêmicos anteriormente abordados, que poderão influenciar no sucesso ou insucesso do caso. Nesse sentido, alguns fatores que podem afetar o prognóstico do tratamento endodôntico merecem destaque e devem ser considerados, como avaliação da condição periodontal e restauradora, necessidade de extração do elemento dental e instalação de implantes (quando o prognóstico for desfavorável). Além disso, a depender da complexidade do caso e da habilidade do cirurgião-dentista para tal, o encaminhamento para um especialista deve ser considerado.[53,55,60,62-68,111,112]

Destaca-se que o processo de seleção de casos e o plano de tratamento começam após o clínico ter diagnosticado um problema endodôntico, determinando se, para a saúde bucal do paciente, será melhor a realização do tratamento ou a extração do dente afetado. O uso de instrumentos rotatórios, do ultrassom, da microscopia e de novos materiais tornou possível o prognóstico do aproveitamento de um dente que anteriormente não poderia ser tratado. Mesmo dentes em que ocorreram insucessos no tratamento endodôntico inicial podem, na maioria das vezes, ser retratados com sucesso, utilizando-se técnicas cirúrgicas ou não.[53,55,60,62-68,111,112]

Para a realização de um adequado planejamento e plano de tratamento em cada caso, devem ser avaliadas, além dos horizontes endodônticos (com informações a respeito da condição periodontal, levando em consideração o envolvimento e a extensão de lesões e defeitos periodontais), as necessidades de intervenção cirúrgica periapical e as condições restauradoras, que envolvem restaurações extensas, relação coroa-raiz inadequada, presença e/ou necessidade de materiais restauradores intracanais e problemas oclusais. Também é importante avaliar o prognóstico de cada caso, considerando a vitalidade pulpar, a condição dos tecidos periapicais e o tratamento endodôntico prévio, de modo a decidir entre a realização do tratamento endodôntico, o retratamento ou a extração do elemento dental seguido da instalação de implantes.

Outros fatores que podem influenciar no planejamento e, consequentemente, no prognóstico do tratamento endodôntico são: intervenção em dentes com rizogênese incompleta, traumatismos ou variações anatômicas com diferentes configurações do sistema de canais radiculares, presença de calcificações e nódulos pulpares, dilacerações e anomalias de desenvolvimento. Destaca-se que cada uma dessas condições será abordada nos demais capítulos deste livro.

Assim, o planejamento e a seleção de casos durante o tratamento endodôntico devem ser individualizados e pautados em anamnese e exames clínico e complementar criteriosos. Nesse sentido, o cirurgião-dentista deve propor um trabalho em conjunto com equipe multiprofissional, buscando melhores resultados para cada condição apresentada, com maior conforto e segurança aos pacientes, e visando ao melhor prognóstico para cada caso. Deve-se considerar ainda que o sucesso do tratamento endodôntico não está relacionado apenas com limpeza, desinfecção e obturação do sistema de canais radiculares, mas também com a formulação de corretos diagnóstico e plano de tratamento.[53,55,60,62-68,111,112]

Informações essenciais para o conhecimento do tema

O protocolo que rege a realização dos exames semiológicos, com abordagem sistemática e organizada, desenvolvido em uma ordem lógica para a coleta de informações, fornece subsídios para se conhecer e entender o quadro clínico do paciente. É de suma importância que o graduando seja criterioso em cada fase do exame clínico e na utilização dos recursos semiotécnicos para obtenção de respostas fidedignas. Os testes pulpares, bem como os exames complementares, constituem-se recursos importantes para estruturar o diagnóstico provável, cabendo ao profissional seguir todos os passos com muita cautela. Determinado o diagnóstico, verificar a seleção de casos será importante para definição de prognóstico e planejamento do tratamento a ser executado.

CONTEÚDO COMPLEMENTAR

Esse capítulo possui vídeos como material complementar on-line. Utilize o QR code ao lado para ter acesso a esse conteúdo.

endodontia2022

REFERÊNCIAS BIBLIOGRÁFICAS

1. Mejare IA, Axelsson S, Davidson T, Frisk F, Hakeberg M, Kvist T *et al.* Diagnosis of the condition of the dental pulp: a systematic review. Int Endod J 2012;45(7):597-613.
2. Ehrmann EH. Endodontics or root canal therapy. Aust Fam Physician 1977;6(10):1227-41.
3. Barletta FB, Pesce HF. Considerações em torno do emprego do bastão de neve carbônica na determinação da vitalidade pulpar. Parte II: Capacidade refrigerante. Rev Paul Odontol 1993;15(6):3-4.
4. Ciobanu G, Ion I, Ungureanu L. Testing of pulp vitality by pulsoximetry. Odontology 2012;16(2):94-8.
5. Pesce HF, Barletta FB, Medeiros JMFD, Machado MEDL. An in vitro evaluation of the effects of three thermal pulp testing methods on intrapulpal temperature. Rev Odontol UNICID 1995;7(1):7-11.
6. Rutsatz C, Baumhardt SG, Feldens CA, Rosing CK, Grazziotin-Soares R, Barletta FB. Response of pulp sensibility test is strongly influenced by periodontal attachment loss and gingival recession. J Endod 2012;38(5):580-3.
7. Irala LED, Barletta FB, Limongi O. Estudo in vitro de uma metodologia para correta determinação da vitalidade pulpar. J Bras Endod 2003;4(15):303-7.
8. Barletta FB, Consalter G, Wallauer L. Vitalidade pulpar em dentes portadores de brackets ortodônticos: apresentação de uma técnica. Rev Odonto Ciênc 2007;22(55):72-6.
9. Jafarzadeh H, Rosenberg PA. Pulse oximetry: review of a potential aid in endodontic diagnosis. J Endod 2009;35(3):329-33.
10. Pozzobon MH, de Sousa Vieira R, Alves AM, Reyes-Carmona J, Teixeira CS, de Souza BD, *et al.* Assessment of pulp blood flow in primary and permanent teeth using pulse oximetry. Dent Traumatol 2011;27(3):184-8.
11. Setzer FC, Kataoka SH, Natrielli F, Gondim-Junior E, Caldeira CL. Clinical diagnosis of pulp inflammation based on pulp oxygenation rates measured by pulse oximetry. J Endod 2012;38(7):880-3.
12. Gopikrishna V, Tinagupta K, Kandaswamy D. Comparison of electrical, thermal, and pulse oximetry methods for assessing pulp vitality in recently traumatized teeth. J Endod 2007;33(5):531-5.
13. Siddheswaran V, Adyanthaya R, Shivanna V. Pulse oximetry: a diagnostic instrument in pulpal vitality testing - an in vivo study. World J Dent 2011;2(3):225-30.
14. Dastmalchi N, Jafarzadeh H, Moradi S. Comparison of the efficacy of a custom-made pulse oximeter probe with digital electric pulp tester, cold spray, and rubber cup for assessing pulp vitality. J Endod 2012;38(9):1182-6.
15. Estrela C, Oliveira KS, Alencar AHG, Barletta FB, Estrela CR, Felippe WT. Oxygen saturation in the dental pulp of maxillary and mandibular molars - Part 2. Braz Dent J 2017;28(6):704-9.
16. 16. Caldeira CL, Barletta FB, Ilha MC, Abrao CV, Gavini G. Pulse oximetry: a useful test for evaluating pulp vitality in traumatized teeth. Dent Traumatol 2016;32(5):385-9.
17. Calil E, Caldeira CL, Gavini G, Lemos EM. Determination of pulp vitality in vivo with pulse oximetry. Int Endod J 2008;41(9):741-6.
18. Giovanella LB, Barletta FB, Felippe WT, Bruno KF, de Alencar AH, Estrela C. Assessment of oxygen saturation in dental pulp of permanent teeth with periodontal disease. J Endod 2014;40(12):1927-31.
19. Solda C, Barletta FB, Vanni JR, Lambert P, So MVR, Estrela C. Effect of at-home bleaching on oxygen saturation levels in the dental pulp of maxillary central incisors. Braz Dent J 2018;29(6):541-6.
20. Lima FL. Saturação de oxigênio pulpar em incisivos centrais superiores hígidos submetidos ao clareamento dentário: ensaio clínico randomizado [dissertação de mestrado]. Goiânia: Faculdade de Odontologia da Universidade Federal de Goiás (UFG); 2018.
21. Stella JP, Barletta FB, Giovanella LB, Grazziotin-Soares R, Tovo MF, Felippe WT et al. Oxygen saturation in dental pulp of permanent teeth: difference between children/adolescents and adults. J Endod 2015;41(9):1445-9.
22. Bruno KF, Barletta FB, Felippe WT, Silva JA, Goncalves de Alencar AH, Estrela C. Oxygen saturation in the dental pulp of permanent teeth: a critical review. J Endod 2014;40(8):1054-7.
23. Lambert P. Oximetria de pulso em dentes permanentes vitais: revisão sistemática e metanálise. [Tese de Doutorado]. Canoas: Programa de Pós-graduação em Odontologia, Universidade Luterana do Brasil (ULBRA); 2019.
24. Silva JA, Alencar AHG, Sestari LE, Barbosa HA, Siqueira PC, Decurcio DA, *et al.* Interference of coronal enamel and dentin thickness and ambient light on pulse oximetry interpretation. Braz Oral Res 2020;34:e064.
25. Shanelec DA. Optical principals of Loupes. J Calif Dent Assoc 1992;20(11):25-32.
26. Krueger H, Conrady P, Zulch J. Work with magnifying glasses. Ergonomics 1989;32(7):785-94.
27. Baumann RR. How may the dentist benefit from the operating microscope? Quintessence Int 1977;5:5-17.
28. Carr GB. Microscopes in Endodontics J Calif Dent Assoc. 1992;20(11):55-61.
29. Carr GB. Ultrasonic root end preparation. Dent Clin North Am 1997;41(3):541-54.
30. Rubinstein R, Torabinejad M. Contemporary endodontic surgery. J Calif Dent Assoc 2004;32(6):485-92.
31. Clark D. The operating microscope and ultrasonics; a perfect marriage. Dent Today 2004;23(6):74-6,78-81.
32. Arai Y, Tammisalo E, Iwai K, Hashimoto K, Shinoda K. Development of ortho cubic super high resolution CT (Ortho-CT). Car'98 Computed Assisted Radiolo Surg 1997;8:780-5.
33. Bender IB. Factors influencing the radiographic appearance of bony lesions. J Endod 1982;8:161-70.
34. Bender IB, Seltzer S. Roentgenographic and direct observation of experimental lesions in bone I. J Amer Dent Ass 1961;62:152-60.
35. Bueno MR, Estrela C, Azevedo BC, Junqueira JLC. Root canal shape of human permanent teeth determined by a new cone-beam computed tomography software. J Endod 2020;46:1662-74.
36. Bueno MR, Estrela C. Incorporation of cone beam computed tomography in dental research. In: Estrela C. Scientific methodology: Science, teaching, research. 3rd ed. Porto Alegre, RS, Brazil: Artmed; 2018. p. 667-84.
37. Bueno MR, Estrela C, Azevedo BC, Diogenes A. Development of a new cone-beam computed tomography software for endodontic diagnosis. Braz Dent J 2018;29:517-29.
38. Bueno MR, Estrela C, Figueiredo JAP, Azevedo BC. Map-reading strategy to diagnose root perforations near metallic intracanal posts by using cone beam computed tomography. J Endod 2011;37:85-90.
39. Bueno MR, Estrela C. Cone-beam computed tomography in endodontic diagnosis. In: Estrela C. Endodontic science 2. ed. São Paulo, SP, Brasil: Artes Médicas; 2009. p. 119-54.
40. Bueno MR, Estrela C, Granjeiro JM, Estrela MRA, Azevedo BC, Diogenes A. Cone-beam computed tomography cinematic rendering: clinical, teaching and research applications. Braz Oral Res 2021;35:e024.
41. Estrela C, Bueno MR, Alencar AHG, Mattar R, Valladares Neto J, Azevedo BC, *et al.* Method to evaluate inflammatory root resorption by using cone beam computed tomography. J Endod 2009;35:1491-7.

42. Estrela C, Bueno MR, Azevedo B, Azevedo JR, Pécora JD. A new periapical index based on cone beam computed tomography. J Endod 2008,34:1325-31.
43. Estrela C, Bueno MR, Leles CR, Azevedo B, Azevedo JR. Accuracy of cone beam computed tomography and panoramic and periapical radiography for detection of apical periodontitis. J Endod 2008;34:273-9.
44. Estrela C, Bueno MR, Couto GS, Rabelo LEG, Alencar AHG, Silva RG, *et al.* Study of root canal anatomy in human permanent teeth in a subpopulation of Brazil's center region using cone-beam computed tomography - Part 1. Braz Dent J 2015;26:530-6.
45. Estrela C, Bueno MR, Sousa-Neto MD, Pécora JD. Method for determination of root curvature radius using cone-beam computed tomography images. Braz Dent J 2008;19:114-8.
46. Estrela C, Couto GS, Bueno MR, Bueno KG, Estrela LRA, Porto OCL, *et al.* Apical foramen position in relation to proximal root surfaces of human permanent teeth determined by using a new cone-beam computed tomographic software. J Endod 2018;44:1741-8.
47. Estrela C, Nunes CABCM, Guedes OA, Alencar AHG, Silva RG, Pecora JD, *et al.* Study of anatomical relationship between posterior teeth and maxillary sinus floor in a subpopulation of the Brazilian Central region using cone-beam computed tomography - Part 2. Braz Dent J 2016;27:9-15.
48. Estrela C, Porto OCL, Costa NL, Silva MG, Decurcio DA, Bueno MR, *et al.* Large reactional osteogenesis in maxillary sinus associated with secondary root canal infection detected using cone-beam computed tomography. J Endod 2015;41:2068-78.
49. Estrela C, Rabelo LEG, Souza JB, Alencar AHG, Estrela CRA, Sousa-Neto MD, *et al.* Frequency of root canal isthmi in human permanent teeth determined by cone-beam computed tomography. J Endod 2015;41:1535-9.
50. Estrela C, Costa MVC, Bueno MR, Rabelo LEG, Decurcio DA, Silva JÁ, *et al.* Potential of a new cone-beam CT software for blooming artifact reduction. Braz Dent J 2020;31:582-8.
51. Mozzo P, Procacci C, Taccoci A, Martini PT, Andreis IA. A new volumetric CT macine for dental imaging based on the cone-beam technique: preliminary results. Eur Radiol 1998;8:1558-64.
52. Ørstavik D, Kerekes K, Eriksen HM. The periapical index: a scoring system for radiographic assessment of apical periodontitis. Endod Dent Traumatol 1986;2:20-4.
53. Rosenberg PA, Malek M. Case Selection and Treatment Planning. In: Hargreaves KM, Berman LH. Pathways of the Pulp. England: Elsevier, 2017. p. 71-89.
54. Burket LW, Greenberg MS, Glick M, et al.: Burket's oral medicine, 11 ed, Hamilton, BC, 2008, Decker.
55. Little JW, Falace DA, Miller CS, et al.: Dental management of the medically compromised patient, 8 ed, St. Louis, 2012, Mosby.
56. Wynn RL, Meiller TF, Crossley HL: Drug information handbook for dentistry: including oral medicine for medically-compromised patients & specific oral conditions, ed 18, Hudson, OH, 2012, Lexi-Comp.
57. Goodchild JH, Glick M: A different approach to medical risk assessment, Endod Top 4:1, 2003.
58. de Chevigny C, Dao TT, Basrani BR, et al: Treatment outcome in endodontics: the Toronto study—phase 4: initial treatment, J Endod 34:258, 2008.
59. Fava LR: One-appointment root canal treatment: incidence of postoperative pain using a modified double-flared technique, Int Endod J 24:258, 1991.
60. Friedman S: Prognosis of initial endodontic therapy, Endod Top 1:54, 2002.
61. Moore PA: Selecting drugs for the pregnant dental patient, J Am Dent Assoc 129:1281, 1998.
62. Ng YL, Mann V, Gulabivala K: Tooth survival following non-surgical root canal treatment: a systematic review of the literature, Int Endod J 43:171, 2010.
63. Ng YL, Mann V, Gulabivala K: A prospective study of the factors affecting outcomes of nonsurgical root canal treatment—part 1: periapical health, Int Endod J 44:583, 2011.
64. Ng YL, Mann V, Gulabivala K: A prospective study of the factors affecting outcomes of non-surgical root canal treatment: part 2: tooth survival, Int Endod J 44:610, 2011.
65. Ng YL, Mann V, Rahbaran S, et al: Outcome of primary root canal treatment: systematic review of the literature—part 1. Effects of study characteristics on probability of success, Int Endod J 40:921, 2007.
66. Ng YL, Mann V, Rahbaran S, et al: Outcome of primary root canal treatment: systematic review of the literature—Part 2. Influence of clinical factors, Int Endod J 41:6, 2008.
67. Salehrabi R, Rotstein I: Endodontic treatment outcomes in a large patient population in the USA: an epidemiological study, J Endod 30:846, 2004.
68. Su Y, Wang C, Ye L: Healing rate and post-obturation pain of single- versus multiple-visit endodontic treatment for infected root canals: a systematic review, J Endod 37:125, 2011.
69. Torabinejad M, Kutsenko D, Machnick TK, et al: Levels of evidence for the outcome of nonsurgical endodontic treatment, J Endod 31:637, 2005.
70. Brennan MT, Valerin MA, Noll JL, et al: Aspirin use and post-operative bleeding from dental extractions. J Dent Res 87:740, 2008.
71. Bader JD, Bonito AJ, Shugars DA, et al: A systematic review of cardiovascular effects of epinephrine on hypertensive dental patients, Oral Surg Oral Med Oral Pathol Oral Radiol Endod 93:648, 2002.
72. Brown RS, Rhodus NL: Epinephrine and local anesthesia revisited, Oral Surg Oral Med Oral Pathol Oral Radiol Endod 100:401, 2005.
73. Friedlander AH, Sung EC, Child JS: Radiation-induced heart disease after Hodgkin's disease and breast cancer treatment: dental implications, J Am Dent Assoc 134:1615, 2003.
74. Jeske AH, Suchko GD: Lack of a scientific basis for routine discontinuation of oral anticoagulation therapy before dental treatment, J Am Dent Assoc 134:1492, 2003.
75. Nishimura RA, Carabello BA, Faxon DP, et al: ACC/AHA 2008 guideline update on valvular heart disease: focused update on infective endocarditis: a report of the American College of Cardiology/American Heart Association Task Force on Practice Guidelines: endorsed by the Society of Cardiovascular Anesthesiologists, Society for Cardiovascular Angiography and Interventions, and Society of Thoracic Surgeons, Circulation 118:887, 2008.
76. Skaar D, O'Connor H, Lunos S, et al: Dental procedures and risk of experiencing a second vascular event in a Medicare population, J Am Dent Assoc 143:1190, 2012.
77. Britto LR, Katz J, Guelmann M, et al: Periradicular radiographic assessment in diabetic and control individuals, Oral Surg Oral Med Oral Pathol Oral Radiol Endod 96:449, 2003.
78. Fouad AF, Burleson J: The effect of diabetes mellitus on endodontic treatment outcome: data from an electronic patient record, J Am Dent Assoc 134:43, 2003.
79. Lima SMF, Grisi DC, Kogawa EM: Diabetes mellitus and inflammatory pulpal and periapical disease: a review, Int Endod J 46:1, 2013.
80. Marotta PS, Fontes TV, Armada L, et al: Type 2 diabetes mellitus and the prevalence of apical periodontitis and endodontic treatment in an adult Brazilian population, J Endod 38:297, 2012.
81. Miley DD, Terezhalmy GT: The patient with diabetes mellitus: etiology, epidemiology, principles of medical management, oral disease burden, and principles of dental management, Quintessence Int 36:779, 2005.
82. Rhodus NL, Vibeto BM, Hamamoto DT: Glycemic control in patients with diabetes mellitus upon admission to a dental clinic: considerations for dental management, Quintessence Int 36:474, 2005.

83. Vernillo AT: Diabetes mellitus: relevance to dental treatment, Oral Surg Oral Med Oral Pathol Oral Radiol Endod 91:263, 2001.
84. Briggs GG, Freeman RK, Yaffe SJ: Drugs in pregnancy and lactation: a reference guide in fetal and neonatal risk, ed 8, Philadelphia, 2009, Lippincott Williams & Wilkins.
85. Bean LR, Devore WD: The effect of protective aprons in dental roentgenography, Oral Surg Oral Med Oral Pathol 28:505, 1969.
86. Goodchild JH, Glick M: A different approach to medical risk assessment, Endod Top 4:1, 2003.
87. Michalowicz BS, DiAngelis AJ, Novak MJ, et al: Examining the safety of dental treatment in pregnant women, J Am Dent Assoc 139:685, 2008.
88. Moore PA: Selecting drugs for the pregnant dental patient, J Am Dent Assoc 129:1281, 1998.
89. Rayburn WF, Amanze AC: Prescribing medications safely during pregnancy, Med Clin North Am 92:1227, 2008.
90. White SC: 1992 assessment of radiation risk from dental radiography, Dentomaxillofac Radiol 21:118, 1992.
91. McDaniel RK, Luna MA, Stimson PG: Metastatic tumors in the jaws, Oral Surg Oral Med Oral Pathol 31:380, 1971.
92. Friedlander AH, Sung EC, Child JS: Radiation-induced heart disease after Hodgkin's disease and breast cancer treatment: dental implications, J Am Dent Assoc 134:1615, 2003.
93. Markiewicz MR, Margarone JE, Campbell JH, et al: Bisphosphonate-associated osteonecrosis of the jaws: a review of current knowledge, J Am Dent Assoc 136:1669, 2005.
94. Melo MD, Obeid G: Osteonecrosis of the jaws in patients with a history of receiving bisphosphonate therapy: strategies for prevention and early recognition, J Am Dent Assoc 136:1675, 2005.
95. Migliorati CA, Casiglia J, Epstein J, et al: Managing the care of patients with bisphosphonate-associated osteonecrosis: an American Academy of Oral Medicine position paper, J Am Dent Assoc 136:1658, 2005.
96. Moinzadeh AT, Shemesh H, Neircynk NA, et al:cBisphosphonates and their clinical implications in endodontic therapy, Int Endod J 46:391, 2012.
97. Smidt A, Lipovetsky-Adler M, Sharon E: Forced eruption as an alternative to tooth extraction in long-term use of oral bisphosphonates: review, risks and technique, J Am Dent Assoc 143:1303, 2012.
98. Woo SB, Hellstein JW, Kalmar JR, et al: Narrative systematic review: bisphosphonates and osteonecrosis of the jaws, Ann Intern Med 144:753, 2006.
99. Gaur AH, Dominguez KL, Kalish ML, et al: Practice of feeding premasticated food to infants: a potential risk factor for HIV transmission, Pediatrics 124:658, 2009.
100. Scully C, Cawson RA: Medical problems in dentistry, ed 5, Edinburgh, 2005, Churchill Livingstone.
101. Baddour LM, Bettmann MA, Bolger AF, et al: Nonvalvular cardiovascular device-related infections, Circulation 108:2015, 2003.
102. Loushine, RJ, Weller RN, Kimbrough WF, et al: Secondary hyperparathyroidism: a case report, J Endod 29:272, 2003.
103. Proctor R, Kumar N, Stein A, et al: Oral and dental aspects of chronic renal failure, J Dent Res 84:199, 2005.
104. American Dental Association and American Academy of Orthopaedic Surgeons: Antibiotic prophylaxis for dental patients with total joint replacements. J Am Dent Assoc 134:895, 2003.
105. Debelian GJ, Olsen I, Tronstad L: Bacteremia in conjunction with endodontic therapy, Endod Dent Traumatol 11:142, 1995.
106. Little JW, Jacobson JJ, Lockhart PB, et al: The dental treatment of patients with joint replacements: a position paper from the American Academy of Oral Medicine, J Am Dent Assoc 141:667, 2010.
107. Pallasch TJ, Slots J: Antibiotic prophylaxis and the medically compromised patient, Periodontol 10:107, 1996.
108. Siqueira JF: Endodontic infections: concepts, paradigms, and perspectives, Oral Surg Oral Med Oral Pathol Oral Radiol Endod 94:281, 2002.
109. Carr DB, Goudas LC: Acute pain, Lancet 353:2051, 1999.
110. Nakai Y, Milgrom P, Mancl L, et al: Effectiveness of local anesthesia in pediatric dental practice, J Am Dent Assoc 131:1699, 2000.
111. Imura N, Zuolo ML: Factors associated with endodontic flare-ups: a prospective study, Int Endod J 28:261, 1995.
112. Ng YL, Glennon JP, Setchell DJ, et al: Prevalence of and factors affecting post-obturation pain in patients undergoing root canal treatment, Int Endod J 37:381, 2004.

2 | Tomografia Computadorizada de Feixe Cônico em Endodontia

Mike Bueno • Alice Corrêa Silva-Sousa • Lucas Rodrigues de Araújo Estrela • Carlos Estrela

SÍNTESE DO CAPÍTULO

O advento da tomografia computadorizada de feixe cônico (TCFC, do inglês *cone beam computed tomography*) aplicada à Odontologia tem possibilitado a realização de exames com menor custo de operação, menor exposição e dose de radiação a depender dos parâmetros selecionados. A adição da terceira dimensão – profundidade – possibilita a análise tridimensional e elimina a sobreposição das estruturas anatômicas circundantes, fornecendo subsídios para se obter o diagnóstico. Assim, este capítulo abordará o uso da TCFC em Endodontia, no diagnóstico e no planejamento do tratamento, na detecção de condições patológicas como fraturas e reabsorções (interna e externa), na localização e extensão de lesões periapicais, na avaliação de perfurações e na investigação de raízes e canais adicionais, bem como no uso de programas de visualização e análise, que viabilizam a navegação tridimensional e dinâmica por meio das reconstruções axial, sagital e coronal.[1-76]

INTRODUÇÃO

As estruturas anatômicas dos dentes e das áreas adjacentes visualizadas nos exames de imagem são fundamentais para o perfeito tratamento endodôntico; afinal, o correto diagnóstico é a base para se obter êxito no tratamento. O planejamento endodôntico envolve a aquisição e interpretação de imagens que identificam as condições das estruturas dentárias.

As características de uma estrutura anatômica detectada por imagem a partir da descoberta dos raios X (Roentgen, 1895) revolucionaram a área da saúde e proporcionaram inúmeros benefícios. A interpretação de imagens radiográficas de uma estrutura tridimensional em planos bidimensionais constitui um grande desafio, já que são apenas dois planos. Assim, a alternativa estava nas variações de angulação (Clark) e no desenvolvimento da radiografia panorâmica (Paatero), que direcionaram a técnica dos raios X para outras aplicações na Odontologia. A tomografia computadorizada médica[10,42,62] representa uma das importantes revoluções científicas na área da saúde. O aprimoramento da TCFC para uso em Odontologia foi outro avanço (Scanora [Ortho-CT] Soredex Corporation, Helsinki, Finland[4]; NewTom-9000[58]). Diferentes modelos de tomógrafos têm sido apresentados ao mercado atualmente, cada um com especificidades e potenciais distintos.

A TCFC permite a visualização de uma imagem tridimensional, em que um novo plano é adicionado: a profundidade. A possibilidade de operacionalizar a imagem de TCFC com emprego de um potencial de navegação dinâmica em múltiplos planos permite definir variações em brilho, contraste e espessura de *slices*, o que confere destaque ao potencial desse exame de imagem e as inúmeras aplicações clínicas e em pesquisas.[13]

A aplicação clínica da TCFC é possível em quase todas as áreas da Odontologia (Endodontia, Cirurgia, Implantodontia, Ortodontia, Periodontia, Distúrbio Temporomandibular e Diagnóstico por Imagens, entre outras).[1-76] O conjunto desses indicadores projeta uma dimensão de profundidade que possibilita uma navegação real multidimensional que confere maior precisão em comparação à radiografia convencional, além de enriquecer o processo de diagnóstico e proporcionar maior previsibilidade de resultados do tratamento endodôntico. Muitos estudos têm mostrado indicações em Endodontia para a aplicação da TCFC.[1-76]

Tomografia é um termo genérico para representar a imagem de uma seção do corpo humano. A tomografia computadorizada constitui um importante exame para a visualização das estruturas anatômicas e de processos patológicos em diferentes planos. A tomografia médica foi pouco utilizada na Odontologia devido às suas especificidades. Mesmo entendendo os avanços tecnológicos, havia limitações, tais como:[41,62] baixa resolução para Odontologia; tamanho amplo do equipamento e necessidade de uma sala especial para realização do exame; elevado custo do equipamento e, consequentemente, do exame; limitação dos protocolos específicos para Odontologia; dificuldade de comunicação profissional entre médicos e cirurgiões-dentistas; elevada dose de radiação ao paciente. A TCFC permite uma dose de radiação menor, melhor qualidade de imagem, comparada à tomografia médica, e distinção de estruturas específicas, como esmalte, dentina, cavidade pulpar e cortical alveolar.[41]

As imagens obtidas das múltiplas exposições geram volume cilíndrico, e o computador realiza a reconstrução primária. A seguir, para trabalho, executam-se reconstruções secundárias da imagem, de acordo com as necessidades e os protocolos de atendimento. Além dos cortes, podem ser gerados, a partir da TCFC, imagens planas ou tridimensionais, como da reconstrução panorâmica ou em qualquer outra vista necessária. As imagens digitais planas são formadas por pequenos pontos, e a menor unidade – pequenos quadrados com medidas laterais idênticas, largura (x) e altura (y) – é identificada como *pixel*. Como a tomografia representa um volume tridimensional, um novo plano é adicionado, a profundidade (z), constituindo não mais um quadrado, e sim um cubo, chamado de *voxel*. Teoricamente, quanto menor o tamanho do *voxel*, mais nítida tende a ser a imagem. Outros fatores, como qualidade do sensor, projeto do aparelho, estabilidade do paciente e *software*, interferem na nitidez final.

Alguns dos múltiplos fatores que interferem no resultado da imagem incluem: o tomógrafo (incluído o *software* de aquisição); o paciente; e o *software* de trabalho:

- **Tomógrafo:** qualidade do sensor; espaço aéreo (entre o emissor de raios X e o sensor); sistema estilizador (imobilizador) do paciente; estabilidade do próprio tomógrafo; resolução da imagem (*voxel*); tamanho do campo de imagem (FOV, do inglês *field of view*); tamanho do ponto focal; ruído; produção de artefatos; alcance dinâmico da imagem; formato de emissão dos raios X; quilovoltagem; miliamperagem; *software* de aquisição; projeto do tomógrafo (conjunto); calibração do tomógrafo;
- **Paciente:** densidade das estruturas anatômicas do paciente; estabilidade do paciente; posição, quantidade e densidade dos materiais na boca do paciente;
- ***Software*:** projeto geral; projeto de edição de imagens; alcance dinâmico da imagem; *Sharp* com controle de ruído e dimensão de margens; redução de artefatos; 3D funcional (3D de trabalho); navegador multidirecional; compressão com ou sem perda de dados; registro de coordenadas oblíquas; registro de configurações finas para replicação; ferramentas específicas para pesquisa; imagens DICOM.

Da mesma maneira, como na tomografia médica tradicional, no sistema de feixe cônico podem-se exportar as imagens em arquivo DICOM (*digital imaging and communications in medicine*). Ele foi desenvolvido especialmente para a área médica, com a finalidade de integrar e visualizar diversas modalidades de imagens em um único sistema de arquivamento digital. Pode armazenar dados técnicos da aquisição do exame, data, informações clínicas do paciente etc. As imagens DICOM podem ser abertas em *softwares* específicos e ser convertidas ao formato STL para a realização de modelos tridimensionais. Os aparelhos de TCFC apresentam características próprias e diferem quanto ao tipo de sensor, FOV, resolução e *software*. Tais diferenças fazem com que certos aparelhos sejam mais indicados para determinadas especialidades nas quais uma imagem em alta resolução se faz necessária, diferindo de especialidades que necessitam de uma área mais abrangente de grande volume. Dessa maneira, os tomógrafos de feixe cônico podem ser agrupados pelo FOV: aparelhos de pequeno volume; aparelhos de grande volume; e aparelhos de grande e pequeno volumes.

Os tomógrafos de feixe cônico exportam imagem com padrão DICOM. É possível enviar os dados do paciente para um laboratório de prototipagem para confecção de modelos sólidos, físicos, que são representações precisas, táteis e tridimensionais da anatomia do paciente. São utilizados especialmente nos casos que envolvem planejamento com abordagens complexas.

A dose de radiação no exame de TCFC é um pouco maior que a da radiografia periapical e bem menor do que a do exame de tomografia computadorizada comum.[47-49,71] A dose exata de radiação está associada a alguns aspectos do exame e do aparelho, como quilovoltagem e miliamperagem, modelo, área escaneada e espessura do corte. De maneira igual, a Sociedade Europeia de Endodontia,[64] a Associação Americana de Endodontia e a Academia Americana de Radiologia Oral e Maxilofacial[3] entendem que os benefícios devem superar os riscos potenciais ao paciente frente à indicação de um exame tomográfico,[3,47-49,64,71,72] sendo a radiografia periapical o exame de primeira escolha. A importância da indicação do exame tomográfico direciona a casos cujos benefícios superem os riscos, quando o exame de imagem convencional for inconclusivo e não permitir planejamento apropriado e tomada de decisão clínica precisa.

APLICAÇÃO DO EXAME DE TOMOGRAFIA COMPUTADORIZADA DE FEIXE CÔNICO EM ENDODONTIA

O emprego apropriado do exame de TCFC em Endodontia possibilita maior precisão no diagnóstico da periodontite apical se comparado às radiografias periapical e panorâmica, além de favorecer o planejamento, o diagnóstico, a tomada de decisão clínica e a maior previsibilidade nos resultados a serem alcançados com o tratamento.[23] A eliminação de sobreposições das imagens com a visualização dos diferentes planos (coronal, axial e sagital, oblíquo), e a alta resolução diferenciam esse método de exame dos convencionais. A TCFC tem sido utilizada em Endodontia com diferentes objetivos, como interpretação da anatomia do canal radicular, morfologias interna e externa, análise do preparo do canal radicular, obturação, retratamento, identificação de lesões periapicais e traumatismos dentários (reabsorções radiculares, fraturas coronárias e coronorradiculares, luxações etc.).

Anatomia dentária

O complexo anatômico bucomaxilofacial e o sistema de canais radiculares podem ser detalhadamente visualizados em TCFC, pois ela possibilita avaliação precisa de estruturas anatômicas, posições anatômicas, número de raízes, canais e curvaturas radiculares, forames apicais, calcificações, reabsorções, áreas de istmos radiculares, relação de dentes posteriores com o assoalho do seio maxilar, análise do estágio de desenvolvimento da dentição humana e alterações de desenvolvimento.[24,25,30-34,65,75] As idades e os gêneros dos indivíduos estudados permitem uma análise precisa dos dados encontrados, o que valoriza os estudos realizados com bancos de dados.

A frequência de raízes, canais radiculares e forames apicais na dentição permanente humana foi identificada nas imagens de TCFC em estudo prévio.[25] Sua distribuição em 1.400 dentes permanentes humanos está descrita na **Tabela 1.**[25] A análise por visualização nos planos sagital, axial e coronal foi realizada em todos os dentes, além de navegações em cortes axiais de 0,1/0,1 mm em sentido cervical para a direção apical e de apical para cervical. A maior frequência de quatro canais radiculares e quatro forames apicais foi encontrada em primeiros molares superiores (76%, 33%), seguidos de segundos molares superiores (41%, 25%). A frequência de quatro canais radiculares nos primeiros molares inferiores foi de 51%. Primeiros pré-molares inferiores apresentaram dois canais radiculares e dois forames apicais em 29% e 20%, respectivamente. Os incisivos centrais e laterais inferiores e caninos apresentaram dois canais radiculares em 35%, 42% e 22% dos casos, respectivamente. A estratégia de navegação em imagens de TCFC favorece melhor identificação de frequência, posição das raízes, canais radiculares e forames apicais em dentes permanentes humanos **(Figuras 1 e 2)**.

TABELA 1 Distribuição do número de raízes, canais radiculares e forames apicais na dentição permanente humana em imagens de tomografia computadorizada de feixe cônico.

Dentes superiores (n = 700)		Raiz			Canal					Forame apical				
		1	2	3	1	2	3	4	5	1	2	3	4	5
ICS	nº 11 a 21	100	-	-	100	-	-	-	-	100	-	-	-	-
ILS	nº 12 a 22	100	-	-	100	-	-	-	-	100	-	-	-	-
CS	nº 13 a 23	100	-	-	97	3	-	-	-	100	-	-	-	-
1 PMS	nº 14 a 24	32	66	2	6	88	6	-	-	16	81	3	-	-
2 PMS	nº 15 a 25	83	17	-	25	73	2	-	-	56	43	1	-	-
1 MS	nº 16 a 26	1	6	93	-	1	21	76	2	-	1	64	33	5
2 MS	nº 17 a 27	2	29	69	1	5	54	41	-	2	8	65	25	-
Dentes inferiores (n = 700)		**Raiz**			**Canal**					**Forame apical**				
		1	2	3	1	2	3	4	5	1	2	3	4	5
ICI	nº 31 a 41	100	-	-	65	35	-	-	-	100	-	-	-	-
ILI	nº 32 a 42	100	-	-	58	42	-	-	-	100	-	-	-	-
CI	nº 33 a 43	97	3	-	78	22	-	-	-	97	3	-	-	-
1 PMI	nº 34 a 44	99	1	-	70	29	1	-	-	80	20	-	-	-
2 PMI	nº 35 a 45	100	-	-	97	3	-	-	-	99	1	-	-	-
1 MI	nº 36 a 46	2	95	3	-	3	45	51	1	-	36	49	15	-
2 MI	nº 37 a 47	7	91	2	1	8	87	4	-	5	54	40	1	-

Fonte: Estrela *et al.*, 2015.[24]

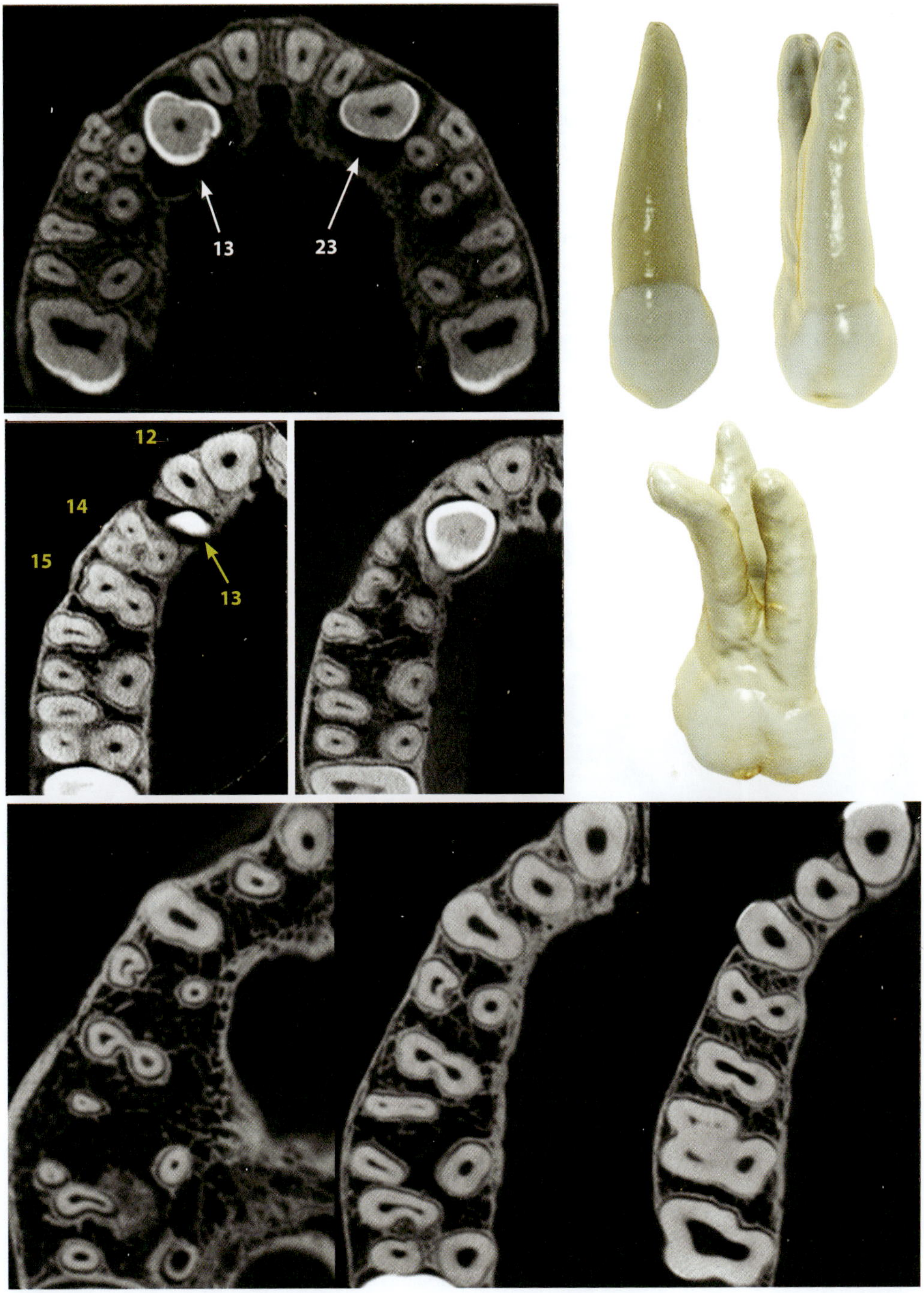

FIGURA 1 Imagens de tomografia computadorizada de feixe cônico e de dentes maxilares no plano axial, e de canino, pré-molar e molar em reconstrução volumétrica.

Fonte: Estrela *et al.*, 2015.[24]

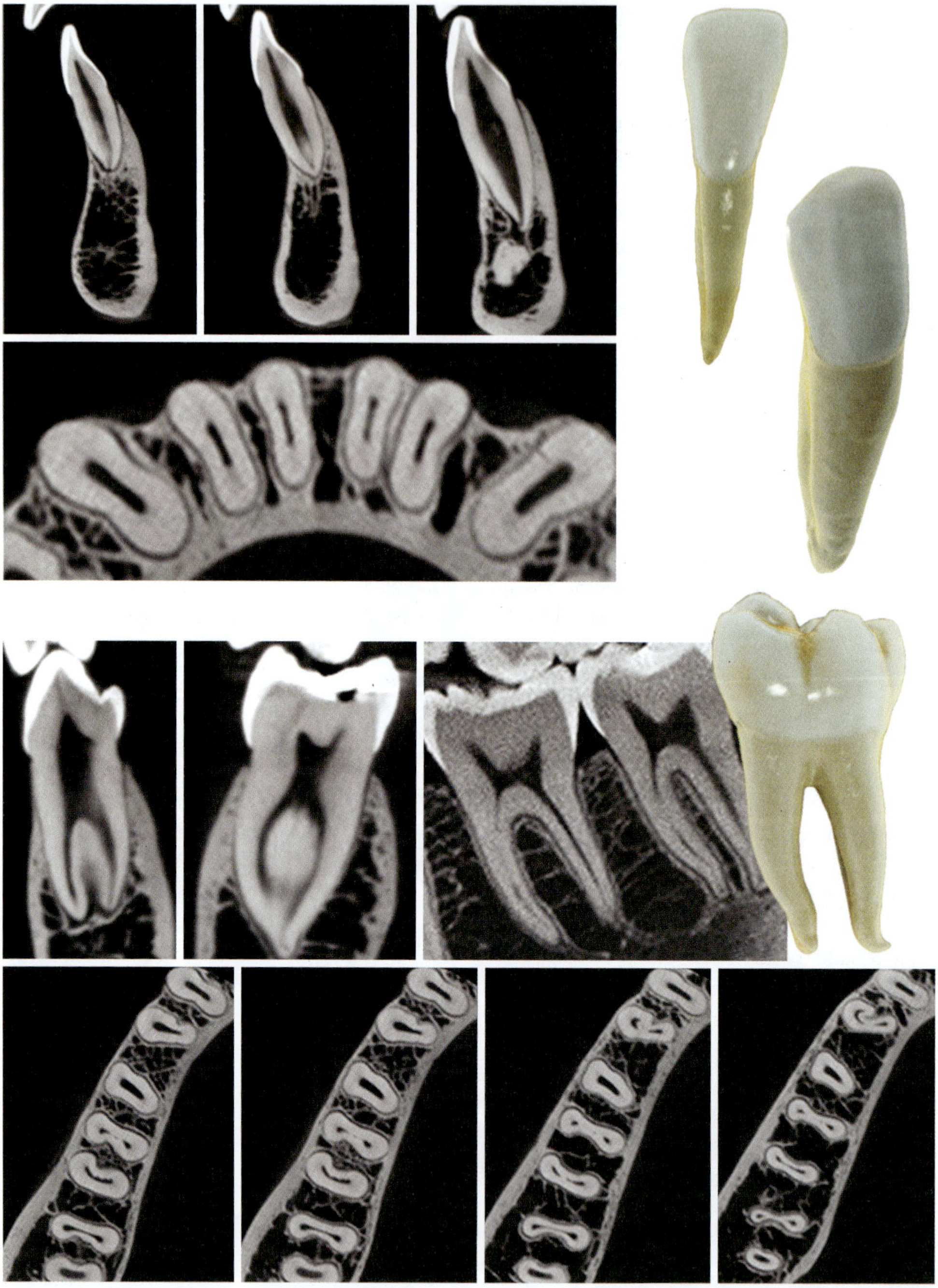

FIGURA 2 Imagens de tomografia computadorizada de feixe cônico e de dentes mandibulares no plano axial, e de incisivo central, canino e molar inferior em reconstrução volumétrica.

Fonte: Estrela *et al.*, 2015.[24]

A frequência de curvaturas apicais e cervicais em molares humanos pode ser observada com o método do raio de curvatura em imagens de TCFC.[27] Quatrocentas imagens de primeiros e segundos molares superiores e inferiores foram selecionadas a partir de um banco de dados. O raio de curvatura dos canais radiculares foi medido usando um circuncentro com base em três pontos matemáticos e classificado de acordo com os seguintes escores:[27] 0 – linha reta; 1 – raio grande (r > 8 mm, curvatura suave); 2 – raio intermediário (r > 4 e r < 8, curvatura moderada); 3 – raio pequeno (r ≤ 4 mm, curvatura intensa) **(Figura 3)**. A frequência de curvatura foi analisada em função do canal radicular, dos terços da raiz e dos planos de avaliação (coronal e sagital). Dos 1.200 canais radiculares avaliados, 92,75% apresentaram curvatura no terço apical, e 73,25%, no terço cervical quando da análise no plano coronal; a análise do plano sagital revelou 89,75% de canais curvos no terço apical e 77% no terço cervical. Canais radiculares com curvatura suave foram significativamente mais frequentes quando comparados com as demais categorias, independentemente do terço radicular ou do plano. A maioria dos canais radiculares dos primeiros e segundos molares superiores e inferiores apresentou algum grau de curvatura nos terços apical e cervical, sem importar o plano analisado (coronal ou sagital).[24]

A frequência de istmos radiculares[32] foi verificada em uma amostra de 1.400 dentes permanentes humanos (1.146 raízes em dentes superiores e 900 raízes nos dentes inferiores), selecionada a partir de exames tomográficos de 618 indivíduos (224 homens e 394 mulheres; média de idade de 43,4 anos) realizados entre janeiro de 2012 e agosto 2014.[32] Os istmos radiculares foram considerados quando a imagem axial mostrou comunicação estreita (em forma de fita) entre dois canais radiculares; quando se verificou projeção mesiodistal ou vestibulolingual em canal da raiz, com extensão equivalente a 1/3 dele; e em comunicações entre os canais radiculares de raízes em forma de "C". A avaliação da frequência do istmo radicular também permitiu caracterizar nessa mesma população a frequência do número de raízes, canais radiculares e forames apicais. A análise do istmo radicular nos dentes anteriores e pré-molares (superiores e inferiores) com raiz única e duas raízes foi realizada utilizando-se uma navegação axial considerando todo o sistema anatômico como uma estrutura apenas.[32] Nos dentes com três ou mais raízes, a navegação axial foi feita individualmente em cada raiz. Nos molares superiores, inicialmente na raiz mesiovestibular, seguida da raiz distovestibular e palatal; em molares inferiores, a navegação axial foi iniciada pela raiz mesial, seguida da raiz distal. Quando havia essas raízes bifurcadas, a navegação axial ocorria concomitantemente em ambas.[32]

A presença ou ausência do istmo radicular em cada dente foi analisada utilizando estratégias de navegação dinâmica nas imagens axiais, de acordo com avaliação anatômica prévia das raízes. A navegação ocorreu nos cortes axiais desde o orifício de entrada dos canais até o vértice apical, mas sempre utilizando os cortes coronais e sagitais como referência para o posicionamento do istmo quanto ao terço radicular. Depois de o istmo radicular ser identificado e localizado longitudinalmente, foi subdividido em sete categorias:

- Começando e terminando no terço cervical;
- Iniciando no terço cervical e finalizando no terço médio;
- Começando no terço cervical e terminando no terço apical;
- Iniciando e finalizando no terço médio;
- Começando no terço médio e terminando no terço apical;
- Iniciando e finalizando no terço apical;
- Ausência de istmo.[32]

As imagens dos dentes e istmos foram visualizadas em diferentes planos (sagital, coronal e axial) com espessura de 0,1/0,1 mm. A navegação nos cortes axiais ocorreu por fatias de imagens de 0,1 mm na direção coronoapical e na direção apico-coronal). A estratégia dinâmica de observação de imagens axiais forneceu valiosas informações que contribuíram para eficientes visualização e identificação da localização e frequência do istmo radicular.

Os incisivos centrais superiores constituíram o único grupo de dentes em que não foi identificada presença de istmo. A frequência em outros grupos dentários variou entre 2% e 87,9%, sendo o istmo radicular identificado em todos os terços do canal radicular. A maior frequência de istmo radicular foi observada em primeiros e segundos molares mandibulares (87,9% e 66,3%), seguidos dos primeiros molares superiores (60,8%), segundo pré-molares superiores (50,5%), incisivos laterais inferiores (47,6%) e segundos molares superiores (46,5%). A menor frequência foi observada em pacientes com mais idade. A TCFC permitiu visualizar o istmo radicular de forma satisfatória. Seu uso associado à estratégia de navegação dinâmica aumenta a precisão na identificação dos istmos radiculares, pois permite uma localização longitudinal (desde o orifício de entrada do canal até o forame apical), além de representar metodologia não destrutiva[32] **(Figuras 4 a 8)**.

Outro estudo detectou istmos radiculares em imagens de TCFC em bancos de dados *in vivo* e *ex vivo*.[65] A presença de istmo

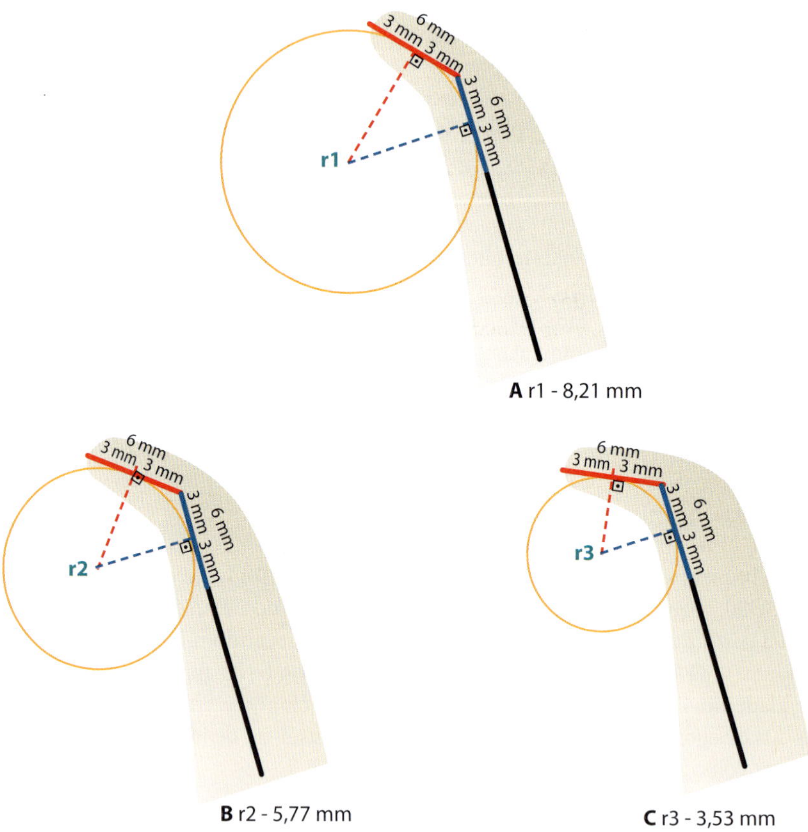

FIGURA 3 Ilustração esquemática do raio de curvatura dos canais radiculares analisado em imagens de tomografia computadorizada de feixe cônico, medido por meio de circuncentro de acordo com os seguintes escores: 0 – linha reta; 1 – raio grande (r > 8 mm, curvatura suave); 2 – raio intermediário (r > 4 e r < 8, curvatura moderada); 3 – raio pequeno (r ≤ 4 mm, curvatura intensa).

Fonte: Estrela *et al.*, 2015.[26]

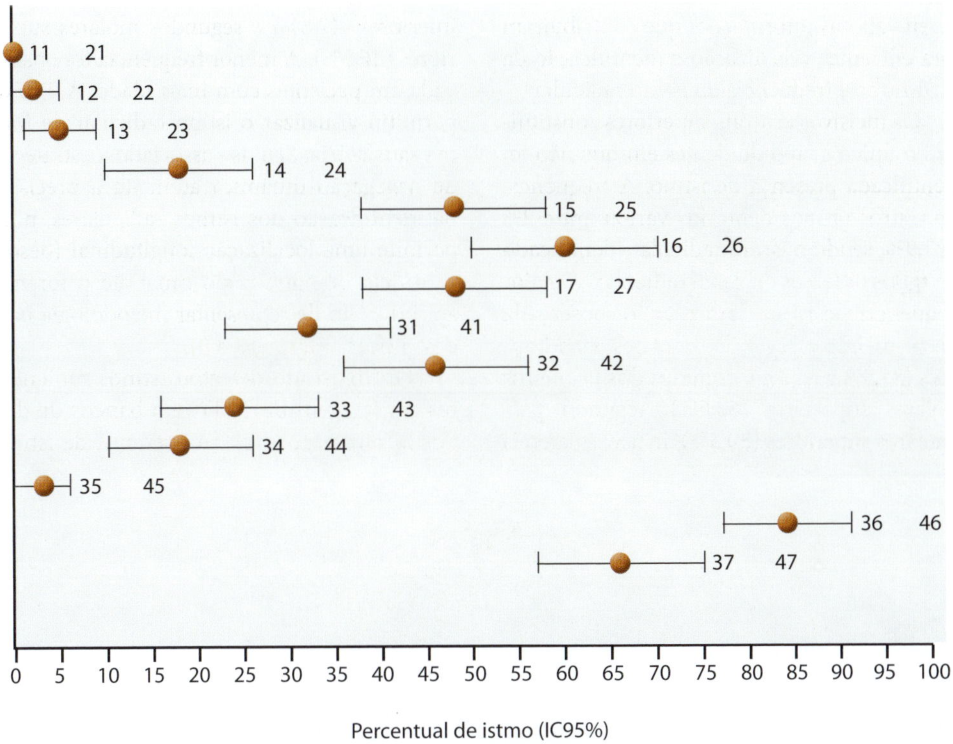

FIGURA 4 Média e intervalo de confiança em 95% da frequência de istmos radiculares nos diferentes grupos da dentição permanente humana.

Fonte: Estrela *et al.*, 2015.[32]

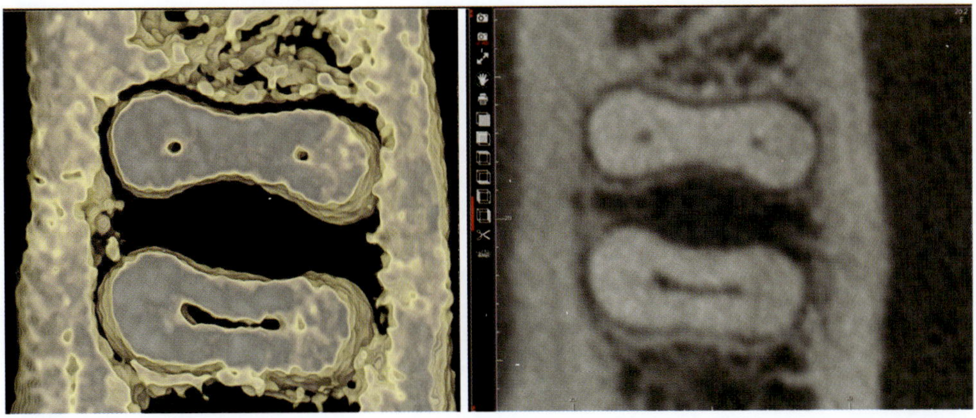

FIGURA 5 Tomografia computadorizada de feixe cônico mostrando istmo radicular no primeiro molar inferior, visualizado em navegação dinâmica de coronal para apical em cortes axiais de 0,1/0,1 mm.

Fonte: Estrela *et al.*, 2015.[24]

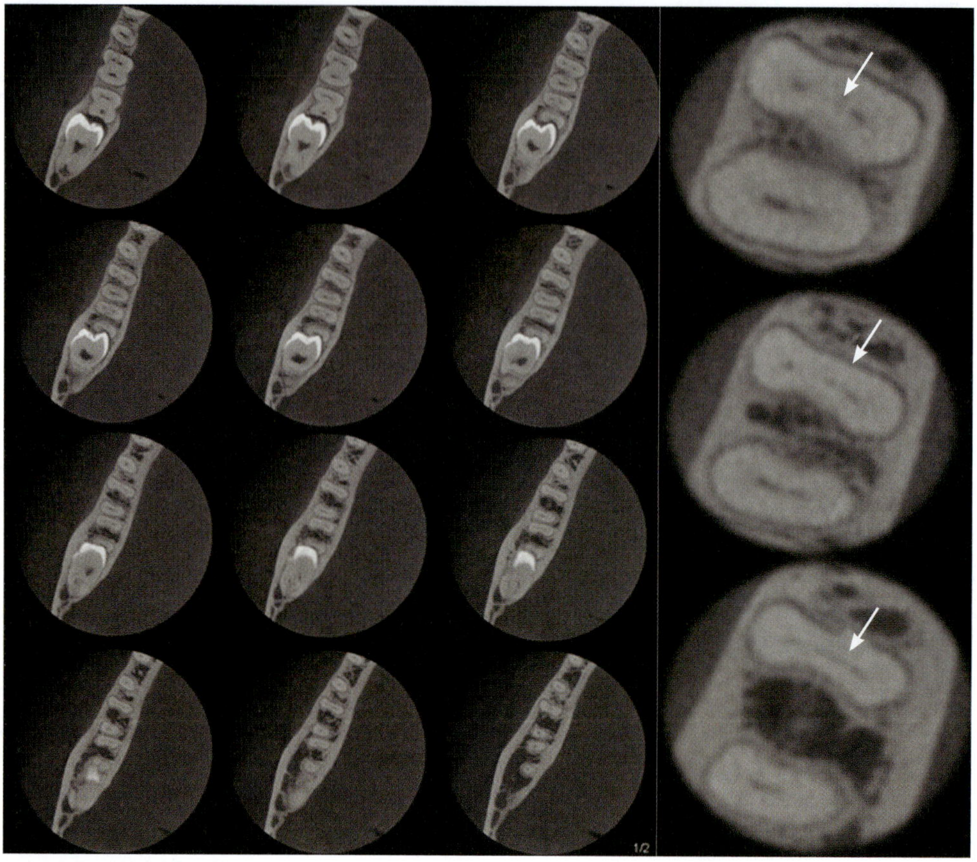

FIGURA 6 Imagens de tomografia computadorizada de feixe cônico mostrando istmo radicular no primeiro molar inferior, visualizado em navegação dinâmica de coronal para apical em cortes axiais de 0,1/0,1 mm.

Fonte: Estrela *et al.*, 2015.[32]

radicular em molares superiores foi de 86% em ensaios *ex vivo* e de 62% em ensaios *in vivo*, enquanto, em molares inferiores, foram observados 70% em ensaios *ex vivo* e 72% em ensaios *in vivo*. A frequência radicular de istmo foi elevada em ambos os modelos de estudo. A dinâmica da estratégia de navegação em imagens de TCFC é precisa para detectar a localização do istmo radicular.[65]

Os estágios de desenvolvimento na dentição permanente humana podem ser estudados em imagens de TCFC. Um estudo[34] envolveu 238 dentes em diferentes estágios de desenvolvimento de 18 pacientes (13 do sexo masculino e 5 do sexo feminino, com idades variando entre 3 e 20 anos). As mensurações foram realizadas nos planos sagital e coronal (navegação dinâmica em imagens). As distâncias de referência para as aquisições das medidas foram as seguintes:

- **AB:** extensão máxima entre a borda incisal ou o topo da cúspide e a junção cemento-esmalte;
- **BC:** extensão máxima entre a junção cemento-esmalte e o ponto mais apical da raiz;
- **AC:** extensão máxima entre a borda incisal ou o topo da cúspide e o ponto mais apical da raiz;

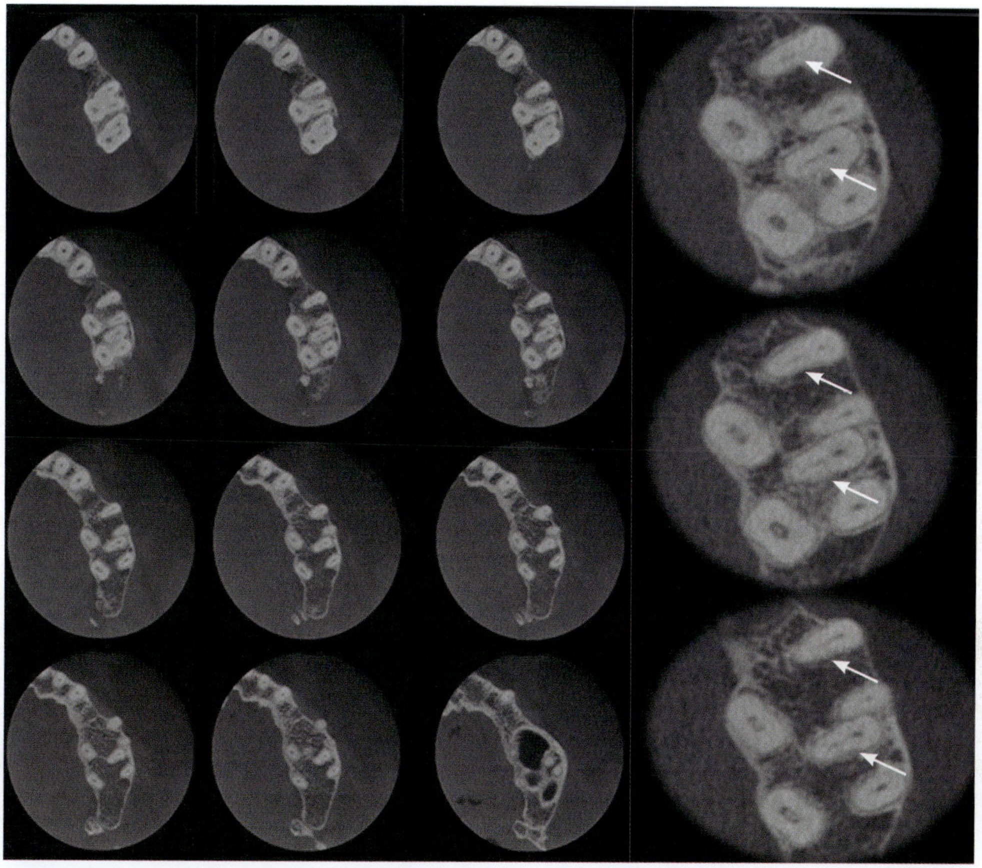

FIGURA 7 Imagens de tomografia computadorizada de feixe cônico mostrando istmo radicular no primeiro e no segundo molar superior, visualizado em navegação dinâmica de coronal para apical em cortes axiais de 0,1/0,1 mm.

Fonte: Estrela *et al.*, 2015.[32]

- **CD:** extensão máxima da abertura apical;
- **A'B':** extensão máxima entre a borda incisal ou o topo da cúspide e o final da coroa dentária, utilizada nos dentes em que a formação das raízes não foi detectada;
- **B'C':** extensão máxima da abertura apical em dentes em que a formação de raízes não foi detectada.

Em função das particularidades dos diferentes grupos dentários, sobretudo dentes multirradiculares, as mensurações foram feitas especificamente para cada raiz. Para aqueles com mais de uma raiz, considerou-se na referência B'C' a distância média entre elas.[34] A partir dos valores obtidos, pode-se sugerir um modelo quantitativo (com 5 escores: 0 = ausência de cripta dentária; 1 = presença de cripta dentária; 2 = coroa dentária parcialmente formada; 3 = coroa dentária completamente formada; 4 = início da formação radicular – ápice aberto; 5 = conclusão da formação radicular – ápice fechado) para avaliar os estágios inicial e final de desenvolvimento em todos os grupos dentários, exceto o terceiro molar (**Figuras 9 e 10**).[34]

A relação anatômica entre os dentes posteriores e o soalho do seio maxilar é outra importante possibilidade de estudar as estruturas anatômicas valendo-se de imagens de TCFC.

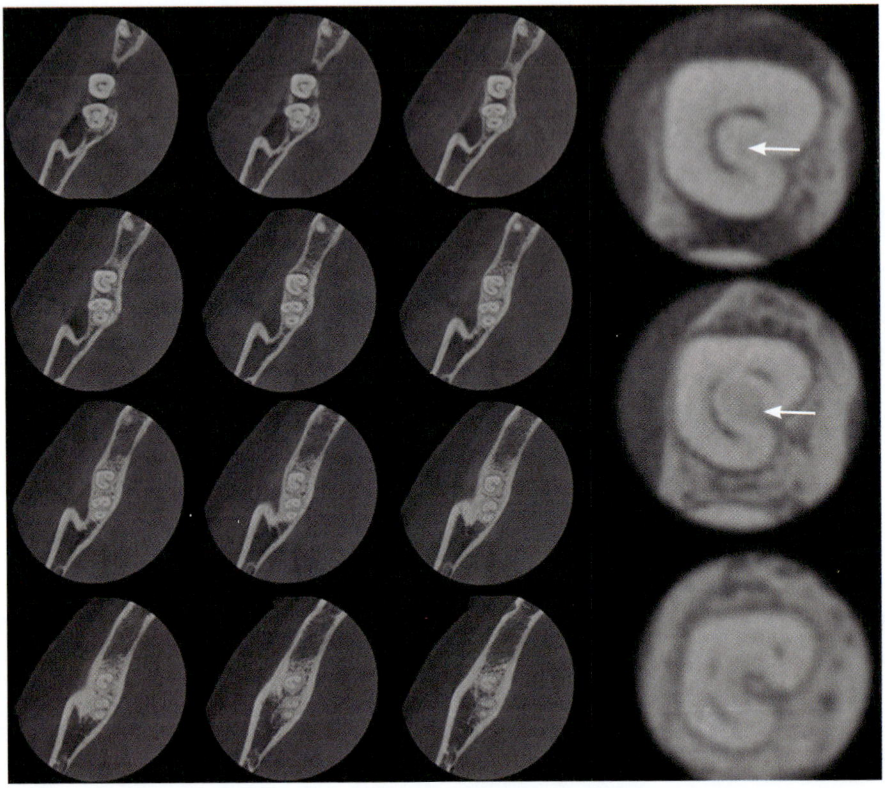

FIGURA 8 Imagens de tomografia computadorizada de feixe cônico mostrando canal em forma de C, visualizado em navegação dinâmica de coronal para apical em cortes axiais de 0,1/0,1 mm.

Fonte: Estrela *et al.*, 2015.[32]

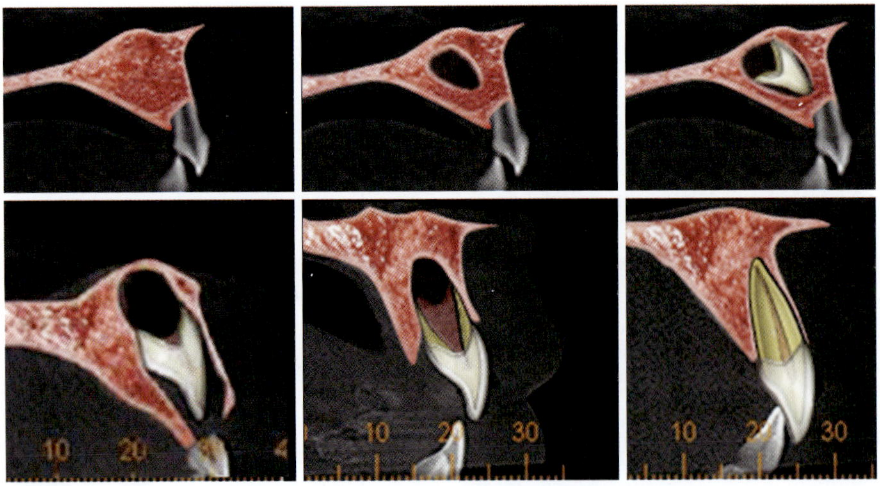

FIGURA 9 Imagens gráficas de estágios do desenvolvimento dentário humano usando tomografia computadorizada de feixe cônico.

Fonte: Estrela *et al.*, 2015.[34]

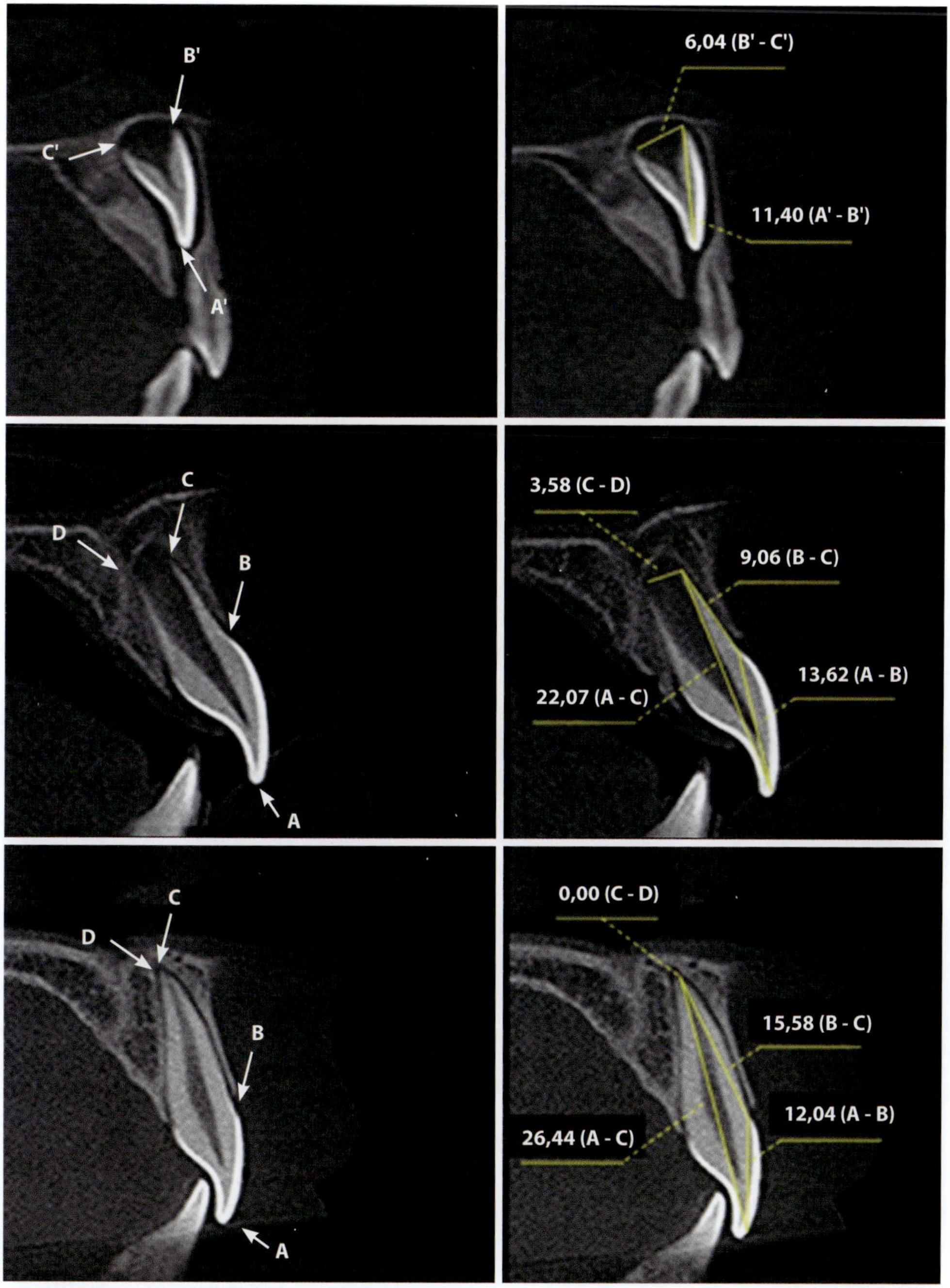

FIGURA 10 Imagens de tomografia computadorizada de feixe cônico mostrando estágios do desenvolvimento dentário humano.

Fonte: Estrela *et al.*, 2015.[34]

A distância entre os ápices radiculares e o soalho do seio maxilar, bem como a espessura do osso cortical do soalho do seio maxilar (SSM) próximo dos ápices radiculares e das áreas de bifurcação, foram medidas em 202 exames tomográficos.[30] As relações verticais e horizontais do SSM com as raízes dos molares foram classificadas em categorias adaptadas a partir dos critérios propostos por Kwak *et al.*[54] A menor distância entre o SSM e os ápices dentários foi observada na raiz mesiovestibular do segundo molar (0,36 ± 1,17 mm) e na raiz palatina do primeiro molar (0,45 ± 1,10 mm; e a maior, na raiz vestibular do primeiro pré-molar (5,47 ± 4,43 mm). Diferenças significantes foram observadas entre a distância do soalho do seio maxilar e os ápices dentários de primeiros e segundos pré-molares unirradiculares. A espessura da cortical óssea variou de 0,65 ± 0,41 mm na região da raiz mesiovestibular do segundo molar a 1,28 ± 0,42 na raiz vestibular do primeiro pré-molar. As relações vertical e horizontal mais prevalentes foram dos tipos II e 2H, respectivamente. As raízes dos molares superiores apresentaram maior proximidade com o soalho do seio maxilar. A espessura da cortical óssea do soalho do seio maxilar nas regiões mais próximas dos ápices e da área de furca foi similar apenas para os pré-molares. A partir das observações anteriores, foi possível identificar uma osteogênese reacional sugestiva de estímulo oriundo da membrana de Schneider (seio maxilar) associada a infecção periapical primária ou secundária **(Figura 11)**. A determinação dessa alteração foi possível devido ao potencial de navegação nas imagens de TCFC.

IDENTIFICAÇÃO DE LESÕES PERIAPICAIS[23]

A acurácia da TCFC e das radiografias panorâmica e periapical na detecção da periodontite apical foi confirmada em 888 pacientes.[23] Todos apresentavam pelo menos um dente com história de infecção primária e secundária, conforme exame clínico. Um total de 1.508 dentes permanentes foram selecionados para o estudo – 523 molares, 597 pré-molares, 154 caninos e 234 incisivos, sendo que 94,5% da amostra eram dentes tratados endodonticamente.[23] O índice periapical (PAI), proposto por Ørstavik *et al.*,[61] foi usado para determinar o *status* periapical, como segue:

- Estrutura periapical normal;
- Pequenas alterações na estrutura óssea;
- Alterações na estrutura óssea com alguma perda mineral;
- Periodontite com área radiolucente bem definida;
- Grave periodontite com características de exacerbação.

Os resultados dos métodos de diagnóstico foram descritos em frequência, tomando como método de referência as imagens em TCFC.[23] Comparando-se as radiografias panorâmica e periapical com a TCFC, a prevalência da periodontite apical em dentes tratados endodonticamente foi de 17,6%, 35,3% e 63,3%, respectivamente. Com esses resultados, pode-se deduzir a necessidade de revisão dos estudos epidemiológicos envolvendo a periodontite apical, em função dos falsos resultados positivos observados pelas radiografias periapicais e panorâmicas[23] **(Figura 12)**.

Um índice (CBCT-PAI), do inglês cone beam computed tomography - apical periodontitis index, para identificação das periodontites apicais com base em imagens de TCFC visualizadas em mais de um plano foi sugerido,[22] considerando características diferentes comparadas ao PAI proposto por Ørstavik *et al.*[61] Esse novo índice[22] constitui um método de diagnóstico preciso, o qual reduz a incidência de diagnóstico falso-negativo, minimiza a interferência do observador e aumenta a confiança dos estudos epidemiológicos, especialmente no que se refere à prevalência e à gravidade das periodontites apicais. Os dentes são analisados quanto a presença ou ausência de lesão periapical. Podem ser considerados sem lesão periapical aqueles cujas estruturas ósseas periapicais apresentam trabéculas e osso medular de aspecto tomográfico normal, com ausência de hipodensidade; e

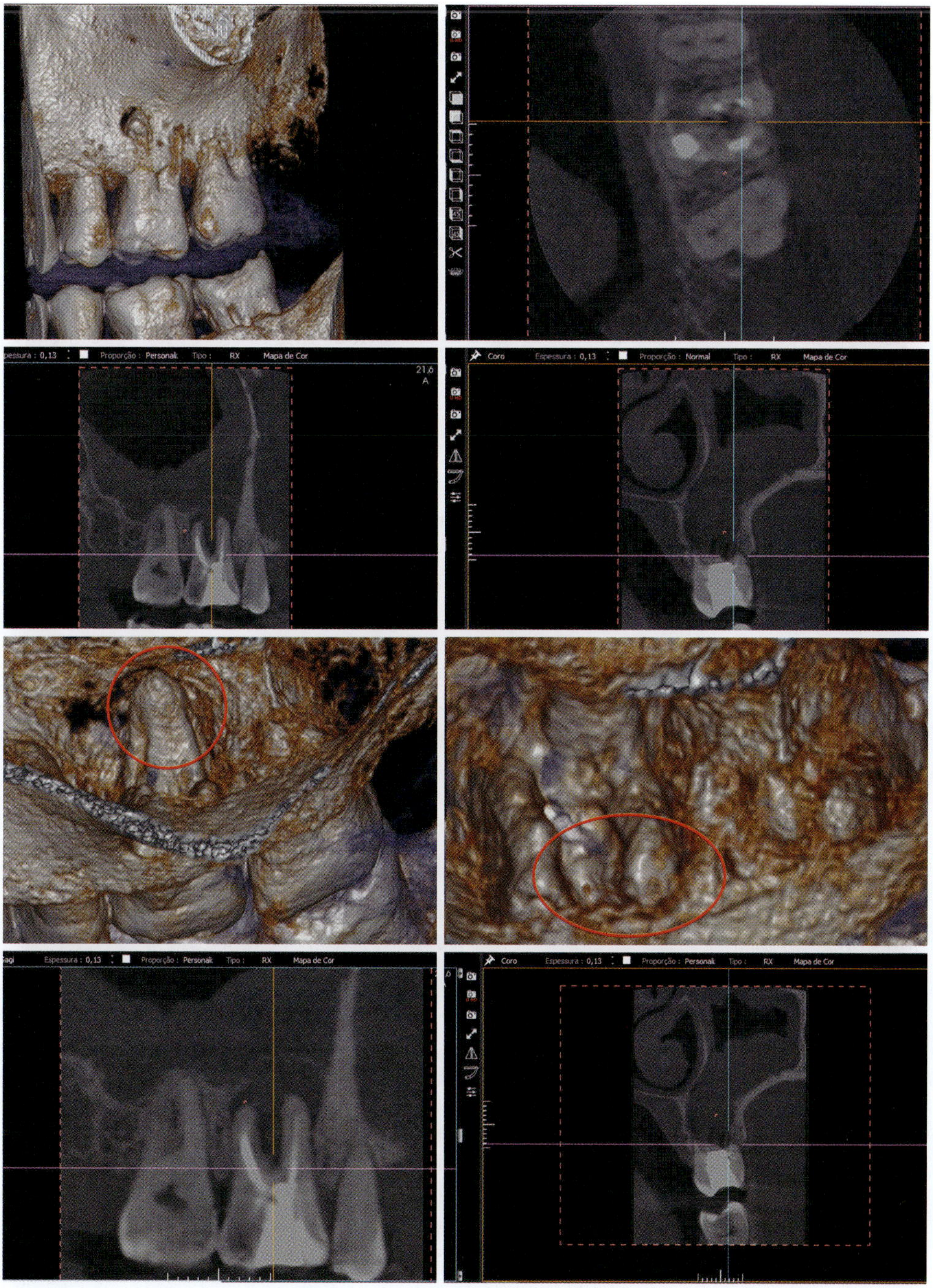

FIGURA 11 Imagens de tomografia computadorizada de feixe cônico mostrando a relação anatômica entre os ápices dos dentes posteriores e o soalho do seio maxilar.

Fonte: arquivo pessoal dos autores.

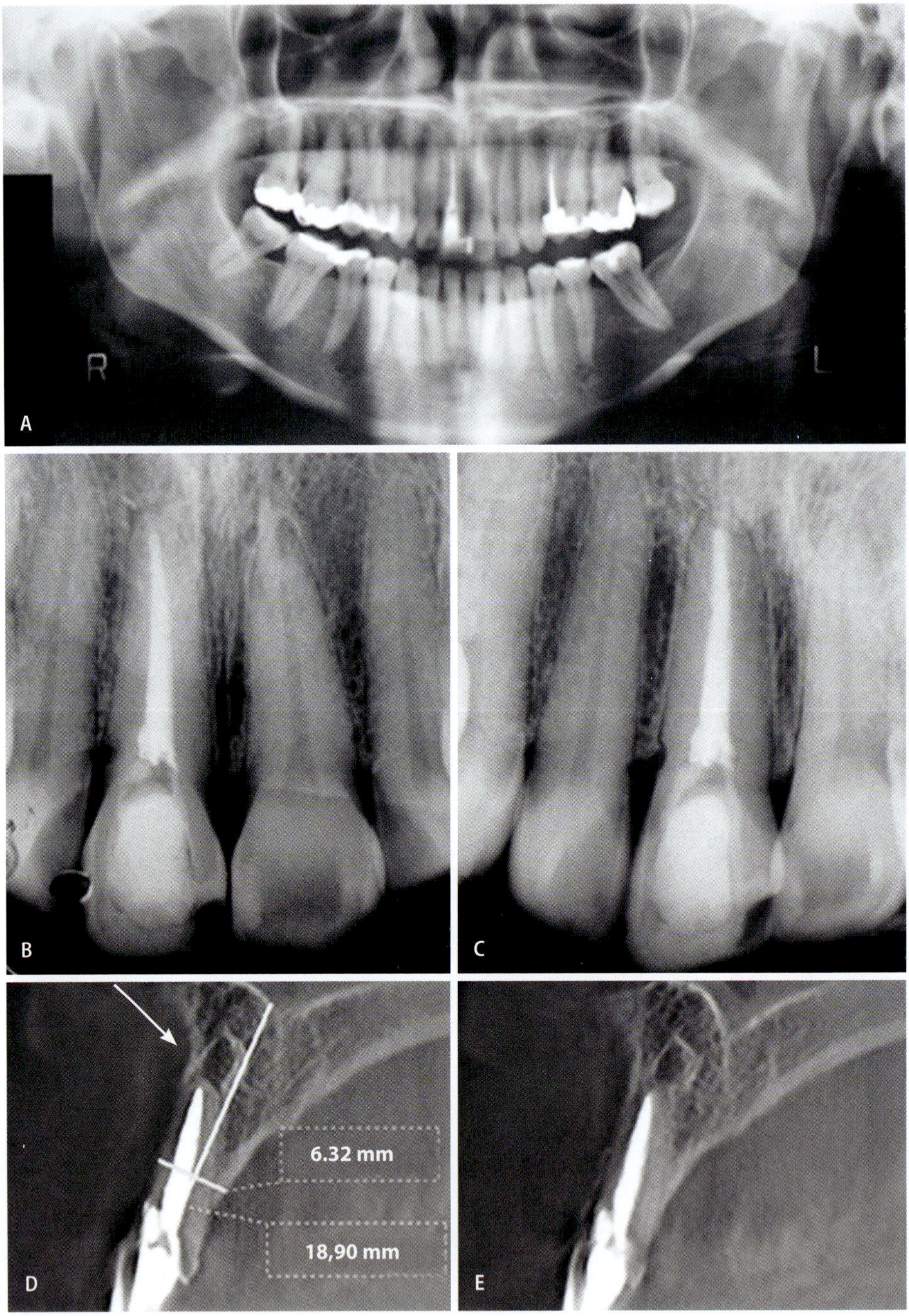

FIGURA 12 Radiografia panorâmica (A) e periapicais (B e C) mostrando ausência de periodontite apical no incisivo central superior e presença de periodontite apical em imagem de TCFC (D e E).

Fonte: Estrela, 2008.[22]

com lesão periapical aqueles com hipodensidade na região periapical. A dimensão das lesões periapicais é mensurada utilizando o CBCT-PAI,[22] sendo as imagens analisadas em três dimensões. As medidas foram feitas nos cortes sagital (sentido mesiodistal), coronal (sentido vestibulopalatal), transversal (sentido diagonal) e axial (sentidos mesiodistal e vestibulopalatal). Foram consideradas como referências a maior dimensão encontrada e a presença de expansão e/ou destruição de corticais.

As medidas lineares são estabelecidas de forma cuidadosa, uma vez que minimiza as interferências do operador quanto à delimitação do volume. A chance de erro ao marcar dois pontos é muito menor do que ao delimitar o volume de uma área correspondente à lesão periapical, considerando os diferentes planos encontrados. As lesões periapicais foram agrupadas nos seguintes escores:[21] 0 = estrutura óssea periapical intacta; 1 = diâmetro da radiolucência > 0,5 a 1 mm; 2 = diâmetro da radiolucência > 1 a 2 mm; 3 = diâmetro da radiolucência > 2 a 4 mm; 4 = diâmetro da radiolucência > 4 a 8 mm; 5 = diâmetro da radiolucência > 8 mm. Também foram incluídas variáveis que podiam ser adicionadas aos escores: E = expansão da cortical; D = destruição da cortical (**Tabela 2 e Figura 13**).

TRAUMATISMOS DENTÁRIOS (REABSORÇÕES RADICULARES, FRATURAS DENTÁRIAS, CALCIFICAÇÕES ETC.)

As imagens de TCFC são de grande importância nos traumatismos dentários, pois viabilizam o planejamento clínico apropriado de casos considerados complexos, além do diagnóstico de reabsorções radiculares, fraturas coronárias etc.

Um método para avaliar a reabsorção radicular inflamatória (RRI) externa[21] em imagens de TCFC foi proposto e apresentou como referenciais aspectos similares aos que foram descritos em estudo prévio[22] para o CBCT-PAI, com especificidades inerentes às alterações de reabsorções em imagens de TCFC.

Os critérios de análise foram estabelecidos de acordo com o local da RRI – terços da raiz (apical, médio e cervical) ou superfícies da raiz (mesial, distal, bucal, palatina/lingual, ou apical) – e a medida da extensão da reabsorção (**Tabela 3**). Esse

TABELA 2 Índice periapical em imagens de tomografia computadorizada de feixe cônico (CBCT-PAI).[22]

Escore	Alterações ósseas quantitativas nas estruturas periapicais
0	Estrutura óssea periapical intacta
1	Diâmetro da hipodensidade óssea periapical > 0,5 a 1 mm
2	Diâmetro da hipodensidade óssea periapical > 1 a 2 mm
3	Diâmetro da hipodensidade óssea periapical > 2 a 4 mm
4	Diâmetro da hipodensidade óssea periapical > 4 a 8 mm
5	Diâmetro da hipodensidade óssea periapical > 8 mm
Escore (n) + E*	Expansão da cortical óssea periapical
Escore (n) + D*	Destruição da cortical óssea periapical

*As variáveis E e D estão associadas a cada escore, caso uma dessas condições seja detectada nas imagens de tomografia computadorizada de feixe cônico.

Fonte: elaborada pelos autores.

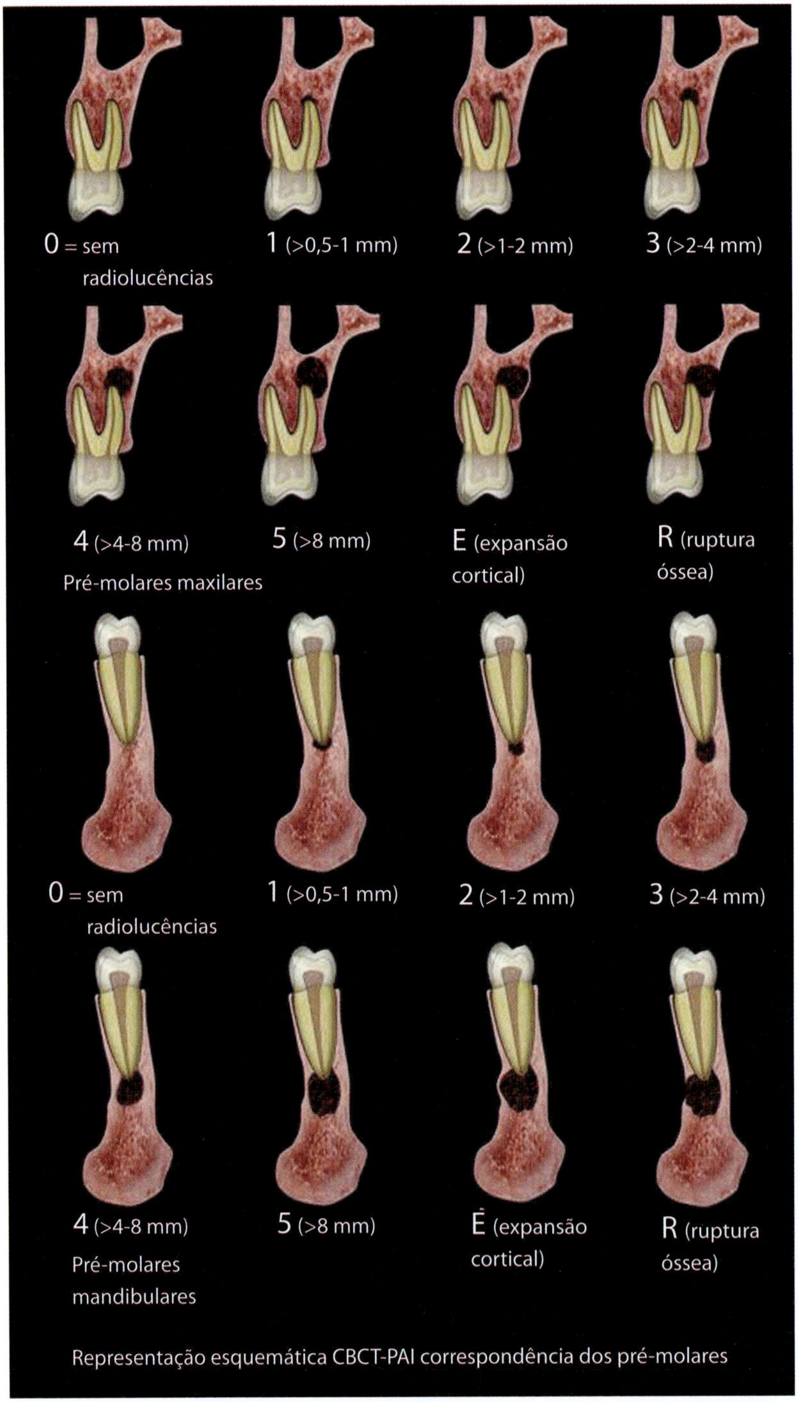

FIGURA 13 Ilustração do índice de lesão periapical (CBCT-PAI) com base em imagens de tomografia computadorizada de feixe cônico.

Fonte: Estrela *et al.*, 2015.[21]

TABELA 3 Local e extensão da reabsorção radicular inflamatória (RRI) em tomografia computadorizada de feixe cônico (TCFC).[20]

Terço/ superfície	Mesial	Distal	Vestibular	Palatal	Ápice radicular	Extensão de RRI, Escore
Apical	1	2	3	4	5	0, estrutura intacta 1, > 0,5 a 1 mm 2, > 1 a 3 mm 3, > 3 a 4 mm 4, > 4 mm
Médio	1	2	3	4	5	0, estrutura intacta 1, > 0,5 a 1 mm 2, > 1 a 3 mm 3, > 3a 4 mm 4, > 4 mm
Cervical	1	2	3	4	5	0, estrutura intacta 1, > 0,5 a 1 mm 2, > 1 a 3 mm 3, > 3 a 4 mm 4, > 4 mm

A reabsorção radicular (RR) pode afetar mais de um terço ou o total de uma superfície radicular. Para cada RR diagnosticada, a medida deve ser avaliada de acordo com a maior extensão, sendo a profundidade e a direção da RR essenciais. Os detalhes em testes de imagem e planos axiais, transversais e tangentes podem fornecer informações valiosas. Para dentes com mais de uma raiz, deve-se avaliá-las separadamente. A extensão da RR pode ser a mesma, mas o número de terços ou superfícies pode ser diferente em RR oblíqua, RR apical ou RR apical e oblíqua.

Fonte: elaborada pelos autores.

modelo de estudo teve como foco as reabsorções radiculares inflamatórias, e não por substituição.[20]

A RRI foi delineada e medida com o *software* Planimp® (CDT Computing, Cuiaba, MT, Brasil), com navegação de varredura nos planos axial, transversal e tangente (**Figura 14**). A maior extensão de RR foi medida, e um sistema de pontuação com 5 valores (escores 0 a 4) foi utilizado para análise.

IMAGENS DE TOMOGRAFIA COMPUTADORIZADA DE FEIXE CÔNICO EM PREPARO, OBTURAÇÃO E RETRATAMENTO DOS CANAIS RADICULARES

A Endodontia presenciou expressivo avanço com a incorporação da TCFC nos procedimentos clínicos. Nesse sentido, várias análises podem ser desenvolvidas com protocolos utilizando imagens e *softwares* avançados de TCFC (**Figura 15**). Protocolos terapêuticos aceitáveis em Odontologia dependem de resultados observados com a proservação. As perfurações ou fraturas radiculares podem ser identificadas em imagens de TCFC e avaliadas com critérios estabelecidos para diferentes finalidades. Em análise de área antes e após o preparo de canais radiculares, o desgaste após o retratamento pode ser obtido pelo cálculo de área, utilizando um *software* do próprio aparelho.

Outra indicação de aplicação clínica envolve erros de procedimentos operatórios[1,2,73] que podem ocorrer e representar fatores de risco capazes de comprometer um dente ou um implante dentário.[73] Em um estudo,

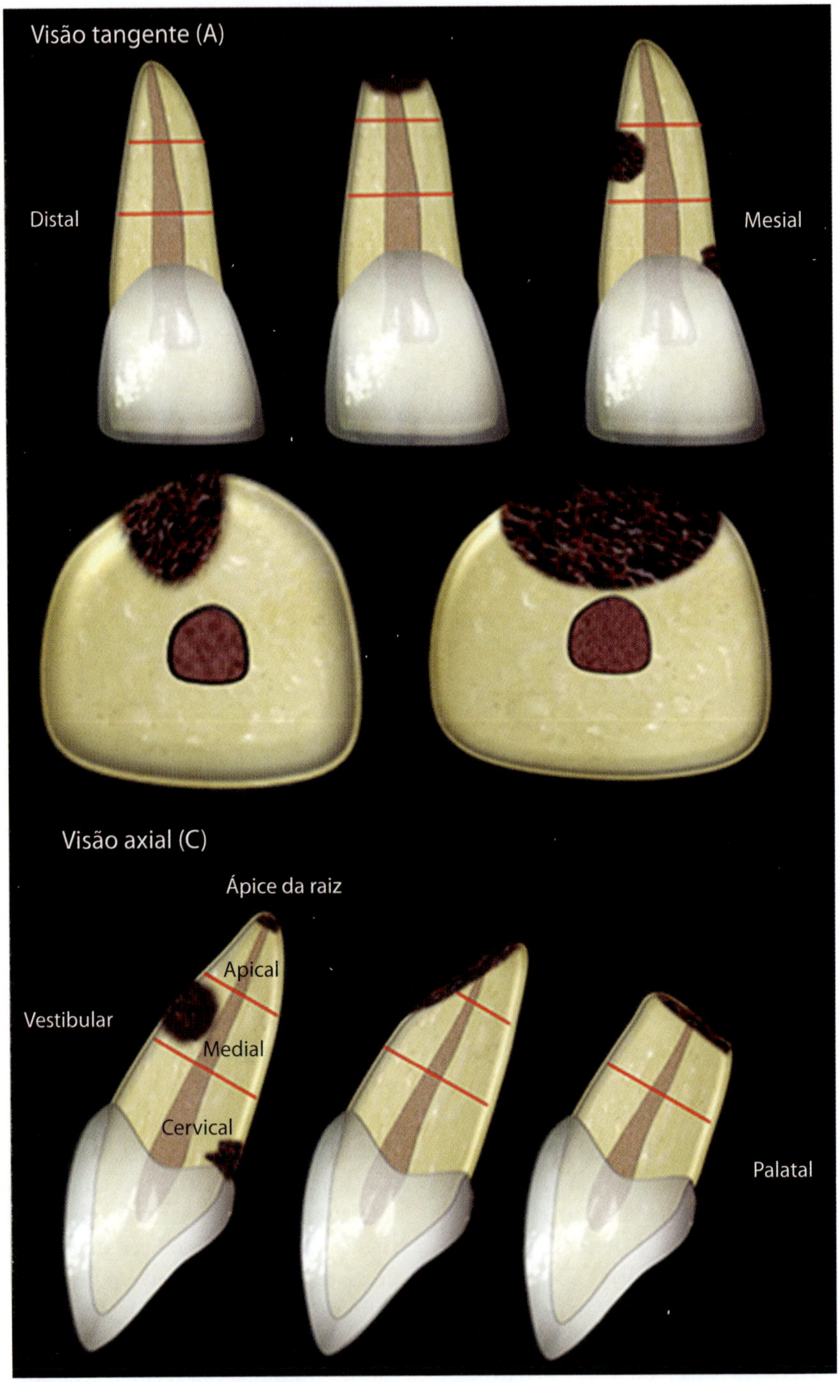

FIGURA 14 Representação de superfícies que podem apresentar reabsorção radicular inflamatória identificada em imagens de tomografia computadorizada de feixe cônico.

Fonte: Estrela *et al.*, 2015.[20]

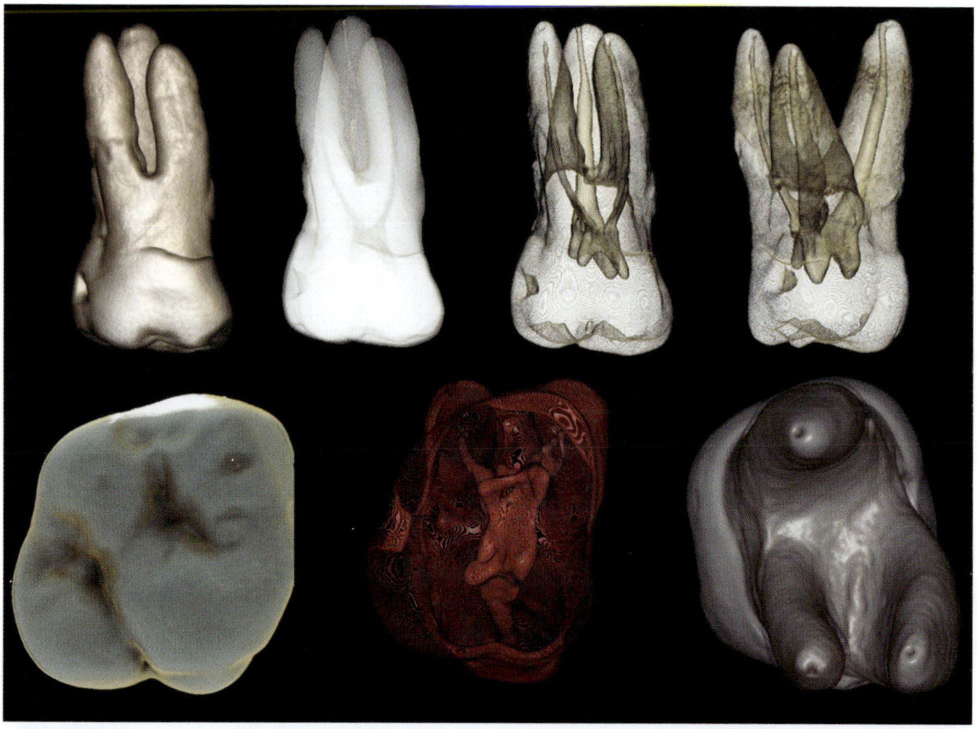

FIGURA 15 O *software* e-Vol DX® apresenta vários filtros que podem favorecer a análise das estruturas anatômica e óssea em diferentes especialidades, além de um filtro específico para a redução de artefato do branco.

Fonte: Bueno *et al.*, 2018.[10]

foram detectados erros de procedimentos operatórios em dentes tratados endodonticamente e em implantes dentários, identificados em imagens de TCFC. Oitocentos e dezesseis exames tomográficos foram utilizados, mas apenas aqueles que apresentaram dentes tratados endodonticamente e/ou implantes dentários foram selecionados. A amostra final envolveu 195 tomografias (n = 200 dentes e 200 implantes dentários). Em dentes tratados endodonticamente, os erros de procedimentos operatórios incluídos foram: subobturação, sobreobturação e perfuração radicular; para implantes dentários, foram incluídos: roscas de implantes expostas e implantes em contato com estruturas anatômicas e com dentes adjacentes. Subobturações, sobreobturações e perfurações radiculares foram detectadas em 33,5%, 8% e 4,5%, respectivamente. Implantes dentários com roscas expostas, em contato com estruturas anatômicas e em contato com dentes adjacentes apresentaram valores de 37,5%, 13% e 6,5%, respectivamente.

Um fator que pode dificultar a precisão na avaliação da imagem é a presença de estruturas sólidas ou metálicas (materiais de elevada densidade), o que pode resultar em artefatos e afetar o seu contraste. Assim, erros de diagnóstico podem ocorrer devido a tais artefatos de imagens. Muitos estudos são desenvolvidos em busca de alternativas para correção desse problema durante a aquisição da imagem, sua reconstrução ou outras condições.[5,11,19,26,37,41,43,50-54,67] As obturações dos canais radiculares e os pinos intrarradiculares normalmente produzem artefatos de contraste de branco e possíveis alterações volumétricas em TCFC, as quais podem ser responsáveis por interpretações incorretas, interferindo no diagnóstico de um volume adquirido de TCFC, principalmente na avaliação de potenciais fraturas e perfurações radiculares.

Katsumata *et al.*[50-52] salientaram que os artefatos ocasionados pela saturação dos sensores diminuem os valores da tomografia computadorizada (TC) na região vestibular das mandíbulas. Na imagem de dentes, artefatos podem alterar os valores da TC dos tecidos moles adjacentes aos lados lingual e vestibular dos maxilares. Os valores da TC de estruturas de tecidos duros podem ser afetados de modo semelhante.

TCFC de dentes com retentores intrarradiculares podem projetar imagens-fantasmas sobre áreas próximas a elas e mascarar a real estrutura do canal radicular, o que aumenta o risco de erro de diagnóstico clínico. Uma estratégia para evitar o artefato metálico de retentor intrarradicular associado a perfuração foi apresentada previamente por Bueno *et al.*[11] Uma navegação axial dinâmica na imagem em cortes de 0,1/0,1 mm até encontrar o local exato da perfuração foi proposta, e alteração da espessura do corte também pode ser útil.[11] Uma radiografia periapical deve servir de apoio na tomada de decisão quando da presença de artefato metálico.

As dimensões de pinos intrarradiculares usando um novo *software* de TCFC e um micrômetro digital para verificar o potencial da redução do artefato de contraste do branco foram recentemente avaliadas.[35] Sessenta e três dentes humanos unirradiculares foram modelados, obturados, preparados para colocação de pinos e distribuídos em três grupos: G1 – pino de fibra de vidro pré-fabricado anatômico; G2 – pino metálico de liga de baixa fusão; G3 – pino metálico de liga de ouro. Após a confecção e cimentação dos pinos com RelyX U200R®, os espécimes foram cortados no sentido axial a 9 mm do ápice radicular, sendo efetuadas marcações em suas superfícies radiculares (eixos x, y e z) para orientação das medidas e sincronizações das imagens. Foi utilizado também um micrômetro digital para a mensuração das dimensões dos pinos originais (grupo-controle) associado ao microscópio operatório. Posteriormente, as imagens em TCFC foram obtidas usando PreXion 3D EliteR®. Para a mensuração dos pinos nas imagens de TCFC, utilizou-se o arquivo DICOM e a ferramenta de medida do *software* e-Vol DX®, configurada para medidas milesimais, com o filtro BAR (*blooming artifact reduction*). Os resultados mostraram que as medidas dos diâmetros dos pinos intrarradiculares (fibra de vidro anatômica, metálica, liga de baixa fusão e liga de ouro) usando o *software* e-Vol DX® e o micrômetro não apresentaram diferenças significativas entre si. O uso do filtro BAR do *software* e-Vol DX® não induziu diferenças dimensionais nas imagens de TCFC dos pinos quando comparadas as medidas realizadas com o micrômetro sobre os pinos originais. O uso do filtro BAR eliminou artefatos de contraste do branco.[35]

A **Figura 16** mostra imagens de TCFC identificando o artefato de contraste do branco que dificulta a visualização correta e a redução do artefato posterior à aplicação do filtro BAR do *software* e-Vol DX®.

NOVO *SOFTWARE* DE TOMOGRAFIA COMPUTADORIZADA DE FEIXE CÔNICO (E-VOL DX®[10])

Os avanços que a Odontologia tem experimentado com a TCFC estimularam mudanças nas abordagens dos manejos clínicos em Endodontia e melhoraram a tomada de decisões em casos clínicos complexos. Apesar disso, a interpretação da imagem adquirida ainda é comprometida pela visualização dos *softwares*, que muitas vezes têm ferramentas de navegação limitadas e falta de filtros adequados para superar desafios como os artefatos.[10] Nesse sentido, Bueno *et al.*[10] apresentaram um sofisticado *software* de TCFC: e-Vol DX®.

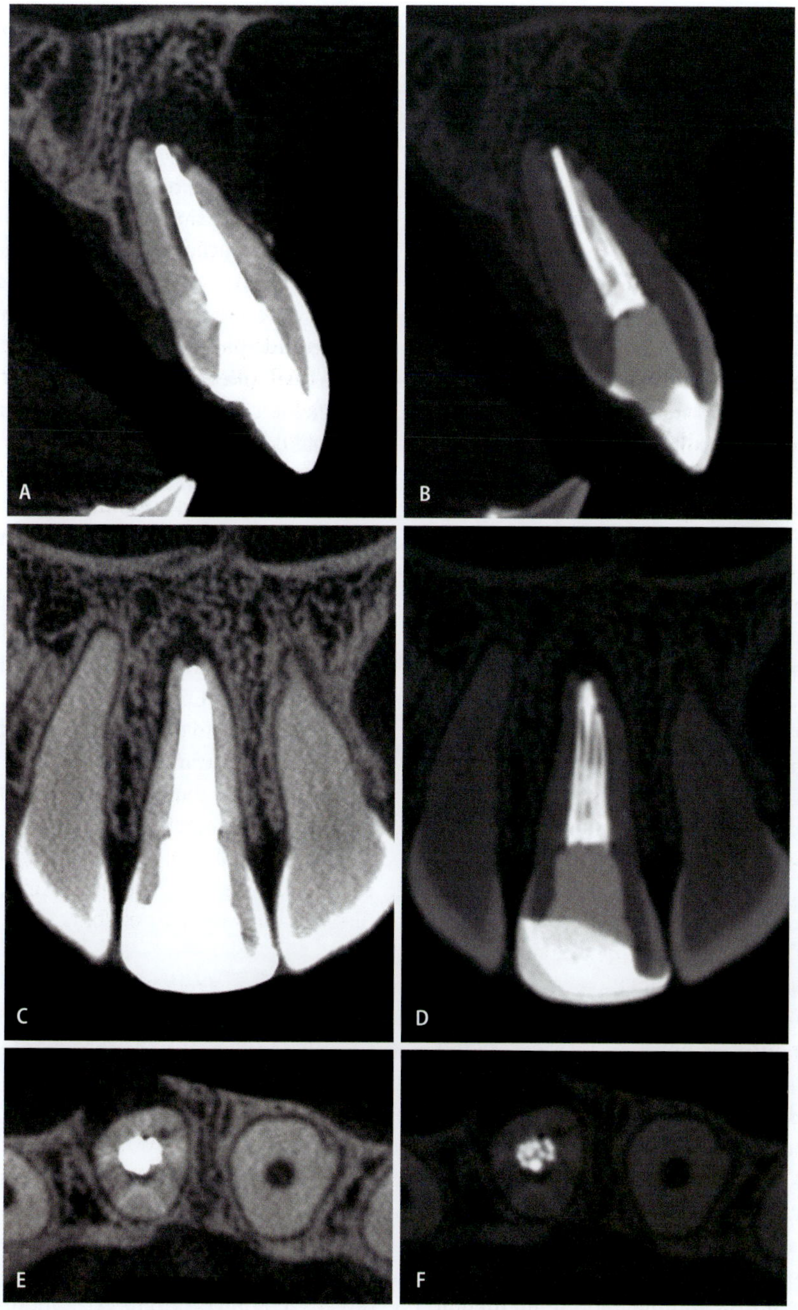

FIGURA 16 (A, C e E) Imagem de tomografia computadorizada de feixe cônico mostrando artefato de contraste branco no dente nº 11, o que dificulta a verificação de falhas no tratamento do canal radicular. (B, D e F) Após o uso do filtro BAR (*blooming artifact reduction*), observou-se melhora na qualidade da imagem. Os espaços entre as pontas de guta-percha e as paredes do canal radicular foram claramente revelados.

Fonte: Bueno *et al.*, 2018.[10]

Diante das limitações atuais da TCFC, o potencial do e-Vol DX® tem sido analisado na perspectiva de superar os problemas e apoiar diagnóstico, planejamento e monitoramento de casos endodônticos. Esse método de imagem fornece imagens em alta resolução devido a tamanhos submilimétricos de *voxel*, navegação dinâmica de imagens em vários planos e capacidade de alterar os parâmetros de volume, como espessura de corte, intervalos de corte, correção de dados por meio de filtros de imagem e manipulação de brilho e contraste.[10]

As principais diferenças entre o e-Vol DX® e outros *softwares* são: compatibilidade com todos os tomógrafos de TCFC atuais, com capacidade e ajuste de brilho e contraste mais abrangente comparado a outros aplicativos, em que os ajustes são limitados e geralmente não suportam todos os recursos da faixa dinâmica DICOM; ajuste personalizado de espessura de corte e de nitidez, muitas vezes limitado e pré-definido em outras aplicações; algoritmo avançado de redução de ruído, que melhora a qualidade da imagem; filtros de imagem predefinidos, filtros para análise de volume do canal radicular com a capacidade de ampliar a imagem em mais de 1.000x (reconstruções em 3D) sem perda de resolução; personalização automática de parâmetros de imagem para maiores padronização e oportunidades de pesquisa; e captura com resolução da tela de 192 dpi e opção de 384 dpi, em contraste com os 96 dpi das aplicações similares. Esse novo *software* de TCFC pode apoiar as decisões para o tratamento de casos endodônticos complexos e melhorar os resultados do diagnóstico e do tratamento.[10]

A melhora efetiva da qualidade da imagem favorece a prescrição e a interpretação racional das imagens de TCFC.[10]

Um avanço recente na visualização de dados 3D é o novo método de reconstrução de renderização cinematográfica,[14] uma técnica que gera imagens 3D fotorrealistas a partir de dados convencionais de TC e ressonância magnética. Em recente revisão, Bueno *et al.*[14] discutem a importância da renderização cinematográfica CBCT para tomada de decisão clínica, ensino e pesquisa em Endodontia, além de apresentar uma série de casos que ilustram o valor diagnóstico de 3D na renderização cinematográfica em cuidados clínicos.

Informações essenciais para o conhecimento do tema

O avanço das tecnologias de informática e de exames por imagem estimula inúmeras expectativas promissoras. Há grande potencial para a ampliação do conhecimento sobre TCFC e suas repercussões. Imagens mais nítidas, *softwares* mais sofisticados e bancos de imagens organizados incorporam esses novos desenvolvimentos, sobretudo com a observação de padrões e seus desvios, em comum com outras áreas de pesquisa.

A TCFC possibilita os melhores resultados nas avaliações de exames dos tecidos duros da cavidade oral, com possibilidade de navegação dinâmica em múltiplos planos. Além disso, consideram-se inúmeras vantagens no diagnóstico em Odontologia, embora devam ser ressaltados os cuidados com artefatos, quando da presença de objetos sólidos, densos ou metálicos. A TCFC representa uma grande revolução contemporânea da Odontologia, que certamente beneficiará inúmeros diagnósticos e planejamentos.

A análise dos aspectos das estruturas dos complexos bucomaxilofacial e dental em imagem por radiografia periapical sempre foi um grande desafio ao profissional. É de conhecimento de todos que, para uma correta identificação da destruição óssea periapical, deveria haver destruição em uma das corticais, ou 30% a 50% de perda óssea periapical.

O impacto produzido por erros de interpretação de radiografia periapical e de TCFC pode ter consequências desagradáveis para o tratamento odontológico. Portanto, um novo padrão de cuidados em Odontologia tem sido discutido, pesquisado e incorporado aos protocolos terapêuticos com o advento da TCFC. Essa nova tecnologia, importante exame complementar ao diagnóstico, tem motivado vários estudos envolvendo sua aplicação na Odontologia, com elevada precisão comparada aos exames convencionais. Ela possibilitou a institucionalização de novos padrões de estudos e pesquisas, incluindo novos índices de desenvolvimento da dentição humana, alterações e análises da anatomia dentária, novos índices para avaliar lesões periapicais, reabsorções radiculares, perfurações radiculares, espessuras ósseas, identificação de patologias, erros de procedimentos operatórios, regressões de lesões, dentre outros. A indicação e interpretação apropriadas do exame de TCFC são essenciais no manejo clínico com vistas ao sucesso terapêutico.

Os avanços da Endodontia e dos protocolos de pesquisas decorrentes do aumento de exames de TCFC nos últimos anos são inegáveis, o que tornou essa tecnologia parte integrante da Endodontia contemporânea. Novos aparelhos (*hardware*) e programas (*software*) de TCFC também proporcionaram melhorias substanciais no diagnóstico por imagem e minimizaram as limitações dos dispositivos de primeira e de segunda geração.

REFERÊNCIAS BIBLIOGRÁFICAS

1. Alencar AHG, Dummer PMH, Oliveira HCM, Pecora JD, Estrela C. Procedural errors during root canal preparation using rotary NiTi instruments detected by periapical radiography and cone beam computed tomography. Braz Dent J 2010;21(6):543-9.
2. Alves RAA, Souza JB, Alencar AHG, Pecora JD, Estrela C. Detection of procedural errors during root canal preparation with stainless steel and nickel-titanium instruments by undergraduate students using periapical radiograph and cone beam computed tomography. Iran Endod J 2013;8(4):160-5.
3. American Association of Endodontists, American Academy of Oral and Maxillofacial Radiography. AAE and AAOMR joint position statement. Use of cone-beam-computed tomography in endodontics. Pa Dent J (Harrisb) 2015;78(1):37-9.
4. Arai Y, Tammisalo E, Iwai K, Hashimoto K, Shinoda K. Development of Ortho Cubic Super High Resolution CT (Ortho-CT). Car'98 Computed Assisted Radiolo Surg 1997;8:780-5.
5. Azevedo B, Lee R, Shintaku W, Noujeim M, Nummikoski P. Influence of the beam hardness on artifacts in cone-beam CT. Oral Surg Oral Med Oral Pathol Oral Radiol Endod 2008;4(105):e48.
6. Bender IB. Factors influencing the radiographic appearance of bony lesions. J Endod 1982;8(4):161-70.
7. Brooks SL. Computed tomography. Dent Clin North Am Dent 1993;37(4):575-90.
8. Bueno MR, Estrela C, Azevedo BC, Junqueira JLC. Root canal shape of human permanent teeth determined by a new cone-beam computed tomography software. J Endod 2020;46(11):1662-74.
9. Bueno MR, Estrela C. Incorporation of cone beam computed tomography in dental research. In: Estrela C. Scientific methodology: Science, teaching, research. 3a ed. Porto Alegre, RS, Brazil: Artmed; 2018. p. 667-84.
10. Bueno MR, Estrela C, Azevedo BC, Diogenes A. Development of a new cone-beam computed tomography software for endodontic diagnosis. Braz Dent J 2018;29(6):517-29.
11. Bueno MR, Estrela C, Figueiredo JAP, Azevedo BC. Map-reading strategy to diagnose root perforations near metallic intracanal posts by using cone beam computed tomography. J Endod 2011;37(1):85-90.
12. Bueno MR, Estrela C. Cone beam computed tomography in endodontic diagnosis. In: Estrela C. Endodontic Science. 2a ed. São Paulo, Brasil: Artes Médicas; 2009. p. 119-54.
13. Bueno MR, Estrela C, Azevedo BC, Brugnera-Jr A, Azevedo JR. Tomografia computadorizada Cone Beam: Revolução na Odontologia. Rev Ass Paul Cir Dent 2007;61:325-8.
14. Bueno MR, Estrela C, Granjeiro JM, Estrela MRA, Azevedo BC, Diogenes A. Cone-beam computed tomography cinematic rendering: clinical, teaching and research applications. Braz Oral Res 2021;35:e024.
15. Castro IO, Alencar AHG, Valladares-Neto J, Estrela C. Apical root resorption due to orthodontic treatment detected by cone beam computed tomography. Angle Orthod 2013;83(2):196-203.
16. Castro LO, Castro, IO, Alencar AHG, Valladares-Neto J, Estrela C. Cone beam computed tomography evaluation of distance from cementoenamel junction to alveolar crest before and after nonextraction orthodontic treatment. Angle Orthod 2016;86(4):543-9.
17. Cotti E, Campisi G. Advanced radiographic techniques for the detection of lesions in bone. Endodontic Topics 2004;7:52-72.
18. Cotton TP, Geisler TM, Holden DT, Schwartz SA, Schindler WG. Endodontic applications of cone-beam volumetric tomography. J Endod 2007;33:1121-32.
19. Decurcio DA, Bueno MR, Alencar AHG, Porto OCL, Azevedo BC, Estrela C. Effect of root canal filling materials on dimensions of cone-beam computed tomography images. J Appl Oral Sci 2012;20(2):260-7.
20. Estrela C, Bueno MR, Alencar AHG, Mattar R, Valladares Neto J, Azevedo BC *et al.* Method to evaluate inflammatory

root resorption by using cone beam computed tomography. J Endod 2009; 35(11):1491-7.
21. Estrela C, Bueno MR, Azevedo B, Azevedo JR, Pécora JD. A new periapical index based on cone beam computed tomography. J Endod 2008,34(11):1325-31.
22. Estrela C, Bueno MR, Leles CR, Azevedo B, Azevedo JR. Accuracy of cone beam computed tomography and panoramic and periapical radiography for detection of apical periodontitis. J Endod 2008;34(3):273-279.
23. Estrela C, Bueno MR, Barletta FB, Guedes OA, Porto, OCL, Estrela CRA, Pecora JD. Identification of apical and cervical curvature radius of human molars. Braz Dent J 2015;26(4):351-6.
24. Estrela C, Bueno MR, Couto GS, Rabelo LEG, Alencar AHG, Silva RG *et al.* Study of root canal anatomy in human permanent teeth in a subpopulation of Brazil's center region using cone-beam computed tomography - Part 1. Braz Dent J 2015;26(5):530-6.
25. Estrela C, Bueno MR, Silva JA, Porto OCL, Leles CR, Azevedo BC. Effect of intracanal posts on dimensions of cone beam computed tomography images of endodontically treated teeth. Dent Press Endod 2011;1(1):28-36.
26. Estrela C, Bueno MR, Sousa-Neto MD, Pécora JD. Method for determination of root curvature radius using cone-beam computed tomography images. Braz Dent J 2008;19(2):114-8.
27. Estrela C, Bueno MR, Porto OCL, Rodrigues CD, Pécora JD. Influence of intracanal post on apical periodontitis identified by cone-beam computed tomography. Braz Dent J 2009;20(5):370-5.
28. Estrela C, Couto GS, Bueno MR, Bueno KG, Estrela LRA, Porto OCL, Diogenes A. Apical foramen position in relation to proximal root surfaces of human permanent teeth determined by using a new cone-beam computed tomographic software. J Endod. 2018;44(11):1741-8.
29. Estrela C, Guedes OA, Porto OCL, Decurcio DA, Alencar AHG, Estrela CRA *et al.* Detection of apical inflammatory root resorption associated with periapical lesion using different methods. Braz Dent J 2014;25(5):404-8.
30. Estrela C, Nunes CABCM, Guedes OA, Alencar AHG, Silva RG *et al.* Study of anatomical relationship between posterior teeth and maxillary sinus floor in a subpopulation of the Brazilian Central region using cone-beam computed tomography - Part 2. Braz Dent J. 2016;27(1):9-15.
31. Estrela C, Porto OCL, Costa NL, Silva MG, Decurcio DA, Bueno MR, *et al.* Large reactional osteogenesis in maxillary sinus associated with secondary root canal infection detected using cone-beam computed tomography. J Endod 2015;41(12):2068-78.
32. Estrela C, Rabelo LEG, Souza JB, Alencar AHG, Estrela CRA, Sousa-Neto MD *et al.* Frequency of root canal isthmi in human permanent teeth determined by cone-beam computed tomography. J Endod 2015;41(9):1535-9.
33. Estrela C, Silva JA, Decurcio DA, Alencar AHG, Estrela CRA, Faitaroni LA *et al.* Monitoring nonsurgical and surgical root canal treatment of teeth with primary and secondary infections. Braz Dent J 2014;25(6):494-501.
34. Estrela C, Valladares Neto J, Bueno MR, Guedes OA, Porto OCL, Pecora JD. Linear measurements of human permanent dental development stages using Cone-Beam Computed Tomography: a preliminary study. Dent Press J Orthod 2010;15(5):44-78.
35. Estrela C, Costa MVC, Bueno MR, Rabelo LEG, Decurcio DA, Silva JA, Estrela CRA. Potential of a new cone-beam ct software for blooming artifact reduction. Braz Dent J 2020;31(6):582-588.
36. Faitaroni LA, Bueno MR, Carvalhosa AA, Mendonça EF, Estrela C. Differential diagnosis of apical periodontitis and nasopalatine duct cyst. J Endod 2011;37(3):403-10.
37. Frederiksen NL. Specialized radiographic techniques. In: Goaz PW, White SC. Oral radiology: principles and interpretation. 3a ed. St. Louis: Mosby; 1994. p.266-90
38. Freitas JC, Porto OCL, Alencar AHG, Estrela C. Long-term evaluation of apical root resorption after orthodontic treatment using periapical radiography and cone beam computed tomography. Dent Press J Orthod 2013;18(4):104-12.
39. Gao Y, Peters OA, Wu H, Zhou X. An application framework of three-dimensional reconstruction and measurement for endodontic research. J Endod 2009;35(2):269-74.
40. Haristoy RA, Valiyaparambil JV, Mallya SM. Correlation of CBCT gray scale values with bone densities. Oral Surg Oral Med Oral Pathol Oral Radiol Endod 2008;105:e28.
41. Hashimoto K, Arai Y, Iwai K, Araki M, Kawashima S, Terakado M. A comparison of a new limited Cone Beam computed tomography machine for dental use with a multidetector row helical CT machine. Oral Surg Oral Med Oral Pathol Oral Radiol Endod 2003;95(3):371-7.
42. Hounsfield GN. Computerized transverse axial scanning (tomography). I. Description of system. Br J Radiol 1973;46(552):1016-22.
43. Hu H, He HD, Foley WD, Fox SH. Four multidetector-row helical CT: image quality and volume coverage speed. Radiology 2000;215(1):55-62.
44. Joseph PM, Spital RD. Method for correcting bone induced artifacts in computed tomography scanners. J Comput Assist Tomogr 1978;2(1):100-8.
45. Langlais RP, Langland OE, Nortje CJ. Decision making in dental radiology. In: Diagnostic imaging of the jaws. Baltimore: Williams & Wilkins; 1995. p. 1-17.
46. Lofthag-Hansen S, Huumonen S, Grohndahl K, Grohndahl H. Limited cone-beam CT and intraoral radiography for the diagnosis of periapical pathology. Oral Surg Oral Med Oral Path Oral Radiol Endod 2007;103(1):114-9.
47. Lofthag-Hansen S, Thilander-Klang A, Ekestubbe A, Helmrot E, Gröndahl K. Calculating effective dose on a cone beam computed tomography device: 3D Accuitomo and 3D Accuitomo FPD. Dentomaxillofac Radiol 2008;37(2):72-9.
48. Ludlow JB, Davies-Ludlow LE, Brooks SL. Dosimetry of two extraoral direct digital imaging devices: NewTom Cone Beam CT and Orthophos Plus DS panoramic unit. Dentomaxillofac Radiol 2003;32(4):229-34.
49. Ludlow JB *et al.* Dosimetry of 3 CBCT devices for oral and maxillofacial radiology: CB Mercuray, NewTom 3G and i-CAT. Dentomaxillof Radiol 2006;35(4):219-26.
50. Katsumata A, Hirukawa A, Noujeim M, Okumura S, Naitoh M, Fujishita M, Ariji E, Langlais RP. Image artifact in dental cone-beam CT. Oral Surg Oral Med Oral Pathol Oral Radiol Endod 2006;101(5):652-7.
51. Katsumata A, Hirukawa A, Okumura S, Naitoh M, Fujishita M, Ariji E, Langlais RP. Effects of image artifacts on gray-value density in limited-volume cone-beam computerized tomography. Oral Surg Oral Med Oral Pathol Oral Radiol Endod 2007;104(6):829-36.
52. Katsumata A, Hirukawa A, Okumura S, Naitoh M, Fujishita M, Ariji E, Langlais RP. Relationship between density variability and imaging volume size in cone-beam computerized tomography scanning of the maxillofacial region: an in vitro study. Oral Surg Oral Med Oral Pathol Oral Radiol Endod 2009;107(3):420-5.
53. Ketcham A, Carlson WD. Acquisition, optimization and interpretation of X-ray computed tomography imagery: applications to the geosciences. Comput Geosci 2001;27(4):381-400.
54. Kwak HH, Park HD, Yoon HR, Kang MK, Koh KS, Kim HJ. Topographic anatomy of the inferior wall of the maxillary sinus in Koreans. Int J Oral Maxillofac Surg 2004;33(4):382-8.
55. Mazzi-Chaves JF, Faria Vasconcelos K, Pauwels R, Jacobs R, Sousa-Neto MD. Cone-beam computed tomographic-based assessment of filled c-shaped canals: artifact expression of cone-beam computed tomography as opposed to micro-computed tomography and nano-computed tomography. J Endod 2020; 46(11):1702-1711.
56. Morais ALG, Alencar AHG, Estrela CRA, Decurcio DA, Estrela C. Working length determination using cone-beam computed tomography, periapical radiography and electronic apex locator in teeth with apical periodontitis: A clinical study. Iran Endod J 2016;11(3):164-8.

57. Moura MS, Guedes OA, Alencar AHG, Azevedo B, Estrela C. Influence of length of root canal obturation on apical periodontitis detected by periapical radiography and cone beam computed tomography. J Endod 2009;35(6):805-9.
58. Mozzo P, Procacci C, Taccoci A, Martini PT, Andreis IA. A new volumetric CT machine for dental imaging based on the cone-beam technique: preliminary results. Eur Radiol 1998;8(9):1558-64.
59. Ngan DC, Kharbanda OP, Geenty JP, Darendeliler MA. Comparison of radiations levels from computed tomography and conventional dental radiographs. Aust Orthod J 2003;19(2):67-75.
60. Nunes CABCM, Guedes OA, Alencar AHG, Peters OA, Estrela CRA, Estrela C. Evaluation of periapical lesions and their association with maxillary sinus abnormalities on cone-beam computed tomographic images. J Endod 2016;42(1):42-6.
61. Ørstavik D, Kerekes K, Eriksen HM. The periapical index: a scoring system for radiographic assessment of apical periodontitis. Endod Dent Traumatol 1986;2(1):20-24.
62. Parks ET. Computed tomography applications for dentistry. Dent Clin North Am 2000 44(2):371-94.
63. Patel S. New dimensions in endodontic imaging: part 2 - Cone beam computed tomography. Int Endod J 2009;42(6):463-75.
64. Patel S, Durack C, Abella F, Roig M, Shemesh H, Lambrechts P, Lemberg K. European Society of Endodontology position statement: the use of CBCT in endodontics. Int Endod J 2014;47(6):502-4.
65. Pecora JD, Estrela C, Bueno MR, Porto OCL, Alencar AHG, Estrela CRA. Detection of root canal isthmuses in molars by map-reading dynamic using CBCT images. Braz Dent J 2013;24(6):569-74.
66. Porto OCL, Freitas JC, Alencar AHG, Estrela C. The use of three-dimensional cephalometric references in dentoskeletal symmetry diagnosis. Dent Press J Orthod 2014;19(6):78-85.
67. Ramakrishna K, Muralidhar K, Munshi P. Beam-hardening in simulated X-ray tomography. NDT&E International 2006;39(6):449-57.
68. Rao SP, Alfidi RJ. The environmental density artifact: a beam-hardening effect in computed tomography. Radiology 1981;141(1):223-7.
69. Rodrigues CD, Freire GF, Silva LB, Fonseca da Silveira MM, Estrela C. Prevalence and risk factors of mucous retention cysts in a Brazilian population. Dent Max Fac Radiol 2009;38(7):480-3.
70. Rodrigues CD, Silveira MMF, Alencar AHG, Silva MAGS, Mendonça EF, Estrela C. Three-dimensional images contribute to the diagnosis of mucous retention cyst in maxillary sinus. Med Oral Patol Oral Cir Buc 2013;18(1):151-7.
71. Scarfe WC, Farman AG. What is cone-beam CT and how does it works? Dent Clin North Am 2008;52(4):707-30.
72. SEDENTEXCT Radiation protection nº 172: cone beam CT for dental and maxillofacial radiology (evidence-based guidelines). Available at: http://www.sedentexct.eu/files/radiation_protection_172.pdf. Accessed July 20, 2016.
73. Silva JA, Alencar AHG, Rocha SS, Lopes LG, Estrela C. Three-dimensional image contribution for evaluation of operative procedural errors in endodontic therapy and dental implants. Braz Dent J 2012;23(2):127-34.
74. Stavropoulos A, Wenzel A. Accuracy of Cone Beam dental CT, intraoral digital e conventional film radiography for detection of periapical lesions. An ex vivo study in pig jaws. Clin Oral Invest 2007;11(1):101-6.
75. Valladares-Neto J, Estrela C, Bueno MR, Guedes OA, Porto OCL, Pecora JD. Mandibular condyle dimensional changes in subjects from 3 to 20 years of age using Cone-Beam Computed Tomography: a preliminary study. Dent Press J Orthod 2010;15(5):172-81.
76. Vasconcelos KF, Evangelista KM, Rodrigues CD, Estrela C, Sousa TO, Silva MAGS. Detection of periodontal bone loss using cone beam CT and intraoral radiography. Dent Max Fac Radiol 2012;41(1):64-9.

SEÇÃO 2 | Bases Biológicas

3 | Anatomia Interna dos Canais Radiculares

Jardel Francisco Mazzi-Chaves • Graziela Bianchi Leoni • Rafael Verardino de Camargo • Alice Corrêa Silva-Sousa • Carlos Estrela • Manoel Damião Sousa-Neto

SÍNTESE DO CAPÍTULO

Os dados obtidos por meio dos estudos em tomografia computadorizada de feixe cônico (TCFC) e microtomografia computadorizada da morfologia interna e externa do sistema de canais radiculares (SCR) e suas variações anatômicas auxiliam no diagnóstico, no planejamento, na execução e proservação do tratamento endodôntico.

INTRODUÇÃO

O tratamento endodôntico consiste em um conjunto de etapas interdependentes que abrange, principalmente, o acesso e a localização dos canais radiculares, a remoção de tecido pulpar e microrganismos por meio de limpeza e modelagem, e a obturação com material inerte. Essas etapas não são realizadas em apenas um canal radicular; elas devem ser criteriosamente aplicadas em todo o SCR. Vale destacar que o conceito de canais radiculares principais e acessórios tem sido substituído por um mais dinâmico, de "sistema de canais radiculares", que é o espaço total na dentina onde se encontra a polpa. Trata-se de um sistema complexo no qual os canais podem seguir várias direções da porção coronária até o ápice, apresentando ramificações, divisões e fusionamento ao longo da extensão do canal radicular (Figura 1).[1] Dessa forma, é possível inferir que, quando o profissional tem o entendimento das características morfológicas tridimensionais do SCR, o resultado do tratamento endodôntico torna-se mais previsível,[2] visto que a anatomia é o campo de ação em que todas as etapas de acesso, limpeza, modelagem e obturação são realizadas.

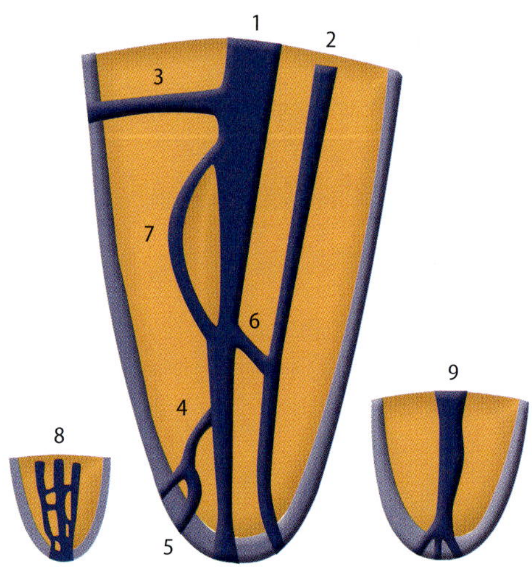

FIGURA 1 Representação esquemática da classificação dos canais radiculares segundo Pucci & Reig, 1944. **1:** canal principal; **2:** canal colateral; **3:** canal lateral; **4:** canal secundário; **5:** canal acessório; **6:** intercanal; **7:** canal recorrente; **8:** canais reticulares e **9:** delta apical.

Fonte: elaborada pelos autores.

Entretanto, na clínica endodôntica, não apenas a visualização e o conhecimento da anatomia são importantes, mas também é fundamental relacionar isso aos diferentes protocolos para o tratamento endodôntico,[3,4] pois as características morfológicas do SCR dão suporte às decisões durante o planejamento e a execução dos procedimentos clínicos.[5]

Nesse sentido, a avaliação de duas ou mais radiografias é mandatória.[6] Mudanças na angulação horizontal durante as tomadas radiográficas melhoram o reconhecimento de complexidades anatômicas.[7,8] Outra consideração clínica para diagnóstico da presença de canais adicionais por imagem radiográfica é o desaparecimento abrupto da luz do canal radicular ao longo do terço médio e/ou apical em radiografia ortorradial, especialmente de incisivos e pré-molares inferiores, o que indica a divisão do canal radicular e a presença de um segundo canal **(Figura 2 e 42)**. Sem dúvida, a radiografia periapical é o exame complementar mais utilizado em função de sua praticidade, baixo custo e por fornecer imagens que auxiliam o profissional na resolução de muitos casos. Contudo, alguns achados anatômicos podem não ser identificados na radiografia, uma vez que esta representa a imagem bidimensional de uma estrutura tridimensional e, assim, apenas as características anatômicas presentes no sentido mesiodistal dos canais podem ser observadas, comprometendo a visualização de características presentes no sentido vestibulolingual.[9]

Nesse contexto, significativos avanços na área de imaginologia têm sido introduzidos na Endodontia, como a radiografia digital e a tomografia computadorizada.[10-27] A TCFC fornece ao profissional informações tridimensionais detalhadas da anatomia interna que não poderiam ser obtidas em radiografias, podendo alterar o diagnóstico e, consequentemente, o plano de tratamento. Dessa forma, os dados tridimensionais fornecidos por esse exame permitem decisões clínicas mais adequadas frente à anatomias complexas, contribuindo para evitar inúmeros acidentes e erros de procedimentos.

Outra importante tecnologia na clínica endodôntica, no intuito de ajudar localizar canais radiculares, é o microscópio operatório. Esse equipamento fornece magnificação e iluminação do campo operatório e vários estudos têm mostrado que aumenta, significativamente, a capacidade dos clínicos de localizar e negociar canais.[28-34] Vale ressaltar o papel essencial do uso de insertos ultrassônicos associados à microscopia operatória, auxiliando em desgastes mais minuciosos e precisos para localização de canais, assim como também em diversas situações clínicas da rotina endodôntica.

Já no âmbito da pesquisa sobre anatomia dental, diferentes métodos de análise foram utilizados ao longo do tempo, tais como: secções macroscópicas, diafanização e radio-

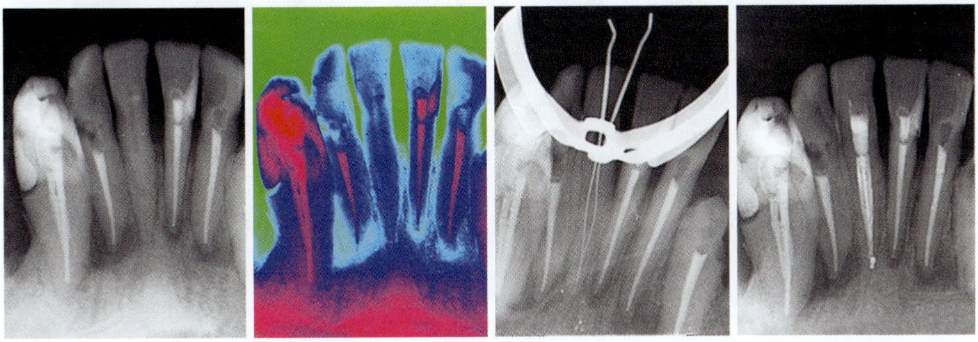

FIGURA 2 Radiografia periapical de canais adicionais (desaparecimento abrupto da luz do canal radicular ao longo do terço médio e/ou apical em radiografia ortorradial, especialmente de incisivos e pré-molares inferiores, o que indica a divisão do canal radicular e a presença de um segundo canal).

Fonte: Caso clínico gentilmente cedido por Dr. Leonardo Calixto e Dra. Graziela Bianchi Leoni.

grafias.[35-39] Do ponto de vista qualitativo, é possível estudar a complexidade do SCR por meio da tradicional técnica de diafanização. Essa técnica consiste em tornar os dentes transparentes após injeção de tinta nanquim no interior da cavidade pulpar **(Figura 3)**.

Em 1927 Okumura[40] classificou, pela primeira vez, os canais radiculares de dentes humanos de acordo com sua distribuição anatômica usando essa técnica de diafanização. Nos últimos anos, o desenvolvimento da microtomografia computadorizada (μCT) trouxe um diferencial no campo da Endodontia em relação aos estudos de anatomia interna de diferentes grupos dentais,[41-51] permitindo a captação e reprodução das características anatômicas do SCR em três dimensões, o que possibilitou além da análise qualitativa, uma detalhada análise quantitativa. A partir desse método, é possível obter dados como área, perímetro, diâmetro e forma do canal radicular, o que tem proporcionado uma avaliação crítica dos principais protocolos para preparo biomecânico em diferentes complexidades anatômicas.[52-58] Desse modo, por ser uma técnica de alta resolução, precisa e sem a destruição do espécime, a μCT tem-se tornado uma ferramenta muito útil para avaliação tridimensional da anatomia dental interna e externa, utilizada exclusivamente com finalidade de estudos laboratoriais.

Deve-se destacar que, apesar da μCT ser um método de imagem laboratorial, a alta resolução das imagens microtomográficas permite melhor detalhamento e entendimento tridimensional das variações anatômicas, fornecendo subsídios para o desenvolvimento de *softwares* para aplicação em imagens obtidas em TCFC, o que possibilita a evolução no diagnóstico por imagem em Endodontia.

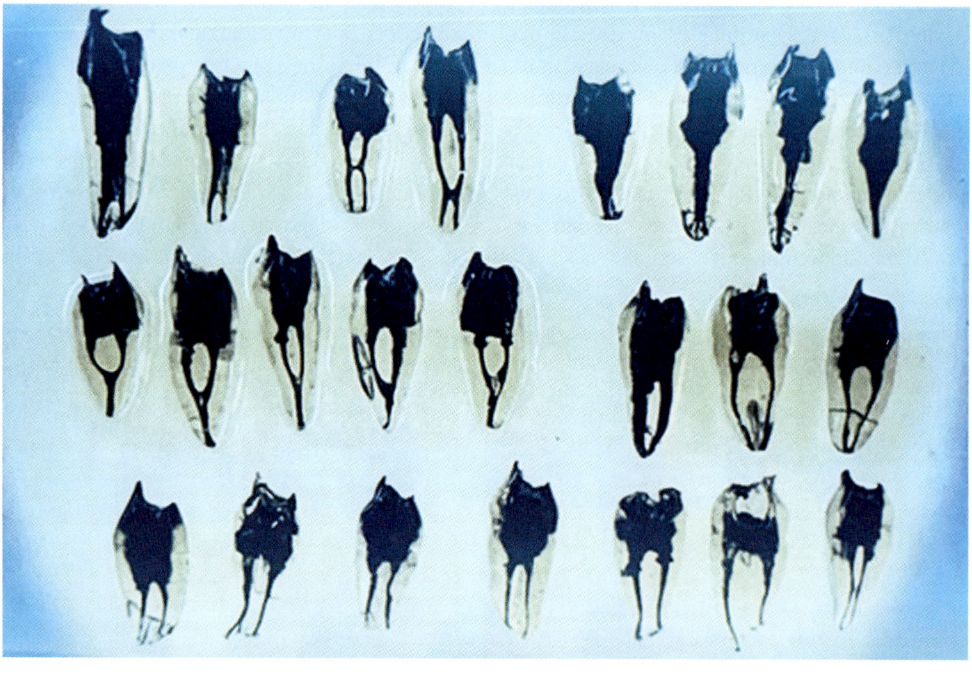

FIGURA 3 Método tradicional de diafanização para o estudo da anatomia interna do sistema de canais radiculares. Nessa técnica, por meio da clarificação dental e do preenchimento com tinta nanquim, torna-se possível evidenciar as complexidades do sistema de canais radiculares.

Fonte: arquivo pessoal dos autores.

Assim, ao considerar as variações anatômicas do sistema de canal radicular aliadas aos métodos complementares de diagnóstico por imagem, espera-se que em futuro próximo, a partir dos avanços tecnológicos nos métodos complementares de diagnóstico por imagem, maior acuidade e a criação de novos aparelhos e programas para aquisição, reconstrução e análises das imagens obtidas por TCFC. Assim será possível realizar clinicamente o diagnóstico e planejamento do tratamento endodôntico, de forma mais precisa, aumentando a qualidade e previsibilidade do diagnóstico e tratamento endodôntico, frente às diferentes variações anatômicas e situações clínicas.[50,59-61] Além da tecnologia, é importante que o especialista mantenha-se atualizado frente a esses avanços e, baseado nos critérios de As Low As Diagnostically Acceptable being Indication-oriented and Patient-specific (ALADAIP), saiba quando indicar exames complementares por imagem, reconhecer suas limitações, bem como extrair, da melhor forma possível, as informações fornecidas nas diferentes reconstruções (axial, sagital e coronal), com menores riscos e danos aos pacientes.

Com o objetivo de contribuir com o entendimento da anatomia externa e interna, que deve ser usada como subsídio no planejamento do tratamento endodôntico, será descrita neste capítulo a morfologia do SCR obtida por meio de imagens tomográficas e microtomográficas. As imagens tomográficas aqui apresentadas foram obtidas a partir de aparelhos de TCFC da Faculdade de Odontologia de Ribeirão Preto, da Universidade de São Paulo, e as imagens microtomográficas a partir do escaneamento de dentes permanentes humanos no microtomógrafo SkyScan 1174® (Bruker microCT, Kontich, Bélgica), do Laboratório de Endodontia do Departamento de Odontologia Restauradora da Faculdade de Odontologia de Ribeirão Preto, Universidade de São Paulo, e no microtomógrafo SkyScan 1176® (Bruker microCT, Kontich, Bélgica), do Laboratório de Pesquisa da Faculdade de Odontologia, da Universidade de Ribeirão Preto.

CARACTERÍSTICAS GERAIS DO SISTEMA DE CANAIS RADICULARES

Configurações

Desde os primeiros estudos de anatomia dental interna de Hess,[62] em 1917, até os mais recentes,[5,41-46,49,50,51,63,64] a literatura evidencia a complexidade da anatomia do SCR, e isso tem estabelecido que uma raiz com canal cônico e um único forame é mais uma exceção do que uma regra.[6] A partir da câmara pulpar, os canais podem se ramificar, se dividir e se fusionar novamente.[6,36,65] Assim, para melhor abordagem e planejamento clínico, o cirurgião dentista deve estar familiarizado com os diferentes caminhos que os canais seguem até o ápice.

Muitas investigações preocuparam-se com a morfologia dos canais radiculares da dentição permanente.[36,37,66-69] Vertucci[36] classificou e descreveu o SCR de dentes humanos permanentes em oito diferentes tipos morfológicos, de acordo com o número de canais e localização das suas divisões (Figura 4), sendo o sistema de classificação mais citado nos estudos de anatomia interna, cuja descrição se encontra a seguir:

- **Tipo I:** um único canal se estende da câmara pulpar até o ápice;
- **Tipo II:** dois canais deixam a câmara pulpar e se juntam próximo ao ápice para formar um único canal;
- **Tipo III:** um único canal deixa a câmara pulpar, se divide em dois dentro da raiz e, então, se funde para terminar como um canal;
- **Tipo IV:** dois canais separados e distintos se estendem da câmara pulpar até o ápice;
- **Tipo V:** um único canal deixa a câmara pulpar e se divide em dois canais separados e distintos com forames apicais separados;
- **Tipo VI:** dois canais separados deixam a câmara pulpar, se fundem no corpo da raiz e se fixam próximo ao ápice para terminar como dois canais distintos;
- **Tipo VII:** um único canal deixa a câmara pulpar, se divide e então se funde no

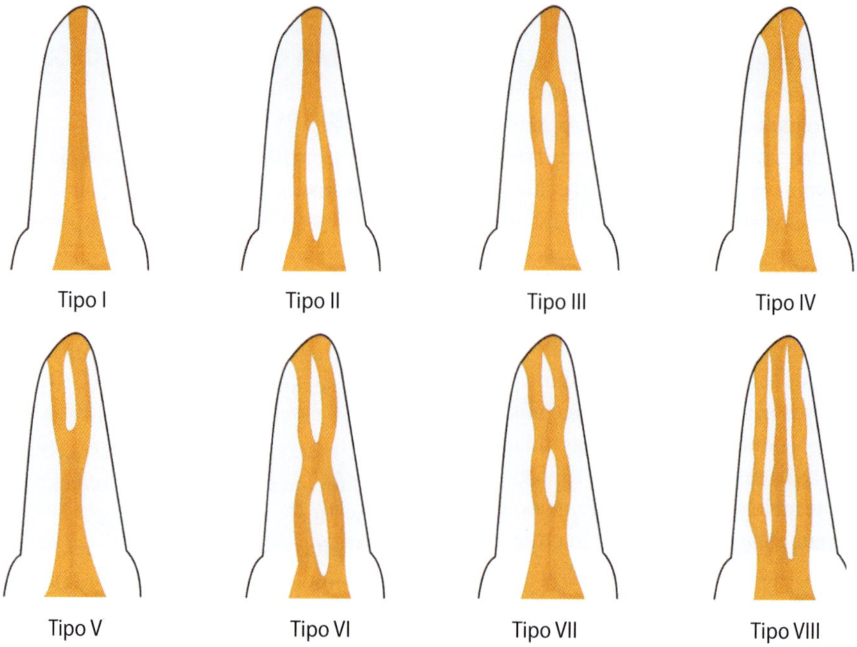

FIGURA 4 Esquema ilustrativo dos oito tipos morfológicos de canais radiculares proposto pela Classificação de Vertucci.

Fonte: Vertucci, 1984.[36]

corpo da raiz e, finalmente, se redivide em dois canais distintos próximos ao ápice;

- **Tipo VIII:** três canais separados e distintos se estendem desde a câmara pulpar até o ápice.

Os resultados desse estudo estão dispostos nos **Quadro 1 e 2**, em que se pode observar a grande variedade na morfologia dos diferentes grupos dentais.

Posteriormente, alguns estudos acrescentaram outros tipos morfológicos a essa classificação,[41,70-74] o que enfatiza ainda mais a complexidade de diferentes caminhos que os canais podem seguir da câmara pulpar até o forame apical.

Nesse sentido, considerando que, mesmo estas classificações podem não refletir toda a complexidade da anatomia dental que pode existir, mais recentemente novas classificações têm sido propostas para descrever tanto a configuração da raiz quanto a do SCR,[75] como também de anomalias.[76]

Vale destacar ainda que estudos mostram que o número de canais radiculares pode variar em cada grupo de dentes, em cada pessoa e, de modo geral, em cada grupo racial.[74,77,78] Slowey (1979)[66] relatou que cada dente, além das características anatômicas próprias do grupo dental, pode apresentar algumas variações atípicas. Há o que se pode chamar de normal, ou seja, o que está presente na maioria dos casos, mas para o SCR, as variações devem ser vistas como uma possibilidade frequente. Atualmente, é esperado que haja aumento no relato de casos referentes às distintas configurações do SCR devido à incorporação de novas tecnologias à terapêutica endodôntica, como avanços nos *softwares* e aparelhos de tomografia computadorizada, magnificação e novos insertos ultrassônicos. Além disso, estudo recente mostrou que dentes obturados com pelo menos um canal perdido tiveram alta prevalência de periodontite apical

QUADRO 1

Dentes	Número de dentes	Canais tipo I (1)	Canais tipo II (2-1)	Canais tipo III (1-2-1)	Total com 1 canal no ápice	Canais tipo IV (2)	Canais tipo V (1-2)	Canais tipo VI (1-2-1)	Canais tipo VII (1-2-1-2)	Total com 2 canais no ápice	Canais tipo VIII (3)	Total com 3 canais no ápice
Incisivo central	100	70	5	22	97	3	0	0	0	3	0	0
Incisivo lateral	100	75	5	18	98	2	0	0	0	2	0	0
Canino	100	78	14	2	94	6	0	0	0	6	0	0
Primeiro pré-molar	400	70	0	4	74	1,5	24	0	0	25,5	0,5	0,5
Segundo pré-molar	400	97,5	0	0	97,5	0	2,5	0	0	2,5	0	0
Primeiro pré-molar												
Mesial	100	12	28	0	40	43	8	10	0	59	1	1
Distal	100	70	15	0	85	5	8	2	0	15	0	0
Segundo pré-molar												
Mesial	100	27	38	0	65	26	9	0	0	35	0	0
Distal	100	92	3	0	95	4	1	0	0	5	0	0

QUADRO 2

Dentes	Número de dentes	Canais tipo I (1)	Canais tipo II (2-1)	Canais tipo III (1-2-1)	Total com 1 canal no ápice	Canais tipo IV (2)	Canais tipo V (1-2)	Canais tipo VI (1-2-1)	Canais tipo VII (1-2-1-2)	Total com 2 canais no ápice	Canais tipo VIII (3)	Total com 3 canais no ápice
Incisivo central	100	100	0	0	100	0	0	0	0	0	0	0
Incisivo lateral	100	100	0	0	100	0	0	0	0	0	0	0
Canino	100	100	0	0	100	0	0	0	0	0	0	0
Primeiro pré-molar	400	8	18	0	26	62	7	0	0	69	5	5
Segundo pré-molar	400	48	22	5	75	11	6	5	2	24	1	1
Primeiro molar												
Mesiovestibular	100	45	37	0	82	18	0	0	0	18	0	0
Distovestibular	100	100	0	0	100	0	0	0	0	0	0	0
Palatina	100	100	0	0	100	0	0	0	0	0	0	0
Segundo molar												
Mesiovestibular	100	71	17	0	88	12	0	0	0	12	0	0
Distovestibular	100	100	0	0	100	0	0	0	0	0	0	0
Palatina	100	100	0	0	100	0	0	0	0	0	0	0

Fonte: elaborados pelos autores.

pós-tratamento.[79] Desse modo, é importante o clínico ter conhecimento das possíveis configurações do SCR para cada grupo dental, de modo que esteja mais preparado para reconhecer canais adicionais e estabelecer o plano de tratamento mais adequado em cada caso.

Canais acessórios

Canais acessórios são ramificações diminutas do canal radicular que se estendem para a superfície externa da raiz. A Associação Americana de Endodontia (2012) classifica os tipos de canais em:

- **Canais acessórios:** qualquer ramo do canal radicular principal que se comunica com a superfície externa da raiz;
- **Canais laterais:** são os canais acessórios localizados no terço cervical e médio da raiz, estendendo-se horizontalmente a partir do canal principal;
- **Deltas apicais:** é a ramificação do canal principal em múltiplos canais acessórios na região apical.

Esses canais são clinicamente importantes, pois servem de via para a passagem de agentes irritantes, principalmente da polpa para o periodonto[50,80-84] e, além disso, apresentam dificuldades de acesso, limpeza e desinfecção, e obturação durante o tratamento endodôntico.[50,83,84]

Todos os grupos dentais podem apresentar canais acessórios em diferentes configurações nos diferentes terços da raiz **(Figura 5)**, mas principalmente ocorrem no terço apical **(Figura 6)**. Estudo mostra que todos os grupos dentários exibem, pelo menos, um forame acessório na porção apical, sendo as mais numerosas e maiores foraminas acessórias encontradas no grupo dental dos pré-molares superiores. A prevalência desses canais

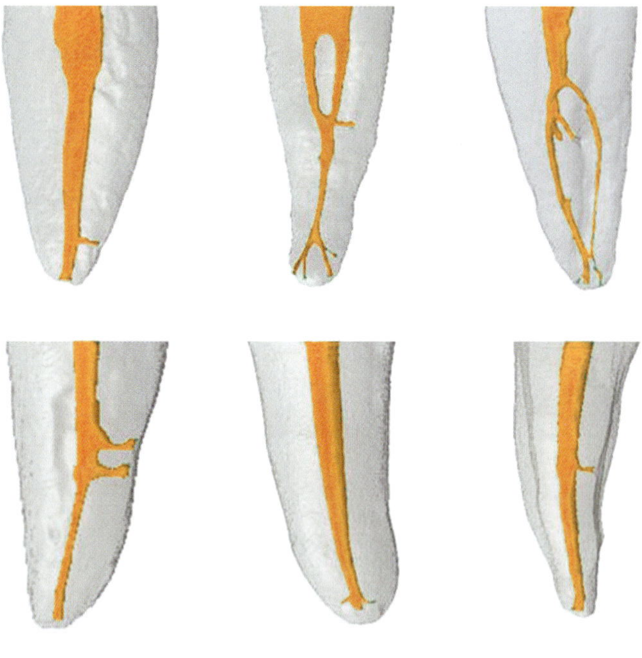

FIGURA 5 Modelos tridimensionais obtidos por meio de escaneamento em microtomografia computadorizada de dentes humanos evidenciando os diferentes tipos e localizações de canais radiculares acessórios nos diferentes terços radiculares.

Fonte: arquivo pessoal dos autores.

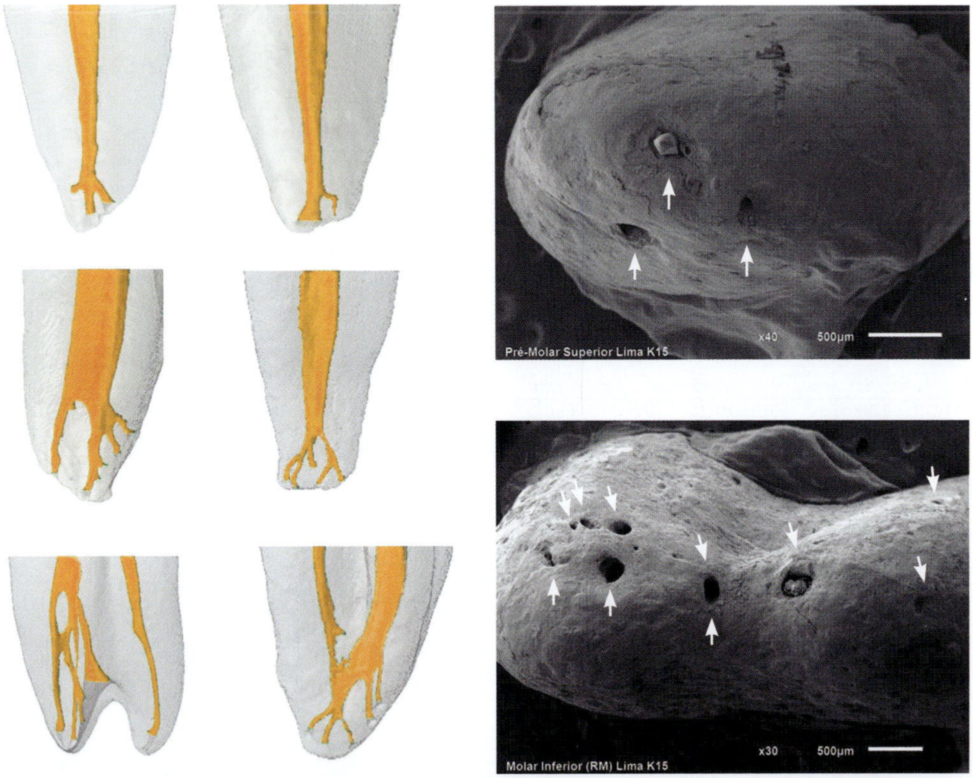

FIGURA 6 Modelos tridimensionais obtidos por meio de escaneamento em microtomografia de dentes humanos mostrando a variabilidade da anatomia apical com presença de diferentes tipos de canais acessórios e fotomicrografias de microscopia eletrônica de varredura que evidenciam o ápice radicular com múltiplos forames e foraminas.

Fonte: arquivo pessoal dos autores.

nos diferentes grupos dentais, considerando os trabalhos de De-Deus[85] e Vertucci,[36] estão dispostos nos **Quadros 3 e 4**.

Sabe-se que o insucesso no tratamento endodôntico pode ser atribuído à infecção intrarradicular persistente encontrada em canais não tratados, túbulos dentinários ou em irregularidades complexas do SCR, como os canais laterais, secundários e deltas apicais.[50,80-84] Assim, considerando que, em quase sua totalidade, os canais acessórios não são passíveis de instrumentação, é necessário o uso criterioso de soluções irrigantes que atuem no processo de desinfecção e solvência do material orgânico, como hipoclorito de sódio e de soluções quelantes para remoção da camada de *smear*, bem como o uso de técnicas contemporâneas, como a irrigação ultrassônica passiva e irrigação com pressão negativa, que têm sido relatadas como facilitadoras no alcance de áreas inacessíveis durante o preparo dos canais radiculares.[50,80-84]

Ápice radicular

O conceito clássico de anatomia radicular apical é baseado em três pontos anatômicos e histológicos: a constrição apical, a junção dentina-cemento e o forame apical.[84,86-90] A constrição apical é o ponto anatômico que, teoricamente, o canal radicular apresenta o menor diâmetro, que a maioria dos clínicos usa como referência para o limite do preparo biomecânico.[50,84,87,90-93]

QUADRO 3

Dentes	Raízes	Número de dentes	Canais com canais laterais	Posição dos canais laterais				Anastomose transversa entre canais		Posição de anastomose transversa			Posição do forame apical	
				Cervical	Médio	Apical	Furca		Cervical	Médio	Apical	Central	Lateral	Deltas apicais
Incisivo central	–	100	24	1	6	93	–	–	–	–	–	12	88	1
Incisivo lateral	–	100	26	1	8	91	–	–	–	–	–	22	78	3
Canino	–	100	30	0	10	90	–	–	–	–	–	14	86	3
Primeiro pré-molar	–	400	49,5	4,7	10,3	74	11	34,2	16,4	58	25,6	12	88	3,2
Segundo pré-molar	–	200	59,5	4	16,2	78,2	1,6	30,8	18,8	50	31,2	22,2	77,8	15,1
Primeiro molar	MV	100	51	10,7	13,1	58,2	*	52	10	75	15	24	76	8
	DV	100	36	10,1	12,3	59,6	18	0	0	0	0	19	81	2
	P	100	48	9,4	11,3	61,3	*	0	0	0	0	18	82	4
Segundo molar	MV	100	50	10,1	14,1	65,8	*	21	8	72	20	12	88	3
	DV	100	29	9,1	13,3	67,6	10	0	0	0	0	17	83	2
	P	100	42	8,7	11,2	70,1	8	0	0	0	0	19	81	4

Fonte: Vertucci, 1984.[36]

QUADRO 4

				Posição dos canais laterais					Posição de anastomose transversa				Posição do forame apical	
Dentes	Raízes	Número de dentes	Canais com canais laterais	Central	Médio	Apical	Furca	Anastomose transversa entre canais	Cervical	Médio	Apical	Central	Lateral	Deltas apicais
Incisivo central	–	100	20	3	12	85	–	–	–	–	–	25	75	5
Incisivo lateral	–	100	18	2	15	83	–	–	–	–	–	20	80	6
Canino	–	100	30	4	16	80	–	–	–	–	–	30	70	8
Primeiro pré-molar	–	400	44,3	4,3	16,1	78,9	0,7	32,1	20,6	52,9	26,5	15	85	5,7
Segundo pré-molar	–	400	48,3	3,2	16,4	80,1	0,3	30	0	66,7	33,3	16,1	83,9	3,4
Primeiro molar	Mesial	100	45	10,4	12,2	54,4	* 23	63	12	75	13	22	78	10
	Distal	100	30	8,7	10,4	57,9	*	55	10	72	18	20	80	14
Segundo molar	Mesial	100	49	10,1	13,1	65,8	* 11	31	10	77	13	19	81	6
	Distal	100	34	9,1	11,6	68,3	*	16	11	74	15	21	79	7

Fonte: arquivo pessoal dos autores.

A junção dentina-cemento é o ponto onde termina o tecido pulpar e começa o tecido periodontal. Sua localização varia consideravelmente, mas em geral, está localizada a aproximadamente 1 mm do forame apical e pode não coincidir com a constrição apical.[88-90,93] A partir da constrição apical, o canal se alarga à medida que aproxima-se do forame apical, que é definido como uma circunferência que separa o término do canal cementário da superfície externa da raiz[94] e, na maioria dos casos, não coincide com o ápice anatômico, localizando-se aquém deste de 0,5 a 1 mm, ou ainda, assumindo posição lateral ou seguindo a curvatura radicular.[86,89,90,93] Esses pontos anatômicos são importantes guias para determinação do limite apical para a instrumentação e obturação, que ainda é um assunto controverso.[50,86,93]

Um estudo detalhado revisou os diâmetros dos canais radiculares a 1 mm do forame apical de cada grupo dental que serão apresentados em cada grupo dental. Foi demonstrado que os canais, geralmente, se apresentam longos e ovais, evidenciado pela diferença entre os diâmetros vestibulolingual/palatino e mesiodistal. O diâmetro dos canais radiculares sugere a quantidade de remoção de dentina durante o preparo biomecânico. A correlação entre o diâmetro do canal e diâmetro do instrumento exige cuidados durante a instrumentação dos canais radiculares, visto que o preparo no maior diâmetro desses canais pode levar à ocorrência de perfurações laterais antes de completar a instrumentação requerida e no menor diâmetro pode ser insuficiente, impossibilitando a adequada limpeza dessa região.[50,89,92]

Istmos

O istmo constitui umas das ramificações comuns do canal radicular. Essa região anatômica é definida como uma extensão estreita entre um ou dois canais principais, e classificados em incompleto ou completo[64,95-100] **(Figura 7 e 8)**. Qualquer raiz com dois ou mais canais pode apresentar um istmo. Assim, deve-se suspeitar de presença de algum istmo sempre que canais múltiplos são encontrados na mesma raiz.[101]

O processo de limpeza e desinfecção dos istmos é um desafio clínico, visto que são áreas de difícil acesso tanto dos instrumentos como das soluções irrigantes e, dessa forma, favorece o acúmulo de tecido necró-

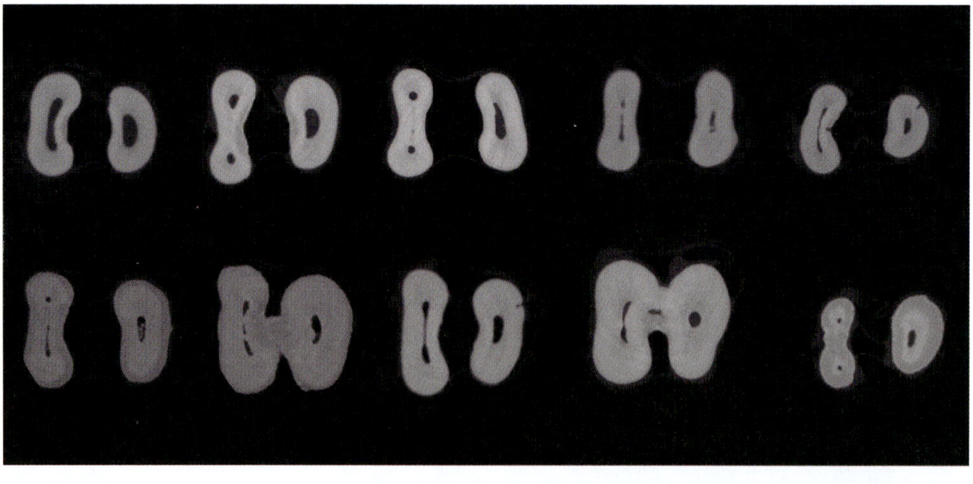

FIGURA 7 Modelos tridimensionais microtomográficos mostrando diferentes tipos de istmos em raízes mesiais de molares inferiores (à esquerda). Cortes axiais microtomográficos dos terços cervical, médio e apical mostrando os diferentes tipos de canais com istmos de acordo com o terço radicular (à direita).

Fonte: arquivo pessoal dos autores.

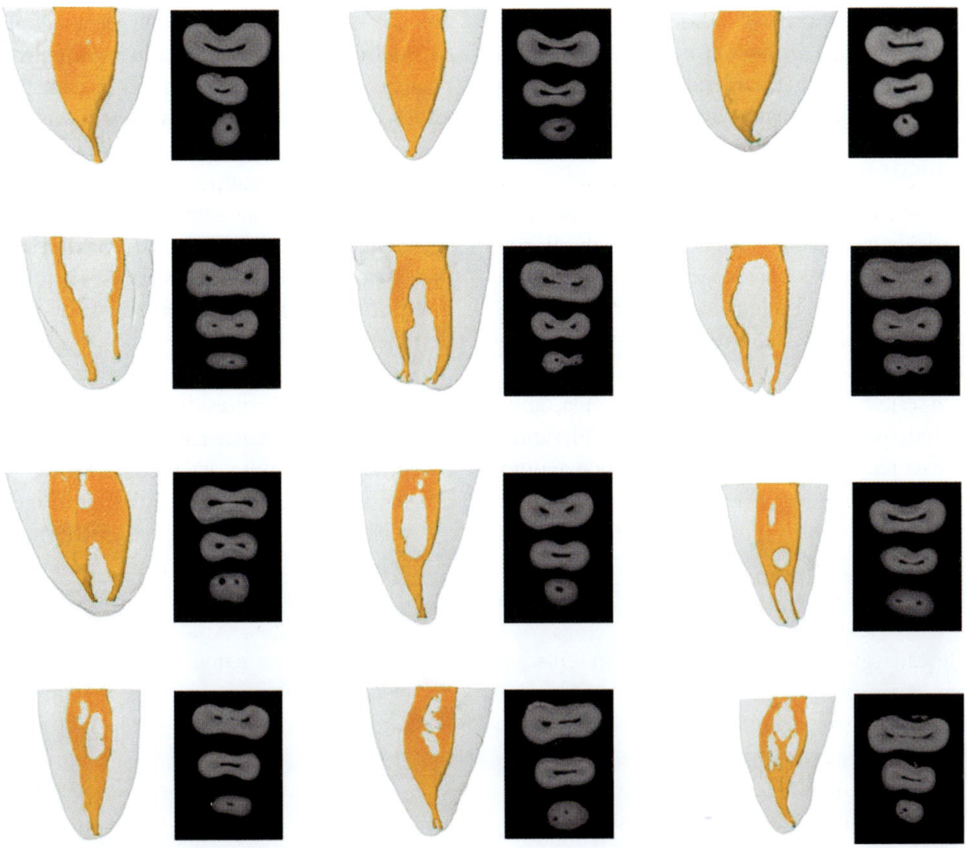

FIGURA 8 Reconstruções axiais de imagens de microtomografia computadorizada evidenciando os diferentes tipos morfológicos de istmos em molares inferiores humanos.

Fonte: arquivo pessoal dos autores.

tico, biofilme e debris contribuindo para um prognóstico desfavorável do tratamento.[102-105] Assim, o conhecimento da morfologia dos istmos é fundamental para melhorar as estratégias de limpeza e desinfecção dessas áreas. Atualmente, com a incorporação de recursos tecnológicos, como a microscopia e ultrassom, é possível identificar e tratar com pontas ultrafinas de maneira mais efetiva a maior parte dos istmos.[98,103-105]

Além disso, recursos de imagem como a TCFC têm sido reportada como ferramenta de auxílio no diagnóstico dessa variação anatômica.[100,106-108]. Pécora[108] avaliou a frequência de istmos radiculares em molares superiores e inferiores em amostras *ex vivo* e *in vivo*, utilizando estratégia dinâmica de navegação em imagens axiais de TCFC. A frequência do istmo encontrada foi alta nos dois modelos de estudo e a estratégia de leitura dinâmica em imagens axiais de TCFC utilizada mostrou ser precisa na detecção e localização destes istmos.

Estrela *et al.*[109] determinaram a frequência de istmo radicular em todos os grupos dentais. Utilizando também a estratégia de navegação em imagens axiais de TCFC, em uma amostra de 1.400 dentes, encontraram as maiores frequências de istmo radicular em dentes permanentes humanos em primeiros molares inferiores (87,9%).

Vale ressaltar que a identificação e o tratamento dos istmos são essenciais também nos procedimentos cirúrgicos, sendo que todos os istmos devem ser encontrados e preenchidos durante a cirurgia paraendodôntica, a fim de alcançar o sucesso do tratamento.

Sulcos radiculares

Os sulcos ou depressões radiculares são relatados como defeitos morfológicos de desenvolvimento encontrados sobre a superfície da raiz dental que podem apresentar uma grande variação na sua extensão e profundidade,[52,110-112] sendo que a espessura de dentina correspondente ao sulco é variável e apresenta redução conforme a profundidade do sulco aumenta.[113] Essa característica requer atenção durante o preparo biomecânico, visto que a instrumentação com movimentos rotatórios puros pode aumentar as possibilidades de perfuração,[114] assim como a remoção excessiva da estrutura dentinária poderia enfraquecer a raiz e aumentar a suscetibilidade à fratura **(Figura 9)**.[115-116]

Deve-se levar em consideração que a presença do sulco radicular pode favorecer a retenção e acúmulo de bactérias, que podem levar ao desenvolvimento de doença periodontal e endodôntica.[111,117] Os sulcos radiculares em dentes anteriores **(Figura 10)** geralmente iniciam na porção coronária, o que contribui para o diagnóstico clí-

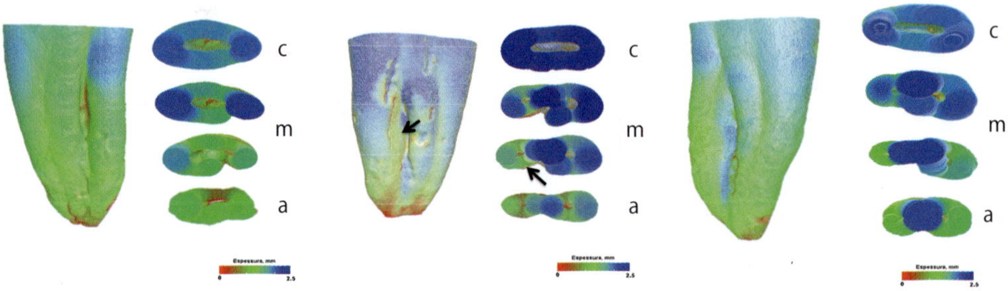

FIGURA 9 Modelos tridimensionais obtidos por meio de escaneamento em microtomografia computadorizada de dentes humanos evidenciando os diferentes tipos de istmo – completo e incompleto – ao longo do canal radicular.

c: terço cervical; **m:** terço médio; **a:** terço apical.
Fonte: arquivo pessoal dos autores.

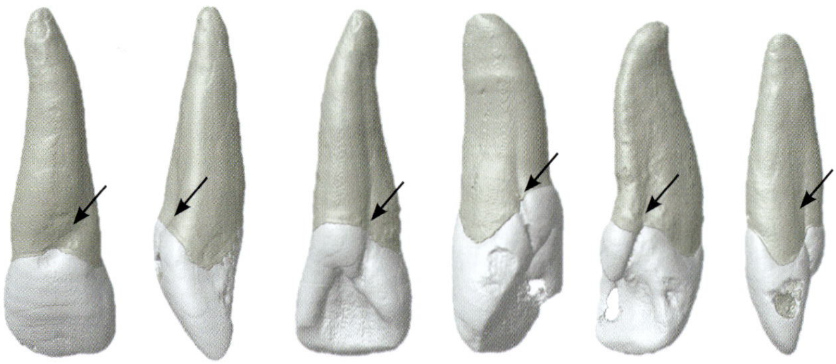

FIGURA 10 Modelos tridimensionais obtidos por meio de escaneamento em microtomografia computadorizada de dentes anteriores superiores humanos evidenciando a localização dos sulcos radiculares. As setas indicam a presença dos sulcos nas faces vestibular, mesial e distal.

Fonte: arquivo pessoal dos autores.

nico.[52,110-112] Já nos dentes posteriores, a presença de sulcos radiculares é comumente associada à presença de variações anatômicas e canais adicionais[110,112] e relevantes para ocorrência do canal em forma de "C" (**Figuras 9, 11, 12 e 13**).

É importante notar que a as paredes onde estão localizados os sulcos radiculares são as áreas de dentina com menor espessura, sendo que um desgaste excessivo da estrutura radicular nesta região pode levar ao risco de perfurações durante a limpeza e modelagem do SCR ou de enfraquecimento da raiz, aumentando sua susceptibilidade à fratura.[52,110,111]

Sistemas de canais radiculares em C

A principal causa das raízes e canais em forma de "C" é a não fusão da bainha epitelial de Hertwig na superfície vestibular ou lingual da raiz. O canal radicular em forma de "C" recebe esse nome devido à morfologia externa

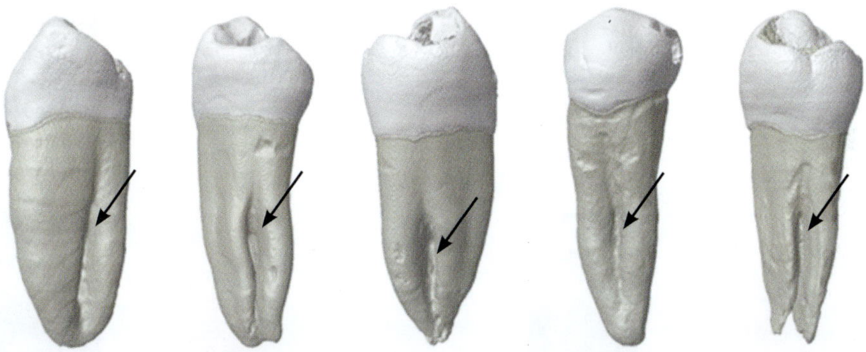

FIGURA 11 Modelos tridimensionais obtidos por meio de escaneamento em microtomografia computadorizada de dentes pré-molares inferiores humanos evidenciando a localização dos sulcos radiculares. As setas indicam a presença dos sulcos nas faces vestibular, mesial e distal.

Fonte: arquivo pessoal dos autores.

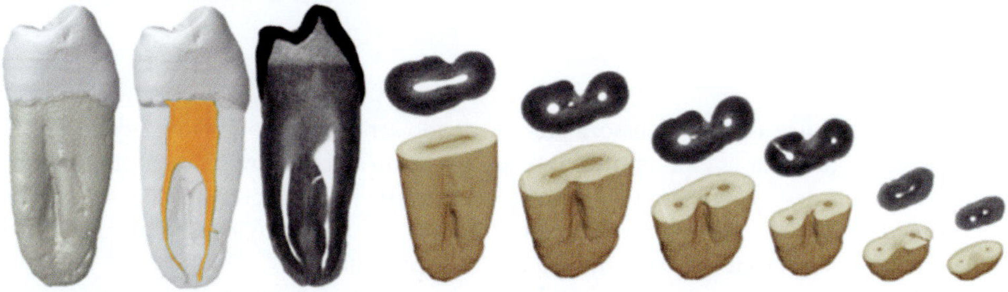

FIGURA 12 Modelos tridimensionais obtidos por meio de escaneamento em microtomografia computadorizada de pré-molar inferior com presença de sulco radicular, evidenciando a influência desses sulcos na anatomia interna, em que pode se observar que a profundidade do sulco é maior na seção transversal correspondente à metade da extensão total do sulco e que a espessura da dentina nas faces interna e externa das raízes na região dos sulcos radiculares decresce no sentido coroa-ápice em primeiros e segundos pré-molares inferiores.

Fonte: arquivo pessoal dos autores.

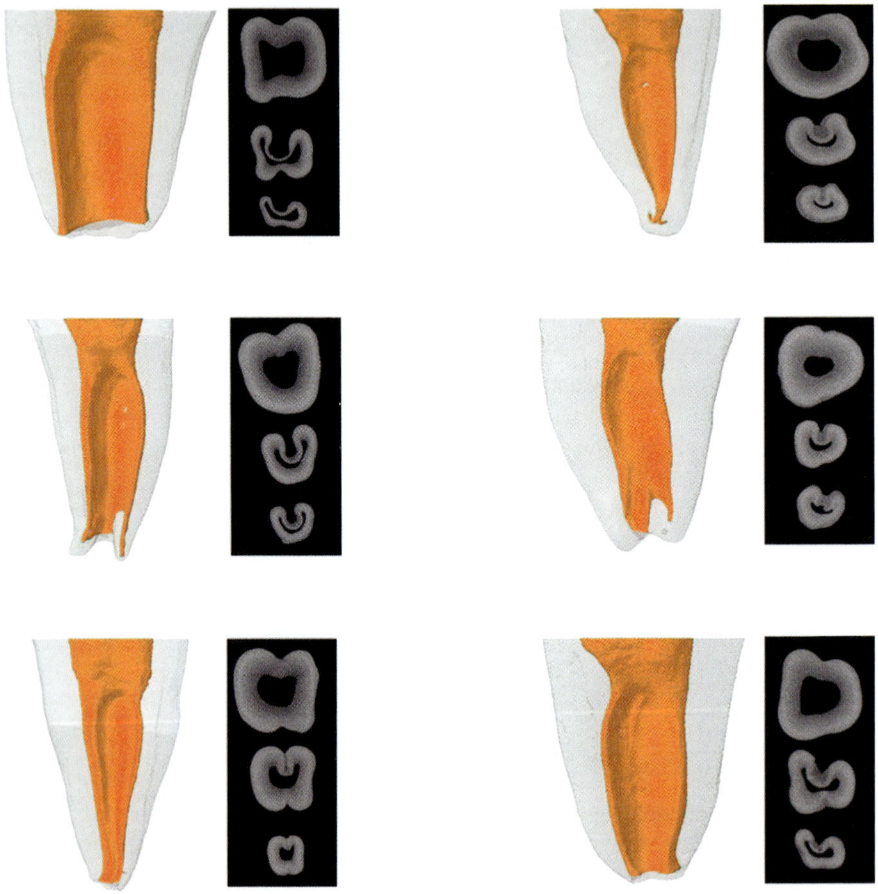

FIGURA 13 Modelos tridimensionais microtomográficos mostrando a anatomia externa e interna de molar inferior com raiz e canal em forma de C (à esquerda). Cortes microtomográficos axiais dos terços cervical, médio e apical mostrando as diferentes configurações de canais em forma de C de acordo com o terço radicular (à direita).

Fonte: arquivo pessoal dos autores.

de suas raízes **(Figura 12)**. Além disso, a presença de sulcos radiculares está intimamente associada com o desenvolvimento de canais em forma de "C".[50,94,118-125] A configuração do canal em "C" pode variar em profundidade de acordo com os terços radiculares, sendo comumente descrito com câmara pulpar única, com canal em forma de fita (em torno de 180º) no sentido mesiodistal e concavidade geralmente voltada para a superfície vestibular.[50,94,118-125] Entretanto, os canais radiculares em forma de "C" com faixa única de cervical a apical são mais exceções do que regra, podendo ser observado uma variedade de SCR associado ao canal em "C" quando caminha-se em direção ao terço apical, variando em forma e número ao longo da raiz.[50,94,118-125] **(Figura 14)**

Essa variação morfológica está presente, principalmente, em pré-molares e molares inferiores, em especial nos segundos molares inferiores. O tratamento endodôntico desses dentes requer cuidados e estratégias específicas para adequado diagnóstico, preparo biomecânico e obturação. Dessa forma, as imagens de alta resolução geradas pelas to-

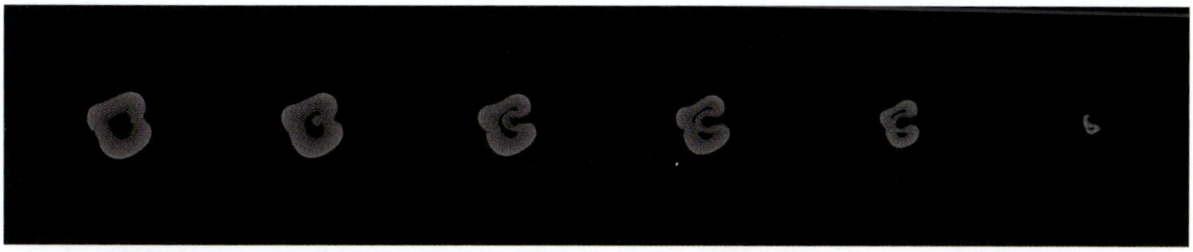

FIGURA 14 Modelos tridimensionais microtomográficos evidenciando a variação da morfologia do canal em C em molares inferiores humanos ao longo dos terços cervical, médio e apical.

Fonte: arquivo pessoal dos autores.

mografias computadorizadas podem ser de grande valia durante o processo de diagnóstico e planejamento clínico dessa variação. É interessante a utilização de sistemas de irrigação ativos e instrumentos que permitam movimentos de lateralidade, possibilitando a limpeza mais efetiva dos istmos. Lembrando que, devido às paredes delgadas, há maior risco de perfuração durante a instrumentação. Somada a isso, a escolha do protocolo de obturação também é importante, sendo interessante o uso de alguma técnica termoplástica para preenchimento tridimensional.[50,94,118-125]

Curvaturas

A maioria dos canais radiculares são curvos em sua porção apical, e esse achado anatômico pode não ser identificado na radiografia convencional.[126-128] Assim, o acesso do instrumento à zona crítica apical pode ser desafiador, exigindo atenção para evitar acidentes operatórios, como desgastes excessivos, perfurações, degraus, desvios apicais, além da possibilidade de fratura dos instrumentos, devido às tensões proporcionadas pelas curvaturas.[54,126-131]

Em 1971, Schneider foi o primeiro que utilizou medidas para a determinação da curvatura do canal radicular utilizando radiografias de diagnóstico. Esse método propõe a mensuração do ângulo de curvatura a partir de duas linhas traçadas na parte reta do canal, sendo os canais classificados segundo os valores obtidos como: retos (5° ou menos), com curvatura moderada (10° a 20°) ou severa (25° a 70°).

A frequência de canais curvos pelo método do raio de curvatura nos terços apical e cervical de molares humanos em imagens de tomografia computadorizada foi recentemente determinada. A avaliação de imagens de TCFC permitiu avaliar o raio de curvatura e classificá-lo em escores: 0 - região reta; 1 - maior raio ($r > 8$ mm) - curvatura suave; 2 - raio intermediário ($r > 4$ e $r < 8$ mm) - curvatura moderada; 3 – raio pequeno ($r \leq 4$ mm) - curvatura severa. A partir da avaliação dinâmica dos terços radiculares (cervical, médio e apical) nas diferentes reconstruções sagitais, axiais e coronais, a frequência de canais curvos em molares superiores e inferiores foi detectada em 92,75% no terço apical, e 73,25% no terço cervical vistos nas reconstruções coronais e axiais; e quando avaliados nas reconstruções sagitais, 89,75% apresentaram canais curvos no terço apical e 77% no terço cervical.[129]

A presença de canais radiculares com maior raio e, consequentemente, menor curvatura mostrou uma diferença significativa em comparação com outras categorias, indiferentemente do terço radicular ou reconstrução avaliada. Desse modo, é importante notar durante a instrumentação que a maioria dos canais radiculares de molares superiores e inferiores apresenta algum grau de curvatura, indiferente às reconstruções axiais, sagitais ou coronais.[127,129,131]

Ainda em relação aos desafios anatômicos, vale ressaltar que, apesar das vantagens proporcionadas pelos instrumentos de níquel-titânio em dentes com curvatura radicular acentuada, a probabilidade de erros nas etapas de limpeza e modelagem ainda é considerável, quando comparada a canais retos.[54,132] Além disso, o alcance da solução irrigadora é uma limitação nos canais curvos.[133,134]

Ao considerar o preparo biomecânico de canais retos, o preparo de canais com curvatura severa permanece um desafio,[135,136] visto que a curvatura pode favorecer a ocorrência de iatrogenias, tais como, a formação de degraus, impactação de raspas de dentina, zips, perfuração do canal e fratura do instrumento.[136] Além disso, a ação mecânica dos instrumentos na porção cervical do canal radicular com curvatura pode resultar em maior carga de forças e, frequentemente, maior transporte do canal, quando comparado aos canais retos.[137]

Morfologia do canal radicular por grupo dental

Além das características gerais da anatomia dental relevantes para o tratamento endodôntico, é importante que cada dente seja examinado de forma individualizada. A seguir, estão descritas as características gerais de cada grupo dental, bem como suas variações, visto que cada dente, além das características anatômicas próprias do grupo dental, pode ter algumas variações atípicas. O reconhecimento dessa variação, quando ocorrida, é o primeiro e mais importante passo para realizar um tratamento bem-sucedido.

Cabe salientar que a literatura apresenta divergências quanto aos dados referentes à frequência de variações da anatomia interna dos dentes permanentes. Essas diferenças encontradas nos diversos estudos de morfologia do SCR refletem não só as diferentes metodologias utilizadas, mas também os diferentes gêneros e grupos étnicos avaliados e a definição dos parâmetros de mensuração dos pontos anatômicos. Assim, os dados que serão apresentados neste capítulo devem ser considerados nesse contexto.

Incisivo central superior

A anatomia externa e interna, assim como as medidas do comprimento médio do dente e altura da coroa, número de raízes e canais, porcentagem de canais acessórios e diâmetro do canal do incisivo central superior estão dispostos nas **Figuras 15 e 16** e na **Tabela 1**.

De maneira geral, o incisivo central superior apresenta raiz única com pouco ou nenhum grau de curvatura e, como reflexo da anatomia externa, apresenta um único canal levemente achatado no sentido mesiodistal, que torna-se mais arredondado à medida que se aproxima do forame apical. A câmara pulpar é mais larga no sentido mesiodistal e estreita no sentido vestibulopalatino e os eixos da coroa e da raiz não coincidem, exigindo cuidado durante o acesso coronário, a fim de evitar ocorrência de perfuração, especialmente na face vestibular. A forma de contorno externo do acesso à câmara pulpar é de um triângulo com base voltada para incisal. Destaca-se que o ombro palatino está, geralmente, presente e deve ser removido durante a cirurgia de acesso para permitir o acesso sem interferências em toda a extensão do canal radicular durante o preparo biomecânico[50,94,138-145] **(Figura 17)**

Essa observação torna-se ainda mais crítica para localização e preparo do segundo e/ou terceiro canais, os quais estão presentes em raros casos (0,6% a 1,5%). Canais laterais são encontrados em torno de 25% dos dentes, e deltas apicais, em 1%. O forame apical encontra-se lateralmente na raiz, na maioria dos casos **(Figura 18)**, sendo o diâmetro médio (em mm) do canal a 1 mm do forame apical de 0,34 no sentido vestibulolingual e de 0,30 no sentido mesiodistal.

Apesar da presença de mais de um canal ser rara, existem relatos de até quatro canais neste grupo dental. Sulcos radiculares são relatados, principalmente na região vestibular e lingual.

Incisivo lateral superior

A anatomia externa e interna, assim como as medidas do comprimento médio do dente e altura da coroa, número de raízes e canais, porcentagem de canais acessórios e diâme-

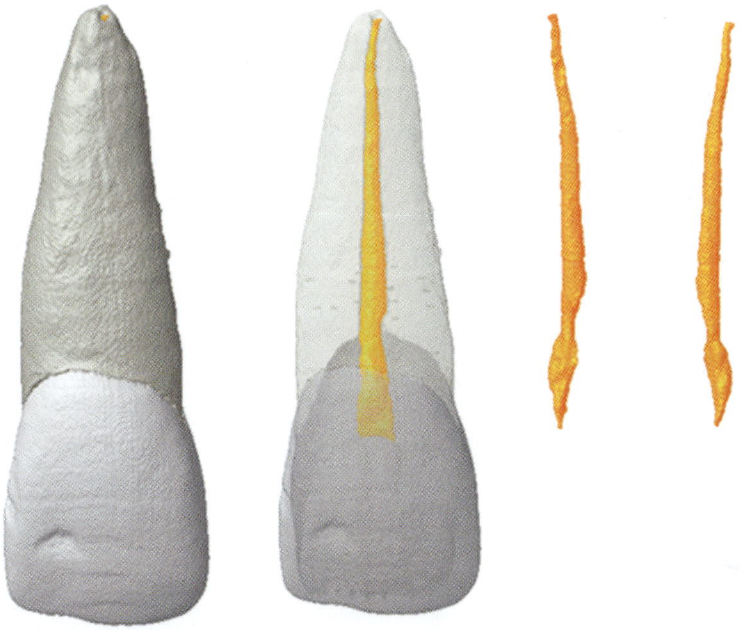

FIGURA 15 Incisivo central superior. Modelos tridimensionais microtomográficos mostrando a anatomia externa e interna.

Fonte: arquivo pessoal dos autores.

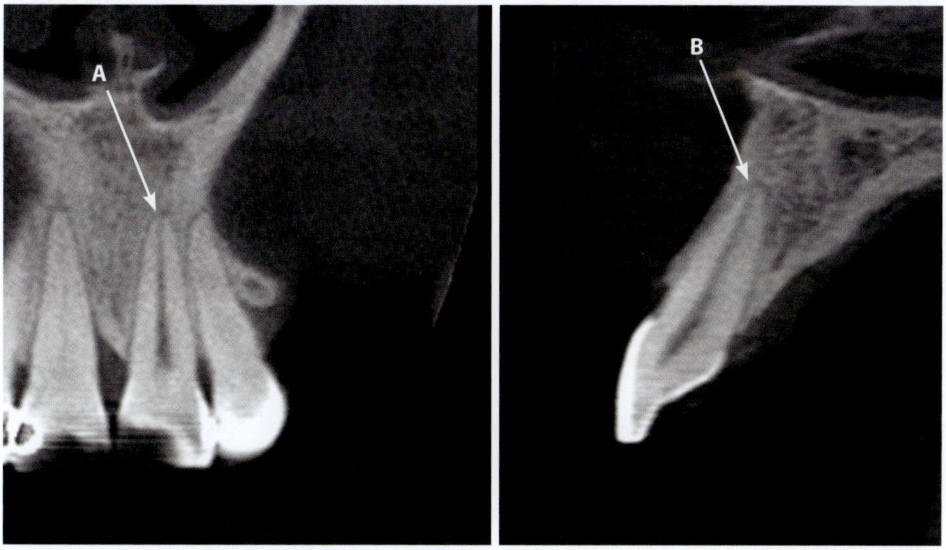

FIGURA 16 Imagens tomográficas dos incisivos centrais superiores evidenciando pontos anatômicos do forame apical (A) e do ápice radicular (B).

Fonte: arquivo pessoal dos autores.

TABELA 1 Medidas (em mm) do comprimento médio do dente e da altura da coroa em sua face vestibular. Apresentação do número de raízes e canais, bem como do percentual de canais acessórios e do diâmetro do canal radicular a 1 mm do forame apical.

Parâmetros	Incisivo superior	Incisivo lateral superior	Incisivo central inferior	
Comprimento médio (mm)	22,6	22,1	21,0	
Altura da coroa	10,9	10,2	8,9	
Número de raízes	1	1	1	
Número de canais	1 a 4	1 a 2	1 a 2	
Diâmetro do canal	VP: 0,34 MD: 0,30	VP: 0,45 MD: 0,33	VL: 0,37 MD: 0,25	
Canais acessórios (%)	25	4 a 26	2 a 20	
Parâmetros	Incisivo lateral inferior	Canino superior	Canino inferior	Primeiro pré-molar superior
Comprimento médio (mm)	22,3	27,2	25	21,4
Altura da coroa	9,7	10,5	11,00	8,0
Número de raízes	1	1	1 a 2	1 a 3
Número de canais	1 a 2	1 a 2	1 a 3	1 a 3
Diâmetro do canal	VL: 0,37 MD: 0,25	VP: 0,31 MD: 0,29	VL: 0,47 MD: 0,36	*Canal único* VP: 0,37 MD: 0,26 *Canal vestibular* VP: 0,30 MD: 0,23 *Canal palatino* VP: 0,23 MD: 0,17
Canais acessórios (%)	2 a 20	3 a 30	2 a 30	20 a 50
Parâmetros	Segundo pré-molar superior	Primeiro pré-molar inferior	Segundo pré-molar inferior	
Comprimento médio (mm)	21,8	21,6	22,1	
Altura da coroa	7,3	8,6	8,1	

(Continua)

TABELA 1 Medidas (em mm) do comprimento médio do dente e da altura da coroa em sua face vestibular. Apresentação do número de raízes e canais, bem como do percentual de canais acessórios e do diâmetro do canal radicular a 1 mm do forame apical. *(Continuação)*

Parâmetros	Segundo pré-molar superior	Primeiro pré-molar inferior	Segundo pré-molar inferior	
Número de raízes	1 a 3	1 a 3	1 a 3	
Número de canais	1 a 3	1 a 3 por raiz	1 a 4 por raiz	
Diâmetro do canal	*Canal único* VP: 0,37 MD: 0,26 *Canal vestibular* VP: 0,30 MD: 0,23 *Canal palatino* VP: 0,23 MD: 0,17	*Canal único* VL: 0,35 MD: 0,28 *Canal vestibular* VL: 0,20 MD: 0,23 *Canal lingual* VL: 0,13 MD: 0,18	*Canal único* VL:0,35 MD: 0,28 *Canal vestibular* VL: 0,20 MD: 0,23 *Canal lingual* VL: 0,13 MD: 0,18	
Canais acessórios (%)	17 a 60	21,7 a 44,3	14,8 a 48,3	
Parâmetros	Primeiro molar superior	Segundo molar superior	Primeiro molar inferior	Segundo molar inferior
Comprimento médio (mm)	21,5	21,0	21,0	21,7
Altura da coroa	7,2	7,55	7,9	7,85
Número de raízes	3 (fusionadas ou individuais)	3 a 4 (fusionadas ou individuais)	2 a 3 (fusionadas ou individuais)	2 a 2 (fusionadas ou individuais)
Número de canais	1 a 3 por raiz	1 a 4 por raiz	1 a 4 por raiz	1 a 3 por raiz
Diâmetro do canal	*Canal único* VP: 0,43 MD: 0,22 *Canal mesiovestibular* VP: 0,19 MD: 0,13 *Canal mesiopalatino* VP: 0,19 MD: 0,16 *Canal distal* VP: 0,22 MD: 0,17 *Canal palatino* VP: 0,29 MD: 0,33	*Canal único* VP: 0,43 MD: 0,22 *Canal mesiovestibular* VP: 0,19 MD: 0,13 *Canal mesiopalatino* VP: 0,19 MD: 0,16 *Canal distal* VP: 0,22 MD: 0,17 *Canal palatino* VP: 0,29 MD: 0,33	*Canal único* VL: 0,45 MD: 0,22 *Canal mesiovestibular* VL: 0,40 MD: 0,22 *Canal mesiolingual* VL: 0,38 MD: 0,28 *Canal distal* VL: 0,46 MD: 0,35	*Canal único* VL: 0,45 MD: 0,21 *Canal mesiolingual* VL: 0,38 MD: 0,28 *Canal distal* VL: 0,46 MD: 0,35
Canais acessórios (%)	Raiz MV: 51 DV: 36 P: 48	Raiz MV: 50 DV: 29 P: 42	19,4 a 45	17,5 a 49

Fonte: Vertucci, 1984; Vertucci, 2005; De Deus, 1975 e Wu, 2000.[6,36,85,161]

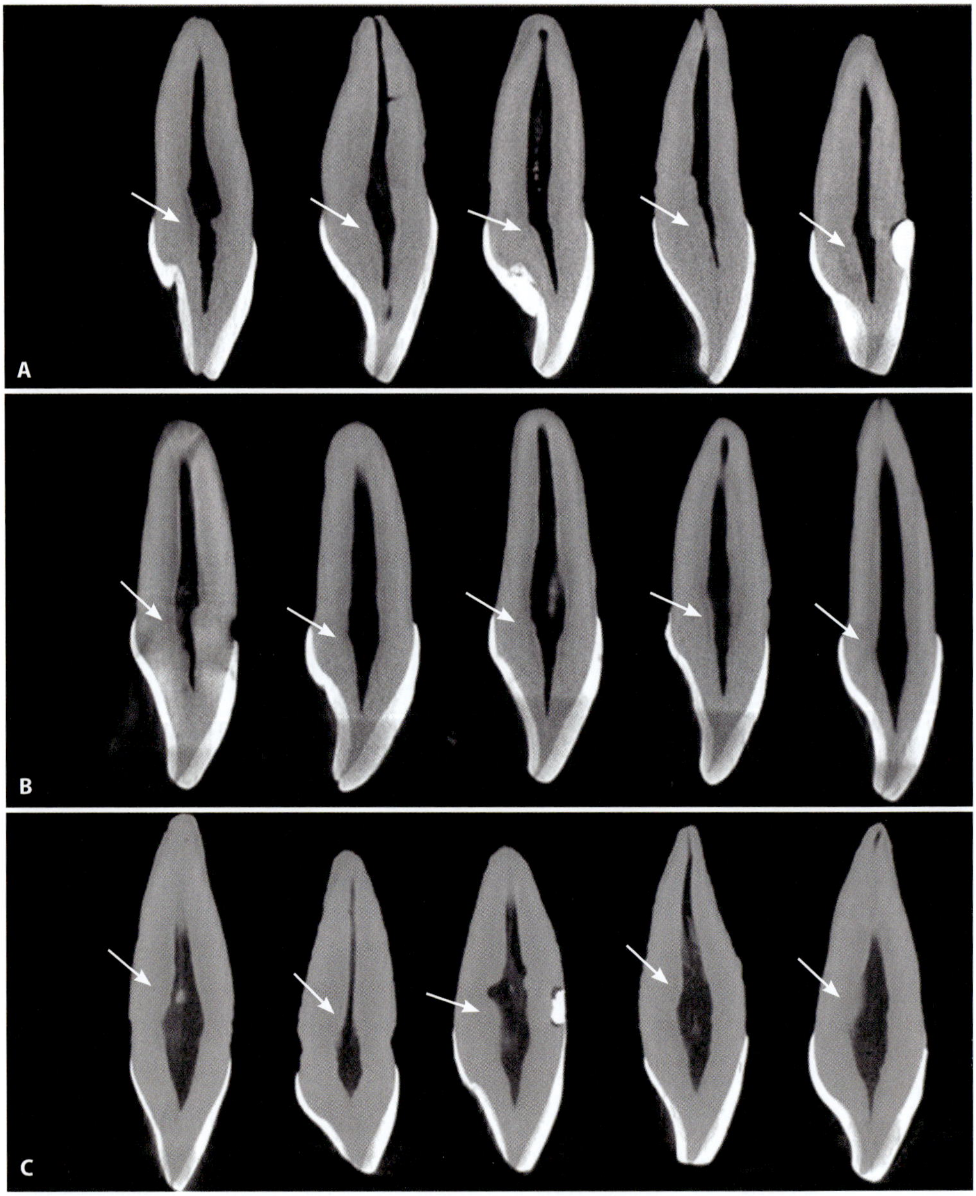

FIGURA 17 Cortes longitudinais evidenciando a localização do ombro palatino (*setas brancas*) em incisivos centrais superiores (A), incisivos laterais superiores (B) e caninos superiores (C).

Fonte: arquivo pessoal dos autores.

tro do canal do incisivo lateral superior estão dispostos nas **Figuras 19 e 20** e na **Tabela 1**.

O incisivo lateral superior apresenta forma da raiz e cavidade pulpar semelhante ao incisivo central, porém com dimensões menores. Entretanto, uma característica comumente frequente neste grupo dental é a presença de curvatura radicular apical voltada para distal e palatina. Essa curvatura geralmente é abrupta, o que torna desafiador o acesso dos instru-

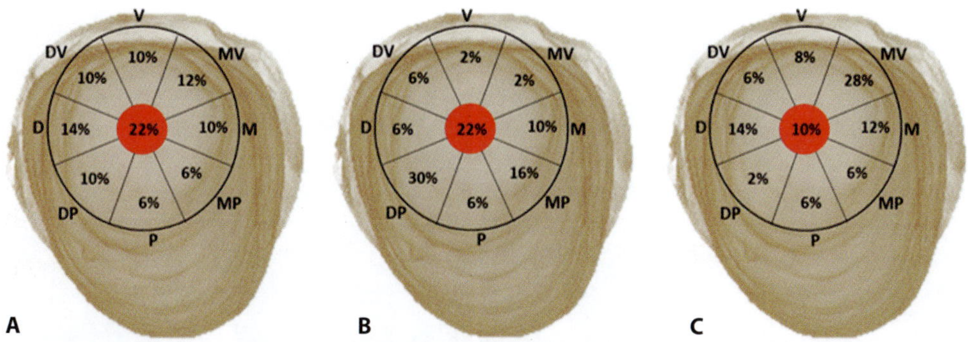

FIGURA 18 Orientação da direção do forame apical em incisivos centrais superiores (A), incisivos laterais superiores (B) e caninos superiores (C). O círculo *vermelho* representa a região central do ápice radicular.
V: vestibular, **MV:** mesiovestibular; **M:** mesial; **MP:** mesiopalatino; **P:** palatino; **DP:** distopalatino; **D:** distal; **DV:** distovestibular.
Fonte: arquivo pessoal dos autores.

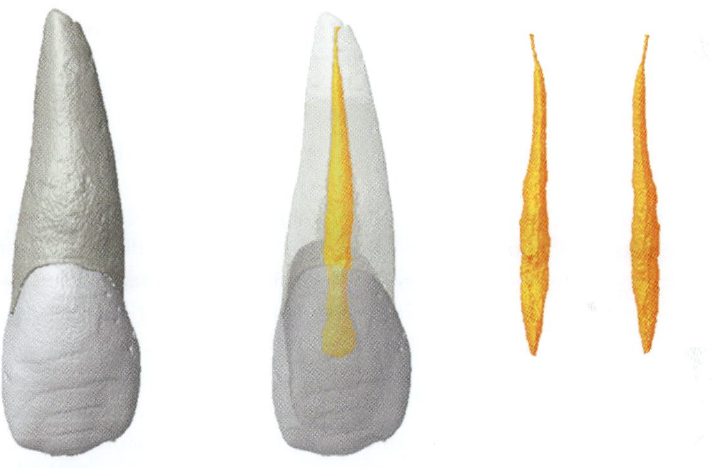

FIGURA 19 Incisivo lateral superior. Modelos tridimensionais microtomográficos mostrando a anatomia externa e interna.

Fonte: arquivo pessoal dos autores.

mentos a essa zona crítica apical e pode resultar em acidentes operatórios, como desgastes excessivos, perfurações, degraus, desvios apicais, além da possibilidade da fratura de instrumentos. O ombro palatino geralmente está presente e deve ser removido para permitir adequado acesso e preparo biomecânico dos canais. [50,94,138-145] **(Figura 17)** Na maioria dos casos, o incisivo lateral superior apresenta apenas uma raiz e um canal, porém uma ou duas raízes com dois, três ou quatro canais já foram relatados. Além disso, por estar localizado em uma área de grande risco embriológico, este grupo dental pode apresentar, com frequência, anomalias, tais como: fusão, geminação, cúspide Talon e radicular grooves sendo ainda o grupo dental mais acometido por *dens invaginatus* (*dens in dente*), os quais são associados a SCR complexos.[25,146-152] O radicular *groove*, ou sulco radicular, é uma anomalia morfológica encontrada nas raízes dos dentes anterossuperiores **(Figura 10)**, e tem sido relatada como um fator predisponente à doença periodontal. Sulcos radiculares podem ser

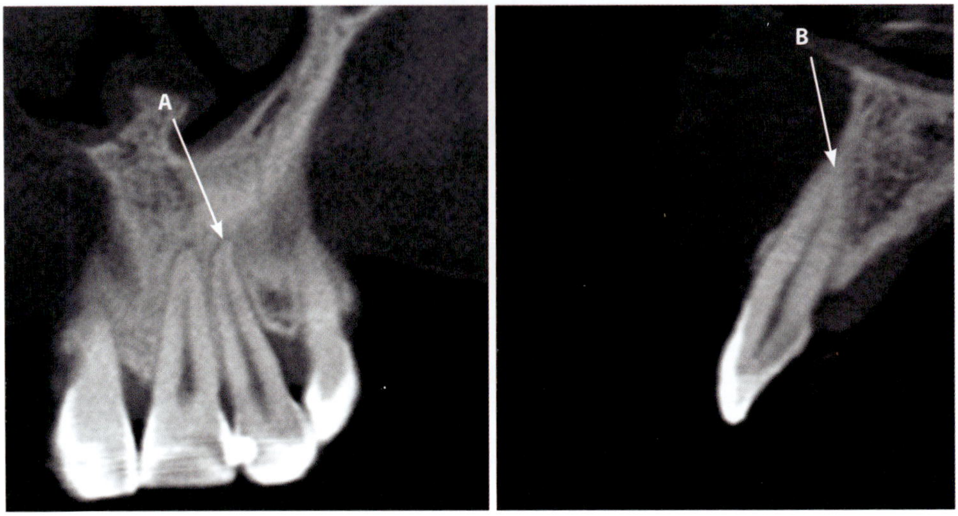

FIGURA 20 Imagens tomográficas dos incisivos laterais superiores evidenciando pontos anatômicos da (A) curvatura do forame apical e (B) ápice radicular.

Fonte: arquivo pessoal dos autores.

observados, principalmente, na superfície lingual.[52,110-112,117,153]

O forame apical encontra-se lateralmente na raiz, na maioria dos casos (Figura 18), sendo o diâmetro médio (em mm) do canal a 1 mm do forame apical de 0,45 no sentido vestibulolingual e de 0,33 no sentido mesiodistal.

Incisivos central e lateral inferiores

A anatomia externa e interna, assim como as medidas do comprimento médio do dente e altura da coroa, número de raízes e canais, porcentagem de canais acessórios e diâmetro do canal dos incisivos inferiores estão dispostos nas **Figuras 21 a 24** e na **Tabela 1**.

Os incisivos inferiores são os menores dentes permanentes da arcada humana. Devido ao seu pequeno tamanho e cavidade pulpar estreita no sentido mesiodistal, podem ser cavidades difíceis de acessar e preparar.[26,84,154-160] Normalmente, apresentam raiz única e achatada no sentido mesiodistal. A severidade desse achatamento pode resultar em uma perceptível concavidade que percorre o longo eixo da raiz, que pode dividir o canal principal em uma porção vestibular e outra lingual ou em dois canais distintos e separados. A prevalência de dois canais nos incisivos inferiores tem sido reportada de 11,5% a 50%, podendo apresentar diferentes configurações anatômicas (Figura 25). Esse segundo canal lingual, frequentemente, está localizado abaixo do ombro lingual e representa um desafio ao acesso endodôntico e a localização e limpeza do SCR de incisivos inferiores (Figura 26).

Dessa forma, a remoção do ombro lingual deve ser realizada de maneira criteriosa durante a cirurgia para permitir melhor acesso e debridamento do segundo canal lingual, favorecendo o sucesso do tratamento endodôntico. A forma de contorno do acesso à câmara pulpar é triangular, com base voltada para incisal. Os canais laterais são observados em 2% a 20% dos casos.[50,85,161] A posição do forame encontra-se, em sua maioria, lateralmente na raiz, sendo o diâmetro médio (em mm) do canal a 1 mm do forame apical de 0,37 no sentido vestibulolingual e de 0,25 no sentido mesiodistal. Ainda que esse grupo dental apresente apenas um canal, este apresenta-se bastante achatado no sentido mesiodistal, sendo igualmente importante a

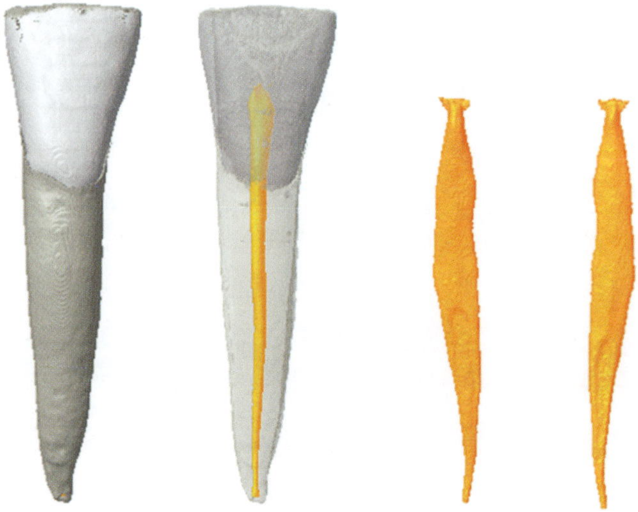

FIGURA 21 Incisivo central inferior. Modelos tridimensionais microtomográficos mostrando a anatomia externa e interna.

Fonte: arquivo pessoal dos autores.

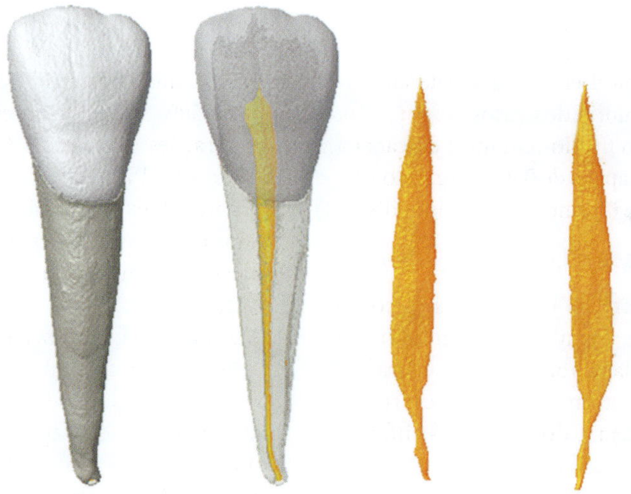

FIGURA 22 Incisivo lateral inferior. Modelos tridimensionais microtomográficos mostrando a anatomia externa e interna.

Fonte: arquivo pessoal dos autores.

remoção do ombro lingual para permitir que o instrumento toque, de forma mais efetiva, nas paredes do canal radicular.[84,155,160] Canais achatados representam, também, um desafio para atingir limpeza adequada, uma vez que as áreas polares resultantes do achatamento dificultam a ação dos instrumentos, resultando em paredes não preparadas. É importante notar a diferença entre o diâmetro vestibulolingual e mesiodistal do canal radicular a 1 mm do forame apical, uma vez que essa informação sugere a quantidade de instrumentação necessária nessa região. Porém, a diferença entre o diâmetro maior e o

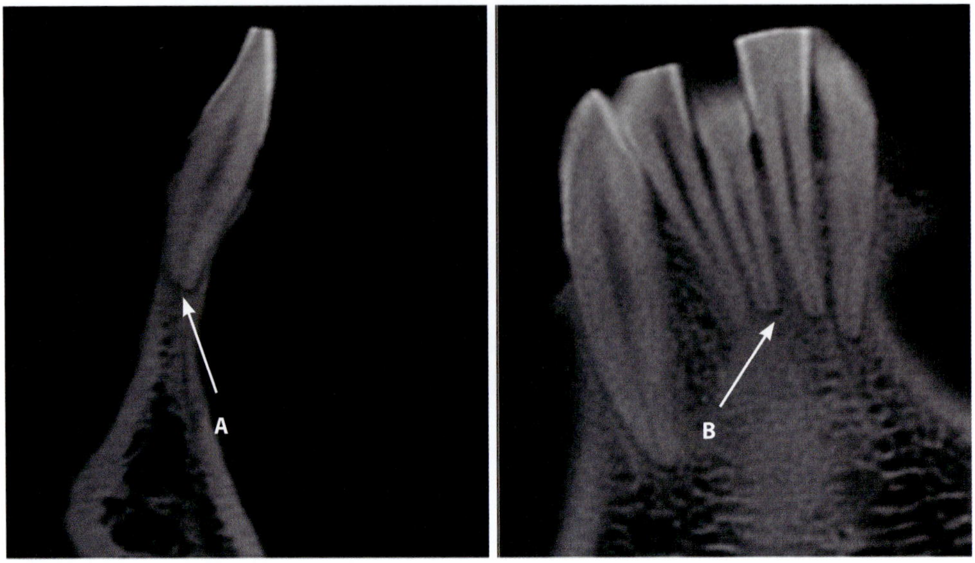

FIGURA 23 Imagens tomográficas dos incisivos centrais inferiores evidenciando pontos anatômicos do (A) forame apical e (B) ápice radicular.

Fonte: arquivo pessoal dos autores.

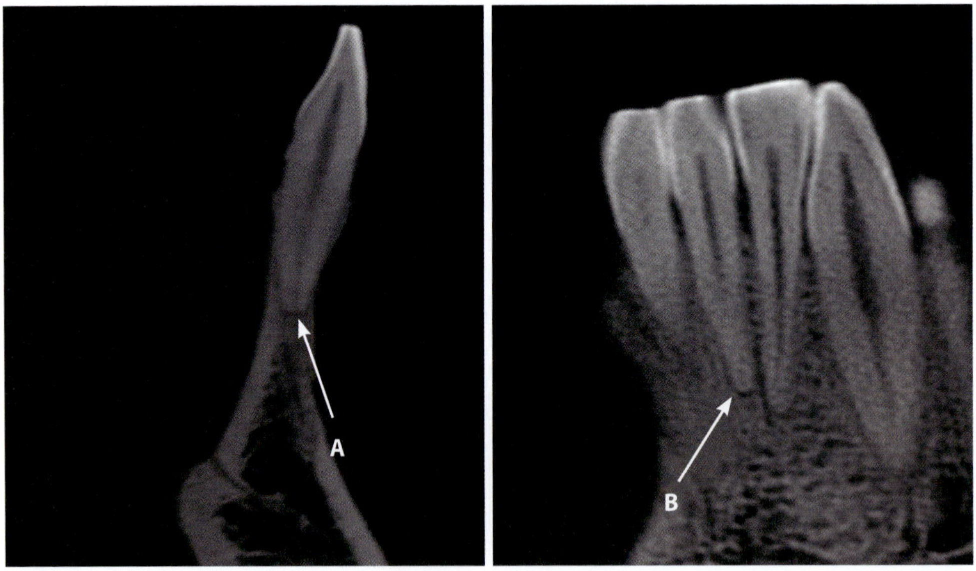

FIGURA 24 Imagens tomográficas dos incisivos laterais inferiores evidenciando pontos anatômicos do (A) forame apical e (B) ápice radicular.

Fonte: arquivo pessoal dos autores.

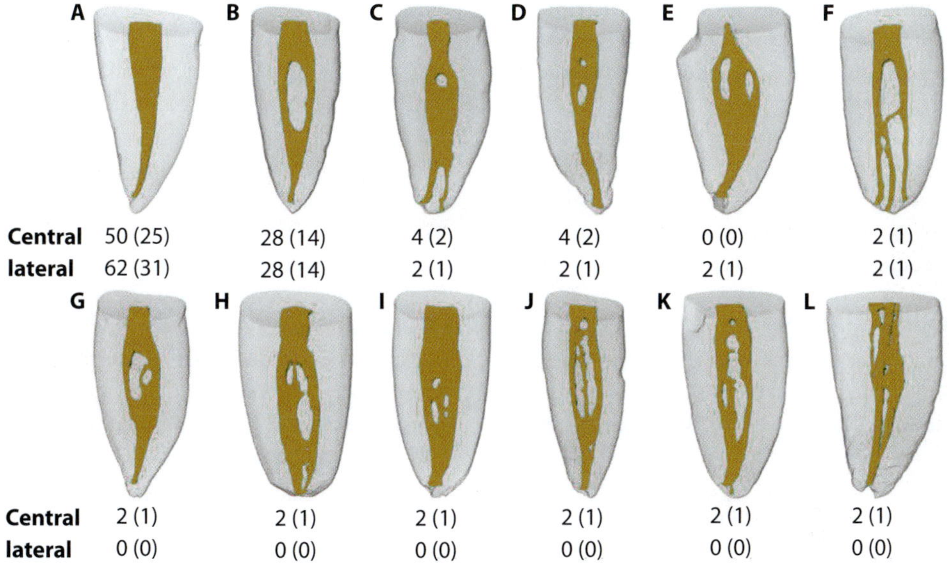

FIGURA 25 Modelos tridimensionais microtomográficos mostrando as variações anatômicas presentes nos incisivos centrais e lateriais inferiores, variando de um a três canais com presença de istmos. (A) Tipo I de Vertucci. (B) Tipo III de Vertucci (1-2-1). (C) Tipo VII de Vertucci (1-2-1-2). (D) Variação do tipo VII de Vertucci (1-2-1-2-1). Novas definições de morfologias dos canais radiculares de incisivos inferiores são mostradas em: (E) configuração 1-2-3-1; (F) configuração 1-2-3-2-3; (G) configuração 1-2-3-2-1; (H) configuração 1-3-2-1-21-2-1; (I) configuração 1-2-1-2-3-2-1-22-1; (J) configuração 1-2-1-2-3-2-3-2-1; (K) configuração 1-2-1-2-3-2-1-2-1-2-1; (L) configuração 1-2-3-2-3-2-3-2-1-2-1.

Fonte: arquivo pessoal dos autores.

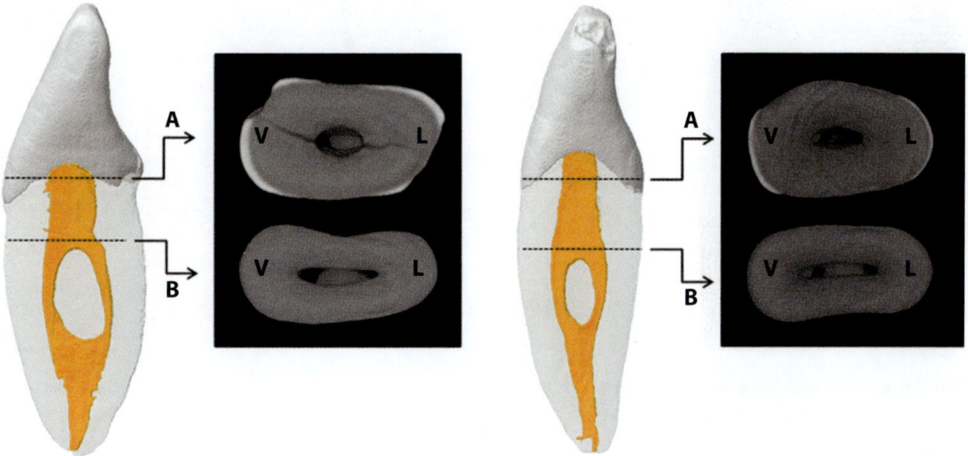

FIGURA 26 Modelos tridimensionais microtomográficos mostrando a presença do ombro lingual em incisivos inferiores que na maioria das vezes dificulta a localização do segundo canal.

Fonte: arquivo pessoal dos autores.

menor exige atenção, visto que a instrumentação no maior diâmetro do canal pode levar à perfuração lateral antes de ser completada a instrumentação do istmo.

Outra consideração clínica importante dos incisivos inferiores é que, devido sua inclinação no arco dentário, o ápice localiza-se próximo à tábua óssea lingual, o que pode dificultar o tratamento cirúrgico.

Canino superior

A anatomia externa e interna, assim como as medidas do comprimento médio do dente e altura da coroa, número de raízes e canais, porcentagem de canais acessórios e diâmetro do canal dos caninos superiores estão dispostos nas **Figuras 27 e 28** e na **Tabela 1**.

Os caninos superiores são os maiores dentes permanentes da arcada dentária humana.[86,140,162-165] Devido ao seu tamanho, exige cuidadosa odontometria e, muitas vezes, o uso de instrumentos acima de 25 mm. Além disso, se aproxima da cavidade nasal, exigindo atenção quando indicado tratamento cirúrgico. A morfologia interna e externa desse grupo dental raramente varia. Sua raiz de seção cônica-triangular é robusta, com tendência à curvatura vestibular ou distal. Normalmente, apresenta apenas um canal radicular com seção transversal oval com maior diâmetro no sentido vestibulopalatino, aproximando-se a forma circular no terço apical. A literatura mostra raros relatos da presença do segundo canal. O ombro palatino está presente e deve ser removido para permitir adequado acesso e preparo biomecânico do canal em toda sua extensão **(Figura 17)**.

A prevalência de canais laterais foi observada em 3% a 30% e a de deltas apicais, em 3% dos casos.[50,85,86,161,166] O forame apical encontra-se lateralmente na raiz, na maioria dos casos **(Figura 18)**, sendo o diâmetro médio (em mm) do canal a 1 mm do forame apical de 0,31 no sentido vestibulolingual e de 0,29 no sentido mesiodistal. Estudos desenvolvidos em nosso Laboratório de Pesquisa em Endodontia, com análise por meio de microtomografia computadorizada, evidenciaram que a 1 mm do forame apical os valores médios foram de $0{,}16 \pm 0{,}23\ mm^2$ para área; $0{,}67 \pm 0{,}14$ para circularidade (descritivo bidimensional de forma), significando canais mais circula-

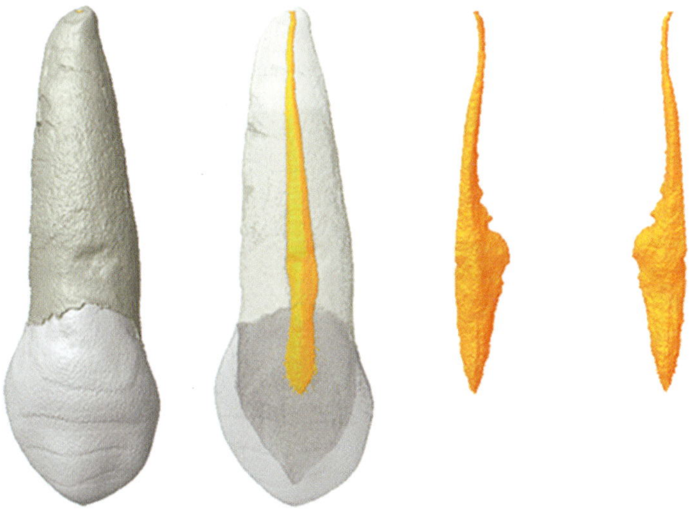

FIGURA 27 Canino superior. Modelos tridimensionais microtomográficos mostrando a anatomia externa e interna.

Fonte: arquivo pessoal dos autores.

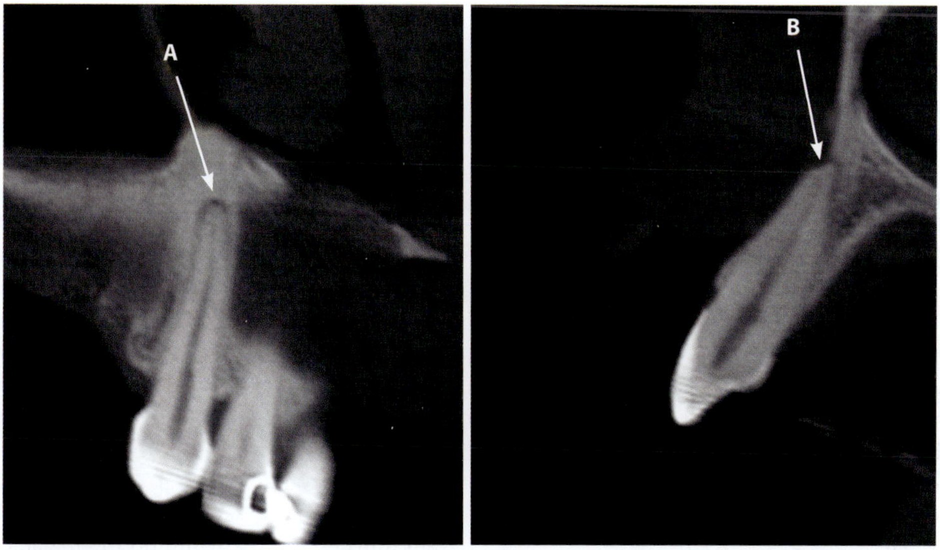

FIGURA 28 Imagens tomográficas dos caninos superiores evidenciando pontos anatômicos da (A) forame apical e (B) ápice radicular.

Fonte: arquivo pessoal dos autores.

res; 0,52 ± 0,28 mm para o maior diâmetro; 0,35 ± 0,15 mm para o menor diâmetro, e que 93,48% dos caninos apresentaram um canal. A média do volume foi de 16,04 ± 5,63 mm^3; a da área de superfície foi de 68,87 ± 14,07 mm^2; e a do índice de estrutura de modelo - SMI (descritivo tridimensional de forma) foi de 2,69 ± 0,42 mm^2, demonstrando o formato tridimensional cilíndrico desses canais. O SMI representa a mensuração da convexidade de um sólido e seus valores variam de 0 a 4, sendo que os valores 0, 3 e 4 correspondem, respectivamente, a um plano, um cilindro e a uma esfera regulares.

A análise qualitativa dos modelos tridimensionais revelou a variabilidade de curvaturas e graus de achatamentos dos canais principais e a presença de canais acessórios em 6,52% dos casos.[167]

Canino inferior

A anatomia externa e interna, assim como as medidas do comprimento médio do dente e altura da coroa, número de raízes e canais, porcentagem de canais acessórios e diâmetro do canal dos caninos inferiores estão dispostos nas **Figuras 29 e 30** e na **Tabela 1**.

O canino inferior é muito semelhante ao canino superior, porém proporcionalmente menor em todas as dimensões. Geralmente, apresenta raiz única e majoritariamente reta, com tendência à curvatura para distal e vestibular. Apesar do formato da raiz ser similar ao canino superior, a raiz do canino inferior é mais achatada no sentido mesiodistal e muito alongada no sentido vestibulolingual. O canal radicular apresenta seção transversal oval com achatamento proximal e, no terço apical, assume forma circular. O achatamento mesiodistal que caracteriza a raiz desse dente pode levar à divisão do canal radicular em um ramo vestibular e outro lingual ou, até mesmo, à divisão em duas raízes (prevalência de 1,7 a 5%)[43,140,160,164,168-170] **(Figura 31)**. Pode apresentar uma ou duas raízes e um, dois ou três canais. A forma de contorno do acesso à câmara pulpar é oval ou em formato de chama.

O ombro lingual está presente e deve ser removido para permitir o acesso em linha reta sem interferências em toda a extensão do canal radicular, principalmente a parede lingual

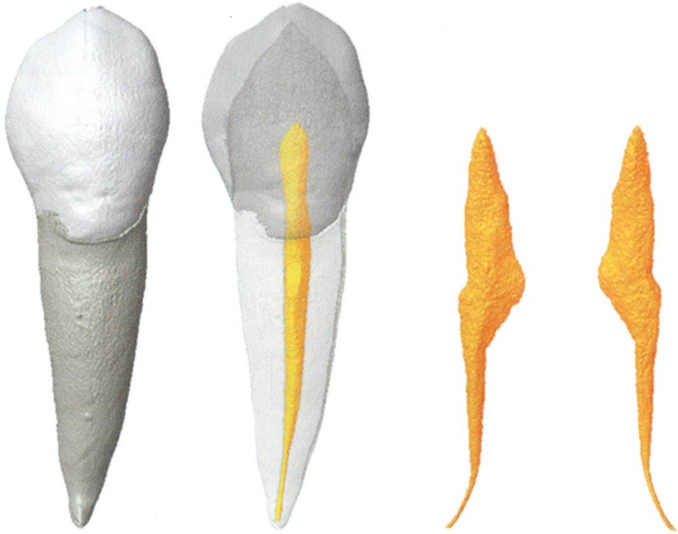

FIGURA 29 Canino inferior. Modelos tridimensionais microtomográficos mostrando a anatomia externa e interna.

Fonte: arquivo pessoal dos autores.

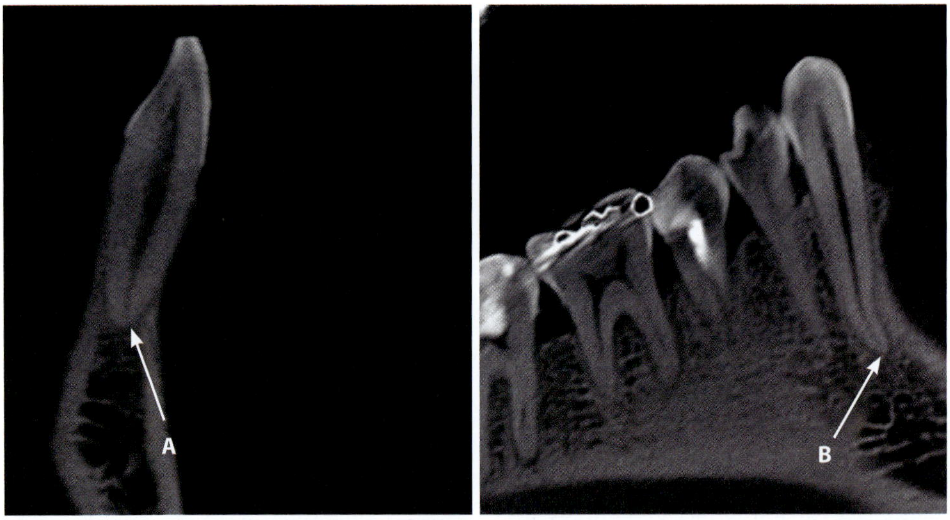

FIGURA 30 Imagens tomográficas dos caninos inferiores evidenciando pontos anatômicos da (A) forame apical e (B) ápice radicular.

Fonte: arquivo pessoal dos autores.

do canal, como também para localização e acesso ao segundo canal, quando for o caso.

Os canais laterais foram observados em 2% a 30% dos casos.[50,85,86,161] O forame encontra-se, em sua maioria, localizado lateralmente na raiz, sendo o diâmetro médio (em mm) do canal a 1 mm do forame apical de 0,47 no sentido vestibulolingual e de 0,36 no sentido mesiodistal. A prevalência de caninos inferiores birradiculares varia em torno de 1,7% a 5%

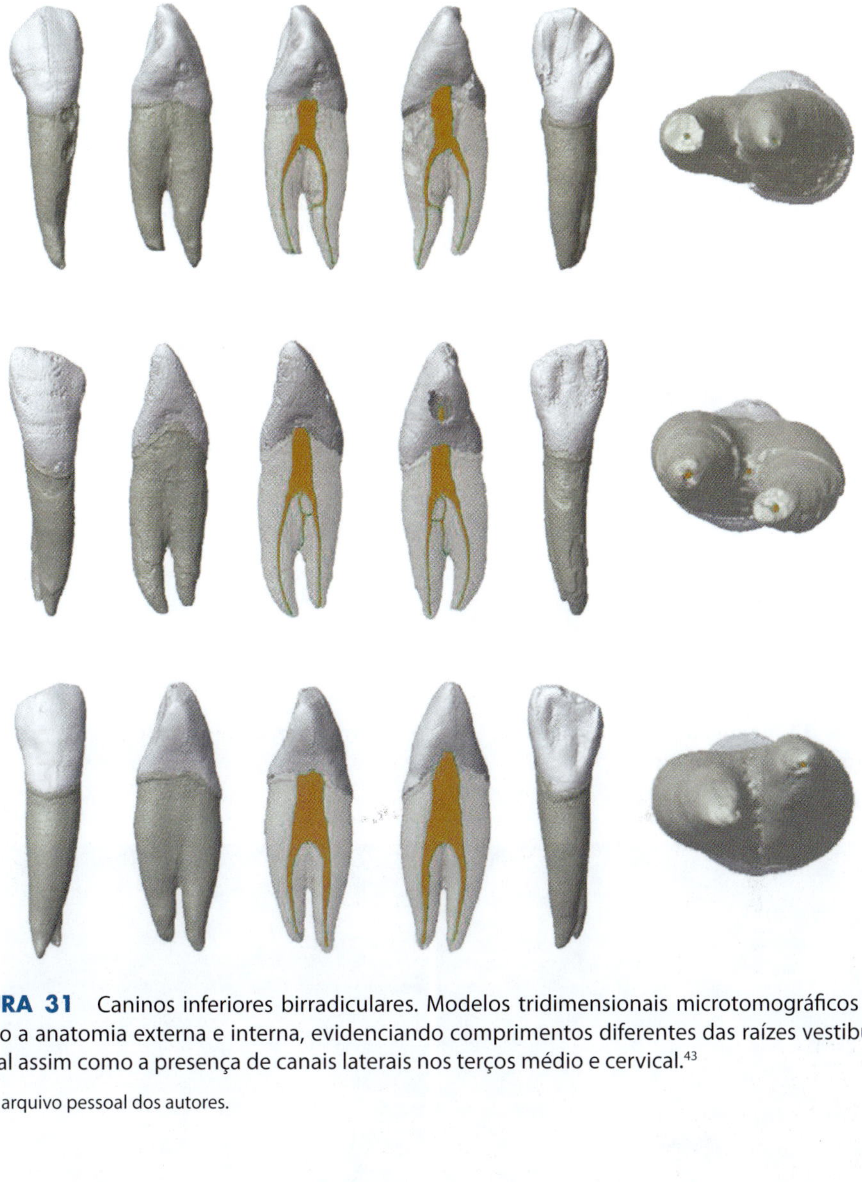

FIGURA 31 Caninos inferiores birradiculares. Modelos tridimensionais microtomográficos mostrando a anatomia externa e interna, evidenciando comprimentos diferentes das raízes vestibular e lingual assim como a presença de canais laterais nos terços médio e cervical.[43]

Fonte: arquivo pessoal dos autores.

na literatura. Em estudo sobre a morfologia de caninos inferiores birradiculares, por meio de microtomografia computadorizada, Versiani *et al.*, (2011)[43] mostraram que a furcação está localizada no terço médio (58%) ou apical (44%). As raízes vestibular e lingual apresentaram comprimentos iguais em 28% dos casos e os canais laterais foram encontrados apenas nos terços médio e cervical. A localização do forame apical variou consideravelmente, tendendo a ser no sentido mesiovestibular de ambas as raízes. A análise quantitativa tridimensional mostrou que a média do SMI foi de 2,93 representando um SCR com geometria cilíndrica **(Figura 31)**.[43]

Primeiro pré-molar superior

A anatomia externa e interna, assim como as medidas do comprimento médio do dente e altura da coroa, número de raízes e canais, porcentagem de canais acessórios e diâmetro do canal dos primeiros pré-molares superiores estão dispostos nas **Figuras 32 e 33** e na **Tabela 1**.

O primeiro pré-molar superior pode apresentar uma, duas ou três raízes e/ou canais. Na maioria dos casos, apresenta duas raízes distintas ou fusionadas e dois canais. Nos dentes birradiculares, a raiz vestibular tem formato mais oval e achatado no sentido vestibulolingual, podendo apresentar sulco radicular, principalmente na face palatina; já a raiz palatina tem forma com tendência circular.[25,67,68,84,171-176] A forma de contorno do acesso

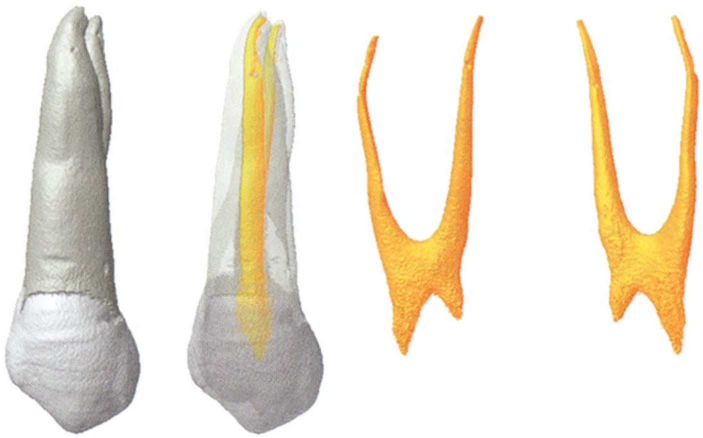

FIGURA 32 Primeiro pré-molar superior. Modelos tridimensionais microtomográficos mostrando a anatomia externa e interna.

Fonte: arquivo pessoal dos autores.

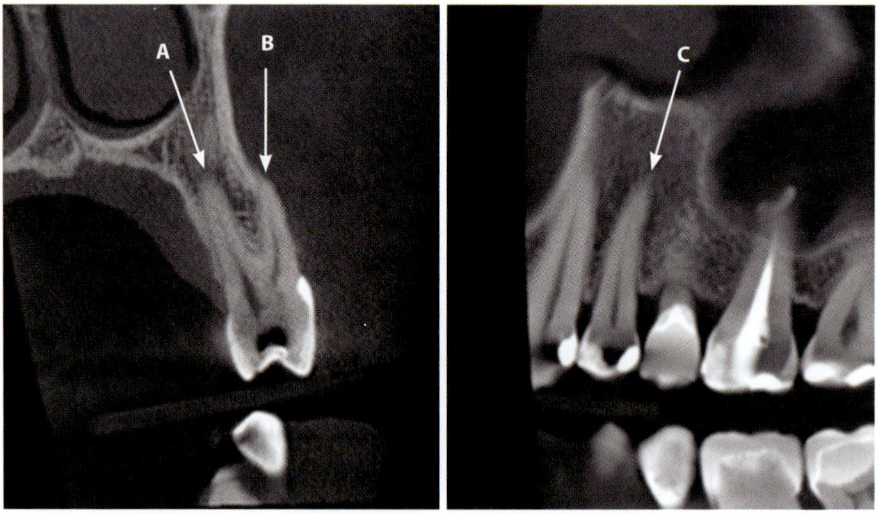

FIGURA 33 Imagens tomográficas dos primeiros pré-molares superiores evidenciando pontos anatômicos da (A) forame apical e (B) ápice radicular em reconstrução sagital e (C) ápice radicular em reconstrução coronal.

Fonte: arquivo pessoal dos autores.

à câmara pulpar para o pré-molar superior é oval com maior diâmetro no sentido vestibulolingual. Canais laterais foram observados em torno de 20% a 50% e deltas apicais foram relatados em 3,2% dos casos.[50,85,86,161] O forame apical encontra-se lateralmente na raiz, na maioria dos casos. Os pré-molares superiores, de modo geral (primeiros e segundos), apresentam diâmetro médio (em mm) do canal a 1 mm do forame apical de 0,37 no sentido vestibulolingual e de 0,26 no sentido mesiodistal, quando apresenta canal único; de 0,30 no sentido vestibulolingual e de 0,23 no sentido mesiodistal para a raiz vestibular; e de 0,23 no sentido vestibulolingual e de 0,17 no sentido mesiodistal para a raiz palatina, quando da presença de dois canais.

A característica anatômica da presença do sulco radicular resulta em reduzida espessura de dentina e consequente risco de perfuração, maior probabilidade de desenvolvimento de problemas periodontais e bifurcação das raízes **(Figura 34)**. Mesmo quando a raiz é única, quase sempre esses dentes apresentam um canal vestibular com tendência à forma oval e um canal palatino com tendência à forma mais circular. O SCR dos pré-molares superiores, independentemente do número de raízes, pode variar significantemente, apresentando canais que podem se dividir ou se unir nos diferentes terços radiculares, apresentar canais em forma de "C", assim como presença de istmos. Em menor prevalência (em torno de 6%), esse grupo dental pode apresentar três raízes e três canais, sendo que a entrada dos orifícios dos canais vestibulares encontra-se, geralmente, no terço médio, dificultando sua localização, acesso e preparo biomecânico **(Figuras 35 e 36)**. Nesses casos, a forma de contorno do acesso coronário assume forma triangular com base para vestibular.

Vale destacar que a porção apical da raiz dos primeiros pré-molares superiores pode apresentar-se afilada com risco de ocorrer perfurações durante o alargamento apical. Além disso, o ápice radicular encontra-se em proximidade com o assoalho do seio maxilar, exigindo cuidados quando procedimentos cirúrgicos são necessários.

Segundo pré-molar superior

A anatomia externa e interna, assim como as medidas do comprimento médio do dente e altura da coroa, número de raízes e canais, porcentagem de canais acessórios e diâmetro do canal dos segundos pré-molares superiores estão dispostos nas **Figuras 37 e 38** e na **Tabela 1**. Em linhas gerais, as considerações referentes ao primeiro pré-molar superior se aplicam também ao segundo pré-molar. Assim como o primeiro pré-molar, esse dente pode apresentar uma, duas e/ou três raízes e canais, porém a presença de uma única raiz é mais prevalente (em torno de 94,6%). Essa única raiz é achatada no sentido mesiodistal, podendo apresentar sulcos radiculares, principalmente nas faces proximais. Por isso, é comum que esse dente apresente canal único fortemente achatado no sentido mesiodistal.[25,67,68,84,171-176] Entretanto, pode apresentar dois e três canais que podem assumir diferentes configurações morfológicas para terminarem no ápice em um único forame ou forames independentes. Canais laterais foram observados em torno de 12 a 60% e deltas apicais foram relatados em 15,1% dos casos.[50,85,86,161] O forame apical encontra-se lateralmente na raiz, na maioria dos casos.

Curvaturas apicais são mais comuns, especialmente no sentido distal e curvatura em "S". Assim como no primeiro pré-molar superior, durante tratamento cirúrgico desses dentes, é importante atentar para a localização da porção apical próxima ao assoalho do seio maxilar.

Primeiro pré-molar inferior

A anatomia externa e interna, assim como as medidas do comprimento médio do dente e altura da coroa, número de raízes e canais, porcentagem de canais acessórios e diâmetro

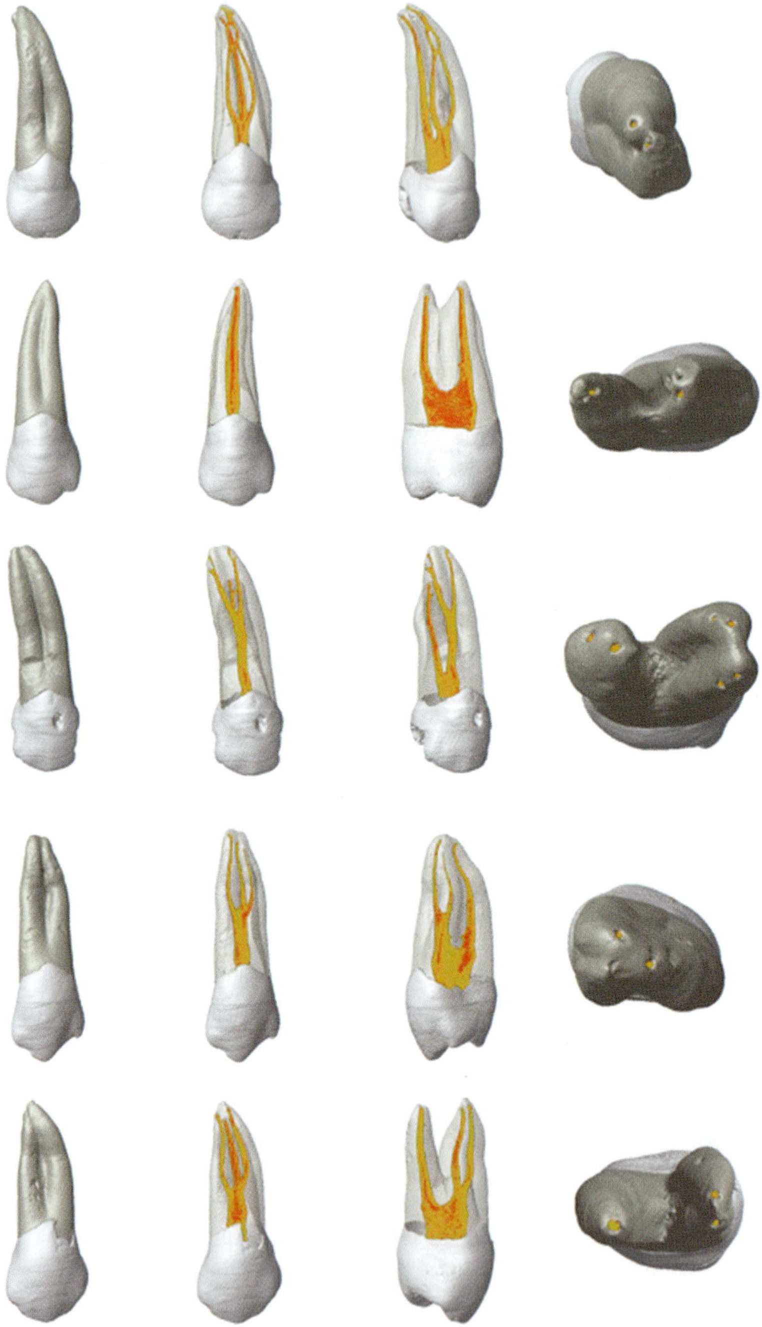

FIGURA 34 Modelos tridimensionais microtomográficos de primeiros e segundos pré-molares superiores evidenciando a presença de sulcos radiculares nas raízes vestibular e palatina, levando à bi ou trifurção dos canais radiculares.

Fonte: arquivo pessoal dos autores.

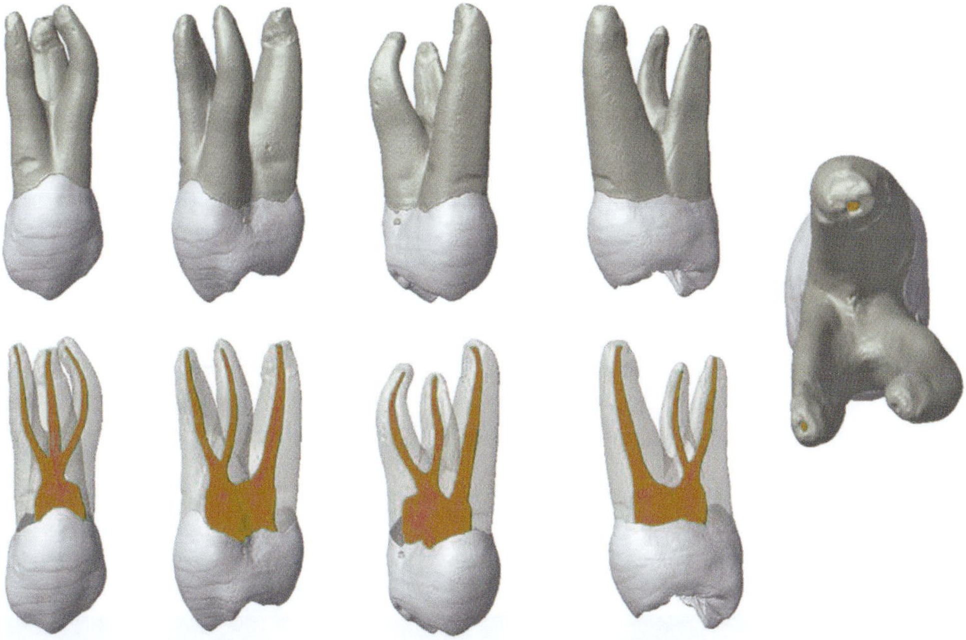

FIGURA 35 Modelos tridimensionais microtomográficos de pré-molares superiores trirradiculares evidenciando a anatomia externa e interna da variação anatômica que pode estar presente neste grupo dental.

Fonte: arquivo pessoal dos autores.

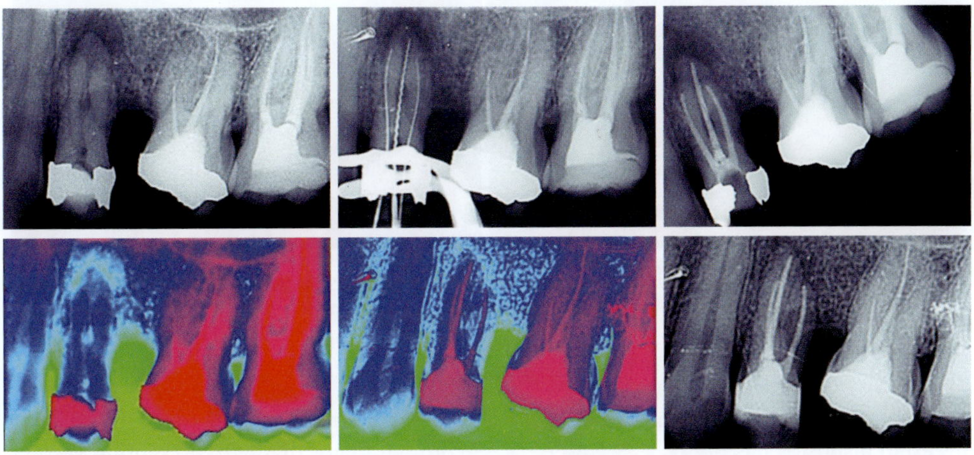

FIGURA 36 Caso clínico evidenciando o tratamento endodôntico de pré-molar superior com três raízes e três canais radiculares.

Fonte: Caso realizado por Suzanne Bícego Villas Boas sob orientação da Profa. Dra. Graziela Bianchi Leoni.

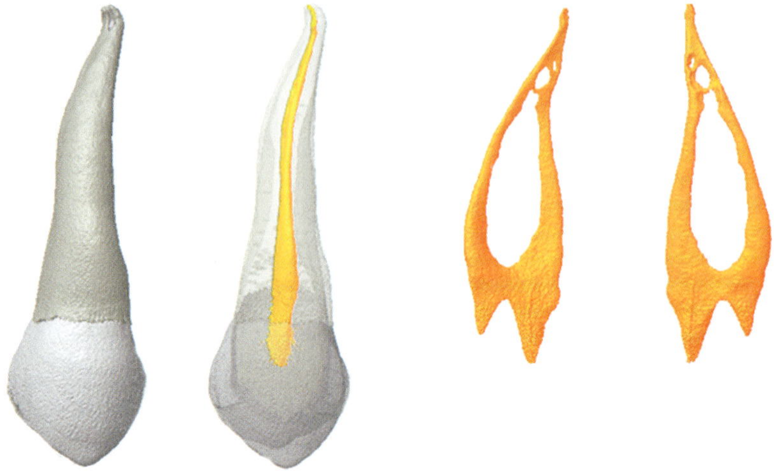

FIGURA 37 Segundo pré-molar superior. Modelos tridimensionais microtomográficos mostrando a anatomia externa e interna.

Fonte: arquivo pessoal dos autores.

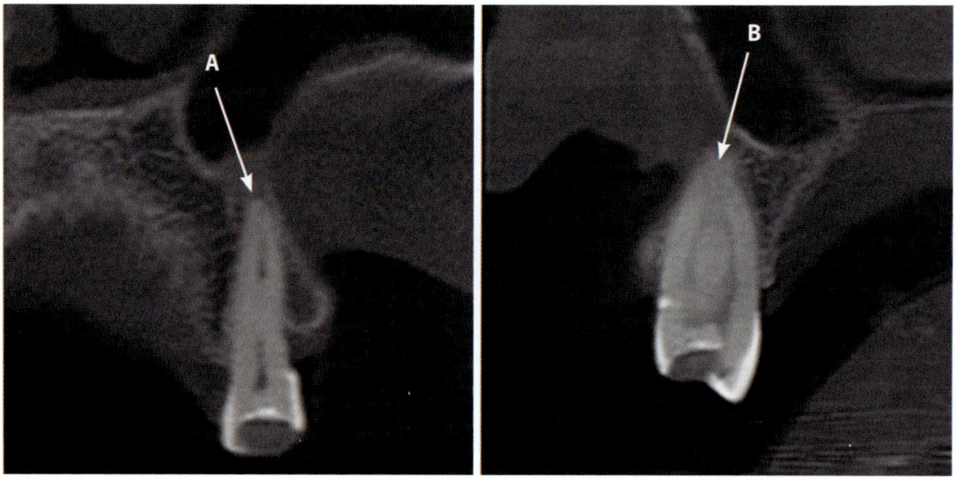

FIGURA 38 Imagens tomográficas dos segundos pré-molares superiores evidenciando pontos anatômicos da (A) forame apical e (B) ápice radicular.

Fonte: arquivo pessoal dos autores.

do canal dos primeiros pré-molares inferiores estão dispostos nas **Figuras 39 e 40** e na **Tabela 1**.

Os pré-molares inferiores, de maneira geral, apresentam diversas variações morfológicas, sendo observadas uma, duas ou três raízes parcial ou totalmente fusionadas e/ou, um, dois ou três canais. Normalmente, apresenta uma única raiz com um canal oval com seu maior diâmetro no sentido vestibulolingual, tornando-se mais arredondado à medida que se aproxima do forame apical. Entretanto, assim como nos pré-molares superiores, as raízes dos pré-molares inferiores (primeiros e segundos), frequentemente apresentam sulcos radiculares.[84,110,112,161,177,178]

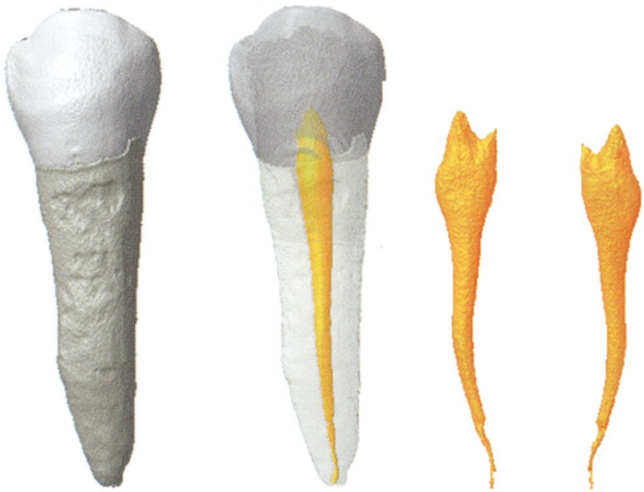

FIGURA 39 Primeiro pré-molar inferior. Modelos tridimensionais microtomográficos mostrando a anatomia externa e interna.

Fonte: arquivo pessoal dos autores.

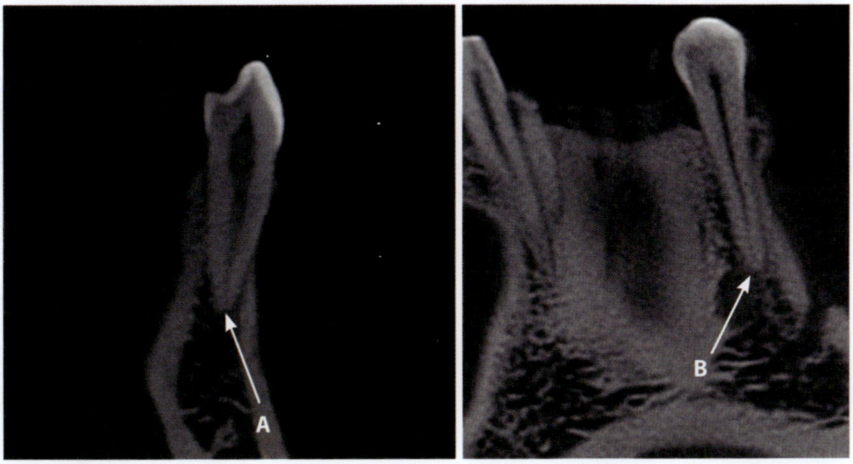

FIGURA 40 Imagens tomográficas dos primeiros pré-molares inferiores evidenciando pontos anatômicos da (A) forame apical e (B) ápice radicular.

Fonte: arquivo pessoal dos autores.

Estes sulcos estão localizados, principalmente, nas faces proximais em diferentes extensões e profundidades, podendo levar à reduzida espessura de dentina e consequente risco de perfuração, maior probabilidade de desenvolvimento de problemas periodontais e bifurcação ou trifurcação das raízes **(Figuras 9, 12, 41 e 42)**. Além disso, os sulcos radiculares nas faces proximais das raízes são comumente associados à presença de canais adicionais e relevantes para a ocorrência do canal em forma de "C", que é uma variação morfológica bastante presente nesse grupo dental e requer cuidados e estratégias específicas para um adequado preparo biomecânico.[110,123,179] Nesses casos, é interessante a

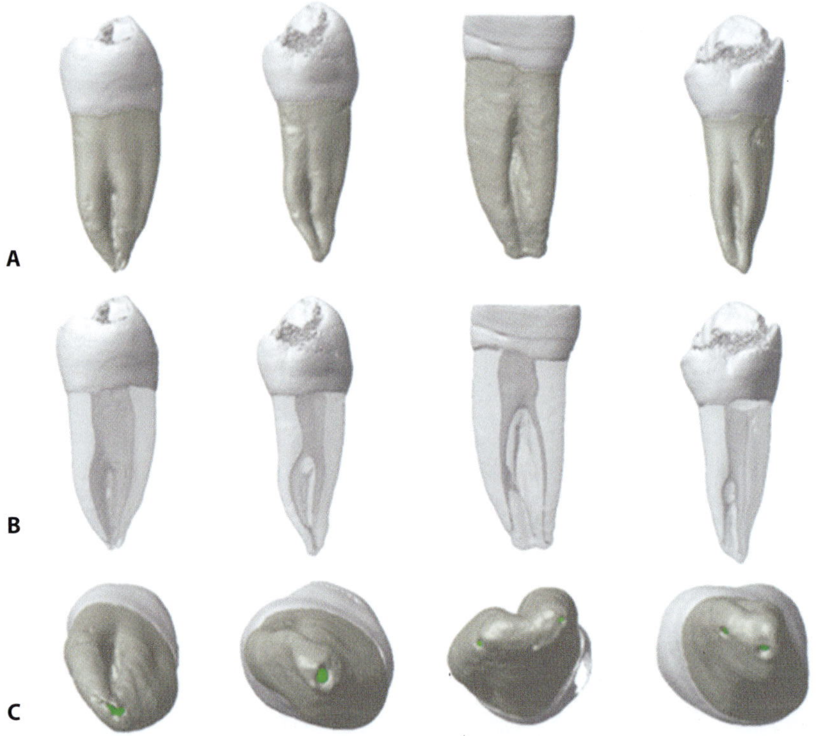

FIGURA 41 Modelos tridimensionais microtomográficos de primeiros pré-molares inferiores evidenciando a presença de sulcos radiculares e sua influência na anatomia externa e interna nestes grupos dentais. (A) Visão proximal. (B) Visão proximal em transparência mostrando a bi ou trifurção dos canais radiculares. (C) Visão apical.

Fonte: arquivo pessoal dos autores.

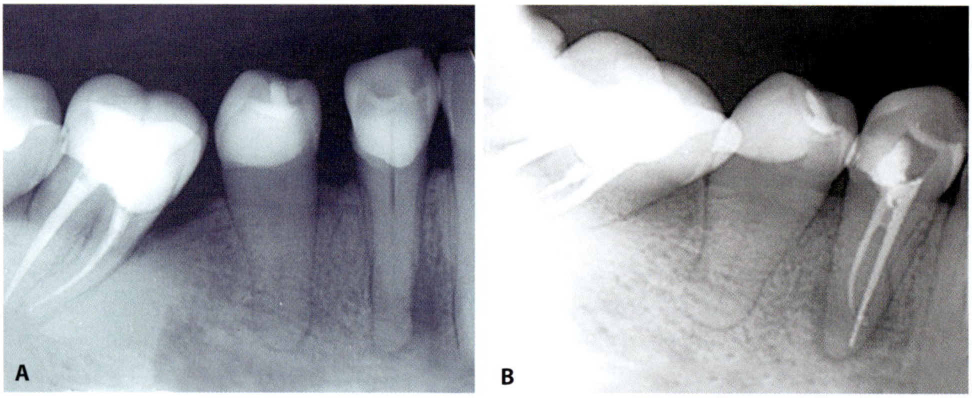

FIGURA 42 Caso clínico evidenciando o tratamento endodôntico de primeiro pré-molar inferior com dois canais. (A) Radiografia periapical inicial. (B) Radiografia periapical final após a obturação.

Fonte: Caso clínico gentilmente cedido por Dra. Nathália Mancioppi e Dra. Graziela Bianchi Leoni.

utilização de sistemas de irrigação ativos e instrumentos que permitam movimentos de lateralidade, possibilitando a limpeza mais efetiva dos istmos. A escolha do protocolo de obturação também é importante, sendo interessante o uso de alguma técnica termoplástica para preenchimento tridimensional.

A forma de contorno do acesso à câmara pulpar é oval e pode se estender no sentido lingual com o objetivo de localizar o orifício de canais adicionais. Nesses casos, os canais comumente se dividem no terço médio ou apical, sendo que o canal lingual tende a divergir do canal principal em um ângulo agudo e requer cuidados e estratégias específicas para um adequado preparo biomecânico. É importante notar a inclinação lingual da coroa dental para evitar riscos de acidentes operatórios durante a cirurgia de acesso.

Os canais laterais são observados em 21,7 a 44,3% dos casos.[50,85,86,161] O forame encontra-se, em sua maioria, localizado lateralmente na raiz.[84] Os pré-molares inferiores, de modo geral (primeiros e segundos), apresentam diâmetro médio (em mm) do canal a 1 mm do forame apical de 0,35 no sentido vestibulolingual e de 0,28 no sentido mesiodistal quando têm um único canal de 0,20 no sentido vestibulolingual e 0,23 no sentido mesiodistal para raiz vestibular e de 0,13 no sentido vestibulolingual e 0,18 no sentido mesiodistal para a raiz palatina, na presença de dois canais.

Estudo morfológico realizado por Boschetti[51] em pré-molares inferiores, por meio de microtomografia computadorizada, evidenciou que a 1 mm do forame apical, os canais têm forma bidimensional (circularidade) com tendência mais circular. O diâmetro maior apresentou valor de 0,31 ± 0,26 mm e o diâmetro menor, 0,18 ± 0,12 mm. Esse estudo mostrou que as configurações morfológicas de Vertucci[36] mais prevalentes nesses dentes foram dos tipos V e VII, além de complementar o clássico sistema de classificação de Vertucci[36] com quatro novas configurações morfológicas **(Figura 43)**.

A presença do forame mentual localizado apicalmente entre o primeiro e o segundo pré-molar inferior exige atenção, caso seja necessário o tratamento cirúrgico desses dentes.

Segundo pré-molar inferior

A anatomia externa e interna, assim como as medidas do comprimento médio do dente e altura da coroa, número de raízes e canais, porcentagem de canais acessórios e diâmetro do canal dos segundos pré-molares inferiores estão dispostos nas **Figuras 44 e 45** e na **Tabela 1**. O segundo pré-molar inferior apresenta características morfológicas interna e externa semelhantes ao primeiro pré-molar.[84,110,112,161,177-178] São dentes que também apresentam muitas variações, sendo observada uma ou duas raízes parcial ou totalmente fusionadas e um, dois, três ou quatro canais. Entretanto, essas variações são encontradas com menor frequência no segundo pré-molar. A raiz e o canal radicular apresentam-se mais ovais do que arredondados, comparado ao primeiro pré-molar.

As mesmas considerações descritas para o primeiro pré-molar em relação à presença de canais múltiplos, cirurgia de acesso e procedimentos cirúrgicos parendodônticos se aplicam ao segundo pré-molar. A forma de contorno do acesso à câmara pulpar é oval e pode estender-se no sentido lingual com o objetivo de localizar o orifício de canais adicionais. É importante notar a inclinação lingual da coroa dental para evitar riscos de acidentes operatórios durante a cirurgia de acesso. Os canais laterais são observados em 14,8 a 48,3% dos casos.[50,85,86,161] O forame encontra-se, em sua maioria, localizado lateralmente na raíz.[84]

O estudo de Boschetti[51] evidenciou que a 1 mm do forame apical os canais têm forma bidimensional (circularidade) achatada, com o diâmetro maior de 0,45 ± 0,32 mm e o menor, 0,24 ± 0,19 mm. Ainda como resultado desse estudo, levando em consideração o sistema clássico de Vertucci[36] sobre a configuração morfológica do SCR, os tipos

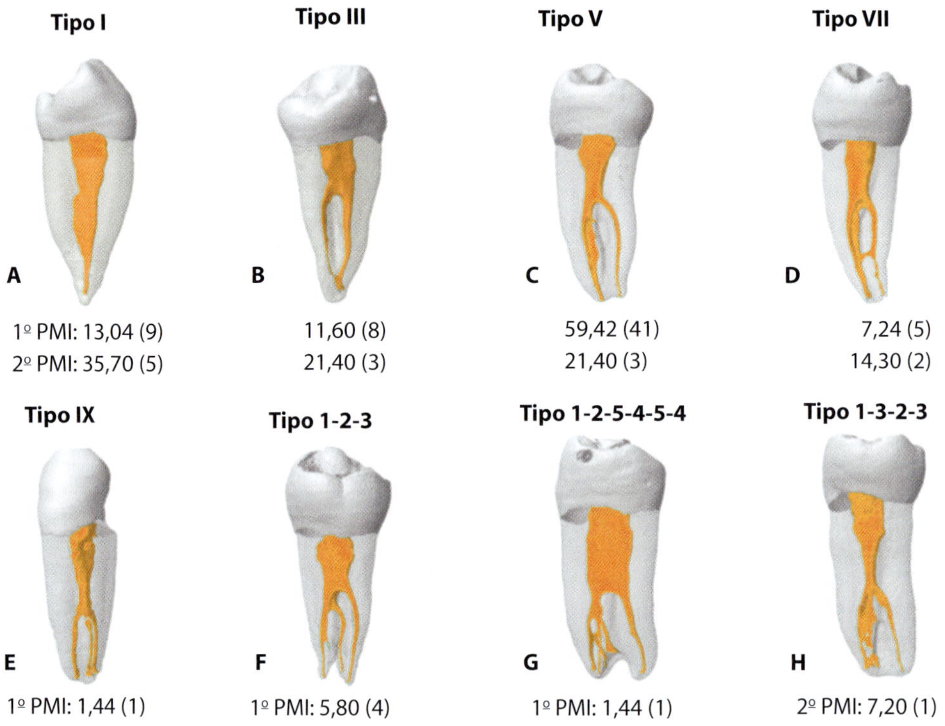

FIGURA 43 Modelos tridimensionais microtomográficos de pré-molares inferiores evidenciando a distribuição de frequência percentual (n) da configuração morfológica do sistema de canais radiculares em primeiros e segundos pré-molares inferiores segundo Vertucci, 1984.[36] (A) Tipo I de Vertucci. (B) Tipo III de Vertucci (1-2-1). (C) Tipo V de Vertucci (1-2). (D) Tipo VII de Vertucci (1-2-1-2). (E) Tipo IX (1-3) Sert & Bayirli, 2004.[74] Novas configurações encontradas para os pré-molares inferiores mostradas em: (F) configuração 1-2-3; (G) configuração 1-2-5-4-5-4; (H) configuração 1-3-2-3.

Fonte: arquivo pessoal dos autores.

mais prevalentes para esse grupo de dentes foram o I e o III, além de propor com quatro novas configurações até então não incluídas no clássico sistema de Vertucci[36] e Boschetti[51] **(Figura 43)**.

Primeiro molar superior

A anatomia externa e interna, assim como as medidas do comprimento médio do dente e altura da coroa, número de raízes e canais, porcentagem de canais acessórios e diâmetro do canal dos primeiros molares superiores estão dispostos nas **Figuras 46 e 47** e na **Tabela 1**.

O primeiro molar superior, normalmente, apresenta três raízes diferenciadas e divergentes (mesiovestibular, distovestibular e palatina), sendo raro apresentá-las completamente fusionadas. A raiz mesiovestibular é achatada no sentido mesiodistal e ampla no sentido vestibulopalatino e, geralmente, apresenta curvatura para distal. O achatamento mesiodistal que caracteriza a raiz mesiovestibular pode determinar a existência de dois canais nessa raiz que ocorre em alto percentual dos casos (até 88,2%). Falhas em reconhecer a presença desse segundo canal (MV-2) estão associadas ao insucesso do tratamento endodôntico desses dentes. A posição do orifício do canal MV-2 pode variar muito, mas, geralmente, está localizada em algum ponto entre o orifício do canal

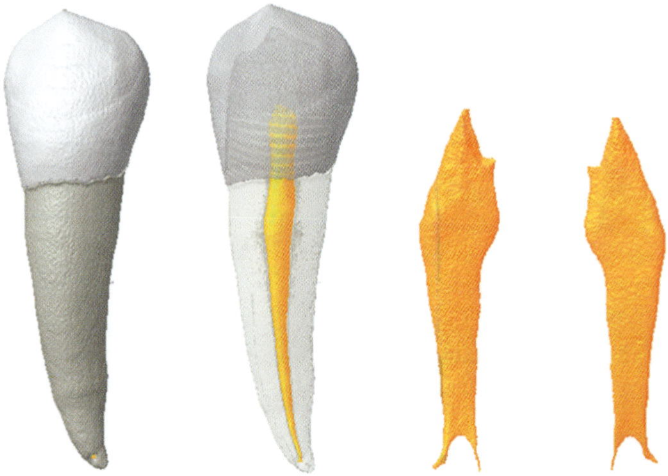

FIGURA 44 Segundo pré-molar inferior. Modelos tridimensionais microtomográficos mostrando a anatomia externa e interna.

Fonte: arquivo pessoal dos autores.

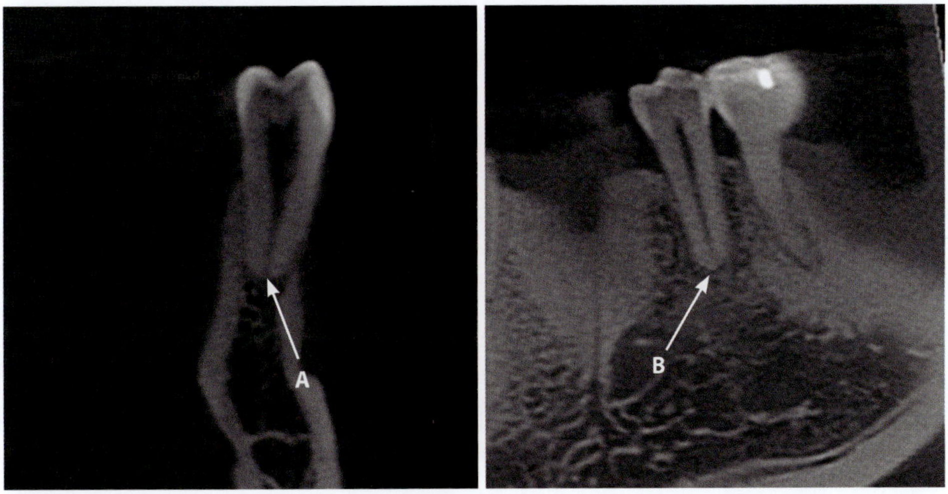

FIGURA 45 Imagens tomográficas dos segundos pré-molares inferiores evidenciando pontos anatômicos da (A) forame apical e (B) ápice radicular.

Fonte: arquivo pessoal dos autores.

mesiovestibular principal e o canal palatino. É comum a presença de dentina secundária cobrindo o orifício de entrada do canal MV-2, sendo a utilização de insertos diamantados acoplados ao ultrassom uma importante ferramenta. O preparo biomecânico dos canais mesiovestibulares é, geralmente, difícil, visto que o trajeto do canal pode apresentar curvatura abrupta no terço coronal da raiz, atresiamentos e tortuosidades, especialmente o MV-2. Além disso, os dois canais mesiovestibulares podem unir-se em níveis variáveis da raiz para terminarem em forame único ou apresentarem trajetórias independentes e terminarem em forames separados.[26,96,97,111,130,180-189]

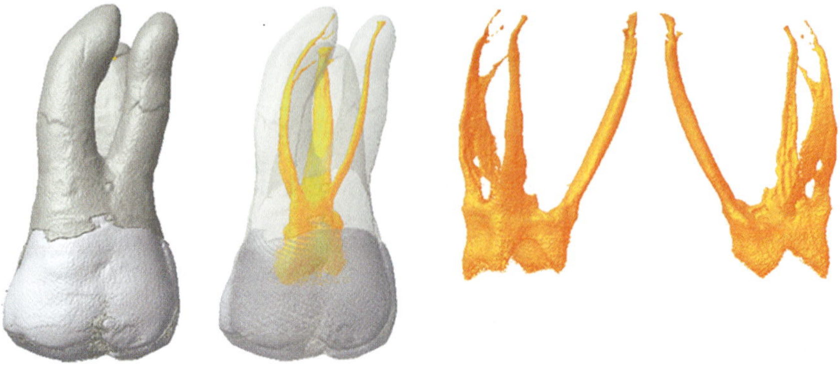

FIGURA 46 Primeiro molar superior. Modelos tridimensionais microtomográficos mostrando a anatomia externa e interna.

Fonte: arquivo pessoal dos autores.

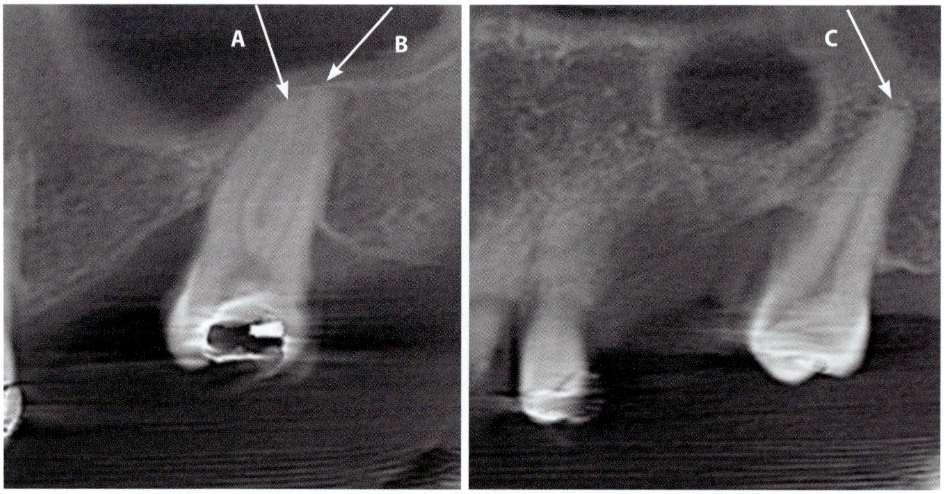

FIGURA 47 Imagens tomográficas dos primeiros molares superiores evidenciando pontos anatômicos da (A) forame apical e (B) ápice radicular em reconstrução sagital e (C) ápice radicular em reconstrução coronal.

Fonte: arquivo pessoal dos autores.

A raiz distovestibular tem forma cônica e, comumente, não apresenta curvaturas acentuadas. Embora, na maioria dos casos, apresente um único canal, pode apresentar dois canais. Já a raiz palatina é a mais longa e volumosa e, geralmente, de fácil acesso. Normalmente, essa raiz apresenta um único canal amplo oval e torna-se mais arredondado à medida que vai em direção apical, porém pode apresentar dois ou três canais. A raiz palatina pode ser retilínea ou apresentar curvatura no terço apical na direção vestibular, o que pode não ser evidente radiograficamente.[26,130,180,188-189]

O acesso aos canais possui forma de contorno triangular com base para distal ou com tendência trapezoidal com base maior para distal quando o canal MV-2 está presente. Canais laterais foram observados nas raízes mesiovestibular, distovestibular e palatina em 51%, 36%

e 48% dos casos, respectivamente.[50,85,86,161] Os forames em todas as raízes encontram-se, em sua maioria, localizados lateralmente.

Nos molares superiores, de modo geral (primeiros e segundos), o diâmetro médio (em mm) do canal a 1 mm do forame apical é de 0,43 no sentido vestibulolingual e de 0,22 no sentido mesiodistal para o canal MV quando único; de 0,19 no sentido vestibulolingual e de 0,13 no sentido mesiodistal para o canal MV-1; de 0,19 no sentido vestibulolingual e de 0,6 no sentido mesiodistal para o canal MV-2; de 0,22 no sentido vestibulolingual e de 0,17 no sentido mesiodistal para o canal DV; e de 0,29 no sentido vestibulolingual e de 0,33 no sentido mesiodistal para o canal palatino.

Outra consideração importante é que a proximidade desse dente ao seio maxilar pode levar ao aparecimento de dores reflexas no dente de origem do seio maxilar e vice-versa, devido a uma possível influência das alterações patológicas da polpa dental.

Segundo molar superior

A anatomia externa e interna, assim como as medidas do comprimento médio do dente e altura da coroa, número de raízes e canais, porcentagem de canais acessórios e diâmetro do canal dos segundos molares superiores estão dispostos nas **Figuras 48 e 49** e na **Tabela 1**. Embora, de maneira geral, a anatomia radicular e do canal do segundo molar superior seja semelhante à do primeiro molar, porém em menores dimensões, algumas diferenças morfológicas podem ser destacadas.[26,130,180,188-189]

As raízes são mais curtas, com menor presença de curvaturas, menos divergentes e com maior tendência ao fusionamento, principalmente entre as raízes mesiovestibular e palatina. A frequência de mais de um canal por raiz é menor que do primeiro molar, porém pode ser observada a presença de dois ou três canais mesiovestibulares e um ou dois canais distovestibulares e palatinos. Quando esses dentes apresentam raízes fusionadas, podem apresentar apenas dois canais e, em raros casos, apenas um. A forma de contorno do acesso à câmara pulpar é triangular com a base voltada para distal ou oval, quando há a presença de raízes fusionadas e, portanto, apenas dois canais.[26,96,97,111,130,180-189]

Os canais laterais são observados nas raízes mesiovestibular, distovestibular e palatina em 50%, 29% e 42% dos casos,[26] respectivamente.[50,85,86,161] Os forames em todas as raízes encontram-se, em sua maioria, localizados lateralmente.

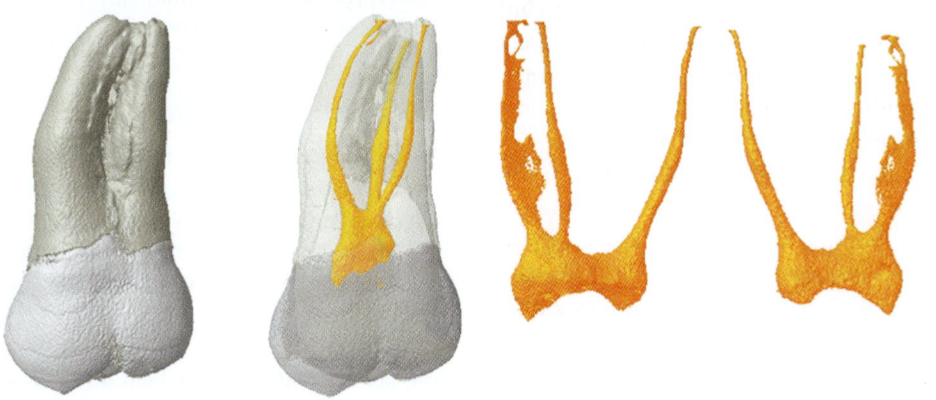

FIGURA 48 Segundo molar superior. Modelos tridimensionais microtomográficos mostrando a anatomia externa e interna.

Fonte: arquivo pessoal dos autores.

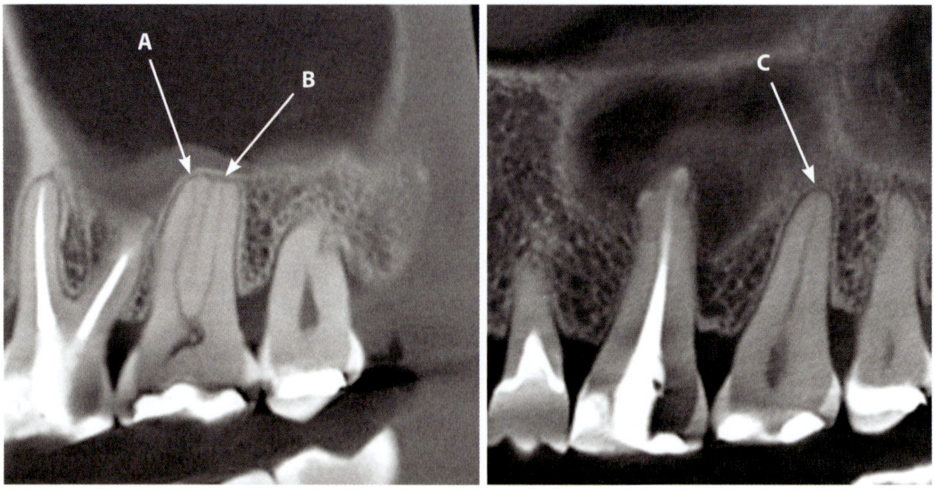

FIGURA 49 Imagens tomográficas dos segundos molares superiores evidenciando pontos anatômicos da (A) forame apical e (B) ápice radicular em reconstrução sagital e (C) ápice radicular em reconstrução coronal.

Fonte: arquivo pessoal dos autores.

Uma variação anatômica que ocorre de 0,4 a 1,4% dos segundos molares superiores é a presença da segunda raiz palatina[44,186,190-192] (Figura 50). Esses dentes podem apresentar raízes convergentes ou divergentes, sendo que a maioria das raízes mesiovestibulares, distovestibulares, mesiopalatinas e distopalatinas apresentam-se sem curvatura tanto na visão proximal quanto na visão vestibular. Além disso, diferentes tipos de configurações espaciais dos orifícios dos canais radiculares no assoalho pulpar podem ser encontrados, sendo a forma quadrilátera a mais prevalente. [44,186,190-192]

Um estudo realizado em nosso laboratório, por meio de microtomografia computadorizada, revelou que a maioria das raízes mesiovestibulares, distovestibulares, mesiopalatinas e distopalatinas (64% a 100%) apresenta-se sem curvatura tanto na visão proximal como na visão vestibular. Foram encontrados quatro tipos de configurações espaciais dos orifícios dos canais radiculares no assoalho pulpar, sendo a forma quadrilátera a mais prevalente (56%).[43,44]

A análise quantitativa dos canais a 1 mm do forame apical mostrou que a circularidade variou de 0,55 a 0,64, demonstrando canais de formato mais circular. As médias, em milímetros, do menor e maior diâmetro foram, respectivamente, de 0,41 e 0,27 no canal mesiovestibular, de 0,37 e 0,25 no canal mesiopalatino, de 0,39 e 0,25 no canal distovestibular e de 0,36 e 0,27 no canal distopalatino. O SMI (descritivo de forma) variou de 2,25 a 2,83, demonstrando uma tendência à geometria tridimensional cilíndrica.[43]

Primeiro molar inferior

A anatomia externa e interna, assim como as medidas do comprimento médio do dente e altura da coroa, número de raízes e canais, porcentagem de canais acessórios e diâmetro do canal dos primeiros molares inferiores estão dispostos nas Figuras 51 e 52 e na Tabela 1.

O primeiro molar inferior, em sua maioria, apresenta duas raízes bem diferenciadas (mesial e distal). A raiz mesial pode apresentar dois ou três canais e a raiz distal um, dois ou três canais. Normalmente, os canais são ovais no terço cervical e médio e arredonda-

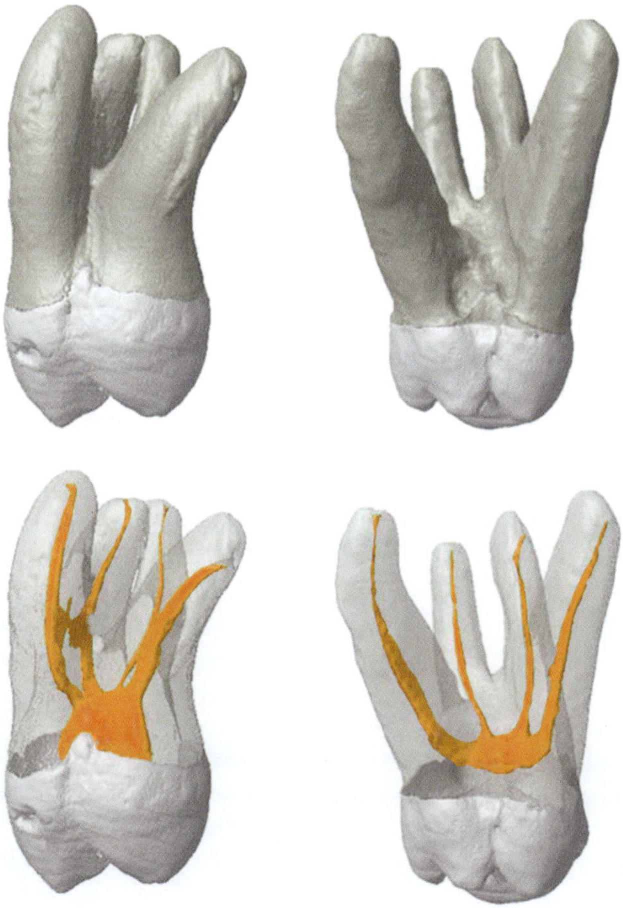

FIGURA 50 Modelos tridimensionais microtomográficos mostrando a anatomia externa e interna de segundos molares superiores com quatro raízes.

Fonte: arquivo pessoal dos autores.

dos no terço apical. A raiz mesial quase sempre mostra uma curvatura mais acentuada que a raiz distal que, normalmente, é mais reta.[33,122,123,193-197]

A raiz distal, na maioria dos casos, apresenta um único canal, geralmente bastante achatado, porém é comum a presença do segundo exigindo atenção durante a exploração dos canais, visto que a divisão do canal pode ocorrer no terço médio ou apical da raiz. Na raiz mesial, a ocorrência de dois canais é a mais prevalente, sendo comum a convergência em um único forame e a presença de grande diversidade de istmos.

A presença dos istmos torna necessária a utilização de protocolos eficientes de instrumentação e irrigação dentro das limitações da espessura de dentina nessas áreas. Esse achado é também relevante nos segundos molares inferiores (**Figura 53**).

A região de furca dos molares inferiores pode apresentar foraminas acessórias múltiplas e canais cavo-interradiculares, que podem ser a causa de lesões endodônticas primárias na furca de dentes multirradiculares. Em casos de necrose e lesão de furca, podem simular problemas periodontais.

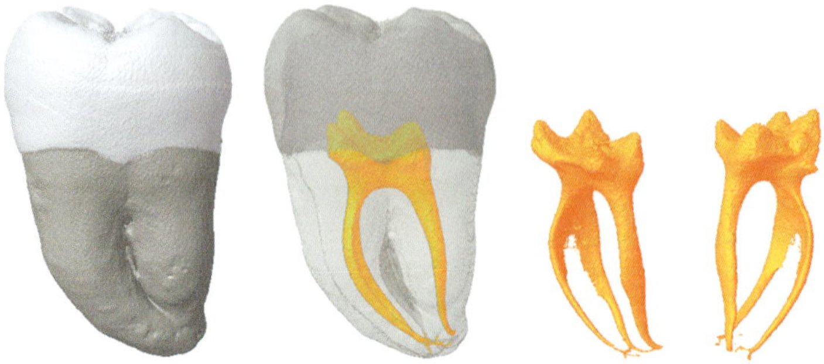

FIGURA 51 Primeiro molar inferior. Modelos tridimensionais microtomográficos mostrando a anatomia externa e interna.

Fonte: arquivo pessoal dos autores.

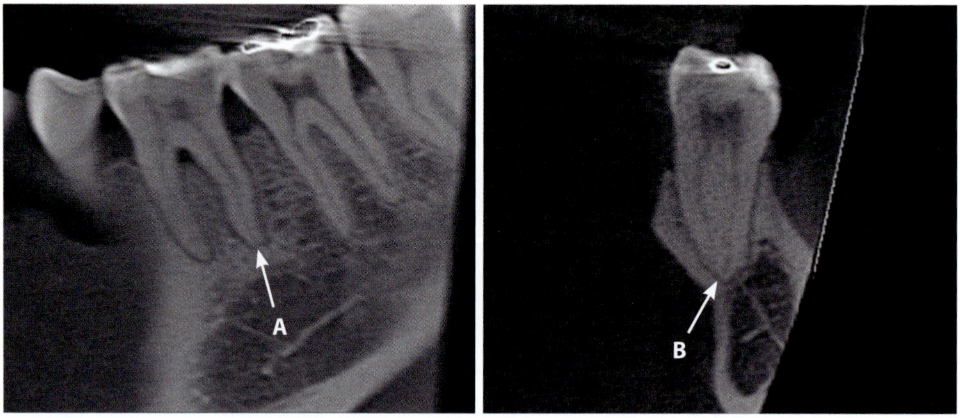

FIGURA 52 Imagens tomográficas dos primeiros molares inferiores evidenciando pontos anatômicos do (A) forame apical e (B) ápice radicular.

Fonte: arquivo pessoal dos autores.

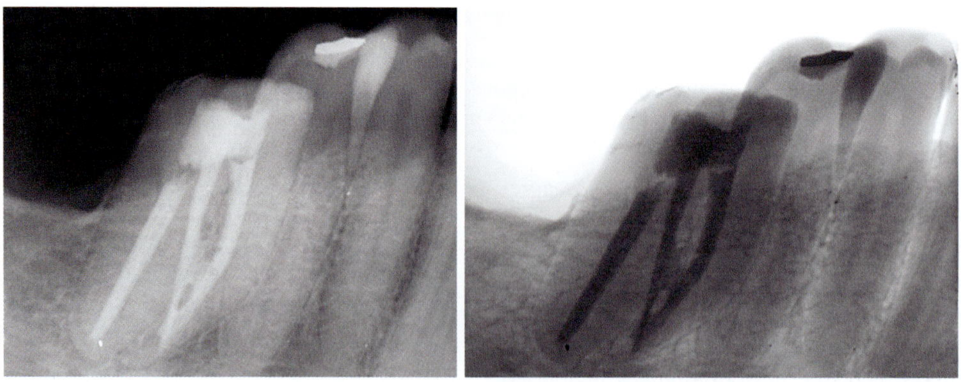

FIGURA 53 Caso clínico evidenciando o tratamento endodôntico de primeiro molar inferior com dois canais na raiz mesial e presença de istmo no terço médio.

Fonte: Caso realizado por Natália Dário sob orientação da Profa. Dra. Graziela Bianchi Leoni.

Apesar de, na maioria dos casos, a raiz mesial apresentar apenas o canal MV e o ML, o terceiro canal, chamado de canal mesiomedial, mediomesial, ou mesiocentral, localizado entre os canais mesiovestibular e o distovestibular, pode estar presente de 1 a 15% dos primeiros molares inferiores[33,101,106,198] e requer cuidados em relação ao preparo biomecânico, devido às limitações da espessura de dentina nessas áreas.[33]

A terceira raiz, quando presente, localiza-se geralmente na posição distolingual e é denominada *radix entomolaris*. Já quando a raiz extra está localizada mesiovestibularmente é denominada raiz *paramolaris* **(Figuras 54 e 55)**. É tipicamente menor do que as raízes mesial (M) e distal (D), podendo ser separada ou parcialmente fusionada com essas outras raízes. É, geralmente, curva com a entrada do orifício do canal inclinada, exigindo atenção especial quando o tratamento endodôntico é necessário. Outra observação importante consiste em que a entrada do orifício do canal da terceira raiz é usualmente coberta por uma projeção de dentina, o que pode dificultar sua localização durante a cirurgia de acesso.[49,131,161,196,199,200] **(Figura 54)**.

A incidência da terceira raiz no primeiro molar inferior está associada a grupos étnicos. A literatura revela incidência menor que 5% em populações caucasianas, africanas, euroasiáticas e indianas. Entretanto, nas populações com traços mongoloides, tais como a população chinesa, esquimós e americana nativa, essa raiz adicional ocorre com uma frequência de 5 a 40%.

Dados morfológicos quantitativos obtidos por Souza-Flamini,[49] por meio de microtomografia computadorizada, mostraram que o canal dessa raiz adicional apresenta geometria tridimensional (SMI) próxima a um cilindro, diferente dos canais das raízes mesial e distal, que apresentam geometria mais cônica. A 1 mm do forame apical, o canal da raiz adicional apresentou diâmetro > 0,35 mm e diâmetro < 0,25 mm, e os valores de circularidade revelaram tratar-se de canais bastantes circulares (0,67 mm).[49]

A forma de contorno do acesso à câmara pulpar nos primeiros molares inferiores é majoritariamente trapezoidal, independentemente do número de canais. Os canais laterais são observados em 19,4% a 45% dos casos, sendo localizados principalmente na raiz mesial.[50,85,86,161] Os forames encontram-se, em sua maioria, localizados lateralmente nas raízes.

Os molares inferiores, de modo geral (primeiros e segundos), apresentam diâmetro médio (em mm) do canal a 1 mm do forame apical de 0,45 no sentido vestibulolingual e de 0,22 no sentido mesiodistal quando apresentam canal único; de 0,40 no sentido vestibulolingual e de 0,21 no sentido mesiodistal para canal MV e de 0,38 no sentido vestibulolingual e de 0,28 no sentido mesiodistal para canal mesiolingual; e de 0,46 no sentido vestibulolingual e de 0,35 no sentido mesiodistal para canal distal.[161]

Segundo molar inferior

A anatomia externa e interna, assim como as medidas do comprimento médio do dente e altura da coroa, número de raízes e canais, porcentagem de canais acessórios e diâmetro do canal dos segundos molares superiores estão dispostos nas **Figuras 56 e 57** e na **Tabela 1**. O segundo molar, geralmente, apresenta duas raízes com três ou quatro canais, porém as raízes apresentam pouca divergência entre elas com tendência ao fusionamento parcial ou total, semelhante ao primeiro molar inferior. As duas raízes apresentam, frequentemente, os ápices bastante próximos com curva gradual para distal.[33,122,123,193-197]

Os segundos molares inferiores, comumente, apresentam apenas dois canais, um mesial e um distal, assim como apenas uma raiz e um único canal. Além disso, nesse grupo dental há alta prevalência de anomalias de desenvolvimento, principalmente a presença de raiz e canal em forma de "C", em torno de 8%. Assim, é preciso manter-se atento ao diagnóstico correto dessa variação, pois re-

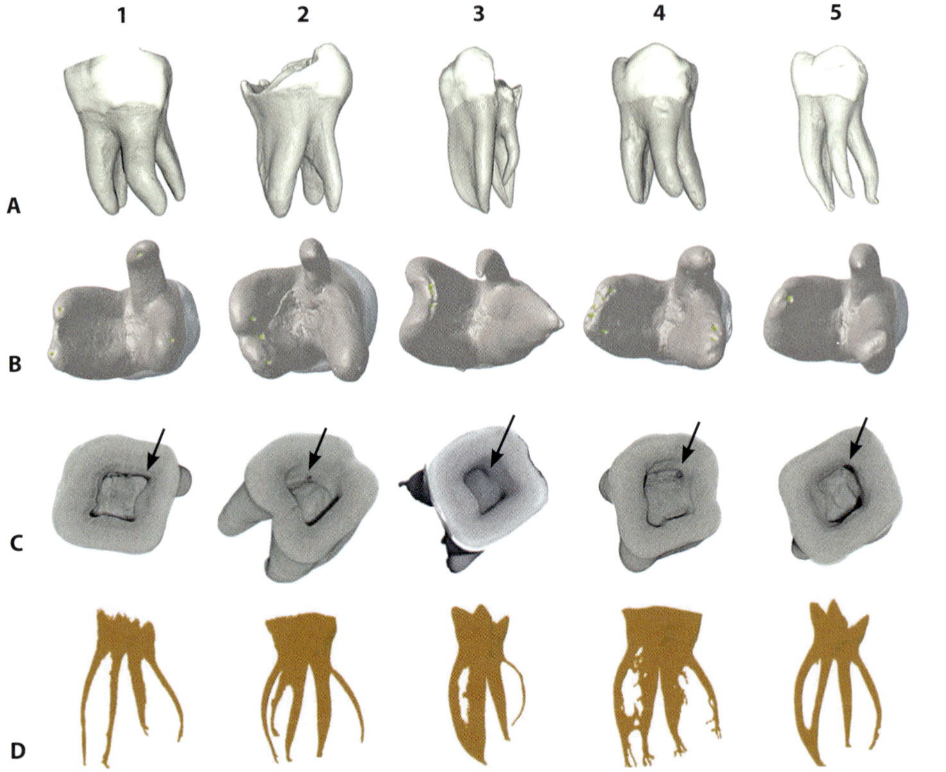

FIGURA 54 Modelos tridimensionais microtomográficos representando a anatomia externa e interna de molares inferiores com três raízes. (A) Visão proximal: curvatura severa da terceira raiz. (B) Visão inferior: é possível observar a curvatura de todas as raízes e a localização dos forames. (C) Visão coronal da câmara pulpar: posição do orifício do canal radicular da raiz adicional (setas pretas). Nos modelos tridimensionais da anatomia interna (D) é possível observar sistema de canais radiculares com quatro canais independentes (1D), presença do canal mesiocentral (2D), com canais mesiais que se unem no terço apical (3D e 5D), e istmos e deltas apicais (4D).

Fonte: arquivo pessoal dos autores.

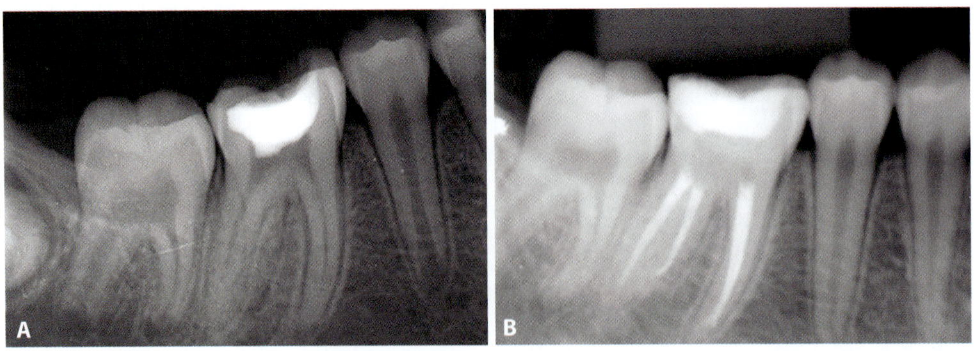

FIGURA 55 Caso clínico evidenciando o tratamento endodôntico de primeiro molar inferior com três raízes – *radix entomolaris*. (A) Radiografia periapical inicial. (B) Radiografia periapical final após a obturação.

Fonte: Caso realizado por Tainá Souza sob orientação da Profa. Dra. Graziela Bianchi Leoni.

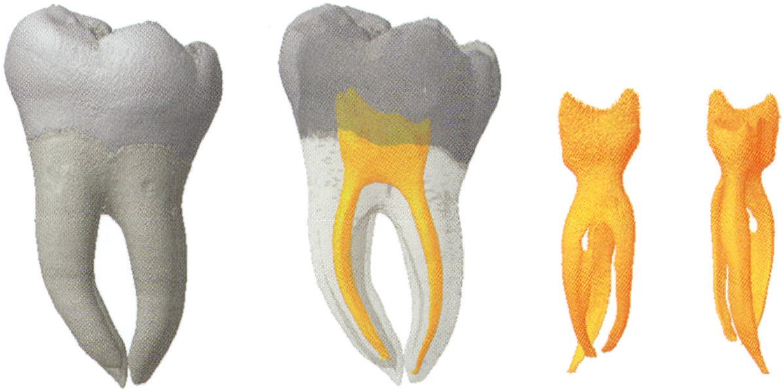

FIGURA 56 Segundo molar inferior. Modelos tridimensionais microtomográficos mostrando a anatomia externa e interna.

Fonte: arquivo pessoal dos autores.

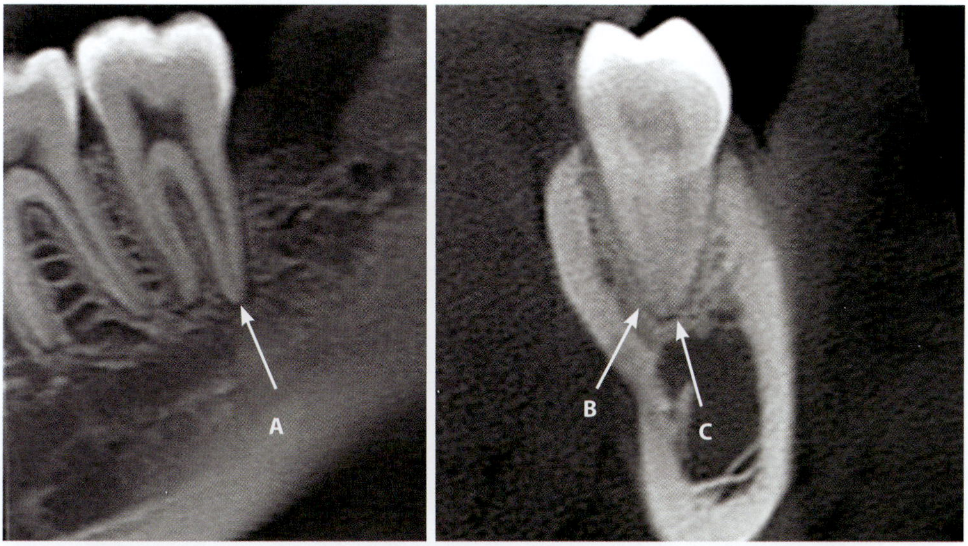

FIGURA 57 Imagens tomográficas dos segundos molares inferiores evidenciando pontos anatômicos do (A) forame apical e (B e C) ápice radicular.

Fonte: arquivo pessoal dos autores.

presenta um desafio durante o preparo biomecânico e a obturação dos canais, estando indicados os mesmos procedimentos descritos para os pré-molares inferiores com essa variação.[201-203] **(Figuras 58 e 59)**

O contorno do acesso à câmara pulpar é trapezoidal com a base maior voltada para mesial. Os canais laterais são observados em 17,5 a 49% dos casos, sendo localizados principalmente na raiz mesial.[50,85,86,161] Os forames encontram-se, em sua maioria, localizados lateralmente nas raízes.

A porção apical desses dentes encontram-se, frequentemente, bem próximos ao canal mandibular. Assim, o clínico deve redobrar a atenção para evitar trauma químico ou mecânico na região periapical e, consequentemente, risco de parestesia.

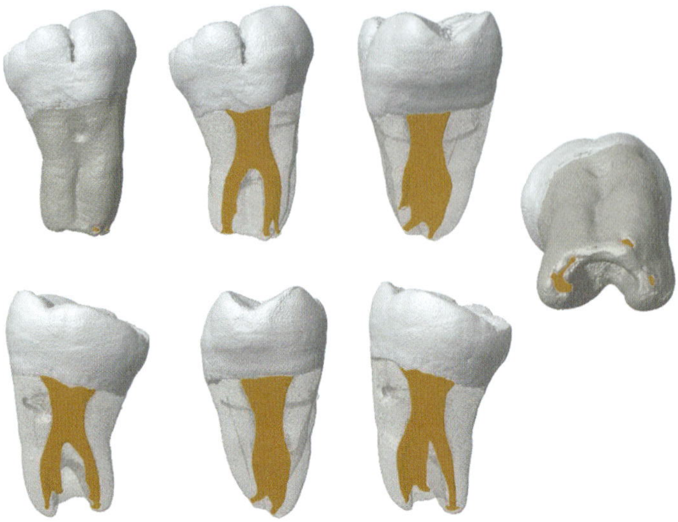

FIGURA 58 Modelos tridimensionais obtidos por meio de escaneamento em microtmografia computadorizada evidenciando a anatomia interna e externa de molares inferiores com canais radiculares em forma de C.

Fonte: arquivo pessoal dos autores.

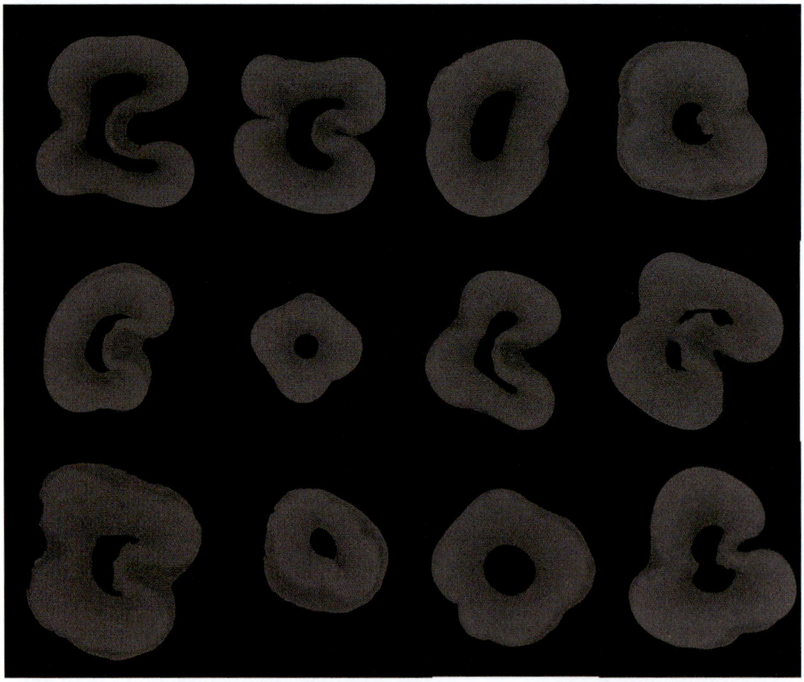

FIGURA 59 Modelos tridimensionais obtidos por meio de escaneamento em nanotomografia computadorizada evidenciando as diferentes morfologias de canal em forma de C nos segundos molares inferiores.

Fonte: arquivo pessoal dos autores.

Informações essenciais para o conhecimento do tema

Visto que a anatomia do SCR dita os parâmetros pelos quais o tratamento endodôntico será realizado e pode comprometer diretamente o sucesso, é importante, na clínica endodôntica, um entendimento geral das características morfológicas tridimensionais do SCR.

Na clínica endodôntica, a informação fornecida pela radiografia periapical, convencional ou digital e o conhecimento das possíveis variações da forma tridimensional e medidas do canal radicular obtidas pelos estudos apresentados nesse capítulo, juntamente com avanços tecnológicos futuros nos métodos complementares de diagnóstico por imagem e desenvolvimento de programas de reconstrução, navegação, visualização e análises poderá auxiliar o clínico a determinar o tipo de configuração da anatomia interna bem como informações necessárias como diâmetro anatômico, forma do canal radicular, ângulo e raio de curvatura, presença de achatamentos e canais acessórios, para planejar o tratamento de forma mais segura dentro das possibilidades do arsenal endodôntico, aumentando a qualidade e previsibilidade do tratamento.

REFERÊNCIAS BIBLIOGRÁFICAS

1. Cohen S, Hargreaves K. Caminhos da Polpa. 10 ed. Campus Elsevier 2011. 928 p.
2. Verma P, Love RM. A Micro CT study of the mesiobuccal root canal morphology of the maxillary first molar tooth. Int Endod J. 2011;44(3):210-7.
3. Dowker SE, Davis GR, Elliott JC. X-ray microtomography: nondestructive three-dimensional imaging for in vitro endodontic studies. Oral Surg Oral Med Oral Pathol Oral Radiol Endod. 1997;83(4):510-6.
4. Swain MV, Xue J. State of the art of Micro-CT applications in dental research. Int J Oral Sci. 2009;1(4):177-88.
5. Villas-Bôas MH, Bernardineli N, Cavenago BC, Marciano M, Del Carpio-Perochena A, de Moraes IG, et al. Micro-computed tomography study of the internal anatomy of mesial root canals of mandibular molars. J Endod. 2011;37(12):1682-6.
6. Vertucci F. Root canal morphology and its relationship to endodontic procedures. End Topics. 2005:3-29.
7. Friedman S, Moshonov J, Stabholz A. Five root canals in a mandibular first molar. Dent Traumatol 1986: 2: 226–228.
8. Martinez-Lozano MA, Forner-Navarro L, Sanchez- Cortes JL. Analysis of radiologic factors in determining premolar root canal systems. Oral Surg Oral Med Oral Pathol Oral Radiol Endod 1999: 88: 719–722.
9. Abella F, Mercadé M, Duran-Sindreu F, Roig M. Managing severe curvature of radix entomolaris: three-dimensional analysis with cone beam computed tomography. Int Endod J. 2011;44(9):876-85.
10. Versiani MA, Pascon EA, de Sousa CJ, Borges MA, Sousa-Neto MD. Influence of shaft design on the shaping ability of 3 nickel-titanium rotary systems by means of spiral computerized tomography. Oral Surg Oral Med Oral Pathol Oral Radiol Endod. 2008;105(6):807-13.
11. Patel S, Dawood A, Whaites E, Pitt Ford T. New dimensions in endodontic imaging: part 1. Conventional and alternative radiographic systems. Int Endod J. 2009;42(6):447-62.
12. Neelakantan P, Subbarao C, Subbarao CV. Comparative evaluation of modified canal staining and clearing technique, cone-beam computed tomography, peripheral quantitative computed tomography, spiral computed tomography, and plain and contrast medium-enhanced digital radiography in studying root canal morphology. J Endod. 2010;36(9):1547-51.
13. Estrela C, Bueno MR, Barletta FB, et al. Identification of Apical and Cervical Curvature Radius of Human Molars. Braz Dent J. 2015;26(4):351-356.
14. Estrela C, Rabelo LE, de Souza JB, et al. Frequency of Root Canal Isthmi in Human Permanent Teeth Determined by Cone-beam Computed Tomography. J Endod. 2015;41(9):1535-1539.
15. Michetti J, Basarab A, Tran M, Diemer F, Kouame D. Cone-Beam Computed Tomography contrast validation of an artificial periodontal phantom for use in endodontics. Annu Int Conf IEEE Eng Med Biol Soc. 2015;2015:7905-7908.
16. Seixas FH, Estrela C, Bueno MR, Sousa-Neto MD, Pécora JD. Determination of Root Canal Cleanliness by Different Irrigation Methods and Morphometric Analysis of Apical Third. J Contemp Dent Pract. 2015;16(6):442-450.
17. American Association of Endodontists; American Acadamey of Oral and Maxillofacial Radiography. AAE and AAOMR joint position statement. Use of cone-beam-computed tomography in endodontics. Pa Dent J (Harrisb). 2011;78(1):37-39.
18. Estrela C, Nunes CA, Guedes OA, et al. Study of Anatomical Relationship between Posterior Teeth and Maxillary Sinus Floor in a Subpopulation of the Brazilian Central Region Using Cone-Beam Computed Tomography - Part 2. Braz Dent J. 2016;27(1):9-15.
19. Patel K, Mannocci F, Patel S. The Assessment and Management of External Cervical Resorption with Periapical Radiographs and Cone-beam Computed Tomography: A Clinical Study. J Endod. 2016;42(10):1435-1440.
20. Mamede-Neto I, Borges AH, Guedes OA, de Oliveira D, Pedro FL, Estrela C. Root Canal Transportation and Centering Ability of Nickel-Titanium Rotary Instruments in Mandibular Premolars Assessed Using Cone-Beam Computed Tomography. Open Dent J. 2017;11:71-78.

21. Ordinola-Zapata R, Bramante CM, Versiani MA, et al. Comparative accuracy of the Clearing Technique, CBCT and Micro-CT methods in studying the mesial root canal configuration of mandibular first molars. Int Endod J. 2017;50(1):90-96.
22. Beacham JT, Geist JR, Yu Q, Himel VT, Sabey KA. Accuracy of Cone-beam Computed Tomographic Image Interpretation by Endodontists and Endodontic Residents. J Endod. 2018;44(4):571-575.
23. Estrela C, Couto GS, Bueno MR, Bueno KG, Estrela LRA, Porto OCL et al. Apical Foramen Position in Relation to Proximal Root Surfaces of Human Permanent Teeth Determined by Using a New Cone-beam Computed Tomographic Software. Journal of endodontics. 2018 Nov;44(11):1741-1748.
24. Martins JNR, Ordinola-Zapata R, Marques D, Francisco H, Caramês J. Differences in root canal system configuration in human permanent teeth within different age groups. Int Endod J. 2018;51(8):931-941.
25. Kfir A, Mostinsky O, Elyzur O, Hertzeanu M, Metzger Z, Pawar AM. Root canal configuration and root wall thickness of first maxillary premolars in an Israeli population. A Cone-beam computed tomography study. Sci Rep. 2020 Jan 16;10(1):434.
26. Martins JNR, Kishen A, Marques D, Nogueira Leal Silva EJ, Caramês J, Mata A, Versiani MA. Preferred Reporting Items for Epidemiologic Cross-sectional Studies on Root and Root Canal Anatomy Using Cone-beam Computed Tomographic Technology: A Systematized Assessment. J Endod. 2020 Jul;46(7):915-935.
27. Meirinhos J, Martins JNR, Pereira B, Baruwa A, Gouveia J, Quaresma SA, Monroe A, Ginjeira A. Prevalence of apical periodontitis and its association with previous root canal treatment, root canal filling length and type of coronal restoration - a cross-sectional study. Int Endod J. 2020 Apr;53(4):573-584.
28. de Carvalho MC, Zuolo ML. Orifice locating with a microscope. J Endod. 2000 Sep;26(9):532-4.
29. Gorduysus MO, Gorduysus M, Friedman S. Operating microscope improves negotiation of second mesiobuc-cal canals in maxillary molars. J Endod 2001; 27(11): 683-686.
30. Baldassari-Cruz LA, Lilly JP, Rivera EM. The influence of dental operating microscope in locating the mesiolingual canal orifice. Oral Surg Oral Med Oral Pathol Oral Radiol Endod. 2002 Feb;93(2):190-4.
31. Schwarze T, Baethge C, Stecher T, Geurtsen W. Identification of second canals in the mesiobuccal root of maxillary first and second molars using magnifying loupes or an operating microscope. Aust Endod J. 2002 Aug;28(2):57-60.
32. Honap MN, Devadiga D, Hegde MN. To assess the occurrence of middle mesial canal using cone-beam computed tomography and dental operating microscope: An in vitro study. J Conserv Dent. 2020 Jan-Feb;23(1):51-56.
33. Keles A, Keskin C, Alqawasmi R, Aydemir H. Accuracy of an endoscope to detect root canal anastomoses in mandibular molar teeth: a comparative study with micro-computed tomography. Acta Odontol Scand. 2020 Aug;78(6):433-437.
34. Mendes EB, Soares AJ, Martins JNR, Silva EJNL, Frozoni MR. Influence of access cavity design and use of operating microscope and ultrasonic troughing to detect middle mesial canals in extracted mandibular first molars. Int Endod J. 2020 Oct;53(10):1430-1437.
35. Walker RT. Root canal anatomy of mandibular first premolars in a southern Chinese population. Endod Dent Traumatol. 1988;4(5):226-8.
36. Vertucci FJ. Root canal anatomy of the human permanent teeth. Oral Surg Oral Med Oral Pathol. 1984;58(5):589-99.
37. Sert S, Aslanalp V, Tanalp J. Investigation of the root canal configurations of mandibular permanent teeth in the Turkish population. Int Endod J. 2004;37(7):494-9.
38. Laws AJ. Prevalence of canal irregularities in mandibular incisors: a radiographic study. N Z Dent J. 1971;67(309):181-6.
39. Bellizzi R, Hartwell G. Clinical investigation of in vivo endodontically treated mandibular anterior teeth. J Endod. 1983;9(6):246-8.
40. Okumura T. Anatomy of the root canals. JADA. 1927;14(4):632-40.
41. Leoni GB, Versiani MA, Pécora JD, Damião de Sousa-Neto M. Micro-computed tomographic analysis of the root canal morphology of mandibular incisors. J Endod. 2014;40(5):710-716.
42. Versiani MA, Sousa-Neto MD, Pécora JD. Pulp pathosis in inlayed teeth of the ancient Mayas: a microcomputed tomography study. Int Endod J. 2011;44(11):1000-4.
43. Versiani MA, Pécora JD, Sousa-Neto MD. The anatomy of two-rooted mandibular canines determined using micro-computed tomography. Int Endod J. 2011;44(7):682-7.
44. Versiani MA, Pécora JD, de Sousa-Neto MD. Root and root canal morphology of four-rooted maxillary second molars: a micro-computed tomography study. J Endod. 2012;38(7):977-82.
45. Versiani MA, Pécora JD, Sousa-Neto MD. Microcomputed tomography analysis of the root canal morphology of single-rooted mandibular canines. Int Endod J. 2013;46(9):800-7.
46. Versiani MA, Cristescu RC, Saquy PC, Pécora JD, de Sousa-Neto MD. Enamel pearls in permanent dentition: case report and micro-CT evaluation. Dentomaxillofac Radiol. 2013;42(6):20120332.
47. Plotino G, Grande NM, Pecci R, Bedini R, Pameijer CH, Somma F. Three-dimensional imaging using microcomputed tomography for studying tooth macromorphology. J Am Dent Assoc. 2006;137(11):1555-61.
48. Somma F, Leoni D, Plotino G, Grande NM, Plasschaert A. Root canal morphology of the mesiobuccal root of maxillary first molars: a micro-computed tomographic analysis. Int Endod J. 2009;42(2):165-74.
49. Souza-Flamini LE, Leoni GB, Chaves JF, Versiani MA, Cruz-Filho AM, Pécora JD, et al. The radix entomolaris and paramolaris: a micro-computed tomographic study of 3-rooted mandibular first molars. J Endod. 2014;40(10):1616-21.
50. Mazzi-Chaves JF, Silva-Sousa YTC, Leoni GB, et al. Micro-computed tomographic assessment of the variability and morphological features of root canal system and their ramifications. J Appl Oral Sci. 2020;28:e20190393.
51. Boschetti E, Silva-Sousa YTC, Mazzi-Chaves JF, Leoni GB, Versiani MA, Pécora JD, Saquy PC, Sousa-Neto MD. Micro-CT Evaluation of Root and Canal Morphology of Mandibular First Premolars with Radicular Grooves. Braz Dent J. 2017 Sep-Oct;28(5):597-603. doi: 10.1590/0103-6440201601784. PMID: 29215685.
52. Cerqueira NM, Louzada VG, Silva-Sousa YTC, Raucci-Neto W, Leoni GB. Effect of canal preparation with XP-endo Shaper and ProTaper Next on root canal geometry and dentin thickness of mandibular premolars with radicular grooves and two canals: a micro-CT study. Clin Oral Investig. 2021;25(9):5505-5512.
53. Peters OA, Paqué F. Root canal preparation of maxillary molars with the self-adjusting file: a micro-computed tomography study. J Endod. 2011;37(1):53-7.
54. Filizola de Oliveira DJ, Leoni GB, da Silva Goulart R, Sousa-Neto MD, Silva Sousa YTC, Silva RG. Changes in Geometry and Transportation of Root Canals with Severe Curvature Prepared by Different Heat-treated Nickel-titanium Instruments: A Micro-computed Tomographic Study. J Endod. 2019 Jun;45(6):768-773. doi: 10.1016/j.joen.2019.02.018. Epub 2019 Apr 4. PMID: 30954280.
55. Gagliardi J, Versiani MA, de Sousa-Neto MD, Plazas-Garzon A, Basrani B. Evaluation of the Shaping Characteristics of ProTaper Gold, ProTaper NEXT, and ProTaper Universal in Curved Canals. J Endod. 2015 Oct;41(10):1718-24. doi: 10.1016/j.joen.2015.07.009. Epub 2015 Aug 29. PMID: 26321062.
56. Versiani MA, Leoni GB, Steier L, De-Deus G, Tassani S, Pécora JD, de Sousa-Neto MD. Micro-computed tomography study of oval-shaped canals prepared with the self-

-adjusting file, Reciproc, WaveOne, and ProTaper universal systems. J Endod. 2013 Aug;39(8):1060-6. doi: 10.1016/j.joen.2013.04.009. Epub 2013 May 22. PMID: 23880278.
57. Versiani MA, Pécora JD, de Sousa-Neto MD. Flat-oval root canal preparation with self-adjusting file instrument: a micro-computed tomography study. J Endod. 2011;37(7):1002-7.
58. Sousa-Neto MD, Silva-Sousa YC, Mazzi-Chaves JF, Carvalho KKT, Barbosa AFS, Versiani MA, Jacobs R, Leoni GB. Root canal preparation using micro-computed tomography analysis: a literature review. Braz Oral Res. 2018 Oct 18;32(suppl 1):e66. doi: 10.1590/1807-3107bor-2018.vol32.0066. PMID: 30365607.
59. Camargo RV, Mazzi-Chaves JF, Leoni GB, et al. Quantitative Assessment of 2-dimensional Parameters in Tomographic Images by Using Different Segmentation Methods. J Endod. 2020;46(5):694-699.
60. Lamira, Alessandro. Interpretação de imagens tomográficas das fases do tratamento endodôntico utilizando a microtomografia como padrão de referência. Orientador: Manoel Damião Sousa-Neto. 2018. 165p. Tese (Doutorado) – Endodontia, Programa de Pós-Graduação em Odontologia Restauradora, Departamento de Odontologia Restauradora da Faculdade de Odontologia de Ribeirão Preto, Universidade de São Paulo, 2018.
61. Molina, Miguel Angel Ventura. Avaliação de parâmetros morfométricos bi e tridimensionais no diagnóstico de canais radiculares em forma de C, em imagens de tomografia computadorizada de feixe cônico, micro e nano tomografia computadorizada. Orientador: Manoel Damião Sousa-Neto. 2021. 72p. Dissertação (Mestrado) – Endodontia, Programa de Pós-Graduação em Odontologia Restauradora, Departamento de Odontologia Restauradora da Faculdade de Odontologia de Ribeirão Preto, Universidade de São Paulo, 2021.
62. Hess W. Die anatomia der wurzelkanale des menschlichen bebisses mit berucksichtigung der feineren verzweigungen am foramen apicale. Buchdruckerei Berichthaus; 1917
63. Ordinola-Zapata R, Bramante CM, Villas-Boas MH, Cavenago BC, Duarte MH, Versiani MA. Morphologic micro-computed tomography analysis of mandibular premolars with three root canals. J Endod 2013;39(9):1130-5.
64. Tonelli SQ, Sousa-Neto MD, Leoni GB, Brito-Júnior M, Pereira RD, Oliveira PAX, Nunes E, Silveira FF. Micro-CT evaluation of maxillary first molars: interorifice distances and internal anatomy of the mesiobuccal root. Braz Oral Res 2021 Apr 26;35:e060.
65. Pineda F, Kuttler Y. Mesiodistal and buccolingual roentgenographic investigation of 7,275 root canals. Oral Surg Oral Med Oral Pathol 1972;33(1):101-10.
66. Slowey RR. Root canal anatomy. Road map to successful endodontics. Dent Clin North Am 1979;23(4):555-73.
67. Pécora JD, Sousa Neto MD, Saquy PC, Woelfel JB. In vitro study of root canal anatomy of maxillary second premolars. Braz Dent J 1993;3(2):81-5.
68. Pécora JD, Sousa Neto MD, Saquy PC. Internal anatomy, direction and number of roots and size of human mandibular canines. Braz Dent J 1993;4(1):53-7.
69. Calişkan MK, Pehlivan Y, Sepetçioğlu F, Türkün M, Tuncer SS. Root canal morphology of human permanent teeth in a Turkish population. J Endod 1995;21(4):200-4.
70. Kartal N, Yanikoğlu FC. Root canal morphology of mandibular incisors. J Endod 1992;18(11):562-4.
71. Gulabivala K, Aung TH, Alavi A, Ng YL. Root and canal morphology of Burmese mandibular molars. Int Endod J 2001;34(5):359-70.
72. Gulabivala K, Opasanon A, Ng YL, Alavi A. Root and canal morphology of Thai mandibular molars. Int Endod J 2002;35(1):56-62.
73. Ng YL, Aung TH, Alavi A, Gulabivala K. Root and canal morphology of Burmese maxillary molars. Int Endod J 2001;34(8):620-30.
74. Sert S, Bayirli GS. Evaluation of the root canal configurations of the mandibular and maxillary permanent teeth by gender in the Turkish population. J Endod 2004;30(6):391-8.
75. Ahmed HMA, Versiani MA, De-Deus G, Dummer PMH (2017a) A new system for classifying root and root canal morphology. International Endodontic Journal 50, 761–70.
76. Ahmed HMA, Dummer PMH. A new system for classifying tooth, root and canal anomalies. International Endodontic Journal, 51, 389–404, 2018. A new system for classifying root and root canal morphology.
77. Curzon ME. Miscegenation and the prevalence of three-rooted mandibular first molars in the Baffin Eskimo. Community Dent Oral Epidemiol 1974;2(3):130-1.
78. Ahmed HA, Abu-bakr NH, Yahia NA, Ibrahim YE. Root and canal morphology of permanent mandibular molars in a Sudanese population. Int Endod J 2007;40(10):766-71.
79. Costa FFNP, Pacheco-Yanes J, Siqueira JF Jr, Oliveira ACS, Gazzaneo I, Amorim CA, Santos PHB, Alves FRF. Association between missed canals and apical periodontitis. Int Endod J 2019 Apr;52(4):400-406. doi: 10.1111/iej.13022. Epub 2018 Oct 30. PMID: 30284719.
80. Guerreiro D, Shin JM, Pereira M, McDonald NJ. Radicular Groove Accessory Canal Morphology in Mandibular First Premolars: Micro-computed Tomographic Study. J Endod. 2019;45(5):554-559
81. Ordinola-Zapata R, Martins JNR, Niemczyk S, Bramante CM. Apical root canal anatomy in the mesiobuccal root of maxillary first molars: influence of root apical shape and prevalence of apical foramina - a micro-CT study. Int Endod J. 2019;52(8):1218-1227.
82. Xu T, Fan W, Tay FR, Fan B. Micro-computed Tomographic Evaluation of the Prevalence, Distribution, and Morphologic Features of Accessory Canals in Chinese Permanent Teeth. J Endod. 2019;45(8):994-999.
83. Ahmed HMA, Ibrahim N, Mohamad NS, et al. Application of a new system for classifying root and canal anatomy in studies involving micro-computed tomography and cone beam computed tomography: Explanation and elaboration. Int Endod J. 2021;54(7):1056-1082.
84. Wolf TG, Kozaczek C, Siegrist M, Betthäuser M, Paqué F, Briseño-Marroquín B. An Ex Vivo Study of Root Canal System Configuration and Morphology of 115 Maxillary First Premolars. J Endod. 2020;46(6):794-800.
85. De Deus QD. Frequency, location, and direction of the lateral, secondary, and accessory canals. J Endod. 1975;1(11):361-6.
86. Lobo NS, Wanderley VA, Nejaim Y, Gomes AF, Zaia AA. Assessment of Ramifications in the Apical Region of Root Canals: A Micro-CT Study in a Brazilian Population. Braz Dent J. 2020;31(5):505-510.
87. Vieira MLO, Dantas HV, de Sousa FB, et al. Morphologic Changes of Apical Foramen and Microcrack Formation after Foraminal Enlargement: A Scanning Electron Microscopic and Micro-computed Tomographic Analysis. J Endod. 2020;46(11):1726-1732.
88. Manva MZ, Alroomy R, Sheereen S, Hans MK, Mallineni SK. Location and shape of the apical foramina in posterior teeth: an in-vitro analysis. Surg Radiol Anat. 2021;43(2):275-281 .
89. Saluja P, Mir S, Bavabeedu SS, Arora S, Abdulla AM, Baba SM. Relation between Apical Seal and Apical Preparation Diameter: An In Vitro Study. J Pharm Bioallied Sci. 2020;12(Suppl 1):S332-S335.
90. Manva MZ, Sheereen S, Hans MK, Alroomy R, Mallineni SK. Morphometric analysis of the apical foramina in extracted human teeth. Folia Morphol (Warsz). 2022;81(1):212-219.
91. Abdelsalam N, Hashem N. Impact of Apical Patency on Accuracy of Electronic Apex Locators: In Vitro Study. J Endod. 2020;46(4):509-514.
92. Daou C, El Hachem R, Naaman A, Zogheib C, El Osta N, Khalil I. Effect of 2 Heat-treated Nickel-Titanium Files on Enlargement and Deformation of the Apical Foramen in Curved Canals: A Scanning Electronic Microscopic Study. J Endod. 2020;46(10):1478-1484.
93. Klemz AA, Cruz ATG, Piasecki L, Carneiro E, Westphalen VPD, da Silva Neto UX. Accuracy of electronic apical functions of a new integrated motor compared to the visual

control of the working length-an ex vivo study. Clin Oral Investig. 2021;25(1):231-236.
94. Bueno MR, Estrela C, Azevedo BC, Cintra Junqueira JL. Root Canal Shape of Human Permanent Teeth Determined by New Cone-Beam Computed Tomographic Software. J Endod. 2020;46(11):1662-1674.
95. Yang Q, Liu MW, Zhu LX, Peng B. Micro-CT study on the removal of accumulated hard-tissue debris from the root canal system of mandibular molars when using a novel laser-activated irrigation approach. Int Endod J. 2020;53(4):529-538.
96. Liu YJ, Yang WD, Wang WM, Zhu YN, Lin ZT, Zhu M. Relationship between canal morphology and isthmus in mesio-buccal roots of maxillary first molars in 9- to 12-year-old children: An in-vivo cone-beam computed tomography analysis. Arch Oral Biol. 2020;112:104645.
97. Ordinola-Zapata R, Martins JNR, Plascencia H, Versiani MA, Bramante CM. The MB3 canal in maxillary molars: a micro-CT study. Clin Oral Investig. 2020;24(11):4109-4121.
98. Kang S, Yu HW, Shin Y, Karabucak B, Kim S, Kim E. Topographic Analysis of the Isthmus in Mesiobuccal and Mesial Roots of First Molars in a South Korean Population. Sci Rep. 2020;10(1):1247.
99. Villalta-Briones N, Baca P, Bravo M, et al. A laboratory study of root canal and isthmus disinfection in extracted teeth using various activation methods with a mixture of sodium hypochlorite and etidronic acid. Int Endod J. 2021;54(2):268-278.
100. Rodrigues CT, Jacobs R, Vasconcelos KF, et al. Influence of CBCT-based volumetric distortion and beam hardening artefacts on the assessment of root canal filling quality in isthmus-containing molars. Dentomaxillofac Radiol. 2021;50(5):20200503.
101. Xu S, Dao J, Liu Z, Zhang Z, Lu Y, Zeng X. Cone-beam computed tomography investigation of middle mesial canals and isthmuses in mandibular first molars in a Chinese population. BMC Oral Health. 2020;20(1):135.
102. Leoni GB, Versiani MA, Silva-Sousa YT, Bruniera JF, Pécora JD, Sousa-Neto MD. Ex vivo evaluation of four final irrigation protocols on the removal of hard-tissue debris from the mesial root canal system of mandibular first molars. Int Endod J. 2017;50(4):398-406.
103. Linden D, Boone M, De Bruyne M, De Moor R, Versiani MA, Meire M. Adjunctive Steps for the Removal of Hard Tissue Debris from the Anatomic Complexities of the Mesial Root Canal System of Mandibular Molars: A Micro-Computed Tomographic Study. J Endod. 2020;46(10):1508-1514.
104. Ortigara GA, Prado M, Lopes RT, Dos Santos BC, Gusman H. Micro-computed tomographic evaluation of smear layer and accumulated hard tissue debris removal. J Conserv Dent. 2020;23(3):249-253.
105. Pereira TC, Dijkstra RJB, Petridis X, et al. The influence of time and irrigant refreshment on biofilm removal from lateral morphological features of simulated root canals. Int Endod J. 2020;53(12):1705-1714.
106. Inaty E, Jabre C, Haddad G, et al. Anatomical Investigation of Middle Mesial Canals of Mandibular Molars in a Middle Eastern Population: A Cross-sectional Cone-beam Computed Tomography Study. J Contemp Dent Pract. 2020;21(8):910-915.
107. Tolentino ES, Amoroso-Silva PA, Alcalde MP, et al. Limitation of diagnostic value of cone-beam CT in detecting apical root isthmuses. J Appl Oral Sci. 2020;28:e20190168.
108. Pécora JD, Estrela C, Bueno MR, Porto OC, Alencar AH, Sousa-Neto MD, et al. Detection of root canal isthmuses in molars by map-reading dynamic using CBCT images. Braz Dent J. 2013;24(6):569-74.
109. Estrela C, Bueno MR, Couto GS, et al. Study of Root Canal Anatomy in Human Permanent Teeth in A Subpopulation of Brazil's Center Region Using Cone-Beam Computed Tomography - Part 1. Braz Dent J. 2015;26(5):530-536.
110. Shemesh A, Lalum E, Ben Itzhak J, et al. Radicular Grooves and Complex Root Morphologies of Mandibular Premolars Among Israeli Population. J Endod. 2020;46(9):1241-1247.
111. Kato A, Hishikawa T, Inagaki K, Yamamoto G, Mitani A, Honda M. Evaluation of root morphology of maxillary and mandibular second molars lost due to periodontitis. J Periodontal Res. 2020;55(5):753-761.
112. Sierra-Cristancho A, González-Osuna L, Poblete D, et al. Micro-tomographic characterization of the root and canal system morphology of mandibular first premolars in a Chilean population. Sci Rep. 2021;11(1):93.
113. Lammertyn PA, Rodrigo SB, Brunotto M, Crosa M. Furcation groove of maxillary first premolar, thickness, and dentin structures. J Endod. 2009;35(6):814-817.
114. Fan B, Ye W, Xie E, Wu H, Gutmann JL. Three-dimensional morphological analysis of C-shaped canals in mandibular first premolars in a Chinese population. Int Endod J. 2012;45(11):1035-41.
115. Gu YC, Zhang YP, Liao ZG, Fei XD. A micro-computed tomographic analysis of wall thickness of C-shaped canals in mandibular first premolars. J Endod. 2013;39(8):973-6.
116. Gu Y, Zhang Y, Liao Z. Root and canal morphology of mandibular first premolars with radicular grooves. Arch Oral Biol. 2013;58(11):1609-17.
117. Katwal D, Fiorica JK, Bleuel J, Clark SJ. Successful Multidisciplinary Management of an Endodontic-Periodontal Lesion Associated With a Palato-Radicular Groove: A Case Report. Clin Adv Periodontics. 2020;10(2):88-93.
118. Hsu YY, Kim S. The resected root surface. The issue of canal isthmuses. Dent Clin North Am. 1997;41(3):529-40.
119. Fan B, Min Y, Lu G, Yang J, Cheung GS, Gutmann JL. Negotiation of C-shaped canal systems in mandibular second molars. J Endod. 2009;35(7):1003-8.
120. Alfawaz H, Alqedairi A, Alkhayyal AK, Almobarak AA, Alhusain MF, Martins JNR. Prevalence of C-shaped canal system in mandibular first and second molars in a Saudi population assessed via cone beam computed tomography: a retrospective study. Clin Oral Investig. 2019;23(1):107-112.
121. Martins JNR, Marques D, Silva EJNL, Caramês J, Mata A, Versiani MA. Prevalence of C-shaped canal morphology using cone beam computed tomography - a systematic review with meta-analysis. Int Endod J. 2019;52(11):1556-1572.
122. Nejaim Y, Gomes AF, Rosado LPL, Freitas DQ, Martins JNR, da Silva EJNL. C-shaped canals in mandibular molars of a Brazilian subpopulation: prevalence and root canal configuration using cone-beam computed tomography. Clin Oral Investig. 2020;24(9):3299-3305.
123. Mashyakhy MH, Chourasia HR, Jabali AH, et al. C-shaped canal configuration in mandibular premolars and molars: Prevalence, correlation, and differences: An In Vivo study using cone-beam computed tomography. Niger J Clin Pract. 2020;23(2):232-239.
124. Chaintiou Piorno R, Consoli Lizzi EP, Gualtieri AF, Rodríguez PA. C-Shaped canal system in mandibular premolars evaluated by cone-beam computed tomography in a popu-

lation of the Autonomous City of Buenos Aires, Argentina. Arch Oral Biol. 2021;123:105040.
125. Gazzaneo I, Amoroso-Silva P, Pacheco-Yanes J, et al. Disinfecting and Shaping Type I C-shaped Root Canals: A Correlative Micro-computed Tomographic and Molecular Microbiology Study. J Endod. 2021;47(4):621-630.
126. Tien M, Tjoa H, Zhou M, Abbott PV. Comparative Study of Four Endodontic File Systems to Assess Changes in Working Length during Root Canal Instrumentation and the Effect of Canal Curvature on Working Length Change. J Endod. 2020;46(1):110-115.
127. Fu Y, Deng Q, Xie Z, et al. Coronal root canal morphology of permanent two-rooted mandibular first molars with novel 3D measurements. Int Endod J. 2020;53(2):167-175.
128. Faraj BM. Root canal curvature as a prognostic factor influencing the diagnostic accuracy of radiographic working length determination and postoperative canal axis modification: an in vitro comparative study. BMC Oral Health. 2021;21(1):90.
129. Kucher M, Dannemann M, Modler N, Haim D, Hannig C, Weber MT. Continuous Measurement of Three-Dimensional Root Canal Curvature Using Cone-Beam Computed and Micro-Computed Tomography: A Comparative Study. Dent J (Basel). 2020;8(1):16.
130. Qiao X, Xu T, Chen L, Yang D. Analysis of Root Canal Curvature and Root Canal Morphology of Maxillary Posterior Teeth in Guizhou, China. Med Sci Monit. 2021;27:e928758.
131. Wu W, Guo Q, Tan BK, et al. Geometric Analysis of the Distolingual Root and Canal in Mandibular First Molars: A Micro-computed Tomographic Study. J Endod. 2021;47(5):779-786.
132. Yamamura B, Cox TC, Heddaya B, Flake NM, Johnson JD, Paranjpe A. Comparing canal transportation and centering ability of endosequence and vortex rotary files by using micro-computed tomography. J Endod. 2012;38(8):1121-1125.
133. Munoz HR, Camacho-Cuadra K. In vivo efficacy of three different endodontic irrigation systems for irrigant delivery to working length of mesial canals of mandibular molars. J Endod. 2012;38(4):445-448.
134. Rödig T, Döllmann S, Konietschke F, Drebenstedt S, Hülsmann M. Effectiveness of different irrigant agitation techniques on debris and smear layer removal in curved root canals: a scanning electron microscopy study. J Endod. 2010;36(12):1983-1987.
135. Nabavizadeh M, Abbaszadegan A, Khojastepour L, Amirhosseini M, Kiani E. A Comparison of Apical Transportation in Severely Curved Canals Induced by Reciproc and BioRaCe Systems. Iran Endod J. 2014;9(2):117-122.
136. Ferrara G, Taschieri S, Corbella S, Ceci C, Del Fabbro M, Machtou P. Comparative evaluation of the shaping ability of two different nickel-titanium rotary files in curved root canals of extracted human molar teeth. J Investig Clin Dent. 2017;8(1):10.1111/jicd.12187.
137. Casonato Jr, Homero. Análise, através de tomografia computadorizada, do preparo promovido pelo alargamento cervical em molares inferiores e sua influência na determinação do diâmetro anatômico apical por meio de MEV. Orientador: Manoel Damião Sousa-Neto. 2011. 85p. Tese (Doutorado) – Endodontia, Programa de Pós-Graduação em Odontologia, Faculdade de Odontologia da Universidade de Ribeirão Preto, 2011.
138. Park PS, Kim KD, Perinpanayagam H, et al. Three-dimensional analysis of root canal curvature and direction of maxillary lateral incisors by using cone-beam computed tomography. J Endod. 2013;39(9):1124-1129.
139. Ahmed HM, Hashem AA. Accessory roots and root canals in human anterior teeth: a review and clinical considerations. Int Endod J. 2016;49(8):724-736.
140. Pan JYY, Parolia A, Chuah SR, Bhatia S, Mutalik S, Pau A. Root canal morphology of permanent teeth in a Malaysian subpopulation using cone-beam computed tomography. BMC Oral Health. 2019;19(1):14.
141. Torres A, Shaheen E, Lambrechts P, Politis C, Jacobs R. Microguided Endodontics: a case report of a maxillary lateral incisor with pulp canal obliteration and apical periodontitis. Int Endod J. 2019;52(4):540-549.
142. Torres-Ramos G, Lucisano MP, Blanco-Victorio DJ, et al. Root canal conicity estimation of primary maxillary central and lateral incisors-A study by Nano-CT. Int J Paediatr Dent. 2020;30(6):764-774.
143. Pinheiro TN, Cintra LTA, Azuma MM, Benetti F, Silva CC, Consolaro A. Palatogingival groove and root canal instrumentation. Int Endod J. 2020;53(5):660-670.
144. Falcon PA, Falcon CY, Abbasi F, Hirschberg CS. Chamberless Endodontic Access for Treatment of Calcified Anterior Central Incisors. J Endod. 2021;47(2):322-326.
145. Holmes S, Gibson R, Butler J, Pacheco R, Askar M, Paurazas S. Volumetric Evaluation of 5 Root Canal Obturation Methods in TrueTooth 3-dimensional-Printed Tooth Replicas Using Nano-computed Tomography. J Endod. 2021;47(3):485-491.e4.
146. Abu Hasna A, Ungaro DMT, de Melo AAP, et al. Nonsurgical endodontic management of dens invaginatus: a report of two cases. F1000Res. 2019;8:2039.
147. Ali A, Arslan H. Guided endodontics: a case report of maxillary lateral incisors with multiple dens invaginatus. Restor Dent Endod. 2019;44(4):e38.
148. Chen L, Li Y, Wang H. Investigation of dens invaginatus in a Chinese subpopulation using Cone-beam computed tomography. Oral Dis. 2021;27(7):1755-1760.
149. Ricucci D, Siqueira JF. Fate of the tissue in lateral canals and apical ramifications in response to pathologic conditions and treatment procedures. J Endod. 2010;36(1):1-15.
150. Ricucci D, Milovidova I, Siqueira JF Jr. Unusual Location of Dens Invaginatus Causing a Difficult-to-Diagnose Pulpal Involvement. J Endod. 2020;46(10):1522-1529.
151. Mabrouk R, Berrezouga L, Frih N. The Accuracy of CBCT in the Detection of Dens Invaginatus in a Tunisian Population. Int J Dent. 2021;2021:8826204.
152. Melilli D, Russo R, Gallina G, Messina P, Scardina GA. Diagnosis and treatment of dens invaginatus with open apex in a young adult patient by using cone-beam computed tomography and operative microscope. Eur J Paediatr Dent. 2021;22(1):15-18.
153. Giner-Lluesma T, Micó-Muñoz P, Prada I, et al. Role of cone-beam computed tomography (CBCT) in diagnosis and treatment planning of two-rooted maxillary lateral incisor with palatogingival groove. Case report. J Clin Exp Dent. 2020;12(7):e704-e707.
154. Walker RT. The root canal anatomy of mandibular incisors in a southern Chinese population. Int Endod J. 1988;21(3):218-23.
155. Leoni GB, Versiani MA, Pécora JD, Damião de Sousa-Neto M. Micro-computed tomographic analysis of the

root canal morphology of mandibular incisors. J Endod. 2014;40(5):710-716.
156. Prado MC, Gusman H, Belladonna FG, Prado M, Ormiga F. Effectiveness of three methods for evaluating root canal anatomy of mandibular incisors. J Oral Sci. 2016;58(3):347-351.
157. Aung NM. Root Canal Anatomy of Myanmar Permanent Mandibular Incisors in Mandalay Region. Int J Dent. 2020;2020:8842636.
158. Baxter S, Jablonski M, Hülsmann M. Cone-beam-computed-tomography of the symmetry of root canal anatomy in mandibular incisors. J Oral Sci. 2020;62(2):180-183.
159. Lima CO, Magalhães LT, Marceliano-Alves MF, de Oliveira PY, Lacerda MF. Internal Lower Incisor Morphology revealed by Computerized Microtomography. Morfologia interna de incisivos inferiores reveladas por microtomografía computadorizada. Acta Odontol Latinoam. 2020;33(1):33-37.
160. Candeiro GTM, Monteiro Dodt Teixeira IM, Olimpio Barbosa DA, Vivacqua-Gomes N, Alves FRF. Vertucci's Root Canal Configuration of 14,413 Mandibular Anterior Teeth in a Brazilian Population: A Prevalence Study Using Cone-beam Computed Tomography. J Endod. 2021;47(3):404-408.
161. Wu MK, R'oris A, Barkis D, Wesselink PR. Prevalence and extent of long oval canals in the apical third. Oral Surg Oral Med Oral Pathol Oral Radiol Endod. 2000;89(6):739-43.
162. da Silva EJ, de Castro RW, Nejaim Y, et al. Evaluation of root canal configuration of maxillary and mandibular anterior teeth using cone beam computed tomography: An in-vivo study. Quintessence Int. 2016;47(1):19-24.
163. Plascencia H, Cruz Á, Palafox-Sánchez CA, et al. Micro-CT study of the root canal anatomy of maxillary canines. J Clin Exp Dent. 2017;9(10):e1230-e1236.
164. Almohaimede AA, Alqahtani AA, Alhatlani NM, Alsaloom NS, Alqahtani SA. Interpretation of Root Canal Anatomy of Maxillary and Mandibular Permanent Canines in Saudi Subpopulation: A Cone-Beam Computed Tomography (CBCT) Study. Int J Dent. 2021;2021:5574512.
165. Kulkarni V, Duruel O, Ataman-Duruel ET, Tözüm MD, Nares S, Tözüm TF. In-depth morphological evaluation of tooth anatomic lengths with root canal configurations using cone beam computed tomography in North American population. J Appl Oral Sci. 2020;28:e20190103.
166. Ahmed HM, Hashem AA. Accessory roots and root canals in human anterior teeth: a review and clinical considerations. Int Endod J. 2016;49(8):724-736.
167. Cruvinel, PB. Avaliação da anatomia interna de caninos superiores por microtomografia computadorizada. Orientador: Manoel Damião Sousa-Neto. 2012, 25p. Monografia (Graduação). Faculdade de Odontologia da Universidade de Ribeirão Preto, 2012.
168. Doumani M, Habib A, Alhenaky MA, Alotaibi KSH, Alanazi MS, Alsalhani A. Root canal treatment of mandibular canine with two root canals: A case report series. J Family Med Prim Care. 2019;8(11):3763-3765.
169. Mashyakhy M. Prevalence of a Second Root and Canal in Mandibular and Maxillary Canines in a Saudi Arabian Population: A Cone-beam Computed Tomography Study. J Contemp Dent Pract. 2019;20(7):773-777.
170. Doumani M, Habib A, Alhalak AB, Al-Nahlawi TF, Al Hussain F, Alanazi SM. Root canal morphology of mandibular canines in the Syrian population: A CBCT Assessment. J Family Med Prim Care. 2020;9(2):552-555.
171. Pécora JD, Woelfel JB, Sousa Neto MD, Issa EP. Morphologic study of the maxillary molars. Part II: Internal anatomy. Braz Dent J. 1992;3(1):53-7.
172. Pécora JD, da Cruz Filho AM. Study of the incidence of radicular grooves in maxillary incisors. Braz Dent J. 1992;3(1):11-6.
173. Buchanan GD, Gamieldien MY, Tredoux S, Vally ZI. Root and canal configurations of maxillary premolars in a South African subpopulation using cone beam computed tomography and two classification systems. J Oral Sci. 2020;62(1):93-97.
174. Przesmycka A, Jędrychowska-Dańska K, Masłowska A, Witas H, Regulski P, Tomczyk J. Root and root canal diversity in human permanent maxillary first premolars and upper/lower first molars from a 14th-17th and 18th-19th century Radom population. Arch Oral Biol. 2020;110:104603.
175. Silva AA, Belladonna FG, Rover G, et al. Does ultraconservative access affect the efficacy of root canal treatment and the fracture resistance of two-rooted maxillary premolars?. Int Endod J. 2020;53(2):265-275.
176. Liu X, Gao M, Bai Q, Ruan J, Lu Q. Evaluation of Palatal Furcation Groove and Root Canal Anatomy of Maxillary First Premolar: A CBCT and Micro-CT Study. Biomed Res Int. 2021;2021:8862956.
177. Alenezi DJ, Al-Nazhan SA, Al-Maflehi N, Soman C. Root and Canal Morphology of Mandibular Premolar Teeth in a Kuwaiti Subpopulation: A CBCT Clinical Study. Eur Endod J. 2020;5(3):248-256.
178. Lu Y, Liu Y, Xiong Y, et al. Preparation of the lingual canal in mandibular first premolar with canal bifurcation. Odontology. 2021;109(1):231-238.
179. Arayasantiparb R, Banomyong D. Prevalence and morphology of multiple roots, root canals and C-shaped canals in mandibular premolars from cone-beam computed tomography images in a Thai population. J Dent Sci. 2021;16(1):201-207.
180. Mohd Ariffin S, Dalzell O, Hardiman R, Manton DJ, Parashos P, Rajan S. Root canal morphology of primary maxillary second molars: a micro-computed tomography analysis. Eur Arch Paediatr Dent. 2020;21(4):519-525.
181. Alamri HM, Mirza MB, Riyahi AM, Alharbi F, Aljarbou F. Root canal morphology of maxillary second molars in a Saudi sub-population: A cone beam computed tomography study. Saudi Dent J. 2020;32(5):250-254.
182. Tzeng LT, Chang MC, Chang SH, Huang CC, Chen YJ, Jeng JH. Analysis of root canal system of maxillary first and second molars and their correlations by cone beam computed tomography. J Formos Med Assoc. 2020;119(5):968-973.
183. Camargo Dos Santos B, Pedano MS, Giraldi CK, De Oliveira JCM, Lima ICB, Lambrechts P. Mesiobuccal Root Canal Morphology of Maxillary First Molars in a Brazilian Sub-Population - A Micro-CT Study. Eur Endod J. 2020;5(2):105-111.
184. Pan F, Yang Z, Wang J, et al. Influence of orthodontic treatment with premolar extraction on the spatial position of maxillary third molars in adult patients: a retrospective cohort cone-bean computed tomography study. BMC Oral Health. 2020;20(1):321.
185. Xia Y, Qiao X, Huang YJ, Li YH, Zhou Z. Root Anatomy and Root Canal Morphology of Maxillary Second Permanent

Molars in a Chongqing Population: A Cone-Beam Computed Tomography Study. Med Sci Monit. 2020;26:e922794.

186. Aydın H. Relationship between crown and root canal anatomy of four-rooted maxillary molar teeth. Aust Endod J. 2021;47(2):298-306 .

187. Zhang Q., Chen H., Fan B., Fan W., Gutmann J.L. Root and root canal morphology in maxillary second molar with fused root from a native Chinese population. J. Endodont. 2014;40(6):871–875.

188. Aydin H. Analysis of root and canal morphology of fused and separate rooted maxillary molar teeth in Turkish population. Niger J Clin Pract. 2021;24(3):435-442.

189. Al-Habib M, Howait M. Assessment of Mesiobuccal Canal Configuration, Prevalence and Inter-Orifice Distance at Different Root Thirds of Maxillary First Molars: A CBCT Study. Clin Cosmet Investig Dent. 2021;13:105-111.

190. Barbizam JV, Ribeiro RG, Tanomaru Filho M. Unusual anatomy of permanent maxillary molars. J Endod. 2004;30(9):668-71.

191. Gu Y, Lu Q, Wang P, Ni L. Root canal morphology of permanent three-rooted mandibular first molars: part II - measurement of root canal curvatures. J Endod 2010; 36(8):1341-6.

192. Magnucki G, Mietling SVK. Four-Rooted Maxillary First Molars: A Systematic Review and Meta-Analysis. Int J Dent. 2021;2021:8845442.

193. Senan EM, Madfa AA, Alhadainy HA. Root and Canal Configuration of Mandibular First Molars in a Yemeni Population: A Cone-beam Computed Tomography. Eur Endod J. 2020;5(1):10-17.

194. Abarca J, Duran M, Parra D, Steinfort K, Zaror C, Monardes H. Root morphology of mandibular molars: a cone-beam computed tomography study. Folia Morphol (Warsz). 2020;79(2):327-332.

195. Ramachandran P, PradeepKumar AR, Ravishankar P, Kishen A. In Vivo Strain Alterations in Mandibular Molars after Root Canal Treatment Procedures. J Endod. 2020;46(12):1849-1855.

196. Qiao X, Zhu H, Yan Y, et al. Prevalence of middle mesial canal and radix entomolaris of mandibular first permanent molars in a western Chinese population: an in vivo cone--beam computed tomographic study. BMC Oral Health. 2020;20(1):224.

197. Berning JA, Snyder CJ, Hetzel S, Sarment DP. Analysis of the Anatomic Relationship Between the Mandibular First Molar Roots and Mandibular Canal Using Cone--Beam Computed-Tomography in 101 Dogs. Front Vet Sci. 2020;6:485.

198. Weinberg EM, Pereda AE, Khurana S, Lotlikar PP, Falcon C, Hirschberg C. Incidence of Middle Mesial Canals Based on Distance between Mesial Canal Orifices in Mandibular Molars: A Clinical and Cone-beam Computed Tomographic Analysis. J Endod. 2020;46(1):40-43.

199. Duman SB, Duman S, Bayrakdar IS, Yasa Y, Gumussoy I. Evaluation of radix entomolaris in mandibular first and second molars using cone-beam computed tomography and review of the literature. Oral Radiol. 2020;36(4): 320-326.

200. Harinkhere CK, Pandey SH, Patni PM, et al. Radix entomolaris and radix paramolaris in mandibular molars: a case series and literature review. Gen Dent. 2021;69(3):61-67.

201. Ren HY, Zhao YS, Yoo YJ, et al. Mandibular molar C-shaped root canals in 5th millennium BC China. Arch Oral Biol. 2020;117:104773.

202. Gazzaneo I, Amoroso-Silva P, Pacheco-Yanes J, et al. Disinfecting and Shaping Type I C-shaped Root Canals: A Correlative Micro-computed Tomographic and Molecular Microbiology Study. J Endod. 2021;47(4):621-630.

203. Martin G, Arce Brissón G, Chen B, et al. Root dentine thickness in C-shaped lower second molars after instrumentation: A CBCT and micro-CT study. Aust Endod J. 2021;47(2):122-129.

4 Aspectos Biológicos na Endodontia

Carla Renata Sipert • Danyel Elias da Cruz Perez • Francisco Wanderley Garcia de Paula e Silva • Renato Miotto Palo

SÍNTESE DO CAPÍTULO

A polpa dentária é constituída por um tecido conjuntivo ricamente vascularizado e inervado, que ocupa a porção central do dente. É responsável por manter a vitalidade da dentina e, consequentemente, de todo o dente. A polpa e a dentina formam um único sistema, denominado complexo dentina-polpa, devido à estreita relação morfofisiológica que ambos os tecidos apresentam. Anatomicamente, é importante destacar que a polpa está totalmente envolvida por dentina, um tecido duro e inelástico.

O complexo dentina-polpa está sujeito a agressões de naturezas distintas: físicas, químicas e biológicas. As biológicas são as mais comuns, representadas pela progressão da cárie dentária. O tecido pulpar, devido às suas características morfofisiológicas, é capaz de reagir às agressões sofridas, seja pela produção de dentina terciária ou reacional, seja pelo estabelecimento de reação inflamatória. Em um dente com cárie, admite-se que, inicialmente, a reação inflamatória pulpar seja discreta; porém, à medida que a cárie progride, a inflamação se torna mais intensa. Assim, a resposta inflamatória pulpar apresenta alto potencial de dano ao tecido. Atualmente, tem crescido o número de estudos que avaliam em detalhes a inflamação pulpar em resposta à cárie dentária, mas esse é um tema desafiador devido à dificuldade em se obter quantidade suficiente de tecido para análises morfológicas ou moleculares, já que a polpa apresenta volume muito reduzido, além de ser completamente envolvida por dentina. A maioria dos estudos avalia as respostas pulpares às agressões causadas por materiais dentários principalmente quanto à biocompatibilidade. Nesse contexto, as alterações pulpares decorrentes da idade ou mesmo de algumas condições sistêmicas podem interferir na capacidade de resposta pulpar frente às agressões. Neste capítulo, serão apresentadas as funções e constituintes celulares e teciduais do complexo dentina-polpa, além das reações pulpares aos diferentes tipos de agressões, seja pela cárie, durante o preparo cavitário, por trauma oclusal ou por materiais dentários e agentes utilizados no clareamento dentário.

INTRODUÇÃO

Complexo dentina-polpa

A polpa origina-se da papila dental, que passa a ser chamada de polpa à medida que a dentina é formada. Após o início da formação da dentina, os ameloblastos começam a formar esmalte. De acordo com a característica morfológica e funcional, o complexo dentina-polpa pode ser dividido em cinco regiões: dentina, pré-dentina, odontoblastos, zona pobre em células (zona de Weil) e zona rica em células.

A dentina é um tecido mineralizado, composto por cerca de 60% de material inorgânico e 40% de material orgânico e água. Para se compreender melhor as repercussões pulpares da progressão da cárie, é fundamental o conhecimento da anatomia dentinária. Uma das características mais marcantes da dentina é sua permeabilidade, que é possível devido aos numerosos túbulos dentinários. No entanto, eles são menos numerosos e apresentam diâmetro menor na região próxima à junção amelodentinária, aumentando em quantidade e diâmetro quando mais próximos da polpa. Na junção amelodentinária, os túbulos ocupam cerca de 4% do volume da dentina, enquanto próximo à polpa, eles ocupam 28% do volume dentinário. Portanto, em agressões dentinárias mais profundas, sejam cáries ou preparo de cavidades profundas, os danos aos tecidos pulpares são maiores.

No interior dos túbulos dentinários, há um líquido que permeia toda a dentina denominado fluido dentinário. Sua composição é semelhante à do líquido extracelular, com proteínas plasmáticas. O deslocamento do fluido no interior dos túbulos seria o responsável pela dor pulpar, mediada pelos prolongamentos citoplasmáticos dos odontoblastos ou diretamente pelas fibras nervosas. Na dentina cariada, os túbulos ficam expostos, fazendo com que haja deslocamento do fluido. Da mesma maneira, quando ocorre inflamação pulpar, há maior formação de fluido, ocasionando maior deslocamento do mesmo pelos túbulos dentinários.

O tecido pulpar desempenha quatro funções – formadora, nutritiva, sensorial e de defesa –, e todas são exercidas pelas diferentes células e estruturas que o compõem. A função formadora é desempenhada pelos odontoblastos, que são células colunares altas localizadas na periferia da polpa dentária. São as mais especializadas do tecido pulpar, responsáveis pela secreção da matriz orgânica dentinária, colágena e não colágena, assim como pelo controle da mineralização dessa matriz, formando a dentina madura. Do corpo celular do odontoblasto se projeta um processo (prolongamento) celular, que penetra na dentina mineralizada, passando pela pré-dentina e se alojando nos túbulos dentinários **(Figura 1)**. Após a dentinogênese, os odontoblastos são fundamentais para manter a integridade do dente, pois produzem dentina ao longo da vida do indivíduo, resultando na proteção do tecido pulpar. Além disso, nos episódios de agressão ao complexo dentina-polpa, como na progressão da cárie dentária, eles podem formar a dentina reacional ou reparadora, cumprindo o papel de defesa do tecido pulpar **(Figura 2)**. Outras células que desempenham papel importante na homeostase do complexo dentina-polpa são as células-tronco pulpares. Quando há necessidade de reparação dentinária, sobretudo com perda de odontoblastos, elas têm a capacidade de se diferenciar em células odontoblastos-*like*, as quais são produtoras de matriz dentinária, que se mineraliza e forma dentina reparadora. Além da função local, essas células apresentam grande potencial para uso na medicina rege-

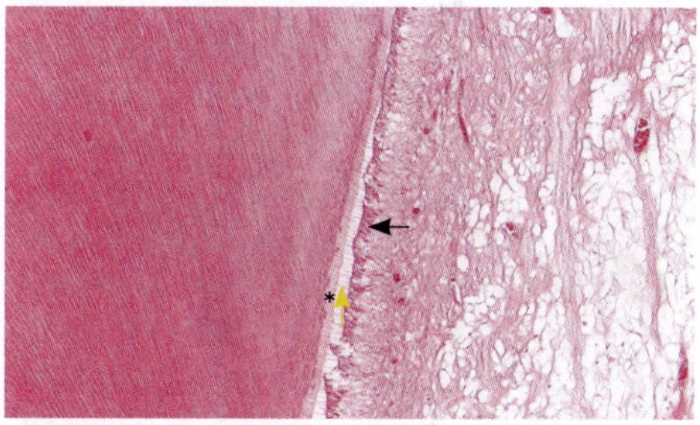

FIGURA 1 Complexo dentina-polpa normal, apresentando dentina madura, íntegra, com túbulos dentinários bem formados e camada de pré-dentina (*asterisco*). Abaixo, nota-se uma camada de odontoblastos normais (*seta preta*). Particularmente nesta fotomicrografia, houve um descolamento da camada de odontoblastos durante o processamento histológico, que possibilitou evidenciar claramente os prolongamentos citoplasmáticos dessas células (*seta amarela*) (hematoxilina-eosina, 200x).

Fonte: arquivo pessoal dos autores.

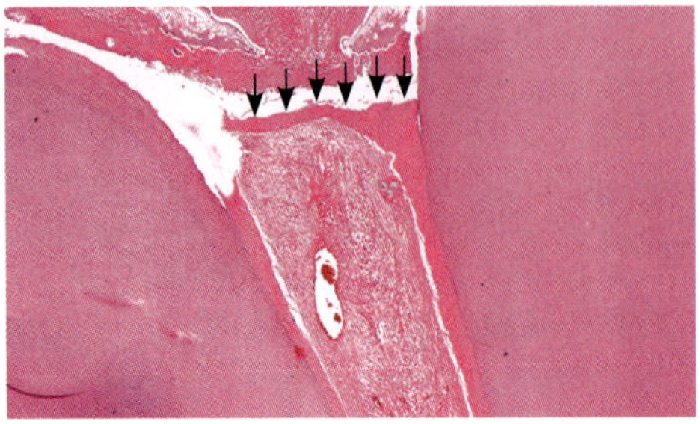

FIGURA 2 Tecido mineralizado compatível com dentina de reparação (ponte de dentina), observado na embocadura do canal radicular (*setas pretas*), recobrindo tecido pulpar que se apresenta fibroso e infiltrado por inflamação crônica. Dentina de reparação foi formada em resposta à agressão sofrida pelo complexo dentina-polpa, que já apresentava extensa destruição dentino-pulpar (hematoxilina-eosina, 50x).

Fonte: arquivo pessoal dos autores.

nerativa. As células-tronco pulpares podem se diferenciar em tecido ósseo, cartilaginoso, adiposo e nervoso, incluindo neurônios do sistema nervoso central.[1] No entanto, a formação de dentina reparadora nos episódios de agressão ao complexo dentina-polpa pode envolver células que não residem no tecido pulpar. Dados recentes sugerem que células originadas da medula óssea, não residentes no tecido pulpar, estão presentes em áreas de dentinogênese reparadora.[2]

A defesa do tecido pulpar também é caracterizada pela sua capacidade de formar uma resposta inflamatória competente. Células inflamatórias residentes ou recrutadas para combater agentes agressores pulpares, principalmente bactérias e seus componentes antigênicos oriundos da progressão da cárie dentária, cumprem esse papel (comentado com mais detalhes ao longo deste capítulo). A função nutritiva é desempenhada pelos numerosos vasos sanguíneos presentes na polpa dentária, o que confere um tecido bem vascularizado. A polpa é ricamente inervada por fibras mielinizadas e amielinizadas que penetram pelo forame apical, se ramificando principalmente nas áreas subodontoblástica e coronária e nos cornos pulpares, garantindo a função sensorial. Entre as células e estruturas descritas, há grande quantidade de substância fundamental amorfa (matriz extracelular), que confere à polpa um aspecto clínico translúcido e de consistência gelatinosa. Fibrilas de colágeno e elastina também compõem as estruturas extracelulares.

Alterações degenerativas-regressivas da polpa

Ao longo do tempo, o complexo dentina-polpa sofre algumas modificações estruturais, entre as quais a esclerose dentinária, que se caracteriza pela calcificação dos túbulos dentinários. A dentina intratubular que se forma é mais dura. Esse processo deixa a dentina menos permeável, diminuindo o diâmetro e obstruindo os túbulos dentinários. Embora seja um processo fisiológico do complexo dentina-polpa, ele pode ser acelerado quando ocorre alguma agressão ao dente. Com a idade, há ainda maior deposição de dentina devido aos vários processos de agressão sofridos pelo dente, resultando em diminuição do volume pulpar. Além disso, o tecido pulpar se torna mais fibroso, com menos fibras nervosas e vasos sanguíneos e mais áreas de calcificações distróficas **(Figura 3)**, que podem ocupar grandes porções da polpa. Todos esses processos deixam a polpa menos reativa às agressões externas quando comparada à dos dentes jovens, que apresenta maior capacidade de resposta formadora e de defesa.

Reação do complexo dentina-polpa à agressão

Resposta a agentes microbianos

O complexo dentina-polpa encontra-se protegido dos microrganismos da cavidade bucal pelo esmalte que o recobre. No entanto, a cárie ou o traumatismo dental podem expor a dentina a esse ambiente e, assim, possibilitar a invasão de microrganismos no interior

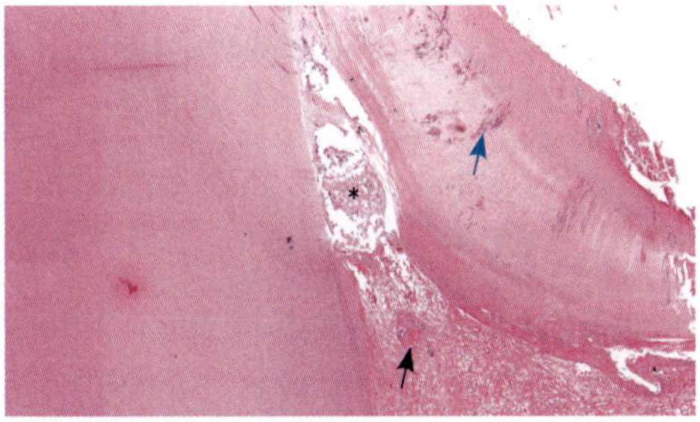

FIGURA 3 O tecido pulpar se apresenta fibroso, com calcificações distróficas (*seta preta*) e infiltrado inflamatório crônico. Além disso, o dente em questão apresentava destruição dentinária causada pela cárie, com invasão bacteriana (*seta azul*) de dentina de reparação e áreas de necrose (*asterisco*) (hematoxilina-eosina, 50x).

Fonte: arquivo pessoal dos autores.

de túbulos onde residem os prolongamentos dos odontoblastos.[3]

Os odontoblastos constituem a primeira linha de defesa do complexo dentina-polpa graças à presença de seus prolongamentos em quase toda a extensão da dentina. Essa resposta ocorre devido ao reconhecimento de patógenos por meio da expressão de receptores de imunidade inata – receptores do tipo *Toll* (TLR, do inglês *Toll-like receptors*). Estes, por sua vez, são capazes de detectar a simples presença de moléculas microbianas, como lipopolissacarídeos (LPS) de bactérias Gram-negativas e ácido lipoteicoico (LTA) de bactérias Gram-positivas, dentre outras. Ao reconhecer subprodutos microbianos, uma série de alterações bioquímicas resulta na ativação celular. A partir de então, os odontoblastos passam a se comportar como células efetoras da imunidade, por meio da produção de moléculas antimicrobianas como o óxido nítrico (NO). Este radical livre age por meio da inibição da proliferação bacteriana.[4] Outro grupo de moléculas antimicrobianas produzido nesse mesmo contexto são as betadefensinas (BDs), que são peptídeos capazes de eliminar microrganismos por meio da ruptura da integridade de suas membranas.[5]

Além de substâncias de ação antimicrobiana, os odontoblastos ativados produzem citocinas inflamatórias e quimiocinas (citocinas quimiotáticas). Dentre elas, podem ser citadas interleucina (IL)-6, IL-1α, IL-1β e fator de necrose tumoral alfa (TNF-α), todas com ação pró-inflamatória no contexto de resposta pulpar. A migração de células inflamatórias ao local adjacente à invasão microbiana ocorre por meio da produção de quimiocinas pelos odontoblastos[3] ou fibroblastos[6,7] ativados, ao mesmo tempo em que resulta na inibição temporária da dentinogênese. Dentro do processo inflamatório pulpar, os leucócitos serão recrutados a partir da circulação, por meio de sua adesão a células endoteliais da microcirculação local. Assim, deverão marcar a localização da invasão/lesão por meio da formação de um gradiente de quimiocinas.

Dentre as células inflamatórias que participam desses eventos, destacam-se as células dendríticas imaturas, que se acumulam na camada de odontoblastos nas fases iniciais do processo. Na sequência, neutrófilos, macrófagos e linfócitos T e B também são recrutados à medida que a invasão microbiana progride.[3] Os neutrófilos são recrutados primeiro e iniciam o processo de fagocitose e destruição dos microrganismos. Células dendríticas estão fisiologicamente presentes em seu fenótipo imaturo junto à camada de odontoblastos. Ao capturarem microrganismos que invadem os túbulos dentinários, essas células são ativadas e então migram ao linfonodo regional, onde serão responsáveis pela ativação de linfócitos T CD4 *naïve*. Em seguida, deixarão o linfonodo e migrarão para a região específica do tecido pulpar onde a resposta imune está sendo elaborada. A progressão e o acúmulo de linfócitos T CD4+ e CD8+ são observados à medida que a profundidade da lesão de cárie aumenta. Monócitos também são atraídos ao local da lesão e, uma vez no tecido, se diferenciam em macrófagos. Estes últimos, por sua vez, além de fagocitarem bactérias, ativam os linfócitos T, que intensificam a resposta imune adaptativa por meio da produção de mais citocinas no local da inflamação.

Linfócitos B são encontrados em número bastante restrito em polpas sadias, mas aparecem significativamente aumentados à medida que a cárie e a pulpite progridem. Tais células, por sua vez, produzem predominantemente imunoglobulinas G1 (IgG-1), IgG-2, IgA e IgE,[8] que resultam na elaboração de uma estrutura molecular conhecida como complexo de ataque à membrana. Sua ativação é responsável pela lise bacteriana e contribui para a destruição celular dos microrganismos invasores.[9]

Na inflamação pulpar, ocorrem simultaneamente eventos anti-inflamatórios que controlam, em maior ou menor grau, a intensidade da resposta imunológica. Durante a pulpite, observa-se aumento de IL-10, que controla a intensidade do processo inflamatório, além da proteína de ligação a LPS, que atua na neutralização de moléculas bacterianas.[10] Células regulatórias, como as dendríticas tolerogênicas e as células T reguladoras, também estão presentes e desempenham o papel de regulação negativa do processo inflamatório instalado.[10]

Ao longo da instalação da cárie, que compromete a estrutura dentária, o hospedeiro combate a infecção ao mesmo tempo em que isola o microrganismo invasor por meio da dentinogênese. Em paralelo à resposta de defesa e como parte dela, o tecido pulpar também elabora o reparo tecidual. Durante a dentinogênese fisiológica, grandes quantidades de fatores de crescimento são integradas à matriz orgânica da dentina. Como principais exemplos, podem ser citados o fator de crescimento transformador beta 1 (TGF-β1) e o fator de crescimento endotelial vascular (VEGF). Ao longo da desmineralização da dentina, em consequência à cárie, essas moléculas outrora incorporadas são liberadas, tornando-se disponíveis após a desmineralização ácida. Como resultado, os fatores de crescimento são capazes de ativar o processo de síntese e mineralização da matriz nos odontoblastos, o que resulta no fenômeno conhecido como dentinogênese terciária, um dos principais mecanismos de resposta cicatricial dentária.[9]

A intensidade do estímulo agressor determinará o padrão de resposta de defesa do tecido pulpar. Em alterações de baixa intensidade, odontoblastos primários (que produziram dentina primária e secundária) serão estimulados a aumentar a taxa de produção de dentina de modo que ela se mantenha em perfeita continuidade com a estrutura preexistente. No entanto, lesões consideradas agressivas, como cáries de rápida progressão, levarão à perda do odontoblasto por necrose. Nessas condições, células-tronco do tecido pulpar serão ativadas e, como consequência, irão multiplicar-se e migrar em direção ao local da lesão. Ali elas darão sequência à diferenciação em células do tipo odontoblasto-*like*, que serão responsáveis pela produção de dentina reparadora terciária em uma rapidez similar à da dentina primária. Tais fenômenos celulares resultam na formação da ponte de dentina, como é conhecida clinicamente. A formação de dentina reacional, portanto, é considerada um processo mais simples que o da dentina reparadora, pois necessita apenas da ativação do odontoblasto original. A formação da dentina reparadora, por sua vez, é um fenômeno mais elaborado por ser dependente de ativação, migração e diferenciação celular. Moléculas bioativas liberadas a partir da desmineralização ácida da dentina pelo metabolismo bacteriano são essenciais para a modulação da dentinogênese. A liberação dessas moléculas de sinalização a partir da dentina, ou ainda de materiais restauradores, poderá atuar na instalação dos processos inflamatórios e de reparo tecidual.[9,10]

O desfecho da inflamação no tecido pulpar dependerá diretamente da intensidade do processo inflamatório. Eventos reparadores deverão ocorrer quando a infecção e a inflamação estiverem controladas por meio da atuação do sistema imunológico ou da intervenção clínica com a remoção da causa.

O equilíbrio entre defesa e reparo é de vital importância para o tecido pulpar. De modo semelhante, a persistência de inflamação pulpar inibirá o processo de reparo tecidual. A regeneração tecidual apenas será elaborada após a resolução do processo inflamatório. Em suma, o processo inflamatório de baixa ou moderada intensidade poderá levar a uma inflamação aguda que poderá resultar em regeneração ou reparo tecidual. No entanto, a inflamação crônica/persistente deverá impedir o processo de reparo e favorecer a continuidade da resposta imune, podendo culminar em processo inflamatório irreversível e necrose do tecido pulpar.[10]

Resposta a agressões físicas e mecânicas

Preparo cavitário

Durante a execução do preparo cavitário, fatores como o calor gerado pelo corte contínuo do tecido dentário, a inadequada refrigeração e a secagem excessiva da dentina exposta têm sido relatados como responsáveis por danos pulpares, os quais variam de uma resposta inflamatória discreta associada a leve desorganização tecidual até necrose pulpar. A utilização de instrumentos rotatórios em turbina de alta velocidade durante o preparo cavitário gera alta intensidade de calor, o que pode causar alterações irreversíveis aos odontoblastos quando o aumento da temperatura é superior a 5,5ºC. Essa elevação térmica na câmara pulpar pode ser exacerbada pelo uso de brocas sem corte, pela pressão excessiva aplicada sobre as estruturas dentárias e pela falta de refrigeração. Para evitar tal iatrogenia, o profissional deve utilizar a refrigeração com jato de água/ar, que, ao atingir a porção ativa da broca e dos tecidos dentários remanescentes, minimiza a transmissão do calor às células do tecido pulpar. Da mesma forma, é recomendada a substituição frequente das brocas empregadas em procedimentos clínicos, bem como a realização de movimentos com pressão intermitente durante o preparo da cavidade.[11]

A ablação dos tecidos pela utilização dos *lasers* de CO_2, Nd:YAG, Yb:KYW e Er:YAG – é uma alternativa para remoção do tecido cariado e para realização de preparos cavitários. A atuação da luz, em um comprimento de onda similar ao pico de absorção da água, possibilita que a energia liberada pelo *laser* seja absorvida tanto pelo esmalte quanto pela dentina, uma vez que ambas as estruturas apresentam naturalmente água e cristais de hidroxiapatita na sua composição.[12] Porém, durante a aplicação desse tipo de *laser* na superfície dental, a água absorve a energia eletromagnética emitida, transformando-a em energia térmica e passando rapidamente do estado líquido para o gasoso. Esse processo provoca intensa elevação da pressão interna do substrato mineral, rompendo sua estrutura pelo processo de microexplosões, um fenômeno conhecido como ablação. Como consequência, ocorre o aumento da temperatura do tecido irradiado.[13,14] Assim, para contornar o problema, a refrigeração por jato de água/ar tem sido utilizada, a fim de prevenir o aumento excessivo da temperatura durante o processo de ablação, o que resulta em segurança para uso em procedimentos clínicos.[15]

Força oclusal excessiva

Há bastante tempo, tem sido relatado que as forças oclusais excessivas podem causar alterações no tecido pulpar, como hiperemia, pulpite, necrose, obliteração e formação de cálculos pulpares. Quando o paciente apresenta bruxismo excêntrico, por exemplo, com rangimento dentário, o desgaste ocasionado pela atrição promove a exposição da dentina. Nesse processo, pode acontecer a deposição de minerais dentro dos túbulos dentinários, resultando em esclerose dentinária. Clinicamente, apesar da atrição resultar em perda de esmalte e dentina, o avanço do desgaste dentário é lento e permite esse tipo de reação do complexo dentina-polpa. A anatomia interna da câmara pulpar e do canal radicular também pode ser alterada, pois camadas de dentina terciária se depositam nas superfícies pulpares, em áreas correspondentes à região desgastada. O volume da polpa dentária torna-se reduzido, e o tecido conjuntivo apresenta um processo de envelhecimento acelerado, marcado por hialinização e fibrosamento. Por outro lado, quando o paciente apresenta bruxismo cêntrico, ou seja, apertamento dentário, há risco aumentado de lesões na região cervical dos dentes.[16] Essas lesões cervicais não cariosas emergiram como um importante fator de risco para hipersensibilidade dentinária.[17]

Traumatismos dentários

Os traumatismos dentários podem resultar em danos não somente ao periodonto de sustenção, como também ao tecido pulpar. O rompimento do feixe vasculonervoso pode levar à necrose do tecido pulpar ou à revascularização e reinervação espontâneas, dependendo de fatores como amplitude da abertura foraminal, contaminação e tempo decorrido entre o traumatismo e a instituição do tratamento. Em avulsões e luxações, a polpa é acometida em toda sua extensão, enquanto nas fraturas radiculares e coronorradiculares, frequentemente a porção localizada coronalmente à fratura é mais afetada.[18] As repercussões do traumatismo no tecido pulpar muitas vezes não são identificadas imediatamente, uma vez que a necrose pode acontecer em até 3 meses após uma concussão, 1 ano após uma subluxação ou até 2 anos após luxação lateral ou intrusiva, sendo o risco de necrose pulpar aumentado para dentes com raiz completamente formada.[18] Com relação às fraturas coronárias complicadas, quando há exposição do tecido pulpar ao meio bucal, o tratamento deve ser preferencialmente conservador, por meio de proteção pulpar direta ou pulpotomia com materiais biocompatíveis. A terapia endodôntica radical deverá ser realizada quando o tratamento da fratura não ocorrer imediatamente ou se houver necessidade de colocação de pino intracanal para restauração/reabilitação.[19] Quando há fratura coronária (com ou sem exposição pulpar) associada às luxações, observa-se risco aumentado de necrose do tecido pulpar em comparação às luxações isoladas, que apresentam maior sobrevida do tecido pulpar.[18] A obliteração do canal radicular, também conhecida como metamorfose cálcica da polpa, é frequentemente observada após traumatismos dentários, principalmente em dentes que apresentam rizogênese incompleta.[20] Clinicamente, o dente apresenta uma coloração amarelada, e ao exame radiográfico, observa-se estreitamento do canal radicular e redução do tamanho da câmara pulpar, e, em alguns casos, até mesmo obliteração total de ambos.[21] Do ponto de vista histológico, a obliteração do canal radicular é caracterizada pela deposição acelerada de dentina no interior da câmara pulpar e do canal radicular pelos odontoblastos. É mais frequente em dentes com rizogênese incompleta que sofreram extrusão, luxação lateral e intrusão do que naqueles que passaram por concussão ou subluxação. Costuma haver preocupação quanto ao risco de necrose pulpar após obliteração dos canais radiculares; porém, um estudo de acompanhamento de casos, realizado por cerca de 20 anos, mostrou que 1% dos dentes obliterados evoluiu para necrose pulpar anualmente após o traumatismo.[22]

Aplicação de forças ortodônticas

A aplicação de forças ortodônticas sobre os dentes é capaz de promover alterações moleculares no complexo dentina-polpa, as quais resultam em modificações celulares e teciduais de magnitude diretamente proporcional à intensidade da força aplicada. Essa força pode, portanto, resultar em vacuolização das células pulpares, distúrbios circulatórios e hemorragia, hialinização e até necrose do tecido pulpar.[23] Os mecanismos envolvidos nesse processo envolvem a redução no fluxo sanguíneo pulpar com queda concomitante na tensão do oxigênio, aumentando o risco de lesão e morte celular programada (apoptose),[24] bem como alta produção de mediadores inflamatórios.[25] Por outro lado, a aplicação de forças ortodônticas também aumenta a expressão de diversos fatores de crescimento no tecido pulpar, como o fator de crescimento epidérmico (EGF), o fator de crescimento derivado de plaquetas (PDGF), o VEGF, o fator de crescimento de fibroblastos 2 (FGF-2) e o fator de crescimento transformador beta (TGF-β), que contribuem para a angiogênese e a remodelação tecidual.[26] Uma revisão sistemática, porém, aponta que o nível de evidência científica sobre o efeito de forças ortodônticas na polpa dentária, em termos de redução do fluxo sanguíneo e as alterações irreversíveis, ainda é fraco, indicando a necessidade de estudos adicionais nessa área.[27]

Resposta à agressão química

Estímulo oxidativo

A ação oxidativa mais comum na Odontologia está relacionada com a prática do clareamento dentário. O agente oxidante responsável pelo procedimento é o peróxido de hidrogênio (H_2O_2), que, apesar do poder de reação, é um metabólito natural em muitos organismos e, quando decomposto, resulta em oxigênio molecular e água. Existem diferentes composições de clareadores disponíveis, todas decompostas em peróxido de hidrogênio. O peróxido de carbamida, ao se degradar, produz ureia e peróxido de hidrogênio, enquanto o perborato de sódio, durante sua reação, produz metaborato de sódio e peróxido de hidrogênio. Esses são encontrados nas concentrações de 5% a 45%. É importante destacar que a concentração não está diretamente relacionada com a reatividade ou a potência oxidativa, pois, dependendo de como se estrutura quimicamente um gel de peróxido, este pode ter diferentes reatividades.

A reatividade de um peróxido se mede pela quantidade e velocidade de liberação de radicais reativos, e fatores como pH e espessantes alteram essa liberação. Géis mais viscosos tendem a controlar a liberação dos radicais, enquanto os mais fluidos tendem a ter liberação mais voluntária. O pH também contribui para a estabilização dos géis clareadores. Os géis mais ácidos tendem a ser menos reativos, enquanto os mais alcalinos tendem a ter reatividade maior. Além disso, com a presença de contaminantes alcalinos, ou em função da temperatura, a decomposição de peróxido de hidrogênio pode ser aumentada – a taxa de decomposição aumenta aproximadamente 2,5 vezes para cada 10°C de incremento na temperatura. Camargo *et al.*[28] observeram que a ativação do agente clareador com LED ou *laser* causa maior penetração do agente na câmara pulpar.

Marcas comerciais têm diferentes estratégias em suas formulações e estruturam os espessantes e o pH de maneira particular, apresentando reatividades distintas. Assim, a formulação de peróxido de carbamida a 10% de uma marca nem sempre é igual à de outra. Portanto, não se deve escolher gel clareador pela fórmula, mas pelo desempenho que cada fabricante atribui à sua formulação. Nesse sentido, géis mais estabilizados tendem a ter uma liberação mais lenta e gradual, enquanto os mais reativos, uma liberação mais rápida.

O clareamento dentário é um processo em que o radical oxidativo quebra moléculas proteicas contidas na estrutura orgânica da dentina. Logo, para o material clareador conseguir remover manchas intrínsecas, deve penetrar no esmalte e na dentina. Dentro das estruturas mineralizadas, o clareamento ocorre por meio de uma reação de oxirredução, em que compostos com anéis de carbono altamente pigmentados são abertos e convertidos em cadeias mais claras, tendo como subprodutos dióxido de carbono e água. Após o procedimento clareador, a permeabilidade dentinária se mostra aumentada.[29] Palo *et al.*[30] verificaram que, quanto à passagem de radicais oxidativos, o esmalte cervical se comporta como a dentina desnuda, o que demanda cuidado adicional ao se aplicar gel clareador na área cervical de dentes vitais.

A efetividade ou segurança do peróxido de hidrogênio na Odontologia está relacionada com a velocidade e a intensidade de passagem dos íons pelas estruturas dentárias. O clareamento caseiro, apesar de ser usuário-dependente, mostra ser mais seguro aos tecidos dentários por se tratar do uso de peróxido de baixo poder oxidativo, além de lenta e gradual liberação oxidativa. Os agentes clareadores podem causar danos à polpa em razão da capacidade de o peróxido de hidrogênio penetrar nos tecidos duros dentários, atravessá-los e atingir a polpa. A penetração do agente clareador nos tecidos é proporcional à concentração do produto, ao tempo de aplicação e ao modo como cada fabricante estrutura quimicamente seus géis. Isso ocorre devido ao baixo peso molecular dos peróxidos, à permeabilidade do esmalte e da dentina, à ação química dos clareadores, ao calor e à ativação do clareador, à ausência ou presença de restauração e às características estruturais e morfológicas dos dentes. Os efeitos dos clareadores incluem aumento da temperatura intrapulpar, reação inflamatória leve e reversível, sensibilidade pós-operatória e danos pulpares graves, podendo ser irreversíveis de acordo com a condição prévia do tecido pulpar. Assim, é de fundamental importância conhecer o diagnóstico de dois fatores principais: do tecido duro e do tecido mole.

O diagnóstico do tecido duro se dá pelo uso de lentes acopladas a aparelhos fotopolimerizadores, em que transiluminam a estrutura coronária mostrando diferentes áreas de mineralização. Esse procedimento é importante para prever possíveis ações não homogêneas no resultado clareador. O diagnóstico do tecido mole é muito importante na previsibilidade do risco de sensibilidade, e esta pode ocorrer por um processo instalado, que se refere à condição prévia de não normalidade do tecido pulpar, e/ou por um processo estimulado, em que a polpa se encontra normal. Entretanto, áreas de exposição dentinária, normalmente cervicais, são a fonte de estímulo externo que representa a sensibilidade. Sendo assim, tanto o diagnóstico pulpar como o da área cervical externa ajuda na tomada de decisão das condutas prévias necessárias para evitar a sensibilidade pós-clareamento.

Solda *et al.*,[31] com a adaptação de um oxímetro de pulso em incisivos centrais, avaliaram o grau de saturação de oxigênio de polpas clareadas pela técnica caseira e, após 15 dias, verificaram que ele diminuiu menos de 1% e já havia retornado ao normal. Portanto, o clareamento, quando conduzido da maneira correta e com clareadores consagrados, não representa dano ao tecido pulpar, mesmo que as variações possam causar diferentes graus de sensibilidade. Nos casos em que existem áreas externas com exposição, como em lesões cervicais não cariosas, cabe o cuidado de tratá-las com técnicas e protocolos de bloqueio antes da ação clareadora.

Estímulo monomérico

A Odontologia adesiva mudou completamente a maneira de se restaurar os dentes. Os preparos cavitários não precisam mais ser retentivos (e, assim, são menores), promovendo menos desgaste do tecido dentário. Com isso, a necessidade de sistemas de união, ou sistemas adesivos, ganham espaço no ambiente clínico, além do material restaurador, principalmente as resinas compostas e os cimentos resinosos. Entretanto, a proximidade desses materiais com a cavidade pulpar e o contato prolongado com a dentina vital influenciam no tecido pulpar.

As resinas compostas são formuladas com monômeros, partículas de cargas, iniciadores, inibidores e outros componentes que ajustam esculpabilidade, fluorescência, radiopacidade e cor. Pode-se dizer que os adesivos dentinários são resinas fluidas, ou seja, têm menos cargas e outros ingredientes contidos nas resinas compostas, sobrando maior quantidade de monômeros. Os monômeros são componentes com alto grau de toxicidade e, quando polimerizados, convertem-se em cadeias poliméricas mais longas, diminuindo seu potencial tóxico.

Há diferentes maneiras de entender o potencial tóxico dos monômeros dos adesivos dentinários no tecido pulpar. Demirci *et al.*[32] combinaram e analisaram vários aspectos das respostas celulares em relação aos sistemas adesivos e observaram que todos os adesivos dentinários analisados no estudo foram citotóxicos após um período de exposição de 24 horas. Porém, não houve potencial tóxico quando foi usado o modelo simulando uma barreira dentinária entre o adesivo e as células cultivadas, o que indica que a dentina pode proteger o tecido pulpar da ação monomérica de adesivos dentinários. Assim, os adesivos dentinários mostram ser citotóxicos, e o tipo e a quantidade de componentes solubilizados impactam o grau de agressão à polpa.

Frente a isso, os monômeros livres são um ponto de atenção quando se discute o estímulo químico do tecido pulpar. Para evitá-los, é preciso entender como são polimerizados, pois a completa conversão de monômeros em polímeros evita a presença de monômeros livres, ao passo que os não convertidos em polímeros penetram na polpa e provocam resposta inflamatória. Há achados histopatológicos que atestam que esse processo inflamatório não apenas persiste em longo prazo, tornando-se crônico, mas também há episódios de fase aguda, o que compromete a sustentabilidade biológica da polpa.

Diferentes monômeros são usados na Odontologia adesiva e apresentam comportamentos e graus de conversão distintos. Uma sequência decrescente da citotoxicidade deles é BisGMA > UDMA > TEGDMA > HEMA. O hidroxietil metacrilato (HEMA) é um monômero de cadeia curta muito utilizado. Tem alta hidrofilia, confere melhor molhamento e mais resistência de união. No entanto, quando não curado, tem alto potencial alergênico. O bisfenol A glicidil metacrilato (BisGMA) tem altos peso molecular e citotoxicidade; porém, por ser um monômero hidrofóbico, sua difusão nos tecidos dentários é limitada. O BisGMA, o uretano dimetacrilato (UDMA) e o trietileno glicol dimetacrilato (TEGDMA) são os monômeros dimetacrilatos mais frequentemente utilizados nos sistemas adesivos. Por serem hidrofóbicos, a difusão nos tecidos dentários é menor.

A solubilidade de materiais resinosos é uma causa provável de estímulo celular pela geração de espécies reativas de oxigênio (ROS). A ROS representa o estresse oxidativo celular, resultando em efeitos biológicos, como edema devido ao processo inflamatório e até morte celular. Assim, em cavidades profundas sem uma camada sadia de dentina, ou quando a polpa está exposta a esses adesivos, as concentrações de monômeros podem modificar o metabolismo das células pulpares.

Diante disso, é preciso ter atenção à polimerização dos adesivos, pois existem diversas opções de aparelhos fotopolimerizadores no mercado, em que características como potência, irradiância, colimação do feixe de luz, mais de um comprimento de onda, tamanho da cabeça do aparelho e ergonomia são pontos-chave para se conseguir a energia adequada para a superfície a ser polimerizada. Os aparelhos devem emitir a energia correta a cada adesivo, na área total da sua superfície e em angulação que permita o alcance da luz em áreas mais difíceis, como as interproximais.

Durante a correta polimerização dos adesivos e das resinas compostas, deve-se conseguir a conversão da maior quantidade possível dos monômeros em polímeros, estando diretamente relacionada ao menor grau de toxicidade para o tecido pulpar. Características do material, como tipo de resina, translucidez, cor, espessura e diferentes iniciadores, bem como aspectos da cavidade, como profundidade, angulação, presença de matrizes metálicas e localização no arco dentário, apresentam impacto direto na qualidade da polimerização.

Existe consenso de que os materiais resinosos disponíveis no mercado devam receber uma energia de 16 J/cm^2 (16.000 mW/cm^2) como dose necessária para polimerizar totalmente um incremento de resina composta de 2 mm. Assim, aparelhos com mais potencial e maior colimação do feixe de luz conseguem essa emissão em tempo menor. Contudo, existe um equívoco em acreditar que os adesivos dentinários precisem de menos energia para serem polimerizados. Na verdade, mesmo sendo mais translúcidos e aplicados em finas camadas, eles estão mais distantes do emissor de luz, o que torna o cuidado com a polimerização desses materiais um passo fundamental na proteção do tecido pulpar, lembrando sempre que, em cavidades profundas, a permeabilidade dentinária é maior.

Outros fatores importantes são o tempo de fotopolimerização e a distância entre a extremidade do polimerizador e a resina/adesivo dentinário a ser polimerizado. O clínico comumente segue as orientações do fabricante quanto ao tempo de polimerização dos materiais resinosos – por exemplo, é comum os fabricantes recomendarem um tempo pré-estipulado de 20 ou 40 segundos para cada incremento. Essas recomendações em geral são baseadas na colocação da extremidade do emissor da luz do fotopolimerizador o mais próximo possível da superfície do material resinoso, e sabe-se que esse posicionamento é difícil ou impossível de ser alcançado clinicamente. Em uma restauração classe I, utiliza-se a distância média de 4 mm entre o fundo da cavidade e a ponta do fotopolimerizador; enquanto em uma restauração classe II profunda, utilizam-se 8 mm; assim, espera-se que o tempo de fotopolimerização seja modificado de acordo com a distância do aparelho.

Além da distância e do tempo, outro item essencial para gerar a polimerização adequada é o tipo de aparelho. Sabe-se que, comercialmente, os aparelhos fotopolimerizadores apresentam diferentes densidades de potência (mW/cm^2); portanto, o tempo de aplicação deve variar.[33]

REMOÇÃO SELETIVA DE TECIDO CARIADO

Atualmente, tem aumentado a realização de procedimentos minimanente invasivos para a remoção do tecido cariado, tanto para dentes decíduos quanto para os permanentes.[34] Um desses procedimentos é a remoção seletiva do tecido cariado, que pode ser realizada em um ou dois passos (*step-wise*). Na segunda situação, é necessária a reintervenção após 6 a 9 meses, para remoção do material restaurador provisório e restauração final do dente.[35] Em cavidades profundas, o objetivo dessa remoção é evitar a exposição do tecido pulpar durante a escariação.[36]

Um grupo de 21 especialistas em cariologia reuniu-se na Bélgica em 2015 para discutir terminologias e estratégias para o manejo de lesões de cárie.[37] Esse grupo chegou ao consenso de que a remoção total do tecido cariado é considerada um sobretratamento e passou a recomendar, portanto, a remoção seletiva dele.[38] Esse posicionamento foi endossado pela European Society of Endodontology (Sociedade Europeia de Endodontia) como tratamento para dentes com pulpite reversível.[34]

Nessa abordagem de escariação, a remoção seletiva do tecido cariado se restringe à camada mais superficial de dentina cariada, chamada de dentina infectada, a qual clinicamente se apresenta como uma dentina necrótica e estruturalmente desorganizada. A dentina infectada é rica em microrganismos, toxinas e enzimas proteolíticas, não conservando estrutura passível de reorganização e remineralização. Abaixo da camada de dentina infectada, encontra-se uma estrutura dentinária contaminada, chamada de dentina afetada, que se apresenta como uma estrutura desmineralizada, de coloração alterada, mas com textura parcialmente mantida. A dentina afetada também contém microrganismos, embora em menor número.[37] Após remoção da dentina infectada, é recomendado que se aplique um material odontológico com atividade antimicrobiana sobre a dentina afetada, que deverá atuar sobre microrganismos remanescentes, inibindo sua atividade e seu metabolismo. Esse procedimento faz com que o processo de cárie da camada mais profunda de dentina seja paralisado, potencializando o reparo do complexo dentina-polpa, ou pelo menos criando condições adequadas para isso.[38]

A remoção seletiva do tecido cariado é uma técnica que realmente reduz o risco de exposição do tecido pulpar, mas deve-se considerar que a composição da microbiota associada ao grau de desorganização desse tecido pode interferir na produção de tecido mineralizado pela polpa frente ao agente agressor.[39] Embora a redução do substrato cariogênico pela remoção do maior contingente microbiano presente na dentina infectada possa diminuir a velocidade de progressão da lesão de cárie,[40,41] ainda faltam estudos clínicos randomizados a longo prazo para avaliar se, de fato, esse protocolo leva a destruição de todos os tipos de bactérias que podem estar presentes.

Microrganismos anaeróbios Gram-negativos que predominam na microbiota de lesões de cárie profunda se adaptam às mudanças ambientais por utilizarem como nutrientes proteínas e glicoproteínas derivadas do colágeno da dentina desmineralizada e do fluido dentinário.[42] Alguns microrganismos não produzem energia a partir da conversão de açúcar em ácido, mas são proteolíticos, e sua proliferação depende da habilidade de metabolizar proteínas e outros peptídeos. Bactérias assacarolíticas, como *Fusobacterium nucleatum*, *Prevotella intermedia* e *Porphyromonas gingivalis* fermentam aminoácidos como os ácidos glutâmico e aspártico em ácidos orgânicos e amônia; esta última é um importante agente algógeno (que provoca dor). *Porphyromonas* spp., *P. intermedia*, *F. nucleatum*, *Propionibacterium acnes* e alguns *Actinomyces*, *Peptostreptococci*, *Bacteroides* e *Eubacteria* produzem indol a partir do aminoácido triptofano. Assim, dependendo da composição da microbiota cariogênica e do metabólito gerado (amônia, ureia e indo), em alguns casos há relato de sensibilidade ao calor e sintomatologia dolorosa em lesões de cárie profunda. Essas fontes alternativas de nutrientes permitem que as bactérias em zonas mais profundas se propaguem e alcancem a polpa dental subjacente. Portanto, a presença de cárie potencialmente paralisada não significa necessariamente que a infecção bacteriana esteja ausente ou sob controle.[39] Paralelamente, embora seja possível considerar a existência de uma zona infectada e uma zona afetada por cárie, elas não correspondem a dentina amolecida e dentina não infectada, respectivamente; afinal, microrganismos foram detectados em toda a dentina "coriácea" ou "firme" deixada após escavação seletiva. O questionamento quanto à origem das bactérias encontradas na dentina profunda indica que são remanescentes da remoção seletiva de tecido cariado, e não advindas da infiltração marginal ao longo do tempo, uma vez que as restaurações apresentaram estado clínico satisfatório e ausência de bactérias nas paredes laterais.[39] Portanto, segundo o próprio consenso, os efeitos das bactérias remanescentes ou seus metabólitos sobre o tecido pulpar em um nível subclínico, seja histológico ou molecular, ainda não são completamente conhecidos.[38]

Clínica e radiograficamente, existem indícios de vitalidade pulpar 5 anos após remoção seletiva do tecido cariado, detectado por resposta positiva ao frio em teste de sensibilidade pulpar, resposta negativa à percussão, ausência de sintomatologia dolorosa espontânea e ausência de rarefação óssea periapical.[43] Uma preocupação relevante é o fato de que células inflamatórias, capilares congestionados na camada subodontoblástica e leucócitos polimorfonucleares foram encontrados no tecido pulpar após remoção seletiva do tecido cariado e representam uma irritação incessante causada pela presença de estímulos nocivos derivados de bactérias remanescentes na dentina secundária/terciária.[39] Paralelamente, em lesões de cárie profunda, sem exposição pulpar, há redução no número de odontoblastos na polpa radicular, o que pode impactar no tipo de tecido mineralizado neoformado em resposta à agressão de origem microbiana.[44]

A espessura da dentina remanescente e a permeabilidade tubular são fatores determinantes da resposta inflamatória pulpar.[45] Embora as bactérias ou seus componentes sejam capazes de passar pelos túbulos para induzir respostas inflamatórias na polpa dentária, *in vitro* foi demonstrado que a espessura da dentina pode reduzir acentuadamente a concentração dos produtos bacterianos LPS e LTA, os quais afetam a câmara pulpar. Um aumento de células inflamatórias ou genes que codificam proteínas importantes de neutrófilos em dentes com pulpite foi observado quando o fundo da cárie estava localizado entre 1,5 e 2,0 mm da polpa.[46]

No tratamento de lesões de cárie profundas, é recomendada a colocação de um material protetor na parede de fundo da cavidade (pulpar ou axial). Embora não exista consenso sobre o material ideal para essa finalidade,[47] o hidróxido de cálcio permanece como o mais utilizado. Ainda que seu potencial benefício em cavidades profundas seja questionado, as evidências de que o material não é necessário são de qualidade baixa ou moderada.[48]

O objetivo de realizar a proteção pulpar indiretamente, uma vez que o tecido pulpar não foi clinicamente exposto pela lesão de cárie, visa reduzir o número de microrganismos residuais que permaneceram viáveis, remineralizar dentina desmineralizada pelo microambiente ácido da lesão de cárie, induzir a deposição de dentina reacional e isolar a polpa de estímulos térmicos. Os cimentos de silicato de cálcio e ionômero de vidro também são indicados como agentes forradores nessas situações, uma vez que são capazes de inibir a atividade microbiana e remineralizar a dentina afetada por cárie após remoção da dentina infectada.[34,43] Além disso, tem sido demonstrado que a interação química entre componentes dos cimentos de ionômero de vidro com o tecido dentinário promove a formação de cristais na embocadura dos túbulos dentinários,[49] o que pode reduzir a permeabilidade da dentina, especialmente quando se trata de cavidades profundas. O isolamento do tecido pulpar contra agressões térmicas é importante quando da utilização de material termicamente condutor, como o amálgama dentário e as restaurações metálicas. Para restaurações à base de resina composta, isolar a polpa também é benéfico, pois impede a penetração de monômeros através dos túbulos dentinários.[50]

Na presença de tecido pulpar exposto, faz-se necessária a colocação de material protetor que favoreça seu reparo, como o hidróxido de cálcio e os cimentos de silicato de cálcio.[51,52] Deve-se ressaltar que a escolha do material envolve não somente o agente bioindutor, mas também o veículo no qual o material foi preparado. Veículos oleosos ou resinosos impedem a liberação do agente mineralizador e apresentam baixo efeito tecidual, enquanto os viscosos ou aquosos permitem maior liberação iônica de cálcio (Ca^{++}) e hidroxila (OH^-), resultando em controle da inflamação e reparo em maior intensidade. Isso significa, portanto, que há maior liberação iônica a partir de uma pasta à base de hidróxido de cálcio pró-análise em água destilada, comparado ao cimento de hidróxido de cálcio, ou a partir do cimento de silicato em veículo aquoso (agregado de trióxido mineral) ou com acelerador de cloreto de cálcio (Biodentine®), comparado a um silicato com resina.[53] Estudos pré-clínicos em modelos animais[54,55] e estudos clínicos randomizados[56-58] têm demonstrado a eficácia desses materiais quando utilizados como protetores pulpares aplicados direta ou indiretamente sobre a polpa.

CORRELAÇÃO CLINICOPATOLÓGICA EM PULPITES

Pulpite, no sentido estrito da palavra, significa "inflamação pulpar", e, em geral, inflamação resulta em dor. Porém, não na polpa dentária. Quando é dito aos estudantes que de 40% a 60% das pulpites não resultam em dor,[59] a surpresa é unânime. Na polpa vital, geralmente os sintomas não se correlacionam aos achados histopatológicos, sobretudo à intensidade da reação inflamatória. A evidência para isso é que muitos pacientes apresentam lesões periapicais crônicas decorrentes da evolução natural da cárie (em que obrigatoriamente a polpa está necrótica devido a uma reação inflamatória prévia) sem relatarem nenhuma experiência prévia de dor. Não há explicação definitiva para isso, apenas hipóteses. Várias citocinas inflamatórias são produzidas e podem diminuir o limiar de dor, além de receptores periféricos para opioide estarem presentes na polpa. Assim, a produção de grande quantidade de endorfinas eventualmente pode contribuir para bloquear o estímulo doloroso. Ademais, com a idade, as alterações regressivas já descritas neste capítulo deixam o tecido pulpar com menos capacidade de resposta aos estímulos externos. As evidências mostram que pacientes acima de 50 anos apresentam mais chance de apresentar pulpite assintomática;[59] portanto, a ausência de dor não significa saúde pulpar. A classificação clínica em pulpite reversível ou irreversível, com base nos sintomas e testes clínicos de sensibilidade pulpar, correlaciona-se melhor à extensão do dano pulpar. Essa classificação é importante para estatabelecer o plano de tratamento do paciente, mas não necessariamente está ligada à intensidade da reação inflamatória pulpar.

Informações essenciais para o conhecimento do tema

Quando o esmalte que recobre a superfície do dente é perdido, as lesões advindas do meio bucal afetarão o complexo dentina-polpa em maior ou menor intensidade. Os estímulos podem ser de origem microbiana, física, mecânica ou química. A porção celularizada desse complexo, a polpa dentária, responde aos agentes irritantes por meio de um processo imunoinflamatório que tem como objetivo controlar a difusão dos componentes tóxicos para o tecido pulpar. Se o agente agressor for controlado, acontecerá a reorganização do tecido conjuntivo, seguida pelo reparo do tecido mineralizado por meio da deposição de dentina intratubular (esclerose) e da produção de dentina terciária (reparadora ou reacional). Por outro lado, se o estímulo persistir por longa duração e/ou for de maior intensidade, poderá resultar na necrose do tecido pulpar.

REFERÊNCIAS BIBLIOGRÁFICAS

1. Mattei V, Martellucci S, Pulcini F, Santilli F, Sorice M, Delle Monache S. Regenerative potential of DPSCs and revascularization: Direct, paracrine or autocrine effect? Stem Cell Rev Rep 2021.
2. Frozoni M, Marques MR, Hamasaki SK, Mohara NT, de Jesus Soares A, Zaia AA. Contribution of bone marrow-derived cells to reparative dentinogenesis using bone marrow transplantation model. J Endod 2020;46(3):404-12.
3. Durand SH, Flacher V, Roméas A, Carrouel F, Colomb E, Vincent C, *et al.* Lipoteichoic acid increases TLR and functional chemokine expression while reducing dentin formation in in vitro differentiated human odontoblasts. J Immunol 2006;176(5):2880-7.
4. Farges JC, Bellanger A, Ducret M, Aubert-Foucher E, Richard B, Alliot-Licht B, *et al.* Human odontoblast-like cells produce nitric oxide with antibacterial activity upon TLR2 activation. Front Physiol 2015;6:185.
5. Lee JK, Chang SW, Perinpanayagam H, Lim SM, Park YJ, Han SH, *et al.* Antibacterial efficacy of a human β-defensin-3 peptide on multispecies biofilms. J Endod 2013;39(12):1625-9.

6. Sipert CR, Moraes IG, Bernardinelli N, Garcia RB, Bramante CM, Gasparoto TH, *et al.* Heat-killed enterococcus faecalis alters nitric oxide and CXCL12 production but not CXCL8 and CCL3 production by cultured human dental pulp fibroblasts. J Endod 2010;36(1):91-4.
7. Sipert CR, Morandini AC, Dionísio TJ, Machado MAM, Oliveira SHP, Campanelli AP, *et al.* In vitro regulation of CCL3 and CXCL12 by bacterial by-products is dependent on site of origin of human oral fibroblasts. J Endod 2014;40(1):95-100.
8. Cooper PR, McLachlan JL, Simon S, Graham LW, Smith AJ. Mediators of inflammation and regeneration. Adv Dent Res 2011;23(3):290-5.
9. Conrads G, About I. Pathophysiology of dental caries. Monogr Oral Sci 2018;27:1-10.
10. Farges JC, Alliot-Licht B, Renard E, Ducret M, Gaudin A, Smith AJ, *et al.* Dental pulp defence and repair mechanisms in dental caries. Mediators Inflamm 2015:230-51.
11. Chua H, Choi JJE, Ramani RS, Ganjigatti R, Waddell JN. The cooling efficiency of different dental high-speed handpiece coolant port designs. Heliyon 2019;5(8):e02185.
12. Chan KH, Fried NM, Fried D. Selective ablation of carious lesions using an integrated near-IR imaging system and a novel 9.3-µm CO_2 laser. Proc SPIE Int Soc Opt Eng 2018;10473:104730E.
13. Contente MM, de Lima FA, Galo R, Pécora JD, Bachmann L, Palma-Dibb RG, *et al.* Temperature rise during Er: YAG cavity preparation of primary enamel. Lasers Med Sci 2012;27(1):1-5.
14. Yilanci H, Yildirim ZB, Ramoglu SI. Intrapulpal temperature increase during Er: YAG laser-aided debonding of ceramic brackets. Photomed Laser Surg 2017;35(4):217-22.
15. Le QT, Vilar R, Bertrand C. Influence of external cooling on the femtosecond laser ablation of dentin. Lasers Med Sci 2017;32(9):1943-51.
16. Koc Vural U, Meral E, Ergin E, Gürgan S. Twenty-four-month clinical performance of a glass hybrid restorative in non-carious cervical lesions of patients with bruxism: a split-mouth, randomized clinical trial. Clin Oral Investig 2020;24(3):1229-38.
17. Teixeira DNR, Zeola LF, Machado AC, Gomes RR, Souza PG, Mendes DC, *et al.* Relationship between noncarious cervical lesions, cervical dentin hypersensitivity, gingival recession, and associated risk factors: A cross-sectional study. J Dent 2018; 76:93-7.
18. Andreasen FM, Kahler B. Pulpal response after acute dental injury in the permanent dentition: clinical implications-a review. J Endod 2015;41(3):299-308.
19. Bourguignon C, Cohenca N, Lauridsen E, Flores MT, O'Connell AC, Day PF, *et al.* International Association of Dental Traumatology Guidelines for the Management of Traumatic Dental Injuries: 1. Fractures and luxations. Dent Traumatol 2020;36(4):314-30.
20. Wang G, Wang C, Qin M. A retrospective study of survival of 196 replanted permanent teeth in children. Dent Traumatol 2019;35(4-5):251-8.
21. McCabe PS, Dummer PM. Pulp canal obliteration: an endodontic diagnosis and treatment challenge. Int Endod J 2012;45(2):177-97.
22. Robertson A, Andreasen FM, Bergenholtz G, Andreasen JO, Norén JG. Incidence of pulp necrosis sub- sequent to pulp canal obliteration from trauma of permanent incisors. J Endod 1996;22:557-60.
23. Romanyk DL, Melenka GW, Carey JP. Modeling stress-relaxation behavior of the periodontal ligament during the initial phase of orthodontic treatment. J Biomech Eng 2013;135(9):91007.
24. Veberiene R, Smailiene D, Danielyte J, Toleikis A, Dagys A, Machiulskiene V. Effects of intrusive force on selected determinants of pulp vitality. Angle Orthod 2009;79(6):1114-8.
25. Van Gastel J, Teughels W, Quirynen M, Struyf S, Van Damme J, Coucke W, *et al.* Longitudinal changes in gingival crevicular fluid after placement of fixed orthodontic appliances. Am J Orthod Dentofacial Orthop 2011;139(6):735-44.
26. Derringer K, Linden R. Epidermal growth factor released in human dental pulp following orthodontic force. Eur J Orthod 2007;29(1):67-71.
27. Javed F, Al-Kheraif AA, Romanos EB, Romanos GE. Influence of orthodontic forces on human dental pulp: a systematic review. Arch Oral Biol 2015;60(2):347-56.
28. Camargo SE, Cardoso PE, Valera MC, De Araújo MA, Kojima AN. Penetration of 35% hydrogen peroxide into the pulp chamber in bovine teeth after led or Nd: Yag laser activation. Eur J Esthet Dent 2009;4(1):82-8.
29. Dezotti, MSG, Souza Junior MHS, Nishiyama, CK. Avaliação da variação de pH e da permeabilidade da dentina cervical em dentes submetidos ao tratamento clareador. Pesq Odontol Bras 2002;16(3):263-8.
30. Palo RM, Bonetti-Filho I, Valera MC, Camargo CH, Camargo S, Moura-Netto C, *et al.* Quantification of peroxide ion passage in dentin, enamel, and cementum after internal bleaching with hydrogen peroxide. Oper Dent 2012;37(6):660-4.
31. Solda C, Barletta FB, Vanni JR, Lambert P, Só MVR, Estrela C. Effect of at-home bleaching on oxygen saturation levels in the dental pulp of maxillary central incisors. Braz Dent J 2018;29(6):541-6.
32. Demirci M, Hiller KA, Bosl C, Galler K, Schmalz G, Schweikl H. The induction of oxidative stress, cytotoxicity, and genotoxicity by dental adhesives. Dent Mater 2008;24(3):362-71.
33. Beolchi RS, Moura-Netto C, Palo RM, Torres CRG, Pelissier B. Changes in irradiance and energy density in relation to different curing distances. Braz Oral Res 2015;29(1):1-7
34. Duncan HF, Galler KM, Tomson PL, Simon S, El-Karim I, Kundzina R, *et al.* European Society of Endodontology position statement: management of deep caries and the exposed pulp. Int Endod J 2019;52(7):923-34.
35. Bjørndal L, Fransson H, Bruun G, Markvart M, Kjældgaard M, Näsman P, *et al.* Randomized clinical trials on deep carious lesions: 5-year follow-up. J Dent Res 2017;96(7):747-53.
36. Schwendicke F, Dorfer CE, Paris S. Incomplete caries removal: A systematic review and meta-analysis. J Dent Res 2013;92(4):306-14.
37. Innes NP, Frencken JE, Bjørndal L, Maltz M, Manton DJ, Ricketts D, *et al.* Managing carious lesions: consensus recommendations on terminology. Adv Dent Res 2016;28(2):49-57.
38. Schwendicke F, Frencken JE, Bjørndal L, Maltz M, Manton DJ, Ricketts D, *et al.* Managing carious lesions: consensus recommendations on carious tissue removal. Adv Dent Res 2016;28(2):58-67.
39. Ricucci D, Siqueira JF Jr, Rôças IN, Lipski M, Shiban A, Tay FR. Pulp and dentine responses to selective caries excavation: A histological and histobacteriological human study. J Dent 2020;100:103430.
40. Maltz M, Oliveira EF, Fontanella V, Carminatti G. Deep caries lesions after incomplete dentine caries removal: 40-month follow-up study. Caries Res 2007;41:493-6.
41. Alves LS, Fontanella V, Damo AC, Ferreira de Oliveira E, Maltz M. Qualitative and quantitative radiographic assessment of sealed carious dentin: a 10-year prospective study. Oral Surg Oral Med Oral Pathol Oral Radiol Endod 2010;109(1):135-41.
42. Hahn CL, Liewehr FR. Innate immune responses of the dental pulp to caries. J Endod 2007;33(6):643-51.
43. Maltz M, Koppe B, Jardim JJ, Alves LS, de Paula LM, Yamaguti PM, *et al.* Partial caries removal in deep caries lesions: a 5-year multicenter randomized controlled trial. Clin Oral Investig 2018;22(3):1337-43.
44. Ricucci D, Loghin S, Niu LN, Tay FR. Changes in the radicular pulp-dentine complex in healthy intact teeth and in response to deep caries or restorations: A histological and histobacteriological study. J Dent 2018;73:76-90.
45. Murray PE, Smith AJ, Windsor LJ, Mjör IA. Remaining dentine thickness and human pulp responses. Int Endod J 2003;36(1):33-43.

46. McLachlan JL, Sloan AJ, Smith AJ, Landini G, Cooper PR. S100 and cytokine expression in caries. Infect Immun 2004;72(7):4102-8.
47. Schwendicke F, Tu YK, Hsu LY, Göstemeyer G. Antibacterial effects of cavity lining: a systematic review and network meta-analysis. J Dent 2015;43(11):1298-307.
48. Rosa WLO, Lima VP, Moraes RR, Piva E, da Silva AF. Is a calcium hydroxide liner necessary in the treatment of deep caries lesions? A systematic review and meta-analysis. Int Endod J 2019;52(5):588-603.
49. Chen L, Shen H, Suh BI. Antibacterial dental restorative materials: a state-of-the-art review. Am J Dent 2012;25(6):337-46.
50. Modena KC, Casas-Apayco LC, Atta MT, Costa CA, Hebling J, Sipert CR, *et al.* Cytotoxicity and biocompatibility of direct and indirect pulp capping materials. J Appl Oral Sci 2009;17(6):544-54.
51. Schwendicke F, Brouwer F, Schwendicke A, Paris S. Different materials for direct pulp capping: systematic review and meta-analysis and trial sequential analysis. Clin Oral Investig 2016;20(6):1121-32.
52. Stafuzza TC, Vitor LLR, Rios D, Cruvinel T, Loureço Neto N, Sakai VT, *et al.* A randomized clinical trial of cavity liners after selective caries removal: one-year follow-up. J Appl Oral Sci 2019;27:e20180700.
53. Giraud T, Jeanneau C, Rombouts C, Bakhtiar H, Laurent P, About I. Pulp capping materials modulate the balance between inflammation and regeneration. Dent Mater 2019;35(1):24-35.
54. Silva LA, Paula e Silva FW, Leonardo MR, Assed S. Pulpal and periapical response of dogs' teeth after pulpotomy and use of recombinant human bone morphogenetic protein-7 as a capping agent. J Dent Child (Chic) 2008;74(2):79-84.
55. Daltoé MO, Paula-Silva FWG, Faccioli LH, Gatón-Hernandez PM, De Rossi A, Silva LAB. Expression of mineralization markers during pulp response to biodentine and mineral trioxide aggregate. J Endod 2016;42(4):596-603.
56. Silva LLCE, Cosme-Silva L, Sakai VT, Lopes CS, Silveira APPD, Moretti Neto RT, *et al.* Comparison between calcium hydroxide mixtures and mineral trioxide aggregate in primary teeth pulpotomy: a randomized controlled trial. J Appl Oral Sci 2019;27:e20180030.
57. Nowicka A, Wilk G, Lipski M, Kołecki J, Buczkowska-Radlińska J. Tomographic evaluation of reparative dentin formation after direct pulp capping with $Ca(OH)_2$, MTA, biodentine, and dentin bonding system in human teeth. J Endod 2015;41:1234-40.
58. Cuadros-Fernández C, Lorente Rodríguez AI, Sáez-Martínez S, García-Binimelis J, About I, Mercadé M. Short-term treatment outcome of pulpotomies in primary molars using mineral trioxide aggregate and biodentine: a randomized clinical trial. Clin Oral Investig 2016;20(7):1639-45.
59. Michaelson PL, Holland GR. Is pulpitis painful? Int Endod J 2002;35(10):829-32.

5 Microbiologia Endodôntica

Ericka T. Pinheiro • Cyntia Rodrigues Araújo Estrela • Flaviana Bombarda de Andrade

SÍNTESE DO CAPÍTULO

Os microrganismos são os principais agentes etiológicos das alterações pulpares e periapicais. Após a necrose pulpar, eles se estabelecem no interior dos canais radiculares e desencadeiam uma resposta imune-inflamatória dos tecidos periapicais. Como os mecanismos de defesa do hospedeiro não têm acesso à infecção intrarradicular, o tratamento endodôntico é o único método capaz de combater essa infecção e proporcionar condições favoráveis ao reparo apical. Para isso, torna-se importante conhecer a origem, evolução e classificação das infecções endodônticas, da composição e organização da microbiota endodôntica, e da relação dessa infecção com a saúde sistêmica do paciente. Espera-se que o conhecimento da microbiologia endodôntica possa contribuir para a melhor compreensão da etiopatogenia das doenças endodônticas e das estratégias antimicrobianas utilizadas durante o tratamento.

INTRODUÇÃO

A periodontite apical é uma doença mediada por biofilme microbiano presente no interior de canais radiculares com polpa necrótica. As bactérias provenientes da cárie são os principais fatores etiológicos das alterações pulpares e periapicais. Após a necrose pulpar, elas se estabelecem no interior dos canais radiculares e desencadeiam uma resposta imune-inflamatória dos tecidos periapicais. Como os mecanismos de defesa do hospedeiro não têm acesso à infecção intrarradicular, o tratamento endodôntico é o único método capaz de combater essa infecção e proporcionar condições favoráveis ao reparo apical. No presente capítulo iremos abordar o desenvolvimento da infecção endodôntica a partir da cárie dentária; a composição e classificação das infecções endodônticas, sua repercussão na saúde sistêmica do paciente e o efeito dos procedimentos endodônticos sobre essa microbiota.

PAPEL DO BIOFILME MICROBIANO NO DESENVOLVIMENTO DA CÁRIE E DAS DOENÇAS ENDODÔNTICAS

Na natureza e nas doenças, os micro-organismos raramente existem como espécies únicas e em formas planctônicas (flutuantes), sendo normalmente encontrados em comunidades polimicrobianas aderidas a uma superfície (forma séssil). Os micro-organismos aderidos formam uma matriz de polímeros extracelulares que aumentam a adesão das células entre si e/ou à superfície, sendo denominados biofilmes microbianos.[1] A matriz extracelular do biofilme é composta por uma complexa mistura de proteínas, lipídeos, DNA extracelular e polissacarídeos. Esses componentes são responsáveis pela adesão do biofilme à superfície e pela sua proteção contra a resposta imune e terapia antimicrobiana. Além disso, a matriz extracelular mantém a proximidade das células microbianas, facilitando a troca de material genético e o sistema de comunicação entre as células. Esse sistema é denominado *quorum sensing* e é responsável pelo controle da densidade populacional do biofilme e da expressão de fatores de virulência, levando a uma maior eficiência da comunidade microbiana através da cooperação fisiológica. Dessa forma, a comunidade polimicrobiana reage às alterações ambientais como uma unidade, apresentando um comportamento semelhante a um organismo multicelular.[1]

O processo de formação do biofilme dentário é bem descrito na literatura.[2,3] Algumas bactérias planctônicas são capazes de reconhecer proteínas de ligação na película adquirida e promover uma adesão à estrutura dentária. Após a adesão inicial, as células secretam uma substância polimérica extracelular, e se tornam irreversivelmente aderidas à superfície do esmalte. Espécies do gênero *Streptococcus*, *Actinomyces*, *Haemophilus*, *Capnocytophaga*, *Veillonella* e *Neisseria* estão entre os principais colonizadores iniciais. Posteriormente, outras espécies bacterianas reconhecem os receptores de polissacarídeos ou proteínas na superfície das células bacterianas pioneiras e se fixam a elas. Os colonizadores tardios incluem espécies do gênero *Fusobacterium*, *Treponema*, *Tannerella* e *Porphyromonas*, entre outras. Nesse processo de coagregação bacteriana, espécies do gênero *Fusobacterium* exercem um papel importante por atuarem como uma ponte entre os colonizadores iniciais e os colonizadores subsequentes do biofilme. À medida que o biofilme amadurece, inicia-se o desenvolvimento da sua arquitetura, que consiste na formação de microcolônias envoltas pela matriz extracelular e rodeadas por canais que funcionam como um sistema de troca de nutrientes, oxigênio e produtos bacterianos. No processo de maturação, ocorre um aumento do número de células microbianas, com um consequente aumento da espessura do biofilme. Muitas células alteram seus processos fisiológicos em resposta às condições nos seus nichos particulares. Dessa forma, as características do biofilme microbiano maduro são bastante diferentes das encontradas no biofilme inicial.[3]

A composição do biofilme oral tem sido estudada por métodos dependentes de cultura e por métodos moleculares independentes do cultivo, envolvendo a detecção de moléculas como DNA ou RNA microbiano.[4] Os métodos moleculares apresentam inúmeras vantagens sobre os métodos dependentes de cultura, visto que a maior parte da microbiota oral é formada por micro-organismos ainda não cultiváveis, assim denominados por não terem sido cultivados em meios de cultura em laboratório. Estudos utilizando técnicas de sequenciamento genético revelaram que o biofilme oral apresenta uma diversidade microbiana bem maior do que aquela inicialmente demonstrada pelos meios de cultura.[4] Apesar de haver uma grande variação entre indivíduos, há um consenso de que alguns gêneros são normalmente associados com a saúde, incluindo *Neisseria*, *Streptococcus*, *Actinomyces*, *Veillonella* e *Granulicatella*.[4] Em condições de saúde, as comunidades microbianas encontram-se numa relação benéfica com o hospedeiro (simbiose). Por outro lado, quando fatores ambientais promovem uma alteração nas comunidades microbianas associadas à saúde (disbiose), a doença ocorre.[4] Por exemplo, a dieta e fatores do hospedeiro são necessários para que a composição microbiana do biofilme oral mude da condição de saúde para a doença cárie.[5] O consumo acentuado de açúcar favorece a multiplicação das espécies mais acidogênicas (as que produzem ácido) e acidúricas (as que sobrevivem em meio ácido). Portanto, a cárie dentária é uma doença mediada por biofilme, de natureza dinâmica e multifatorial. Antigamente reconhecida como transmissível, hoje se sabe que os micro-organismos são transmissíveis, mas não a doença.[5]

Streptococcus e *Lactobacillus* são organismos classicamente reconhecidos como cariogênicos. Estreptococos do grupo mutans (*S. mutans* e *S. sobrinus*, em humanos) são bactérias acidogênicas e fabricantes de um polissacarídeo extracelular insolúvel, que favorece sua adesão aos dentes, fornece proteção ao biofilme e serve como reserva de açúcar **(Figura 1)**.[6] Mais recentemente, espécies bacterianas dos gêneros *Bifidobacterium* e *Actinomyces* também foram consideradas cariogênicas. Essas espécies, assim como as do gênero *Lactobacillus*, são bactérias acidúricas capazes de colonizar cáries profundas, onde o pH é extremamente baixo, e sobreviver nessas condições.[6] Um estudo molecular baseado em RNA bacteriano (para verificar a atividade bacteriana) demonstrou que a composição bacteriana foi diferente entre as cavidades de esmalte e dentina.[7] As lesões mais profundas na dentina abrigavam espécies que também são comumente encontradas nas infecções endodônticas.[7] Esses dados sugerem que processo de seleção da microbiota endodôntica inicia-se na evolução da cárie dentária. À medida que a cárie avança pelos túbulos dentinários em direção à polpa, a disponibilidade de oxigênio e nutrientes mudam, favorecendo o crescimento de bactérias anaeróbias estritas e proteolíticas, capazes de degradar os componentes dos fluidos dentinários e do colágeno.[6,7]

O tecido pulpar irá receber, via túbulos dentinários, inúmeros antígenos das bactérias presentes na cavidade de cárie, que estimularão uma inflamação pulpar. A intensidade da inflamação dependerá da quantidade e da virulência dos micro-organismos, assim como da capacidade de resposta do hospedeiro. À medida que a cárie progride, mais antígenos chegarão ao tecido pulpar, culminando na invasão bacteriana desse tecido. Por ser a polpa dentária um tecido confinado, com a impossibilidade de abrigar o edema e com poucas fontes de irrigação sanguínea, a inflamação pulpar resulta em áreas pontuais de necrose. Estes focos necróticos vão aumentando e dando condições para que micro-organismos possam se instalar e proliferar, uma vez que não há mais resposta inflamatória/imunológica neste sítio.[8]

As condições ambientais e nutricionais em canais com necrose pulpar favorecem a formação de biofilmes microbianos no interior dos canais radiculares. A prevalência de biofilmes intrarradiculares nos casos de necrose pulpar e periodontite apical é extremamente alta (≥ 80%).[9] Nesses casos, os micro-organismos encontram-se normalmente organizados na forma de biofilmes aderidos às paredes dentinárias dos canais principais e suas ramificações. Bactérias derivadas dos biofilmes podem se deslocar para a luz do canal radicular ou se propagar para o interior dos túbulos dentinários **(Figura 2)**.[9] Os micro-organismos que tentam avançar para a região apical via forames apicais

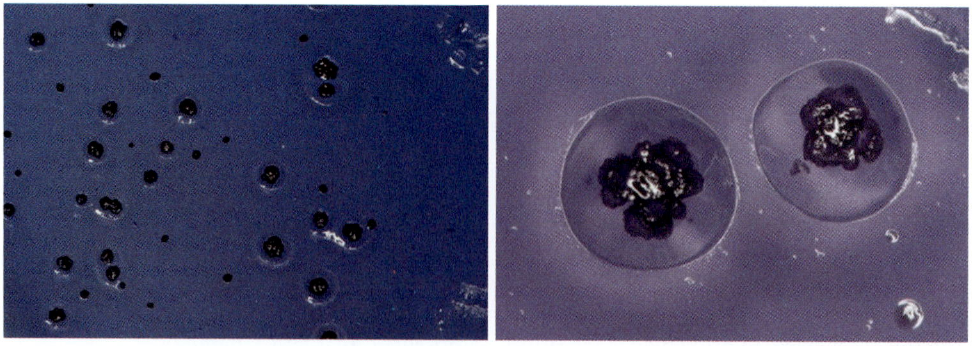

FIGURA 1 Polissacarídeo extracelular insolúvel produzido por biofilmes de *Streptococcus mutans*, circundando colônias em ágar mitis-salivarius.

Fonte: arquivo pessoal da autora Flaviana Bombarda de Andrade.

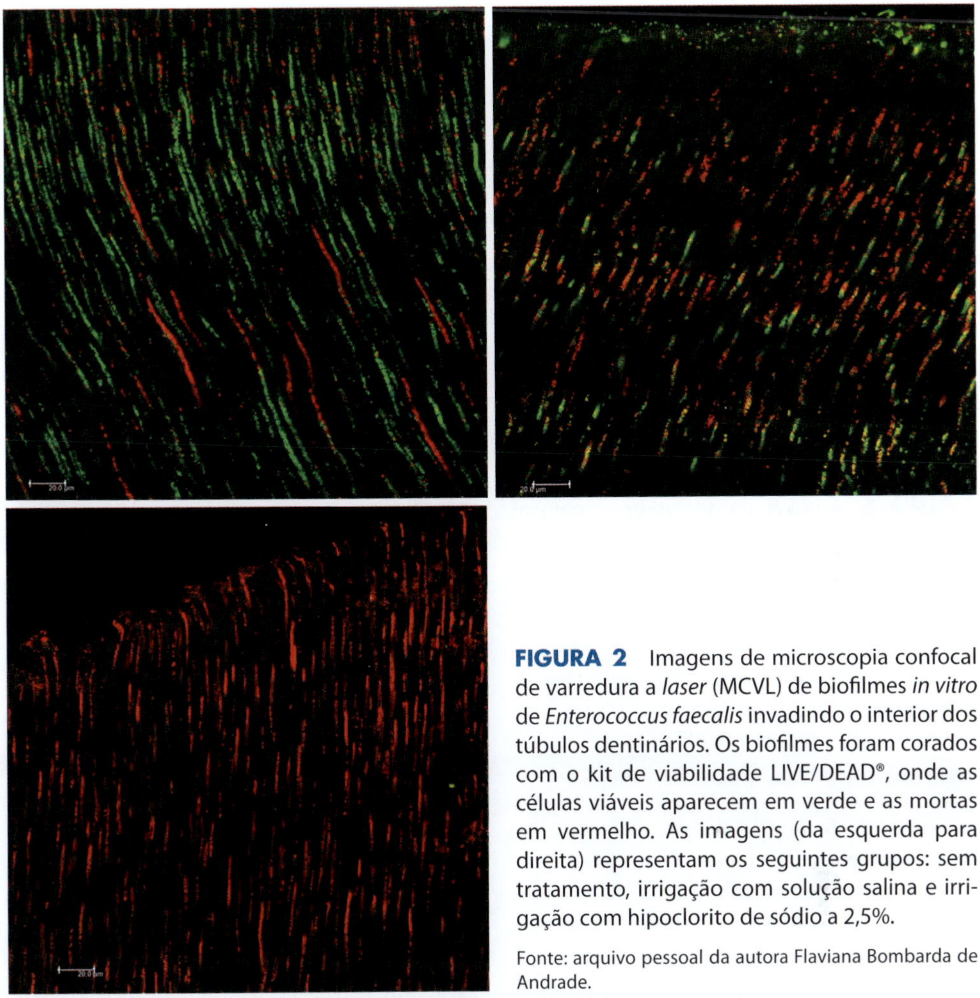

FIGURA 2 Imagens de microscopia confocal de varredura a *laser* (MCVL) de biofilmes *in vitro* de *Enterococcus faecalis* invadindo o interior dos túbulos dentinários. Os biofilmes foram corados com o kit de viabilidade LIVE/DEAD®, onde as células viáveis aparecem em verde e as mortas em vermelho. As imagens (da esquerda para direita) representam os seguintes grupos: sem tratamento, irrigação com solução salina e irrigação com hipoclorito de sódio a 2,5%.

Fonte: arquivo pessoal da autora Flaviana Bombarda de Andrade.

são prontamente eliminados pelas células de defesa dos tecidos apicais. A periodontite apical se desenvolve em resposta a uma infecção intrarradicular, como uma barreira efetiva contra a disseminação da infecção para o osso alveolar e outros locais do organismo. Entretanto, os micro-organismos que deveriam ser apenas transientes nas lesões periapicais, em determinadas circunstâncias, podem suplantar essa barreira imunológica e estabelecer infecções extrarradiculares.[10] Algumas espécies microbianas conseguem evadir a defesa do hospedeiro e colonizar este sítio, principalmente pela sua capacidade de formar biofilmes na região externa do ápice radicular ou no interior dos tecidos apicais (na forma de agregados bacterianos). Nesses casos, a matriz do biofilme confere proteção contra as células de defesa do hospedeiro, proporcionando a persistência da infecção. Porém, é importante ressaltar que biofilmes extrarradiculares são considerados ocorrências raras ($\leq$ 6%).[9]

Do ponto de vista clínico, uma característica importante do biofilme microbiano é a sua tolerância aos agentes antimicrobianos (**Figura 3**). A resistência pode estar relacionada a diversos fatores, incluindo:

- A penetração restrita do antimicrobiano pela matriz extracelular do biofilme;

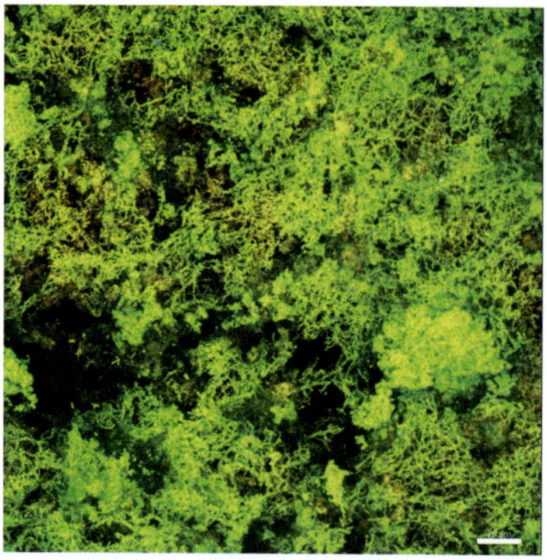

FIGURA 3 Imagem de microscopia confocal de varredura a *laser* (MCVL) de biofilme *in vitro*, composto de múltiplas espécies, após tratamento de 5 minutos com clorexidina a 2%. Os biofilmes foram corados com o kit de viabilidade LIVE/DEAD®, onde as células viáveis aparecem em verde e as mortas em vermelho. A imagem representa a reconstrução 3D dos biofilmes usando o *software* IMARIS 7.6.5.

Fonte: arquivo pessoal da autora Ericka T. Pinheiro.

- A presença de células com baixa taxa de crescimento, afetando a eficácia de antibióticos que agem sobre células em replicação;
- A presença de células persistentes, uma subpopulação das células no biofilme em estágio de dormência (metabolicamente inativas).[1]

O impacto dessas características do biofilme na eficácia das estratégias antimicrobianas utilizadas durante o tratamento endodôntico será discutido no final deste capítulo.

OUTRAS VIAS DE INFECÇÃO ENDODÔNTICA

Além da cárie, os micro-organismos da cavidade oral podem adentrar a cavidade pulpar por outras vias, incluindo as de origem periodontal. Uma infecção endodôntica pode afetar o tecido periodontal por meio de comunicações além do forame apical como, por exemplo, canais laterais, secundários, acessórios e deltas apicais. Porém, o caminho inverso, em que a infecção começa no periodonto e atinge o espaço pulpar é mais difícil de ocorrer. Acredita-se que alterações inflamatórias/degenerativas, em diferentes graus, podem ocorrer na polpa de dentes com periodontites marginais. Porém, a necrose pulpar secundária à doença periodontal irá ocorrer somente se a bolsa periodontal atingir o forame apical, causando dano irreversível aos vasos sanguíneos que penetram através desse forame. A polpa necrótica será então prontamente colonizada por micro-organismos advindos deste sítio externo pelas referidas comunicações.[11] Casos combinados de problemas periodontais e endodônticos são chamados lesões endo-periodontais e requerem planejamento de tratamento mais elaborado, com participação de procedimentos de ambas as especialidades.

A necrose pulpar, seguida de infecção, pode ocorrer também devido ao traumatismo dentário, que pode promover a ruptura do feixe vásculo-nervoso. Bactérias são muitas vezes isoladas de polpas necróticas de dentes traumatizados com coroas íntegras. E então ocorre a pergunta: como esses micro-organismos chegaram neste sítio pulpar? Trabalhos mais antigos teorizam a possibilidade de ter havido anacorese, ou seja, um fenômeno que possibilita a fixação de micro-organismos circulantes no sangue na região apical inflamada, seguida de invasão microbiana do canal radicular via forame apical.[12] Entretanto, a teoria da anacorese como via de infecção endodôntica é um tema bastante controverso na literatura. Outros autores consideram que os micro-organismos poderiam ter acesso a uma polpa necrosada por meio de microtrincas ou fraturas não visíveis nas coroas dos dentes submetidos ao trauma.[11] Como a polpa necrótica não possui células de defesa, esta será então facilmente colonizada por micro-organismos advindos dos túbulos dentinários expostos.

CARACTERÍSTICAS E CONSEQUÊNCIAS DA INFECÇÃO ENDODÔNTICA

Embora fungos, *Archaea* e vírus tenham sido detectados em dentes com necrose pulpar, as bactérias são os principais componentes da microbiota endodôntica.[13] As bactérias podem ser classificadas em relação ao seu comportamento frente ao oxigênio molecular e quanto à composição da parede celular. Nas infecções endodônticas, as bactérias são geralmente classificadas como anaeróbias facultativas (realizam respiração aeróbia na presença de oxigênio e processos anaeróbios na ausência deste) ou anaeróbias estritas (realizam somente respiração anaeróbia). A composição da parede celular define as bactérias em dois grupos: bactérias Gram-positivas e Gram-negativas, de acordo com o seu comportamento frente aos corantes da técnica de Gram.

Os microrganismos Gram-positivos, apresentam parede celular, isenta ou pobre em lipídios. A sua estrutura básica é constituída pelo peptidioglicano, um polímero composto de unidades de natureza glicídica — fitas glicídicas, formadas por dois amino-açúcares (N-acetil-glicosamina e ácido N-acetil-murâmico) — e peptídica (uma cadeia de quatro aminoácidos). O peptidioglicano da bactéria Gram-positiva se dispõe em várias camadas, corresponde de 40 a 80% do peso seco da parede celular e, além do peptidioglicano, fazem parte desta estrutura os ácidos teicóicos e lipoteicóicos (LTA).[14]

As bactérias Gram-negativas apresentam parede celular relativamente rica em lipídios. Sua complexidade é maior, considerando que a camada de peptidioglicano, além de apresentar a estrutura básica anteriormente descrita, está no espaço periplásmico, uma região limitada pela membrana externa e pela membrana citoplasmática. Ainda pode se citar como componente exclusivo da célula Gram-negativa o lipopolissacarídeo (LPS), uma estrutura composta por três segmentos: Lipídio A, Core e Antígeno O. O lipídio A está embebido na membrana externa e é a endotoxina das bactérias Gram-negativas, sendo liberado na lise celular e durante a multiplicação.[14]

Após a invasão dos canais radiculares com polpa necrótica, as bactérias tentam avançar para a região apical, desencadeando uma resposta imune-inflamatória dos tecidos periapicais, cuja intensidade depende de fatores bacterianos (número e virulência) e fatores relacionados à defesa do hospedeiro. LPS (constituinte exclusivo da parede celular de bactérias Gram-negativas) e LTA (constituinte exclusivo da parede celular de bactérias Gram-positivas) são fatores de virulência importantes envolvidos no desenvolvimento da inflamação periapical e destruição óssea. Essas moléculas ativam as células imunocompetentes, levando à liberação de uma variedade de mediadores pró-inflamatórios, que levam ao processo de reabsorção óssea.[15]

O LPS é um dos fatores de virulência mais estudados, estando associado ao aumento da produção de citocinas pró-inflamatórias e, clinicamente, com a presença de dor e tamanho da lesão periapical.[16] No entanto, é importante ressaltar que outros fatores de virulência bacteriana, como LTA e peptidoglicano, também podem exercer um papel importante na patogênese das lesões periapicais.[17,18] Além disso, o efeito pró-inflamatório dos componentes das bactérias Gram-negativas é aumentado na presença dos componentes das bactérias Gram-positivas,[16] reforçando o conceito de patogenicidade coletiva, que será discutido posteriormente.

COMPOSIÇÃO DA MICROBIOTA ENDODÔNTICA

Os micro-organismos na cavidade pulpar foram primeiramente visualizados em 1894 por WD Miller[63], um dentista americano que trabalhou no laboratório de Robert Koch (o descobridor do bacilo da tuberculose), na Alemanha. Miller observou no microscópio a presença de três morfologias microbianas básicas (cocos, bacilos e espiroquetas), sendo o primeiro pesquisador a correlacionar os micro-organismos dentro dos canais radiculares como fator etiológico das periodontites apicais. Aproximadamente setenta anos depois, Kakehashi *et al.*[19] comprovaram sua teoria em um estudo expondo polpas de dentes de ratos normais e ratos totalmente assépticos. Após as exposições pulpares, somente desenvolveram lesões periapicais aqueles animais que possuíam micro-organismos na cavidade bucal. Até o início da década de 60, muitos micro-organismos não eram passíveis de cultura em laboratório. Nessa época, só se isolavam bactérias anaeróbias facultativas, como *Streptococcus*, *Staphylococcus*, *Lactobacillus* e *Enterococcus*. Através da observação do ambiente do canal radicular com polpa necrótica (baixa tensão/ausência de oxigênio) e do substrato local (proteínas degradadas) houve o desenvolvimento de meios de cultura para anaeróbios estritos, descritos na tese de Ake J. Möller[20], na Suécia. Essas técnicas avançadas de cultura anaeróbia foram utilizadas na tese de Sundqvist,[12] também na Suécia. Esse estudo revelou que 90% dos micro-organismos isolados de canais radiculares eram anaeróbios estritos, incluindo Gram-positivos e Gram-negativos. Nas duas décadas seguintes, foram realizados diversos estudos que analisaram a microbiota endodôntica utilizando técnicas que propiciam o crescimento adequado dos anaeróbios estritos **(Figura 4)**. Esses estudos avaliaram principalmente a composição, a ecologia e as interações da comunidade microbiana nos canais radiculares com polpa necrótica.[21]

Os canais radiculares infectados abrigam um grupo limitado de espécies microbianas quando comparados à cavidade oral. Esse fato se deve às condições ambientais que exercem uma pressão seletiva dos micro-organismos nos canais radiculares com polpa necrótica. Entre os fatores de seleção microbiana podemos destacar: tensão de oxigênio, oferta de nutrientes e interações microbianas.[21] Dessa forma, canais com necrose pulpar favorecem o crescimento de bactérias anaeróbias estritas proteolíticas capazes de fermentar aminoácidos e peptídeos provenientes do tecido pulpar necrótico e fluido dos tecidos periapicais. Por sua vez, essas bactérias encontram-se geralmente associadas às bactérias anaeróbias facultativas, que utilizam o oxigênio no seu metabolismo, favorecendo as condições de anaerobiose no microambiente. Interações microbianas também se tornam importantes para troca de nutrientes e exercem um papel fundamental na patogenicidade da comunidade microbiana.[21]

No final da década de 90, os métodos de estudo da microbiota endodôntica começaram a evoluir para métodos moleculares independentes de cultura. Estudos moleculares baseados em DNA bacteriano, mais especificamente no gene *16S rRNA*, revelaram que a microbiota endodôntica é composta por uma grande proporção de bactérias ainda não-cultiváveis.[13] Outra vantagem dos métodos moleculares é a sua alta sensibilidade, sendo capazes de detectar micro-organismos mesmo quando presentes em baixas proporções. Devido a estas observações, os métodos moleculares são considerados os métodos de escolha para a avaliação da microbiota endodôntica.[13]

Estudos utilizando técnicas avançadas de sequenciamento genético revelaram que 916 espécies/filotipos distintos, pertencendo a 317 gêneros e 14 filos, foram identificadas em diferentes tipos de infecções endodônticas.[22] Os 5 filos mais prevalentes nas amostras endodônticas foram: *Firmicutes*, *Actinobacteria*, *Bacteroidetes*, *Proteobacteria* e *Fusobacteria*. Mais especificamente, alguns gêneros foram altamente associados às infecções endodônticas, incluindo *Prevotella*, *Fusobacterium*, *Parvimonas*, *Lactobacillus*, *Streptococcus* e *Porphyromonas*.[22] A **Figura 5** mostra os membros mais comumente identificados nos canais radiculares pelos métodos moleculares. Em geral, esses métodos confirmaram a presença de muitas espécies bacterianas reveladas pelos métodos de cultura e desvendaram novos membros não

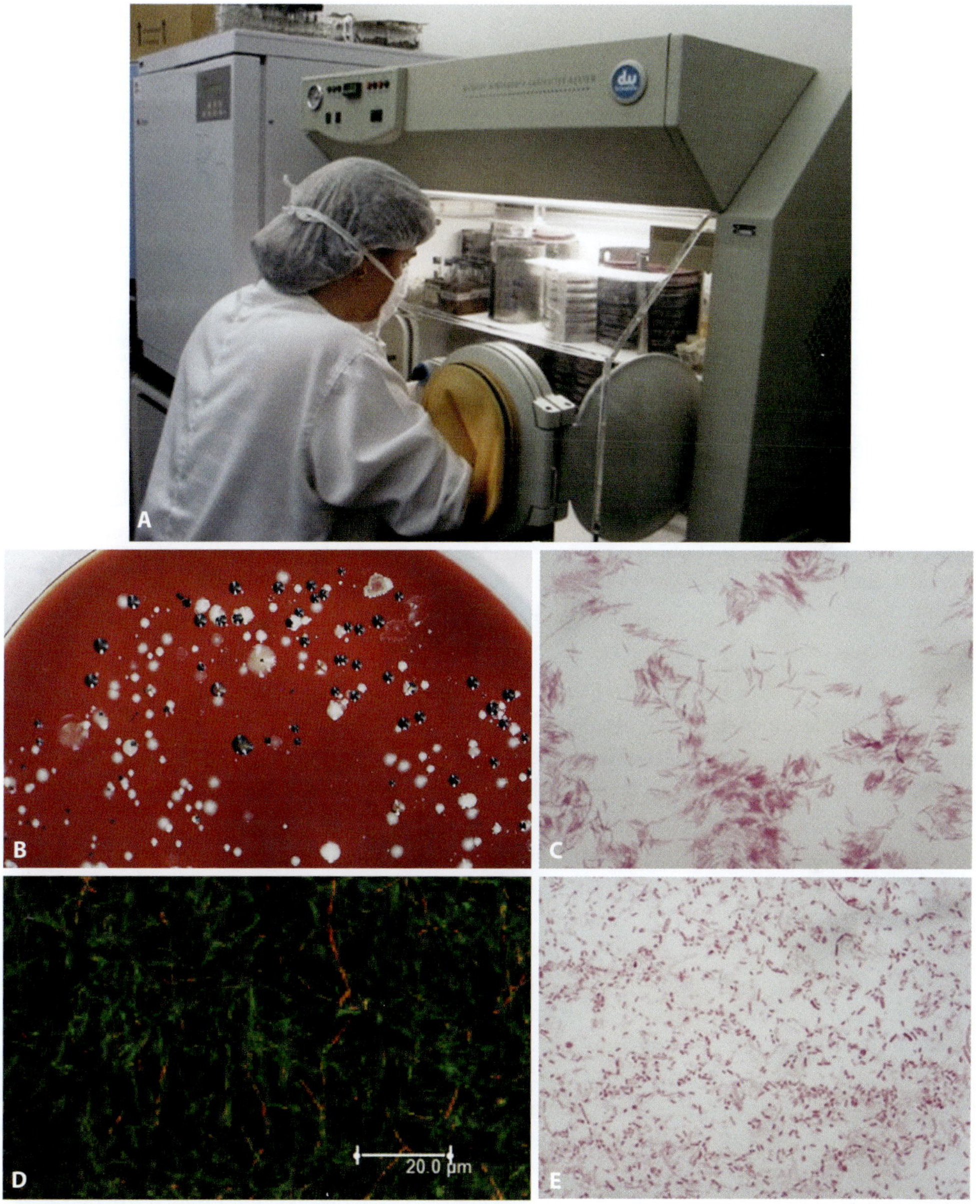

FIGURA 4 Cultivo de micro-organismos anaeróbios estritos: (A) manipulação das culturas em câmara de anaerobiose (80% nitrogênio, 10% gás carbônico e 10% hidrogênio). (B) Placa mãe evidenciando diferentes colônias provenientes de coleta de canal radicular. (C) Coloração de Gram (bacilo Gram-negativo) da espécie anaeróbia *Fusobacterium nucleatum*. (D) Biofilme de *Fusobacterium nucleatum* corado e visualizado em MCVL. (E) Coloração de Gram (bacilo Gram-negativo) da espécie anaeróbia *Porphyromonas gingivalis*. *(Continua)*

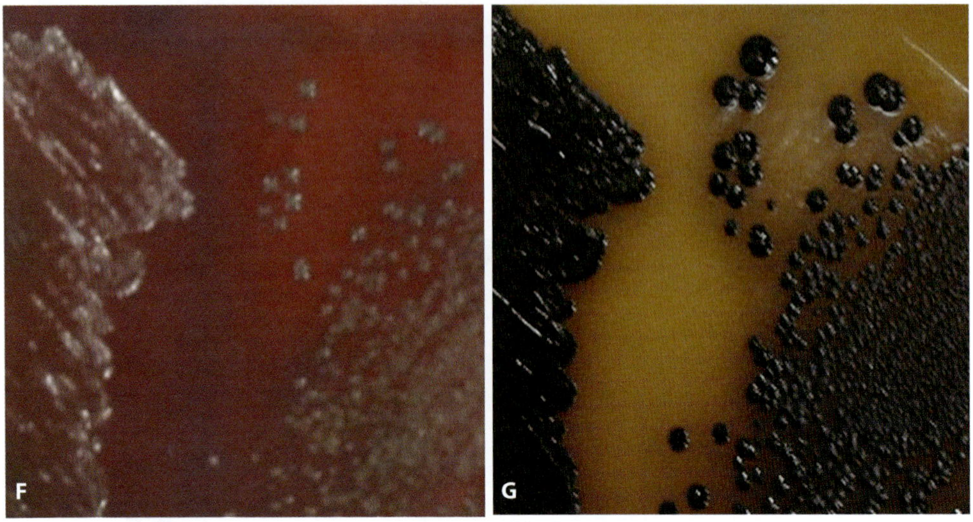

FIGURA 4 (*Continuação*) Cultivo de micro-organismos anaeróbios estritos: (F e G) Crescimento em placa de ágar-sangue da espécie anaeróbia estrita *Porphyromonas gingivalis* com produção de pigmentos negros aos 7 dias e aos 14 dias respectivamente do cultivo em anaerobiose.

Fonte: arquivo pessoal da autora Flaviana Bombarda de Andrade.

cultiváveis ou de difícil cultivo.[23] Os métodos moleculares foram particularmente importantes para identificação de espécies dos filos *Synergistetes* (ex.: *Fretibacterium fastidiosum*) e *Spirochaetes* (*Treponema spp.*). Da mesma forma, alguns membros não cultiváveis ou de difícil cultivo dos filos *Firmicutes* (ex.: *Filifactor alocis*, *Dialister spp.* e *Solobacterium moorei*), *Bacteroidetes* (ex.: *Tannerella forsythia* e *Bacteroidaceae* [G-1] *bacterium* HMT 272) e *Actinobacteria* (ex.: *Olsenella spp.*) também só foram revelados após o advento dos métodos moleculares. Entretanto, o papel desses potenciais patógenos na doença endodôntica ainda não está bem estabelecido.[13]

CLASSIFICAÇÃO DAS INFECÇÕES ENDODÔNTICAS

Infecções Endodônticas Primárias

Infecções endodônticas primárias são causadas por micro-organismos que inicialmente invadem e colonizam o tecido pulpar necrótico. Portanto, os fatores ambientais em um dente com necrose pulpar favorecem a formação de uma infecção polimicrobiana, com predomínio de bactérias anaeróbias estritas. Embora as bactérias anaeróbias Gram-negativas sejam os micro-organismos mais comuns em infeções primárias (ex.: gêneros *Fusobacterium*, *Porphyromonas*, *Prevotella*, *Tannerella*, *Treponema* e *Dialister*), várias bactérias anaeróbias Gram-positivas fazem parte da comunidade endodôntica (ex.: gêneros *Parvimonas*, *Filifactor*, *Olsenella* e *Pseudoramibacter*). Estreptococos anaeróbios facultativos ou microaerófilos também são comumente encontrados em infecções primárias.[13,16]

Estudos moleculares avaliando a comunidade bacteriana dos canais radiculares revelaram que as espécies bacterianas variam imensamente de um indivíduo para outro.[22] Esses fatos sugerem que a doença endodôntica não é causada por um patógeno específico, mas sim por uma comunidade bacteriana. Embora os componentes da microbiota variem entre os indivíduos, estudos sugerem que existem alguns padrões de comunidades

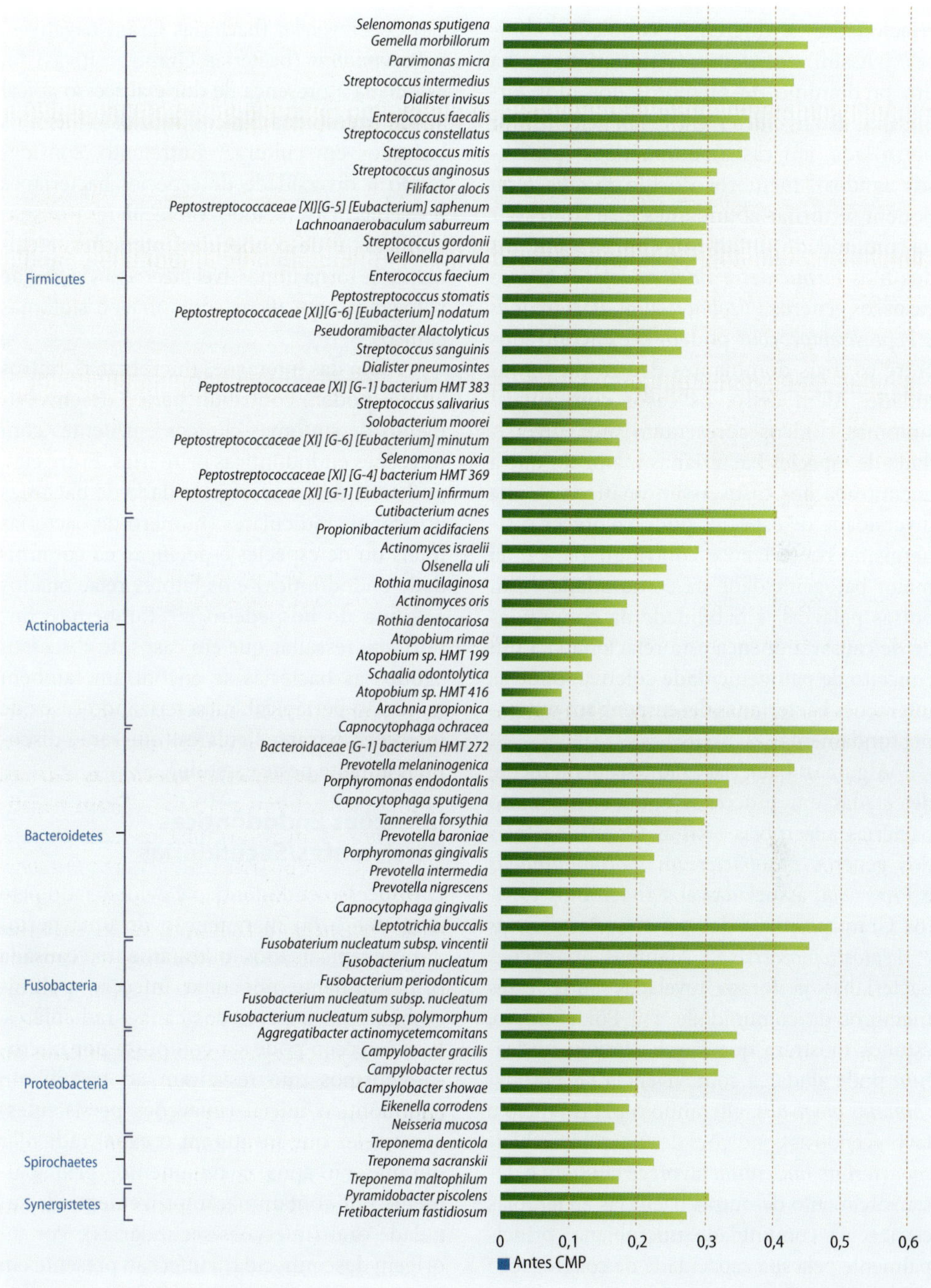

FIGURA 5 Principais filos bacterianos e seus respectivos membros identificados por métodos moleculares em amostras dos canais radiculares antes da fase de preparo. As espécies bacterianas estão separadas por filos e organizados por ordem de maior prevalência (0.6 = 60%).

Fonte: Nardello, 2022.[23]

relacionados a diferentes condições clínicas.[24] Assim, em dentes assintomáticos, há um predomínio de membros dos filos *Firmicutes*, *Bacteroidetes* e *Actinobacteria*. Por outro lado, em casos sintomáticos (processos agudos), membros do filo *Fusobacteria* podem se tornar abundantes e se sobressair na comunidade juntamente com os membros dos filos *Firmicutes* e *Bacteroidetes*.[24] Nesses casos, os gêneros *Fusobacterium*, *Parvimonas* e *Peptostreptococcus* podem ser encontrados entre os mais dominantes dentro da comunidade. Além disso, os casos com sinais/sintomas clínicos apresentam uma diversidade de espécies bacterianas maior do que a encontrada nos casos assintomáticos. A alta diversidade de espécies pode favorecer o sinergismo bacteriano e contribuir para uma maior patogenicidade da comunidade.[24] Em outras palavras, a habilidade da comunidade de causar a doença está relacionada a um conceito de patogenicidade coletiva, onde as interações bacterianas desempenham um papel fundamental.

Algumas bactérias são frequentemente detectadas em processos agudos, incluindo bactérias anaeróbias estritas Gram-negativas dos gêneros *Fusobacterium*, *Porphyromonas* e *Prevotella*, associadas aos anaeróbios estritos Gram-positivos dos gêneros *Parvimonas* e *Peptostreptococcus*.[25] Algumas interações bacterianas já foram reveladas entre esses membros da comunidade.[3,16,21] Por exemplo, estudos mostram que *Fusobacterium nucleatum* pode ajudar a sobrevivência de *Porphyromonas gingivalis*, alterando o pH do meio e favorecendo as condições de anaerobiose.[3] *Fusobacterium nucleatum* favorece também o desenvolvimento de outras bactérias anaeróbias estritas na comunidade microbiana, principalmente pela sua capacidade de coagregação com espécies Gram-positivas e Gram-negativas. Por sua vez, o efeito pró-inflamatório das endotoxinas (lipopolissacarídeos - LPS) provenientes da membrana externa das bactérias Gram-negativas é aumentado na presença de bactérias Gram-positivas. De fato, a combinação de *Prevotella* (bactérias Gram-negativas) e *Parvimonas* (bactérias Gram-positivas) foi associada à presença de dor e abscesso apical agudo em estudos clínicos utilizando métodos baseados em cultura.[26] Entretanto, considerando a diversidade de espécies bacterianas reveladas pelos métodos moleculares e as suas inúmeras e desconhecidas interações, atualmente se torna impossível fazer associações de patógenos específicos com sinais e sintomas clínicos.

Além das interações microbianas, outros fatores podem contribuir para o desenvolvimento de sintomas clínicos em dentes com infecções endodônticas primárias. Entre eles, podemos destacar a quantidade de bactérias nos canais radiculares (número de bactérias totais ou de espécies específicas na comunidade endodôntica) e os fatores relacionados à defesa do hospedeiro.[16,25] Também, é importante ressaltar que em casos de abscessos agudos as bactérias se encontram também na região periapical, caracterizando casos de infecções extrarradiculares (que serão discutidas adiante neste capítulo).

Infecções Endodônticas Persistentes/Secundárias

O insucesso endodôntico é evidenciado pelo surgimento ou manutenção de uma periodontite apical após o tratamento, causada principalmente por uma infecção polimicrobiana no interior dos canais radiculares. Essa infecção pode ser composta por micro-organismos que resistiram ao tratamento endodôntico inicial (infecções persistentes) ou aqueles que invadiram o canal radicular durante ou após o tratamento, principalmente por contaminação proveniente da cavidade oral (infecções secundárias). Por ter origem desconhecida, a infecção presente em dentes com tratamento endodôntico prévio e periodontite apical é denominada infecção endodôntica persistente/secundária.

O tratamento endodôntico de dentes com necrose pulpar não é capaz de eliminar todas as bactérias do sistema de canais radiculares. As bactérias persistentes podem apresentar estratégias de sobrevivência nos canais radiculares, incluindo a capacidade de resistir à escassez de nutrientes. Nesses casos, algumas bactérias podem permanecer em um estado de baixa atividade metabólica e podem se tornar metabolicamente ativas se as fontes de nutrientes forem restabelecidas. Portanto, se as bactérias persistentes tiverem acesso aos tecidos periapicais e se alcançarem concentrações suficientes para induzir o processo inflamatório desses tecidos, poderão ser a causa do insucesso do tratamento endodôntico. Estudos mostram que as bactérias anaeróbias facultativas Gram-positivas são mais resistentes aos procedimentos endodônticos de antissepsia do que as bactérias anaeróbias estritas Gram-negativas.[27] Portanto, após o preparo dos canais radiculares, a microbiota persistente passa a ser dominada por bactérias dos filos *Firmicutes* (ex.: gêneros *Streptococcus, Parvimonas, Pseudoramibacter, Lactobacillus* e *Enterococcus*) e *Actinobacteria* (ex.: *Actinomyces, Cutibacterium, Propionibacterium* e *Olsenella*).

As infecções secundárias podem ser decorrentes da quebra da cadeia asséptica durante o tratamento endodôntico, permitindo que micro-organismos provenientes da saliva entrem nos canais radiculares. Alguns exemplos da quebra da cadeia asséptica durante a terapia endodôntica incluem: isolamento inadequado do campo de trabalho, selamento coronário deficiente entre as sessões do tratamento e casos de drenagem de abscessos agudos em que o dente é inadvertidamente deixado aberto (sem selamento coronário). Um estudo prévio revelou que bactérias do gênero *Pseudomonas* e bactérias comuns do trato gastrointestinal, incluindo os gêneros *Enterococcus, Enterobacter* e *Klebsiella*, foram encontradas mais frequentemente em casos em que os canais radiculares não foram selados em algum ponto do tratamento endodôntico.[28] Como essas bactérias são mais resistentes aos procedimentos antimicrobianos utilizados durante o tratamento endodôntico, os autores enfatizaram a importância do controle da cadeia asséptica no prognóstico do tratamento endodôntico.

É importante salientar também a necessidade do bom selamento coronário ou restauração definitiva pós-tratamento endodôntico, como a verdadeira continuidade desse tratamento. A obturação endodôntica não suporta a grande carga microbiana presente no meio oral carreada pela saliva. Para preservar a antissepsia realizada e prevenir possível reinfecção dos canais radiculares, deve-se enfatizar aos pacientes a necessidade de restauração coronária o mais rápido possível.[27]

Informações sobre a composição das infecções endodônticas persistentes/secundárias têm aumentado nos últimos anos. Estudos iniciais baseados em cultura revelaram que a composição da microbiota das infecções endodônticas persistentes/secundárias era diferente da encontrada nos casos de infecções primárias, sendo predominantemente anaeróbia facultativa e Gram-positiva. Nesses estudos, a espécie bacteriana mais isolada foi *Enterococcus faecalis*, presente em aproximadamente 40% a 50% dos canais radiculares com cultura positiva.[29,30] Entretanto, esses autores relataram muitos casos de culturas negativas, o que ressalta as limitações dos métodos dependentes de cultura para o estudo dessa microbiota.

A evolução dos métodos de análise microbiológica tem propiciado um maior conhecimento da comunidade bacteriana presente nas infecções endodônticas. Estudos clínicos utilizando técnicas moleculares para detecção de espécies específicas confirmaram uma alta taxa de detecção de *E. faecalis* em casos de infecções endodônticas persistentes/secundárias.[31] Entretanto, estudos moleculares utilizando uma abordagem mais ampla (não específica) mostraram que, embora presente em muitos casos, *Enterococcus* não é o gênero mais abundante nos canais radiculares de dentes com periodontite apical pós-tratamento, que apresentam uma microbiota bastante diversa. Por exemplo, um estudo utilizando sequenciamento genético de alta performance detectou 277 gêneros diferentes em 50 casos de infecções endodônticas persistentes/secundárias.[32] Nesse estudo, os 15 gêneros mais abundantes pertenciam aos filos *Firmicutes* (ex.: *Streptococcus*, *Lactobacillus* e *Enterococcus*), *Proteobacteria* (ex.: *Neisseria*, *Acinetobacter*, *Pseudomonas* e *Schlegelella*), *Actinobacteria* (*Kocuria*, *Atopobium*, *Rothia*, *Olsenella* e *Propionibacterium*), *Bacteroidetes* (ex.: *Prevotella*) e *Fusobacteria* (ex.: *Leptotrichia* e *Fusobacterium*). Casos sintomáticos apresentaram mais *Firmicutes* e *Fusobacteria*; enquanto casos assintomáticos apresentaram mais *Proteobacteria* e *Actinobacteria*. Além de bactérias, fungos (ex.: *Candida*) podem ser isolados de canais com insucesso endodôntico, embora em menor prevalência.[29]

Em resumo, as bactérias persistentes após o tratamento endodôntico ou aquelas que contaminam o canal após o tratamento através das infiltrações coronárias (secundárias) são os principais responsáveis pelo fracasso do tratamento endodôntico. Outra possível causa do insucesso endodôntico é a presença de infecções extrarradiculares, na forma de biofilmes na superfície externa da raiz ou no próprio tecido periapical, como discutido a seguir.

Infecções Extrarradiculares

A forma mais comum de infecção extrarradicular é o abscesso apical agudo, caracterizado pela presença de pus, como parte de uma reação inflamatória a uma presença massiva de micro-organismos oriundos do canal radicular. A infecção é polimicrobiana, com um predomínio de anaeróbios estritos Gram-negativos, que possuem LPS na sua membrana externa (uma molécula que estimula a resposta inflamatória aguda). *Fusobacterium*, *Parvimonas*, *Prevotella*, *Porphyromonas*, *Dialister*, *Streptococcus* e *Treponema* são exemplos de bactérias frequentemente detectadas em casos de abscesso apical agudo.[25] O tratamento dos abscessos apicais agudos consiste inicialmente no alívio da dor através da drenagem do pus. Em seguida, o tratamento endodôntico controlará a infecção intrarradicular, enquanto a defesa do hospedeiro eliminará as bactérias extrarradiculares.[10]

Outra forma de presença microbiana nos tecidos periapicais seria uma condição assintomática, em que os micro-organismos são capazes de formar biofilmes na superfície radicular externa. As bactérias dentro do canal radicular podem alcançar os tecidos periapicais e estabelecer um biofilme real por meio de invasão direta, suplantando as defesas do hospedeiro nas proximidades do forame apical. Uma forma de "invasão" mais rara seria a partir de um abscesso agudo prévio, quando após sua resolução, micro-organismos permanecem viáveis no tecido periapical suplantando a imunidade local e se estabelecendo de forma persistente nesse tecido. Esta última condição está normalmente associada à presença de fístulas.[33] Ricucci & Siqueira[9] observaram biofilmes extrarradiculares presentes em apenas 6 de 100 dentes com periodontite apical. Casos com presença de fístulas antigas e persistentes podem abrigar inclusive biofilmes extrarradiculares calcificados. Apesar de raros, os biofilmes extrarradiculares podem levar ao insucesso do tratamento endodôntico, caracterizado pela persistência da lesão periapical após o tratamento.

A presença de um biofilme extrarradicular é geralmente uma consequência da infecção intrarradicular. Consequentemente, a composição dos biofilmes extrarradiculares localizados no ápice da raiz parecem ser muito semelhantes aos biofilmes intrarradiculares. Os estudos dos biofilmes periapicais foram realizados principalmente nos casos de periodontite apical persistente após o tratamento.[34,35] Os estudos moleculares revelaram uma comunidade polimicrobiana complexa, formada de bactérias Gram-positivas e Gram-negativas. Os principais gêneros bacterianos encontrados nos biofilmes extrarradiculares incluem os colonizadores iniciais do biofilme, como *Streptococcus* e *Actinomyces*; as espécies que se coagregam com as demais e contribuem para a formação do biofilme, como *Fusobacterium spp.* e *Proponibacterium spp*; além dos colonizadores finais de um biofilme, incluindo espécies anaeróbias Gram-negativas.[10] Alguns autores também identificaram nos biofilmes extrarradiculares a presença de fungos, que são micro-organismos mais desenvolvidos que as bactérias, com muito mais material genético disponível e, portanto, com mais recursos para aderir e resistir às defesas do hospedeiro **(Figura 6)**.[35]

Além de biofilmes na superfície radicular externa, a infecção extraradicular pode ocorrer na forma de agregados bacterianos dentro de lesões inflamatórias persistentes. Estas últimas geralmente se originam e são dependentes de infecção intrarradicular. Entretanto, infecções extrarradiculares independentes podem ocorrer em algumas situações específicas; o caso mais típico é a actinomicose apical. Colônias podem se formar no interior da lesão por espécies do gênero *Actinomyces*, devidamente habilitadas

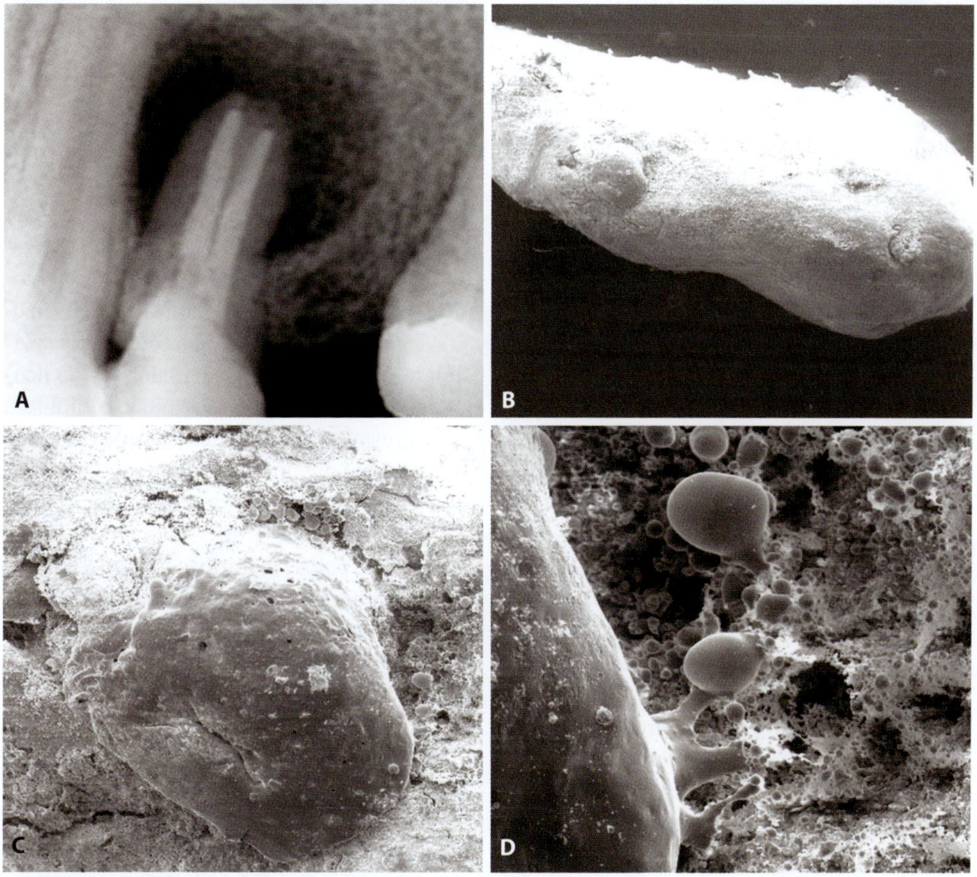

FIGURA 6 (A) Primeiro pré-molar superior esquerdo com lesão periapical persistente após o tratamento endodôntico. (B) Após a cirurgia parendodôntica com apicectomia, foram obtidas imagens de microscopia eletrônica de varredura (MEV) do ápice da raiz. (C) Guta -percha extruída pelo forame palatino apresentando reabsorção radicular na área circundante. (D) Formas fúngicas aderidas à guta-percha.

(*Continua*)

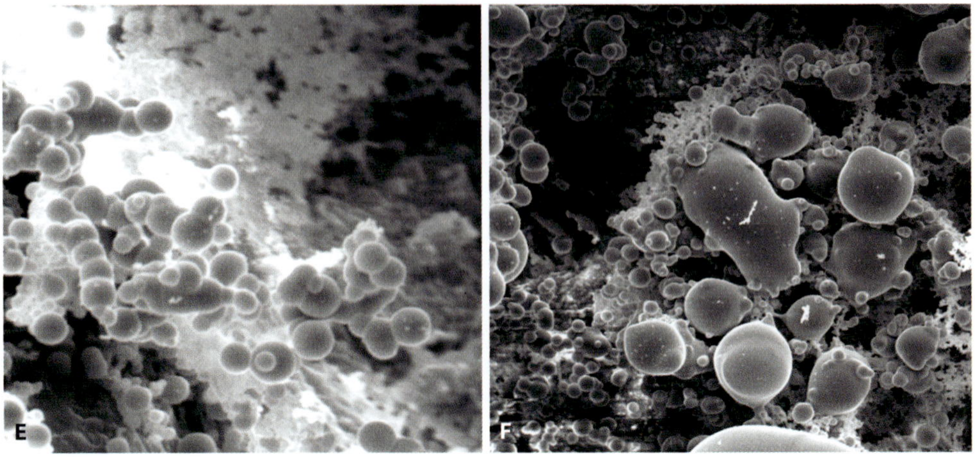

FIGURA 6 (*Continuação*) (E) bactérias (estreptococos), e (F) formas fúngicas e subprodutos microbianos (matriz do biofilme), sugestivos de biofilme extrarradicular.

Fonte: Ferreira *et al.*[35] Imagens reproduzidas com permissão de Wiley.

para constituir agregados bacterianos e evadir as defesas do hospedeiro.[36]

Os micro-organismos capazes de se estabelecer em contato direto com os tecidos periapicais possuem eficientes mecanismos de evasão da defesa do hospedeiro. Para evadir ao sistema complemento, são capazes de produzir proteases (para quebrar as moléculas do complemento) e cápsulas ou superfícies bacterianas lisas que impedem a opsonização pelos anticorpos. Da mesma forma, podem produzir proteases contra essas imunoglobulinas, mimetizar antígenos similares ao do hospedeiro e promover uma variação antigênica capaz de enganar os anticorpos. Esses micro-organismos podem ainda inibir a quimiotaxia de neutrófilos e produzir leucotoxina, substância que agride estas células de defesa. Através da coagregação bacteriana intensa e produção de enzimas como coagulase/ catalase, os micro-organismos dificultam sobremaneira a fagocitose. Portanto, é muito difícil para os micro-organismos estabelecerem uma infecção extrarradicular, devendo possuir uma ou mais propriedades como estas, capazes de suplantar as defesas do hospedeiro.[37]

Uma vez estabelecido o biofilme extrarradicular ou actinomicose apical, os procedimentos endodônticos convencionais não conseguirão atingir as infecções extrarradiculares. Da mesma forma, as defesas do hospedeiro não conseguem eliminar o biofilme ou agregado microbiano. Na maioria dos casos, o tratamento indicado para a infecção extrarradicular é a cirurgia parendodôntica. Segundo Song & Kim[38] as microcirurgias realizadas pelos métodos contemporâneos possuem uma taxa de sucesso em torno de 90%, o que qualifica este procedimento como um excelente meio terapêutico para eliminação destes biofilmes persistentes.

RELAÇÃO DA INFECÇÃO ENDODÔNTICA COM AS ESTRUTURAS ANATÔMICAS ADJACENTES E COM A SAÚDE SISTÊMICA DO PACIENTE

A infecção de origem odontogênica é responsável pela maioria das infecções de cabeça e pescoço. Em alguns casos, as infecções endodônticas podem se espalhar através dos espaços miofasciais da cabeça, pescoço e seios maxilares e provocar complicações severas como sepse, abcessos, celulites, sinusite, obstrução aérea, mediastinite e angina de Ludwig.[39,40,41] Alguns fatores predisponentes tais como imunodeficiência, diabetes *mellitus*, obesidade, etilismo, hepatite, cirrose hepática, quimioterapia e radioterapia podem exacerbar essas infecções.[42]

Embora a sinusite seja considerada principalmente de origem rinógena, as infecções dentárias são consideradas fatores predisponentes para essa doença.[43] Estudos relatam que muitos casos de sinusite aguda recorrente são devidos à colonização bacteriana rinógena secundária da mucosa nasal, que foi enfraquecida e degenerada por infecção/inflamação dentária crônica e que, nestes casos, o valor da terapia antibiótica é questionável se a condição dentária não for diagnosticada e tratada. A sinusite odontogênica é uma doença conhecida há mais de 100 anos, de alta prevalência, pouco valorizada e subdiagnosticada.[39] Suas principais causas são a periodontite apical, doença periodontal e extrusão iatrogênica de corpos estranhos para o interior do seio. Nestes casos, a tomografia computadorizada de feixe cônico é a técnica de imagem padrão-ouro para avaliar a relação entre as condições dentárias, especialmente a periodontite apical e doenças sinusais, e sempre que essa associação for detectada, os pacientes devem ser vistos por um dentista e um otorrinolaringologista para alcançar a recuperação completa.

Infecções dos dentes, amígdalas e glândulas salivares foram relatadas como as principais fontes de infecções profundas do pescoço, com e sem envolvimento do mediastino.[44] O padrão de propagação da infecção através dos espaços fasciais está ligado à origem da infecção. Desta forma, infecções de origem dentária se espalham mais pelo espaço submandibular. Outros autores destacaram a origem dentária da infecção em casos severos de infecções mediastinais e fascite necrosante.[45,46] Nestes casos, o sistema imunológico não é capaz de erradicar essa infecção por si só, pois é necessário erradicar a fonte dessa infecção, através do tratamento endodôntico, periodontal ou cirúrgico.[47]

TRATAMENTO DAS INFECÇÕES ENDODÔNTICAS

O conhecimento de que a microbiota endodôntica se encontra organizada na forma de biofilme intrarradicular é de grande relevância para o planejamento das estratégias antimicrobianas de tratamento. Estudos *in vitro* mostram que biofilmes microbianos maduros são mais resistentes ao efeito antimicrobiano de substâncias químicas do que as células planctônicas e biofilmes mais novos.[48] Portanto, a ação mecânica dos instrumentos utilizados durante o alargamento e modelagem dos canais radiculares se torna a principal estratégia para promover a remoção do biofilme intrarradicular e da dentina infectada. Estudos clínicos mostram que o preparo mecânico, independentemente do tipo de irrigante, é eficaz em promover a redução de micro-organismos dos canais radiculares.[49] Além disso, o tamanho do preparo final do canal radicular é diretamente proporcional à redução microbiana, uma vez que preparos maiores aumentam as chances do instrumento de abranger as irregularidades anatômicas do canal e remover a dentina infectada.[49] Entretanto, independentemente do tamanho do preparo, os instrumentos endodônticos não são capazes de tocar todas as superfícies das paredes dentinárias e de eliminar completamente os micro-organismos durante o alargamento do canal radicular.

Ao mesmo tempo que o preparo dos canais radiculares visa remover a dentina infectada, este deve ser compatível com a anatomia do canal radicular para evitar o risco de acidentes. Nesse contexto, é importante ressaltar que a extensão da infecção dentinária é dependente de fatores microbianos (capacidade de adesão/invasão) e anatômicos. Estudos mostram que o diâmetro dos túbulos dentinários pode variar de acordo com a idade e região anatômica do canal radicular.[50,51] Dessa forma, uma maior invasão microbiana é encontrada nos terços cervical e médio do canal radicular (≅ 0,2 mm) de dentes humanos, enquanto o terço apical apresenta uma infecção moderada (≅ 0,06 mm)[51] Portanto, o padrão de invasão microbiana justifica o uso de técnicas de preparo cônicos que promovam um maior alargamento cervical (dento dos limites que evitem enfraquecimento da raiz) e um menor preparo apical. Estudos sugerem que a conicidade do preparo e o diâmetro apical são igualmente importantes para promover a redução bacteriana durante o preparo dos canais radiculares.[52]

Embora somente a ação mecânica da instrumentação e irrigação com solução salina seja capaz de promover uma grande redução microbiana na luz do canal radicular, a ação química (antimicrobiana) da solução irrigadora é capaz de promover uma redução adicional de bactérias.[49] A solução irrigadora mais utilizada na Endodontia é o hipoclorito de sódio (NaOCl), cuja ação antimicrobiana é dependente da concentração, volume e tempo de contato. O NaOCl tem a capacidade de penetrar nos túbulos dentinários, istmos e ramificações apicais, podendo agir em áreas onde o instrumento não pode atingir. Entretanto, a irrigação com NaOCl não é capaz de erradicar completamente as bactérias dos túbulos dentinários.[53] Da mesma forma, somente a irrigação com NaOCl, nas concentrações e tempo utilizados na clínica, não é capaz de matar completamente as células do biofilme. Embora estudos *in vitro* mostrem uma ação de dissolução da matriz extracelular do biofilme pelo NaOCl,[54] esta ação se torna limitada nas condições clínicas, onde a anatomia dos canais radiculares não permite que volumes adequados dos irrigantes entrem em contato com a dentina no terço apical do canal radicular.[55] De fato, estudos clínicos utilizando técnicas microbiológicas sensíveis mostram que mais de 50% dos canais radiculares ainda permanecem infectados após o preparo químico-mecânico, independente da solução antimicrobiana utilizada para irrigação.[56,57]

Para solucionar esse problema, novas estratégias foram propostas com o objetivo de melhorar a limpeza e desinfecção após o preparo dos canais radiculares, denominados procedimentos complementares de desinfecção.[33] Esses procedimentos se baseiam principalmente na ativação da solução irrigadora, combinando forças mecânicas e ação química. O movimento do líquido pode gerar uma tensão de contato nas paredes dos canais radiculares, promovendo a limpeza do canal principal, além de alcançar áreas de ramificações e istmos. Por sua vez, a remoção de debris (vestígios de dentina/células mortas) após instrumentação irá permitir um contato da solução antimicrobiana em áreas antes bloqueadas por esses tecidos. Além disso, alguns autores sugerem que a velocidade do fluido e a ação mecânica gerada por alguns dispositivos, como a agitação ultrassônica, podem promover a desorganização de biofilmes nas paredes dos canais radiculares infectados.[58]

Outra estratégia de otimização da desinfecção pós-preparo consiste no emprego de medicação intracanal entre as sessões do tratamento endodôntico. O medicamento endodôntico mais comumente utilizado é a pasta de hidróxido de cálcio, que além da atividade antimicrobiana, possui a capacidade de inativar as endotoxinas das bactérias Gram-negativas, neutralizando seus efeitos tóxicos.[59] A atividade antimicrobiana da pasta de hidróxido de cálcio é devida ao seu alto pH (aproximadamente 12,5), que depende da liberação dos íons hidroxila. Entretanto, a capacidade tampão da dentina e a baixa difusão dos íons hidroxila nos túbulos dentinários podem dificultar o aumento do pH na dentina, limitando a atividade antimicrobiana do hidróxido de cálcio. Além disso, micro-organismos organizados em biofilmes apresentam uma maior resistência ao estresse alcalino do que culturas planctônicas.[60] Dessa forma, a redução microbiana promovida pela medicação intracanal é considerada discreta quando comparada aos resultados obtidos pelo preparo químico-mecânico.[61] Por outro lado, o efeito cumulativo dos procedimentos endodônticos pode representar uma boa estratégia antimicrobiana. Estudos mostraram que procedimentos complementares, incluindo a ativação da irrigação[56] e medicação intracanal[62] seguida do repreparo dos canais radiculares, foram capazes de promover maior desinfecção dos canais radiculares do que o preparo químico-mecânico sozinho.

CONSIDERAÇÕES FINAIS

A organização dos micro-organismos na forma de biofilmes intrarradiculares e a complexa anatomia do sistema de canais radiculares representam os principais desafios clínicos para a promoção de uma correta limpeza e antissepsia dos canais radiculares de dentes com periodontites apicais. Embora nenhum protocolo de tratamento seja capaz de esterilizar os canais radiculares, o tratamento endodôntico é capaz de promover uma redução bacteriana compatível com o reparo apical na maioria dos casos. Entretanto, como o reparo da periodontite apical depende de fatores microbianos e de defesa, torna-se difícil estabelecer o limite mínimo de bactérias que seja compatível com a cura uma vez que esses fatores apresentam uma alta variabilidade entre os indivíduos. Portanto, em casos de dentes com necrose pulpar, devemos optar por protocolos clínicos que promovam a máxima redução microbiana dos canais radiculares infectados. Ainda, torna-se importante ressaltar que o selamento dos canais radiculares por uma obturação eficaz e uma restauração coronária adequada são fundamentais para impedir a entrada de novos micro-organismos e o crescimento dos micro-organismos persistentes, privando-os de suas fontes de nutrição e de acesso aos tecidos periapicais.

Informações essenciais para o conhecimento do tema

O biofilme microbiano oral é responsável pelo desenvolvimento da cárie dentária e consequentemente pelo desenvolvimento da maioria dos problemas endodônticos, sendo uma associação organizada de diversas espécies protegidas pela matriz composta de polissacarídeos extracelulares que confere resistência aumentada aos antimicrobianos.

A periodontite apical é causada principalmente por bactérias organizadas em biofilmes intrarradiculares. Bactérias derivadas dos biofilmes podem propagar-se para o interior dos túbulos dentinários, sendo esta invasão maior nos terços cervical/médio do canal radicular do que no terço apical.

Biofilmes extrarradiculares são ocorrências raras e o tratamento indicado na maioria dos casos é a cirurgia parendodôntica.

Em dentes com necrose pulpar, os fatores ambientais favorecem a formação de uma infecção polimicrobiana com predomínio de bactérias anaeróbias estritas. Apesar de existir variação entre indivíduos, alguns gêneros são altamente associados às infecções endodônticas, incluindo *Prevotella, Fusobacterium, Parvimonas, Lactobacillus, Streptococcus* e *Porphyromonas.*

A virulência da microbiota endodôntica está relacionada a um conceito de patogenicidade coletiva, onde as interações bacterianas desempenham um papel fundamental. Nesse contexto, os casos com sinais/ sintomas clínicos apresentam uma diversidade de espécies bacterianas maior do que a encontrada nos casos assintomáticos. Entretanto, considerando a diversidade de espécies bacterianas reveladas pelos métodos moleculares e as suas inúmeras e desconhecidas interações, atualmente se torna impossível fazer associações de patógenos específicos com sinais e sintomas clínicos.

As bactérias persistentes após o tratamento endodôntico (infecções persistentes) ou aquelas que contaminam os canais radiculares durante ou após o tratamento (infecções secundárias) são os principais responsáveis pelo insucesso do tratamento endodôntico. Uma grande diversidade de gêneros bacterianos pode ser encontrada nas infecções endodônticas persistentes/secundárias pelos métodos moleculares de estudo, derrubando o conceito de monoinfecções de *Enterococcus faecalis* divulgado pelos trabalhos baseados em cultura.

A infecção de origem odontogênica é responsável pela maioria das infecções de cabeça e pescoço. Em alguns casos, as infecções endodônticas podem se espalhar através dos espaços miofasciais da cabeça, pescoço e seios maxilares e provocar complicações severas devendo ser necessário erradicar a fonte dessa infecção, através do tratamento endodôntico, periodontal ou cirúrgico.

A remoção do biofilme intrarradicular e da dentina infectada é realizada principalmente pela ação mecânica dos instrumentos auxiliada pela ação química dos irrigantes durante o alargamento e modelagem dos canais radiculares, além da ação também química das medicações intracanais.

REFERÊNCIAS BIBLIOGRÁFICAS

1. Costerton JW, Lewandowski Z, Caldwell DE, Korber DR, Lappin-Scott HM. Microbial biofilms. Annu Rev Microbiol 1995;49(1):711-745.
2. Kolenbrander PE, Palmer RJ Jr, Rickard AH, Jakubovics NS, Chalmers NI, Diaz PI. Bacterial interactions and successions during plaque development. Periodontol 2000. 2006;42(1):47-79.
3. Huang R, Li M, Gregory RL. Bacterial interactions in dental biofilm. Virulence 2011;2(5):435-444.
4. Sanz M, Beighton D, Curtis MA, *et al.* Role of microbial biofilms in the maintenance of oral health and in the development of dental caries and periodontal diseases. Consensus report of group 1 of the Joint EFP/ORCA workshop on the boundaries between caries and periodontal disease. J Clin Periodontol 2017;44(Suppl 18):S5-S11.
5. Pitts NB, Zero DT, Marsh PD, *et al.* Dental caries. Nat Rev Dis Primers 2017;3(1):17030. Published 2017 May 25. doi:10.1038/nrdp.2017.30
6. Beighton D. The complex oral microflora of high-risk individuals and groups and its role in the caries process. Community Dent Oral Epidemiol 2005;33(4):248-255.
7. Simón-Soro A, Guillen-Navarro M, Mira A. Metatranscriptomics reveals overall active bacterial composition in caries lesions. J Oral Microbiol 2014;6(1):25443. Published 2014 Oct 24.
8. Andrade FB, Sipert CR, Wang L, Mosquim V, Pedrinha VF, Bresciani E. Consequências da lesão de cárie para o endodonto e parendodonto. In: Magalhães AC, Rios D, Wang L, Buzalaf MAR. Cariologia da base à clínica. Barueri: Ed. Manole; 2021.
9. Ricucci D, Siqueira JF Jr. Biofilms and apical periodontitis: study of prevalence and association with clinical and histopathologic findings. J Endod 2010;36(8):1277-1288.
10. Gomes BPFA, Pinheiro ET. Extraradicular Endodontic Infections. In: Fouad AF. Endodontic Microbiology. 2nd ed. Chichester: Wiley Blackwell; 2017 Available from: https://onlinelibrary.wiley.com/doi/book/10.1002/9781119080343 [Accessed 20th December 2021]
11. Siqueira JF Jr. Endodontic infections and the etiology of apical periodontitis – an overview. In: Siqueira JF Jr. Treatment of endodontic infections. Berlim: Ed. Quintessence; 2011.
12. Sundqvist G. Bacteriological studies of necrotic dental pulps [PhD Thesis]. Umea: University of Umea; 1976.
13. Siqueira JF Jr, Rôças IN. Diversity of endodontic microbiota revisited. J Dent Res 2009;88(11):969-981.
14. Bamman LL, Estrela C. Microbiological Aspects in Endodontics. In: Estrela C. Endodontic Science. São Paulo: Artes Médicas, 2009. 257-284.
15. Nair PN. Pathogenesis of apical periodontitis and the causes of endodontic failures. Crit Rev Oral Biol Med 2004;15(6):348-381.
16. Gomes BPFA, Herrera DR. Etiologic role of root canal infection in apical periodontitis and its relationship with clinical symptomatology. Braz Oral Res 2018;32(Suppl 1):e69.
17. Draing C, Sigel S, Deininger S, *et al.* Cytokine induction by Gram-positive bacteria. Immunobiology. 2008;213(3-4):285-296.
18. Machado FP, Khoury RD, Toia CC, *et al.* Primary versus post-treatment apical periodontitis: microbial composition, lipopolysaccharides and lipoteichoic acid levels, signs and symptoms. Clin Oral Investig 2020;24(9):3169-3179.
19. Kakehashi S, Stanley HR, Fitzgerald RJ. The effects of surgical exposures of dental pulps in germ-free and conventional laboratory rats. Oral Surg Oral Med Oral Pathol 1965;20(3):340-349.
20. Möller AJ. Microbiological examination of root canals and periapical tissues of human teeth. Methodological studies. Odontol Tidskr 1966;74(5):1-380.
21. Sundqvist G. Taxonomy, ecology, and pathogenicity of the root canal flora. Oral Surg Oral Med Oral Pathol 1994;78(4):522-530.
22. Shin JM, Luo T, Lee KH, *et al.* Deciphering Endodontic Microbial Communities by Next-generation Sequencing. J Endod 2018;44(7):1080-1087.
23. Nardello LCL, Pinheiro ET, Gavini G, Prado LC, Romero RX, Gomes BPFA, Skelton-Macedo MC. Nature and prevalence of bacterial taxa persisting after chemomechanical preparation: a systematic review and meta-analysis. J Endod 2022 (in press).

24. Santos AL, Siqueira JF Jr, Rôças IN, Jesus EC, Rosado AS, Tiedje JM. Comparing the bacterial diversity of acute and chronic dental root canal infections. PLoS One 2011;6(11):e28088.
25. Siqueira JF Jr, Rôças IN. Microbiology and treatment of acute apical abscesses. Clin Microbiol Rev 2013;26(2):255-273.
26. Gomes BP, Pinheiro ET, Gadê-Neto CR, *et al.* Microbiological examination of infected dental root canals. Oral Microbiol Immunol 2004;19(2):71-76.
27. Siqueira JF Jr, Rôças IN. Clinical implications and microbiology of bacterial persistence after treatment procedures. J Endod 2008;34(11):1291-1301.
28. Siren EK, Haapasalo MP, Ranta K, Salmi P, Kerosuo EN. Microbiological findings and clinical treatment procedures in endodontic cases selected for microbiological investigation. Int Endod J 1997;30(2):91-95.
29. Sundqvist G, Figdor D, Persson S, Sjögren U. Microbiologic analysis of teeth with failed endodontic treatment and the outcome of conservative re-treatment. Oral Surg Oral Med Oral Pathol Oral Radiol Endod 1998;85(1):86-93.
30. Pinheiro ET, Gomes BP, Ferraz CC, Sousa EL, Teixeira FB, Souza-Filho FJ. Microorganisms from canals of root-filled teeth with periapical lesions. Int Endod J 2003;36(1):1-11.
31. Gomes BP, Pinheiro ET, Jacinto RC, Zaia AA, Ferraz CC, Souza-Filho FJ. Microbial analysis of canals of root-filled teeth with periapical lesions using polymerase chain reaction. J Endod 2008;34(5):537-540.
32. Anderson AC, Al-Ahmad A, Elamin F, *et al.* Comparison of the bacterial composition and structure in symptomatic and asymptomatic endodontic infections associated with root-filled teeth using pyrosequencing. PLoS One 2013;8(12):e84960.
33. Siqueira JF Jr, Rôças IN. Optimising single-visit disinfection with supplementary approaches: a quest for predictability. Aust Endod J 2011;37(3):92-98.
34. Noguchi N, Noiri Y, Narimatsu M, Ebisu S. Identification and localization of extraradicular biofilm-forming bacteria associated with refractory endodontic pathogens. Appl Environ Microbiol 2005;71(12):8738-8743.
35. Ferreira FB, Ferreira AL, Gomes BP, Souza-Filho FJ. Resolution of persistent periapical infection by endodontic surgery. Int Endod J 2004;37(1):61-69.
36. Nair PN. On the causes of persistent apical periodontitis: a review. Int Endod J 2006;39(4):249-281.
37. Abbas AK, Lichtman AH, Pillai S. Imunologia Básica. Funções e Distúrbios do Sistema Imunológico. 4. ed. Rio de Janeiro: Elsevier Editora Ltda., 2014.
38. Song M, Chung W, Lee SJ, Kim E. Long-term outcome of the cases classified as successes based on short-term follow-up in endodontic microsurgery. J Endod 2012;38(9):1192-1196.
39. Vidal F, Coutinho TM, Carvalho Ferreira D, Souza RC, Gonçalves LS. Odontogenic sinusitis: a comprehensive review. Acta Odontol Scand 2017;75(8):623-633.
40. Maharaj S, Ahmed S, Pillay P. Deep Neck Space Infections: A Case Series and Review of the Literature. Clin Med Insights Ear Nose Throat 2019;12:1-5.
41. Jiménez Y, Bagán JV, Murillo J, Poveda R. Odontogenic infections. Complications. Systemic manifestations. Med Oral Patol Oral Cir Bucal 2004;9 Suppl:143.
42. Weise H, Naros A, Weise C, Reinert S, Hoefert S. Severe odontogenic infections with septic progress - a constant and increasing challenge: a retrospective analysis. BMC Oral Health 2019;19(1):173.
43. Legert KG, Zimmerman M, Stierna P. Sinusitis of odontogenic origin: pathophysiological implications of early treatment. Acta Oto-Laryngologica 2004;124(6):655-63.
44. Gehrke T, Scherzad A, Hagen R, Hackenberg S. Deep neck infections with and without mediastinal involvement: treatment and outcome in 218 patients [published online ahead of print, 2021 Jun 23]. Eur Arch Otorhinolaryngol 2021;10.1007/s00405-021-06945-9.
45. Huang TT, Liu TC, Chen PR, Tseng FY, Yeh TH, Chen YS. Deep neck infection: analysis of 185 cases. Head Neck 2004;26(10):854-860.
46. Chi TH, Tsao YH, Yuan CH. Influences of patient age on deep neck infection: clinical etiology and treatment outcome. Otolaryngol Head Neck Surg 2014;151(4):586-590.
47. Igoumenakis D, Gkinis G, Kostakis G, Mezitis M, Rallis G. Severe odontogenic infections: causes of spread and their management. Surg Infect (Larchmt). 2014;15(1):64-68. doi:10.1089/sur.2012.178
48. Shen Y, Stojicic S, Haapasalo M. Antimicrobial efficacy of chlorhexidine against bacteria in biofilms at different stages of development. J Endod 2011;37(5):657-661.
49. Rodrigues RCV, Zandi H, Kristoffersen AK, *et al.* Influence of the Apical Preparation Size and the Irrigant Type on Bacterial Reduction in Root Canal-treated Teeth with Apical Periodontitis. J Endod 2017;43(7):1058-1063.
50. Sen BH, Piskin B, Demirci T. Observation of bacteria and fungi in infected root canals and dentinal tubules by SEM. Endod Dent Traumatol 1995;11(1):6-9.
51. Love RM. Regional variation in root dentinal tubule infection by Streptococcus gordonii. J Endod 1996;22(6):290-293.
52. Aminoshariae A, Kulild J. Master apical file size - smaller or larger: a systematic review of microbial reduction. Int Endod J 2015;48(11):1007-1022.
53. Wong DT, Cheung GS. Extension of bactericidal effect of sodium hypochlorite into dentinal tubules. J Endod 2014;40(6):825-829.
54. Wang Z, Shen Y, Haapasalo M. Dynamics of Dissolution, Killing, and Inhibition of Dental Plaque Biofilm. Front Microbiol 2020;11:964.
55. Gao Y, Haapasalo M, Shen Y, *et al.* Development and validation of a three-dimensional computational fluid dynamics model of root canal irrigation. J Endod 2009;35(9):1282-1287.
56. Carvalho APL, Nardello LCL, Fernandes FS, *et al.* Effects of Contemporary Irrigant Activation Schemes and Subsequent Placement of an Interim Dressing on Bacterial Presence and Activity in Root Canals Associated with Asymptomatic Apical Periodontitis. J Clin Med 2020;9(3):854.
57. Nardello LCL, Vilela BG, Fernandes FS, *et al.* Analysis of Active Bacteria Persisting after Chemomechanical Procedures: An RNA-and DNA-based Molecular Study. J Endod 2020;46(11):1570-1576.
58. Pereira TC, Dijkstra RJB, Petridis X, *et al.* Chemical and mechanical influence of root canal irrigation on biofilm removal from lateral morphological features of simulated root canals, dentine discs and dentinal tubules. Int Endod J 2021;54(1):112-129.
59. Mohammadi Z, Dummer PM. Properties and applications of calcium hydroxide in endodontics and dental traumatology. Int Endod J 2011;44(8):697-730.
60. Estrela C, Sydney GB, Figueiredo JA, Estrela CR. Antibacterial efficacy of intracanal medicaments on bacterial biofilm: a critical review. J Appl Oral Sci 2009;17(1):1-7
61. Sathorn C, Parashos P, Messer H. Antibacterial efficacy of calcium hydroxide intracanal dressing: a systematic review and meta-analysis. Int Endod J 2007;40(1):2-10.
62. de Andrade FB, da Silva Munhoz Vasconcelos LR, Pereira TC, Garcia RB, Bramante CM, Duarte MAH. Ultrasonic agitation reduces the time of calcium hydroxide antimicrobial effect and enhances its penetrability. J Mater Sci Mater Med 2021;32(12):150. Published 2021 Dec 7.
63. Miller WD. An introduction to the study of the bacteriopathology of the dental pulp. Dent Cosmos 1894;36:505-528.

6 | Farmacologia Aplicada na Endodontia

Antonio Miranda da Cruz Filho • Carlos Ferreira dos Santos • Marco Antonio Hungaro Duarte • Fabiane Carneiro Lopes-Olhê • Giulio Gavini

SÍNTESE DO CAPÍTULO

A medicação sistêmica endodôntica pode ser empregada de maneira preventiva à dor, ansiedade e risco de endocardite infecciosa. Seu emprego também ocorre de forma curativa para o controle da dor e infecção nos casos de periodontite apical sintomática. Neste capítulo são apresentados os medicamentos para controle da ansiedade, quando indicar e utilizar analgésicos e anti-inflamatórios, e os protocolos de antibioticoterapia na profilaxia e no controle da infecção de origem endodôntica.

PRESCRIÇÃO DE MEDICAMENTOS EM ODONTOLOGIA

A prescrição de medicamentos por parte do cirurgião-dentista é uma prática rotineira na clínica diária, particularmente, em determinadas especialidades como Cirurgia, Endodontia e Periodontia e, sobretudo, nos atendimentos de urgência. O art. 6º da Lei nº 5.081/66,[1] que regula o exercício da Odontologia, reza que "compete ao cirurgião-dentista prescrever e aplicar especialidades farmacêuticas de uso interno e externo, indicadas em Odontologia, bem como prescrever e aplicar medicação de urgência no caso de acidentes graves que comprometam a vida e a saúde do paciente".

O profissional deve manter-se sempre atualizado sobre os principais medicamentos de uso odontológico e prescrevê-los quando devidamente necessários, além de adequá-los ao estado geral de saúde do paciente. A prescrição medicamentosa nem sempre é uma tarefa fácil de ser realizada, tendo em vista a quantidade de fármacos atualmente disponível no mercado.

A Denominação Comum Brasileira (DCB) é a designação do fármaco, ou princípio farmacologicamente ativo, aprovada pelo órgão federal responsável pela Vigilância Sanitária (art. 3º, inciso XVIII, da Lei nº 6.360/76, incluído pela Lei nº 9.787/99).[2] A lista de DCB fornece o nome de todos os fármacos e os princípios ativos aprovados para uso pela Agência Nacional de Vigilância Sanitária (Anvisa) no Brasil. A relação completa e recente de DCB pode ser consultada no site da Anvisa[3] e, atualmente, conta com mais de 11.600 medicamentos.

Diante do arsenal terapêutico tão extenso, não é possível, em algumas categorias de medicamentos, determinar precisamente quais os fármacos que podem ser prescritos pelo cirurgião-dentista. Além disso, tal atitude com certeza restringiria a atuação do profissional. Sendo assim, a prescrição deve ser um ato consciente e sensato.

Toda prescrição medicamentosa, independentemente da finalidade, deve ser realizada por meio de uma receita. O cirurgião-dentista pode utilizar dois tipos de receituário: a receita comum e a de controle especial.

Receita comum (geralmente de cor branca)

A receita comum destina-se à prescrição de medicamentos genéricos ou de referência, os quais apresentam tarja vermelha (venda sob prescrição médica) ou ainda de fórmulas farmacêuticas para manipulação em farmácia. As formulações magistrais deverão conter, no máximo, as concentrações que constam de literaturas nacional e internacional oficialmente reconhecidas (de acordo com o art. 43 da Portaria nº 344/98, da Anvisa).[4]

A receita comum deve apresentar, obrigatoriamente, os seguintes itens[5] **(Figura 1)**:

- **Cabeçalho:** devem ser impressas na parte superior da receita as informações sobre o nome e endereço do profissional ou da instituição destinada ao trabalho, o número do registro profissional no Conselho Regional de Odontologia (CRO) do respectivo estado e o número do Cadastro de Pessoa Física (CPF) ou Jurídica (CNPJ). O profissional pode, ainda, informar a sua especialidade, desde que registrada no CRO;
- **Superinscrição:** deve conter o nome do paciente, endereço e idade, quando

Cabeçalho	Nome e endereço do profissional Número do CRO e CPF Especialidade do profissional
Superinscrição	p/ nome e endereço do paciente Uso interno (via oral)
Inscrição	Amoxicilina (500 mg) ....21 cápsulas
Subinscrição	Tomar 1 (uma) cápsula a cada 8 (oito) horas, durante 7 (sete) dias.
Adscrição	Não ingerir bebida alcoólica no período.
Data e assinatura	Data, assinatura e carimbo

FIGURA 1 Modelo de receita comum com os itens obrigatórios.
Fonte: elaborada pelos autores.

pertinentes. Abaixo do nome do destinatário deve conter a forma de uso do medicamento: uso interno ou uso externo, correspondentes às vias enterais e parenterais, respectivamente. São considerados medicamentos de uso interno (via oral) aqueles deglutidos pelo paciente, como comprimidos, drágeas, cápsulas, soluções orais, xaropes, dentre outros. As demais formas farmacêuticas são consideradas uso externo, como comprimido sublingual, solução para bochecho, pomadas ou cremes, supositório e soluções injetáveis;[6]

- **Inscrição:** compreende o nome do medicamento (genérico ou de referência), a forma farmacêutica (drágeas, cápsulas etc.), a concentração e a quantidade. A quantidade do medicamento refere-se ao número de caixas ou ainda o número de comprimidos, cápsulas etc., quando o fármaco puder ser fracionado;
- **Subinscrição:** orienta o paciente quanto ao uso da medicação referente às doses, horário da ingestão ou da aplicação e tempo de duração da terapêutica. As informações devem ser expressas em algarismos arábicos, escritos por extenso e entre parênteses (p. ex., tomar uma cápsula via oral a cada 8 horas, durante 7 dias;
- **Adscrição:** refere-se às orientações ou precauções do profissional para o paciente como "ingerir após as refeições", "não tomar bebidas alcoólicas" etc.;
- **Data, assinatura e carimbo:** no final da receita, deve constar data, e assinatura do profissional, à tinta e de próprio punho.

Observações importantes durante o preenchimento da receita

De acordo com o art. 35 da Lei nº 5.991/73,[7] somente será aviada a receita:

- "Que seja escrita no vernáculo, redigida sem abreviações e de forma legível, e que observe a nomenclatura e o sistema de pesos e medidas oficiais";
- "Que contenha o nome e o endereço residencial do paciente e, expressamente, o modo de usar a medicação";
- "Que contenha a data e a assinatura do profissional de saúde, o endereço do seu consultório ou da sua residência e o seu número de inscrição no conselho profissional". É importante salientar que não há exigência legal do carimbo do cirurgião-dentista para a receita comum. No entanto, as notificações de receitas de medicamentos controlados deverão ser carimbadas de acordo com a Portaria nº 344/98;[4]
- "O receituário de medicamentos terá validade em todo o território nacional, independentemente do ente federativo em que tenha sido emitido, inclusive o de medicamentos sujeitos ao controle sanitário especial, nos termos da regulação";
- "As receitas em meio eletrônico somente serão válidas se contiverem a assinatura eletrônica do profissional".

Prescrição de antimicrobianos

De acordo com a resolução RDC nº 20/2011,[8] a prescrição de antimicrobianos segue as seguintes normativas:

a) "Deverá ser realizada em receituário privativo do prescritor ou do estabelecimento de saúde, não havendo, portanto, modelo de receita específico";
b) "A receita deve ser prescrita de forma legível, sem rasuras, em duas vias";
Uma via será retida pela farmácia e a outra permanece com o paciente para orientações quanto a terapêutica prescrita;
c) "A receita de antimicrobianos é válida em todo o território nacional, por 10 dias, a contar da data de sua emissão";
d) "A receita poderá conter a prescrição de outras categorias de medicamentos, desde que não sejam sujeitos a controle especial";
e) "Não há limitação do número de itens contendo medicamentos antimicrobianos prescritos por receita".

Medicamentos isentos de prescrição

"Os medicamentos isentos de prescrição poderão ser fracionados e dispensados em quantidade que atenda às necessidades terapêuticas do consumidor e usuário de medicamentos" (RDC nº 80/2006[9]). Nessa categoria de fármacos são encontrados diversos analgésicos e anti-inflamatórios. Nossa recomendação é que a indicação seja realizada por meio de receita, mesmo que não haja obrigatoriedade. O uso da automedicação nem sempre é algo consciente e o excesso na quantidade ingerida pode levar à intoxicação. Da mesma forma, dosagens em tempos muito superiores ao mínimo necessário podem não surtir o efeito desejado.

Prescrição de medicamentos genéricos

Inicialmente, vale ressaltar alguns conceitos referentes aos medicamentos inovador, similar, de referência e genérico.

Segundo a RDC nº 16/2007,[10] "o medicamento inovador é composto por, pelo menos, um fármaco ativo, sendo que esse fármaco deve ter sido objeto de patente, mesmo já extinta, por parte da empresa responsável por seu desenvolvimento e introdução no mercado do país de origem, ou o primeiro medicamento a descrever um novo mecanismo de ação."

"O similar é aquele que contém o mesmo ou os mesmos princípios ativos, apresenta a mesma concentração, forma farmacêutica, via de administração, posologia e indicação terapêutica, e que é equivalente ao medicamento registrado no órgão federal responsável pela Vigilância Sanitária, podendo diferir somente em características relativas ao tamanho e forma do produto, devendo sempre ser identificado por nome comercial."

O medicamento de referência "é um medicamento inovador registrado no órgão federal responsável pela Vigilância Sanitária e comercializado no país, cuja eficácia, segurança e qualidade foram comprovadas cientificamente junto ao órgão federal competente."

O genérico trata-se de um "medicamento similar a um produto de referência ou inovador, que pretende ser com este intercambiável, geralmente produzido após a expiração ou renúncia da proteção patentária ou de outros direitos de exclusividade, comprovada a sua eficácia, segurança e qualidade, e designado pela DCB."

Para os profissionais que atuam junto ao Sistema Único de Saúde (SUS), é obrigatória a prescrição pela DCB ou, quando ausente, pela Denominação Comum Internacional (DCI). No sistema de saúde privado, o profissional responsável pode optar pelo nome genérico ou comercial, salientando, quando necessária, a intercambialidade. Caso contrário, não havendo a autorização para troca do medicamento de referência pelo genérico, o cirurgião-dentista, ao final da prescrição, deve manifestar-se: "Não autorizo a substituição por genéricos."[6]

Receita de controle especial (cor branca)

A receita de controle especial **(Figura 2)** destina-se aos medicamentos à base de substâncias sujeitas a controle especial que constam das listas "C1" (outras substâncias sujeitas a controle especial) e "C5" (anabolizantes), conforme a Portaria nº 344/98.[4] Substâncias controladas ou sujeitas a controle especial agem no sistema nervoso central, podendo causar dependência física ou psíquica, motivo pelo qual necessitam de um controle mais rígido. A prescrição desses medicamentos por parte do cirurgião-dentista deve ser restrita ao uso odontológico (art. 38 da Portaria nº 344/98[4]). Nesse contexto, a lista "C1" compreende anti-inflamatórios seletivos para a ciclo-oxigenase 2 (COX-2) e que são indicados para as inflamações odontogênicas.

O receituário de controle especial é válido em todo território nacional e deverá ser preenchido em duas vias, manuscrito ou informatizado, apresentando, obrigatoriamente em destaque, os dizeres: "1ª via - Retenção da Farmácia ou Drogaria" e "2ª via - Orientação ao Paciente" (art. 52 da Portaria nº 344/98).[4] A

RECEITUÁRIO CONTROLE ESPECIAL

IDENTIFICAÇÃO DO EMITENTE
Nome completo:
CRO________UF_____Nº____ Endereço completo e telefone:
Cidade:________________UF:_____

1ª VIA FARMÁCIA
2ª VIA PACIENTE

Paciente:____
Endereço: ____
Prescrição: ____

IDENTIFICAÇÃO DO COMPRADOR	IDENTIFICAÇÃO DO FORNECEDOR
Nome:	
Ident.:__________Org. Emissor: _____ End.:____________________	
Cidade:______________UF: _____ Telefone: __________________	ASSINATURA DO FARMACÊUTICO DATA: __/__/__

FIGURA 2 Modelo de receituário de controle especial.

receita comum pode substituir o Receituário de Controle Especial, desde que sejam preenchidos todos os campos obrigatórios.

De acordo com o art. nº 55 da Portaria 344/98,[4] o cirurgião-dentista pode prescrever, ainda por meio da Notificação de Receita A (amarela) e B (azul), substâncias e medicamentos dos grupos A2 e B1, respectivamente. A legislação sanitária federal (Portaria SVS/MS nº 344/98[4]) veda a prescrição por profissionais odontólogos somente para medicamentos da lista C2 de uso sistêmico e da lista C3 (substâncias imunossupressoras).

Para melhor organização e entendimento em relação à prescrição dos medicamentos das listas A1, A2, A3, B1, B2, C1, C2, C3 e C5, o **Quadro 1** apresenta a lista de substâncias e medicamentos sujeitos a controle especial, com destaque para aqueles de uso odontológico, bem como o documento mais adequado para prescrever cada um deles.

Notificação de receita

Existem quatro tipos de notificação de receita: "A" (amarela), "B" (azul), "B2" (azul) e especial

QUADRO 1 Lista de substâncias e medicamentos sujeitos a controle especial conforme tipo, abrangência e validade do documento para prescrição.

Lista	Tipo/cor do documento	Validade/ abrangência da receita	Permissão de uso
A1 Entorpecentes	Notificação de receita A (amarela)	30 dias/em todo território nacional	Médico
A2 Entorpecentes (uso permitido somente em condições especiais)	Notificação de receita A (amarela)	30 dias/em todo território nacional	Médico e cirurgião-dentista
A3 Psicotrópicos	Notificação de receita A (amarela)	30 dias/em todo território nacional	Médico
B1 Psicotrópicos	Notificação de receita B (azul)	30 dias/somente no estado eminente	Médico e cirurgião-dentista
B2 Psicotrópicos anorexígenos	Notificação de receita B2 (azul)	30 dias/somente no estado eminente	Médico
C1 Outras substâncias sujeitas a controle especial	Receita de controle especial (branca)	30 dias/em todo território nacional	Médico e cirurgião-dentista
C2 Retinoicas de uso tópico	Receita comum (geralmente branca)	Válida em todo território nacional	Médico
C2 Retinoicas de uso sistêmico	Notificação de receita especial de retinoides sistêmicos (branca)	30 dias ou 7 dias para mulheres em idade fértil – somente no estado eminente	Médico
C3 Imunossupressoras	Notificação de receita especial de talidomida (branca)	20 dias/somente no estado eminente	Médico
C5 Anabolizantes	Receita de controle especial (branca)	30 dias/em todo território nacional	Médico

Fonte: Portal Anvisa.[11]

(branca). No entanto, no âmbito odontológico são utilizadas as notificações de receita "A" e "B", exclusivamente, permanecendo as demais para uso dos profissionais devidamente inscritos no Conselho Regional de Medicina.

Notificação de receita "A"

A notificação de receita "A" **(Figura 3)** é utilizada na Odontologia para prescrição de algumas drogas entorpecentes que constam na lista A2. O documento deve ser preenchido de forma legível e acompanhado da receita comum. No momento da dispensação da medicação, o farmacêutico responsável deve reter a Notificação de Receita, carimbar a receita comum e devolvê-la ao paciente.

Notificação de receita "B"

A notificação de receita B **(Figura 4)** destina-se à prescrição de medicamentos que contenham substâncias psicotrópicas da lista B1. O documento tem validade de 30 dias a partir da emissão e é valido em todo território nacional.

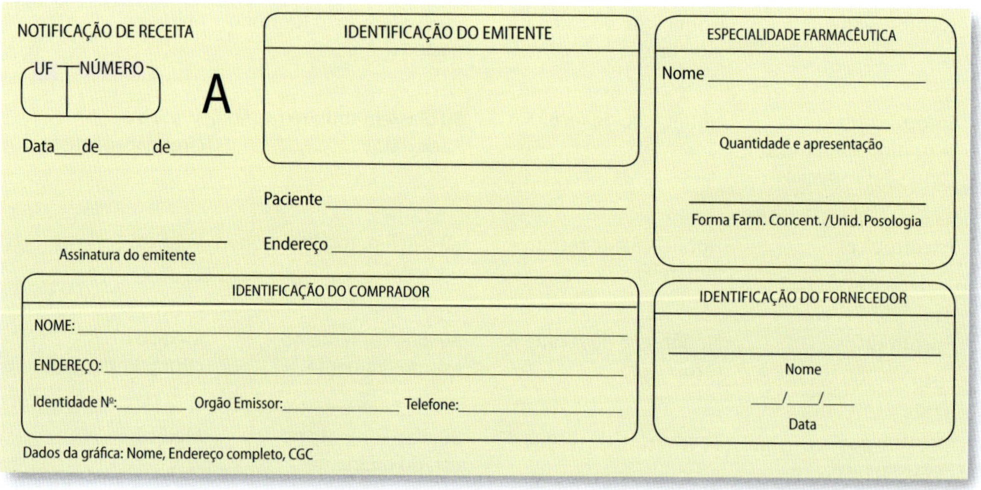
NOTIFICAÇÃO DE RECEITA
UF NÚMERO
A
Data___de______de______
Assinatura do emitente
IDENTIFICAÇÃO DO EMITENTE
Paciente
Endereço
ESPECIALIDADE FARMACÊUTICA
Nome
Quantidade e apresentação
Forma Farm. Concent. /Unid. Posologia
IDENTIFICAÇÃO DO COMPRADOR
NOME:
ENDEREÇO:
Identidade Nº:________ Orgão Emissor:__________ Telefone:__________
IDENTIFICAÇÃO DO FORNECEDOR
Nome
___/___/___
Data
Dados da gráfica: Nome, Endereço completo, CGC

FIGURA 3 Modelo da notificação de receita A.

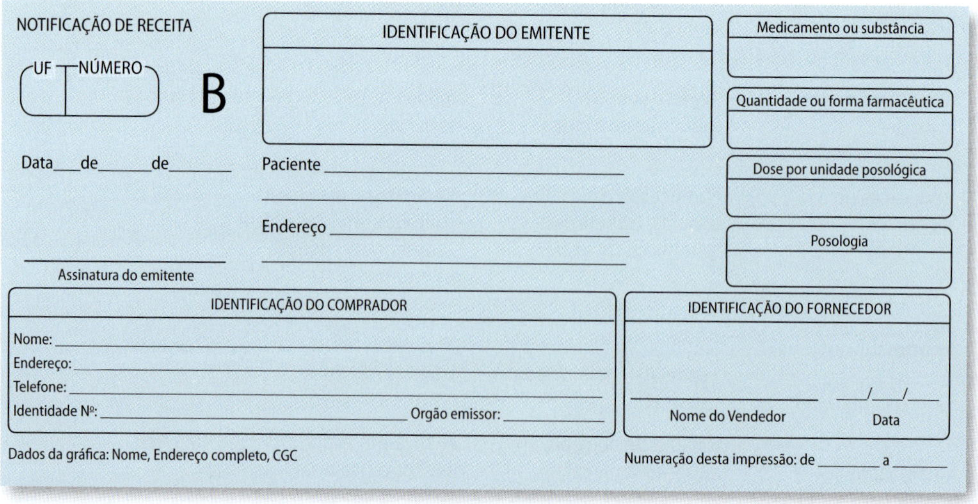
NOTIFICAÇÃO DE RECEITA
UF NÚMERO
B
Data___de______de______
Assinatura do emitente
IDENTIFICAÇÃO DO EMITENTE
Paciente
Endereço
Medicamento ou substância
Quantidade ou forma farmacêutica
Dose por unidade posológica
Posologia
IDENTIFICAÇÃO DO COMPRADOR
Nome:
Endereço:
Telefone:
Identidade Nº:__________ Orgão emissor:__________
IDENTIFICAÇÃO DO FORNECEDOR
Nome do Vendedor
___/___/___
Data
Dados da gráfica: Nome, Endereço completo, CGC
Numeração desta impressão: de________ a______

FIGURA 4 Modelo da notificação de receita B.

Como obter a notificação de receita?

O cirurgião-dentista deve requerer a notificação de receita em formulário próprio junto à Secretaria de Saúde, divisão da Vigilância Sanitária da sua cidade, município ou Distrito Federal. Para isso, o profissional deverá apresentar o alvará de funcionamento do consultório particular ou da instituição na qual trabalha.

Após o recebimento da numeração fornecida pela autoridade sanitária, o talonário deve ser confeccionado em gráficas previamente autorizadas pela Vigilância Sanitária local.

PRINCIPAIS MEDICAMENTOS SUJEITOS A CONTROLE ESPECIAL PRESCRITOS EM ODONTOLOGIA

Os principais medicamentos sujeitos a controle especial das listas A2, B1 e C1 de uso odontológico estão listados no **Quadro 2**.

PRINCIPAIS ANTIMICROBIANOS DE USO ODONTOLÓGICO

Antibióticos são substâncias produzidas por microrganismos vivos (normalmente bactérias e fungos) ou sintetizadas quimicamente, capazes de combater microrganismos precursores das doenças infecciosas. Podem ter ação bactericida quando matam os microrganismos ou bacteriostáticos quando atuam impedindo a reprodução ou inibindo o metabolismo bacteriano, não apresentando, no entanto, efeito sobre vírus.

Os antibióticos têm a propriedade de agir sobre determinadas espécies bacterianas de diferentes formas e abrangências. Quanto ao espectro de ação, os antibióticos considerados de largo espectro agem sobre uma grande variedade de bactérias, incluindo Gram-positivas e Gram-negativas, enquanto os de pequeno espectro atuam em um grupo mais limitado.

O grande marco na história dos antibióticos ocorreu em 1928, pelo médico escocês Alexander Fleming com a descoberta da penicilina, o que lhe concedeu, em 1945, o prêmio Nobel de medicina. Dessa época até a atualidade, a indústria farmacêutica pesquisou, produziu e disponibilizou inúmeros grupos de antibióticos para as diferentes áreas da saúde.[13] Diante de tantas opções, não é fácil para o profissional escolher a medicação mais indicada para determinada infecção e adequá-la às condições de ordem geral do paciente.

As infecções odontológicas são consideradas mistas ou de etiologia polimicrobiana.

QUADRO 2 Medicamentos sujeitos a controle especial para Odontologia.

Listas	Medicamentos	Indicação em Odontologia
A2 Entorpecentes	Codeína, dextropropoxifeno, tramadol	Dores moderadas a intensas, consequentes de cirurgias
B1 Benzodiazepínicos	Alprazolam, bromazepam, diazepam, lorazepam, midazolam	Sedação consciente em pacientes com intensa ansiedade devido ao tratamento odontológico
C1 Antidepressivos	Amitriptilina, paroxetina, fluoxetina	Neuralgia do trigêmeo e dores ligadas a disfunção temporomandibular
C1 Anticonvulsivantes	Fenitoína, gabapentina, carbamazepina	
C1 Anti-inflamatórios	Celecoxibe, etoricoxibe, lumiracoxibe, rofecoxibe, valdecoxibe	Inflamação odontogênica em geral

Fonte: Morais e Silva[12] e Farmácia Revista Digital do CRF/MG.[5]

Estudo tem mostrado que mais de 700 espécies de microrganismos foram identificadas na cavidade oral.[14] Apesar de várias espécies de microbiotas estarem associadas à infecção endodôntica, as pesquisas têm mostrado que nas infecções primárias há predominância de bactérias anaeróbias Gram-negativas e nas secundárias, de *Enterococcus faecalis*.[15-17] Mesmo que houvesse antimicrobianos específicos para essas espécies, seu uso seria ineficaz, tendo em vista a falta de circulação sanguínea no interior do sistema de canais radiculares necrosados. Pastas antibióticas tópicas foram testadas no passado, porém sem resultado promissor.[18] A cura do processo infeccioso é obtida com a remoção de microrganismos e seus subprodutos do sistema de canais radiculares por meio da excisão da dentina contaminada com instrumentos endodônticos associados à solução irrigadora antisséptica.[19]

Uma vez que o foco da infecção se concentra, principalmente, no interior do canal radicular, a antibioticoterapia fica restrita ao controle do agente infeccioso na região perirradicular. Assim, a terapêutica medicamentosa atua como coadjuvante aos procedimentos clínicos e deve ser criteriosamente justificada, a fim de evitar a resistência bacteriana.[17]

Atualmente, a preocupação das autoridades da área de saúde incide sobre o uso indiscriminado e abusivo de antibióticos. É certo afirmar que não há necessidade da antibioticoterapia para todos os casos de infecção oral. Tal conduta é um erro comum e especialmente danoso para o paciente. Em mais da metade dos casos de infecção, a cura se dá pela própria defesa imunológica do organismo, sem a necessidade do uso de antimicrobianos.[20]

Há, ainda, profissionais que desconhecem a informação de que antibióticos são ineficazes no tratamento de patologias crônicas.[20] O tratamento endodôntico de dentes necrosados e assintomáticos não necessita da complementação com antibioticoterapia. Da mesma forma, casos sintomáticos de pulpite irreversível não devem ser remediados com antibióticos.[21] A pulpectomia é o tratamento padrão para tal situação[22] e a prescrição de antibióticos não deve ser vista como um substituto para os procedimentos clínicos.[23] Apesar dos estudos esclarecerem a ineficiência do antibiótico para ambos os casos, há ainda uma gama significante de profissionais que empregam o fármaco para essas finalidades.[24,25] Segundo levantamento da Sociedade Espanhola de Endodontia, 40% dos entrevistados utilizaram antibióticos para pulpite irreversível e 52,9% para casos de necrose pulpar sem edema.[26] Um estudo com membros da Associação Americana de Endodontistas (AAE) mostrou que 16,7% dos especialistas prescreveram antibióticos para casos de pulpite irreversível.[24] Levantamento recente verificou que mais da metade dos profissionais entrevistados (65,6%) prescreveu antibióticos para casos sem evidência de propagação da infecção.[23] O uso desnecessário de antibióticos está propiciando o aumento global de infecções e resistência à medicação,[23] além de aumentar o risco de reações anafiláticas potencialmente fatais.[27]

Pacientes saudáveis com abscesso dentoalveolar agudo bem localizado não necessitam da terapêutica coadjuvante. O caso clínico é facilmente sanado por meio da drenagem cirúrgica ou via canal radicular e posterior preparo químico-mecânico. Em contrapartida, indícios de alerta do organismo são: estado febril e debilitado, presença de linfadenopatia ou trismo. Nesses casos, há risco eminente de disseminação da infecção que justifica a prescrição de antimicrobianos.

O emprego de antibióticos na Endodontia é bastante limitado. A indicação restringe-se aos casos de envolvimento sistêmico ou evidência de disseminação.[28] Abscessos não tratados podem se espalhar para regiões da cabeça e do pescoço, acompanhados de febre, mal-estar e comprometimento dos linfonodos, resultando em risco de vida ao paciente.[29] Os principais sinais e sintomas das infecções endodônticas que justificam a antibioticoterapia estão enumerados adiante.

Os casos que requerem antibioticoterapia são:[14,30-32]

- Edema difuso em progressão;
- Presença de febre;
- Áreas com enfartamento ganglionar (linfadenopatia);
- Pacientes com mal-estar ou imunocomprometidos;
- Trismo;
- Sintomatologia e/ou exsudato persistentes após realização de todas as opções para controle da infecção.

Os casos que não requerem antibioticoterapia são:[14,21,33]

- Sintomatologia dolorosa sem sinal e sintoma de infecção;
- Dentes com polpa necrótica;
- Dentes com lesão periapical;
- Dentes com fístula (abscesso crônico);
- Abscesso com bordas bem definidas;
- Pulpite irreversível.

As infecções orais, geralmente, são de rápida evolução. Portanto, a antibioticoterapia deve ser iniciada o mais rápido possível. A escolha da medicação recai sobre os antibióticos de largo espectro, visto que as infecções odontogênicas são polimicrobianas. Sugere-se que a dose de ataque seja o dobro da dose de manutenção, especialmente diante de infecções graves.

A prescrição antibiótica para as afecções endodônticas normalmente é realizada com base na severidade da infecção e histórico de alergia do paciente **(Quadro 3)**; assim, o paciente deve ser observado diariamente. O acompanhamento do caso para monitoramento da evolução do quadro infeccioso é primordial. O paciente deve apresentar melhora com remissão dos sinais e sintomas por volta de 2 a 3 dias após a medicação. No entanto, a antibioticoterapia deve ser mantida por um total de 5 a 7 dias.[30] A interrupção do tratamento antes do protocolo completo pode induzir à re-infecção.[30]

A escolha adequada do antibiótico baseia-se, praticamente, no agente etiológico e sua suscetibilidade ao antimicrobiano, além do estado de saúde geral do paciente. Nesse contexto, deve-se considerar o estado imunológico do paciente, histórico de alergia, bem como o local da infecção.[34]

Os antibióticos comumente prescritos por cirurgiões-dentistas incluem as penicilinas (amoxicilina, penicilina V), macrolídios, clindamicina e metronidazol.[35] A primeira opção para as infecções de origem endodôntica recai sobre as penicilinas.[30,36,37] A maioria das espécies microbianas envolvidas nas infecções endodônticas, como os abscessos, são suscetíveis a esse antibiótico.[36]

Dentre as penicilinas, a indicação incide sobre a amoxicilina,[37] uma penicilina semissintética de amplo espectro. A amoxicilina é melhor absorvida por via oral do que a ampicilina. Cerca de 90% da dose habitual são absorvidos, resultando em concentrações teciduais quase duas vezes maiores que a da ampicilina, o que permite sua administração em intervalos de 8 horas em vez de 6 horas.[38]

Em infecções consideradas mais severas, com possibilidade de cepas bacterianas resistentes à penicilina, a associação da amoxicilina com ácido clavulânico é uma alternativa bastante viável.[20,39] O ácido clavulânico ou clavulanato de potássio é um fármaco cuja função é inibir a ação de bactérias produtoras de beta-lactamase, enzima responsável pela inativação da penicilina.

O metronidazol é um composto sintético bactericida que compreende em seu espectro praticamente todos os bacilos anaeróbios Gram-negativos.[38] A associação de amoxicilina e metronidazol tem sua principal indicação para o tratamento das doenças periodontais.[40] No entanto, seu uso para infecções endodônticas graves com risco de morte torna-se uma combinação com efeito sinérgico e espectro de ação mais ampliado.[39] Estudo anterior[36] mostrou que o uso isolado de metronidazol testado em 98 cepas bacterianas apresentou o percentual de resistência mais elevado dentre os antimicrobianos avaliados; porém, em associação com amoxicilina, o percentual de ce-

QUADRO 3 Antibióticos e dosagens para infecções endodônticas em pacientes adultos.

Antibiótico	Dosagem
Primeira opção para infecções leves a moderadas	
Antibiótico	Dosagem
Amoxicilina (cápsulas)	500 mg de 8 em 8 h
Infecções severas	
Antibiótico	Dosagem
Amoxicilina (cápsulas) + metronidazol	500 mg de 8 em 8 h + 250 mg de 8 em 8 h
Amoxicilina + ácido clavulânico (comprimidos)	Amoxicilina 875 mg + ácido clavulânico 125 mg de 12 em 12 h
Pacientes alérgicos a penicilina (infecções leves a moderadas)	
Antibiótico	Dosagem
Clindamicina (cápsula)	150 mg de 6 em 6 h
Infecções severas	
Clindamicina (cápsula)	300 mg de 6 em 6 h

Fonte: elaborado pelos autores.

pas suscetíveis atingiu quase 100%. As reações adversas do metronidazol são caracterizadas por gosto metálico e distúrbios gastrointestinais como náuseas, vômitos e dor estomacal.

As cefalosporinas apresentam o mesmo mecanismo de ação das penicilinas, agem na parede celular bacteriana. Apresentam ação moderada contra anaeróbios estritos normalmente identificados nas infecções de origem endodôntica. Evidências mostraram que cepas resistentes à amoxicilina também o são para as cefalosporinas.[39] Com base nessas afirmações, o uso de cefalosporinas para pacientes alérgicos à penicilina não é o mais indicado.

A clindamicina é a segunda opção para o tratamento das infecções endodônticas na dosagem de 150 a 300 mg a cada 6 horas, durante 5 a 7 dias. Além da sua alta afinidade pelo tecido ósseo, a clindamicina apresenta a propriedade de penetrar no interior de leucócitos polimorfonucleares, promovendo concentrações elevadas nos casos de abscessos.[38] Como inconveniente, pode desencadear diarreia ou complicações mais graves, como a colite pseudomembranosa, devido ao desequilíbrio da microbiota intestinal.[38]

Para alguns profissionais, o grupo dos macrolídeos ainda é a alternativa medicamentosa mais empregada para pacientes alérgicos à penicilina. No entanto, estudo tem apontado que a eritromicina apresenta resistência bacteriana por cepas de estreptococos, o que tem restringido seu uso na Odontologia.[38,41] Com o advento da azitromicina no final da década de 1980, o uso desse medicamento para o tratamento das infecções endodônticas pareceu ser mais promissor. Entretanto, pesquisa tem correlacionado o uso prolongado de azitromicina com a ocorrência de arritmias cardíacas em pacientes portadores de problemas cardiovasculares.[42] Além do que a ação da amoxicilina e da clindamicina sobre anaeróbios precursores das doenças perirradiculares, aparentemente, é mais eficiente que da azitromicina.[39,43]

Em suma, as infecções endodônticas podem ser diagnosticadas durante o exame de rotina do paciente ou, ainda, nos casos de urgências odontológicas. Assim, o profissional deve estar atento ao tratamento mais adequado e verificar, de forma responsável e consciente, a real necessidade da terapêutica medicamentosa coadjuvante. O uso criterioso dos antibióticos contribui para diminuição da resistência bacteriana, além de evitar a exposição do paciente aos efeitos colaterais e adversos do fármaco.

Resistência bacteriana

O uso indiscriminado, a automedicação, bem como a interrupção do tratamento proposto com antimicrobianos, pode levar ao desenvolvimento de resistência bacteriana à essa classe de medicamentos. A resistência bacteriana é a capacidade da bactéria de resistir a ação dos antimicrobianos devido ao desenvolvimento de mecanismos de adaptação e de resistência, dificultando o combate à infecção, o que pode acarretar a piora do quadro clínico, por meio da proliferação bacteriana na corrente sanguínea, e consequentemente na sepse.[44-46]

A bactéria resistente é capaz de multiplicar-se mais facilmente e, assim, transmitir os seus genes de resistência para outras gerações. Além disso, é possível que ocorram novas mutações no material genético dessas bactérias, dando origem a superbactérias, que são aquelas que possuem resistência a mais de um tipo de antibiótico. Quanto mais resistente é a bactéria, mais difícil é o seu tratamento, uma vez que há menos antibióticos disponíveis capazes de tratar determinada infecção.[47]

Dessa forma, o uso de antibióticos deve ser feito somente com prescrição orientada por profissional da saúde, seguindo criteriosamente a posologia e o tempo de tratamento indicado, a fim de evitar a resistência bacteriana.

Profilaxia antibiótica

A profilaxia antibiótica refere-se à prática da administração de antibióticos para pacientes sem sinais de infecção, com a finalidade de evitar a ocorrência de complicações pós-operatórias subsequentes ou pós-tratamento por meio da prevenção da colonização bacteriana. Em Odontologia, a principal indicação para profilaxia antibiótica é prevenir endocardite infecciosa e infecção de implante articular protético.

O uso de antibioticoterapia profilática para prevenir a infecção após a cirurgia e a ocorrência de quadros agudos, após abordagem em casos de polpa mortificada e infectada, não surte efeito e só favorecerá o desenvolvimento de cepas resistentes.[49,50]

Pacientes com risco de endocardite infecciosa

Define-se como endocardite infecciosa a infecção causada por patógenos que invadem a corrente sanguínea e se alojam no revestimento interno cardíaco (endocárdio), em uma ou mais válvulas cardíacas ou nos vasos sanguíneos. Pacientes com certas condições predisponentes apresentam um risco maior de desenvolver a endocardite infecciosa. No passado, a profilaxia era recomendada para pacientes com quase todos os tipos de defeito cardíaco congênito antes e após os procedimentos odontológicos, com base em recomendações da American Heart Association (AHA). Para pacientes não alérgicos à penicilina, a penicilina oral foi recomendada de 1955 a 1990. Em 1990, a amoxicilina passou a ser a penicilina de escolha e recomendava-se 3 g 2 horas antes dos procedimentos odontológicos e metade da dose 6 horas após.[51] Em 1997, a nova diretriz da AHA passou a ser a dose de 2 g de amoxicilina 1 hora antes dos procedimentos.[52]

Em 2007, a AHA desenvolveu e revisou as diretrizes, usando uma abordagem baseada em evidências para minimizar ambiguidades em relação aos pacientes a serem indicados à profilaxia e em quais condições, bem como aos antibióticos a serem prescritos.[53] O Conselho de Assuntos Científicos da Associação Dentária Americana (ADA) adotou a revisão das diretrizes, que foram publicadas na revista odontológica da associação.[54] A principal mudança se deu em relação às indicações do uso da profilaxia antibiótica e ao tipo de antibiótico recomendado para pacientes com cardiopatias que oferecem maiores riscos ao desenvolvimento de endocardite bacteriana antes e após a realização dos procedimentos odontológicos. Foram identificadas as seguintes condições cardíacas para as quais a AP durante procedimentos odontológicos seria recomendada:

- Válvula cardíaca protética ou material protético usado para reparação da válvula cardíaca;
- Endocardite infecciosa anterior;
- Doença cardíaca congênita:
  - Doença cardíaca congênita cianótica não reparada, incluindo desvios paliativos e conduítes;
  - Defeito cardíaco congênito completamente reparado com material protético ou dispositivo, seja colocado por cirurgia ou por intervenção de cateter, durante os primeiros seis meses após o procedimento;
  - Doença cardíaca congênita reparada com defeitos residuais no local ou adjacente ao local de um enxerto protético ou dispositivo protético (que inibe a endotelização);
- Receptores de transplante cardíaco que desenvolveram valvopatia cardíaca.

Em 2017, a Associação Americana de Cardiologia e o Congresso Americano de Cardiologia revisaram e realizaram nova publicação reforçando suas diretrizes anteriores sobre o manejo de doenças cardíacas valvares. Demonstraram a razoabilidade das normas anteriores de que a profilaxia antibiótica é razoável para o subconjunto de pacientes com maior risco de desenvolver endocardite infecciosa e com alto risco de desenvolver problemas adversos a partir da endocardite infecciosa.[55] As principais recomendações foram:

- Válvulas cardíacas protéticas, incluindo próteses implantadas por transcateter e homoenxertos;
- Material protético utilizado para reparação de válvulas cardíacas, como anéis de anuloplastia e cordões;
- Endocardite infecciosa prévia;
- Doença cardíaca congênita cianótica não reparada ou doença cardíaca congênita reparada, com desvios residuais ou regurgitação valvular no local de ou adjacente ao local de um *patch* protético ou dispositivo protético;
- Transplante cardíaco com regurgitação da válvula devido a uma válvula estruturalmente anormal.

Com relação aos transplantados, a endocardite infecciosa parece ser mais comum em receptores de transplante de coração do que na população em geral. O risco de ocorrer a endodontia infecciosa é maior nos primeiros seis meses após o transplante devido à interrupção endotelial, terapia imunossupressora de alta intensidade, acesso frequente ao cateter venoso central e biópsias endomiocárlicas frequentes.[55]

Com relação à Europa, guias similares foram publicados seguindo as mesmas recomendações da Associação Americana de Cardiologia.[56] Exceção ocorre com o Reino Unido que, ainda em 2008, publicou a restrição do uso da profilaxia antibiótica para endocardite infecciosa previamente a procedimentos odontológicos.[57] Essas recomendações foram revisadas no Reino Unido e, embora estudos tenham demonstrado o aumento, a determinação perdura até hoje.[58,59]

Profilaxia em pacientes com implante protético de articulação

Pacientes com articulações protéticas têm sido considerados aqueles com maior risco de desenvolver infecção nas regiões com articulações protéticas após receberem assistência odontológica. Desde 1997, várias diretrizes de prática clínica foram publicadas pela Associação Dentária Americana para abordar a profilaxia antibiótica a fim de prevenir a infecção em implantes de próteses articulares.[60-62]

Em 2009, a Academia Americana de Cirurgiões Ortopédicos divulgou uma declaração informativa acerca de pacientes odontológicos com total substituição articular recomendando profilaxia antibiótica para todos os pacientes de substituição articular total antes de qualquer procedimento invasivo com risco de bacteremia.[63-65]

Em 2012, a Academia Americana de Cirurgiões Ortopédicos/Associação Dentária Americana divulgaram, conjuntamente, diretrizes de prática clínica revisada para profilaxia antibiótica para pacientes com articulações protéticas fundamentadas em uma análise abrangente da literatura disponível por um grupo de trabalho voluntário constituído de médicos e dentistas, especialistas em revisões sistemáticas, sendo a revisão final submetida à revisão por pares de diferentes organizações independentes.[64] Essas diretrizes foram resumidas da seguinte forma:

1. O profissional pode considerar interromper a prática de prescrição rotineira de antibióticos profiláticos para pacientes com implantes articulares protéticos de quadril e joelho submetidos a procedimentos dentários.	
Nota de recomendação	Limitada.
Definição	A recomendação limitada está suportada pela falta de evidências convincentes que dê suporte ou que estudos bem conduzidos mostram pouca vantagem clara para o emprego da profilaxia.
Implicações	Os profissionais devem ser cautelosos ao decidir se seguem uma recomendação classificada como limitante, e julgarem e se atentarem a publicações emergentes que deem respaldo científico sólido. A preferência do paciente deve ter papel de influência substancial.
	As diretrizes de 2007 afirmam que um antibiótico para profilaxia deve ser administrado em uma única dose antes do procedimento.[53,54] No entanto, circunstâncias especiais podem surgir na prática clínica. Por exemplo, no caso de não se administrar o antibiótico antes do procedimento, que seja administrado até 2 horas após o procedimento. Para pacientes que já recebem um antibiótico que também é recomendado para profilaxia de endocardite infecciosa, deve ser selecionada uma substância de classe diferente. Por exemplo, um paciente que já toma penicilina oral para outros fins pode, provavelmente, ter em seu grupo de cavidade oral espécies do *Streptococcus viridans*, que são relativamente resistentes a betalactâmicos.
2. Não se pode recomendar a favor ou contra o uso de antimicrobianos orais tópicos em pacientes com implantes articulares protéticos ou outros implantes ortopédicos submetidos a procedimentos dentários.	
Nota de recomendação	Inconclusivo.
Definição	Uma recomendação inconclusiva significa que há falta de evidências convincentes que resultem e definam melhor entre benefícios e danos potenciais.

Implicações	Os profissionais devem sentir pouca restrição em decidir se seguem uma recomendação rotulada como inconclusiva e devem ter o discernimento e estarem atentos a futuras publicações que esclareçam a relação benefício e danos potenciais. A preferência do paciente deve ter um papel de influência substancial. "O clínico e o paciente devem considerar possíveis circunstâncias clínicas que possam sugerir a presença de um risco médico significativo na prestação de cuidados odontológicos sem profilaxia antibiótica, bem como os riscos conhecidos de uso frequente ou generalizado de antibióticos. Como parte da abordagem baseada em evidências, essa recomendação clínica deve ser integrada ao julgamento profissional praticante e às necessidades e preferências do paciente". "Nos casos em que os antibióticos são considerados necessários, é mais apropriado que o cirurgião ortopédico recomende o regime antibiótico adequado e, quando razoável, fazer a prescrição".

As razões clínicas para as recomendações de 2015 basearam-se em evidências de que: (1) os procedimentos odontológicos não estão associados ao implantes protéticos articulares; (2) antibióticos fornecidos antes do cuidado não previnem a infecção em implantes protéticos articulares; (3) há potenciais riscos no uso de antibióticos, incluindo risco para anafilaxia, resistência a antibióticos e infecções oportunistas como *Clostridium difficile*; (4) os benefícios da profilaxia antibiótico são menores que os riscos para a maioria dos pacientes; e (5) as circunstâncias e preferências individuais devem ser consideradas ao decidir se prescrevem antibióticos profiláticos antes dos procedimentos odontológicos.[60]

Em fevereiro de 2017, o Conselho de Assuntos Científicos de Profilaxia de Antibióticos, em um Editorial publicado no Journal of American Dental Association, reafirmou as recomendações de 2015: "A diretriz clínica da Associação Dentária Americana de 2015 é válida e deve continuar a nortear as decisões clínicas para pacientes odontológicos em ambientes ambulatoriais".[65,66]

Profilaxia em pacientes transplantados

Esses pacientes necessitam de tratamento especial ao receberem cuidados odontológicos antes e depois do transplante, pois tomam medicamentos imunossupressores. Atualmente, não há evidências que sugiram que antibióticos profiláticos ofereçam benefícios aos pacientes que superem os riscos dos antibióticos. No entanto, o profissional deve consultar a equipe médica do paciente antes de prestar o atendimento odontológico.

Protocolo recomendado para profilaxia antibiótica de acordo com a Associação Americana de Cardiologia

O **Quadro 4** apresenta a recomendação para a profilaxia antibiótica, quando indicada, em função da idade, forma de administração e alergia a beta-lactâmico, especificando a dosagem e momento de administração.

ANALGÉSICOS E ANTI-INFLAMATÓRIOS

A prescrição de analgésicos e/ou anti-inflamatórios é indicada no tratamento coadjuvante das reações inflamatórias sintomáticas obser-

QUADRO 4 Protocolo recomendado para a profilaxia antibiótica de acordo com a Associação Americana de Cardiologia.

Via de administração	Substância	Adulto	Criança	Momento	Condição
Oral	Amoxicilina	2 g	50 mg/kg de peso	1 hora antes	Não alérgico à penicilina
Intramuscular ou intravenoso	Ampicilina	2 g	50 mg/kg de peso	30 minutos antes	Não alérgicos à penicilina
Intramuscular ou intravenoso	Cefazolin ou ceftrioxona	1 g	25 mg/kg de peso	30 minutos antes	Não alérgicos à penicilina
Via oral	Clindamicina	600 mg	20 mg/kg de peso	1 hora antes	Alérgicos à penicilina
Intramuscular ou intravenoso	Clindamicina	600 mg	20 mg/kg de peso	30 minutos antes	Alérgicos à penicilina
Via oral	Azitromicina e claritromicina	500 mg	15 mg/kg de peso	1 hora antes	Alérgicos à penicilina

Fonte: elaborado pelos autores.

vadas em casos de urgências e no pós-operatório de procedimentos traumáticos. Apesar da inflamação tratar-se de uma resposta fisiológica à agressão tecidual, a presença da dor é uma condição bastante desconfortável.

A International Association for the Study of Pain define a sensação dolorosa como sendo uma "experiência sensorial e emocional desagradável que é associada ou descrita em termos de lesões teciduais.[67]" Os fatores desencadeantes da dor são complexos e grande parte deles está relacionado aos mediadores bioquímicos ativados durante a reação inflamatória.[68] O processo inicia-se com o estímulo da célula humana por agentes agressores de natureza diversa (física, química ou microbiana). Uma vez sensibilizada, a membrana celular, constituída fundamentalmente por fosfolipídios, sofre degradação por meio da enzima fosfolipase A2, resultando na liberação de ácido graxo (ácido araquidônico). A cascata do ácido araquidônico ocorre basicamente pela ação de duas enzimas: a ciclooxigenase (COX), da qual originam as prostaglandinas, prostaciclinas e os tromboxanos, e a lipo-oxigenase, com formação de leucotrienos.[69] As prostaglandinas possuem a capacidade de sensibilizar os nociceptores, reduzindo o limiar de excitabilidade e auxiliando a ação de substâncias álgicas que estimulam diretamente as terminações nervosas responsáveis pela dor.[69,70-72] Assim, a inibição da ação da COX e, consequentemente, da produção de prostaglandinas é algo desejado para os medicamentos analgésicos e anti-inflamatórios.

É importante ressaltar que existem três isoformas distintas de COX.[73] A COX-1 está associada à produção de prostaglandinas e resulta em diversos efeitos fisiológicos, como proteção gástrica, agregação plaquetária, homeostase vascular e manutenção do fluxo sanguíneo renal, na forma de enzima constitutiva. A COX-2, por sua vez, é induzida após um estímulo inflamatório, sendo, por isso, denominada enzima indutiva ou COX pró-inflamatória, mas pode também ser encontrada em tecidos cerebrais e renais na ausência de inflamação.[69,74,75] A COX-3 está relacionada ao controle da temperatura corporal e à indução de serotonina na via analgésica descendente.[73]

Principais analgésicos utilizados em Endodontia

A dor de origem endodôntica é um dos principais motivos pelos quais os pacientes procuram tratamento odontológico,[76] podendo apresentar intensidade de leve à severa. Sendo assim, o profissional deve estar atento e ciente das patologias da polpa e do periápice, conhecer as características dos principais analgésicos e anti-inflamatórios disponíveis para o gerenciamento eficaz e seguro da sintomatologia, bem como ter o discernimento e o bom senso para adequar o tipo de analgésico ao grau da sintomatologia dolorosa.

As principais classes de analgésicos de interesse para a Endodontia organizam-se em dois grupos: os analgésicos opiáceos, de ação central, e os analgésicos não opiáceos.

Analgésicos não opiáceos

Os analgésicos não opiáceos atuam diminuindo ou interrompendo as vias de transmissão nervosa, reduzindo a percepção de dor (nocicepção). O mecanismo de ação baseia-se, geralmente, na inibição da síntese de prostaglandinas, bem como pela vasodilatação local e aumento da permeabilidade vascular.[77] Esse grupo de analgésicos é, rotineiramente, empregado no controle de dores leves a moderadas, especialmente a dipirona e o paracetamol, sendo recomendado para administração em períodos curtos de 24 a 48 horas.[69,72]

A dipirona é um analgésico e antipirético do grupo das pirazolonas, que se apresenta como o fármaco mais popular no manejo da dor pós-operatória no Brasil, sendo considerado um dos mais potentes e eficazes analgésicos disponíveis para aquisição sem a necessidade de prescrição.[78] Devido às suas excelentes propriedades analgésicas e antipiréticas combinadas com sua tolerabilidade gastrointestinal, a dipirona é amplamente utilizada em todo o mundo. Entretanto, embora rara, pode causar agranulocitose, ou seja, redução do número de granulócitos no sangue periférico (neutropenia), predispondo o indivíduo às infecções. Esse evento adverso levou à sua retirada do mercado em vários países.[79,80] Como vantagem, possui efeito rápido e de longa duração, além de baixo custo.[72,81] É comumente administrada na dose de 500 mg a 1g em intervalos de 6 horas para adultos, e para crianças, a solução oral de 500 mg/ml na dose de 0,5 a 1 gota por kg de peso **(Quadro 5)**.[69] O medicamento é contraindicado para gestantes, principalmente no primeiro trimestre e nas últimas seis semanas da gestação, pacientes com intolerância conhecida aos derivados pirazolônicos (antipirina, aminopirina e dipirona) e portadores de doenças metabólicas como a porfiria hepática ou a deficiência congênita da glicose-6-fosfato-desidrogenase. Deve ser evitada, ainda, em pacientes com história de anemia ou leucopenia.[69]

O paracetamol, apesar de ser classificado como inibidor da COX, não apresenta atividade anti-inflamatória, sendo, portanto, utilizado como analgésico e antipirético.[69] Em pacientes com sensibilidade conhecida a anti-inflamatórios não esteroidais (AINEs) ou ácido acetilsalicílico (AAS), e naqueles que têm úlceras gastrointestinais ou hipertensão devido a efeitos renais de AINEs, o paracetamol deve ser considerado.[82] Deve ser administrado na dose de 500 mg em intervalos de 6 horas para adultos, e na forma de solução oral de 200 mg/ml, na dosagem de 1 gota por kg de peso, para crianças **(Quadro 5)**. É considerado seguro para gestantes e lactantes, e contraindicado para pacientes

QUADRO 5 Analgésicos e antipiréticos: proposta de prescrição para analgesia de dor leve a moderada em pacientes adultos.

Princípio ativo	Dosagem
Paracetamol	500 mg, de 6 em 6 horas, por 2 dias
Dipirona	500 mg, de 6 em 6 horas, por 2 dias

Fonte: elaborado pelos autores.

alérgicos ao princípio ativo, portadores de insuficiência renal ou hepática, etilistas crônicos e pacientes que utilizam outras substâncias com potencial hepatotóxico.[69,83,84] A administração de paracetamol em usuários de varfarina sódica pode promover aumento do efeito anticoagulante e consequente hemorragia.[69]

Analgésicos opiáceos

Os analgésicos opiáceos são analgésicos de ação central, estruturalmente relacionados à morfina (substância que deriva do ópio). Apesar de muito eficaz no controle da dor, causando também euforia e sedação, o uso da morfina apresenta risco de dependência e causa efeitos indesejáveis como constipação intestinal e depressão respiratória.[85,86]

Os analgésicos de ação predominantemente central, chamados de opioides fracos, podem ser utilizados em casos de dores moderadas a intensas que não respondem ao tratamento com outros analgésicos. Dentre os fármacos deste grupo, destacam-se a codeína e o tramadol. A codeína é comercializada em associação com o paracetamol. São dispensados comprimidos de 500 mg de paracetamol com 7,5 mg de codeína ou ainda 30 mg de codeína. Os comprimidos são administrados em intervalos de 4 a 6 horas entre as doses (Quadro 6). A dose diária máxima para adulto é de 240 mg de fosfato de codeína e de 4.000 mg de paracetamol, a cada 24 horas. Já o cloridrato de tramadol pode ser encontrado em cápsulas de 50 e 100 mg, as quais devem ser administradas a cada 4 a 6 horas (Quadro 6). Os efeitos adversos como náuseas, constipação intestinal, vômito, alterações de humor, sonolência e depressão respiratória podem ser observados tanto com a administração da codeína como do tramadol.[69,83] Os analgésicos opiáceos não são recomendados para uso pediátrico, devendo ser utilizados com cautela em pacientes idosos, debilitados, portadores de insuficiência hepática ou renal, hipertrofia prostática e pacientes com quadro de depressão respiratória.[69,83]

Principais anti-inflamatórios utilizados em Endodontia

Nos casos de inflamação aguda dos tecidos periapicais, além do efeito analgésico, é de grande valia para o prognóstico que a medicação utilizada no protocolo terapêutico tenha também ação anti-inflamatória. A prescrição de anti-inflamatório, de forma geral, pode ser realizada isoladamente ou, ainda, associada a um analgésico. Particularmente nos casos de afecções endodônticas agudas, o emprego de anti-inflamatórios é bastante comum e aparentemente seguro.

Basicamente, os anti-inflamatórios são classificados em dois grupos: analgésicos anti-inflamatórios esteroidais e não esteroidais.

Anti-inflamatórios não esteroidais

Os AINEs apresentam propriedades anti-inflamatórias, analgésicas e antipiréticas e caracterizam-se por inibir a atividade das COXs, apresentando-se como o grupo mais utilizado na clínica diária.[87,88]

Os AINES agem na inibição da COX-1 e COX-2, geralmente, e em graus variados. Os que atuam preferencialmente em COX-1 tendem a apresentar maiores taxas de efei-

QUADRO 6 Analgésicos de ação central: proposta de prescrição em pacientes adultos.

Princípio ativo	Dosagem
Codeína + paracetamol	7,5 mg de codeína + 500 mg de paracetamol, de 4 em 4 horas, por 2 dias
Tramadol	50 mg, de 4 em 4 horas, por 2 dias

Fonte: elaborado pelos autores.

tos colaterais gastrointestinais, ao passo que os inibidores preferenciais de COX-2 podem apresentar risco de eventos adversos cardiovasculares.[81,89-91] No momento da prescrição, o profissional deve estar ciente dessas informações a fim de selecionar o anti-inflamatório mais adequado ao perfil do paciente.

Os AINEs são indicados para o controle da dor aguda de intensidade moderada a severa, devendo ser prescritos por um período máximo de 48 a 72 horas.[69,72,92] De forma geral, não é recomendável o uso de AINEs para gestantes, bem como, para pacientes portadores de disfunção hepática, alterações renais e doença cardiovascular, como hipertensão. Sempre que oportuno ou necessário, o cirurgião-dentista deve consultar o médico responsável pelo paciente no sentido de esclarecer os potenciais riscos e benefícios da prescrição.[69,83,93]

Os anti-inflamatórios podem ser subdivididos com base na seletividade pelas isoenzimas, mais especificamente na seletividade sobre a isoenzima COX-2 (COX-2).[69,94] Entretanto, é importante ressaltar que a ação analgésica e anti-inflamatória dos inibidores seletivos e não seletivos da COX-2 é semelhante.[81,74]

Anti-inflamatórios não seletivos da ciclo-oxigenase-2

Dentre os anti-inflamatórios inibidores não seletivos da COX-2 destacam-se ácido acetilsalicílico (AAS), ibuprofeno, cetoprofeno, diclofenaco, naproxeno, cetorolaco, piroxicam e tenoxicam.

O AAS é um anti-inflamatório não esteroidal utilizado como agente antipirético, analgésico e antiplaquetário, dependendo do seu esquema posológico.[69,95] Seu uso como anti-inflamatório é um pouco restrito, visto que são necessárias doses elevadas para que a ação ocorra. Pode promover efeitos colaterais como irritação do trato gastrointestinal, com indução de náuseas, vômitos e ativação de úlceras pépticas.[69,83] Além disso, o AAS interfere no mecanismo de agregação plaquetária, promovendo alterações na coagulação, além de interferir nos mecanismos de hemostasia. Diante dessas características, o uso do medicamento tem sido menos frequente na prática odontológica.[69]

O ibuprofeno, derivado do ácido fenilpropiônico, tem eficácia e segurança bem documentados, sendo o único AINE aprovado para uso pediátrico.[69] A dose usual em adultos é de 600 mg com intervalo de 8 horas entre as administrações. Para criança, recomenda-se 1 gota por kg de peso da solução oral de 50 mg/ml. Nessa faixa de dosagem, a incidência de efeitos colaterais, como distúrbios gastrointestinais, hepáticos ou cardiovasculares é relativamente baixo quando comparado a outros AINEs.[96] O ibuprofeno não deve ser administrado em pacientes que apresentam reações alérgicas após a administração de AAS, sendo também contraindicado para pacientes com histórico de gastrite ou úlcera péptica, hipertensão arterial ou doença renal.[69,83]

O diclofenaco pertence ao subgrupo dos derivados do ácido fenilacético e é utilizado, principalmente, na forma de sal sódico ou potássico. Assim como o ibuprofeno, apresenta mecanismo de ação não seletivo das COXs. Entretanto, seus efeitos são, geralmente, mais duradouros.[72] Usualmente, o diclofenaco, independentemente do sal associado, é prescrito na dose de 50 mg em intervalos de 8 horas **(Quadro 7)**.

Os pacientes cardiopatas necessitam de atenção especial no momento da escolha do anti-inflamatório.[97] De maneira geral, todos os AINEs aumentam o risco cardiovascular, de forma que o ideal é evitar essa classe de medicamentos em pacientes com risco cardiovascular aumentado.[97-99] No manejo de dores crônicas deve-se priorizar outros grupos de medicamentos como paracetamol e opioides fracos e, caso seja necessário, a prescrição de AINEs deve ser feita pelo menor tempo e na menor dose possível para controlar a sintomatologia. Nesses casos, o uso de naproxeno é indi-

QUADRO 7 Anti-inflamatórios: proposta de prescrição para analgesia de dor moderada a severa em pacientes adultos.

Princípio ativo	Dosagem
Ibuprofeno	600 mg, de 8 em 8 horas, por 3 dias
Diclofenaco de sódio	50 mg, de 8 em 8 horas, por 3 dias
Diclofenaco potássico	50 mg, de 8 em 8 horas, por 3 dias
Nimesulida	100 mg, de 12 em 12 horas, por 3 dias

Fonte: elaborado pelos autores.

cado, uma vez que, dentro desse grupo, é a droga com perfil cardiovascular mais favorável.[97-99] O naproxeno está disponível na dose de 275 mg, administrada em intervalos de 12 horas, e na dose de 500 mg, utilizada uma vez ao dia (Quadro 8).

Anti-inflamatórios seletivos da ciclo-oxigenase-2 (coxibes)

Os coxibes possuem ações anti-inflamatória, antipirética e analgésica semelhantes aos AINEs não seletivos; no entanto, a maior vantagem desse grupo é a capacidade de minimizar as complicações gastrointestinais. Por outro lado, podem aumentar o risco de eventos cardiovasculares como infarto do miocárdio, acidentes vasculares encefálicos, hipertensão arterial e falência cardíaca, quando utilizados por períodos prolongados.[69,100-102] Assim, o uso dos coxibes deve ser considerado exclusivamente para pacientes com risco aumentado de sangramento gastrointestinal, porém, sem risco simultâneo de doença cardiovascular.

Dentre os medicamentos desse grupo, destaca-se o celecoxibe e o etoricoxibe. A dose usualmente recomendada para o celecoxibe é de 100 mg em intervalos de 12 horas, ou de 200 mg em intervalos de 24 horas. Já o etoricoxibe está disponível no mercado na forma de comprimidos de 60, 90 e 120 mg para administração 1 vez ao dia (Quadro 8).

A nimesulida, também considerada um anti-inflamatório inibidor seletivo de COX-2,[103,104] está relacionada a menor incidência de efeitos colaterais no trato gastrointestinal. A dose usual da nimesulida é de 100 mg em intervalos de 12 horas (Quadro 7). Porém, não deve ser indicada para pacientes portadores de hemorragias gastrointestinais, úlcera duodenal ou gástrica, patologias hepáticas e insuficiência renal.[6,93]

QUADRO 8 Proposta de prescrição para analgesia de dor moderada a grave de pacientes adultos com condições sistêmicas específicas.

Pacientes com distúrbios gastrointestinais	
Princípio ativo	**Dosagem**
Celecoxibe	100 mg, de 12 em 12 horas, por 3 dias ou 200 mg, 1 vez ao dia, por 3 dias
Etoricoxibe	60 mg 1 vez ao dia
Pacientes cardiopatas	
Naproxeno	275 mg, de 12 em 12 horas, por 3 dias ou 500 mg, 1 vez ao dia, por 3 dias

Fonte: elaborado pelos autores.

Anti-inflamatórios esteroidais (corticosteroides)

Os corticosteroides exercem potente efeito anti-inflamatório e imunossupressor, inibindo as manifestações tanto iniciais quanto tardias da inflamação por meio da ação inibitória da enzima fosfolipase A2 e controle da migração de neutrófilos.[69,105] Dessa forma, são considerados os anti-inflamatórios mais potentes.

A principal indicação dos corticosteroides destina-se ao pré-operatório de procedimentos odontológicos, visando a diminuição da atividade de células inflamatórias, bem como dos eventos vasculares. Em somatória, os corticosteroides têm a capacidade de induzir a síntese de COX-2, prevenindo a hiperalgesia e promovendo o controle do edema inflamatório.[69]

O protocolo terapêutico consiste na administração de dexametasona ou betametasona, devido ao fato de apresentarem maior potência anti-inflamatória e duração de ação, o que permite o uso em dose única ou por tempo muito restrito. Dessa forma, o regime analgésico mais adequado para a utilização dos corticosteroides é o de analgesia preemptiva, ou seja, iniciado antes do procedimento cirúrgico. A dose usualmente utilizada para a dexametasona e betametasona, em paciente adulto, é de 4 mg e 2 mg, respectivamente, e a dosagem infantil consiste em 1 gota por kg de peso corporal da solução oral de betametasona (0,5 mg/ml) **(Quadro 9)**. Esses medicamentos são utilizados em dose única, 1 hora antes do procedimento.

Os corticosteroides administrados em dose única apresentam a vantagem de não produzirem efeitos adversos clinicamente significantes, não havendo interferências nos mecanismos de hemostasia. Nesse contexto, são seguros para gestantes ou lactantes, bem como para pacientes hipertensos, diabéticos, nefropatas ou hepatopatas, desde que controlados.[69,83] As contraindicações recaem para os pacientes portadores de doenças fúngicas sistêmicas, doenças psicóticas, herpes simples ocular, tuberculose ativa, ou ainda, para aqueles que apresentam história de alergia ao princípio ativo da droga.[69,83]

CONTROLE DA ANSIEDADE

O tratamento endodôntico, normalmente, proporciona impressões negativas[106] oriundas da percepção do paciente, seja decorrente de experiências traumáticas anteriores ou relatos negativos de parentes e conhecidos.[107] Em grande parte das vezes, pacientes que necessitam de tratamento de canal radicular manifestam duas preocupações principais: o tempo demandado para realização do procedimento e a sintomatologia, que pode estar presente previamente ao tratamento ou que pode ocorrer durante e após o procedimento.[108-116] A abordagem bem realizada e a eliminação da sintomatologia prévia favorecem um aumento da confiança dos pacientes.[117-118]

A ansiedade é um fator do paciente relacionada ao medo elevado de alguns procedimentos odontológicos que podem ou não atingir limites que levariam ao diagnóstico como fobia.[119] A ansiedade prévia ao tratamento endodôntico e o medo de sofrer,

QUADRO 9 Anti-inflamatórios esteroides: proposta de prescrição para analgesia preemptiva em pacientes adultos.

Princípio ativo	Dosagem
Dexametasona	4 mg, 1 hora antes da intervenção
Betametasona	2 mg, 1 hora antes da intervenção

Fonte: elaborado pelos autores.

mesmo antes do tratamento do canal radicular, acarretam modificações no limiar e na percepção da dor durante o tratamento.[120-123] Mesmo com os avanços no controle da dor, a prevalência de ansiedade previamente ao tratamento endodôntico permanece elevada, o que limita a procura de atendimento de rotina por parte da população.[124-125] Como consequência, na maioria das vezes, o paciente procura atendimento odontológico apenas quando está com dor, e esse fato faz com que o estado de ansiedade do paciente se apresente mais elevado quando chega para o atendimento odontológico.[126] Essa ocorrência determina um círculo vicioso de ansiedade-dor, com uma tendência de ambos aumentarem.[106,127,128]

Diante do exposto, a realização da avaliação do nível de ansiedade, previamente ao atendimento, é importante por dois motivos: proporcionar informações que colaborem com o profissional, para que ele elabore estratégias para manejar pacientes com ansiedade;[129] e fornecer dados respaldados por evidências que favoreçam informações sobre o aspecto psicológico do paciente que, muitas vezes, dificulta os tratamentos odontológicos. A ansiedade pode acarretar intercorrências mais sérias durante o tratamento, como aumento do risco de crise hipertensiva e até choques cardiogênicos durante o tratamento, principalmente em pacientes com histórico prévio de problemas cardíacos.[113,130,131]

Para realização da avaliação dos níveis de ansiedade pode-se empregar o Inventário de Ansiedade Dentária de forma curta (S-DAI)[132-134] **(Quadro 10)**. O S-DAI possui nove itens em forma de perguntas relacionadas à situações no atendimento odontológico que podem gerar ansiedade, avaliando cada item em uma escala de 1 (nunca) a 5 (sempre). A pontuação obtida somando os nove itens irá variar entre 9 e 45. Em função do escore obtido, pode classificar-se o nível de ansiedade em 3: leve (escores 9 a 21); moderado (22 a 34); e alto (escores 35 a 45).

A ansiedade de um paciente aumenta em duas vezes a ocorrência de dor moderada ou intensa durante a realização do tratamento endodôntico.[135-137]

A ansiedade pode interferir em algumas condições metabólicas do paciente que podem dificultar a anestesia.[138,139] Uma delas pode ser a redução dos níveis de ácido gama aminobutírico (GABA).[140,141] Entretanto, outros fatores podem estar relacionados também. Pacientes com pulpite irreversível apresentam alto grau de inflamação da polpa, com aumento da acidez do meio e da vascularização. Tal ocorrência dificulta a ação anestésica com consequente aumento da dor operatória.[127,142,143]

Portanto, para favorecer menores intercorrências durante a realização do procedimento endodôntico, é importante saber o grau de ansiedade dentária que os pacientes apresentam. Para isso, algumas perguntas-chave podem ser incluídas no questionário feito aos pacientes antes do tratamento, tais como: você está nervoso? ou você nota um suor frio? Devido ao fato de pacientes ansiosos poderem sentir dor durante o tratamento do canal radicular, condutas que melhorem ou diminuam a ansiedade do paciente devem ser adotadas. A administração pré-operatória de substâncias que reduzam a ansiedade previamente ao tratamento do canal radicular em pacientes ansiosos deve ser considerada analisando os custos e os possíveis riscos da medicação. Devem ser aplicadas anestesias suplementares à anestesia local, como bloqueio do nervo bucal (molares mandibulares), injeções intraligamentares e intraósseas. É preciso adotar condutas relaxantes, como emprego de recursos audiovisuais.[144]

Protocolos para controle da ansiedade

Como já mencionado, a ansiedade do paciente durante o atendimento pode levar a dificuldades na obtenção da analgesia por meio da anestesia, que dificultará a abordagem do paciente.[121,145,146] Por isso, o emprego de substâncias que promovam o relaxamento e a sedação consciente vem favorecer uma abor-

QUADRO 10 Escala para medir o nível de ansiedade em que, em cada pergunta, o paciente deverá assinalar a intensidade de cada fato, sendo que 1 é nunca e 2 é muito.

Questões	1	2	3	4	5
Fico nervoso quando o dentista me convida para assentar na cadeira					
Quando sei que o dentista vai extrair um dente, já tenho medo na sala de espera					
Quando penso no som do motor a caminho do dentista, prefiro voltar					
Eu quero sair da sala de espera no momento em que acho que o dentista não vai explicar o que vai fazer na minha boca					
Assim que o dentista prepara a agulha para a anestesia, fecho os olhos					
Na sala de espera, eu suo ou "congelo" quando penso em assentar na cadeira do dentista					
No caminho para o dentista, fico ansioso com o pensamento de que terei que tomar anestesia					
Quando estou sentado na cadeira do dentista sem saber o que está acontecendo na minha boca, eu suo frio					
No caminho para o dentista, a ideia de estar na cadeira já me deixa nervoso					
Total					

Fonte: elaborado pelos autores.

dagem mais tranquila a esse paciente, além de minimizar os riscos de problemas cardíacos, aumento de níveis de glicemias e crises nervosas durante o atendimento.

Para a sedação consciente, existem os benzodiazepínicos, que necessitam de receitas especiais para a sua prescrição, substâncias tarjas vermelhas específicas para o controle da ansiedade, como o cloridrato de buspirona e o hemitartarato de zolpidem.

Outras substâncias que podem ser utilizadas são os anti-histamínicos mais antigos, tais como a prometazina e o maleato desclorfeniramina. A histamina, além de atuar no processo alérgico, está envolvida em outros processos no organismo. Um exemplo é sua atuação em nível cerebral, onde é responsável pela sensação de despertar. Assim, quando os anti-histamínicos atuam na região cerebral, desempenhando sua ação anti-histamínica, promovem cansaço e sonolência, levando ao relaxamento do paciente.

No caso da prescrição de benzodiazepínicos, é interessante eleger aqueles que têm um tempo de latência menor, ou seja, têm seu início de ação mais rápido, uma meia-vida mais curta e que seja eliminado mais rapidamente do organismo. No **Quadro 11** estão os principais benzodiazepínicos, com a dose atual, o tempo de latência e a meia-vida.

Embora o midazolan tenha tempo de latência baixo e meia-vida mais curta, é um medicamento que provoca amnésia no indivíduo. Assim, em caso de opção para os benzodiazepínicos, a opção deve ser o alprazolam, na dosagem de 0,5 mg, 1 hora antes do procedimento, devido ter um tempo de latência mais curto e meia-vida menor.

Como mencionado anteriormente, há a opção de outros medicamentos que promovem redução da ansiedade ou causam sonolência, que não necessitam de receitas especiais e, muitas vezes, com menos efeitos colaterais. No **Quadro 12** estão os medicamentos que podem ser empregados como opções para o controle da ansiedade que não necessitam de receitas especiais, com a dosagem, tempo de latência e meia-vida.

QUADRO 11 Benzodiazepínicos com a dose usual, latência e meia-vida.

Nomes genéricos	Especialidades	Doses usuais	Latência	Meia-vida
Diazepam	Valium®	5 a 10 mg	45 a 60 min	20 a 50 h
Lorazepam	Lorax®	1 a 2 mg	2h	12 a 20 h
Midazolam	Dormonid®	7,5 a 15 mg	30 a 60 min	1 a 3 h
Cloxazolam	Olcaldil®	1 a 2 mg	1 h	12 h
Alprazolam	Frontal®	0,5 mg	1 h	12 a 15 h

Fonte: elaborado pelos autores.

QUADRO 12 Medicamentos alternativos aos benzodiazepínicos para controle da ansiedade.

Nomes genéricos	Especialidades	Doses usuais	Latência	Meia-vida
Dexclorfeniramina	Polaramine®	2 e 6 mg	1 a 2 h	14 a 25 h
Prometazina	Fenergan®	25 mg	30 a 60 min	10 a 15 h
Hemitartarato de zolpidem	Stilnox® e Lioram®	10 mg	30 min	8 a 12 h
Cloridrato de buspirona	Ansitec® e Buspar®	5 e 10 mg	60 a 90 min	2 a 3 h

Fonte: elaborado pelos autores.

Uma boa opção para controle da ansiedade é o hemitartarato de zolpidem, prescrito 1 comprimido de 10 mg, 1 hora antes do procedimento para pacientes com até 65 anos. Para paciente com idade acima de 65 anos, deve ser empregado metade da dosagem.

Deve-se enfatizar que, no caso de opção por esses medicamentos sedativos, o paciente deverá ir ao consultório acompanhado, pois devido à sonolência existe maior risco de acidentes ao dirigir sozinho.

Uma outra opção de sedação é o óxido nitroso; entretanto, para seu uso é necessário habilitação, conseguida por meio de um curso. A vantagem do óxido nitroso é que pode ser administrado no consultório e, após a cessação do seu uso, o paciente volta a suas condições normais em minutos.

Informações essenciais para o conhecimento do tema

- Da estratégia de como diagnosticar e dos medicamentos empregados para o tratamento da ansiedade;
- Da indicação e da seleção de analgésicos e anti-inflamatórios empregados na prevenção e controle da dor endodôntica;
- Da indicação e da seleção de antibioticoterapia no tratamento endodôntico.

REFERÊNCIAS BIBLIOGRÁFICAS

1. Brasil. Presidência da República. Casa Civil. Artigo 6º da lei no 5.081, de 24 de agosto de 1966. Brasília: Casa Civil; 1966 [capturado em 13 ago. 2020]. Disponível em: http://www.jusbrasil.com.br/ legislacao/anotada/2394497/art-6-da-lei-5081-66.
2. Brasil. Presidência da República. Casa Civil. Artigo 3º da Lei no 6.360, de 23 de setembro de 1976. Brasília: Casa Civil; 1976 [capturado em 13 ago. 2020]. Disponível em: http://www.planalto.gov.br/ccivil_03/leis/L6360.htm.
3. Brasil. Ministério da Saúde. Agência Nacional de Vigilância Sanitária. Disponível em: http://portal.anvisa.gov.br/.
4. Brasil. Ministério da Saúde. Agência Nacional de Vigilância Sanitária. Artigo 43º da Portaria nº 344, de 12 de maio de 1998. Aprova o regulamento técnico sobre substâncias e medicamentos sujeitos a controle especial [Internet]. Brasília: ANVISA; 1998 [capturado em 13 ago. 2020]. Disponível em: https://bvsms.saude.gov.br/bvs/saudelegis/svs/1998/prt0344_12_05_1998_rep.html.
5. Farmácia Revista Digital. Revista do Conselho Regional do Estado de Minas Gerais. nº 62. Maio/Junho de 2018, 39-41. [capturado em 13 ago. 2020]. Disponível em: https://www.crfmg.org.br/site/uploads/revistas/20180717[112149]Farmacia-Revista-Digital-N62-Prescricao-medicamentosa--na-odontologia.pdf.
6. Andrade, ED, Groppo F. Normas de prescrição de medicamentos. In: Andrade ED. Editor. Terapêutica medicamentosa em odontologia. 3. ed. São Paulo: Artes Médicas, 2014. p. 92-98.
7. Brasil. Presidência da República. Casa Civil. Lei nº 5.991, de 17 de dezembro de 1973 [Internet]. Brasília: Casa Civil; 1973 [capturado em 13 ago. 2020]. Disponível em: https://www.jusbrasil.com.br/topicos/11737114/artigo-35-da-lei--n-5991-de-17-de-dezembro-de-1973.
8. Brasil. Ministério da Saúde. Agência Nacional de Vigilância Sanitária. Informe técnico sobre a RDC nº 20, de 5 de maio de 2011. Brasília: ANVISA; 2011 [capturado em 13 ago. 2020]. Disponível em: https://bvsms.saude.gov.br/bvs/saudelegis/anvisa/2011/rdc0020_05_05_2011.html.
9. Brasil. Ministério da Saúde. Agência Nacional de Vigilância Sanitária. Informe técnico sobre a RDC nº 80, de 11 de maio de 2006. Brasília: ANVISA; 2006 [capturado em 13 ago. 2020]. Disponível em: http://bvsms.saude.gov.br/bvs/saudelegis/anvisa/2006/rdc0080_11_05_2006.html.
10. Brasil. Ministério da Saúde. Agência Nacional de Vigilância Sanitária. Informe técnico sobre a RDC nº 16, de 2 de março de 2007. Brasília: ANVISA; 2007 [capturado em 13 ago. 2020]. Disponível em: http://bvsms.saude.gov.br/bvs/saudelegis/anvisa/2007/rdc0016_02_03_2007.html.
11. Brasil. Ministério da Saúde. Agência Nacional de Vigilância Sanitária. [capturado em 13 ago. 2020]. Disponível em: http://portal.anvisa.gov.br/en_US/anvisa-esclarece?p_p_id=baseconhecimentoportlet_WAR_baseconhecimentoportlet&p_p_lifecycle=0&p_p_state=normal&p_p_mode=view&p_p_col_id=column-2&p_p_col_pos=1&p_p_col_count=2&_baseconhecimentoportlet_WAR_baseconhecimentoportlet_assuntoId=8&_baseconhecimentoportlet_WAR_baseconhecimentoportlet_conteudoId=2410&_baseconhecimentoportlet_WAR_baseconhecimentoportlet_view=detalhamentos.
12. Morais e Silva G. Conselho Regional de Odontologia do Rio Grande do Norte. CRO-RN de 22 de janeiro de 2015. [capturado em 13 ago. 2020]. Disponível em: https://www.crorn.org.br/artigos/ver/95.
13. Abbott PV. Selective and intelligent use of antibiotics in endodontics. Aust Endod J 2000;26(1):30-9.
14. Balasubramaniam R, Jayakumar S. Antibiotics in endodontics - A concise review. Int J applied Dent Science 2017;3(4):323-9.
15. Siqueira JF, Rôças IN. Microbiology and treatment of endodontic infections. In: Hargreaves KM, Berman LH, editors. Cohen's Pathways of the Pulp. 11th ed. Rio de Janeiro: Elsevier; 2017. p. 599.
16. Dahlen G. Culture-based analysis of endodontic infections. In: Fouad AF, editor. Endodontic Microbiology. 2nd ed. Ames (IA): Wiley-Blackwell; 2017. p. 51-81.
17. Mirza FS, Alhedyan AMA. Antibiotics in Endodontics. J Dent Res 2019;16:65-8.
18. Grossman LI. Polyantibiotic treatment of pulpless teeth. J Am Dent Assoc 1951;43:26578.
19. Ricucci D, Siqueira JF Jr. Biofilms and apical periodontitis: Study of prevalence and association with clinical and histopathologic findings. J Endod 2010;36(8):1277-88.
20. Siqueira Jr JF. Antibióticos em Endodontia. In: Lopes & Siqueira editores. Endodontia: Biologia e Técnica. 4. ed. - Rio de janeiro: Elsevier, 2015. p 693-705.
21. Nagle D, Reader A, Beck M, Weaver J. Effect of systemic penicillin on pain in untreated irreversible pulpitis. Oral Surg Oral Med Oral Patthol Oral Radiol Endod 2000;90(5):636-40.
22. Segura-Egea JJ, Gould K, Şen BH, Jonasson P, Cotti E, Mazzoni A, *et al.* European Society of Endodontology position statement: the use of antibiotics in endodontics. Int Endod J 2018;51(1):20-5.
23. Agnihotry A, Thompson W, Fedorowicz Z, van Zuuren EJ, Sprakel J. Cochrane Data base Syst Rev 2019;5(5):1-23.
24. Yingling NM, Byrne BE, Hartwell GR. Antibiotic use by members of the American Association of Endodontists in the year 2000: report of a national survey. J Endod 2002;28(5):396-404.
25. AlRahabi MK, Abuong ZA. Antibiotic abuse during endodontic treatment in private. Audi Med J 2017;38(8):852-6.
26. Rodriguez-Núñez A, Cisneros-Cabello R, Velasco-Ortega E, Llamas-Carreras JM, Tórres-Lagares D, Segura-Egea JJ. Antibiotic use by members of the Spanish endodontic society. J Endod 2009;35(9):1198-203.
27. Costelloe C, Metcalfe C, Lovering A, Mant D, Hay A. Effect of antibiotic prescribing in primary care on antimicrobial resistance in individual patients: systematic review and meta-analysis. Bri Med J 2010;340:c2096.
28. Aminoshariae A, Kulild JC. Evidence-based recommendations for antibiotic usage to treat endodontic infections and pain: A systematic review of randomized controlled trials. J Am Dent Assoc 2016;147(3):186-91.
29. Abbott PV. Classification, diagnosis and clinical manifestations of apical periodontitis. Endod Topics 2004;8(1):36-54.
30. American Association of Endodontists (AAE). Antibiotics and the treatment of endodontic infections. Endodontics: Colleagues for excellence. 2006:1-6.
31. Skucaite N, Peciuliene V, Vitkauskiene A, Machiulskiene V. Susceptibility of endodontic pathogens to antibiotics in patients with symptomatic apical periodontitis. J Endod 2010;36(10):1611-6.
32. Doran SO, Pan GH. Management of endodontic emergencies. In: Hargreaves KM, Berman LH, editors. Cohen's pathways of the pulp. 11th ed. Rio de Janeiro: Elsevier, 2017. p. 706.
33. Silva NM, Anjos Neto DA. Systemic medication applied to endodontic treatment: a literature review. RSBO 2014;11(3):293-302.
34. Hessen MT; Kaye D. Principles of selection and use of antibacterial agentes. In vitro activity and pharmacology. Antib Therap Pharmacod Pharmacol 2000;14(2):265-79.
35. Dar-Odeh NS, Abu-Hammad OA, Al-Omiri MK, Khraisat AS, Shehabi AA. Antibiotic prescribing practices by dentists: a review. Ther Clin Risk Manag 2010;6:301-6.

36. Baumgartner JC, Xia T. Susceptibilidade a antibióticos de bactérias associadas a abscessos endodônticos. J Endod 2003;29(1):44-7.
37. French Health Products Safety Agency. Prescribing antibiotics in Odontology and atomatology. Recommendations by the French Health Products Safety Agency. Fundam Clin Pharmacol 2003;17(6):725-9.
38. Groppo F, Sá del Fiol F, Andrade ED. Uso de antibióticos no tratamento ou na prevenção das infecções bacterianas bucais. In: Andrade ED. Editor. Terapêutica medicamentosa em odontologia. 3. ed. São Paulo: Artes Médicas; 2014. p. 54-77.
39. Kuriyama T, Williams DW, Yanagisawa M, Iwahara K, Shimizy C, Nakagama K, *et al.* Antimicrobial susceptibility of 800 anaerobic isolates from patients with dentoalveolar infection to 13 oral antibiotics. Oral Microbiol Immunol 2007;22(4):285-8.
40. McGowan K, McGowan T, Ivanovski S. Optimal dose and duration of amoxillin-plus-metronidazole as an adjunct to non-surgical periodontal therapy: A systematic review and meta-analysis of randomized, placebo-controlled trials. J Clin Periodontol 2018;45(1):56-67.
41. Adriaenssen CF. Comparison of the efficacy, safety and tolerability of azithromycin and co-amoxiclav in the treatment of acute periapical abscesses. J Int Med Res 1998;26(5):257-65.
42. Ray WA, Murray KT, Hall K, Arbogast PG, Stein CM. Azithromycin and the risk of cardiovascular death. N Engl J Med 2012;366(20):1881-90.
43. Teughels W, Dhondt R, Dekeyser C, Quirynen M. Treatment of aggressive periodontitis. Periodontol 2000 2014;65(1):107-33.
44. Diaz-Torres ML, Villedieu A, Hunt N, McNab R, Spratt DA, Allan E, *et al.* Determining the antibiotic resistance potential of the indigenous oral microbiota of humans using a metagenomic approach. FEMS Microbiol Lett 2006;258(2):257-62.
45. Perreten V, Vorlet-Fawer L, Slickers P, Ehricht R, Kuhnert P, Frey J. Microarray- based detection of 90 antibiotic resistance genes of gram-positive bacteria. J Clin Microbiol 2005;43(5):2291-302.
46. Sedgley CM, Lee EH, Martin MJ, Flannagan SE. Antibiotic resistance gene transfer between Streptococcus gordonii and Enterococcus faecalis in root canals of teeth ex vivo. J Endod 2008;34(5):570-4.
47. Austin, DJ, Kristinsson KG, Anderson RM. The relationship between the volume of antimicrobial consumption in human communities and the frequency of resistance. Proc Natl Acad Sci USA 1999;96(3):1152-6.
48. Kuriyama T, Williams DW, Yanagisawa M, Iwahara K, Shimizu C, Nakagawa E, *et al.* Antimicrobial susceptibility of 800 anaerobic isolates from patients with dentoalveolar infection to 13 oral antibiotics. Oral Microbiology Immunology 2007;22(4):285-88.
49. Jungermann GB, Burns BS, Nandakumar R, Tolba M, Venezia RA, Fouad AF. Antibiotic Resistance in Primary and Persistent Endodontic Infections. J Endod 2011;37(10):1337-44.
50. Lindeboom JAH, Frenken JWH, Valkenburg P, van den Akker HP. The role of preoperative prophylactic antibiotic administration in periapical endodontic surgery: a randomized, prospective double-blind placebo-controlled study. Int Endod J 2005;38(12):877-81.
51. Dajani AS, Bisno AL, Chung KJ, Durack DT, Freed M, Gerber MA, *et al.* Prevention of bacterial endocarditis. Recommendations by the American Heart Association. JAMA 1990;264(22):2919-22.
52. Dajani AS, Taubert KA, Wilson W, Bolger AF, Bayer A, Ferrieri P, *et al.* Prevention of bacterial endocarditis: recommendations by the American Heart Association. J Am Dent Assoc 1997;128(8):1142-51.
53. Wilson W, Taubert KA, Gewitz M, Lockhart PB, Baddour LM, Levison M, *et al.* Prevention of infective endocarditis: guidelines from the American Heart Association: a guideline from the American Heart Association Rheumatic Fever, Endocarditis, and Kawasaki Disease Committee, Council on Cardiovascular Disease in the Young, and the Council on Clinical Cardiology, Council on Cardiovascular Surgery and Anesthesia, and the Quality of Care and Outcomes Research Interdisciplinary Working Group. Circulation 2007 Oct 9;116(15):1736-54.
54. Wilson W, Taubert KA, Gewitz M, Lockhart PB, Baddour LM, Levison M, *et al.* Prevention of infective endocarditis: guidelines from the American Heart Association: a guideline from the American Heart Association Rheumatic Fever, Endocarditis and Kawasaki Disease Committee, Council on Cardiovascular Disease in the Young, and the Council on Clinical Cardiology, Council on Cardiovascular Surgery and Anesthesia, and the Quality of Care and Outcomes Research Interdisciplinary Working Group. J Am Dent Assoc 2008 Jan;139 (Suppl1):S2-S24.
55. Nishimura RA, Otto CM, Bonow RO, Carabello BA, Erwin JP III, Fleisher LA, et al. 2017 AHA/ACC Focused Update of the 2014 AHA/ACC Guideline for the Management of Patients With Valvular Heart Disease: A Report of the American College of Cardiology/American Heart Association Task Force on Clinical Practice Guidelines. Circulation 2017.
56. Habib G, Hoen B, Tornos P, Thuny F, Prendergast B, Vilacosta I, *et al.* Guidelines on the prevention, diagnosis, and treatment of infective endocarditis (new version 2009): the Task Force on the Prevention, Diagnosis, and Treatment of Infective Endocarditis of the European Society of Cardiology (ESC). Endorsed by the European Society of Clinical Microbiology and Infectious Diseases (ESCMID) and the International Society of Chemotherapy (ISC) for Infection and Cancer. Eur Heart J 2009;30(19):2369-413.
57. Richey R, Wray D, Stokes T, Guideline Development G. Prophylaxis against infective endocarditis: summary of NICE guidance. BMJ 2008,5;336(7647):770-1.
58. Cahill TJ, Harrison JL, Jewell P, Onakpoya I, Chambers JB, Dayer M, *et al.* Antibiotic prophylaxis for infective endocarditis: a systematic review and meta-analysis. Heart 2017;113(12):937-44.
59. National Center for Advancing Translational Sciences (NIH, UK). Sample size calculator software. http://www.sample-size.net/sample-size-proportions/. Accessed July 29, 2019.
60. Sollecito TP, Abt E, Lockhart PB, Truelove E, Paumier TM, Tracy SL, *et al.* The use of prophylactic antibiotics prior to dental procedures in patients with prosthetic joints: Evidence-based clinical practice guideline for dental practitioners-a report of the American Dental Association Council on Scientific Affairs. J Am Dent Assoc 2015;146(1):11-6.
61. Advisory statement. Antibiotic prophylaxis for dental patients with total joint replacements. American Dental Association; American Academy of Orthopaedic Surgeons. J Am Dent Assoc 1997;128(7):1004-8.
62. American Dental A, American Academy of Orthopedic S. Antibiotic prophylaxis for dental patients with total joint replacements. J Am Dent Assoc 2003;134(7):895-9.
63. American Association of Orthopaedic Surgeons. Information statement: antibiotic prophylaxis for bacteremia in patients with joint replacements. Feb. 2009.
64. American Association Orthopedic Surgery/American Dental Association. Prevention of orthopaedic implant infection in patients undergoing dental procedures. Evidence- based guideline and evidence report. AAOS Clinical Practice Guideline Unit 2012.
65. American Dental Association-Appointed Members of the Expert W, Voting Panels Contributing to the Development of American Academy of Orthopedic Surgeons Appropriate Use C. American Dental Association guidance for utilizing appropriate use criteria in the management of the care of patients with orthopedic implants undergoing dental procedures. J Am Dent Assoc 2017;148(2):57-9.
66. Meyer DM. Providing clarity on evidence-based prophylactic guidelines for prosthetic joint infections. J Am Dent Assoc 2015;146(1):3-5.
67. Merskey H, Bogduk N. Part III: Pain Terms, A Current List with Definitions and Notes on Usage. Classification of Chronic Pain, Second Edition, IASP Task Force on Taxonomy, IASP Press. Seattle. 1994, p. 209-14.

68. Planas ME, Gay-Escoda C, Bagán JV, Santamaría J, Peñarrocha M, Donado M. Oral metamizol (1 g and 2 g) versus ibuprofen and placebo in the treatment of lower third molar surgery pain: randomised, double-blind multicenter study. Eur J Clin Pharmacol 1998;53(6):405-9.
69. Andrade ED. Prevenção e controle da dor. In: Andrade ED. Editor. Terapêutica medicamentosa em odontologia. 3. ed. São Paulo: Artes Médicas, 2014. p. 43-53.
70. Ferreira SH. A classification of peripheral analgesics based upon their mode of action. In: Sandler M, Collins GM, editors. Migraine: spectrum of ideas. London: Oxford University. 1990, p. 59-72.
71. Willis Jr WD. Hyperalgesia and allodynia: summary and overview. New York: Raven. 1992, p. 1-11.
72. Diogenes AR, Hargreaves KM. Analgésicos em Endodontia. In: Lopes HP, Siqueira Júnior JF. Endodontia: biologia e técnica. 3. ed. Rio de Janeiro: Guanabara Koogan, 2015.
73. Chandrasekharan NV, Dai H, Roos KL, Evanson NK, Tomsik J, Elton TS, *et al.* COX-3, a cyclooxygenase-1 variant inhibited by acetaminophen and other analgesic/antipyretic drugs: cloning, structure, and expression. Proc Natl Acad Sci USA 2002;99:13926-31.
74. Cashman JN. The mechanisms of action of NSAIDs in analgesia. Drugs 1996;52(S5):13-23.
75. Vane JR, Bakhle YS, Botting RM. Cyclooxygenases 1 and 2. Annu Rev Pharmacol Toxicol 1998;38:97-120.
76. O'Keefe EM. Pain in endodontic therapy: preliminary study. J Endod 1976;2(10)315-9.
77. Goodman AG. As bases farmacológicas da terapêutica. 8. ed. Rio de Janeiro: Guanabara Koogan; 1991.
78. Arrais PSD, Fernandes MEP, Pizzol TSD, Ramos LR, Mengue SS, Luiza VL, *et al.* Prevalência da automedicação no Brasil e fatores associados. Rev. Saúde Pública 2016;50(2):13s.
79. Cotran RS, Kumar V, Collins T. Leucócitos, linfonodos, baço e timo. In: Robbins Patologia estrutural e funcional. 6. ed. Rio de Janeiro: Guanabara Koogan 1999, p.580-625.
80. Mathias Lutz MD. Metamizole (Dipyrone) and the Liver: A Review of the Literature. J Clin Pharmacol. 2019;59(11):1433-42.
81. Edwards J, Meseguer F, Faura C, Moore RA, McQuay HJ, Derry S. Single-dose dipyrone for acute postoperative pain. Cochrane Database Syst Rev 2010;9:CD003227.
82. Keiser K, Hargreaves KM. Building effective strategies for the management of endodontic pain. Endod Top 2002;3:93-105.
83. Armonia PL, Tortamano N. Como prescrever em odontologia. 7. ed. São Paulo: Santos; 2006, p. 167.
84. Fuchs FD, Wannmacher L, Ferreira MBC. Farmacologia clínica: fundamentos da terapêutica racional. 3. ed. Rio de Janeiro: Guanabarra Koogan, 2006.
85. Okunseri C, Okunseri E, Xiang Q, Thorpe JM, Szabo A. Prescription of opioid and nonopioid analgesics for dental care in emergency departments: Findings from the National Hospital Ambulatory Medical Care Survey. J Public Health Dent 2014;74(4):283-92.
86. Moeller J, Farmer J, Quiñonez C. Patterns of analgesic use to relieve tooth pain among residents in British Columbia, Canada. PLoS One 2017;12(5):e0176125.
87. Hargreaves KM, Seltzer S. Pharmacological control of dental pain. In: Hargreaves KM, Goodis E, editors. Seltzer and Bender's Dental Pulp. Chicago: Quintessence, 2002, p.205–26.
88. Holstein A, Hargreaves KM, Niederman R. Evaluation of NSAID's for treating post-endodontic pain. A systematic review. Endod Top 2002;3:3-13.
89. Simmons DL, Botting RM, Hla T. Cyclooxygenase isoenzymes: the biology of prostaglandin synthesis and inhibition. Pharmacol Rev 2004;56(3):387-437.
90. Grosser T, Fries S, Fitzgerald GA. Biological basis for the cardio-vascular consequences of COX-2 inhibition: therapeutic challenges and opportunities. J Clin Invest 2006;116(1):4-15.
91. Geller M, Krymchantowski AV, Steinbruch M. Utilização do diclofenaco na prática clínica: revisão das evidências terapêuticas e ações farmacológicas. Rev Bras Clin Med 2012;10(1):29-38.
92. Seymour RA, Meechan JG, Blair GS. An investigation into post-operative pain after third molar surgery under local anesthesia. Br J Oral Maxillofac Surg 1985;23(6):410-8.
93. Aithal GP, Day CP. Nonsteroidal anti-inflammatory drug-induced hepatotoxicity. Clin Liver Dis 2007;11(3):563-75.
94. Warner TD, Mitchell JA. Cyclooxygenases: new forms, new inhibitors, and lessons from the clinic. FASEB J 2004;18(7):790-804.
95. Goodman LS, Gilman AG. As bases farmacológicas da terapêutica. 11. ed. Rio de Janeiro: McGraw-Hill, 2006.
96. Pozzi A, Gallelli L. Pain management for dentists: the role of ibuprofen. Ann Stomatol (Roma) 2011;2:3-24.
97. Angiolillo DJ, Weisman SM. Clinical Pharmacology and Cardiovascular Safety of Naproxen. Am J Cardiovasc Drugs 2017;17(2):97-107.
98. Ray WA, Varas-Lorenzo C, Chung CP, Castellsague J, Murray KT, Stein CM, *et al.* Cardiovascular risks of nonsteroidal antiinflammatory drugs in patients after hospitalization for serious coronary heart disease. Circ Cardiovasc Qual Outcomes 2009;2(3):155-63.
99. Trelle S, Reichenbach S, Wandel S, Hildebrand P, Tschannen B, Villiger PM, *et al.* Cardiovascular safety of non-steroidal anti-inflammatory drugs: Network meta-analysis. BMJ 2011;342:c7086.
100. Kummer CL, Coelho TCRB. Anti-inflamatórios não esteroidais inibidores da ciclooxigenase-2 (COX-2): Aspectos atuais. Rev Bras Anestesiol 2002;52(4):498-512.
101. Fitzgerald GA. Coxibs and cardiovascular disease. N Engl J Med 2004;351(17):1709-11.
102. Katzung BG. Farmacologia básica e clínica. Tradução: Carlos Henrique Cosendey *et al.*, Porto Alegre: AMGH, 10. ed. 2010.
103. Sarkar C, Das B, Baral P. Analgesic use in dentistry in a tertiary hospital in western Nepal. Pharmacoepidemiology and drug safety 2004;13:729-33.
104. McNamara JO, Brunton LL, Lazo JS, Parker KL. The Pharmacological Bases of Therapeutics. McGraw-Hill. 2010;501-26.
105. Kim K, Brar P, Jakubowski J, Kaltman S, Lopez E. The use of corticosteroids and nonsteroidal antiinflammatory medication for the management of pain and inflammation after third molar surgery: a review of the literature. Oral Surg Oral Med Oral Pathol Oral Radiol Endod 2009;107(5):630-40.
106. Pak JG, White SN. Pain prevalence and severity before, during and after root canal treatment: A systematic review. J Endod 2011;37(4):429-38.
107. Van Wijk AJ, Hoogstraten J. Experience with dental pain and fear of dental pain. J Dent Res 2005;84(10):947-50.
108. Maggirias J, Locker D. Psychological factors and perceptions of pain associated with dental treatment. Community Dent and Oral Epidemiol 2002;30(2):151-9.
109. Segura-Egea JJ, Cisneros R, Llamas JM, Velasco E. Pain associated with root canal treatment. Int Endod J 2009;42(7):614-20.
110. Alonso-Ezpeleta LO, Gasco-Garcia C, Castellanos-Cosano L, Martín-González J, López- Frías FJ, Segura-Egea JJ. Postoperative pain after one-visit root-canal treatment on teeth with vital pulps: comparison of three different obturation techniques. Medi Oral Patol Oral Cir Bucal 2012;17(4):e721-7.
111. Perković I, Romić MK, Perić M, Krmek SJ. The Level of Anxiety and Pain Perception of Endodontic Patients. Acta Stomatol Croat 2014;48(4):258-67.
112. Liu Y, Huang X, Yan Y, Lin H, Zhang J, Xuan D. Dental fear and its possible relationship with periodontal status in Chinese adults: a preliminary study. BMC Oral Health 2015;28:15-8.
113. Martín-González J, Echevarría-Pérez M, Sánchez-Domínguez B, Torilonte-Delgado ML, Castellanos-Cosano L, López-Frías FJ, *et al.* Influence of root canal instrumentation and obturation techniques on intra-operative pain during endodontic therapy. Medicina Oral, Patol Oral Cir Bucal 2012 September 1;17(5):e912-8.
114. Rechenberg DK, Held U, Burgstaller JM, Bosch G, Attin T. Pain levels and typical symptoms of acute endodontic

infections: a prospective, observational study. BMC Oral Health 2016;16(1):61.

115. Middha M, Sangwan P, Tewari S, Duhan J. Effect of continuous ultrasonic irrigation on postoperative pain in mandibular molars with nonvital pulps: a randomized clinical trial. Int Endod J 2017;50(6):522-30.
116. Shahi S, Rahimi S, Yavari H R, Ghasemi N, Ahmadi F. Success rate of 3 injection methods with articaine for mandibular first molars with symptomatic irreversible pulpitis: A CONSORT randomized double-blind clinical trial. J Endod 2018;44(10):1462-6.
117. Rousseau WH, Clark SJ, Newcomb BE, Walker ED, Eleazer PD, Scheetz JP. A comparison of pain levels during pulpectomy, extractions, and restorative procedures. J Endod 2002;28(2):108-10.
118. Sathorn C, Parashos P, Messer H. The prevalence of postoperative pain and flare-up in single- and multiple-visit endodontic treatment: a systematic review. Int Endod J 2008;41(2):91-9.
119. Seligman LD, Hovey JD, Chacon K, Ollendick TH. Dental anxiety: an understudied problem in youth. Clin Psychol Rev 2017;55:25-40.
120. Dou L, Luo J, Yang D. Anaesthetic efficacy of supplemental lingual infiltration of mandibular molars after inferior alveolar nerve block plus buccal infiltration in patients with irreversible pulpitis. Int Endod J 2013;46(7):660–5.
121. han AA, Owatz CB, Schindler WG, Schwartz SA, Keiser K, Hargreaves KM. Measurement of mechanical allodynia and local anesthetic efficacy in patients with irreversible pulpitis and acute periradicular periodontitis. J Endod 2007;33(7):796-9.
122. Gomes MS, Böttcher DE, Scarparo RK, Morgental RD, Waltrick SBG, Ghisi AC, *et al.* Predicting pre- and postoperative pain of endodontic origin in a southern Brazilian subpopulation: an electronic database study. Int Endod J 2017;50(8):729-39.
123. Dou L, Vanschaayk MM, Zhang Y, Fu X, Ji P,Yang D. The prevalence of dental anxiety and its association with pain and other variables among adult patients with irreversible pulpitis. BMC Oral Health 2018;18(1):101.
124. Freeman R, Clarke HM, Humphris GM. Conversion tables for the Corah and Modified Dental Anxiety Scales. Community Dent Health 2007;24:49-54.
125. Humphris G, Crawford JR, Hill K, Gilbert A, Freeman R. UK population norms for the modified dental anxiety scale with percentile calculator: adult dental health survey 2009 results. BMC Oral Health 2013;24:13-29.
126. Watkins CA, Logan HL, Kirchner L. Anticipated and experienced pain associated with endodontic therapy. J Am Dent Assoc 2002;133(1):45-54.
127. Hargreaves KH, Keiser K. Local anesthetic failure in endodontics: mechanisms and management. Endod Topics 2002;1(1):26-39.
128. Van Wijk AJ, Hoogstraten J. Reducing fear of pain associated with endodontic therapy. Int Endod J 2006;39(5):384-8.
129. Yücel O, Ekici MA, Ilk O, Ilhan MN, Kayaoglu G. Predicting intraoperative pain in emergency endodontic patients: clinical study. Braz Oral Res 2018;32:e38:1-9.
130. Aartman IHA. Reliability and validity of the short version of the Dental Anxiety Inventory. Comm Dent Oral Epidem 1998;26(5):350-4.
131. Kayaoglu G, Gürel M, Saricam E, Ilhan MN, Ilk O. Predictive model of intraoperative pain during endodontic treatment: prospective observational clinical study. J Endod 2016;42(1):36-41.
132. Price DD, Mcgrath PA, Rafi A, Buckingham B. The validation of visual analogue scales as ratio scale measures for chronic and experimental pain. Pain 1983;17(1): 45-56.
133. Stouthard MEA, Mellenbergh GJ, Hoogstraten J. Assessment of dental anxiety: a facet approach. Anxiety Stress Copin 1993;6(2):89-105.
134. Stouthard MEA, Hoogstraten J, Mellenbergh GJ. A study on the convergent and discriminant validity of the dental anxiety inventory. Behav Res Therap 1995;33(5):589–95.
135. Huskinsson EC. Measurement of pain. Lancet 1974;2 (7889):1127-31.
136. Jeske AH Local anesthesics: special considerations in endodontics. Tex Dent J 2003;120(3):231-7.
137. Murillo-Benítez M, Martín-González J, Jiménez-Sánchez MC, Cabanillas-Balsera D, Velasco-Ortega E, Segura-Egea JJ Association between dental anxiety and intraoperative pain during root canal treatment: a cross-sectional study. Int Endod J 2020;53(4):447-454.
138. Uhruh AM, Ritchie J, Merskey H. Does gender affect appraisal of pain and pain coping strategies? Clin J Pain 1999;15(1):31-40.
139. Keiser K, Hargreaves KM. Building effective strategies for the management of endodontic pain. Endodontic topics 2002;3(1):93-105.
140. Van Wijk AJ, Makkes PC. Summary of: Highly anxious dental patients report more pain during dental injections. Br Dent J 2008;205(3):E7142-3.
141. Torres-Lagares D, Recio-Lora C, Castillo-Dalí G, Ruiz-de--León-Hernández G, Hita-Iglesias P, Serrera-Figallo MA, *et al.* Influence of state anxiety and trate anxiety in postoperative in oral surgery. Med Oral Patol Oral Cir Bucal 2014 Jul 1;19(4):e403-8
142. Taenzer P, Melzack R, Jeans ME. Influence of psychological fac-tors on postoperative pain, mood and analgesic requirements. Pain 1986;24(3):331-42.
143. Kokkas AB, Goulas A, Varsamidis K, Mirtsou V, Tziafas D. Irreversible but not reversible pulpitis is associated with upregulation of tumour necrosis factor-alpha gene expression in human pulp. Int Endod J 2007;40(3):198-203.
144. Craveiro MA, Caldeira CL. Influence of an Audiovisual Resource on the Preoperative Anxiety of Adult Endodontic Patients: A Randomized Controlled Clinical Trial. J Endod 2020;46(7):909-14.
145. Liddell A, Locker D. Gender and age differences in attitudes to dental pain and dental control. Community Dent and Oral Epidemio 1997;25(4):314-8.
146. Khan S, Hamedy R, Lei Y, Ogawa RS, White SN. Anxiety related to nonsurgical root canal treatment: a systematic review. J Endod 2016;42(12):1726-36.

7 Medicina Endodôntica: Relação da Endodontia com as Alterações Sistêmicas

Luciano Tavares Angelo Cintra • Cristiane Cantiga-Silva • Carlos Estrela • Índia Olinta de Azevedo Queiroz • Renata Oliveira Samuel • Mariane Maffei Azuma • Alvaro Cruz González • Gustavo Sivieri-Araújo • João Eduardo Gomes-Filho

SÍNTESE DO CAPÍTULO

A inter-relação entre a infecção endodôntica e a saúde sistêmica ganhou atenção da comunidade científica, nos últimos tempos. Um dos motivos que determinou o crescente interesse em relação ao tema foram as evidências já observadas nos estudos da periodontia. Como o processo patológico da doença periodontal é semelhante ao processo patológico das infecções endodônticas, com liberação de mediadores inflamatórios comuns, envolvendo também bactérias Gram-positivas e Gram-negativas, com consequente reabsorção óssea, essa possível relação começou a ser estudada mais profundamente na Endodontia.[1,2]

Apesar de ter sido comprovada a influência sistêmica da infecção endodôntica após o tratamento endodôntico, parâmetros sanguíneos antes alterados pela presença da periodontite apical voltam à normalidade.[3] Devemos considerar ainda que o tratamento endodôntico é altamente eficaz no tratamento das periodontites apicais, cujos índices de sucesso estão em torno de 90%, mesmo após 20 anos de acompanhamento.[4] Por outro lado, condutas inadequadas e/ou realização do tratamento por profissionais sem experiência podem, além de não erradicar a infecção endodôntica, favorecer o seu desenvolvimento em dentes que, previamente a terapia, não apresentavam alteração dos tecidos periapicais.[5]

A influência das condições sistêmicas sobre o desenvolvimento da infecção endodôntica, sua prevalência, severidade e prognóstico após tratamento também já foi comprovada. Assim, o conhecimento das diferentes condições sistêmicas faz-se necessário para o estabelecimento de um plano de tratamento mais seguro e consciente de suas limitações.[1,2]

Outro fator importante que não pode ser subestimado pelos clínicos é a escolha dos materiais utilizados no tratamento. Substâncias liberadas por alguns produtos endodônticos também podem ter ação à distância. Além disso, é importante salientar que, em pacientes comprometidos sistemicamente, a resposta tecidual frente a diferentes materiais pode estar alterada e levar a alterações no processo de reparo.[5] Dessa forma, na prática clínica, é importante, especialmente em pacientes com desordens sistêmicas, que o profissional tenha conhecimento da composição e das propriedades de cada material utilizado, para garantir que seja biocompatível e auxilie no processo de reparo.[1]

Nesse sentindo, para melhor compreensão dos cirurgiões-dentistas sobre o tema, este capítulo abordará a inter-relação entre a Endodontia e a saúde sistêmica, considerando a relação bidirecional entre a periodontite apical e as desordens sistêmicas, além dos efeitos sistêmicos dos materiais endodônticos e sua resposta em organismos sistemicamente comprometidos.

INTRODUÇÃO

Embora a relação entre infecções endodônticas e saúde sistêmica seja um tópico que tem ganhado destaque atualmente, esse assunto já foi amplamente discutido pela comunidade científica, principalmente entre 1900 e 1930. O tema conhecido como "teoria da infecção focal" indicava que a boca poderia ser um foco de infecção e causar doenças sistêmicas, podendo levar à morte.[6-8] Assim, era comum, nessa época, ter como protocolo a extração de todos os dentes em pacientes que apresentassem algum processo infeccioso, pois relatos de casos clínicos mostraram a cura de doenças após extrações dentárias.[9,10] No final da década de 30, a teoria da infecção focal foi totalmente desacreditada pela falta de evidências científicas. Foi observado que a presença de doenças era comum tanto em pacientes com condições bucais saudáveis como em pacientes com elementos dentários comprometidos. Assim, não teria como a boca ser um fator causal dos problemas de saúde dos pacientes.[11] Além disso, os pacientes submetidos a essas extrações dentárias múltiplas tinham mais chances de desenvolver outros problemas de saúde, como a dispepsia,[12] que é uma condição em que a pessoa apresenta sintomas de má digestão. No entanto, o assunto voltou a entrar em foco nos anos 90 baseado em publicações com as metodologias científicas mais apropriadas e, com maior acurácia, novas informações têm sido obtidas sobre o tema.

A infecção endodôntica envolve a presença de bactérias Gram-positivas e Gram-negativas, que geram um processo inflamatório e consequente reabsorção óssea.[13] A lesão ocasionada pela infecção endodôntica é conhecida como lesão periapical ou periodontite apical. Alguns estudos confirmaram que existe a relação bidirecional entre a infecção endodôntica e a saúde sistêmica.[1,2] Esses achados vieram para alertar que pacientes sistemicamente comprometidos ou aqueles com lesões apicais de origem endodôntica precisam ser avaliados de forma mais atenta pelo profissional, pois ainda é comum que os clínicos subestimem, erroneamente, as infecções de origem endodôntica devido à ausência de sintomas em alguns casos. Além disso, é comum também encontrar lesões que permaneceram longos períodos sem tratamento. Esses aspectos nos conduzem a alguns questionamentos, tais como: será que essas lesões que mantêm processo inflamatório ativo com liberação de mediadores inflamatórios realmente não levam a nenhum efeito sistêmico em longo prazo. Será que um paciente sistemicamente comprometido responde ao tratamento endodôntico como um paciente saudável? Devo esperar o mesmo prognóstico? Essas questões serão respondidas adiante.

CONDIÇÃO SISTÊMICA E PERIODONTITE APICAL

Efeitos da infecção endodôntica em indivíduos sistemicamente saudáveis

A relação entre infecções orais e saúde sistêmica é pautada, principalmente, na liberação de células e mediadores inflamatórios que podem agir potencializando tanto a infecção endodôntica quanto o processo patológico pré-existente de alguma doença.[14] Assim, primeiramente, é importante investigar se um indivíduo saudável pode ter algum tipo de problema de saúde decorrente da infecção dentária.[13]

Nesse sentido, realizamos experimentos em modelos animais com apenas infecção endodôntica ou apenas infecção periodontal em um elemento dentário e com as duas infecções concomitantes e observamos que a presença de infecção periodontal associada à infecção endodôntica gerou alterações perceptíveis no sangue.[15-18] Ao analisar o impacto em função da extensão da doença, constatou-se que a presença de quatro focos de periodontite apical foi capaz de aumentar os níveis de triglicerídeos,[20] células inflamatórias,[21,22] mediadores pró-inflamatórios, como interleucina (IL)-17, IL-6, IL-23, fator de necrose tumoral alfa (TNF-α) e óxido nítrico[23] no tecido hematológico de ratos, o que sugere que a presença de múltiplos focos da infecção endodôntica exerce influência mais significativa sistemicamente.

Mais recentemente, uma pesquisa realizada em humanos confirmou nossos achados, relacionando o maior tamanho da lesão endodôntica com maior liberação de células inflamatórias no sangue, especialmente linfócitos e neutrófilos, assim como maior produção de proteína C reativa.[14] Já nos pacientes com lesões menores, não houve alterações sanguíneas significativas.

A disseminação de microrganismos e seus subprodutos na corrente sanguínea desencadeia uma resposta imune com aumento de citocinas pró-inflamatórias que irão favorecer o desequilíbrio sistêmico. As alterações sistêmicas, por sua vez, tornam o organismo mais suscetível à infecção, favorecendo a severidade da periodontite apical e da resposta imune local, mantendo o processo inflamatório e a reabsorção óssea periapical **(Figura 1)**.

De forma semelhante ao que ocorre na infecção periodontal, a infecção endodôntica conduz alterações em células e mediadores inflamatórios que ativam a inflamação. Nossas pesquisas evidenciaram aumento no número total de leucócitos, especialmente linfócitos, aumento de citocinas pró-inflamatórias, tais como IL-6, IL-17, IL-23 e TNF-α.[22,23] Esses mediadores podem atuar ativando a inflamação de diferentes processos patológicos no organismo.

Apesar destes resultados apresentarem um impacto clínico importante, muitos profissionais ainda subestimam a presença de infecções endodônticas, fazendo apenas acompanhamento, muitas vezes também por erros de diagnóstico.[24] Além disso, como a infecção endodôntica pode ficar por longos períodos em fase subclínica, é comum, na nossa população, pacientes apresentarem lesões periapicais extensas ou vários focos de infecção sem saber, por não terem o hábito de fazer acompanhamento com cirurgião-dentista.

É importante destacar, no entanto, que até então não há nenhuma comprovação da relação de causa e efeito das infecções endodônticas sobre a saúde sistêmica.[25] Em outras palavras, nenhum estudo apontou que a infecção endodôntica, ou mesmo periodontal, seja um fator causal de doenças sistêmicas. O que está sendo discutido é que a presença dessas lesões na boca pode induzir um quadro inflamatório sistêmico e que esse processo, de forma indireta, poderia potencializar condições pré-existentes.[2]

A Associação Americana de Endodontia (AAE) disponibiliza, atualmente, em seu site, orientações direcionadas à pacientes com o objetivo de expor a segurança e a confiabilidade na realização do tratamento endodôntico. A proposta é esclarecer os conceitos inerente à teoria da infecção focal que ainda é divulgado por alguns grupos específicos. Além das informações fornecidas pela AAE, outros estudos a respeito das infecções endodônticas e periodontais começaram a mostrar preocupação com o tema: seria um possível retorno da teoria da infecção focal? Será que para reverter as alterações sanguíneas, seria preciso extrair os dentes com infecção endodôntica? Com o objetivo de responder esses questionamentos, foram avaliadas alterações no estresse oxidativo sanguíneo antes e depois do tratamento endodôntico em pacientes com lesões periapicais. Após a conclusão do tratamento, o sangue dos pacientes foi coletado nos períodos de 30 e 90 dias, onde observaram que, antes do tratamento endodôntico ser realizado, havia aumento do estresse oxidativo no sangue e, 90 dias após o tratamento endodôntico, esses parâmetros reduziram e não havia mais diferença quando comparado com o grupo controle.[3] Nota-se, portanto, que existe alteração na hemostasia sanguínea em humanos com infecções endodônticas. Todavia, essa alteração é resolvida com o tratamento endodôntico convencional, não sendo necessário tratamentos radicais, como a extração dentária.

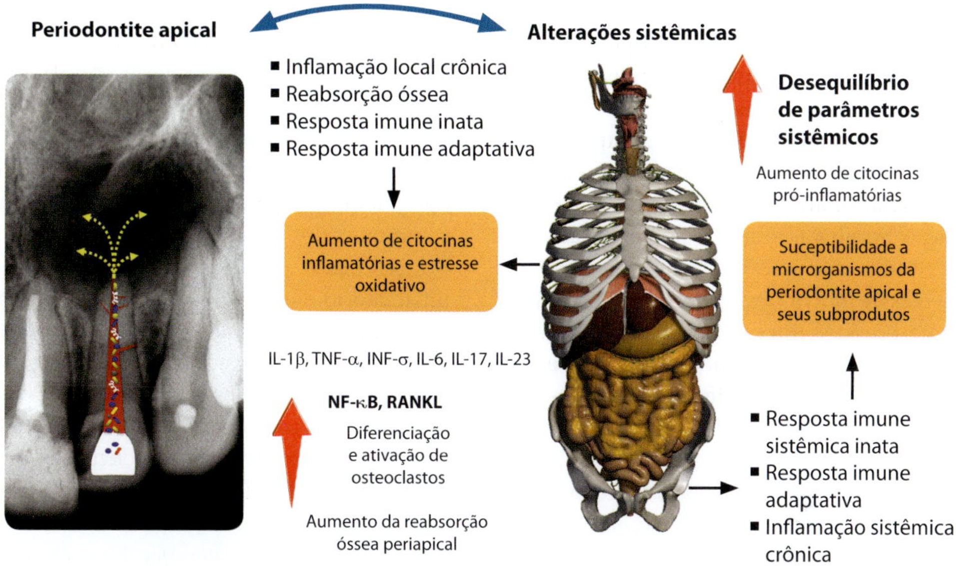

FIGURA 1 Relação entre periodontite apical e alterações sistêmicas.
Fonte: elaborada pelos autores.

É importante, diante do exposto até aqui, deixar claro como a relação entre infecção endodôntica e saúde sistêmica ocorre, com base em evidências científicas. Os estudos realizados mostram que os índices de sucesso do tratamento endodôntico são elevados, tornando a terapia segura e eficaz para o tratamento de infecções dentárias de origem endodôntica, capaz de devolver a saúde e a reparação dos tecidos periapicais.

Relação bidirecional entre a infecção endodôntica e as condições patológicas sistêmicas

Diabetes e infecção endodôntica

A diabetes é uma doença metabólica sistêmica que afeta a forma com que o nosso organismo processa a glicose sanguínea, ocasionando o excesso de glicose disponível no sangue (hiperglicemia). Quando a hiperglicemia ocorre de forma crônica, vias inflamatórias são ativadas, gerando uma inflamação crônica sistêmica. Já no caso da periodontite apical, as vias inflamatórias são, inicialmente, ativadas por microrganismos oriundos dos canais radiculares. Assim, as pesquisas atuais, além de observar quais os efeitos que a diabetes desempenha na periodontite apical e vice-versa, também tentam entender quais são os mecanismos inflamatórios comuns dessas doenças inflamatórias tão distintas.[25] O estudo dessa relação bidirecional é de extrema importância para o aperfeiçoamento de condutas terapêuticas para ambas as doenças.

Estudos realizados em modelos animais demonstraram que a diabetes influencia no desenvolvimento da periodontite apical induzindo inflamação do ligamento periodontal, reabsorção radicular e perda óssea apical mais severas,[26] assim como relacionaram altos níveis glicêmicos com lesões periapicais mais extensas.[27]

Os estudos em humanos têm correlacionado a presença da periodontite apical com a diabetes. Estudos retrospectivos apontaram que a diabetes melito tipo 2 está, significativamente, associada a uma maior prevalência de periodontite apical[28,29] assim como a um maior número de dentes tratados endodonticamente.[29] Além disso, uma revisão sistemática e meta-análise também mostrou que pacientes diabéticos possuem maior prevalência de periodontite apical em dentes tratados endodonticamente.[30] Na população brasileira, também foi observado que a periodontite apical foi mais prevalente em dentes de indivíduos diabéticos tipo 2.[31] Nesse caso, essa maior prevalência foi observada, especificamente, em dentes não tratados.

Devemos considerar que estudos que comparam o processo de reparo após o tratamento endodôntico entre pacientes diabéticos e normoglicêmicos têm o objetivo de obter um prognóstico mais preciso. Nesse sentido, um acompanhamento de pacientes diabéticos demonstrou maiores índices de doença periodontal nos dentes com envolvimento endodôntico, em comparação aos pacientes que não tinham diabetes.[32] Ademais, houve uma tendência de aumento da periodontite apical sintomática em pacientes com diabetes.[32]

A respeito da severidade e tamanho das lesões periapicais, foi demonstrado que pacientes diabéticos possuem periodontite apical crônica com maior extensão e que o processo de reparo após o tratamento endodôntico é xmais lento quando comparados aos pacientes normoglicêmicos.[33] Além disso, outro estudo demonstrou reparo periapical significativamente menor em pacientes diabéticos e níveis de hemoglobina glicosilada (um marcador para diabetes) melhores no grupo diabético após o tratamento endodôntico.[34]

A influência da periodontite apical na patogênese da diabetes trata-se de um outro contexto abordado atualmente, onde sugere-se que essa infecção local pode potencializar os efeitos metabólicos ocasionados pela diabetes. Nesse sentido, foi reportado aumento nos níveis de glicose de um paciente diabético durante um quadro de reagudização de um dente com lesão periodontal e periapical. Quarenta dias após o tratamento endodôntico, os níveis de glicose se equipararam àqueles previamente observados antes da exacerbação da lesão endo-periodontal.[35] Outro estudo realizado para investigar a possível associação entre a prevalência de periodontite apical e o controle glicêmico de pacientes diabéticos tipo 2 também demonstrou a relação entre controle glicêmico e inflamação periapical em organismos sistemicamente comprometidos pela diabetes.[36]

Na busca por investigar o mecanismo inflamatório e colaborar com o entendimento da relação da diabetes com a infecção de origem endodôntica, nosso grupo de pesquisa realizou alguns estudos empregando o modelo diabético induzido por estreptozotocina, substância empregada para indução de diabetes em animais. Verificou-se que a infecção endodôntica associada à diabetes aumentou o infiltrado inflamatório periapical, a reabsorção óssea e a produção de citocinas (IL-6, IL-17, IL-23 e TNF-α).[37,38] Alterações também foram observadas em animais diabéticos acometidos de periodontite apical e doença periodontal, tais como aumento nos níveis de triglicerídeos,[15] creatinina,[19] hemoglobina glicada,[18] plaquetas,[39] mediadores pró-inflamatórios como a IL-17,[17] além de alterar alguns parâmetros do hemograma, destacando-se a série branca.[16] Também analisou-se a influência da diabetes, da periodontite apical e da doença periodontal, isoladas ou associadas, sobre o peso corporal e de alguns órgãos específicos, identificando-se que a associação das duas infecções bucais agravou os efeitos deletérios da diabetes, aumentando os níveis de glicose no sangue, o que possivelmente contribuiu para a perda de peso corporal e alterou os pesos do fígado, cérebro, coração e gônadas.[40]

Em resumo, os estudos realizados até o momento sugerem existir uma relação bidirecional entre infecção endodôntica e diabetes, trazendo a compreensão de que ambas as doenças apresentam potencial para influenciar na resposta inflamatória da outra **(Quadro 1)**. Tendo conhecimento da gravidade dessas doenças crônicas associadas, os cirurgiões-dentistas devem entender que

QUADRO 1 Influência que a infecção endodôntica e a diabetes exercem uma sobre a outra.

Influência da diabetes na infecção endodôntica	• Maior incidência de infecção endodôntica • Maior incidência de periodontite apical • Reabsorção óssea periapical mais rápida e processo inflamatório mais intenso • Processo de reparo periapical mais lento • Menores chances de reparo periapical após o tratamento endodôntico
Influência da infecção endodôntica na diabetes	• Maior descontrole glicêmico • Aumento de células inflamatórias no sangue • Aumento do estresse oxidativo • Aumento de mediadores pró-inflamatórios no sangue e em órgãos

Fonte: elaborado pelos autores.

o tratamento endodôntico em dentes com diagnóstico de polpa necrosada, acompanhada ou não de radiolucência periapical, é a terapia indicada; afinal, não se acompanha um processo infeccioso sem intervir e a remoção da infecção é capaz de ajudar não somente no reparo dos tecidos periapicais, mas também no controle da homeostase sistêmica.

Aterosclerose, doenças cardiovasculares e infecção endodôntica

A aterosclerose é uma doença complexa, caracterizada pela presença de ateromas na parede interna dos vasos sanguíneos de maior importância para a circulação e, assim como a diabetes e a periodontite apical, envolve uma resposta inflamatória crônica e contínua. Além disso, essa doença desencadeia o surgimento das doenças cardiovasculares mais comuns, como o acidente vascular cerebral isquêmico, o infarto agudo do miocárdio e a angina.

Por muito tempo, as infecções endodônticas foram associadas à angina e à endocardite.[6,41] A relação entre as infecções de origem endodôntica e as doenças cardiovasculares é fundamentada em três vias: 1) bacteremia transitória, oriunda do sistema de canais radiculares; 2) presença de toxinas e subprodutos bacterianos na corrente sanguínea; 3) resposta inflamatória sistêmica de baixa intensidade causada pela presença da periodontite apical.[42]

Estudos em humanos avaliaram a relação das lesões periapicais com problemas cardíacos. As lesões de origem endodôntica foram significativamente associadas a doença arterial coronariana,[43] síndrome coronariana aguda,[44] hipertensão,[45] aterosclerose,[46] infarto do miocárdio, acidente vascular cerebral, necessidade de utilizar marca-passo, insuficiência cardíaca congestiva, trombose venosa e cirurgia cardíaca.[47]

Em estudo retrospectivo, foi comprovado que a lesão periapical persistente observada em dentes tratados endodonticamente estava associada ao risco a longo prazo de eventos cardiovasculares.[48] Em estudo transversal, na população brasileira, foi observado que pacientes com periodontite apical crônica apresentaram risco 2,79 vezes maior de desenvolver doença arterial coronariana.[49] Em relação ao risco aumentado, diversos estudos já confirmaram essa relação com probabilidades de ocorrência de até 5,3 mais chances do desenvolvimento da doença arterial coronariana em pacientes com periodontite apical.[50] Em especial, foi evidenciado que a periodontite apical está associada, de forma independente, com doença arterial coronariana e, particularmente, com síndrome coronariana aguda, caracterizando as alterações bucais como possíveis marcadores para o risco de doenças cardiovasculares.[44] Também foi observado, em humanos, que o volume da carga aterosclerótica aórtica abdominal nos pacientes com pelo menos uma lesão periapical foi maior comparado aos pacientes sem periodontite apical crônica.[46] A carga aterosclerótica também aumentou com a idade e com o número de lesões periapicais sem tratamento do canal radicular, mas não com o número de lesões com tratamentos endodônticos.[46]

Nosso grupo de pesquisa também avaliou a relação bidirecional entre a periodontite apical e a aterosclerose em modelo animal, onde evidenciamos que a periodontite apical aumentou os níveis de triglicerídeos em ratos sem comprometimento sistêmico e aumentou a espessura da camada íntima da artéria carótida.[51] Além disso, esse estudo também identificou que a aterosclerose intensificou a reação inflamatória e aumentou a reabsorção óssea nas lesões periapicais.[51] Com esses achados, vários estudos sugeriram uma ligação potencial entre periodontite apical e aterosclerose porque compartilham mecanismos de patogênese semelhantes e mantêm um estado de inflamação crônica local e sistêmica, se não forem tratadas.

A observação de cerca de 300 mil fichas hospitalares demonstrou que indivíduos com três ou mais dentes com tratamento endodôntico inacabado tinham risco 3 vezes maior de hospitalização por doenças cardiovasculares.[52] Mais tarde, outro estudo mostrou que os pacientes com tratamento de canal radicular completo apresentaram risco reduzido de 84% e 49% de desenvolver doenças cardiovasculares e morte relacionada a doenças cardiovasculares, respectivamente.[53]

Apesar de a relação entre a periodontite apical e as doenças cardiovasculares não ser causal, esses resultados não deixam dúvidas de que ambas as doenças se inter-relacionam **(Quadro 2)**. Sabendo disso, os profissionais devem ter atenção redobrada com as infecções endodônticas, procurar sempre oferecer o melhor tratamento ao paciente, começando por uma avaliação criteriosa da saúde geral e bucal deste, para assim elaborar o plano de tratamento odontológico, que poderá ser associado a um tratamento médico especializado, a fim de proporcionar condição de saúde local e sistêmica.

QUADRO 2 Associação entre infecção endodôntica e doenças cardiovasculares.

- Associação positiva entre periodontite apical e aterosclerose
- Aumento do risco de desenvolvimento de doença arterial coronariana
- Associação positiva entre hipertensão e periodontite apical

Fonte: elaborado pelos autores.

Doenças hepáticas e infecção endodôntica

A relação da infecção endodôntica associada ao diabetes e às doenças cardiovasculares, evidenciada em estudos clínicos e experimentais, abriu caminhos para novos estudos que hoje nos permitem ver essa infecção oral como um fator agravante para distúrbios da homeostase de órgãos, metabolismo ósseo e sistema sanguíneo. Nesse contexto, estudar as doenças hepáticas associadas à periodontite apical tem grande importância clínica, pois o fígado é responsável pelo metabolismo de gorduras e diversos agentes químicos capazes de causar danos à saúde que se iniciam no órgão, na maioria das vezes, de forma lenta e gradual, desencadeando uma resposta inflamatória contínua.

Assim como evidenciado em outras condições sistêmicas, também foi identificada associação entre a prevalência da periodontite apical e maior tratamento endodôntico em pacientes acometidos de doenças hepáticas. Pacientes candidatos ao transplante de fígado apresentaram prevalência significativamente maior de lesões periapicais, assim como número médio de dentes com lesões periapicais quase três vezes maior.[54] Em uma investigação, a partir de pacientes com cirrose, foi revelado que quase metade dos pacientes apresentavam radiolucência periapical.[55] Os pacientes que apresentavam lesão periapical apresentavam, também, maior índice de proteína C reativa e menores níveis de albumina. Esses resultados foram observados independentemente da etiologia e da gravidade da cirrose e podem, evidentemente, ter consequências indesejáveis no curso clínico da cirrose. Além disso, pacientes com periodontite apical apresentaram maior prevalência de complicações relacionadas à cirrose, como ascite, encefalopatia hepática e/ou sangramento por varizes.[55] Esses achados pressupõem que o exame oral e os cuidados clínicos em pacientes com cirrose devem ser mais criteriosos.

Recentemente, investigamos a relação da fibrose hepática com a periodontite apical, analisando mediadores pró-inflamatórios e a reabsorção óssea periapical. Os resultados mostraram infiltrado inflamatório mais intenso, maior quantidade de citocinas pró-inflamatórias (IL-1β, IL-6 e TNF-α) e aumento da reabsorção óssea periapical na presença de fibrose hepática.[56]

Apesar dessas descobertas, os estudos disponíveis sobre infecções bucais não permitem estabelecer uma relação causal entre a periodontite apical e as hepatopatias **(Quadro 3)**. Porém, vale ressaltar que o fígado é um órgão sensível à presença de microrganismos e, nesse sentindo, combater infecções endodônticas elimina potencial agressão microbiana ao órgão. O contrário também é verdadeiro, visto que a cirrose leva a uma completa desregulação das funções hepáticas e ainda altera funções em outros órgãos como coração, rim e pulmão. Por esse motivo, ter atenção com pacientes hepatopatas que apresentam necessidade de tratamento endodôntico é primordial para auxiliar no controle e tratamento de ambas as doenças, local e sistêmica.

QUADRO 3 Associação entre infecção endodôntica e doenças hepáticas.

- Associação positiva entre periodontite apical e cirrose
- A periodontite apical é mais prevalente em pessoas com falência hepática
- A fibrose hepática exacerba a inflamação na periodontite apical

Fonte: elaborado pelos autores.

Outras condições sistêmicas e infecção endodôntica

Doenças de menor prevalência e de menores índices de mortalidade também têm sido estudadas, associadas à periodontite apical em função do potencial inflamatório sistêmico que estas apresentam.

Nesse sentido, a relação da osteoporose com alterações orais tem sido investigada em mulheres após a menopausa. Foi verificado que, na presença da osteoporose e da osteopenia, as mulheres apresentaram pelo menos uma lesão periapical, revelando associação significativa entre a lesão de origem endodôntica e a baixa densidade mineral óssea.[57] Em modelo animal, nosso grupo de pesquisa investigou a relação da infecção de origem endodôntica com a hipoestrogenia.[58,59] Nesses trabalhos, foi observado infiltrado inflamatório mais intenso, assim como maior reabsorção óssea periapical em condições de redução do estrogênio, sugerindo que o hipoestrogenismo potencializa a progressão das lesões periapicais. Ao considerar o aumento da população idosa, esses aspectos referentes aos níveis hormonais em mulheres devem ser levados em consideração, pois alterações no trabeculado ósseo podem ser identificadas e se assemelharem à radiolucências periapicais de origem endodôntica.[60]

Outra doença já relacionada à maior prevalência de lesões periapicais e de tratamentos endodônticos foi a doença renal.[61] Além disso, níveis séricos aumentados de ureia também foram significativamente associados com a presença de lesão periapical radiolúcida, indicando que a doença renal pode, possivelmente, alterar a patogênese da lesão periapical.[61] Também deve-se considerar que a insuficiência renal, quando crônica, pode estimular um hiperparatireoidismo e resultar no aparecimento de lesões ósseas, inclusive na região periapical dos dentes.[62] Assim, as lesões ósseas nos maxilares podem aparecer em exames de imagens, mas sem relação com o endodonto, sendo necessário o diagnóstico diferencial por meio dos testes comumente utilizados na Endodontia. Outro fator a ser considerado é que as infecções endodônticas podem resultar em aumento dos níveis séricos de citocinas diretamente relacionadas com a gravidade da insuficiência renal crônica como TNF-α e IL-6.[63] Dessa forma, a higiene bucal torna-se um fator crítico para pacientes que realizam hemodiálise e para aqueles que receberam transplante de rim, portanto cuidados especiais são necessários com esses pacientes.

A associação entre a presença de periodontite apical materna e a pré-eclâmpsia também já foi investigada, sendo que mulheres grávidas com lesões periapicais não diagnosticadas ou não tratadas possuem duas vezes mais chances de desenvolver pré-eclâmpsia.[64] Também foi observado que gestantes portadoras de, pelo menos, uma lesão periapical tiveram menor tempo médio de gestação e bebês com menor peso, menor comprimento neonatal e menor perímetro cefálico.[65] Em modelo animal, foi observado associação entre mães com lesões periapicais e concentrações aumentadas de IL-6, IL-1 β e TNF-α no cérebro dos filhotes, assim como menor peso dos filhotes.[66] Em um estudo do nosso grupo de pesquisa também foi demonstrado que a periodontite apical materna promoveu, em sua prole adulta, resistência à insulina, prejudicou as etapas iniciais de sinalização da insulina, aumentou significativamente as concentrações plasmáticas de insulina e TNF-α e exerceu influência nas vias inflamatórias dos tecidos muscular e adiposo.[67] Dessa forma, o controle da infecção endodôntica, assim como da doença periodontal torna-se importante fator a ser considerado em um planejamento de gravidez.

Esses achados, ainda que isolados, afirmam a associação entre as infecções de origens endodônticas e diversas condições ou alterações sistêmicas. Embora mais estudos devam ser realizados para melhor compreender essas interações, é evidente a importância da erradicação de focos de infecções da cavidade bucal para benefício da saúde integral do paciente.

Efeitos sistêmicos dos materiais

Durante o atendimento clínico, independentemente da especialidade ou do tipo de procedimento a ser realizado, é comum fazer uso de materiais odontológicos tais como resinas, materiais para capeamento pulpar, cimentos provisórios, resinas acrílicas, cimentos obturadores entre outros, com a finalidade de reparar áreas lesadas, proteger tecidos ou, até mesmo, preencher espaços vazios.

A biocompatibilidade dos materiais pode ser definida como a capacidade que eles exercem de não desencadear uma rejeição após um estimulo/aplicação de um material/agente especifico no organismo. No entanto, mesmo os materiais que apresentam alto índice de biocompatibilidade comprovada possuem certo grau de toxicidade, especialmente logo após serem aplicados em contato com os tecidos ou durante o tempo de presa, que é o caso dos cimentos endodônticos; porém, essa toxicidade tende a diminuir com o tempo. Assim, pode-se dizer que um material é considerado biocompatível quando a inflamação proporcionada pelo mesmo não é muito intensa no momento da aplicação e/ou reduz ao longo do tempo.[68] Além dos diferentes graus de inflamação que um material pode provocar, os mesmos, quando em contato com os tecidos, irão interagir com o fluido tecidual/corporal e promover a liberação de íons. Os íons liberados pelos materiais, muitas vezes tóxicos, podem alcançar a corrente sanguínea. Vale lembrar que a vascularização poderá estar aumentada devido à resposta inflamatória inicial, favorecendo o transporte dos íons para locais distantes da aplicação, deixando traços do material em alguns órgãos e/ou até mesmo afetando seu metabolismo.[69,70]

Inúmeros estudos, em busca de compreender e avaliar os potenciais riscos do uso de materiais à saúde sistêmica, têm sido realizados e muitos demonstraram alterações em órgãos após o uso de materiais odontológicos. Além da composição química dos materiais, evidências mostram que o formato, o tamanho, a quantidade e taxa de liberação de seus componentes/íons para os tecidos, a quantidade de material utilizado, sua dissolução iônica e seu tempo de presa também são fatores determinantes que podem comprometer tanto o processo de reparo local quanto a saúde sistêmica.[71,72]

Na Endodontia, alguns cimentos obturadores e reparadores apresentam, em sua composição, resinas, metais pesados ou substâncias que formam complexos com metais essenciais, dentre esses, o cálcio e o zinco. Essas substâncias, por exemplo, são capazes de translocar os metais essenciais de órgãos como fígado, rins e cérebro. O primeiro estudo que investigou a relação entre os cimentos endodônticos e as alterações sistêmicas avaliou as concentrações dos íons de cálcio e zinco de alguns cimentos no cérebro, fígado, rins e útero de ratos.[74] Foi observado que o cimento AH-26® aumentou os níveis de cálcio no útero e no cérebro, enquanto o CRCS® elevou os níveis de zinco nesses mesmos órgãos. Já o cimento Roth 811® aumentou a concentração de zinco no fígado e reduziu a concentração de cálcio no útero e cérebro. Por outro lado, nenhuma variação nos níveis de cálcio e zinco foi encontrada na presença do Sealapex®.[74] Outro estudo evidenciou alterações nas concentrações de zinco, cálcio e cobre no fígado, coração, rim e cérebro, após injeção subcutânea do cimento Roth 811®.[75]

A partir desses estudos iniciais, diversas investigações mostram a liberação e a presença de metais pesados de cimentos endodônticos, mesmo após a sua presa total. O agregado trióxido mineral (MTA) é um cimento reparador composto de finas partículas, bastante empregado na Endodontia e, por ser um cimento derivado do refinamento do cimento de Portland®, ele é capaz de liberar metais pesados como arsênio, chumbo, alumínio, cádmio, cobre, ferro, manganês, níquel, entre outros.[76] Atualmente, o MTA está disponível em várias formulações e diferentes tempos de presa, o que pode levar a uma variação na sua taxa de liberação iônica e desencadear efeitos tóxicos ao organismo.[69,70,72] Inflamação no fígado e nos rins de animais que receberam o ProRoot-MTA® foi observada com presença de ductos biliares dilatados e alongados e vacúolos em alguns hepatócitos. Os glomérulos dos rins estavam com má-formação, mas a função renal não foi afetada. Entretanto, foi observado um aumento contínuo dos marcadores da função hepática na presença do ProRoot-MTA®. Apesar do ProRoot-MTA® ter promovido efeitos adversos no fígado e nos rins que foram significativamente mais graves do que o BioAggregate®, os danos não foram considerados permanentes.[77]

A presença de metais pesados no cérebro, fígado e rins de animais liberados pelo Micro Mega®, MTA®, BioAggregate®, e Biodentine® foi observada. Houve um aumento nos níveis de cromo nos cérebros e rins, e de magnésio nos rins e fígados; no entanto, tais níveis estavam abaixo dos considerados tóxicos ao organismo.[70] O cromo é um agente carcinogênico e, quando presente em altas doses no organismo, pode provocar insuficiência renal, ulcerações na pele, câncer de pulmão e necrose no fígado, enquanto níveis elevados de magnésio estão associados com a insuficiência renal, disfunção neuromuscular, depressão respiratória, alterações cardiovasculares e metabólicas.[78]

O aumento nos níveis sanguíneos de alumínio na presença do MTA Angelus® e MTA Fillapex® foi observado em alvéolo de ratos após a extração dentária e preenchimento do espaço com os cimentos.[69] Além disso, com os mesmos materiais, foram observadas alterações em alguns parâmetros de estresse oxidativo em eritrócitos, fígado e cérebro.[72,73] É importante destacar que o alumínio é tóxico principalmente ao sistema neurológico, sendo que sua presença no tecido cerebral induz o estresse oxidativo e está associado à patogênese de doenças como Alzheimer e Parkinson.[79]

A resposta histológica no fígado e nos rins, bem como as funções renais e hepáticas promovidas pelo MTA® e pelo EndoBinder® (material à base de aluminato de cálcio) contendo dois diferentes radiopacificadores (óxido de zinco e óxido de bismuto) foram investigadas, revelando que ambos os materiais promoveram alterações histológicas expressivas, como áreas de esteatose microvesicular no fígado e glomérulos degenerados nos rins, sendo as mesmas mais evidentes na presença do MTA®. Além disso, aos 30 dias, as funções hepáticas no grupo do MTA® estavam significativamente elevadas, demonstrando uma possível hepatotoxicidade.[80] O MTA® apresenta óxido de cálcio e cálcio fosfato em sua composição. Assim, durante sua reação de hidratação, o óxido de cálcio reage com a água presente nos tecidos e irá formar o hidróxido de cálcio, que se dissocia em íons de cálcio (Ca^{2+}) e hidroxila (OH^{-}). Tais íons estão envolvidos no processo de mineralização, sendo considerados importantes marcadores de formação óssea. Diante disso, foram mensurados os níveis séricos dos marcadores de formação óssea: cálcio, fósforo e fosfatase alcalina em ratos aos 7 e 30 dias e relataram que, aos 7 dias, os níveis séricos de cálcio encontravam-se elevados. Já a atividade da fosfatase alcalina estava aumentada somente na presença do MTA® Branco, mostrando assim, um efeito sistêmico transitório desses materiais.[81]

De modo geral, está claro que poucos estudos foram realizados com o intuito de verificar a inter-relação entre o uso dos materiais endodônticos e suas possíveis alterações sistêmicas, principalmente seus efeitos tóxicos **(Quadro 4)**. Além disso, devemos considerar que as condições de emprego desses materiais foram diferentes do uso convencional dentro do canal radicular. Esse aspecto pode determinar diferenças relevantes entre o contato do material com o organismo. Ainda, embora os testes de toxicidade sistêmica sejam confiáveis e mostrem dados importantes, os diferentes resultados observados entre eles merecem ser analisados com cautela, visto que podem não se aplicar às condições clínicas, uma vez que a maior parte desses estudos foi realizada em modelos animais.

Influência de alterações patológicas sistêmicas na resposta de materiais

Embora diversas investigações comprovem a relação bidirecional existente entre a infecção de origem endodôntica e diversas alterações sistêmicas, a literatura é escassa a respeito da correlação entre as condições sistêmicas e o comportamento dos diferentes materiais no reparo do tecido pulpar ou periodontal após procedimentos endodônticos. Dessa forma, estudos empregando modelos animais que simulam condições sistêmicas, como diabetes melito e hipertensão, vêm sendo realizados com o intuito de compreendermos melhor essa relação **(Quadro 5)**.

QUADRO 4 Materiais endodônticos e suas possíveis alterações sistêmicas e efeitos tóxicos.

Material	Onde será empregado?	Tipo de contato	Comprometimento sistêmico
• Tipo • Composição química • Tamanho e formato das partículas • Quantidade utilizada • Dissolução iônica • Tempo de presa	• Esmalte • Dentina • Polpa dentária • Cemento • Osso alveolar • Ligamento periodontal	• Direto (capeamento pulpar direto, pulpotomias, selamento de perfurações, restaurações) • Indireto (próteses)	• Afeta a fertilidade e o sistema reprodutor • Induz, de forma transitória, o estresse oxidativo • Induz lesões no fígado, rim, cérebro e pulmão • Altera a função hepática e promove alterações histológicas no fígado e rim • Aumenta, de forma transitória, os níveis séricos de cálcio e fosfatase alcalina • Aumenta as concentrações de metais pesados nos órgãos

Fonte: elaborado pelos autores.

QUADRO 5 Influência da diabetes melito e da hipertensão na resposta de materiais endodônticos.

Análise	Condição sistêmica	
	Diabetes melito	Hipertensão arterial
Tecido pulpar	• Aumento na resposta inflamatória pulpar • Inibição da formação de ponte de dentina • Redução de câmara pulpar e aumento deposição dentina terciária	Nenhum dado encontrado
Tecido subcutâneo	• Não altera a resposta inflamatória e a produção de citocinas pró-inflamatórias • Não interfere na capacidade de mineralização • Inibe a produção de marcadores de formação óssea • Reduz a deposição de cálcio na presença do MTA Branco	• Aumento na resposta inflamatória • Redução da capacidade de mineralização e na produção de biomarcadores de formação óssea
Corrente sanguínea	• Aumento dos níveis séricos de fósforo e fosfatase alcalina	Nenhum dado encontrado

Fonte: elaborado pelos autores.

A persistência do estado inflamatório associado ao quadro diabético pode levar ao aumento da susceptibilidade à inflamação e infecção e pode interferir e comprometer o processo de reparo, promovendo danos aos órgãos e tecidos do corpo, incluindo os tecidos pulpar e periapical.[1] O primeiro estudo investigando essa relação mostrou que o estado hiperglicêmico comprometeu o processo de cicatrização/reparo pulpar através do aumento na resposta inflamatória pulpar e inibição da formação de ponte dentinária no tecido pulpar de animais que foram submetidos à pulpotomias com MTA.[82] Em outro estudo, foi demonstrado um aumento do número de células inflamatórias, diferenças na formação e na continuidade da ponte dentinária e diferenças no número de células inflamatórias entre os grupos tratados com MTA e CEM (cimento enriquecido com cálcio) na resposta pulpar de ratos diabéticos submetidos a capeamento pulpar.[83] Além disso, devido à ausência de uma inflamação significativamente maior quando comparados com animais normoglicêmicos, os autores sugeriram que o MTA é um material superior para terapia pulpar em condições diabéticas.[83]

O MTA Branco e o Cinza promoveram diminuição local de marcadores de formação óssea (osteocalcina e osteopontina) e aumento nos níveis séricos de fósforo e da atividade da fosfatase alcalina indicando um potencial efeito sistêmico, uma vez que uma elevação dos marcadores ósseos promovidos pode modificar a homeostase corporal e induzir alguns danos corporais/órgãos.[81] Em outro estudo complementar, também em condições hiperglicêmicas, o MTA Cinza reduziu a proliferação celular e produção de IL-6 *in vitro*. Por outro lado, em condições diabéticas, a resposta inflamatória e a produção de citocinas pró-inflamatórias não foram alteradas pela presença do MTA Cinza e MTA Branco. No entanto, uma redução na deposição de cálcio na presença do MTA Branco foi identificada, sugerindo assim, um possível atraso no processo de mineralização.[81,84]

Já a hipertensão está associada com alterações no metabolismo ósseo, com a redução da densidade mineral óssea e, consequentemente, com a capacidade de mineralização devido à perda de cálcio.[85] Visando entender a relação dessa doença com o reparo dos tecidos periapicais após o tratamento endodôntico, o primeiro estudo analisou a resposta tecidual e a capacidade de mineralização do MTA Cinza, MTA Branco e do IRM® em animais hipertensos e relataram um aumento da resposta inflamatória, independentemente do material analisado, e uma redução na taxa de mineralização em condições hipertensas.[86] Um outro estudo complementar mostrou a diminuição na produção dos biomarcadores de formação óssea Runx-2, osteocalcina e osteopontina na presença do MTA Cinza e MTA Branco em condições hipertensas. Ao mesmo tempo, nenhuma produção foi identificada na presença do IRM®.[87] O aumento da resposta inflamatória e a redução da capacidade de mineralização dos cimentos MTA®, MTA HP® e Biodentine® em animais hipertensos demonstra que a hipertensão é capaz de aumentar o infiltrado inflamatório e diminuir a mineralização dos materiais testados.[88]

Dessa forma, pode-se considerar que existe uma correlação positiva entre algumas condições sistêmicas e a resposta dos materiais de uso endodôntico. Em geral, devido à escassez de informações sobre essa relação e a falta de informações diante das demais condições sistêmicas, é imprescindível que mais estudos sejam realizados, uma vez que, até o momento, não existem estudos clínicos e os dados provenientes dos estudos em animais podem não se aplicar às condições humanas. No entanto, é importante salientar que os materiais obturadores devem, preferencialmente, ocupar unicamente os sistemas de canais radiculares, estando 1 a 2 mm aquém da abertura foraminal, a fim de evitar uma possível agressão local e sistêmica causada pelo contato direto aos tecidos periapicais e indireto pela liberação lenta de suas substâncias.

Informações essenciais para o conhecimento do tema

Infecções endodônticas não causam doenças sistêmicas. A relação que existe é que o processo patológico da periodontite apical pode potencializar condições pré-existentes. Da mesma forma, pacientes comprometidos sistemicamente tendem a ter infecções endodônticas mais exacerbadas. A relação é bidirecional.

A relação entre infecções endodônticas e saúde sistêmica está condicionada, principalmente, à liberação de mediadores inflamatórios comuns envolvidos tanto na patogênese da periodontite apical como na patogênese de doenças autoimunes.

O tratamento endodôntico convencional é eficaz no processo de reparo da periodontite apical. Assim, em pacientes portadores de lesões apicais, os parâmetros sanguíneos alterados voltam à normalidade após conclusão do tratamento endodôntico.

O processo de reparo de lesões apicais após tratamento endodôntico pode ser dificultado em pacientes com desordens sistêmicas. Assim, o clínico deve buscar sempre a utilização de materiais que estimulem o processo de reparo e que apresentem o maior grau de biocompatibilidade.

REFERÊNCIAS BIBLIOGRÁFICAS

1. Segura-Egea JJ, Martín-González J, Castellanos-Cosano L. Endodontic medicine: connections between apical periodontitis and systemic diseases. Int Endod J.2015 Oct;48(10):933-51.
2. Cintra LTA, Estrela C, Azuma MM, Queiroz ÍOA, Kawai T, Gomes-Filho JE. Endodontic medicine: interrelationships among apical periodontitis, systemic disorders, and tissue responses of dental materials. Braz Oral Res 2018 Oct 18;32(suppl 1):e68.
3. Inchingolo F, Marrelli M, Annibali S, Cristalli MP, Dipalma G, Inchingolo AD *et al.* Influence of endodontic treatment on systemic oxidative stress. Int J Med Sci 2013 Dec 6;11(1):1-6.
4. Mareschi P, Taschieri S, Corbella S. Long-Term Follow-Up of Nonsurgical Endodontic Treatments Performed by

One Specialist: A Retrospective Cohort Study about Tooth Survival and Treatment Success. Int J Dent 2020 Nov 22;2020:8855612.

5. Holland R, Gomes JE Filho, Cintra LTA, Queiroz ÍOA, Estrela C. Factors affecting the periapical healing process of endodontically treated teeth. J Appl Oral Sci 2017;25(5):465-476. Review.
6. Hunter W. Oral sepsis as a cause of disease. British Medical J 1900 2:215–6.
7. Billings F. Mouth infection as a source of systemic disease. J Am Med Assoc 1914;63:2024.
8. Rosenow EC. Elective localization of bacteria in the animal body. In: Jordan EO, Falk IS, eds. The Newer Knowledge of Bacteriology and Immunology 1928;576–89.
9. Mills A. Oral sepsis in general practice. Br Med J 1913 1(2737):1264–1267.
10. Price WA. Dental infections and related degenerative diseases. J Am Med Assoc 1925;84:254.
11. Easlick K. An evaluation of the effect of dental foci of infection on health. J Am Dental Assoc 1951 Jun; 42(6):615-97.
12. Vaizey JM, Clark-Kennedy AE. Dental Sepsis: Anaemia, Dyspepsia, and Rheumatism. Br Med J 1939 Jun 24;1(4094):1269-73.
13. Sasaki H, Hirai K, Martins CM, Furusho H, Battaglino R, Hashimoto K. Interrelationship between periapical lesion and systemic metabolic disorders. Curr Pharm Des 2016;22(15):2204-15.
14. Sirin DA, Ozcelik F, Uzun C, Ersahan S, Yesilbas S. Association between C-reactive protein, neutrophil to lymphocyte ratio and the burden of apical periodontitis: a case-control study. Acta Odontol Scand 2019 Mar;77(2):142-149.
15. Cintra LT, da Silva Facundo AC, Azuma MM, Sumida DH, Astolphi RD, Bomfim SR, Narciso LG, Gomes-Filho JE. Pulpal and periodontal diseases increase triglyceride levels in diabetic rats. Clin Oral Investig 2013 Jul;17(6):1595-9.
16. Cintra LT, da Silva Facundo AC, Prieto AK, Sumida DH, Narciso LG, *et al.* Blood profile and histology in oral infections associated with diabetes. J Endod 2014a Aug;40(8):1139-44.
17. Cintra LT, Samuel RO, Azuma MM, Ribeiro CP, Narciso LG, *et al.* Apical periodontitis and periodontal disease increase serum IL-17 levels in normoglycemic and diabetic rats. Clin Oral Investig 2014b Dec;18(9):2123-8.
18. Cintra LT, Samuel RO, Facundo AC, Prieto AK, Sumida DH, *et al.* Relationships between oral infections and blood glucose concentrations or HbA1c levels in normal and diabetic rats. Int Endod J 2014c Mar;47(3):228-37.
19. Cintra LTA, Facundo ACS, Valentim D, *et al.* Effect of oral infections on serum creatinine levels in diabetic rats. International Journal of Diabetology & Vascular Disease Reseach 2013b 1(3):1-6.
20. Azuma MM, Gomes-Filho JE, Cardoso CBM, *et al.* Omega 3 fatty acids reduce the triglyceride levels in rats with apical periodontitis. Braz Dental J 2018 Apr;29(2):173-178.
21. Azuma MM, Gomes-Filho JE, Ervolino E, *et al.* Omega 3 fatty acids reduce bone resorption while promoting bone generation in rat apical periodontitis. J Endod 2017b Jun;43(6):970-976.
22. Samuel RO, Gomes-Filho JE, Azuma MM, Sumida DH, Oliveira SH, Chiba FY *et al.* Endodontic infections increase leukocyte and lymphocyte levels in the blood. Clin Oral Investig 2018 Apr;22(3):1395-401.
23. Cintra LT, Samuel RO, Azuma MM, Queiróz AO, Ervolino E, Sumida DH *et al.* Multiple apical periodontitis influences serum levels of cytokines and nitric oxide. J Endod 2016 May;42(5):747-51.
24. Bestall S, Flynn R, Charleson G, Abbott PV. Assessment of Australian Dentists' Treatment Planning Decisions Based on Diagnosis J Endod 2020 Apr;46(4):483-489.
25. Segura-Egea JJ, Cabanillas-Balsera D, Jiménez-Sanchez MC, Martín-Gonzalez J. Endodontics and diabetes: association versus causation. Int Endod J 2019;52(6):790-802.
26. Kohsaka T, Kumazawa M, Yamasaki M, Nakamura H. Periapical lesions in rats with streptozotocina induced diabetes. J Endod 1996 Aug;22(8):418-21.
27. Iwama A, Nishigaki N, Nakamura K, Imaizumi I, Shibata N, Yamasaki M *et al.* The effect of high sugar intake on the development of periradicular lesions in rats with type 2 diabetes. J Dent Res 2003 Apr;82(4):322-5.
28. Segura-Egea JJ, Jiménez-Pinzón A, Ríos-Santos JV, Velasco-Ortega E, Cisneros-Cabello R, Poyato-Ferrera M. High prevalence of apical periodontitis amongst type 2 diabetic patients. Int Endod J 2005 Aug;38(8):564–9.
29. López-López J, Jané-Salas E, Estrugo-Devesa A, Velasco- Ortega E, Martín-González J, Segura-Egea JJ. Periapical and endodontic status of type 2 diabetic patients in Catalonia, Spain: a cross-sectional study. J Endod 2011 May;37(5):598-601.
30. Segura-Egea JJ, Martín-González J, Cabanillas-Balsera D, Fouad AF, Velasco-Ortega E, López-López J. Association between diabetes and the prevalence of radiolucent periapical lesions in root-filled teeth: systematic review and meta-analysis. Clin Oral Investig 2016 Jul;20(6):1133-41.
31. Marotta PS, Fontes TV, Armada L, Lima KC, Rôças IN, Siqueira Junior JF. Type 2 diabetes mellitus and the prevalence of apical periodontitis and endodontic treatment in an adult Brazilian population. J Endod 2012 Mar;38(3):297-300.
32. Fouad AF, Burleson J. The effect of diabetes mellitus on endodontic treatment outcome: data from an electronic patient record. J Ame Dental Assoc 2003 Jan;134(1):43-51.
33. Rudranaik S, Nayak M, Babshet M. Periapical healing outcome following single visit endodontic treatment in patients with type 2 diabetes mellitus. J Clin Exp Dent 2016 Dec;8(5):e498-504.
34. Arya S, Duhan J, Tewari S, Sangwan P, Ghalaut V, Aggarwal S. Healing of apical periodontitis after nonsurgical treatment in patients with type 2 diabetes. J Endod 2017 Oct;43(10):1623-1627.
35. Schulze A, Schönauer M, Busse M. Sudden improvement of insulin sensitivity related to an endodontic treatment. J Periodontol 2007 Dec;78(12):2380-4.
36. Sánchez-Domínguez B, López-López J, Jané-Salas E, Castellanos-Cosano L, Velasco-Ortega E, Segura-Egea JJ. Glycated hemoglobin levels and prevalence of apical periodontitis in type 2 diabetic patients. J Endod 2015 May;41(5):601-6.
37. Azuma MM, Gomes-Filho JE, Prieto AKC, Samuel RO, de Lima VMF, Sumida DH, Ervolino E, Cintra LTA. Diabetes increases interleukin-17 levels in periapical, hepatic, and renal tissues in rats. Arch Oral Biol 2017a Nov;83:230-235.
38. Samuel RO, Ervolino E, de Azevedo Queiroz ÍO, Azuma MM, Ferreira GT, Cintra LTA. Th1/Th2/Th17/Treg Balance in Apical Periodontitis of Normoglycemic and Diabetic Rats. J Endod 2019 Aug;45(8):1009-1015.
39. Ferreira LL, Gomes JE Filho, Sumida DH, Bonfim SRM, Sivieri-Araújo G, Guimarães G, Cintra LTA. Diabetic Rats Present High Mean Platelet Count in the Presence of Oral Infections. Braz Dent J 2017 Sep-Oct;28(5):548-551.
40. Cintra LT, Samuel RO, Prieto AK, Sumida DH, Dezan-Júnior E, Gomes-Filho JE. Oral health, diabetes, and body weight. Arch Oral Biol 2017a Jan;73:94-99.
41. Miller WD. The human mouth as a focus of infection. Dent Cosm 1891;32:689–713. 219.
42. Cotti E, Dessì C, Piras A, Mercuro G. Can a chronic dental infection be considered a cause of cardiovascular disease? A review of the literature. Int J Cardiol 2011 Apr1;148(1):4-10.
43. Caplan DJ, Chasen JB, Krall EA, Cai J, Kang S, Garcia RI *et al.* Lesions of endodontic origin and risk of coronary heart disease. J Dent Res 2006 Nov;85(11):996-1000.
44. Liljestrand JM, Mäntylä P, Paju S, Buhlin K, Kopra KA, Persson GR *et al.* Association of endodontic lesions with coronary artery disease. J Dent Res 2016 Nov;95(12):1358-65.
45. Rashmi N, Galhotra V, Goel P, Rajguru JP, Jha SK, Kulkarni K. Assessment of C-reactive proteins, cytokines, and plas-

ma protein levels in hypertensive patients with apical periodontitis. J Contemp Dent Pract 2017 Jun;18(6):516-21.
46. Petersen J, Glaßl EM, Nasseri P, *et al.* The association of chronic apical periodontitis and endodontic therapy with atherosclerosis. Clin Oral Investig 2014 Sep;18(7):1813–1823.
47. Messing M, Souza LC, Cavalla F, Kookal KK, Rizzo G, Walji M, Silva R, Letra A. Investigating Potential Correlations between Endodontic Pathology and Cardiovascular Diseases Using Epidemiological and Genetic Approaches. J Endod 2019 Fev;45(2):104-110.
48. Gomes MS, Hugo FN, Hilgert JB, Sant'Ana Filho M, Padilha DM, Simonsick EM *et al.* Apical periodontitis and incident cardiovascular events in the Baltimore longitudinal study of ageing. Int Endod J 2016 Apr;49(4):334-42.
49. Costa TH, Figueiredo Neto JA, Oliveira AE, Maia MFL, Almeida AL. Association between chronic apical periodontitis and coronary artery disease. J Endod 2014 Feb;40(2):164-7.
50. An GK, Morse DE, Kunin M, Goldberger RS, Psoter WJ. Association of radiographically diagnosed apical periodontitis and cardiovascular disease: a hospital records-based study. J Endod 2016 Jun;42(6):916-920.
51. Conti LC, Segura-Egea JJ, Cardoso CBM, Benetti F, Azuma MM, Oliveira PHC, Bomfim SRM, Cintra LTA. Relationship between apical periodontitis and atherosclerosis in rats: lipid profile and histological study. Int Endod J 2020 Oct;53(10):1387-1397.
52. Lin PY, Chien KL, Chang HJ, Chi LY. Unfinished Root Canal Treatments and the Risk of Cardiovascular Disease. J Endod 2015 Dec;41(12):1991-6.
53. Meurman JH, Janket SJ, Surakka M, Jackson EA, Ackerson LK, Fakhri HR, Chogle S, Walls A. Lower risk for cardiovascular mortality for patients with root filled teeth in a Finnish population. Int Endod J 2017 Dec;50(12):1158-1168.
54. Castellanos-Cosano L, Machuca-Portillo G, Segura-Sampedro JJ, Torres-Lagares D, López-López J, Velasco-Ortega E, Segura-Egea JJ. Prevalence of apical periodontitis and frequency of root canal treatments in liver transplantcandidates. Med Oral Patol Oral Cir Bucal 2013 Sep 1;18(5):e773-9.
55. Grønkjær L, Holmstrup P, Schou S, Schwartz K, Kongstad J, Jepsen P *et al.* Presence and consequence of tooth periapical radiolucency in patients with cirrhosis. Hepat Med 2016 Sep;8:97-103.
56. Cantiga-Silva C, Estrela C, Segura-Egea JJ, Azevedo JP, de Oliveira PHC, Cardoso CBM, Pinheiro TN, Ervolino E, Sivieri-Araújo G, Cintra LTA. Inflammatory profile of apical periodontitis associated with liver fibrosis in rats: histological and immunohistochemical analysis. Int Endod J 2021 Mar 18. Epub ahead of print.
57. López-López J, Castellanos-Cosano L, Estrugo-Devesa A, Gómez-Vaquero C, Velasco-Ortega E, Segura-Egea JJ. Radiolucent periapical lesions and bone mineral density in post-menopausal women. Gerodontology 2015 Sep;32(3):195-201.
58. Gomes-Filho JE, Wayama MT, Dornelles RC, Ervolino E, Coclete GA, Duarte PC, Yamanri GH, Lodi CS, Dezan-Júnior E, Cintra LT. Effect of raloxifene on periapical lesions in ovariectomized rats. J Endod 2015a May;41(5):671-5.
59. Gomes-Filho JE, Wayama MT, Dornelles RC, Ervolino E, Yamanari GH, Lodi CS, Sivieri-Araújo G, Dezan-Júnior E, Cintra LT. Raloxifene modulates regulators of osteoclastogenesis and angiogenesis in an oestrogen deficiency periapical lesion model. Int Endod J 2015b Nov;48(11):1059-68.
60. Jalali P, Kim SG. Multiple periradicular radiolucencies mimicking endodontic lesions in renal osteodystrophy of the mandible: a case report. Int Endod J 2016 Jul;49(7):706-714.
61. Khalighinejad N, Aminoshariae A, Kulild JC, Sahly K, Mickel A. Association of End-stage Renal Disease with Radiographically and Clinically Diagnosed Apical Periodontitis: A Hospital-based Study. J Endod 2017a Sep;43(9):1438-41.
62. Loushine RJ, Weller RN, Kimbrough WF, Liewehr FR. Secondary hyperparathyroidism: a case report. J Endod 2003 Apr;29(4):272-4.
63. Stenvinkel P, Ketteler M, Johnson RJ, Lindholm B, Pecoits-Filho R, Riella M, *et al.* IL-10, IL-6, and TNF-alpha: central factors in the altered cytokine network of uremia the good, the bad, and the ugly. Kidney Int 2005 Apr;67(4):1216-33.
64. Khalighinejad N, Aminoshariae A, Kulild JC, Mickel A. Apical Periodontitis, a Predictor Variable for Preeclampsia: A Case-control Study. J Endod 2017b Oct;43(10):1611-1614.
65. Harjunmaa U, Järnstedt J, Alho L, Dewey KG, Cheung YB, Deitchler M, *et al.* Association between maternal dental periapical infections and pregnancy outcomes: results from a cross-sectional study in Malawi. Trop Med Int Health 2015 Nov;20(11):1549-58.
66. Bain JL, Lester SR, Henry WD, Naftel JP, Johnson RB. Effects of induced periapical abscesses on rat pregnancy outcomes. Arch Oral Biol 2009 Feb;54(2):162-171.
67. Tsosura TVS, Chiba FY, Mattera MSLC, Pereira RF, Cintra LTA, Conti LC, *et al.* Maternal apical periodontitis is associated with insulin resistance in adult offspring. Int Endod J 2019 Jul;52(7):1040-1050.
68. Fonseca DA, Paula AB, Marto CM, Coelho A, Paulo S, Martinho JP, Carrilho E, Ferreira MM. Biocompatibility of Root Canal Sealers: A Systematic Review of In Vitro and In Vivo Studies. Materials (Basel) 2019 Dec 9;12(24):4113.
69. Demirkaya K, Can Demirdöğen B, Öncel Torun Z, Erdem O, Çetinkaya S, Akay C. In vivo evaluation of the effects of hydraulic calcium silicate dental cements on plasma and liver aluminium levels in rats. Eur J Oral Sci 2016 Feb;124(1):75-81.
70. Simsek N, Bulut ET, Ahmetoğlu F, Alan H. Determination of trace elements in rat organs implanted with endodontic repair materials by ICP-MS. J Mater Sci Mater Med 2016 Mar;27(3):46.
71. Hoppe A, Güldal NS, Boccaccini AR. A review of the biological response to ionic dissolution products from bioactive glasses and glass-ceramics. Biomaterials 2011 Apr;32(11):2757-74.
72. Demirkaya K, Demirdöğen BC, Torun ZO, Erdem O, Tunca YM. The effects of hydraulic calcium silicate containing endodontic materials on oxidative stress in erythrocytes and liver. Turkish J Biochem 2017a 43(3):333-341.
73. Demirkaya K, Demirdöğen BC, Torun ZÖ, Erdem O, Çırak E, Tunca YM. Brain aluminium accumulation and oxidative stress in the presence of calcium silicate dental cements. Hum Exp Toxicol 2017b Oct;36(10):1071-1080.
74. Economides N, Kotsaki-Kovatsi VP, Poulopoulos A, Kolokuris I, Rozos G, Shore R. Experimental study of the biocompatibility of four root canal sealers and their influence on the zinc and calcium content of several tissues. J Endod 1995 Mar;21(3):122- 7.
75. Kolokouris I, Kotsaki-Kovatsi VP, Economides N, Poulopoulos A, Rozos G, Vlemmas I. Influence of zinc oxide and eugenol sealer on concentration of zinc, calcium and copper in rat tissues. Endod Dent Traumatol 1998 Oct;14(5):210-3.
76. Duarte MA, de Oliveira Demarchi AC, Yamashita JC, Kuga MC, de Campos Fraga S. Arsenic release provided by MTA and Portland cement. Oral Surg Oral Med Oral Pathol Oral Radiol Endod 2005 May;99(5):648-50.
77. Khalil WA, Eid NF. Biocompatibility of bioaggregate and mineral trioxide aggregate on the liver and kidney. Int Endod J 2013 Aug;46(8):730-7.
78. Wang Y, Su H, Gu Y, Song X, Zhao J. Carcinogenicity of chromium and chemoprevention: a brief update. OncoTargets Ther 2017 Aug 16;10:4065-79.
79. Kumar V, Gill KD. Oxidative stress and mitochondrial dysfunction in aluminium neurotoxicity and its amelioration: a review. Neurotoxicology 2014 Mar;41:154-66.
80. Garcia LD, Huck C, Magalhães FA, Souza PP, Costa CAS. Systemic effect of mineral aggregate-based cements: his-

topathological analysis in rats. J Appl Oral Sci 2017 Nov-Dec;25(6):620-30.
81. de Azevedo Queiroz IO, Mello WG, Martins CM, Dal Fabbro R, Narciso LG, Massunari L, Cintra LTA, Ervolino E, Gomes-Filho JE. Systemic bone marker expression induced by grey and white mineral trioxide aggregate in normal and diabetic conditions. Int Endod J 2018 Aug;51(8):889-900.
82. Garber SE, Shabahang S, Escher AP, Torabinejad M. The effect of hyperglycemia on pulpal healing in rats. J Endod 2009 Jan;35(1):60-2.
83. Madani ZS, Haddadi A, Mesgarani A, Seyedmajidi M, Mostafazadeh A, Bijani A *et al.* Histopathologic responses of the dental pulp to calcium-enriched mixture (CEM) and mineral trioxide aggregate (MTA) in diabetic and non-diabetic rats. Int J Mol Cell Med 2014 Fall;3(4):263-71.
84. de Azevedo Queiroz ÍO, Gonçalves LO, Takamiya AS, Rezende GC, Machado T, Siveiri-Araujo G, Ervolino E, Oliveira SHP, Gomes-Filho JE. Hyperglycemic condition influence on mineral trioxide aggregate biocompatibility and biomineralization. J Biomed Mater Res B Appl Biomater 2020 Apr;108(3):663-673.
85. Ye Z, Lu H, Liu P. Association between essential hypertension and bone mineral density: a systematic review and meta-analysis. Oncotarget. 2017 Aug;8(40): 68916-27.
86. Martins CM, Gomes-Filho JE, de Azevedo Queiroz ÍO, Ervolino E, Cintra LT. Hypertension Undermines Mineralization-inducing Capacity of and Tissue Response to Mineral Trioxide Aggregate Endodontic Cement. J Endod 2016 Apr;42(4):604-9.
87. Martins CM, de Azevedo Queiroz IO, Ervolino E, Cintra LTA, Gomes-Filho JE. RUNX-2, OPN and OCN expression induced by grey and white mineral trioxide aggregate in normal and hypertensive rats. Int Endod J 2018 Jun;51(6):641-648.
88. Cosme-Silva L, Dal-Fabbro R, Gonçalves LO, Prado ASD, Plazza FA, Viola NV, Cintra LTA, Gomes Filho JE. Hypertension affects the biocompatibility and biomineralization of MTA, High-plasticity MTA, and Biodentine®. Braz Oral Res 2019 Jul 29;33:e060.

8 Influência da Resposta do Hospedeiro no Tratamento Endodôntico e no Processo de Reparo

Léa Assed Bezerra da Silva • Raquel Assed Bezerra Segato • Francisco Wanderley Garcia de Paula e Silva • Alice Corrêa Silva-Sousa • Erika Calvano Küchler • Igor Bassi Ferreira Petean • Jardel Francisco Mazzi-Chaves • Manoel Damião Sousa-Neto

SÍNTESE DO CAPÍTULO

O desenvolvimento, estabelecimento e regressão da periodontite apical crônica dependem de vários fatores, que incluem suscetibilidade do hospedeiro, infecção microbiana, resposta imune, qualidade do tratamento do canal radicular e capacidade de reparo do organismo. Dessa forma, a compreensão das contribuições genéticas para o risco de desenvolver periodontite apical e apresentar periodontite apical persistente tem sido amplamente explorada na Endodontia moderna. Assim, o presente capítulo abordará aspectos dos mediadores bioquímicos envolvidos na sinalização na resposta imune, osteoclastogênese e neoformação óssea, bem como os componentes genéticos envolvidos no desenvolvimento e reparo da periodontite apical. O conhecimento a respeito das células, receptores e moléculas envolvidas na resposta imunoinflamatória do hospedeiro durante a progressão da periodontite apical crônica somado ao conhecimento da biologia óssea permite a identificação de fatores inerentes ao hospedeiro, o que pode interferir tanto na progressão quanto no reparo das lesões periapicais. Isso pode ajudar a alcançar o desenvolvimento de novas terapias baseadas na identificação de alvos terapêuticos e no desenvolvimento de materiais e técnicas que visam atuar em nível molecular na busca pelo sucesso clínico, radiográfico e histológico do tratamento endodôntico não-cirúrgico.

INTRODUÇÃO E DESENVOLVIMENTO DO CAPÍTULO

A invasão bacteriana nos tecidos mineralizados do dente pode desencadear um processo inflamatório no tecido pulpar. A permanência desse processo resulta na instalação de uma reação inflamatória crônica frente à infecção, com consequente necrose do tecido pulpar e reabsorção óssea na região apical e periapical. Os componentes do sistema imune reconhecem esses microrganismos invasores como não-próprios,[1] gerando uma reação imunoinflamatória que envolve o recrutamento e a ativação de diferentes tipos celulares, como células endoteliais, neutrófilos polimorfonucleares, macrófagos, linfócitos e osteoclastos, resultando na formação de uma lesão osteolítica periapical.[2,3,4]

Durante o tratamento endodôntico, uma das principais etapas consiste na eliminação da infecção por meio da neutralização dos agentes agressores de origem bacteriana. Para atingir esse objetivo, destaca-se a importância da realização de um correto preparo biomecânico, a fim de promover a limpeza e modelagem dos canais radiculares, a necessidade de soluções irrigadoras que apresentem atividade antimicrobiana e que promovam a remoção de debris e a neutralização de compostos orgânicos, a desinfecção de todo o sistema de canais radiculares e a obturação hermética dos canais radiculares para impedir a comunicação entre o canal e a região periapical. Assim, o sucesso do tratamento endodôntico depende de diferentes fatores, podendo ser influenciado também pela anatomia complexa dos canais radiculares de dentes decíduos e permanentes, incluindo o número, a curvatura e as ramificações dos canais, além da localização do forame apical, o que pode dificultar a completa desinfecção do sistema de canais radiculares.[5-10] Além disso, a presença de lesão periapical, como consequência de infecção bacteriana proveniente da polpa dentária necrótica, está associada a uma maior taxa de insucesso após o tratamento endodôntico.[5,11-16]

A menor taxa de sucesso nos casos de dentes com necrose pulpar e lesão periapical justifica-se, em parte, pelo fato de que a infecção não está restrita ao canal principal, mas disseminada em crateras apicais, túbulos dentinários, cemento apical e biofilme extrarradicular, contribuindo, portanto, para uma limitada eliminação da contaminação somente com a realização do preparo biomecânico e obturação final,[8,17-20] especialmente quando é realizado o tratamento endodôntico em uma única sessão sem a utilização do curativo de demora à base de hidróxido de cálcio.

O sistema imune do hospedeiro desempenha um papel importante na tentativa de eliminar o agente agressor presente nas áreas inacessíveis ao preparo biomecânico. Em algumas situações, é possível eliminar o agente agressor por meio das respostas imunes e inflamatórias desencadeadas para neutralizar/destruir esses agentes, resultando na resolução das lesões periapicais.[21-26] Porém, em outras situações, devido à defesa insatisfatória do hospedeiro à infecção presente nos canais radiculares,[27-30] ou após a ativação exacerbada e persistente do sistema imune inato e adaptativo do hospedeiro, as lesões periapicais permanecem refratárias ao tratamento.[21-25,31-34]

Pelo exposto neste capítulo, serão apresentados aspectos relacionados à gênese (formação) e desenvolvimento da lesão periapical, bem como aspectos relacionados à resposta imunoinflamatória do hospedeiro, na tentativa de combater o agente agressor. Nesse contexto, serão discutidos os mediadores e células envolvidos nesse processo e, ainda, como alterações genéticas podem modificar os padrões dessa resposta.

PRINCÍPIOS DESDE A LESÃO DE CÁRIE ATÉ O DESENVOLVIMENTO DA LESÃO PERIAPICAL

A cárie dentária é uma doença causada por bactérias que produzem ácido quando utilizam açucar no seu metabolismo. A produção de ácido resulta na destruição progressiva do esmalte e da dentina que, quando não tratada, pode resultar em implicações na polpa dentária.[35] A polpa dentária é um tecido conjuntivo especializado, ricamente vascularizado e inervado, de origem ectomesenquimal. Esse tecido está contido no interior da câmara pulpar e dos canais radiculares, exercendo funções sensoriais, protetoras, indutoras, formativas e nutritivas.[36] A ação de agentes químicos, físicos, mecânicos e microbianos advindos da cavidade bucal pode resultar em quadro inflamatório do tecido pulpar, sendo que a resposta do hospedeiro frente a esses agentes é complexa e envolvem alterações fisiológicas, estruturais, celulares e moleculares.[37]

Frente a um processo de injúrias dentárias moderadas, a polpa é capaz de induzir uma resposta biológica por meio da deposição de tecido mineralizado na interface dentina-polpa, formando uma barreira fisiológica contra o agente agressor.[38-39] O processo de neoformação do tecido mineralizado na região periférica da polpa é coordenado por odontoblastos, células diferenciadas do tecido conjuntivo e responsáveis pelo reparo do tecido por meio de dentina reacional.[36,40-42] Em danos extensos, ocorrendo a morte dos odontoblastos, células-tronco progenitoras presentes no interior da polpa dentária são recrutadas para o local da injúria e são capazes de se diferenciar em células semelhantes a odontoblastos, induzindo a neoformação de tecido mineralizado reparador.[43-44]

Entretanto, a capacidade de defesa da polpa é limitada e, com o avanço da proliferação microbiana no interior do sistema de canais radiculares, ocorre a necrose deste tecido.[4,45-48] O canal radicular, inicialmente contaminado por uma ampla variedade de microrganismos advindos da cavidade bucal, torna-se um ambiente propício para a proliferação de bactérias anaeróbias, em especial os Gram-negativos que contêm em sua parede celular um composto de lipopolissacarídeos (LPS) ou endotoxinas bacterianas.[45,49,50] Durante a multiplicação e eliminação desses microrganismos, a endotoxina é liberada causando estresse celular e aumentando a liberação de mediadores químicos locais.[32,45,49] **(Figura 1)**. Como consequência do avanço da contaminação em todo o sistema de canais radiculares ocorre a formação da lesão periapical.

A lesão periapical representa uma resposta imunoinflamatória localizada, resultante da progressão dos microrganismos presentes nos canais radiculares em direção à região periapical. Essa resposta inflamatória periapical caracteriza-se pela presença de um infiltrado inflamatório misto, formado por neutrófilos, linfócitos T e B, plasmócitos, macrófagos e células dendríticas, com prevalência celular de acordo com o estágio da doença.[32,46,51-57] Esse recrutamento de células inflamatórias, quando não controlado, resulta na desorganização do ligamento periodontal e reabsorção óssea (lâmina dura e osso alveolar) e dos tecidos mineralizados (cemento e dentina) no ápice radicular,[45,46,52,58-67]

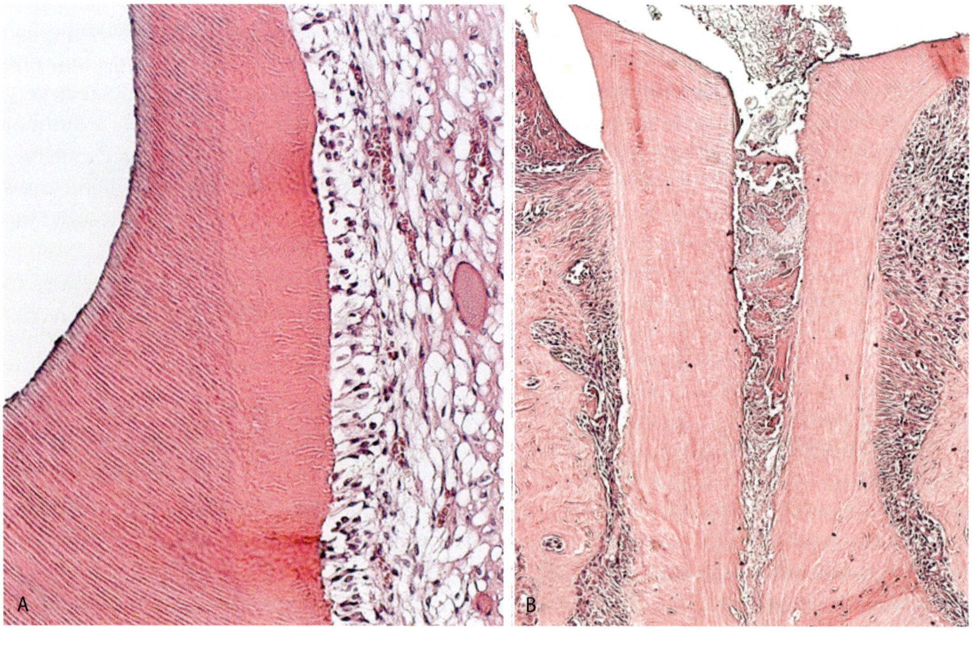

FIGURA 1 (A) Produção de dentina reparadora como resposta do tecido pulpar a um material odontológico aplicado em cavidade profunda. (B) Necrose do tecido pulpar de camundongo após exposição ao lipopolissacarídeo bacteriano.

Fonte: arquivo pessoal dos autores.

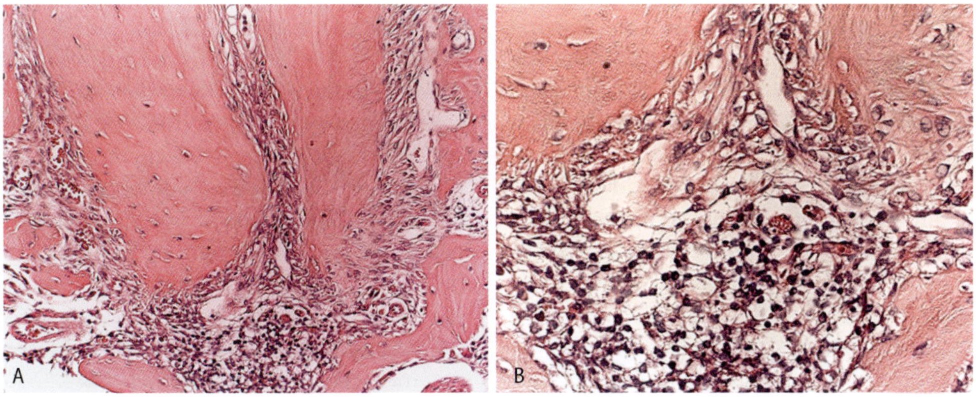

FIGURA 2 Progressão da lesão periapical experimental em camundongos após inoculação de LPS nos canais radiculares. (A) Estágio inicial da lesão demonstrando recrutamento de células inflamatórias para a região periapical, desorganização do ligamento periodontal apical e início da reabsorção óssea (B).

Fonte: arquivo pessoal dos autores.

decorrentes, em parte, da atividade osteoclástica (Figura 2).[63,64,67-69]

Uma vez que a lesão periapical é uma doença multifatorial[70] de origem polimicrobiana, a abordagem acerca da microbiologia e de características intrínsecas ao hospedeiro, seja por sua capacidade de defesa em resposta ao agente contaminante, seja por sua capacidade de reparo após a remoção do mesmo, deve ser considerada durante o tratamento endodôntico.[71-74] Nesse sentido, a relação entre resistência do hospedeiro versus virulência dos microrganismos tem impacto direto, tanto no desenvolvimento quanto no reparo das desordens periapicais.

Assim, no tratamento da lesão periapical faz-se necessária a eliminação ou redução dos microrganismos presentes no sistema de canais radiculares, a qual é alcançada por meio do preparo biomecânico, associado à utilização da medicação intracanal.[6,72,75-83] A persistência da lesão periapical, após a realização do tratamento endodôntico, pode estar relacionada a diferentes fatores, incluindo aspectos da técnica endodôntica aplicada, como presença de perfurações radiculares, fraturas de instrumentos e qualidade da obturação, assim como a não remoção efetiva dos microrganismos e seus subprodutos do sistema de canais radiculares, incluindo a superfície externa da raiz na forma de biofilme.[82,84,85] Destaca-se também que, além dos cuidados durante o preparo biomecânico, a resistência do hospedeiro contra o potencial patogênico dos microrganismos e suas suscetibilidades a antimicrobianos, comumente utilizados na Endodontia, tem sido estudada como um dos fatores que definem o sucesso ou insucesso após o tratamento endodôntico.[54,63,67,69,86,87] Nas últimas décadas, o entendimento das contribuições genéticas para o risco de desenvolvimento da periodontite apical e o risco de apresentar a periodontite apical persistente tem sido investigados,[61,63,64,67,87-93] uma vez que polimorfismos genéticos podem ser modificadores biológicos da suscetibilidade individual no desenvolvimento e curso de doenças, inclusive da lesão periapical.[94]

INFLAMAÇÃO E RESPOSTA IMUNE

Durante a reação imunoinflamatória dos tecidos pulpar e periapical, o mecanismo de defesa é complexo e constitui-se no reconhecimento dos patógenos, recrutamento de diferentes tipos de células da imunidade inata e adaptativa e produção de mediadores inflamatórios e anticorpos.

Em resposta à infecção na polpa dentária e nos tecidos periapicais, ocorre a ativação de células do sistema imune inato localmente.[95] As células do sistema imune inato possuem receptores que reconhecem padrões moleculares associados ao patógeno (PAMPs), o que inclui os componentes bacterianos, como o lipopolissacarídeo (LPS) e o ácido lipoteicoico (LTA).[96] Através desses receptores de reconhecimento padrão (PRRs), dentre os quais se destacam os receptores do tipo *Toll-like* (TLR), as células são capazes de responder à invasão de patógenos.[97,98] Os TLRs são proteínas transmembrana do tipo I[3] e foram identificados em humanos, expressando TLRs 1 ao 10 e, em camundongos, expressando TLR 1 ao 9 e 11 ao 13.[99] Esses variados tipos de TLRs, além de detectar estruturas moleculares de patógenos, alertam o sistema imune para uma agressão, levando à ativação de células da imunidade inata, como os macrófagos, neutrófilos e células dendríticas, indução da fagocitose e endocitose e participam do início da inflamação pela produção de citocinas inflamatórias.[2,97,100-102] Embora esses receptores estejam presentes, principalmente nas células da imunidade inata, podem estar expressos também em células da imunidade adaptativa.[103]

Especificamente, os receptores TLR2 e TLR4 são capazes de reconhecer peptideoglicanos presentes em bactérias Gram-positivas e Gram-negativas e, assim, ativarem as vias de sinalização de proteinoquinases ativadoras de mitose (MAPK) e do fator nuclear kappa B (NF-κB), de modo a produzir citocinas pró-inflamatórias.[104] A interação do TLR2 com o ácido lipotecoico, uma estrutura presente na parede celular de bactérias Gram-positivas e Gram-negativas, promove a translocação nuclear do fator de transcrição NF-κB, produz quimiocinas, incluindo CCL2, CXCL1, CXCL2, CXCL8 e CXCL10, e recruta células dendríticas imaturas.[105-107] O receptor TLR4 reconhece o LPS presente em bactérias Gram-negativas e, consequentemente, aumenta a expressão de citocinas pró-inflamatórias como IL-1β, TNF-α e IL-8.[108] Estudos *in vitro* demonstraram que o lípide A, a porção tóxica do LPS, é responsável por mediar a síntese de leucotrienos e também por regular os padrões moleculares associados a patógenos (PAMPs) durante a ativação dos macrófagos. A estimulação de macrófagos com a bactéria *Escherichia coli*, seja por meio do LPS ou diretamente pelo lípide A, induz a expressão de TLR4 e ativação rápida de proteínas quinases ativadoras de mitose reguladas por sinal extracelular (ERKs).[109]

Adicionalmente, para a ativação de quase todos os TLRs (exceto o TLR3) é essencial a participação da molécula adaptadora MyD88. Essa molécula também desencadeia a ativação de proteínas quinases,[110-111] desempenhando um papel importante no controle da infecção, na ativação imediata do sistema imune inato, na produção de citocinas e na ativação da resposta imune adaptativa em fases tardias.[112]

A partir desses conceitos, demonstrou-se a participação de receptores TLRs na gênese e desenvolvimento de lesões periapicais induzidas experimentalmente em camundongos selvagens e transgênicos (*knockout*, geneticamente deficientes dessas moléculas). A ausência de TLR2 desencadeou o desenvolvimento de lesões periapicais significantemente maiores com maior número de osteoclastos, quando comparado com os animais selvagens (*wild type*), demonstrando a importância desse receptor na resposta imunoinflamatória do organismo no sentido de combater a infecção do sistema de canais radiculares e dos tecidos periapicais.[77] Em outro estudo subsequente, animais geneticamente deficientes de MyD88 apresentaram lesões periapicais mais extensas, com um infiltrado inflamatório mais intenso, com maior número de neutrófilos e maior quantidade de osteoclastos, quando comparados a animais selvagens. Esse resultado demonstra o importante papel dessa molécula adaptadora na resposta imune e inflamatória do organismo no combate à infecção de origem endodôntica.[113]

Após a ativação dos receptores de reconhecimento de patógenos e a expressão de mediadores bioquímicos intra e extracelulares, ocorre a ativação de diferentes tipos celulares. Como parte da resposta imunoinflamatória, neutrófilos, macrófagos, linfócitos, plasmócitos, células dendríticas e células *natural killer* são sinalizadas e recrutadas para o local da inflamação, com intuito de eliminar o agente agressor.[4,32,70,114-116] Essa ação é coordenada e regulada pela liberação de citocinas, quimiocinas, fatores de crescimento, componentes da matriz extracelular e outras moléculas bioativas.[4,40,42,46,53,117-119]

Inicialmente, ao se depararem com os agentes patogênicos, os macrófagos teciduais estimulam um processo inflamatório via liberação de citocinas e quimiocinas, resultando no recrutamento e ativação de outras células, como os neutrófilos e os monócitos.[120,121] Os macrófagos são células fagocíticas da imunidade inata e, juntamente com os neutrófilos, fornecem a primeira linha de defesa contra o microrganismo.[114,122] Os macrófagos tentam impedir a invasão desses agentes por meio de fagocitose, secreção de enzimas líticas e ativação do sistema complemento.[120,121] Além da função fagocítica, os macrófagos atuam como células apresentadoras de antígenos (APCs) aos linfócitos, mediando a imunidade adaptativa.[116]

Os macrófagos são conhecidos por apresentarem uma considerável heterogeneidade em termos de morfologia, função e expressão de marcadores. Essa heterogeneidade é resultado da especialização dos monócitos circulantes, a qual é dependente do microambiente no qual estão expostos durante sua diferenciação.[123-125] Dependendo do tipo de estímulo, da quantidade de citocinas produzidas e a duração da exposição, os macrófagos podem ser polarizados em dois principais grupos: macrófagos "classicamente ativados" ou M1 e macrófagos "alternativamente ativados" ou M2.[126,127] Essa polarização leva à expressão de genes que alteram seletivamente as funções dos macrófagos na modulação da inflamação, infecção, até na formação de tumor.[128-132] Macrófagos classicamente ativados, ou macrófagos M1, constituem a primeira linha de defesa contra patógenos intracelulares, como bactérias.[127,132-136] Eles produzem citocinas pró-inflamatórias, fazem a mediação da resistência a patógenos e apresentam propriedade antimicrobiana, além de contribuírem para a destruição do tecido do hospedeiro. Além disso, esses subtipos apresentam uma alta capacidade fagocítica. A ativação clássica dos macrófagos M1 ocorre quando a célula recebe estímulos, tais como:

Interferon gama (IFN-γ), secretado principalmente células Th1, células T citotóxicas e células NK) tais como LPS, interferon-gama (IFN-γ) e fator estimulador de colônia de granulócitos e macrófagos (M-CSF).

Os macrófagos M1 apresentam, ainda, elevada capacidade de secretarem citocinas como a IL-1β, IL-6, IL-12, IL-18 e IL-23, TNF-α e IFN tipo I (IFN-α e IFN-β).

Por outro lado, os macrófagos ativados por uma via alternativa àquela clássica são referidos como macrófagos M2. Eles são células importantes no processo de reparo tecidual.[125] Os macrófagos M2 são ativados por citocinas Th2, como IL-4 e IL-13, que são altamente produzidas nas doenças alérgicas e na infecção por parasitas.[127] Os macrófagos M2 secretam IL-10 em altas concentrações e IL-12 em baixas quantidades e desempenham um papel central na remodelação tecidual e angiogênese.[127,135,137-139]

Assim, cada vez mais tem-se notado que a ativação de macrófagos representa um espectro de fenótipos extremamente dependente do microambiente tecidual e da linhagem celular.[140] Por exemplo, estudos demonstram que os monócitos humanos são polarizados para o fenótipo M1 e, em seguida, mudam para macrófagos de reparo do tipo M2 em mudanças nas condições microambientais.[141,142] Durante o desenvolvimento de lesões periapicais experimentais foram identificados tanto marcadores para macrófagos polarizados em M1 quanto... Nos períodos iniciais, quando os microrganismos atingiram a região periapical, houve um predomínio do fenótipo M1. Com o passar do tempo, houve uma polarização para o fenótipo M2, possivelmente, pela tentativa do hospedeiro em controlar os efeitos deletérios da inflamação exacerbada. Porém, quando a lesão osteolítica crônica estava claramente estabelecida, o fenótipo M1 foi novamente o mais prevalente, o que reflete a dinâmica do processo imunoinflamatório.[143] Além disso, identificou-se, em lesões periapiciais obtidas de humanos, por meio de biópsias, macrófagos M1 e M2 em cistos radiculares associados a dentes decíduos e permanentes, sendo o subtipo M2 encontrado em maior quantidade. Adicionalmente, pode-se observar que a quantificação dos subtipos M1 e M2 foi semelhante em dentes decíduos e permanentes.[144]

Com a progressão e cronificação da lesão periapical, verifica-se uma infiltração dos elementos celulares da imunidade adaptativa, incluindo a participação de linfócitos B e T.[4,46,95,114,145] A resposta imune adaptativa é antígeno específica e tem seu início alguns dias após a agressão,[146] quando as células dendríticas passam a apresentar antígenos em sua superfície para ativar células T e B. Assim, essas células proliferam e migram para o local da inflamação. As células B são responsáveis pela resposta humoral e produzem anticorpos específicos para agentes patogênicos extracelulares. Por outro lado, a população de células T, que inclui CD8+ (células T citotóxicas que lisam células infectadas) e células CD4+ (células T auxiliares) secreta uma variedade de citocinas e ativa outros componentes da resposta imune. No entanto, ao contrário do que ocorre no sistema inato, após um antígeno ser identificado pelo sistema imune adaptativo, é gerada uma potente resposta inflamatória, duradoura e de memória. Futuras exposições a esses patógenos levam a respostas imediatas do sistema imune adaptativo.[2,103,121]

Os linfócitos, que expressam receptores específicos para antígenos, representam as células chave do sistema imune adaptativo e têm sua origem de precursores da medula óssea para se diferenciarem em células efetoras maduras na periferia. Os linfócitos B reconhecem o antígeno pelo seu receptor celular BCR e produzem diferentes anticorpos. Já os linfócitos T possuem o receptor TCR, que reconhece o antígeno por meio de moléculas expressas na superfície celular, conhecidas como complexo principal de histocompatibilidade (MHC).

Entretanto, para que ocorra a ativação completa das células T, é necessário o envolvimento de moléculas co-estimulatórias que são expressas nas células T e que, em conjunto com seus receptores, serão ligados às células apresentadoras de antígenos (APC). Nesse momento, as células T ativadas se diferenciarão em células T auxiliares (Th0) e seus diferentes subgrupos (Th1, Th2, Th9 e Th17), que auxiliam em funções especializadas na eliminação de patógenos, bem como na indução de inflamação tecidual na autoimunidade e inflamação alérgica. Outros subconjuntos poderão também se diferenciar, como as células de memória e as regulatórias, dependendo das citocinas liberadas no microbiente (co-fatores), e podem suprimir as funções das células T efetoras e contribuir para a resolução da inflamação tecidual em doenças autoimunes.[147-150]

A presença de linfócitos T auxiliares (Th) e T citotóxicos, tanto nas lesões periapicais de humanos como naquelas experimentalmente induzidas, foi relatada em estudos prévios,[52,145,151-152] assim como a função protetora ou estimuladora desempenhada pelas citocinas produzidas pelos linfócitos Th1 (INF-γ), Th2 (IL-4 e IL-10) e Th17 (IL-17) na lesão periapical.[114,153-158]

Ainda, outros mecanismos regulatórios podem ser desencadeados, como o recrutamento de células T regulatórias (Tregs),[159] caracterizados por serem uma subpopulação de linfócitos T, originadas do timo ou de regiões periféricas[160] e responsáveis pela manutenção da homeostase e tolerância imunológica.[159,161] As células T regulatórias apresentam função supressora das células T efetoras, inibindo o funcionamento dessas células, além de serem essenciais para a manutenção da tolerância periférica e no controle das respostas imunes a antígenos próprios e não-próprios.[162,163] Entretanto, alguma disfunção nesse mecanismo pode ocasionar o aparecimento e/ou desenvolvimento de doenças como tumores (ou o seu crescimento), alergias e doenças autoimunes.[164] Nos processos imunoinflamatórios da cavidade bucal, a participação dos Tregs foi avaliada por diferentes estudos que observaram o papel fundamental dessas células no controle da doença periodontal[37,165-168] e da lesão periapical.[16,158,169-174] Revisões sistemáticas da literatura destacaram a importância dessas células na resposta inflamatória em cistos e granulomas periapicais,[175] assim como o seu potencial supressor da resposta imunoinflamatória e no reestabelecimento da homeostase óssea alveolar nos casos de perda óssea periodontal.[176]

Além do recrutamento celular, durante a resposta inflamatória, diversos mediadores bioquímicos são liberados localmente com o objetivo de estimular a resposta imune celular e humoral. Dentre estes mediadores inflamatórios estão os eicosanóides, os quais são sintetizados a partir da metabolização do ácido araquidônico, produzido pela ação das enzimas fosfolipases. Por meio da ação das enzimas ciclo-oxigenases (COX) ou lipoxigenases (LO) ocorrem modificações estruturais na cadeia do ácido araquidônico, levando a síntese de prostaglandinas e tromboxanos ou leucotrienos e lipoxinas, respectivamente.[177-180] As prostaglandinas e leucotrienos desempenham papéis fundamentais na regulação imune e de defesa.[181] As prostaglandinas aumentam o fluxo sanguíneo local, a permeabilidade vascular e a formação de edema, além de amplificar o padrão de resposta inflamatória, de modo a promover tanto o aumento quanto a prolongação dos efeitos e sinais produzidos por agentes pró-inflamatórios.[178] Os leucotrienos apresentam importantes funções biológicas, entre as quais uma eficiente ação quimiotática, agregação e degranulação de polimorfonucleares, bem como estimulam a aderência dos leucócitos à parede endotelial para transmigração das células inflamatórias.[180,182-185]

As citocinas pró e anti-inflamatórias são também importantes sinalizadores para a defesa do hospedeiro. As citocinas funcionam como mensageiros e representam uma família de glicoproteínas que coordenam processos biológicos, como desenvolvimento embrionário, imunidade, hematopoiese e reparo.[186-188]

As citocinas pró-inflamatórias incluem as interleucinas (IL) -1α, -1β, -6 e -8, além do fator de necrose tumoral-alfa (TNF-α).[92] As interleucinas, particularmente a IL-1α e IL-1β, são produzidas nas lesões periapicais por diferentes tipos celulares, incluindo macrófagos, osteoclastos, polimorfonucleares e fibroblastos.[189-190] Os efeitos locais da IL-1 consistem no aumento da adesão de leucócito nas paredes endoteliais, estimulação de linfócitos, potencialização de neutrófilos, produção de prostaglandinas e enzimas proteolíticas, aumento da reabsorção óssea e inibição da formação óssea.[93-96] A IL-6 é produzida sob influência da IL-1, TNF-α e interferon-γ (INF-γ), agindo como regulador negativo da produção e antagonizando os efeitos da IL-1.[97] A produção da IL-8 é realizada por monócitos, macrófagos e fibroblastos sob a influência de IL-1β e TNF-α,[98] que, por ser um quimio-atrativo, é de suma importância na fase aguda da periodontite apical, em que ocorre uma maciça infiltração de neutrófilos.[99]

A IL-22 é uma citocina pertencente à família da IL-10[191] e expressa por diferentes tipos de linfócitos, tanto do sistema imune inato como do adaptativo. Isso inclui subgrupos de células T CD4, mais notavelmente células Th17.[192,193,194] Além disso, essa é a principal citocina efetora das células T auxiliares

Th22.[191,195] A IL-22 contribui para a expressão de diversas moléculas codificadoras de genes envolvidas na resposta inflamatória, incluindo a IL-6, G-CSF (fator estimulador de colônia de granulócitos) e IL-1α.[196-198] Foi demonstrado que essa citocina atua em hepatócitos, células epiteliais, queratinócitos e fibroblatos, induzindo *in vitro* e *in vivo* uma resposta de fase aguda e estimulação da liberação de quimiocinas e metaloproteinases da matriz.[199-203]

As citocinas atuam em diferentes redes de sinalização e tem sido descrito que TNF-α, IL-17, IFN-γ e IL-1β influenciam alguns efeitos da IL-22.[196] Vale destacar que as células T se diferenciam em direção ao fenótipo de Th22 na presença de algumas citocinas, como o TNF-α e a IL-6[196,204] e, na presença da IL-1β e IL-6, se diferenciam em direção ao fenótipo de Th17.[194] A natureza dual do papel, ora sinérgico ora antagônico, desempenhado pela IL-22 está relacionada ao contexto inflamatório, que inclui a duração e o acúmulo da citocina, o meio global de citocinas e o tipo de tecido envolvido.[192] A IL-22 pode, ainda, agir sinergicamente com diversas outras citocinas, incluindo a IL-17A, IL-17B e TNF-α.[194,197,205] A co-secreção de IL-22 com agentes pró-inflamatórios como o TNF-α, o IFN-γ e/ou a IL-17 resulta em significativo aumento na reação imunoinflamatória, ao passo que a IL-22, isoladamente, tem efeito protetor e de regeneração.[197,206] Pelo exposto, em lesões periapicais experimentais, demonstrou-se que a IL-22 claramente modifica o padrão da resposta inflamatória e a ausência dessa citocina resultou em menor extensão das lesões periapicais e redução no número de osteoclastos, especialmente em períodos tardios, quando acontece a cronificação da lesão.[207,208]

Como forma de controle da resposta imune, as células do hospedeiro apresentam um mecanismo para inibir a produção exacerbada de citocinas pró-inflamatórias. Esse processo acontece por proteínas supressoras da sinalização de citocinas chamadas de SOCS-1, SOCS-2 e SOCS-3.[88,89,100-103] A SOCS-1 é ativada pela presença de INF-γ, TNF-α, IL-6 ou ainda pela exposição ao LPS bacteriano, e sua atuação ocorre pela inibição da expressão dos mesmos INF-γ, TNF-α e IL-6.[88,89,100,107-109] A SOCS-3, de forma geral, atua na expressão de IL-1, IL-6, IL-10 e INF-γ[13,88,89,110,111] e tem sido encontrada em granulomas periapicais, juntamente com a expressão da IL-10.[101,112] Somado a isso, sabe-se que a expressão de SOCS-3 é induzida por citocinas pró-inflamatórias e essa condição inibe a secreção de quimiocinas induzidas por IL-1β ou IL-6, ou seja, a expressão da proteína SOCS-3 em humanos desempenha um importante *feedback* negativo, suprimindo a progressão da doença periapical.[102] Essas proteínas têm sido encontradas em doenças ósseas (104), doença periodontal[105,106] e lesões periapicais,[101-103] sugerindo um mecanismo importante de defesa do organismo no combate à inflamação e perda óssea exacerbadas.

REABSORÇÃO DE TECIDOS MINERALIZADOS

Os principais agentes envolvidos no processo de reabsorção das estruturas óssea e dentária são chamados mediadores canônicos da osteoclastogênese e incluem o receptor ativador do fator nuclear NF-kB (RANK), o ligante de RANK (RANKL) e a osteoprotegerina (OPG).[114,209-212] RANK é um receptor encontrado na superfície das células clásticas atuando na diferenciação celular. RANKL é um ligante solúvel, sintetizado por osteoblastos e osteócitos e células do sistema imune e, quando ligado ao receptor RANK, induz à expressão de genes que especificam a linhagem osteoclástica, como a enzima fosfatase ácida resistente ao tartarato (TRAP), metaloproteinase da matriz-9 (MMP-9), catepsina K e o receptor para calcitonina, bem como a diferenciação, maturação e ativação dos clastos para estimular a reabsorção dos tecidos mineralizados.[213-217] RANKL induz o que resulta na maturação de osteoclastos.[213-218] A

OPG, por outro lado, é um receptor solúvel antagônico ao RANKL. Quando acontece uma ligação entre os dois, o mecanismo de ligação RANK/RANKL é interrompido, inibindo a diferenciação e a atividade das células clásticas.[219-221] O desequilíbrio na expressão de RANKL e OPG em condições inflamatórias, em que há aumento na atividade de RANKL e diminuição da atividade regulatória de OPG, tem como resultado uma osteoclastogênese exacerbada e consequente reabsorção óssea.[4,222-224] Cabe ressaltar que o papel desses mediadores é amplamente estudado em diversas doenças imunológicas e esqueléticas caracterizadas por reabsorções ósseas, incluindo osteoporose pós-menopausa, osteoporose induzida por corticoides, metástases ósseas, artrite inflamatória,[214,225] periodontite,[226] durante o movimento ortodôntico,[227] durante o desenvolvimento do germe dental,[228] em algumas lesões osteolíticas no esqueleto facial[229] e lesões periapicais.[50,77,113,119,222,230-238]

O componente celular do tecido ósseo é compreendido pelos osteoblastos, células de superfície ou de revestimento (*lining cells*), osteoclastos e osteócitos.[239] Dentre esses tipos celulares, os osteócitos representam mais de 95% das células presentes e aumentam de número de acordo com a idade e o tamanho do osso,[240-243] enquanto que os osteoblastos correspondem a menos de 5% e os osteoclastos a menos que 1%.[244] Os osteócitos se mantêm viáveis por décadas, enquanto os osteoblastos sobrevivem por semanas e os osteoclastos por dias.[242,245-247]

Por muitos anos, os osteócitos foram considerados células quiescentes, ou até mesmo "inativas", com limitado interesse fisiológico e patológico, devido à dificuldade do estudo destas células, as quais encontram-se no interior da matriz óssea mineralizada.[242,247] Os osteócitos apresentam diferentes funções como resposta mecano-sensorial, regulação endócrina, regulação da formação óssea, indução de reabsorção ou reparo do tecido ósseo, além da regulação da homeostase mineral sistêmica.[248]

Os osteócitos possuem longos processos dendríticos, os quais atravessam a matriz óssea formando canalículos que conectam essas células entre si, com a corrente sanguínea, com células da superfície e da medula óssea,[240,241,249-251] constituindo uma rede de comunicação altamente especializada.[243,244,246,252-254] Esse sistema criado pelos osteócitos proporciona a transferência de sinais endógenos e exógenos. Além disso, esse sistema permite a caracterização dos osteócitos como células endócrinas, uma vez que possibilita a transferência de mediadores hormonais como PTH, estrógeno e vitamina D para tecidos e órgãos à distância como rins e glândulas paratireoides.[243,248] Essas células, de sensibilidade superior aos osteoblastos, são capazes de responder à estimulação mecânica, em particular às forças de tensão,[255] promovendo a liberação de diversas moléculas, incluindo fatores de crescimento do tipo insulina, osteocalcina, esclerostina, c-fos, eicosanoides e óxido nítrico.[243,256]

Assim, outro mecanismo importante no processo de regulação da formação ou perda óssea ocorre via sinalização por osteócitos. Essas células participam da formação óssea por meio da expressão de proteínas como colágeno tipo I e osteocalcina, além de proteínas envolvidas na mineralização desse tecido, como a fosfatase alcalina.[248,257] Além disso, o efeito dos osteócitos na formação óssea está relacionado à sua interferência no complexo Wnt/-β catenina, uma das mais importantes vias de sinalização responsáveis pela regulação do sistema ósseo em osteoblastos.[248,258] Por outro lado, essas células podem inibir a formação óssea por meio da expressão de esclerostina e Dkk-1 (Dickkopf protein-1).[248,259,260]

Estudos demonstram, ainda, que a morte de osteócitos é acompanhada por grandes aumentos da expressão de RANKL no tecido ósseo, o qual desempenha um papel fundamental no aumento da reabsorção óssea.[261-263]

Nesse contexto, avaliou-se o efeito da apoptose de osteócitos estimulada farmacologicamente em ossos maxilares de roedores no desenvolvimento de lesões periapicais. Esse estudo demonstrou que a morte de osteócitos estimulou o processo de reabsorção óssea com aumento do número de osteoclastos e da expressão de RANKL e de marcadores de osteócitos como a esclerostina, influenciando diretamente no desenvolvimento de lesões periapicais.[264]

Na infecção endodôntica, os microrganismos e seus subprodutos estimulam a resposta inflamatória local e também a produção intensa de proteases que degradam o meio extracelular e facilitam o processo de reabsorção de tecidos mineralizados, tanto ósseo quanto dentário.[45,265] Dentre as proteases, encontram-se as metaloproteinases da matriz (MMPs), uma importante família de metalo-endopeptidases, capazes de degradar componentes da matriz extracelular (ECM), incluindo a porção orgânica da matriz óssea.[266-267] Os membros da família de MMPs são divididos em colagenases (MMP-1, -8 e -13), gelatinases (MMP-2 e -9), estromelisinas (MMP-3 e -10), MMPs de membrana (MMP-14, -15, -16, -17 e -24) e outros (MMP-7, -12, -19, -20, -21, -22 e -23).[268] As MMPs são sintetizadas como enzimas latentes que podem estar presentes no interior de células inflamatórias, mas são mais frequentemente ligadas à membrana ou embebidas na matriz extracelular.[269-271]

As MMPs são os principais agentes na degradação do colágeno durante a destruição do tecido periodontal.[272-276] Níveis elevados de MMPs nesses tecidos promovem um desequilíbrio entre a produção e a degradação do colágeno, causando perda de inserção dentária.[277,278] Diferentes estudos têm demonstrado que as MMPs participam da desorganização da estrutura da polpa dentária em processos inflamatórios, bem como da formação e progressão da lesão periapical.[45,271,279-282] MMPs ativas foram detectadas em tecidos periapicais de humanos, principalmente na área com maior concentração de células inflamatórias.[38,45,53,285-288] De modo singular, os granulomas periapicais apresentaram alta expressão de MMP-13 e um padrão de expressão de MMP-9 nas células polimorfonucleares, diferentemente dos cistos.[38,45,53] A metaloproteinase da matriz-1 (MMP-1), por outro lado, desempenha um importante papel na desorganização do tecido osteoide que recobre os tecidos mineralizados, representando uma importante enzima no início da reabsorção óssea.[289-290] Em modelo animal, foi observado que a síntese de MMP-2, diferentemente da MMP-9, é dependente do reconhecimento de patógenos via receptor TLR2. Interessantemente, o receptor TLR2 e a molécula adaptadora MyD88 mostraram um papel protetor, uma vez que, na sua ausência, a expressão de MMP-9 foi aumentada.[63]

Paralelamente à desorganização da matriz colagênica na lesão periapical, ocorre também a reabsorção do tecido mineralizado inorgânico a partir da osteoclastogênese. Nesse processo, os monócitos advindos da circulação são recrutados pelo fator estimulador de colônias de macrófagos (M-CSF), fusionam e formam os osteoclastos, células diferenciadas e especializadas no processo de degradação dos componentes da matriz óssea.[48,291] Os osteoclastos, caracterizados como células gigantes multinucleadas e apresentam, em sua membrana, receptor de calcitonina e são positivas para a enzima fosfatase ácida resistente ao tartarato (TRAP)[48,282,290,292,293] **(Figura 3)**.

A resposta imune gerada contra bactérias ou subprodutos, embora seja de defesa, pode levar a diferentes graus de injúria no organismo. Nas inflamações próximas ao tecido ósseo, por exemplo, há uma estreita relação entre os mediadores da resposta inflamatória e o metabolismo do tecido mineralizado. Na lesão periapical, as citocinas pró-inflamatórias estimulam o processo de reabsorção e inibem a neoformação óssea.[4,117,294] Por outro lado, as citocinas anti-inflamatórias são responsáveis por coordenar a atividade das cé-

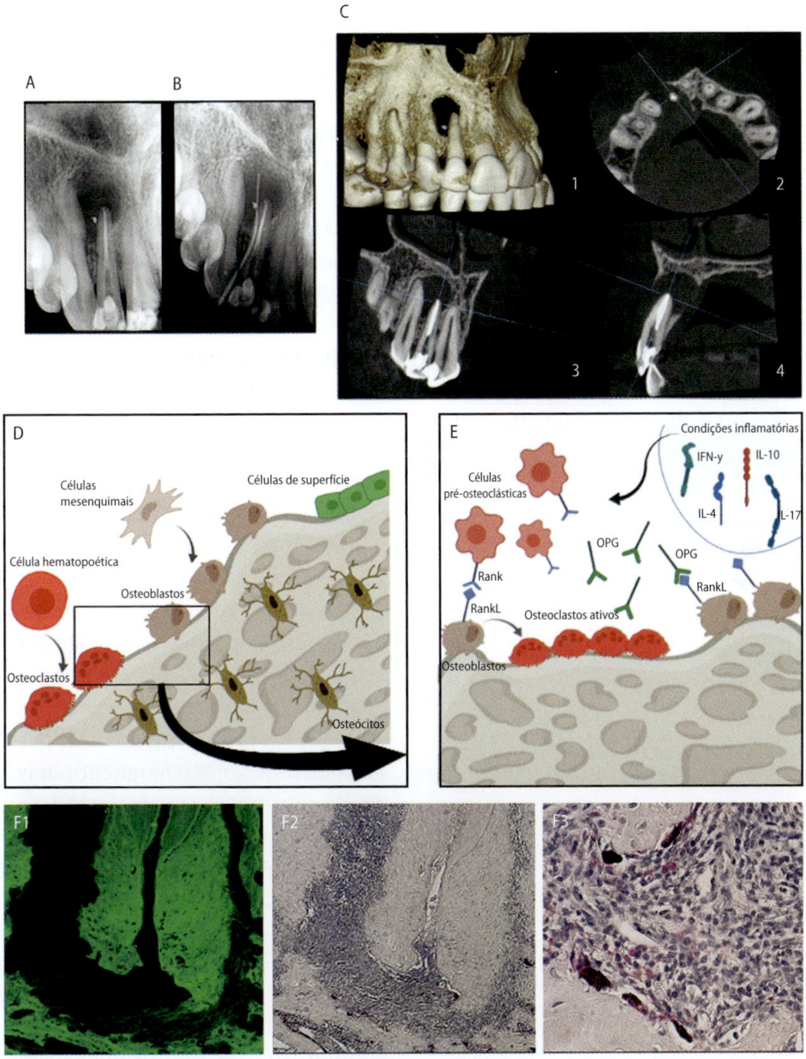

FIGURA 3 (A) Radiografia periapical que evidencia incisivo lateral com tratamento endodôntico satisfatório e lesão periapical persistente após 12 meses. (B) Radiografia periapical para rastreamento da fístula com cone de guta-percha. (C) Exame de diagnóstico e planejamento da cirurgia parendodôntica por tomografia computadorizada de feixe cônico. (1) Modelo da reconstrução 3D para avaliação qualitativa da extensão e localização da lesão periapical. Nas reconstruções axial (2), coronal (3) e sagital (4) em que se observa a qualidade do tratamento endodôntico previamente realizado, a localização da lesão periapical a partir do terço médio e em direção ao terço apical, bem como extensão da lesão, evidenciando o rompimento das tábuas ósseas vestibular e palatina. (D) Esquema ilustrativo do processo inflamatório e do metabolismo ósseo, envolvidos na lesão periapical. (E) Esquema ilustrativo da via RANK/RANKL/OPG e mediadores inflamatórios envolvidos no metabolismo ósseo (maior aumento da imagem D). (F) Lesão periapical induzida por LPS bacteriano em dente de camundongo. (1) Reabsorção do tecido ósseo periapical (aparência escurecida do ligamento periapical apical) visualizado em microscopia de fluorescência. (2) Presença de células clásticas na superfície óssea e na superfície da raiz. (3) Visualização dos osteoclastos em maior aumento e positivamente marcados (*em vermelho*) para a enzima fosfatase ácida resistente ao tartarato.

Fonte: arquivo pessoal dos autores.

lulas inflamatórias, visando o reparo. Estudos *in vivo* com animais geneticamente modificados e deficientes de diferentes receptores e citocinas confirmam a relação entre a expressão de citocinas anti e pró-inflamatórias associadas à progressão da lesão periapical e indução da osteoclastogênese.[50,113,119,207,208,295]

O aumento da síntese de prostaglandina E_2 em dentes com inflamação periapical está relacionado com alterações inflamatórias e catabólicas (pró-reabsortivas) que ocorrem em lesões periapicais[296] e a diminuição da produção desse mediador lipídico pode ser um indicativo de remissão da doença.[297] O TNF-α tem um papel importante na resposta inflamatória do tecido pulpar e na formação da lesão periapical.[38,298,299] É uma citocina supra-regulada estimulada por monócitos/macrófagos, neutrófilos polimorfonucleares e fibroblastos[32,114] e tem a capacidade de estimular um grupo de citocinas denominadas de quimiocinas, cuja ação quimiotáxica auxilia no combate do processo infeccioso.[300,301] Por outro lado, o TNF-α regula a síntese de proteína da matriz óssea, aumenta a produção de interleucina-6 e do fator estimulador de macrófagos (M-CSF) pelos osteoblastos, além de promover, indiretamente, a diferenciação de osteoclastos.[302] Em modelo animal, a análise da expressão gênica mostrou uma correlação positiva entre a expressão de MyD88-RANKL e TLR2-MyD88, indicando a relevância da resposta imune na perda óssea decorrente da infecção bacteriana intracanal.[64]

De forma análoga à reabsorção óssea, na superfície do dente, durante o processo de reabsorção da dentina e cemento, observa-se a presença de dentinoclastos e cementoclastos provenientes da linhagem monocítica e apresentam funções semelhantes a dos osteoclastos.[301,303] Esse grupo de células é conhecido coletivamente como clastos por exercer atividades fisiológicas ou patológicas semelhantes de acordo com o tecido que absorve, uma vez que não existe diferença estrutural, organizacional e funcional entre essas células.[48,293,304]

INFLUÊNCIA DE POLIMORFISMOS GENÉTICOS NA RESPOSTA DO HOSPEDEIRO FRENTE AO TRATAMENTO ENDODÔNTICO

Conforme abordado anteriormente, diversos genes estão envolvidos no estabelecimento, progressão, cronificação e reparo da lesão periapical. No entanto, nem todos os indivíduos apresentam a mesma resposta frente a determinado estímulo ou tratamento. Isso ocorre devido às diferenças na sequência do DNA humano, que influenciam na susceptibilidade do organismo frente a doenças e nas suas respostas ao meio ambiente.

Dentro de uma espécie, os cromossomos homólogos são similares entre si, mas em determinadas localizações do cromossomo há uma variabilidade na sequência das bases do DNA, variações as quais são consideradas normais e que, quando encontradas em mais de 1% da população, recebem a denominação de polimorfismos genéticos.[305-307] Dessa forma, variações genéticas causadas por mutações ou polimorfismos genéticos podem influenciar na resposta do paciente.

O tipo mais comum de polimorfismo é o que envolve um único nucleotídeo, chamado de polimorfismo de nucleotídeo único, polimorfismo de transição ou SNPs (*single nucleotide polymorphisms*), onde ocorre a substituição de um nucleotídeo por outro, ocorrendo a troca de um par de bases, podendo, ainda assim, afetar a expressão de proteínas, a estrutura e a função de um gene.[308] Tanto os polimorfismos genéticos como as mutações podem estar localizados em várias regiões do gene, como a região promotora, codificadora (éxons) e não codificadoras (introns). De forma geral, as variações genéticas em região promotora e codificadora têm maior probabilidade de modificar o funcionamento do gene e, consequentemente, alterar a formação da proteína.

Alterações na região codificadora podem, por exemplo, acarretar em uma substituição de um aminoácido na sequência proteica, podendo levar a modificações estruturais e funcionais na proteína e um potencial efeito biológico. Dessa forma, polimorfismos genéticos podem alterar a síntese de uma proteína e também a função celular, o que pode ter íntima relação com a patogênese das alterações periapicais.[308-314]

A interação entre sinais moleculares, influência genética e sinais clínicos ainda não foi completamente elucidada. Nos últimos anos, têm sido evidenciadas interações entre polimorfismos genéticos e o desenvolvimento, progressão e reparo da lesão periapical em genes ligados aos processos de inflamação e do metabolismo ósseo, como IL-1β, IL-6, IL-8, IL-10, FcγRIIIa, TNF, RANK, RANKL, OPG, MMP1, MMP2, MMP3 e MMP8.[61,67,88-93,314-317] Esses estudos ainda são controversos em relação a variáveis metodológicas e amostrais, do ponto de vista da doença, do tratamento e também de fatores étnicos e individuais.[94,318]

Dessa forma, apesar das controvérsias e do reduzido número de estudos que avaliaram o papel dos polimorfismos genéticos na resposta dos pacientes à terapia endodôntica, os resultados existentes claramente demonstram que fatores genéticos do indivíduo estão envolvidos no sucesso do tratamento endodôntico. Portanto, polimorfismos genéticos em genes relacionados à resposta imune do hospedeiro, bem como genes envolvidos nos mecanismos de reparo ósseo, estão envolvidos na resposta do indivíduo frente ao tratamento[319] e podem, futuramente, servir como marcadores biológicos na prática clínica.

Informações essenciais para o conhecimento do tema

Os importantes avanços nas pesquisas na área da Endodontia acerca de células, receptores e moléculas envolvidas na resposta imunoinflamatória do hospedeiro durante a progressão das lesões periapicais permitiram a identificação de fatores inerentes ao hospedeiro que podem interferir tanto na progressão como no reparo dessas lesões. Em conjunto com o conhecimento da biologia óssea, especialmente do papel dos osteoblastos, osteócitos e osteoclastos no *turnover* ósseo, permitem vislumbrar o desenvolvimento de novas terapias a partir da identificação de alvos terapêuticos e do desenvolvimento de materiais e técnicas voltados para atuação em nível molecular para um sucesso clínico, radiográfico e histológico.

REFERÊNCIAS BIBLIOGRÁFICAS

1. Takeda K, Akira S. Toll-like receptors in innate immunity. Int Immunol. 2005;17(1):1-14.
2. Desai SV, Love RM, Rich AM, et al. Antigen recognition and presentation in
3. periapical tissues: a role for TLR expressing cells? Int Endod J. 2011;44(2):87-99.
4. Desai SV, Love RM, Rich AM, et al. Toll-like receptor 2 expression in refractory periapical lesions. Int Endod J. 2011;44(10):907-916.
5. Graves DT, Oates T, Garlet GP. Review of osteoimmunology and the host response in endodontic and periodontal lesions. J Oral Microbiol. 2011;3:10.3402/jom.v3i0.5304. Published 2011 Jan 17.
6. Estrela C, Holland R, Estrela CR, et al. Characterization of successful root canal treatment. Braz Dent J. 2014;25(1):3-11.
7. Leoni GB, Versiani MA, Silva-Sousa YT, et al. Ex vivo evaluation of four final irrigation protocols on

the removal of hard-tissue debris from the mesial root canal system of mandibular first molars. Int Endod J. 2017;50(4):398-406.
8. Hidalgo LRDC, Silva LABD, Leoni GB, et al. Mechanical Preparation Showed Superior Shaping Ability than Manual Technique in Primary Molars - A Micro-Computed Tomography Study. Braz Dent J. 2017;28(4):453-460.
9. Siqueira JF Jr, Pérez AR, Marceliano-Alves MF, et al. What happens to unprepared root canal walls: a correlative analysis using micro-computed tomography and histology/scanning electron microscopy. Int Endod J. 2018;51(5):501-508.
10. Sousa-Neto MD, Silva-Sousa YC, Mazzi-Chaves JF, et al. Root canal preparation using micro-computed tomography analysis: a literature review. Braz Oral Res. 2018;32(suppl 1):e66. Published 2018 Oct 18.
11. Pinto JC, Pivoto-João MMB, Espir CG, Ramos MLG, Guerreiro-Tanomaru JM, Tanomaru-Filho M. Micro-CT evaluation of apical enlargement of molar root canals using rotary or reciprocating heat-treated NiTi instruments. J Appl Oral Sci. 2019;27:e20180689. Published 2019 Aug 12.
12. Nair PN, Sjögren U, Krey G, et al. Therapy-resistant foreign body giant cell granuloma at the periapex of a root-filled human tooth. J Endod. 1990;16(12):589-595.
13. Lin LM, Skribner JE, Gaengler P. Factors associated with endodontic treatment failures. J Endod. 1992;18(12):625-627.
14. Siqueira JF Jr, Rôças IN. Polymerase chain reaction-based analysis of microorganisms associated with failed endodontic treatment. Oral Surg Oral Med Oral Pathol Oral Radiol Endod. 2004;97(1):85-94.
15. Sakamoto M, Siqueira JF Jr, Rôças IN, et al. Molecular analysis of the root canal microbiota associated with endodontic treatment failures. Oral Microbiol Immunol. 2008;23(4):275-281.
16. Hidalgo LR, da Silva LA, Nelson-Filho P, et al. Comparison between one-session root canal treatment with aPDT and two-session treatment with calcium hydroxide-based antibacterial dressing, in dog's teeth with apical periodontitis. Lasers Med Sci. 2016;31(7):1481-1491.
17. Silva LABD, Sá MAR, Melo RA, et al. Analysis of CD57+ natural killer cells and CD8+ T lymphocytes in periapical granulomas and radicular cysts. Braz Oral Res. 2017;31:e106. Published 2017 Dec 18. doi:10.1590/1807-3107BOR-2017.vol31.0106
18. Leonardo MR, Rossi MA, Silva LA, et al. EM evaluation of bacterial biofilm and microorganisms on the apical external root surface of human teeth. J Endod. 2002;28(12):815-818.
19. Leonardo MR, Rossi MA, Bonifácio KC, et al. Scanning electron microscopy of the apical structure of human teeth. Ultrastruct Pathol. 2007;31(4):321-325.
20. Rocha CT, Rossi MA, Leonardo MR, et al. Biofilm on the apical region of roots in primary teeth with vital and necrotic pulps with or without radiographically evident apical pathosis. Int Endod J. 2008;41(8):664-669.
21. Neelakantan P, Romero M, Vera J, et al. Biofilms in Endodontics-Current Status and Future Directions. Int J Mol Sci. 2017;18(8):1748. Published 2017 Aug 11.
22. Burgner D, Harnden A. Kawasaki disease: what is the epidemiology telling us about the etiology? Int J Infect Dis. 2005;9(4):185-194. doi:10.1016/j.ijid.2005.03.002
23. Benarafa C, Priebe GP, Remold-O'Donnell E. The neutrophil serine protease inhibitor serpinb1 preserves lung defense functions in Pseudomonas aeruginosa infection. J Exp Med. 2007;204(8):1901-1909.
24. Forthal DN, Landucci G, Bream J, et al. Fcgamma-RIIa genotype predicts progression of HIV infection. J Immunol. 2007;179(11):7916-7923.
25. Helewski KJ, Kowalczyk-Ziomek GI, Konecki J. Udział neutrofili w uszkodzeniu watroby na skutek niedokrwienia i reperfuzji [Neutrophils' contribution to ischaemia and reperfusion injury in liver]. Wiad Lek. 2007;60(1-2):47-52.
26. Van Bodegom D, May L, Meij HJ, Westendorp RG. Regulation of human life histories: the role of the inflammatory host response. Ann N Y Acad Sci. 2007;1100:84-97. doi:10.1196/annals.1395.007
27. Rashid T, Ebringer A. Rheumatoid arthritis is linked to Proteus--the evidence. Clin Rheumatol. 2007;26(7):1036-1043.
28. Kerekes K, Tronstad L. Long-term results of endodontic treatment performed with a standardized technique. J Endod. 1979;5(3):83-90.
29. Orstavik D. Time-course and risk analyses of the development and healing of chronic apical periodontitis in man. Int Endod J. 1996;29(3):150-155. doi:10.1111/j.1365-2591.1996.tb01361.x
30. Regan JD, Fleury AA. Irrigants in non-surgical endodontic treatment. J Ir Dent Assoc. 2006;52(2):84-92.
31. Kandaswamy D, Venkateshbabu N. Root canal irrigants. J Conserv Dent. 2010;13(4):256-264. doi:10.4103/0972-0707.73378
32. Cohen S, Burns RC. Pathways of the pulp. 6. ed. St. Louis: Mosby, 1994.
33. Nair PN. Pathogenesis of apical periodontitis and the causes of endodontic failures. Crit Rev Oral Biol Med. 2004;15(6):348-381. Published 2004 Nov 1.
34. Miyake K. Endotoxin recognition molecules, Toll-like receptor 4-MD-2. Semin Immunol. 2004;16(1):11-16.
35. Ricucci D, Siqueira JF Jr, Bate AL, Pitt Ford TR. Histologic investigation of root canal-treated teeth with apical periodontitis: a retrospective study from twenty-four patients. J Endod. 2009;35(4):493-502.
36. Cohen S, Hargreaves KM. Caminhos da polpa. 10a ed. Rio de Janeiro: Elsevier, 2007.
37. Glossary of Endodontic Terms. 20a ed. American Association of Endodontists: Chicago, 2020. p. 15.
38. Alvarez C, Rojas C, Rojas L, et al. Regulatory T Lymphocytes in Periodontitis: A Translational View. Mediators Inflamm. 2018;2018:7806912. Published 2018 Apr 2.
39. Paula-Silva FW, Ghosh A, Silva LA, et al. TNF-alpha promotes an odontoblastic phenotype in dental pulp cells. J Dent Res. 2009;88(4):339-344.

40. Smith AJ, Duncan HF, Diogenes A, et al. Exploiting the Bioactive Properties of the Dentin-Pulp Complex in Regenerative Endodontics. J Endod. 2016;42(1):47-56.
41. Sloan AJ, Smith AJ. Stem cells and the dental pulp: potential roles in dentine regeneration and repair. Oral Dis. 2007;13(2):151-157.
42. Cooper PR, Holder MJ, Smith AJ. Inflammation and regeneration in the dentin-pulp complex: a double-edged sword. J Endod. 2014;40(4 Suppl):S46-S51.
43. da Rosa WLO, Piva E, da Silva AF. Disclosing the physiology of pulp tissue for vital pulp therapy. Int Endod J. 2018;51(8):829-846. doi:10.1111/iej.12906.
44. Sakai VT, Zhang Z, Dong Z, et al. SHED differentiate into functional odontoblasts and endothelium. J Dent Res. 2010;89(8):791-796.
45. Smith AJ, Scheven BA, Takahashi Y, et al. Dentine as a bioactive extracellular matrix. Arch Oral Biol. 2012;57(2):109-121.
46. Paula-Silva FW, da Silva LA, Kapila YL. Matrix metalloproteinase expression in teeth with apical periodontitis is differentially modulated by the modality of root canal treatment. J Endod. 2010;36(2):231-237.
47. Márton IJ, Kiss C. Overlapping protective and destructive regulatory pathways in apical periodontitis. J Endod. 2014;40(2):155-163.
48. Sakko M, Tjäderhane L, Rautemaa-Richardson R. Microbiology of Root Canal Infections. Prim Dent J. 2016;5(2):84-89.
49. Shah A, Lee D, Song M, et al. Clastic cells are absent around the root surface in pulp-exposed periapical periodontitis lesions in mice. Oral Dis. 2018;24(1-2):57-62.
50. da Silva LA, da Silva RA, Branco LG, et al. Quantitative radiographic evaluation of periapical bone resorption in dog's teeth contaminated with bacterial endotoxin (LPS) associated or not with calcium hydroxide. Braz Dent J. 2008;19(4):296-300.
51. Paula-Silva FWG, Ribeiro-Santos FR, Petean IBF, et al. Root canal contamination or exposure to lipopolysaccharide differentially modulate prostaglandin E 2 and leukotriene B 4 signaling in apical periodontitis. J Appl Oral Sci. 2020;28:e20190699.
52. Stashenko P, Teles R, D'Souza R. Periapical inflammatory responses and their modulation. Crit Rev Oral Biol Med. 1998;9(4):498-521.
53. Liapatas S, Nakou M, Rontogianni D. Inflammatory infiltrate of chronic periradicular lesions: an immunohistochemical study. Int Endod J. 2003;36(7):464-471.
54. de Paula-Silva FW, Santamaria M Jr, Leonardo MR, et al. Cone-beam computerized tomographic, radiographic, and histologic evaluation of periapical repair in dogs' post-endodontic treatment. Oral Surg Oral Med Oral Pathol Oral Radiol Endod. 2009;108(5):796-805.
55. Siqueira JF Jr, Rôças IN, Ricucci D, Hülsmann M. Causes and management of post-treatment apical periodontitis. Br Dent J. 2014 Mar;216(6):305-12.
56. Çalışkan MK, Kaval ME, Tekin U, et al. Radiographic and histological evaluation of persistent periapical lesions associated with endodontic failures after apical microsurgery. Int Endod J. 2016;49(11):1011-1019.
57. Ma N, Yang D, Okamura H, et al. Involvement of interleukin23 induced by Porphyromonas endodontalis lipopolysaccharide in osteoclastogenesis. Mol Med Rep. 2017;15(2):559-566.
58. Figueiredo JAP, Machado AM, Oliveira VP, et al. Dendritic cells and their relation to apical periodontitis. Braz Oral Res. 2018;32(suppl 1):e71. Published 2018 Oct 18.
59. Kawashima N, Stashenko P. Expression of bone-resorptive and regulatory cytokines in murine periapical inflammation. Arch Oral Biol. 1999;44(1):55-66.
60. Márton IJ, Kiss C. Protective and destructive immune reactions in apical periodontitis. Oral Microbiol Immunol. 2000;15(3):139-150.
61. Kabak SL, Kabak YS, Anischenko SL. Light microscopic study of periapical lesions associated with asymptomatic apical periodontitis. Ann Anat. 2005;187(2):185-194.
62. Siqueira JF Jr, Rôças IN, Provenzano JC, et al. Relationship between Fcgamma receptor and interleukin-1 gene polymorphisms and post-treatment apical periodontitis. J Endod. 2009;35(9):1186-1192.
63. Liu B, Liu Q, Song Y, et al. Polymorphisms of HIF1A gene are associated with prognosis of early stage non-small-cell lung cancer patients after surgery. Med Oncol. 2014;31(4):877.
64. Barreiros D, Nelson P Filho, Paula-Silva FWG, et al. MMP2 and MMP9 are Associated with Apical Periodontitis Progression and Might be Modulated by TLR2 and MyD88. Braz Dent J. 2018;29(1):43-47.
65. Barreiros D, Pucinelli CM, Oliveira KMH, et al. Immunohistochemical and mRNA expression of RANK, RANKL, OPG, TLR2 and MyD88 during apical periodontitis progression in mice. J Appl Oral Sci. 2018;26:e20170512. Published 2018 Jul 10.
66. Hirai K, Furusho H, Hirota K, et al. Activation of hypoxia-inducible factor 1 attenuates periapical inflammation and bone loss. Int J Oral Sci. 2018;10(2):12. Published 2018 Apr 13. doi:10.1038/s41368-018-0015-0.
67. Huang HY, Wang WC, Lin PY, et al. The roles of autophagy and hypoxia in human inflammatory periapical lesions. Int Endod J. 2018;51 Suppl 2:e125--e145.
68. Mazzi-Chaves JF, Petean IBF, Soares IMV et al. Influence Of Genetic Polymorphisms In Genes Of Bone Remodeling And Angiogenesis Process In The Apical Periodontitis. Braz Dent J. 2018;29(2):179-183.
69. Salinas-Muñoz M, Garrido-Flores M, Baeza M, et al. Bone resorptive activity in symptomatic and asymptomatic apical lesions of endodontic origin. Clin Oral Investig. 2017;21(8):2613-2618.
70. Dessaune Neto N, Porpino MTM, Antunes HDS, et al. Pro-inflammatory and anti-inflammatory cytokine expression in post-treatment apical periodon-

titis. J Appl Oral Sci. 2018;26:e20170455. Published 2018 Jun 11.
71. Stashenko P, Yu SM, Wang CY. Kinetics of immune cell and bone resorptive responses to endodontic infections. J Endod. 1992;18(9):422-426.
72. Siqueira JF Jr, Rôças IN. Clinical implications and microbiology of bacterial persistence after treatment procedures. J Endod. 2008;34(11):1291-1301.e3.
73. Alves FR, Andrade-Junior CV, Marceliano-Alves MF, et al. Adjunctive Steps for Disinfection of the Mandibular Molar Root Canal System: A Correlative Bacteriologic, Micro-Computed Tomography, and Cryopulverization Approach. J Endod. 2016;42(11):1667-1672.
74. Khalighinejad N, Aminoshariae MR, Aminoshariae A, Kulild JC, Mickel A, Fouad AF. Association between Systemic Diseases and Apical Periodontitis. J Endod. 2016;42(10):1427-1434.
75. Hussein FE, Liew AK, Ramlee RA, et al. Factors Associated with Apical Periodontitis: A Multilevel Analysis. J Endod. 2016;42(10):1441-1445.
76. Siqueira JF Jr, Rôças IN, Debelian GJ, Carmo FL, Paiva SS, Alves FR, Rosado AS. Profiling of root canal bacterial communities associated with chronic apical periodontitis from Brazilian and Norwegian subjects. J Endod. 2008 Dec;34(12):1457-61.
77. Ito IY, Junior FM, Paula-Silva FW, et al. Microbial culture and checkerboard DNA-DNA hybridization assessment of bacteria in root canals of primary teeth pre- and post-endodontic therapy with a calcium hydroxide/chlorhexidine paste. Int J Paediatr Dent. 2011;21(5):353-360.
78. Silva LA, Novaes AB Jr, de Oliveira RR, et al. Antimicrobial photodynamic therapy for the treatment of teeth with apical periodontitis: a histopathological evaluation. J Endod. 2012;38(3):360-366.
79. Versiani MA, Pécora JD, Sousa-Neto MD. Microcomputed tomography analysis of the root canal morphology of single-rooted mandibular canines. Int Endod J. 2013;46(9):800-807.
80. Craveiro MA, Fontana CE, de Martin AS, et al. Influence of coronal restoration and root canal filling quality on periapical status: clinical and radiographic evaluation. J Endod. 2015;41(6):836-840.
81. De-Deus G, Belladonna FG, Silva EJ, et al. Micro-CT Evaluation of Non-instrumented Canal Areas with Different Enlargements Performed by NiTi Systems. Braz Dent J. 2015;26(6):624-629.
82. Kang SH, Kim BS, Kim Y. Cracked Teeth: Distribution, Characteristics, and Survival after Root Canal Treatment. J Endod. 2016;42(4):557-562.
83. Pedro FM, Marques A, Pereira TM, et al. Status of Endodontic Treatment and the Correlations to the Quality of Root Canal Filling and Coronal Restoration. J Contemp Dent Pract. 2016;17(10):830-836. Published 2016 Oct 1.
84. He J, White RK, White CA, et al. Clinical and Patient-centered Outcomes of Nonsurgical Root Canal Retreatment in First Molars Using Contemporary Techniques. J Endod. 2017;43(2):231-237.
85. Chugal NM, Clive JM, Spångberg LS. A prognostic model for assessment of the outcome of endodontic treatment: Effect of biologic and diagnostic variables. Oral Surg Oral Med Oral Pathol Oral Radiol Endod. 2001;91(3):342-352.
86. Lin LM, Rosenberg PA, Lin J. Do procedural errors cause endodontic treatment failure?. J Am Dent Assoc. 2005;136(2):187-231.
87. Alghofaily M, Tordik P, Romberg E, et al. Healing of Apical Periodontitis after Nonsurgical Root Canal Treatment: The Role of Statin Intake. J Endod. 2018;44(9):1355-1360.
88. Romualdo PC, Lucisano MP, Paula-Silva FWG, et al. Ovariectomy Exacerbates Apical Periodontitis in Rats with an Increase in Expression of Proinflammatory Cytokines and Matrix Metalloproteinases. J Endod. 2018;44(5):780-785.
89. Morsani JM, Aminoshariae A, Han YW, et al. Genetic predisposition to persistent apical periodontitis [published correction appears in J Endod. 2011 Jun;37(6):887]. J Endod. 2011;37(4):455-459.
90. Menezes-Silva R, Khaliq S, Deeley K, et al. Genetic susceptibility to periapical disease: conditional contribution of MMP2 and MMP3 genes to the development of periapical lesions and healing response. J Endod. 2012;38(5):604-607.
91. Amaya MP, Criado L, Blanco B, et al. Polymorphisms of pro-inflammatory cytokine genes and the risk for acute suppurative or chronic nonsuppurative apical periodontitis in a Colombian population. Int Endod J. 2013;46(1):71-78.
92. Rôças IN, Siqueira JF Jr, Del Aguila CA, et al. Polymorphism of the CD14 and TLR4 genes and post-treatment apical periodontitis. J Endod. 2014;40(2):168-172.
93. Dill A, Letra A, Chaves de Souza L, et al. Analysis of multiple cytokine polymorphisms in individuals with untreated deep carious lesions reveals IL1B (rs1143643) as a susceptibility factor for periapical lesion development. J Endod. 2015;41(2):197-200.
94. Maheshwari K, Silva RM, Guajardo-Morales L, et al. Heat Shock 70 Protein Genes and Genetic Susceptibility to Apical Periodontitis. J Endod. 2016;42(10):1467-1471.
95. Aminoshariae A, Kulild JC. Association of Functional Gene Polymorphism with Apical Periodontitis. J Endod. 2015;41(7):999-1007.
96. AlShwaimi E, Purcell P, Kawai T, et al. Regulatory T cells in mouse periapical lesions. J Endod. 2009;35(9):1229-1233.
97. Pääkkönen V, Rusanen P, Hagström J, et al. Mature human odontoblasts express virus-recognizing toll-like receptors. Int Endod J. 2014;47(10):934-941.
98. Aderem A, Ulevitch RJ. Toll-like receptors in the induction of the innate immune response. Nature. 2000;406(6797):782-787.
99. Takeda K, Akira S. Toll-like receptors. Curr Protoc Immunol. 2015;109:14.12.1-14.12.10. Published 2015 Apr 1.
100. Matsushima N, Tanaka T, Enkhbayar P, et al. Comparative sequence analysis of leucine-rich repeats

(LRRs) within vertebrate toll-like receptors. BMC Genomics. 2007;8:124. Published 2007 May 21. doi:10.1186/1471-2164-8-124.
101. Heil F, Hemmi H, Hochrein H, et al. Species-specific recognition of single-stranded RNA via toll-like receptor 7 and 8. Science. 2004;303(5663):1526-1529.
102. Ausubel FM. Are innate immune signaling pathways in plants and animals conserved? Nat Immunol. 2005;6(10):973-979.
103. van Maren WW, Jacobs JF, de Vries IJ, et al. Toll-like receptor signalling on Tregs: to suppress or not to suppress? Immunology. 2008;124(4):445-452.
104. Yatim KM, Lakkis FG. A brief journey through the immune system. Clin J Am Soc Nephrol. 2015;10(7):1274-1281.
105. Staquet MJ, Carrouel F, Keller JF, et al. Pattern-recognition receptors in pulp defense. Adv Dent Res. 2011;23(3):296-301.
106. Durand SH, Flacher V, Roméas A, et al. Lipoteichoic acid increases TLR and functional chemokine expression while reducing dentin formation in in vitro differentiated human odontoblasts. J Immunol. 2006;176(5):2880-2887.
107. Farges JC, Keller JF, Carrouel F, et al. Odontoblasts in the dental pulp immune response. J Exp Zool B Mol Dev Evol. 2009;312B(5):425-436.
108. Keller JF, Carrouel F, Colomb E, et al. Toll-like receptor 2 activation by lipoteichoic acid induces differential production of pro-inflammatory cytokines in human odontoblasts, dental pulp fibroblasts and immature dendritic cells. Immunobiology. 2010;215(1):53-59.
109. Veerayutthwilai O, Byers MR, Pham TT, et al. Differential regulation of immune responses by odontoblasts. Oral Microbiol Immunol. 2007;22(1):5-13.
110. Fang WF, Douglas IS, Wang CC, et al. 5-Lipoxygenase activating protein (FLAP) dependent leukotriene biosynthesis inhibition (MK591) attenuates Lipid A endotoxin-induced inflammation. PLoS One. 2014;9(7):e102622. Published 2014 Jul 15.
111. Gomes BP, Endo MS, Martinho FC. Comparison of endotoxin levels found in primary and secondary endodontic infections. J Endod. 2012;38(8):1082-1086.
112. Deguine J, Barton GM. MyD88: a central player in innate immune signaling. F1000Prime Rep. 2014;6:97. Published 2014 Nov 4.
113. Koh YI, Shim JU. Association between sputum natural killer T cells and eosinophilic airway inflammation in human asthma. Int Arch Allergy Immunol. 2010;153(3):239-248.
114. Bezerra da Silva RA, Nelson-Filho P, Lucisano MP, et al. MyD88 knockout mice develop initial enlarged periapical lesions with increased numbers of neutrophils. Int Endod J. 2014;47(7):675-686.
115. De Rossi A, Rocha LB, Rossi MA. Interferon-gamma, interleukin-10, Intercellular adhesion molecule-1, and chemokine receptor 5, but not interleukin-4, attenuate the development of periapical lesions. J Endod. 2008;34(1):31-38.
116. Danesh N, Ljunggren AC, Wolf E, et al. Development of criteria for investigation of periapical tissue from root-filled teeth. Acta Odontol Scand. 2019;77(4):269-274.
117. Bertasso AS, Léon JE, Silva RAB, et al. Immunophenotypic quantification of M1 and M2 macrophage polarization in radicular cysts of primary and permanent teeth. Int Endod J. 2020;53(5):627-635.
118. Silva TA, Garlet GP, Fukada SY, et al. Chemokines in oral inflammatory diseases: apical periodontitis and periodontal disease. J Dent Res. 2007 Apr;86(4):306-19.
119. Giraud T, Jeanneau C, Rombouts C, et al. Pulp capping materials modulate the balance between inflammation and regeneration. Dent Mater. 2019;35(1):24-35.
120. Paula-Silva FWG, Arnez MFM, Petean IBF, et al. Effects of 5-lipoxygenase gene disruption on inflammation, osteoclastogenesis and bone resorption in polymicrobial apical periodontitis. Arch Oral Biol. 2020;112:104670.
121. Iwasaki A, Medzhitov R. Regulation of adaptive immunity by the innate immune system. Science. 2010;327(5963):291-295.
122. Linehan E, Fitzgerald DC. Ageing and the immune system: focus on macrophages. Eur J Microbiol Immunol (Bp). 2015;5(1):14-24.
123. Iwasaki Y, Otsuka H, Yanagisawa N, et al. In situ proliferation and differentiation of macrophages in dental pulp. Cell Tissue Res. 2011;346(1):99-109.
124. Takahashi K, Naito M, Takeya M. Development and heterogeneity of macrophages and their related cells through their differentiation pathways. Pathol Int. 1996;46(7):473-485.
125. Ito T, Kaneko T, Yamanaka Y, et al. M2 macrophages participate in the biological tissue healing reaction to mineral trioxide aggregate. J Endod. 2014;40(3):379-383.
126. Minutti CM, Knipper JA, Allen JE, et al. Tissue-specific contribution of macrophages to wound healing. Semin Cell Dev Biol. 2017;61:3-11.
127. Vanden Eijnden S, Goriely S, De Wit D, et al. IL-23 up-regulates IL-10 and induces IL-17 synthesis by polyclonally activated naive T cells in human. Eur J Immunol. 2005;35(2):469-475.
128. Atri C, Guerfali FZ, Laouini D. Role of Human Macrophage Polarization in Inflammation during Infectious Diseases. Int J Mol Sci. 2018;19(6):1801. Published 2018 Jun 19.
129. Mosser DM, Edwards JP. Exploring the full spectrum of macrophage activation [published correction appears in Nat Rev Immunol.2010 Jun;10(6):460]. Nat Rev Immunol. 2008;8(12):958-969.
130. Cassetta L, Cassol E, Poli G. Macrophage polarization in health and disease. Scientific World Journal. 2011;11:2391-2402.
131. Labonte AC, Tosello-Trampont AC, Hahn YS. The role of macrophage polarization in infectious and inflammatory diseases. Mol Cells. 2014;37(4):275-285.

132. Liu YC, Zou XB, Chai YF, Yao YM. Macrophage polarization in inflammatory diseases. Int J Biol Sci. 2014 May 1;10(5):520-9.
133. Guha M, Mackman N. LPS induction of gene expression in human monocytes. Cell Signal. 2001;13(2):85-94. doi:10.1016/s0898-6568(00)00149-2.
134. Fleetwood AJ, Lawrence T, Hamilton JA, et al. Granulocyte-macrophage colony-stimulating factor (CSF) and macrophage CSF-dependent macrophage phenotypes display differences in cytokine profiles and transcription factor activities: implications for CSF blockade in inflammation. J Immunol. 2007;178(8):5245-5252.
135. Billiau A, Matthys P. Interferon-gamma: a historical perspective. Cytokine Growth Factor Rev. 2009;20(2):97-113.
136. Chávez-Galán L, Olleros ML, Vesin D, et al. Much More than M1 and M2 Macrophages, There are also CD169(+) and TCR(+) Macrophages. Front Immunol. 2015;6:263. Published 2015 May 26.
137. Shapouri-Moghaddam A, Mohammadian S, Vazini H, et al. Macrophage plasticity, polarization, and function in health and disease. J Cell Physiol. 2018;233(9):6425-6440.
138. Martinez FO, Sica A, Mantovani A, et al. Macrophage activation and polarization. Front Biosci. 2008;13:453-461. Published 2008 Jan 1.
139. Jenkins SJ, Ruckerl D, Thomas GD, et al. IL-4 directly signals tissue-resident macrophages to proliferate beyond homeostatic levels controlled by CSF-1. J Exp Med. 2013;210(11):2477-2491.
140. Witherel CE, Abebayehu D, Barker TH, et al. Macrophage and Fibroblast Interactions in Biomaterial-Mediated Fibrosis. Adv Healthc Mater. 2019;8(4):e1801451.
141. Guilliams M, Mildner A, Yona S. Developmental and Functional Heterogeneity of Monocytes. Immunity. 2018;49(4):595-613.
142. Italiani P, Boraschi D. From Monocytes to M1/M2 Macrophages: Phenotypical vs. Functional Differentiation. Front Immunol. 2014;5:514. Published 2014 Oct 17.
143. Rackov G, Hernández-Jiménez E, Shokri R, et al. p21 mediates macrophage reprogramming through regulation of p50-p50 NF-κB and IFN-β. J Clin Invest. 2016;126(8):3089-3103.
144. Puccinelli CM. Papel dos macrófagos M1 e M2 na gênese, desenvolvimento e tratamento da lesão periapical. 2019. Tese (Doutorado em Odontopediatria). Faculdade de Odontologia de Ribeirão Preto da Universidade de São Paulo.
145. Bertasso AS, Léon JE, Silva RAB, et al. Immunophenotypic quantification of M1 and M2 macrophage polarization in radicular cysts of primary and permanent teeth. Int Endod J. 2020;53(5):627-635.
146. Stashenko P, Yu SM. T helper and T suppressor cell reversal during the development of induced rat periapical lesions. J Dent Res. 1989;68(5):830-834.
147. Cooper MD, Alder MN. The evolution of adaptive immune systems. Cell. 2006;124(4):815-822.
148. Sharpe AH. Mechanisms of costimulation. Immunol Rev. 2009;229(1):5-11.
149. Moser M, Leo O. Key concepts in immunology. Vaccine. 2010;28 Suppl 3:C2-C13.
150. Cota AM, Midwinter MJ. The immune system. Physiology. 2015; 13(6): 273-75.
151. Almeida L, Lochner M, Berod L, et al. Metabolic pathways in T cell activation and lineage differentiation. Semin Immunol. 2016;28(5):514-524.
152. Walker KF, Lappin DF, Takahashi K, et al. Cytokine expression in periapical granulation tissue as assessed by immunohistochemistry. Eur J Oral Sci. 2000;108(3):195-201.
153. Kawahara T, Murakami S, Noiri Y, et al. Effects of cyclosporin-A-induced immunosuppression on periapical lesions in rats. J Dent Res. 2004;83(9):683-687.
154. Yamasaki M, Morimoto T, Tsuji M, et al. Role of IL-2 and helper T-lymphocytes in limiting periapical pathosis. J Endod. 2006;32(1):24-29.
155. Marçal JR, Samuel RO, Fernandes D, et al. T-helper cell type 17/regulatory T-cell immunoregulatory balance in human radicular cysts and periapical granulomas. J Endod. 2010;36(6):995-999.
156. Teixeira-Salum TB, Rodrigues DB, Gervásio AM, et al. Distinct Th1, Th2 and Treg cytokines balance in chronic periapical granulomas and radicular cysts. J Oral Pathol Med. 2010;39(3):250-256.
157. de Brito LC, Teles FR, Teles RP, et al. T-lymphocyte and cytokine expression in human inflammatory periapical lesions. J Endod. 2012;38(4):481-485.
158. de Carvalho Fraga CA, Alves LR, de Sousa AA, et al. Th1 and Th2-like protein balance in human inflammatory radicular cysts and periapical granulomas. J Endod. 2013;39(4):453-455.
159. Araujo-Pires AC, Biguetti CC, Repeke CE, et al. Mesenchymal stem cells as active prohealing and immunosuppressive agents in periapical environment: evidence from human and experimental periapical lesions. J Endod. 2014;40(10):1560-1565.
160. Vignali DA, Collison LW, Workman CJ. How regulatory T cells work. Nat Rev Immunol. 2008;8(7):523-532.
161. Shitara K, Nishikawa H. Regulatory T cells: a potential target in cancer immunotherapy. Ann N Y Acad Sci. 2018;1417(1):104-115.
162. Li J, Tan J, Martino MM, et al. Regulatory T-Cells: Potential Regulator of Tissue Repair and Regeneration. Front Immunol. 2018;9:585. Published 2018 Mar 23.
163. Thompson C, Powrie F. Regulatory T cells. Curr Opin Pharmacol. 2004;4(4):408-414.
164. Sojka DK, Huang YH, Fowell DJ. Mechanisms of regulatory T-cell suppression - a diverse arsenal for a moving target. Immunology. 2008;124(1):13-22.
165. Sakaguchi S, Miyara M, Costantino CM, Hafler DA. FOXP3+ regulatory T cells in the human immune system. Nat Rev Immunol. 2010 Jul;10(7):490-500.
166. Glowacki AJ, Yoshizawa S, Jhunjhunwala S, et al. Prevention of inflammation-mediated bone loss in murine and canine periodontal disease via recruit-

ment of regulatory lymphocytes. Proc Natl Acad Sci U S A. 2013;110(46):18525-18530.
167. Han YK, Jin Y, Miao YB, et al. CD8+ Foxp3+ T Cells Affect Alveolar Bone Homeostasis via Modulating Tregs/Th17 During Induced Periodontitis: an Adoptive Transfer Experiment. Inflammation. 2018;41(5):1791-1803.
168. Liu Q, Zhang YL, Hu W, et al. Transcriptome of porcine alveolar macrophages activated by interferon-gamma and lipopolysaccharide. Biochem Biophys Res Commun. 2018;503(4):2666-2672.
169. Parachuru VPB, Coates DE, Milne TJ, et al. FoxP3+ regulatory T cells, interleukin 17 and mast cells in chronic inflammatory periodontal disease. J Periodontal Res. 2018;53(4):622-635. doi:10.1111/jre.12552.
170. Colić M, Gazivoda D, Vucević D, Vasilijić S, Rudolf R, Lukić A. Proinflammatory and immunoregulatory mechanisms in periapical lesions. Mol Immunol. 2009;47(1):101-113.
171. Peixoto RF, Pereira Jdos S, Nonaka CF, Silveira EJ, Miguel MC. Immunohistochemical analysis of FoxP3+ cells in periapical granulomas and radicular cysts. Arch Oral Biol. 2012;57(9):1159-1164.
172. Wei S, Kawashima N, Suzuki N, et al. Kinetics of Th17-related cytokine expression in experimentally induced rat periapical lesions. Aust Endod J. 2013;39(3):164-170.
173. Yang S, Zhu L, Xiao L, et al. Imbalance of interleukin-17+ T-cell and Foxp3+ regulatory T-cell dynamics in rat periapical lesions. J Endod. 2014;40(1):56-62.
174. Francisconi CF, Vieira AE, Biguetti CC, et al. Characterization of the Protective Role of Regulatory T Cells in Experimental Periapical Lesion Development and Their Chemoattraction Manipulation as a Therapeutic Tool. J Endod. 2016;42(1):120-126.
175. Francisconi CF, Vieira AE, Azevedo MCS, et al. RANKL Triggers Treg-Mediated Immunoregulation in Inflammatory Osteolysis. J Dent Res. 2018;97(8):917-927.
176. Naufel AO, Aguiar MCF, Madeira FM, et al. Treg and Th17 cells in inflammatory periapical disease: a systematic review. Braz Oral Res. 2017;31:e103. Published 2017 Dec 18.
177. Cafferata EA, Jerez A, Vernal R, et al. The therapeutic potential of regulatory T lymphocytes in periodontitis: A systematic review. J Periodontal Res. 2019;54(3):207-217.
178. Fiorucci S, Meli R, Bucci M, et al. Dual inhibitors of cyclooxygenase and 5-lipoxygenase. A new avenue in anti-inflammatory therapy? Biochem Pharmacol. 2001;62(11):1433-1438. doi:10.1016/s0006-2952(01)00747-x.
179. Clària J. Cyclooxygenase-2 biology. Curr Pharm Des. 2003;9(27):2177-2190.
180. Zhang F, Engebretson SP, Morton RS, et al, Subbaramaiah K, Dannenberg AJ. The overexpression of cyclo-oxygenase-2 in chronic periodontitis. J Am Dent Assoc. 2003;134(7):861-867.
181. Robbins SL, Kumar V, Cotran RS. Robbins and Cotran pathologic basis of disease. 8a ed. Philadelphia: Elsevier, 2010.
182. Shimizu T. Lipid mediators in health and disease: enzymes and receptors as therapeutic targets for the regulation of immunity and inflammation. Annu Rev Pharmacol Toxicol. 2009;49:123-150.
183. Pidgeon GP, Lysaght J, Krishnamoorthy S, et al. Lipoxygenase metabolism: roles in tumor progression and survival. Cancer Metastasis Rev. 2007;26(3-4):503-524.
184. Wymann MP, Schneiter R. Lipid signalling in disease. Nat Rev Mol Cell Biol. 2008;9(2):162-176.
185. Consolaro A. Inflamação e reparo. Maringá: Dental Press, 2009.
186. Thomas MV, Puleo DA. Infection, inflammation, and bone regeneration: a paradoxical relationship. J Dent Res. 2011;90(9):1052-1061.
187. Alexander WS. Suppressors of cytokine signalling (SOCS) in the immune system. Nat Rev Immunol. 2002;2(6):410-416.
188. Alexander WS, Hilton DJ. The role of suppressors of cytokine signaling (SOCS) proteins in regulation of the immune response. Annu Rev Immunol. 2004;22:503-529.
189. Larsen L, Röpke C. Suppressors of cytokine signalling: SOCS. APMIS. 2002;110(12):833-844. doi:10.1034/j.1600-0463.2002.1101201.x.
190. Tani-Ishii N, Wang CY, Stashenko P. Immunolocalization of bone-resorptive cytokines in rat pulp and periapical lesions following surgical pulp exposure. Oral Microbiol Immunol. 1995;10(4):213-219.
191. Fouad AF. IL-1 alpha and TNF-alpha expression in early periapical lesions of normal and immunodeficient mice. J Dent Res. 1997;76(9):1548-1554.
192. Dumoutier L, Van Roost E, Colau D, et al. Human interleukin-10-related T cell-derived inducible factor: molecular cloning and functional characterization as an hepatocyte-stimulating factor. Proc Natl Acad Sci U S A. 2000;97(18):10144-10149.
193. Zenewicz LA, Flavell RA. Recent advances in IL-22 biology. Int Immunol. 2011;23(3):159-163.
194. Chung Y, Yang X, Chang SH, et al. Expression and regulation of IL-22 in the IL-17-producing CD4+ T lymphocytes. Cell Res. 2006;16(11):902-907.
195. Liang SC, Tan XY, Luxenberg DP, et al. Interleukin (IL)-22 and IL-17 are coexpressed by Th17 cells and cooperatively enhance expression of antimicrobial peptides. J Exp Med. 2006;203(10):2271-2279.
196. Duhen T, Geiger R, Jarrossay D, et al. Production of interleukin 22 but not interleukin 17 by a subset of human skin-homing memory T cells. Nat Immunol. 2009;10(8):857-863.
197. Wolk K, Witte E, Wallace E, et al. IL-22 regulates the expression of genes responsible for antimicrobial defense, cellular differentiation, and mobility in keratinocytes: a potential role in psoriasis. Eur J Immunol. 2006;36(5):1309-1323.
198. Eyerich S, Eyerich K, Pennino D, et al. Th22 cells represent a distinct human T cell subset involved in

epidermal immunity and remodeling. J Clin Invest. 2009;119(12):3573-3585. doi:10.1172/JCI40202

199. Liang SC, Nickerson-Nutter C, Pittman DD, et al. IL-22 induces an acute-phase response. J Immunol. 2010;185(9):5531-5538. doi:10.4049/jimmunol.0904091.
200. Brand S, Beigel F, Olszak T, et al. IL-22 is increased in active Crohn's disease and promotes proinflammatory gene expression and intestinal epithelial cell migration. Am J Physiol Gastrointest Liver Physiol. 2006;290(4):G827-G838. doi:10.1152/ajpgi.00513.2005.
201. Wolk K, Sabat R. Interleukin-22: a novel T- and NK-cell derived cytokine that regulates the biology of tissue cells. Cytokine Growth Factor Rev. 2006;17(5):367-380. doi:10.1016/j.cytogfr.2006.09.001.
202. Nickoloff BJ. Cracking the cytokine code in psoriasis. Nat Med. 2007;13(3):242-244. doi:10.1038/nm0307-242.
203. Cheng F, Guo Z, Xu H, et al. Decreased plasma IL22 levels, but not increased IL17 and IL23 levels, correlate with disease activity in patients with systemic lupus erythematosus. Ann Rheum Dis. 2009;68(4):604-606. doi:10.1136/ard.2008.097089.
204. Geboes L, Dumoutier L, Kelchtermans H, et al. Proinflammatory role of the Th17 cytokine interleukin-22 in collagen-induced arthritis in C57BL/6 mice. Arthritis Rheum. 2009;60(2):390-395. doi:10.1002/art.24220.
205. Fujita H, Nograles KE, Kikuchi T, et al. Human Langerhans cells induce distinct IL-22-producing CD4+ T cells lacking IL-17 production. Proc Natl Acad Sci U S A. 2009;106(51):21795-21800. doi:10.1073/pnas.0911472106.
206. Sonnenberg GF, Fouser LA, Artis D. Border patrol: regulation of immunity, inflammation and tissue homeostasis at barrier surfaces by IL-22. Nat Immunol. 2011;12(5):383-390. doi:10.1038/ni.2025.
207. Nograles KE, Zaba LC, Shemer A, et al. IL-22--producing "T22" T cells account for upregulated IL-22 in atopic dermatitis despite reduced IL-17-producing TH17 T cells. J Allergy Clin Immunol. 2009;123(6):1244-52.e2. doi:10.1016/j.jaci.2009.03.041.
208. de Oliveira KM, da Silva RA, Küchler EC, et al. Correlation Between Histomorphometric and Micro-computed Tomography Analysis of Periapical Lesions in Mice Model. Ultrastruct Pathol. 2015;39(3):187-191.
209. de Oliveira KM, da Silva RA, De Rossi A, et al. Absence of interleukin 22 affects the oral microbiota and the progression of induced periapical lesions in murine teeth. Int Endod J. 2015;48(1):46-59.
210. Jiang Y, Mehta CK, Hsu TY, et al. Bacteria induce osteoclastogenesis via an osteoblast-independent pathway. Infect Immun. 2002;70(6):3143-3148.
211. Kim SJ, Park KH, Park YG, et al. Compressive stress induced the up-regulation of M-CSF, RANKL, TNF-α expression and the down-regulation of OPG expression in PDL cells via the integrin-FAK pathway. Arch Oral Biol. 2013;58(6):707-716.
212. Boyce BF. Advances in the regulation of osteoclasts and osteoclast functions. J Dent Res. 2013;92(10):860-867.
213. Andrucioli MCD, Matsumoto MAN, Fukada SY, et al. Quantification of pro-inflammatory cytokines and osteoclastogenesis markers in successful and failed orthodontic mini-implants. J Appl Oral Sci. 2019;27:e20180476. Published 2019 Oct 7.
214. Boyle WJ, Simonet WS, Lacey DL. Osteoclast differentiation and activation. Nature. 2003;423(6937):337-342.
215. Lerner UH. New molecules in the tumor necrosis factor ligand and receptor superfamilies with importance for physiological and pathological bone resorption. Crit Rev Oral Biol Med. 2004;15(2):64-81. Published 2004 Jan 1.
216. Sabeti M, Simon J, Kermani V, et al. Detection of receptor activator of NF-kappa beta ligand in apical periodontitis. J Endod. 2005;31(1):17-18.
217. Leibbrandt A, Penninger JM. RANK/RANKL: regulators of immune responses and bone physiology. Ann N Y Acad Sci. 2008;1143:123-150.
218. Wang Z, McCauley LK. Osteoclasts and odontoclasts: signaling pathways to development and disease. Oral Dis. 2011;17(2):129-142.
219. Lau YS, Sabokbar A, Gibbons CL, et al. Phenotypic and molecular studies of giant-cell tumors of bone and soft tissue. Hum Pathol. 2005;36(9):945-954.
220. Jin Q, Cirelli JA, Park CH, et al. RANKL inhibition through osteoprotegerin blocks bone loss in experimental periodontitis. J Periodontol. 2007;78(7):1300-1308.
221. Kang JH, Ko HM, Moon JS, et al. Osteoprotegerin expressed by osteoclasts: an autoregulator of osteoclastogenesis. J Dent Res. 2014;93(11):1116-1123.
222. Marahleh A, Kitaura H, Ohori F, et al. TNF-α Directly Enhances Osteocyte RANKL Expression and Promotes Osteoclast Formation. Front Immunol. 2019;10:2925. Published 2019 Dec 13.
223. Menezes R, Garlet TP, Letra A, et al. Differential patterns of receptor activator of nuclear factor kappa B ligand/osteoprotegerin expression in human periapical granulomas: possible association with progressive or stable nature of the lesions. J Endod. 2008;34(8):932-938.
224. Cavalla F, Letra A, Silva RM, et al. Determinants of Periodontal/Periapical Lesion Stability and Progression. J Dent Res. 2021;100(1):29-36.
225. Cavalla F, Letra A, Silva RM, et al. Determinants of Periodontal/Periapical Lesion Stability and Progression. J Dent Res. 2021;100(1):29-36.
226. Teng YT, Nguyen H, Gao X, et al. Functional human T-cell immunity and osteoprotegerin ligand control alveolar bone destruction in periodontal infection. J Clin Invest. 2000;106(6):R59-R67.
227. Crotti T, Smith MD, Hirsch R, et al. Receptor activator NF kappaB ligand (RANKL) and osteoprotegerin (OPG) protein expression in periodontitis. J Periodontal Res. 2003;38(4):380-387.

228. Shiotani A, Shibasaki Y, Sasaki T. Localization of receptor activator of NFkappaB ligand, RANKL, in periodontal tissues during experimental movement of rat molars. J Electron Microsc (Tokyo). 2001;50(4):365-369.
229. Suzuki T, Suda N, Ohyama K. Osteoclastogenesis during mouse tooth germ development is mediated by receptor activator of NFKappa-B ligand (RANKL). J Bone Miner Metab. 2004;22(3):185-191.
230. Tay JY, Bay BH, Yeo JF, et al. Identification of RANKL in osteolytic lesions of the facial skeleton. J Dent Res. 2004;83(4):349-353.
231. Menezes R, Bramante CM, da Silva Paiva KB, et al. Receptor activator NFkappaB-ligand and osteoprotegerin protein expression in human periapical cysts and granulomas. Oral Surg Oral Med Oral Pathol Oral Radiol Endod. 2006;102(3):404-409. doi:10.1016/j.tripleo.2005.10.054
232. Kawashima N, Suzuki N, Yang G, et al. Kinetics of RANKL, RANK and OPG expressions in experimentally induced rat periapical lesions. Oral Surg Oral Med Oral Pathol Oral Radiol Endod. 2007;103(5):707-711.
233. Belibasakis GN, Rechenberg DK, Zehnder M. The receptor activator of NF-κB ligand-osteoprotegerin system in pulpal and periapical disease. Int Endod J. 2013;46(2):99-111. doi:10.1111/j.1365-2591.2012.02105.x.
234. Rechenberg DK, Bostanci N, Zehnder M, et al. Periapical fluid RANKL and IL-8 are differentially regulated in pulpitis and apical periodontitis. Cytokine. 2014;69(1):116-119. doi:10.1016/j.cyto.2014.05.014.
235. Armada L, Marotta Pdos S, Pires FR, et al. Expression and Distribution of Receptor Activator of Nuclear Factor Kappa B, Receptor Activator of Nuclear Factor Kappa B Ligand, and Osteoprotegerin in Periradicular Cysts. J Endod. 2015;41(8):1281-1287. doi:10.1016/j.joen.2015.03.025.
236. Estrela C, Decurcio Dde A, Silva JA, et al. Immune-Inflammatory Cell Profile and Receptor Activator of Nuclear Factor Kappa B Ligand/Osteoprotegerin Expression in Persistent Apical Periodontitis after Root Canal Retreatment Failure. J Endod. 2016;42(3):439-446. doi:10.1016/j.joen.2015.11.012.
237. Paula-Silva FW, Petean IB, da Silva LA, et al. Dual Role of 5-Lipoxygenase in Osteoclastogenesis in Bacterial-induced Apical Periodontitis. J Endod. 2016;42(3):447-454. doi:10.1016/j.joen.2015.12.003.
238. Carneiro E, Parolin AB, Wichnieski C, et al. Expression levels of the receptor activator of NF-κB ligand and osteoprotegerin and the number of gram-negative bacteria in symptomatic and asymptomatic periapical lesions. Arch Oral Biol. 2017;73:166-171. doi:10.1016/j.archoralbio.2016.10.004.
239. Ribeiro-Santos FR, Silva GGD, Petean IBF, et al. Periapical bone response to bacterial lipopolysaccharide is shifted upon cyclooxygenase blockage. J Appl Oral Sci. 2019;27:e20180641. Published 2019 Jun 3. doi:10.1590/1678-7757-2018-0641.
240. Robinson RA. Bone tissue: composition and function. Johns Hopkins Med J. 1979;145(1):10-24.
241. Knothe Tate ML, Adamson JR, Tami AE, et al. The osteocyte. Int J Biochem Cell Biol. 2004;36(1):1-8. doi:10.1016/s1357-2725(03)00241-3.
242. Bonewald LF. Osteocytes as dynamic multifunctional cells. Ann N Y Acad Sci. 2007;1116:281-290. doi:10.1196/annals.1402.018.
243. Rochefort GY, Pallu S, Benhamou CL. Osteocyte: the unrecognized side of bone tissue. Osteoporos Int. 2010;21(9):1457-1469. doi:10.1007/s00198-010-1194-5.
244. Dallas SL, Prideaux M, Bonewald LF. The osteocyte: an endocrine cell ... and more. Endocr Rev. 2013;34(5):658-690. doi:10.1210/er.2012-1026.
245. Schaffler MB, Kennedy OD. Osteocyte signaling in bone. Curr Osteoporos Rep. 2012;10(2):118-125. doi:10.1007/s11914-012-0105-4.
246. Franz-Odendaal TA, Hall BK, Witten PE. Buried alive: how osteoblasts become osteocytes. Dev Dyn. 2006;235(1):176-190. doi:10.1002/dvdy.20603.
247. Atkins GJ, Findlay DM. Osteocyte regulation of bone mineral: a little give and take. Osteoporos Int. 2012;23(8):2067-2079. doi:10.1007/s00198-012-1915-z.
248. Neve A, Corrado A, Cantatore FP. Osteocytes: central conductors of bone biology in normal and pathological conditions. Acta Physiol (Oxf). 2012;204(3):317-330. doi:10.1111/j.1748-1716.2011.02385.x.
249. Tresguerres FGF, Torres J, López-Quiles J, Hernández G, Vega JA, Tresguerres IF. The osteocyte: A multifunctional cell within the bone [published correction appears in Ann Anat. 2020 Jul; 230:151510]. Ann Anat. 2020;227:151422. doi:10.1016/j.aanat.2019.151422.
250. Bonewald LF. The amazing osteocyte. J Bone Miner Res. 2011;26(2):229-238. doi:10.1002/jbmr.320.
251. Main RP. Osteocytes and the bone lacunar-canalicular system: Insights into bone biology and skeletal function using bone tissue microstructure. Int J Paleopathol. 2017;18:44-46. doi:10.1016/j.ijpp.2017.05.002.
252. Tsourdi E, Jähn K, Rauner M, Busse B, Bonewald LF. Physiological and pathological osteocytic osteolysis. J Musculoskelet Neuronal Interact. 2018;18(3):292-303.
253. Mulcahy LE, Taylor D, Lee TC, Duffy GP. RANKL and OPG activity is regulated by injury size in networks of osteocyte-like cells. Bone. 2011 Feb;48(2):182-8.
254. Stern AR, Stern MM, Van Dyke ME, et al. Isolation and culture of primary osteocytes from the long bones of skeletally mature and aged mice. Biotechniques. 2012;52(6):361-373. doi:10.2144/0000113876.
255. Zhou M, Li S, Pathak JL. Pro-inflammatory Cytokines and Osteocytes.Curr Osteoporos Rep. 2019;17(3):97-104. doi:10.1007/s11914-019-00507-z.

256. Klein-Nulend J, Sterck JG, Semeins CM, et al. Donor age and mechanosensitivity of human bone cells. Osteoporos Int. 2002;13(2):137-146. doi:10.1007/s001980200005.
257. Uzbekov RE, Maurel DB, Aveline PC, et al. Centrosome fine ultrastructure of the osteocyte mechanosensitive primary cilium. Microsc Microanal. 2012;18(6):1430-1441. doi:10.1017/S1431927612013281.
258. Raheja LF, Genetos DC, Yellowley CE. Hypoxic osteocytes recruit human MSCs through an OPN/CD44-mediated pathway. Biochem Biophys Res Commun. 2008;366(4):1061-1066. doi:10.1016/j.bbrc.2007.12.076.
259. Kramer I, Halleux C, Keller H, et al. Osteocyte Wnt/beta-catenin signaling is required for normal bone homeostasis. Mol Cell Biol. 2010;30(12):3071-3085. doi:10.1128/MCB.01428-09.
260. Sapir-Koren R, Livshits G. Osteocyte control of bone remodeling: is sclerostin a key molecular coordinator of the balanced bone resorption-formation cycles? Osteoporos Int. 2014;25(12):2685-2700. doi:10.1007/s00198-014-2808-0.
261. Kular J, Tickner J, Chim SM, et al. An overview of the regulation of bone remodelling at the cellular level. Clin Biochem. 2012;45(12):863-873. doi:10.1016/j.clinbiochem.2012.03.021.
262. Tatsumi S, Ishii K, Amizuka N, et al. Targeted ablation of osteocytes induces osteoporosis with defective mechanotransduction. Cell Metab. 2007;5(6):464-475. doi:10.1016/j.cmet.2007.05.001.
263. O'Brien CA, Nakashima T, Takayanagi H. Osteocyte control of osteoclastogenesis. Bone. 2013;54(2):258-263. doi:10.1016/j.bone.2012.08.121
264. Plotnik JP, Budka JA, Ferris MW, et al. ETS1 is a genome-wide effector of RAS/ERK signaling in epithelial cells. Nucleic Acids Res. 2014;42(19):11928-11940. doi:10.1093/nar/gku929.
265. de Oliveira KMH, Garlet GP, De Rossi A, et al. Effects of Rosiglitazone on the Outcome of Experimental Periapical Lesions in Mice. J Endod. 2017;43(12):2061-2069. doi:10.1016/j.joen.2017.06.026.
266. Garlet GP, Cardoso CR, Silva TA, et al. Cytokine pattern determines the progression of experimental periodontal disease induced by Actinobacillus actinomycetemcomitans through the modulation of MMPs, RANKL, and their physiological inhibitors. Oral Microbiol Immunol. 2006;21(1):12-20. doi:10.1111/j.1399-302X.2005.00245.x.
267. Everts V, Delaissé JM, Korper W, Niehof A, Vaes G, Beertsen W. Degradation of collagen in the bone--resorbing compartment underlying the osteoclast involves both cysteine-proteinases and matrix metalloproteinases. J Cell Physiol. 1992;150(2):221-231. doi:10.1002/jcp.1041500202.
268. Tsuji M, Yamasaki M, Amano K, et al. Histochemical localization of neutral proteases released during development of rat periradicular lesion. Arch Oral Biol. 2009;54(12):1128-1135. doi:10.1016/j.archoralbio.2009.10.003.
269. Curran S, Murray GI. Matrix metalloproteinases: molecular aspects of their roles in tumour invasion and metastasis. Eur J Cancer. 2000;36(13 Spec No):1621-1630. doi:10.1016/s0959-8049(00)00156-8.
270. Nagase H, Woessner JF Jr. Matrix metalloproteinases. J Biol Chem. 1999;274(31):21491-21494. doi:10.1074/jbc.274.31.21491.
271. Coussens LM, Fingleton B, Matrisian LM. Matrix metalloproteinase inhibitors and cancer: trials and tribulations. Science. 2002;295(5564):2387-2392. doi:10.1126/science.1067100.
272. Sorsa T, Mäntylä P, Tervahartiala T, et al. MMP activation in diagnostics of periodontitis and systemic inflammation. J Clin Periodontol. 2011;38(9):817-819. doi:10.1111/j.1600-051X.2011.01753.x.
273. Birkedal-Hansen H. Role of matrix metalloproteinases in human periodontal diseases. J Periodontol. 1993;64(5 Suppl):474-484. doi:10.1902/jop.1993.64.5s.474.
274. van der Zee E, Everts V, Beertsen W. Cytokine--induced endogenous procollagenase stored in the extracellular matrix of soft connective tissue results in a burst of collagen breakdown following its activation. J Periodontal Res. 1996;31(7):483-488. doi:10.1111/j.1600-0765.1996.tb01413.x
275. Chang YC, Lai CC, Yang SF, et al. Stimulation of matrix metalloproteinases by black-pigmented Bacteroides in human pulp and periodontal ligament cell cultures. J Endod. 2002;28(2):90-93. doi:10.1097/00004770-200202000-00010.
276. Nishikawa M, Yamaguchi Y, Yoshitake K, et al. Effects of TNFalpha and prostaglandin E2 on the expression of MMPs in human periodontal ligament fibroblasts. J Periodontal Res. 2002;37(3):167-176. doi:10.1034/j.1600-0765.2002.00656.x.
277. Rossa C Jr, Liu M, Patil C, Kirkwood KL. MKK3/6--p38 MAPK negatively regulates murine MMP-13 gene expression induced by IL-1beta and TNF-alpha in immortalized periodontal ligament fibroblasts. Matrix Biol. 2005;24(7):478-488. doi:10.1016/j.matbio.2005.06.006.
278. Hernandez M, Valenzuela MA, Lopez-Otin C, et al. Matrix metalloproteinase-13 is highly expressed in destructive periodontal disease activity. J Periodontol. 2006;77(11):1863-1870. doi:10.1902/jop.2006.050461.
279. Sorsa T, Tjäderhane L, Konttinen YT, et al. Matrix metalloproteinases: contribution to pathogenesis, diagnosis and treatment of periodontal inflammation. Ann Med. 2006;38(5):306-321. doi:10.1080/07853890600800103.
280. Wahlgren J, Salo T, Teronen O, et al. Matrix metalloproteinase-8 (MMP-8) in pulpal and periapical inflammation and periapical root-canal exudates. Int Endod J. 2002;35(11):897-904. doi:10.1046/j.1365-2591.2002.00587.x.
281. Cao Z, Li C, Jin L, et al. Association of matrix metalloproteinase-1 promoter polymorphism with generalized aggressive periodontitis in a Chinese population. J Periodontal Res. 2005;40(6):427-431. doi:10.1111/j.1600-0765.2005.00806.x.

282. Corotti MV, Zambuzzi WF, Paiva KB, et al. Immunolocalization of matrix metalloproteinases-2 and -9 during apical periodontitis development. Arch Oral Biol. 2009;54(8):764-771. doi:10.1016/j.archoralbio.2009.04.013.

283. de Paula-Silva FW, D'Silva NJ, da Silva LA, et al. High matrix metalloproteinase activity is a hallmark of periapical granulomas. J Endod. 2009;35(9):1234-1242. doi:10.1016/j.joen.2009.06.008.

284. Li HX, Kong FJ, Bai SZ, et al. Involvement of calcium-sensing receptor in oxLDL-induced MMP-2 production in vascular smooth muscle cells via PI3K/Akt pathway. Mol Cell Biochem. 2012;362(1-2):115-122. doi:10.1007/s11010-011-1133-6.

285. Takahama A Jr, Rôças IN, Faustino ISP, et al. Association between bacteria occurring in the apical canal system and expression of bone-resorbing mediators and matrix metalloproteinases in apical periodontitis. Int Endod J. 2018;51(7):738-746. doi:10.1111/iej.12895.

286. Carneiro E, Menezes R, Garlet GP, et al. Expression analysis of matrix metalloproteinase-9 in epithelialized and nonepithelialized apical periodontitis lesions. Oral Surg Oral Med Oral Pathol Oral Radiol Endod. 2009;107(1):127-132. doi:10.1016/j.tripleo.2008.07.030.

287. D'addazio G, Artese L, Piccirilli M, et al. Role of matrix metalloproteinases in radicular cysts and periapical granulomas. Minerva Stomatol. 2014;63(11-12):411-420.

288. Álvares PR, Arruda JAA, Silva LPD, et al. Immunohistochemical expression of TGF-β1 and MMP-9 in periapical lesions. Braz Oral Res. 2017;31:e51. Published 2017 Jul 3. doi:10.1590/1807--3107BOR-2017.vol31.0051.

289. Andrade AL, Santos EM, Carmo AF, et al. Analysis of tryptase-positive mast cells and immunoexpression of MMP-9 and MMP-13 in periapical lesions. Int Endod J. 2017;50(5):446-454. doi:10.1111/iej.12638.

290. Lin SK, Chiang CP, Hong CY, et al. Immunolocalization of interstitial collagenase (MMP-1) and tissue inhibitor of metalloproteinases-1 (TIMP-1) in radicular cysts. J Oral Pathol Med. 1997;26(10):458-463. doi:10.1111/j.1600-0714.1997.tb00016.x.

291. Araújo AA, Morais HB, Medeiros CACX, et al. Gliclazide reduced oxidative stress, inflammation, and bone loss in an experimental periodontal disease model. J Appl Oral Sci. 2019;27:e20180211. Published 2019 Feb 21. doi:10.1590/1678-7757-2018-0211.

292. Santos SCLT, Couto LA, Fonseca JM, et al. Participation of osteoclastogenic factors in immunopathogenesis of human chronic periapical lesions. J Oral Pathol Med. 2017;46(9):846-852. doi:10.1111/jop.12618.

293. Teitelbaum SL, Ross FP. Genetic regulation of osteoclast development and function. Nat Rev Genet. 2003;4(8):638-649. doi:10.1038/nrg1122.

294. Arana-Chavez VE, Bradaschia-Correa V. Clastic cells: mineralized tissue resorption in health and disease. Int J Biochem Cell Biol. 2009;41(3):446-450. doi:10.1016/j.biocel.2008.09.007

295. Stashenko P. Role of immune cytokines in the pathogenesis of periapical lesions. Endod Dent Traumatol. 1990;6(3):89-96. doi:10.1111/j.1600-9657.1990.tb00400.x

296. da Silva RA, Ferreira PD, De Rossi A, et al. Toll-like receptor 2 knockout mice showed increased periapical lesion size and osteoclast number. J Endod. 2012;38(6):803-813. doi:10.1016/j.joen.2012.03.017.

297. Martinho FC, Chiesa WM, Leite FR, et al. Antigenicity of primary endodontic infection against macrophages by the levels of PGE(2) production. J Endod. 2011;37(5):602-607. doi:10.1016/j.joen.2010.12.005.

298. Shimauchi H, Takayama S, Miki Y, et al. The change of periapical exudate prostaglandin E2 levels during root canal treatment. J Endod. 1997;23(12):755-758. doi:10.1016/s0099-2399(97)80350-0.

299. Hirsch V, Wolgin M, Mitronin AV, et al. Inflammatory cytokines in normal and irreversibly inflamed pulps: A systematic review. Arch Oral Biol. 2017;82:38-46. doi:10.1016/j.archoralbio.2017.05.008.

300. Nikolic N, Jakovljevic A, Carkic J, et al. Notch Signaling Pathway in Apical Periodontitis: Correlation with Bone Resorption Regulators and Proinflammatory Cytokines. J Endod. 2019;45(2):123-128. doi:10.1016/j.joen.2018.10.015.

301. Vitale RF, Ribeiro Fde A. The role of tumor necrosis factor-alpha (TNF-alpha) in bone resorption present in middle ear cholesteatoma. Braz J Otorhinolaryngol. 2007;73(1):117-121. doi:10.1016/s1808-8694(15)31133-2.

302. De Rossi A, De Rossi M. Mecanismos celulares e moleculares envolvidos na reabsorção radicular fisiológica de dentes decíduos. Pesquisa Brasileira em Odontopediatria e Clínica Integrada. 2010;10(3). pp. 505-511.

303. Samoto H, Shimizu E, Matsuda-Honjo Y, et al. TNF-alpha suppresses bone sialoprotein (BSP) expression in ROS17/2.8 cells. J Cell Biochem. 2002;87(3):313-323. doi:10.1002/jcb.10301.

304. De Rossi A, Fukada SY, De Rossi M, et al. Cementocytes Express Receptor Activator of the Nuclear Factor Kappa-B Ligand in Response to Endodontic Infection in Mice. J Endod. 2016;42(8):1251-1257. doi:10.1016/j.joen.2016.05.009.

305. Sasaki T. Differentiation and functions of osteoclasts and odontoclasts in mineralized tissue resorption. Microsc Res Tech. 2003;61(6):483-495. doi:10.1002/jemt.10370.

306. Brookes AJ. The essence of SNPs. Gene. 1999;234(2):177-186. doi:10.1016/s0378-1119(99)00219-x.

307. Sachidanandam R, Weissman D, Schmidt SC, et al. A map of human genome sequence variation containing 1.42 million single nucleotide polymorphisms. Nature. 2001;409(6822):928-933. doi: 10.1038/35057149.

308. Balasubramanian SP, Cox A, Brown NJ, Reed MW. Candidate gene polymorphisms in solid

cancers. Eur J Surg Oncol. 2004;30(6):593-601. doi:10.1016/j.ejso.2004.04.001.

309. Takashiba S, Naruishi K. Gene polymorphisms in periodontal health and disease. Periodontol 2000. 2006;40:94-106. doi:10.1111/j.1600-0757.2005.00142.x.

310. Schork NJ, Fallin D, Lanchbury JS. Single nucleotide polymorphisms and the future of genetic epidemiology. Clin Genet. 2000;58(4):250-264. doi:10.1034/j.1399-0004.2000.580402.x.

311. Wan M, Shi X, Feng X, et al. Transcriptional mechanisms of bone morphogenetic protein--induced osteoprotegrin gene expression. J Biol Chem. 2001;276(13):10119-10125. doi:10.1074/jbc.M006918200.

312. Arko B, Prezelj J, Komel R, et al. Sequence variations in the osteoprotegerin gene promoter in patients with postmenopausal osteoporosis. J Clin Endocrinol Metab. 2002;87(9):4080-4084. doi:10.1210/jc.2002-020124.

313. Kinane DF, Hart TC. Genes and gene polymorphisms associated with periodontal disease. Crit Rev Oral Biol Med. 2003;14(6):430-449. doi:10.1177/154411130301400605.

314. Yoshie H, Kobayashi T, Tai H, et al. The role of genetic polymorphisms in periodontitis. Periodontol 2000. 2007;43:102-132. doi:10.1111/j.1600-0757.2006.00164.x.

315. Siqueira JF Jr. The Defense: Host-Pathogen Interactions And Immune Response. In: Siqueira JF Jr. Treatment Of Endodontic Infections. London: Quintessence Publishing, 2011.

316. Evrosimovska B, Dimova C, Popovska L, et al. Matrix Matalloproteinase-8 Gene Polymorphism in Chronic Periapical Lesions. Pril (Makedon Akad Nauk Umet Odd Med Nauki). 2015;36(2):217-224. doi:10.1515/prilozi-2015-0070.

317. Trombone AP, Cavalla F, Silveira EM, et al. MMP1-1607 polymorphism increases the risk for periapical lesion development through the upregulation MMP-1 expression in association with pro-inflammatory milieu elements. J Appl Oral Sci. 2016;24(4):366-375. doi:10.1590/1678-775720160112.

318. Petean IBF, Küchler EC, Soares IMV, et al. Genetic Polymorphisms in RANK and RANKL are Associated with Persistent Apical Periodontitis. J Endod. 2019;45(5):526-531. doi:10.1016/j.joen.2018.10.022.

319. Hoffmann SC, Stanley EM, Cox ED, et al. Ethnicity greatly influences cytokine gene polymorphism distribution. Am J Transplant. 2002;2(6):560-567. doi:10.1034/j.1600-6143.2002.20611.x.

320. Küchler EC, Mazzi-Chaves JF, Antunes LS, et al. Current trends of genetics in apical periodontitis research. Braz Oral Res. 2018;32(suppl 1):e72. Published 2018 Oct 18. doi:10.1590/1807--3107bor-2018.vol32.0072.

SEÇÃO 3 Doenças Pulpares e do Periápice

9 Diagnóstico das Pulpopatias

Fabiane Carneiro Lopes-Olhê • Manoel Damião Sousa-Neto • Marco Antonio Hungaro Duarte • Giulio Gavini • Flares Baratto-Filho • Renato Roperto • Antonio Miranda da Cruz Filho

SÍNTESE DO CAPÍTULO

A polpa dentária é um tecido dinâmico que responde a diferentes estímulos externos, desencadeando uma reação de defesa como meio de eliminar patógenos e estimular o reparo, podendo, de acordo com a intensidade da agressão, desenvolver quadros agudos ou crônicos. As alterações vasculares iniciais são essenciais para que ocorra a regeneração do complexo pulpar (patologia reversível); caso contrário, há progressão do congestionamento vascular com evolução para inflamação aguda (patologia irreversível) ou necrose pulpar. Os sinais e sintomas clínicos permitem o estabelecimento do diagnóstico das patologias pulpares e para o planejamento do tratamento.

A dentina é intimamente interligada ao tecido pulpar, em toda sua extensão, formando o complexo dentinopulpar. Este complexo é caracterizado pela presença dos túbulos dentinários, que comunicam os estímulos da dentina à polpa. Assim, uma vez que a dentina é recoberta pelo esmalte na superfície coronária e pelo cemento na superfície radicular, a perda de uma dessas barreiras resulta na exposição da polpa à agentes irritantes. Dessa forma, para compreender as condições que podem resultar em danos à polpa é importante conhecer as características do complexo dentinopulpar.

A dentina é um tecido conjuntivo diferenciado mineralizado, secretado pela polpa, recoberta pelo esmalte na superfície coronária e pelo cemento na superfície radicular. Embora a maior parte dessa secreção ocorra durante a fase de desenvolvimento do dente, os odontoblastos continuam a modificar a dentina ao longo da vida.[1]

A composição da dentina corresponde a 70% de material inorgânico (principalmente por cristais de hidroxiapatita), 10% de água e 20% de matriz orgânica (cerca de 90% de colágeno, principalmente tipos I e V).[2-4] Fazendo uma analogia, as fibras colágenas funcionam como barras de aço, e os cristais mineralizados agem como cimento, de modo que a estrutura resultante dessa união adquira grande força tênsil. Além disso, a junção amelodentinária (JAD) apresenta borda em cunha irregular que aumenta o contato e a aderência entre a dentina e o esmalte, mantendo unidos os dois tecidos duros. Essa característica confere elasticidade à dentina, o que fornece flexibilidade ao esmalte e o protege de fraturas enquanto ocorre o impacto da mastigação.[5-7] A dentina produzida durante a formação do dente antes do seu irrompimento é denominada dentina primária. A dentina sintetizada fisiologicamente após o irrompimento do dente na cavidade bucal é denominada dentina secundária, enquanto a dentina produzida mediante uma agressão ou para o fechamento de uma área de exposição pulpar é denominada dentina terciária, sendo que é reacional quando produzida durante a agressão, e reparadora nos casos de comunicação pulpar.

Estrutura dentinária

A densidade tubular da dentina varia de 40 a 70 mil túbulos dentinários por mm^2, dependendo da distância em que se encontra em relação à polpa. Os túbulos têm cerca de 1 µm de diâmetro em sua parte periférica e cerca de 3 µm na superfície pulpar.[1]

A dentina hipermineralizada que reveste o interior dos túbulos dentinários é denominada dentina intratubular ou peritubular. Já a que está presente entre os túbulos dentinários é chamada de dentina intertubular, a qual é rica em matriz orgânica e menos calcificada[2,6-8] **(Figura 1)**.

Os túbulos contêm uma espécie de fluido extracelular que cumulativamente representa uma fração significativa do volume total da dentina (20% a 30%). Se esse fluido é contaminado com produtos microbianos, tais como endotoxinas, ele pode ser um agente lesional, com possibilidade de penetrar na polpa e causar inflamação. Esse processo de penetração de substâncias através da dentina é passivo e determinado, em grande parte, pela estrutura própria da dentina.[9]

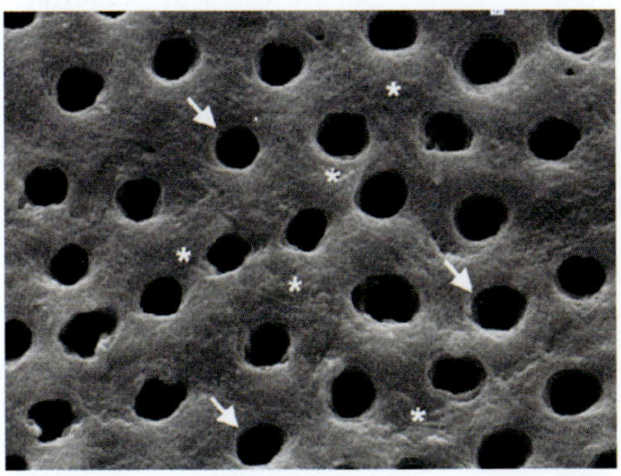

FIGURA 1 Imagem de microscopia eletrônica de varredura da dentina, em corte transversal, evidenciando a dentina intratubular ou peritubular (*setas*) e a dentina intertubular (*asteriscos*) dos túbulos dentinários.

Fonte: arquivo pessoal dos autores.

Permeabilidade dentinária

Os túbulos dentinários são os maiores canais de difusão de material pela dentina, sendo a penetração do fluido proporcional ao diâmetro e à quantidade dos túbulos. Desse modo, a permeabilidade da dentina aumenta à medida que os túbulos convergem para a polpa. A superfície tubular total próxima da JAD corresponde a 1% da área total da dentina, enquanto, próxima à polpa, a superfície tubular total pode chegar a 45%.[1,10,11] Assim, quando a dentina é removida mecanicamente pelo profissional ou por processos patológicos, a parte remanescente torna-se mais permeável por apresentar túbulos com maior diâmetro, além de ficar mais fina, aumentando a difusão. Desse modo, acessos cavitários na dentina aumentam o potencial de irritação da polpa por agentes químicos ou bacterianos, uma vez que qualquer substância aplicada a ela tem potencial de afetar a polpa. Isso justifica a necessidade da realização de base protetora em cavidades profundas antes da restauração final.

A convergência dos túbulos dentinários é também responsável pela diminuição da microdureza da dentina, uma vez que a parte próxima à polpa tem mais túbulos dentinários e menos matriz intertubular calcificada por unidade de área, se comparada à parte periférica.[1]

Outra variável importante que afeta a permeabilidade dentinária é a área de superfície de dentina exposta. Obviamente um preparo para restauração de coroa total removerá maior quantidade de esmalte e promoverá maior área de difusão do que uma pequena restauração oclusal. Além disso, a característica da superfície da dentina pode modificar a permeabilidade dentinária em duas possíveis situações: túbulos completamente abertos são mais comumente encontrados em fraturas recentes ou em dentina preparada com ataque ácido **(Figura 2)**, ou túbulos obliterados pela camada de *smear* **(Figura 3)**.

Embora a camada de *smear* evite a penetração de bactérias, existe espaço entre as partículas microscópicas que a compõem, o que permite a penetração de algumas moléculas em quantidade reduzida. A remoção da camada de *smear* por ataque ácido aumenta a permeabilidade dentinária, uma vez que a retirada de *debris* aumenta a área de superfície difusional. Esse procedimento também possibilita que a bactéria penetre no interior dos túbulos dentinários, podendo difundir-se vagarosamente em direção à polpa, ou rapidamente, se auxiliada pela pressão hidrostática.[12]

Os túbulos dentinários podem apresentar constrições e irregularidades em seu interior, conferindo resistência à penetração de substâncias. Muitas vezes, o raio tubular pode ser tão pequeno (0,05 µm) que bloqueia a passagem de bactérias da saliva que flui para o interior dos túbulos, deixando o líquido estéril ao passar através da dentina.[13] Por essa razão, comumente o paciente pode apresentar quadros de hipersensibilidade dentinária sem desenvolver inflamação pulpar.[9]

A permeabilidade é a expressão de todos os processos que atuam na passagem

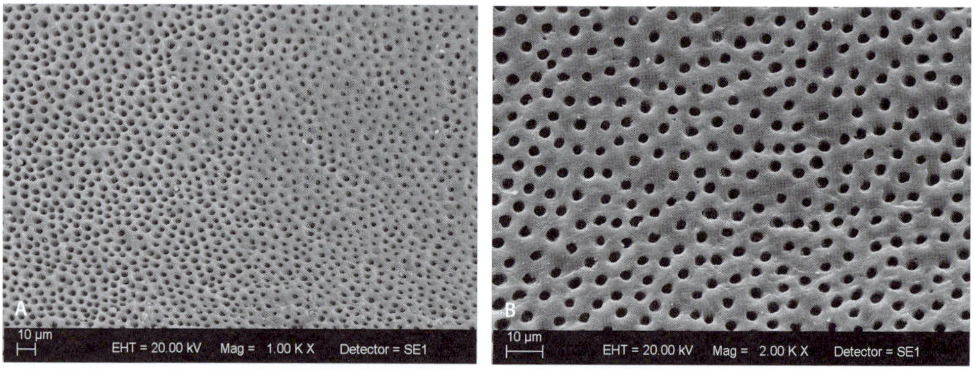

FIGURA 2 Imagem de microscopia eletrônica de varredura da dentina, em corte transversal, evidenciando a presença de túbulos dentinários abertos, em menor (A) e maior (B) aumento.

Fonte: arquivo pessoal dos autores.

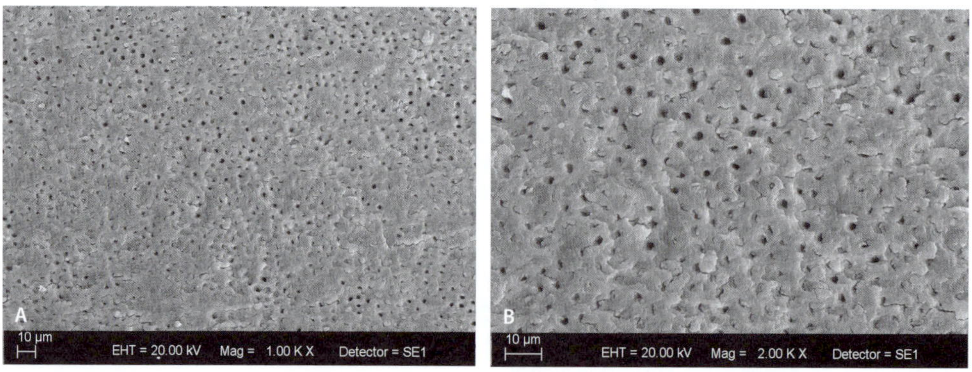

FIGURA 3 Imagem de microscopia eletrônica de varredura da dentina, em corte transversal, evidenciando a presença de túbulos dentinários obliterados por camada de *smear*, em menor (A) e maior (B) aumento.

Fonte: arquivo pessoal dos autores.

de substâncias e fluidos através do tecido dentinário, sendo afetada pelo grau de obliteração dos túbulos dentinários, principal caminho através desse tecido. Assim, a quebra na continuidade desses túbulos será efetiva na redução da permeabilidade dentinária.[9,14]

Sensibilidade dentinária

A sensibilidade dentinária, assim como a permeabilidade, está diretamente relacionada a presença dos túbulos dentinários. Apesar de existirem outras teorias que tentam explicar os mecanismos de sensibilidade, a teoria hidrodinâmica, apresentada por Brännström na década de 1960, continua sendo a melhor explicação para a transmissão dentinária dolorosa.[15] Em essência, ela estabelece que, quando um estímulo é aplicado na dentina, ocorre o deslocamento de fluido dentro dos túbulos, levando ao ligeiro deslocamento físico dos odontoblastos.[16] Essa estimulação mecânica libera íons de potássio intracelular, os quais podem despolarizar a membrana dos nervos de baixo limiar (fibras A-δ) e gerar impulsos nervosos, provocando dor.[16] A movimentação dinâmica dos fluidos nos túbulos dentinários é provocada por estímulos externos mecânicos (mastigação e sondagem), térmicos (calor e frio), osmóticos (doces) e evaporativos (jatos de ar).[9]

Nesse sentido, a dentina pode ser dividida em três zonas: superficial, média e pulpar.[1,17] A resistência aos movimentos fluídicos é diferente em cada uma delas e pode ser modificada, o que resulta em mudanças tanto na sensibilidade como na permeabilidade dentinária.[9] A zona superficial corresponde a 10 a 15 µm da superfície dentinária.[1] Os túbulos dentinários podem ser livres de debris nos casos de fraturas recentes e em dentina submetida a ataque ácido, ou podem estar obliterados por uma camada de debris ou *smear* na zona superficial, oferecendo resistência ao movimento fluídico através da dentina.[9] A zona média está localizada logo abaixo da zona superficial e corresponde à parte mais periférica do processo odontoblástico, podendo ser alterada pela deposição de substâncias minerais e orgânicas dentro dos canalículos dentinários.[1,17] A deposição mineral intratubular pela saliva tem sido observada nos dentes afetados por cárie, atrição e abrasão. Podem ocorrer também secreções de proteínas no interior dos túbulos dentinários, o que diminui tanto a permeabilidade quanto a sensibilidade dentinária.[9] A esclerose dessas zonas no início do desenvolvimento da cárie dental ou de lesões cervicais não cariosas contribui para a diminuição da dor nos casos de dentina exposta na cavidade bucal. A zona pulpar é a mais dinâmica, uma vez que as células que a compõem podem responder aos mais variados estímulos.[1,17] Caso nessa zona interna seja produzida dentina atubular, a permeabilidade dentinária será reduzida.[9]

Hipersensibilidade dentinária

Normalmente, a dentina é recoberta por esmalte ou cemento, não sendo possível a estimulação direta por agentes físicos, químicos, mecânicos e biológicos. Entretanto, quando as terminações periféricas dos túbulos estão expostas, a dentina torna-se hipersensível. Alguns procedimentos odontológicos, como tratamento cirúrgico periodontal e remoção de cálculos e/ou alisamentos radiculares, podem gerar hipersensibilidade dentinária, ao expor a superfície das raízes à cavidade bucal.[18] Além disso, nos casos de retrações gengivais, a espessura de cemento que recobre a raiz (50 a 100 µm) pode ser removida durante a escovação, resultando na exposição dos túbulos dentinários aos estímulos mecânicos, osmóticos ou térmicos.[19]

POLPA

A polpa dental é constituída por tecido conjuntivo frouxo indiferenciado, composto de células, vasos, nervos, fibras e substância intercelular. Anatomicamente, a polpa está dividida em coronária e radicular. A polpa dental geralmente permanece sã durante a vida, a menos que o suprimento sanguíneo apical seja interrompido por excessiva força ortodôntica ou traumatismo agudo. A maioria das condições patológicas pulpares inicia-se com a remoção de uma ou mais barreiras de proteção, seja por cárie dental, lesões cervicais não cariosas, ou fraturas, resultando na comunicação do tecido pulpar com a cavidade bucal através dos túbulos dentinários e permitindo que agentes térmicos, osmóticos, hidrostáticos e químicos atuem sobre as células pulpares (odontoblastos, células endoteliais, nervosas e da musculatura lisa vascular).[9]

A polpa apresenta as funções formadora, sensitiva, nutritiva e defensiva. A função formadora é a capacidade de formar dentina (dentinogênese) por meio dos odontoblastos presentes no tecido pulpar.[20] A função sensitiva está relacionada à capacidade de sinalizar alterações do tecido pulpar com a sensação dolorosa por meio das terminações nervosas livres.[21] A capacidade de fornecer oxigênio e nutrientes necessários para a formação de dentina e para a própria sobrevivência do tecido pulpar corresponde à capacidade nutritiva da polpa.[22] A função defensiva é a capacidade de se defender contra infecções microbianas por meio da produção de dentina esclerosada e/ou terciária e da ativação da resposta inflamatória.[9,22]

Etiologia das doenças pulpares

Microbianas

Os agentes microbianos são responsáveis pela maioria das afecções pulpares. A contaminação, de início limitada à dentina, estende-se à polpa e ao periápice. Comenta-se que em casos raros, os microrganismos podem penetrar na cavidade pulpar pelo forame apical (via retrógrada). No decurso de doenças septicêmicas, a contaminação poderá ocorrer via sanguínea. O incidente, no entanto, ocorre em polpas previamente inflamadas, fenômeno conhecido como anacorese.

Físicas

Mudanças térmicas, de frio ou calor excessivos, podem provocar alterações pulpares, como o calor provocado sem refrigeração adequada. Além disso, movimento ortodôntico brusco e restauração com contato prematuro podem ocasionar forças exageradas sobre o dente, causando traumatismo à região periapical. Traumatismos acidentais também podem levar ao rompimento do feixe vasculonervoso, com consequente necrose do tecido pulpar.

Químicas

O uso de medicamentos incompatíveis com o tecido conjuntivo, ou seja, com o complexo dentinopulpar, pode provocar lesões pulpares. Alguns exemplos são: fenol, timol, ácido fosfórico, monômero de acrílico, entre outros.

Reações dos tecidos dentais à ação de irritantes

O tecido conjuntivo pulpar comporta-se de maneira semelhante a outros tecidos conjuntivos quando é acometido por lesão. Independentemente da natureza do estímulo, ao afetar a polpa, o irritante provoca reações inflamatórias defensivas que visam localizá-lo e destruí-lo.[22,23] Essas reações podem variar de acordo com a intensidade do irritante, desde hiperemia até necrose total da polpa. O quadro reacional pulpar manifesta-se subjetivamente pela dor, que sofre modificações ao longo do processo evolutivo, de acordo com a perda tecidual.[24] A sensação dolorosa é a resposta instantânea ao estímulo; porém, nem sempre há correspondência entre a gravidade da lesão pulpar e a intensidade da dor provocada. A presença de dor sugere distúrbio funcional da polpa. Não se conclui, contudo, que a ausência de dor indique tecido pulpar saudável.[9,22-25]

Dada a multiplicidade de fatores que podem influenciar as características dos irritantes e as estruturas dentárias, é possível afirmar que as respostas do complexo tecidual dentinopulpar não são uniformes. Assim, sempre que ocorrer perda de substância dental, não importando a causa que a desencadeou (cárie, fratura, abrasão, traumatismo operatório), a dentina e a polpa ficarão sujeitas a estímulos externos.

Três reações básicas tendem a proteger a polpa contra a cárie: diminuição da permeabilidade dentinária, formação de dentina terciária e reações inflamatórias e imunes. Tais respostas ocorrem concomitantemente, sendo a intensidade altamente dependente da natureza agressiva da lesão em progressão. A combinação de deposição aumentada de dentina intratubular e deposição direta de cristais minerais no interior dos túbulos dentinários, com o objetivo de diminuir a permeabilidade dentinária, é a primeira defesa contra a cárie, sendo denominada esclerose dentinária. Já a formação de dentina terciária ocorre durante um período mais longo do que o da dentina esclerosada, e sua morfologia é altamente dependente do estímulo gerado. Estímulos leves ativam odontoblastos residentes quiescentes, os quais passam a produzir matriz orgânica da dentina. Esse tipo de dentina terciária é conhecido como dentina reacional e pode ser observado quando a desmineralização inicial ocorre sob a lesão de esmalte não cavitada. Por outro lado, na lesão mais agressiva, os estímulos podem destruir os odontoblastos, resultando em novo povoamento celular por meio da diferenciação de células progenitoras presentes na camada odontoblástica interrompida. Nesse caso, há formação de matriz com estrutura de fibrodentina irregular desorganizada, sendo mais permeável que a dentina fisiológica. Desse modo, com o tempo e a evolução da cárie, a mudança estrutural leva à desintegração de grandes quantidades de dentina, podendo desencadear resposta pulpar imune e inflamatória.

Assim, à medida que a lesão cariosa progride, a densidade do infiltrado inflamatório crônico e das células dendríticas aumenta na região dos odontoblastos. Com isso, tais células se agregam inicialmente na polpa e na região subodontoblástica, se estendem para a camada odontoblástica e, por fim, migram para a entrada dos túbulos dentinários, ao lado dos processos odontoblásticos. Já nas fases mais avançadas da destruição cariosa, a resposta imune humoral é acompanhada por destruição imunopatológica do tecido pulpar.

À medida que a cárie destrói a dentina e se aproxima da polpa, a resposta inflamatória se torna maior em magnitude. No entanto, a inflamação presente normalmente não se torna grave ao ponto de ser considerada irreversível até que a polpa seja exposta. O tempo decorrido entre a exposição pulpar e a infecção de todo o sistema de canais radiculares é imprevisível, mas normalmente é um processo lento que, muitas vezes, ocorre por incrementos teciduais. Na resposta da polpa à infecção, são observados eventos vasculares típicos da inflamação, incluindo vasodilatação e aumento da permeabilidade vascular, o que resulta em exsudação.[9,22]

Essa formação de edema, com consequente aumento da pressão intratecidual, pode ser crítico para a polpa, por estar circundada por paredes duras e inextensíveis da dentina. Se a agressão for grave, a pressão intratecidual poderá exceder a pressão das vênulas de paredes finas, que podem colabar com a redução ou o fechamento do lúmen, impedindo a drenagem e favorecendo a estagnação do fluxo sanguíneo. Tal ocorrência não só promove o aumento da viscosidade do sangue como também faz com que a remoção de resíduos tóxicos do metabolismo celular seja prejudicada, provocando morte celular e necrose tecidual.[9,26]

Destaca-se que a necrose total da polpa é resultante do acúmulo gradual de focos de necrose. Após a necrose de um compartimento de tecido pulpar, o biofilme bacteriano avança no próprio tecido pulpar em direção apical; consequentemente, o tecido adjacente à região infectada é agredido e reage da mesma maneira até que culmine em necrose tecidual.[26] Portanto, após a exposição da polpa à cárie, compartimentos de tecido pulpar são submetidos à agressão bacteriana, tornando-se inflamados, necrosados e, finalmente, infectados.

Classificação das doenças da polpa

Sob o ponto de vista do tratamento, o importante é saber se a pulpopatia é reversível ou irreversível, isto é, se a polpa pode ser conservada ou se é necessária a extirpação. As alterações degenerativas são definitivas, já as doenças inflamatórias, quando combatidas em tempo, podem regredir, normalizando a polpa. Assim, nota-se a importância do exame semiológico para detectar a doença no estado reversível ou irreversível e estabelecer o tratamento correto.

Os fenômenos inflamatórios se interligam por transição gradual. Assim, hiperemia (pulpite focal reversível), pulpite aguda e pulpite crônica indicam apenas estados evolutivos do mesmo processo patológico, e não doenças distintas da polpa. Em função disso, ao exame clínico, pode haver dificuldade em determinar precisamente os estados evolutivos da inflamação. Os fenômenos inflamatórios que ocorrem na polpa submetida a estímulos nocivos serão descritos esquematica e cronologicamente.

Diagnóstico

Para estabelecer o diagnóstico das pulpopatias, faz-se necessário conhecer os sintomas. A dor, como se sabe, não se manifesta de uma única maneira, mas apresenta características distintas importantes que podem ser agrupadas em categorias: condição de aparecimento (provocada ou espontânea), duração (declínio rápido ou lento), frequência (intermitente ou contínua) e sede da dor (localizada ou difusa).[9]

Inflamatórias

Pulpite focal reversível (hiperemia)

A hiperemia, ou pulpite focal reversível, precede a pulpite aguda e caracteriza-se por maior fluxo sanguíneo na região para tentar se defender do agente agressor. Trata-se de uma lesão reversível, mas não deixa de ser um sinal de alerta, indicando que a resistência pulpar vai chegando ao limite extremo. Portanto, seu diagnóstico é de suma importância para evitar o sacrifício inútil da polpa. Se a hiperemia for diagnosticada e sua causa eliminada, ela regredirá e a polpa voltará à normalidade; todavia, se o estímulo não for removido, a hiperemia resultará em pulpite aguda.[9,22,23,25]

A diferença clínica entre a hiperemia e a pulpite é, principalmente, de ordem quantitativa. Na pulpite focal reversível, ou hiperemia, a dor é provocada porque a formação de edema nessa fase é discreta, exercendo pressão subliminar sobre as fibras A-δ (responsáveis pela inervação e pela dor dentinária). O aumento de pressão pode diminuir o limiar de excitabilidade dessas fibras, fazendo com que a dentina fique em estado de hipersensibilidade. Diante disso, estímulos que normalmente não provocariam dor passam a provocar. Essa dor é resultado da hidrodinâmica do fluido dentinário, sendo aguda, súbita e fugaz; e passa rapidamente após a remoção do estímulo. Ela é deflagrada, sobretudo, pelo frio e cessa assim que se estabelece o equilíbrio térmico. Na hiperemia, a dor é de curta duração e localizada; assim, à medida que o processo inflamatório evolui, o total desaparecimento das dores provocadas se torna cada vez mais lento, devido ao progressivo retardamento da drenagem venosa.

Como características histopatológicas, é possível observar vasos sanguíneos dilatados, que podem ser acompanhados ou não de infiltrado leve a moderado de células inflamatórias.[22] Nessa fase da doença, geralmente a polpa ainda se encontra organizada.[9]

Os sinais e sintomas clínicos da pulpite focal reversível envolvem dor aguda, provocada, localizada e de pequena duração.[22,25] O paciente relata dor leve a moderada, de início súbito, após exposição a alimentos doces, ácidos e frios, sendo a dor provocada pelo frio a queixa mais comum **(Quadro 1)**.[27] Com a remoção do fator etiológico, há regressão das alterações vasculares; consequentemente, cessação da dor.[28]

Aos exames clínico e radiográfico, é comum o paciente apresentar restaurações e/ou

QUADRO 1 Características clínicas para diagnóstico da pulpite focal reversível (hiperemia).

Condição de aparecimento	Duração	Frequência	Sede	Intensidade	Analgésico
Dor provocada (principalmente pelo frio)	Declínio rápido	Intermitente	Localizada	Leve a moderada	Não é necessário (dor provocada)
Inspeção	**Teste ao frio**	**Teste ao calor**	**Teste de cavidade**	**Percussão**	**Palpação**
Restauração ou lesão de cárie extensa e ligamento periodontal preservado	Positivo	Positivo	Positivo	Negativo	Negativo

Fonte: elaborado pelos autores.

cáries extensas próximo à câmara pulpar; entretanto, sem exposição do tecido da polpa. O teste de sensibilidade ao frio provoca dor aguda, rápida e localizada, mas que passa poucos segundos após a remoção do estímulo **(Quadro 1)**.[27,28] O frio estimula o fluido que pressiona os odontoblastos firmemente para o interior do túbulo, reduzindo as dimensões para o movimento do fluido intratubular, o que resulta em maior pressão contra os odontoblastos e as fibras nervosas. A estimulação dentinária por meio de brocas, sonda exploradora ou colher de dentina evoca dor, indicando vitalidade pulpar. Dessa forma, o teste de cavidade é de grande valia para dentes com restaurações extensas, que podem não reagir ao teste de sensibilidade pulpar. O paciente apresenta resultados negativos ao toque e ausência de dor à percussão vertical ou à palpação **(Quadro 1)**.

O tratamento da pulpite reversível consiste basicamente na remoção do fator etiológico,[9,22,23,25] o que costuma envolver a remoção da cárie ou da restauração, além de curativo provisório à base de ionômero de vidro, com potencial liberação de flúor. O paciente deve retornar ao consultório após 7 dias; na remissão dos sinais e sintomas e na manutenção da vitalidade pulpar, o dente deverá ser restaurado de maneira definitiva. Ainda deverão ser realizados os ajustes oclusais necessários para que eventuais contatos prematuros não interfiram ou acentuem o processo inflamatório. Ademais, se preciso, poderá ser prescrito analgésico e anti-inflamatório sistêmico. O prognóstico da pulpite reversível é favorável ao dente e à polpa.

Fase de transição

É quando ocorre evolução do processo inflamatório, em que o tecido pulpar se encontra entre a pulpite focal reversível e a pulpite aguda irreversível. Nessa fase, as dores se tornam incômodas, e o paciente necessita de analgésicos para eliminá-las.

Inicialmente, a dor é provocada (frio e quente) e localizada, cessando com a remoção do estímulo. Ela é intermitente, isto é, com intervalos assintomáticos, e controlada com analgésicos. O encurtamento desses intervalos e a ineficácia cada vez mais acentuada dos medicamentos indicam que a polpa vai esgotando sua capacidade defensiva e que está iminente o estabelecimento da pulpite aguda irreversível. Nesse estágio, a reversibilidade do quadro é controversa. Detecta-se a presença de restaurações e/ou cáries extensas próximo à câmara pulpar, mas sem exposição do tecido pulpar. O paciente apresenta ausência de dor à percussão vertical ou à palpação.

Como características histopatológicas, pode-se observar quase a totalidade dos vasos sanguíneos dilatados, acompanhados de infiltrado moderado a grave de células inflamatórias. Nessa fase da doença, a polpa começa a se desestruturar. A formação de edema é exacerbada, exercendo pressão acentuada sobre as fibras A-δ (responsáveis pela inervação e pela dor dentinária) e provocando a excitação das fibras tipo C por mediadores inflamatórios.[29,30] Assim, iniciam-se os episódios de dor espontânea.

O tratamento da fase de transição deve ser realizado com cautela. Dependendo das características dos sinais e sintomas do paciente, pode-se optar entre o tratamento conservador e o radical. O primeiro consiste basicamente na remoção da cárie ou da restauração, bem como na aplicação de restauração provisória à base de ionômero de vidro, com potencial liberação de flúor. O paciente deve retornar à consulta após 7 dias; na remissão dos sinais e sintomas e na manutenção da vitalidade pulpar, o dente deverá ser restaurado definitivamente. O tratamento radical consiste na extirpação do conteúdo pulpar total ou parcial (pulpectomia ou pulpotomia), seguida do preparo biomecânico, da posterior obturação do sistema de canais radiculares e da restauração definitiva. Além disso, os ajustes oclusais necessários devem ser realizados para que eventuais contatos prematuros não interfiram ou acentuem o processo inflamatório. Ademais, se for preciso, poderá ser prescrito analgésico e anti-inflamatório sistêmico.

Destaca-se que o prognóstico da fase de transição dependerá do tratamento proposto. O período de observação do paciente é importante, visto que a retirada dos agentes irritantes bacterianos pode cessar o quadro inflamatório, bem como conduzir o tecido pulpar à inflamação irreversível devido à continuidade da produção de citocinas pró-inflamatórias.[31]

Pulpite aguda irreversível

Na pulpite aguda irreversível ou pulpite irreversível sintomática, os fenômenos dolorosos dominam o quadro clínico.[25,28,32] A dor espontânea é característica dessa fase, além de ser violenta e lancinante, podendo aparecer em intervalos mais ou menos prolongados. No início, a dor é localizada, aguda, intensa, espontânea e intermitente; porém, com a evolução do quadro clínico, ela se torna contínua, persistente e lancinante.[9,22,23,25]

Em fases avançadas do processo inflamatório, as dores assumem caráter nevralgiforme e podem irradiar-se para todo o hemiarco e para outras áreas mais distantes. Frequentemente, otalgias são oriundas de pulpite aguda nos molares inferiores. Dores provenientes de caninos e incisivos superiores projetam-se para a zona infraorbitária, e a dos pré-molares e molares superiores irradiam-se, respectivamente, para o sinus e para a região têmporo-occipital. Com relativa frequência registram-se dores difusas que podem dificultar o diagnóstico **(Quadro 2)**. Esse fenômeno parece ser mais comum nos pré-molares. Em tais condições, quando há pulpite no pré-molar superior, o paciente pode acusar sensação dolorosa no pré-molar inferior homólogo.[9]

Outra característica da pulpite aguda irreversível é que a dor não cessa com analgésicos ou anti-inflamatórios **(Quadro 2)**. Além disso, detecta-se restaurações e/ou cáries extensas próximas à câmara pulpar, que, uma vez removidas, geralmente, permitem a observação da exposição pulpar **(Quadro 2)**. Os resultados dos testes de palpação e percussão vertical costumam ser negativos, já que a resposta inflamatória é localizada e restrita à polpa **(Quadro 2)**. No entanto, em alguns casos, os pacientes podem apresentar alodinia mecânica em resposta aos testes de percussão. Isso acontece devido à ativação dos mecanorreceptores pulpares em decorrência da inflamação ou de uma extensão da inflamação pulpar aos tecidos perirradiculares, causando sensibilidade ao toque.[9] Radiograficamente, o espaço correspondente ao ligamento periodontal pode apresentar-se normal ou ligeiramente espessado, mas sem perda da lâmina dura **(Quadro 2)**.

QUADRO 2 Características clínicas para diagnóstico da pulpite aguda irreversível.

Condição de aparecimento	Duração	Frequência	Sede	Intensidade	Analgésico
Dor espontânea	Declínio lento	Contínua	Difusa	Excruciante, pulsátil	Não cessa a dor
Inspeção	**Teste ao frio**	**Teste ao calor**	**Teste de cavidade**	**Percussão**	**Palpação**
Restauração ou lesão de cárie extensa e ligamento periodontal preservado	Positivo ou negativo (em fase mais avançada)	Positivo	Positivo	Geralmente negativo	Negativo

Fonte: elaborado pelos autores.

Como características histopatológicas, observam-se exsudado seroso, vasodilatação e processo inflamatório grave devido ao contato direto entre a polpa e as bactérias. Como resultado do aumento de permeabilidade vascular e linfático prolongado e acentuado, há elevação significativa da pressão hidrostática tecidual, que pode exceder o limiar de excitabilidade das fibras nervosas amielínicas do tipo C e, assim, provocar dor pulsátil, excruciante, lenta, lancinante e espontânea. Em estágios mais avançados de aumento de pressão, o fluxo sanguíneo torna-se reduzido, o que leva à degeneração das fibras A-δ, dependentes de oxigênio, fazendo com que parem de responder aos estímulos. Isso explica, nos estágios mais avançados, a resposta pulpar somente a altas correntes elétricas, além da diminuição da dor ao frio (pelo efeito vasoconstritor ou anestésico) e sua exacerbação diante do teste de calor (levando à vasodilatação, o que potencializa a pressão tecidual).

Associado ao fluxo sanguíneo, podem-se observar hipóxia e concentração de produtos bacterianos tóxicos, que contribuem diretamente para a evolução do quadro e a posterior necrose pulpar.[33] O infiltrado inflamatório é composto de células pró-inflamatórias como bradicinina, histamina e prostaglandinas, que atuam diretamente sobre as fibras C com efeito estimulador, reduzindo os limiares excitatórios e causando episódios de dor. Há ainda a presença de coleção de neutrófilos, áreas de necrose pulpar e quantidade variável de infiltrado linfoide crônico predominantemente linfoplasmocitário.[9,22]

Por se tratar de um processo inflamatório grave e intenso, que não regride após a remoção do agente irritante e progride de forma lenta ou rápida para um estado de necrose pulpar, é imperativa a necessidade de intervenção endodôntica. Assim, estabelecido o diagnóstico de pulpite aguda irreversível, o tratamento é a pulpectomia, que consiste na extirpação do conteúdo pulpar total, seguido do preparo biomecânico e a posterior obturação do sistema de canais radiculares. Se necessário, podem ser prescritos analgésico e anti-inflamatório por via sistêmica. Os ajustes oclusais necessários devem ser realizados para que contatos prematuros não interfiram ou acentuem o processo inflamatório. O prognóstico será favorável ao dente, mas desfavorável à polpa.

Em casos de rizogênese incompleta em que não houve contato direto do tecido pulpar com as bactérias, pode-se optar por tratamento conservador, chamado de pulpotomia. Esse tratamento consiste na remoção da cárie ou da restauração e da polpa coronária, seguida do capeamento pulpar e da aplicação de restauração provisória à base de ionômero de vidro, com potencial liberação de flúor. O paciente deve retornar à consulta após 7 dias; na remissão dos sinais e sintomas e na manutenção da vitalidade pulpar, o dente deverá ser restaurado definitivamente.

Pulpite crônica

Pulpite crônica, ou pulpite irreversível assintomática,[25,34] é aquela em que os fenômenos inflamatórios se instalam lentamente. Resulta da ação de irritantes de intensidade moderada, incapazes, portanto, de produzir rapidamente necrose pulpar. Os fenômenos vasculares são moderados, dando lugar a reações proliferativas, podendo haver áreas de reparação e de necrose. A intensidade do irritante e, sobretudo, as condições da câmara pulpar interferem decisivamente na evolução da inflamação. Assim, a pulpite crônica pode apresentar duas formas distintas: a pulpite crônica hiperplásica e a ulcerativa. Na hiperplásica, a polpa comunica-se com o meio bucal e, nessa condição, à medida que o exsudato é formado, vai ocorrendo a drenagem. Nesse caso, os sintomas diminuem, e a necrose pulpar requer algum tempo para se desenvolver. Concomitantemente, podem surgir reações no periápice.

Pulpite crônica hiperplásica

É o tipo em que se observa formação de pólipo pulpar com inflamação crônica. Ocorre principalmente em molares decíduos ou permanentes jovens com ampla abertura da câmara pulpar, sendo causado por grandes lesões cariosas com extensa destruição coronária. A grande vascularização da polpa jovem, a exposição pulpar suficiente para a drenagem e a proliferação tecidual estão associadas à formação do pólipo pulpar. O sintoma subjetivo desse tipo de pulpite crônica é a ausência de dor espontânea. Ela só ocorre quando provocada, por exemplo, durante a mastigação ou ao toque de algum instrumento no tecido pulpar exposto, apresentando curta duração (a dor cessa quando removido o estímulo) **(Quadro 3)**. É localizada e de fácil diagnóstico. Eventualmente, pode haver quadros dolorosos tardios ou espontâneos diante de estímulos térmicos.

Aos testes de percussão vertical e palpação, os resultados costumam ser negativos na maioria dos casos, uma vez que a resposta inflamatória é localizada e restrita à polpa **(Quadro 3)**. No entanto, em algumas situações, os pacientes podem apresentar alodinia mecânica em resposta aos testes de percussão. Isso acontece devido à ativação dos mecanorreceptores pulpares em decorrência da inflamação ou de uma extensão da inflamação pulpar aos tecidos perirradiculares. Além disso, por se tratar de dentes com amplas destruições coronárias, quando realizado sobre o pólipo pulpar, o teste funciona como estímulo e provoca dor.

QUADRO 3 Características clínicas para diagnóstico da pulpite crônica hiperplásica.

Condição de aparecimento	Duração	Frequência	Sede	Intensidade
Dor provocada	Declínio rápido	Intermitente	Localizada	Leve a moderada
Inspeção	Teste ao frio	Testa ao calor	Teste de cavidade	Percussão e palpação
Cáries extensas e profundas com tecido granulomatoso (pólipo pulpar)	Positivo	Positivo	Positivo	Geralmente negativos

Fonte: elaborado pelos autores.

Radiograficamente, verifica-se a presença de lesões cariosas, amplas destruições coronárias ou restaurações extensas, próximas à câmara pulpar, sugerindo sua exposição, com a presença do pólipo pulpar, o qual deve ser observado clinicamente (Quadro 3). Na maioria dos casos, apenas por radiografia é impossível afirmar se houve ou não exposição pulpar. Além disso, o espaço correspondente ao ligamento periodontal pode estar normal ou ligeiramente espessado, sem perda da lâmina dura. Como características histopatológicas, observa-se tecido de granulação superficial altamente vascularizado, que completa o espaço antes ocupado pela câmara pulpar.

O tratamento da pulpite crônica hiperplásica deve basear-se no estágio de formação radicular. Em casos de rizogênese incompleta em que o tecido pulpar radicular está sadio e responde negativamente à percussão vertical, é possível optar pelo tratamento conservador (pulpotomia). Assim, realiza-se a remoção da cárie ou da restauração, do pólipo pulpar e da polpa coronária, que deve oferecer resistência ao corte e apresentar sangramento vermelho-vivo contido. Em seguida, são realizados o capeamento pulpar e a restauração provisória com ionômero de vidro, com potencial liberação de flúor. O paciente deve retornar à consulta após 7 dias; na remissão dos sinais e sintomas e na manutenção da vitalidade pulpar, o dente deverá ser restaurado definitivamente.

O tratamento radical consiste na extirpação do conteúdo pulpar total (pulpectomia) seguida do preparo biomecânico, da posterior obturação do sistema de canais radiculares e da restauração definitiva. Os ajustes oclusais necessários devem ser realizados para que contatos prematuros não interfiram ou acentuem o processo inflamatório. Ademais, se for preciso, podem ser prescritos analgésico e anti-inflamatório por via sistêmica. Destaca-se que o prognóstico da pulpite irreversível dependerá do tratamento proposto.

Pulpite crônica ulcerativa

É a forma de pulpite irreversível em que se observa formação de úlcera pulpar com inflamação crônica. Geralmente, é causada por lesões cariosas com extensa destruição coronária e acomete principalmente molares permanentes de pacientes adultos. Em casos de pulpite crônica ulcerativa, a dor é localizada, provocada (ao toque ou à mastigação) e de curta duração, cessando quando removido o estímulo. Eventualmente, o paciente pode desenvolver quadros dolorosos tardios ou espontâneos diante de estímulos térmicos.

Os resultados dos testes de palpação e percussão vertical costumam ser negativos na maioria dos casos, uma vez que a resposta inflamatória é localizada e restrita à polpa (Quadro 4). No entanto, em algumas situações, os pacientes podem apresentar alodinia mecânica em resposta aos testes de percussão.

QUADRO 4 Características clínicas para diagnóstico da pulpite crônica ulcerativa.

Condição de aparecimento	Duração	Frequência	Sede	Intensidade
Dor provocada	Declínio rápido	Intermitente	Localizada	Leve a moderada
Inspeção	Teste ao frio	Teste ao calor	Teste de cavidade	Percussão e palpação
Cáries extensas e profundas com presença de exposição pulpar (úlcera pulpar)	Positivo	Positivo	Positivo	Geralmente negativos

Fonte: elaborado pelos autores.

Radiograficamente, pode-se verificar se há lesões cariosas, amplas destruições coronárias e restaurações extensas próximo à câmara pulpar, sugerindo sua exposição, a qual deve ser comprovada clinicamente (Quadro 4). Além disso, o espaço correspondente ao ligamento periodontal pode estar normal ou ligeiramente espessado, sem perda da lâmina dura.

Em contato com o meio bucal, a superfície da polpa transforma-se em úlcera tópica de aspecto granuloso e sangra facilmente. Como características histopatológicas, observa-se tecido de granulação superficial com escassa vascularização, que completa o espaço antes ocupado pela câmara pulpar. Esse tecido pode ser revestido por membrana fibrinopurulenta ou por epitélio estratificado escamoso, semelhante ao epitélio gengival. O tecido conjuntivo profundo mostra fibrose e infiltrado inflamatório crônico. Nesse local, há uma zona ulcerada, e abaixo dela, uma barreira leucocitária. Subjacente a essa barreira, há tecido com aparência normal. Deve-se salientar que as pulpites crônicas podem se tornar agudas clinicamente, quando por qualquer motivo a câmara pulpar for obliterada. O exsudato que não apresenta via de drenagem comprime os tecidos da polpa, resultando no quadro típico de pulpite aguda.

O tratamento da pulpite crônica ulcerativa deverá ser radical, com a extirpação do conteúdo pulpar total (pulpectomia) seguida de preparo biomecânico, obturação do sistema de canais radiculares e restauração definitiva. Os ajustes oclusais necessários devem ser realizados para que contatos prematuros não interfiram ou acentuem o processo inflamatório. Ademais, se for preciso, podem ser prescritos analgésico e anti-inflamatório por via sistêmica. Destaca-se que o prognóstico da pulpite crônica ulcerativa é favorável ao dente e desfavorável à polpa.

Degenerativas

As doenças degenerativas são definitivas e, em geral, não acompanhadas de sintomas subjetivos. Por esse motivo, seu diagnóstico é estabelecido por acaso. No exame radiográfico de rotina, pode-se diagnosticar doenças degenerativas insuspeitáveis, tais como nódulos e reabsorções internas. Eventualmente, dores nevralgiformes originam-se de processos degenerativos cálcicos, sobretudo nos molares. A degeneração pulpar pode revelar-se clinicamente pela perda da translucidez, característica dos dentes vitais. Em qualquer exame clínico, as radiografias são necessárias, pois indicam a presença de cárie e material restaurador, a relação cárie-polpa, as condições do periápice, as reabsorções internas e a calcificação do órgão pulpar.

Esclerose pulpar

A esclerose pulpar é decorrente do processo fisiológico de deposição dentinária durante o envelhecimento. Seu aparecimento prematuro indica aceleração patológica de um processo normalmente relacionado com a idade. Pode-se notar calcificação, com presença de tecido esclerosado em toda a extensão do canal radicular ou localizado em determinados locais. No primeiro caso, o que ocorre é a aceleração do processo fisiológico de formação de dentina circumpulpar, reduzindo as dimensões da câmara pulpar e do canal radicular. Pode aparecer também na forma de nódulos pulpares localizados na câmara pulpar e na entrada dos canais radiculares. Os nódulos pulpares encontrados esparsamente nas traves conjuntivas denunciam circulação deficiente. O diagnóstico é realizado com exames de imagem de rotina, e as alterações não apresentam sintomatologia clínica, não demandando tratamento.

Degeneração hialina

A degeneração hialina resulta da ação de irritantes com intensidade moderada. Histologicamente, caracteriza-se por massas translúcidas de formas redondas ou poligonais, com parte central calcificada e acúmulo de proteínas no interior das células ou no meio extracelular.[9,22] Não apresenta sinais e sintomas clínicos, e o diagnóstico é apenas histopatológico. Não é necessário tratamento.

Degeneração gordurosa

Na degeneração gordurosa, observa-se a deposição de gorduras neutras no citoplasma de células que normalmente não as armazenam, com infiltração de granulações gordurosas ao redor dos vasos e dos nervos.[9,22] Aos poucos, o tecido pulpar é totalmente envolvido. Não apresenta sinais e sintomas clínicos, e o diagnóstico é apenas histopatológico. Não é necessário tratamento.

Reabsorção interna

Apresenta-se como inflamação pulpar, mas é uma pulpite assintomática. A polpa é transformada em tecido inflamatório vascularizado com atividade dentinoclástica, causando reabsorção das paredes dentinárias. A falta de sintomatologia, apesar de se tratar de uma pulpite, reflete na acomodação do exsudado e do infiltrado inflamatório em áreas de reabsorção. Em casos mais avançados, que envolvem a câmara pulpar, a reabsorção interna está quase sempre associada a manchas róseas na coroa dentária, embora sejam mais frequentes no terço médio da raiz. Comumente está relacionada também a histórico de trauma.

Os dentes com processo de reabsorção interna costumam responder aos testes pulpares e periapicais dentro dos limites de normalidade, sem sintomatologia clínica. Logo, o diagnóstico é realizado com exames clínicos ou exames de imagem de rotina. Radiograficamente, observa-se área radiolúcida com aumento irregular do canal radicular.

O tratamento consiste na remoção de todo o conteúdo pulpar (pulpectomia). Recomenda-se ainda medicação intracanal com hidróxido de cálcio entre as sessões, para promover a alcalinização do meio nas áreas de reabsorção não afetadas pelos instrumentos ou soluções químicas auxiliares ao preparo. Em virtude do formato irregular do canal, recomenda-se a obturação com técnicas como a termoplastificação, para o melhor preenchimento.

As lesões de reabsorção são progressivas e eventualmente sofrem perfuração, comunicando-se com o periodonto lateral, com consequente necrose pulpar e paralisação do processo reabsortivo interno. Nesses casos, dependendo da sua extensão e localização, a extração do dente envolvido pode ser o tratamento mais indicado.

O **Quadro 5** apresenta os principais achados clínicos para o estabelecimento do diagnóstico das pulpopatias, com o objetivo de fixar o conhecimento do assunto abordado neste capítulo.

QUADRO 5 Principais características clínicas e tratamento indicado para as pulpopatias inflamatórias e degenerativas.

<table>
<tr><th colspan="4">Pulpopatias inflamatórias</th></tr>
<tr><th rowspan="2">Pulpite focal reversível (hiperemia)</th><th rowspan="2">Pulpite aguda irreversível</th><th colspan="2">Pulpite crônica</th></tr>
<tr><th>Hiperplásica</th><th>Ulcerativa</th></tr>
<tr><td rowspan="2">Dor provocada (principalmente ao frio), intermitente, localizada, de intensidade leve a moderada, que cessa rapidamente com a remoção do estímulo.
Teste de sensibilidade positivo com declínio rápido. Teste de percussão e palpação negativos.
Tratamento: remoção da causa</td><td rowspan="2">Dor espontânea, contínua, localizada tendendo à difusa, pulsátil e intensa que não cessa com analgésico.
Teste de vitalidade ao frio exacerba a dor (pode aliviar em fase mais avançada).
Teste de percussão e palpação usualmente negativos.
Tratamento: pulpectomia</td><td colspan="2">Dor provocada, intermitente, localizada, de intensidade leve a moderada.
Teste de sensibilidade positivo, com declínio rápido da dor. Teste de percussão e palpação, diretamente no tecido pulpar, desencadeiam a dor</td></tr>
<tr><td>Acomete pacientes jovens. Clinicamente, observa-se pólipo pulpar.
Tratamento: pulpectomia</td><td>Clinicamente, observa-se úlcera tópica.
Tratamento: pulpectomia</td></tr>
</table>

(*Continua*)

QUADRO 5 Principais características clínicas e tratamento indicado para as pulpopatias inflamatórias e degenerativas. *(Continuação)*

Pulpopatias degenerativas			
Esclerose pulpar	Degeneração gordurosa	Degeneração hialina	Reabsorção interna
Não apresenta sintomas clínicos. Radiograficamente apresenta calcificação, com presença de tecido esclerosado em toda a extensão do canal radicular, ou localizado em determinados locais. Não há necessidade de tratamento	Não apresenta sinais e sintomas clínicos. Diagnóstico apenas histopatológico. Não há necessidade de tratamento	Não apresenta sinais e sintomas clínicos. Diagnóstico apenas histopatológico. Não há necessidade de tratamento	Testes de sensibilidade pulpar e percussão geralmente respondem dentro do padrão de normalidade. Radiograficamente apresenta área radiolúcida, com aumento irregular do canal radicular. Tratamento: pulpectomia

Fonte: elaborado pelos autores.

Informações essenciais para o conhecimento do tema

O complexo dentinopulpar responde aos estímulos externos de forma integrada. Assim, para estabelecer o diagnóstico e o plano de tratamento das pulpopatias é necessário conhecer as características do complexo dentina-polpa, bem como os sinais e sintomas clínicos característicos das patologias inflamatórias e degenerativas que podem acometer os tecidos pulpares. As principais características clínicas e o tratamento indicado para as diferentes patologias pulpares estão sintetizados no Quadro 5.

REFERÊNCIAS BIBLIOGRÁFICAS

1. Katchburian E, Arana V. Histologia e embriologia oral: texto, atlas, correlações clínicas. 4. ed. Rio de Janeiro: Guanabara Koogan; 2017.
2. Linde A, Goldberg M. Dentinogenesis. Crit Rev Oral Biol Med 1993;4:679-728.
3. Trowbridge HO, Kim S, Suda H. Structure and functions of the dentin and pulp complex. In: Cohen S, Burns RC. Pathways of the pulp. 8th ed. St. Louis: Mosby; 2002. p. 411-55.
4. Nanci A. Ten cate's oral histology. Development, structure, and function. 7th ed. St. Louis: Mosby/Elsevier; 2008.
5. Wang RZ, Weiner S. Strain-structure relations in human teeth using Moire fringes. J Biomech 1998;31:135.
6. Kinney JH, Pople JA, Driessen CH, Breunig TM, Marshall GW, Marshall SJ. Intrafi brillar mineral may be absent in dentinogenesis imperfecta type II (D1–11). J Dent Res 2001;80:1555.
7. Kinney JH, Marshall SJ, Marshall GW. The mechanical properties of human dentin: a critical review and reevaluation of the dental literature. Crit Rev Oral Biol Med 2003;14:13.
8. Kinney JH, Balooch M, Marshall SJ, Marshall Jr GW, Weihs TP. Hardness and Young 's modulus of human peritubular and intertubular dentin. Arch Oral Biol 1996;41:9-13.
9. Pécora JD. Complexo dentina-polpa. Disponível em: http://www.forp.usp.br/restauradora/dentin.html, 2004.
10. Brännström M, Garberoglio R. The dentinal tubules and the odontoblast processes. Acta Odontol Scand 1972;30:291-311.

11. Garberoglio R, Brännström M. Scanning electron microscopic investigation of human dentinal tubules. Arch Oral Biol 1976;21:355-62.
12. Rauschenberger CR. Dentin permeability. The clinicai ramifications. Dent clin N Am, Philadelphia. 1992;36(2):527-41.
13. Berkiten M, Okar İ, Berkiten R. In vitro study of the penetration of Streptococcus sanguis and Prevotella intermedia strains into human dentinal tubules. Journal of Endodontics 2000;26(4):236-9.
14. Mjör IA. Human coronal dentine: structure and reactions. Oral Surg Oral Med Oral Pathol 1972;33:810-23.
15. Garone Netto N, Eduardo C De P, Youssef MN, Vieira GF, de Carvalho RCR, Russo EA, *et al.* Adesividade em dentística. In: Busato ALS. Dentística: filosofia, conceitos e prática clínica - Grupo Brasileiro de Professores de Dentística. São Paulo: Artes Médicas; 2005. p. 125-46.
16. Bränström M. The hidrodynamic theory of dentinal pain: sensationin preparations, caries and dentinal crack. Journal of Endodontics 1986;12(10):453-7.
17. Moore KL, Persaud TVN, Torchia MG. Embriologia básica. 9. ed. Rio de Janeiro: Guanabara Koogan; 2016.
18. Garcia G, Rossel FL, Sampaio JEC. Tratamento da hipersensibilidade dentinária. RGO 1996;44(4):237-9.
19. Ganss G, Lussi A. Diagnosis of tooth wear. Monogr Oral Sci 2006;20:32-43.
20. Holland GR, Torabinejad M. The dental pulp and periradicular tissues. In: Torabinejad M, Walton RE, editors. Endodontics. Principles and practice. 4th ed. St. Louis: Saunders/Elsevier; 2009. p. 1-20.
21. Yu C, Abbott PV. An overview of the dental pulp: its functions and responses to injury. Aust Dent J 2007;52:4-16.
22. Siqueira JF, Rôças IN, Armada L, Ricucci D. Biologia pulpar e perirradicular. In: Lopes HP, Siqueira JF. Endodontia: biologia e técnica. 4. ed. Rio de Janeiro: Elsevier; 2015. p. 1-13.
23. Hargreaves KM, Berman LH. Cohen caminhos da polpa. 11. ed. Rio de Janeiro: Elsevier; 2017. 1105 p.
24. Paiva JG, Antoniazzi JH. Endodontia: bases para a prática clínica. 2. ed. São Paulo: Artes Médicas; 1991. 886 p.
25. American Association of Endodontics (AAE). Endodontics. Chicago: Colleagues for Excellence; 2013.
26. Tronstad L. The endodontium: clinical endodontics. New York: Thieme; 1991:1-31.
27. Zero DT, Zandona AF, Vail MM, Spolnik KJ. Dental caries and pulpal disease. Dent Clin N Am 2011;55(1):29-46.
28. Levin LG, Law AS, Holland GR, Abbott PV, Roda RS. Identify and define all diagnostic terms for pulpal health and disease states. J Endod 2009;35(12):1645-57.
29. Hildebrand C, Fried K, Tuisku F, Johansson CS. Teeth and tooth nerves. Prog Neurobiol 1995;45(3):165-222.
30. Byers MR, Suzuki H, Maeda T. Dental neuroplasticity, neuro-pulpal interactions, and nerve regeneration. Microsc Res Tech 2003;60(5):503-15.
31. Takeuchi O, Akira S. Pattern recognition receptors and inflammation. Cell 2010;140:805-20.
32. Bestall S, Flynn R, Charleson G, Abbott PV. Assessment of Australian dentists treatment planning decisions based on diagnosis. J Endod 2020;46(4):483-9.
33. Zanini M, Meyer E, Simon S. Pulp inflammation diagnosis from clinical to inflammatory mediators: a systematic review. J Endod 2017;43(7):1033-51.
34. Abbott PV, Yu C. A clinical classification of the status of the pulp and the root canal system. Aust Dent J 2007;52(1):S17-31.

10 Diagnóstico das Periapicopatias

Fabiane Carneiro Lopes-Olhê • Manoel Damião Sousa-Neto • Marco Antonio Hungaro Duarte • • Patricia Maria Escobar de Kegler • Giulio Gavini • Antonio Miranda da Cruz Filho

SÍNTESE DO CAPÍTULO

Os tecidos periapicais podem ser acometidos por processos patológicos associados a inflamação ou infecção que, de acordo com a intensidade da agressão, podem desencadear quadros agudos ou crônicos. Assim, as periapicopatias são classificadas em: periodontite apical (pericementite apical) aguda ou crônica, periodontite apical supurativa (abscesso periapical) aguda ou crônica, granuloma e cisto perirradicular. Os sinais e sintomas clínicos são fundamentais para o estabelecimento do diagnóstico das patologias periapicais e para o plano de tratamento.

INTRODUÇÃO

A American Association of Endodontists (Associação Americana de Endodontia)[1] conceitua o periápice como um complexo de tecidos que circunda a porção apical da raiz de um dente, sendo composto por cemento, ligamento periodontal e osso alveolar. Os tecidos da região periapical têm função de inserção e sustentação, além das funções nutritiva, nervosa e de defesa.

A etiologia das doenças do periápice, responsável também pela maioria das afecções pulpares, é de origem bacteriana.[2-4] Inicialmente, o processo de contaminação é limitado à dentina, estendendo-se à polpa e causando inflamação pulpar. Posteriormente, a inflamação progride por compartimentos em direção apical, levando a necrose e infecção dos canais radiculares até que os tecidos perirradiculares sejam afetados.[5] O efeito destrutivo da região periapical é causado diretamente, por bactérias e subprodutos, ou indiretamente, uma vez que os componentes bacterianos podem ativar elementos de defesa do hospedeiro com o intuito de conter o avanço da infecção endodôntica, ocasionando autólise tecidual.[6] Assim, o aparecimento de inflamação ou infecção nos tecidos periapicais e a presença ou não de sintomatologia dependem da relação entre o número e grau de virulência dos microrganismos e a resistência do hospedeiro, podendo manifestar-se de forma aguda ou crônica.[6-8]

Ao contrário do tecido pulpar, os tecidos periapicais apresentam condições que favorecem o reparo, como a abundante circulação colateral. Desse modo, se a fonte de irritação periapical for removida por meio do tratamento endodôntico, haverá potencial para a recuperação apical completa.

Para o diagnóstico das doenças perirradiculares, as principais características das condições de normalidade dos tecidos de sustentação devem ser conhecidas. Os tecidos periapicais sadios não apresentam sensibilidade dolorosa aos testes de percussão vertical e lateral, nem à palpação, diferentemente das periodontites agudas, extremamente sensíveis ao toque. Além disso, nas periodontites, o estímulo térmico ao frio não altera a sintomatologia, tendo em vista a presença de necrose pulpar. Vale salientar que, para o diagnóstico diferencial entre as doenças que acometem o periápice, as informações obtidas durante a anamnese devem ser associadas aos sinais clínicos observados durante o exame físico e às interpretações dos diferentes testes diagnósticos, além disso os achados radiográficos também devem ser considerados. Somente após a análise criteriosa de todos esses fatores o clínico terá condições de sugerir o possível diagnóstico.

A **Figura 1** apresenta a classificação das patologias periapicais agudas e crônicas. As agudas incluem periodontite (pericementite) apical aguda (traumática, química ou bacteriana), abscesso periapical agudo e abscesso fênix. Já as crônicas não se manifestam clinicamente com quadros dolorosos e incluem periodontite (pericementite) apical crônica, abscesso periapical crônico, granuloma e cisto.

PERIODONTITE APICAL AGUDA

A periodontite ou pericementite apical aguda é um processo inflamatório do periápice e do tecido ósseo adjacente causado por agentes bacterianos, químicos ou físicos (traumatismo). A etiologia bacteriana é a mais comum e está relacionada com infecção e necrose da polpa dental, como sequela da cárie. O desenvolvimento da periodontite apical aguda de origem bacteriana não está ligado necessariamente à presença de microrganismos nos tecidos periapicais, mas à ação de toxinas

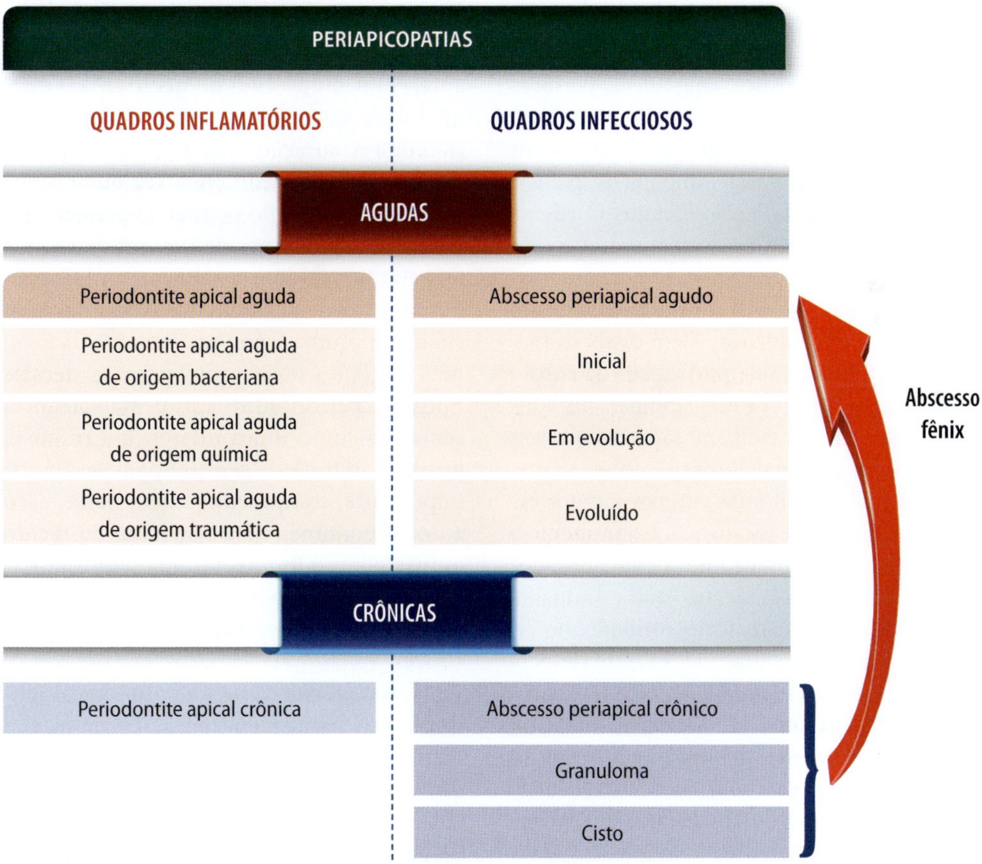

FIGURA 1 Classificação das patologias periapicais.
Fonte: elaborada pelos autores.

e subprodutos bacterianos que chegam até o periápice.[9,10] A periodontite apical aguda de origem química pode estar associada ao uso de solução irrigadora altamente concentrada ou medicação intracanal irritante. Já a periodontite apical aguda de origem traumática pode apresentar dois tipos de quadro clínico: polpa viva ou polpa necrosada. Exemplos comuns de periodontite apical aguda de origem traumática, em casos de polpa necrosada, estão relacionados com sobreinstrumentação ou sobreobturação do canal radicular, enquanto os de polpa viva estão normalmente relacionados com histórico de restauração recente com contatos prematuros.[11-14] Pode ainda ser causada por apoio indevido de alavancas durante extrações, uso de afastador elástico ortodôntico,[15,16] ativação de aparelho ortodôntico[17] e traumatismos dentários.[18]

A periodontite apical aguda caracteriza-se por dilatação dos vasos sanguíneos, permeabilidade vascular com exsudato plasmático rico em neutrófilos e migração de leucócitos provenientes dos vasos sanguíneos para o meio intersticial da região afetada. O edema exsudativo inflamatório formado aumenta a pressão hidrostática tecidual, comprimindo as fibras nervosas sensoriais que respondem com dor intensa e espontânea. Além disso, os mediadores químicos que participam da reação inflamatória, como prostaglandinas, histamina e bradicinina, também são responsáveis pela sintomatologia dolorosa.[19]

Os sinais e sintomas clínicos são dor espontânea intensa e localizada. Comumente o paciente relata sensação de "dente crescido" e ligeira mobilidade dental, que é induzida pelo exsudato inflamatório formado no ligamento periodontal apical. O teste de percussão vertical aumenta a pressão na região apical, exacerbando a sensação dolorosa. A pressão da região periapical e a sensação dolorosa podem também ser desencadeadas com a oclusão dos dentes durante a mastigação. É importante salientar que o exsudato inflamatório permanece confinado no espaço periodontal, entre o cemento e a cortical óssea alveolar, de modo que as periodontites agudas não são acompanhadas de edema visível. Normalmente o paciente não apresenta sensibilidade ao teste de palpação; entretanto, se o tecido ósseo na região apical apresentar pouca espessura, a mucosa poderá mostrar-se hiperemiada e com alguma sensibilidade ao teste. Ao exame radiográfico, é comum o paciente apresentar restaurações e/ou cáries extensas afetando a câmara pulpar, não havendo alterações perceptíveis dos tecidos duros periapicais. Em alguns casos, pode haver apenas o espessamento do espaço periodontal **(Quadro 1)**.[3,10]

Conforme citado anteriormente, as periodontites apicais agudas de origem bacteriana e química estão associadas a necrose pulpar; entretanto, na periodontite apical aguda de origem traumática, o dente pode apresentar polpa vital ou necrosada. O clínico deve estar atento diante de um histórico de restauração recente e sensibilidade durante a mastigação, uma vez que restauração além do plano oclusal ou presença de ponto de contato prematuro em dentes vitais e sadios podem resultar na inflamação dos tecidos de sustentação. Nesse caso, os sinais e sintomas são praticamente os mesmos daqueles observados para os demais tipos de periodontite apical aguda, apresentando como única diferença a resposta positiva ao teste de sensibilidade ao frio. É importante compreender que nesse caso a dor espontânea não é oriunda do tecido pulpar, de modo que a polpa não está envolvida no quadro inflamatório e, portanto, não necessita do tratamento endodôntico convencional.

O tratamento da periodontite apical aguda consiste basicamente em remoção parcial ou total da causa, alívio oclusal e prescrição de anti-inflamatório e/ou analgésico.[6] O tratamento detalhado para cada um dos tipos de periodontite apical aguda será abordado a seguir.

QUADRO 1 Características clínicas para o diagnóstico da periodontite (pericementite) apical aguda.

- Dor espontânea intensa e localizada.
- Sensação de "dente crescido".
- Ligeira mobilidade dental.
- Dor exacerbada à percussão vertical e à mastigação.
- Geralmente não apresenta sensibilidade à palpação.
- O teste de sensibilidade pulpar não altera a sintomatologia*.
- Não há achados radiográficos relevantes.

*Dente com polpa viva e periodontite traumática decorrente de restauração além do plano oclusal pode responder positivamente ao teste de sensibilidade.

Fonte: elaborado pelos autores.

Tratamento da periodontite apical aguda de origem bacteriana

O tratamento emergencial consiste em anestesia, isolamento absoluto, antissepsia do campo operatório, remoção de todo o tecido cariado e cirurgia de acesso à câmara pulpar, seguida de irrigação e aspiração da câmara pulpar com solução de hipoclorito de sódio para dar início à neutralização do conteúdo tóxico bacteriano. Depois disso, localiza-se o canal com o auxílio de explorador clínico de ponta reta e de lima tipo K de fino calibre; realiza-se o preparo cervical e inicia-se neutralização de toxinas, avançando de milímetro em milímetro, com irrigação e aspiração abundantes com hipoclorito de sódio. O avanço do instrumento em comprimentos maiores que 2 a 3 mm favorece a extrusão apical de substâncias nocivas e bactérias, possibilitando a formação de abscesso.[20] O processo de neutralização deve ser realizado até que o instrumento alcance o comprimento real do dente. Nessa etapa, o instrumento é retirado, e aguarda-se 10 a 15 minutos para que ocorra a drenagem e liberação do exsudado, que não é volumoso e se restringe ao limite do canal radicular. Em seguida, opta-se pelo uso de medicação intracanal com pasta de hidróxido de cálcio em veículo aquoso,[21] realizando o selamento coronário e a remoção do isolamento. Para alívio da sintomatologia, deve-se realizar o alívio oclusal (por meio de desgaste orientado por fita de carbono) e prescrição de anti-inflamatório não esteroidal (AINE) por 3 dias, associado ou não a analgésico. Em sessão posterior, o tratamento endodôntico deve ser finalizado, seguindo-se a restauração do elemento dental envolvido, o que devolve biologicamente as estruturas dentais perdidas e os princípios oclusais fundamentais. A proservação do caso deverá ser realizada por 6 meses, para avaliação da remissão dos sinais e sintomas. A sequência operatória detalhada para o tratamento da periodontite apical aguda de origem bacteriana está descrita no Quadro 2.

Tratamento da periodontite apical aguda de origem química

Conforme mencionado anteriormente, as principais causas da periodontite de origem química estão associadas ao excesso de medicação intracanal e ao uso de soluções irrigadoras altamente concentradas. Atualmente, com a adoção da pasta de hidróxido de cálcio como medicação padrão entre as sessões, visando à redução da proliferação bacteriana,[22-24] e o uso correto da solução de hipoclorito de sódio, com leve pressão digital na seringa irrigadora, reduziu-se consideravelmente a incidência de periodontite química. Entretanto, caso o profissional identifique que a causa da inflamação seja por fator químico, o canal radicular deve ser irrigado com solução neutra (soro fisiológico ou água destilada) e a medicação intracanal entre as sessões pode ser dispensada. Alguns autores utilizam a associação de corticosteroide e an-

QUADRO 2 Sequência operatória do tratamento da periodontite apical aguda de origem bacteriana e da periodontite apical aguda de origem traumática com polpa necrótica.

1. Anestesia local.
2. Remoção de qualquer restauração e tecido cariado.
3. Acesso à câmara pulpar com broca esférica de alta rotação.
4. Isolamento absoluto com lençol de borracha.
5. Antissepsia do campo operatório.
6. Localização do canal com explorador reto.
7. Preparo cervical.
8. Penetração desinfetante com lima de pequeno calibre até o comprimento real do dente (confirmar por meio de radiografia periapical) e uso de hipoclorito de sódio.
9. Desobstrução apical.
10. Espera de 10 a 15 minutos para que a drenagem ocorra.
11. Secagem do canal radicular.
12. Medicação intracanal com pasta de hidróxido de cálcio.
13. Selamento coronário.
14. Remoção do isolamento absoluto.
15. Alívio oclusal.
16. Prescrição de anti-inflamatório não esteroidal e/ou analgésico.
17. Em sessão posterior, finalização do tratamento endodôntico.
18. Restauração definitiva.
19. Proservação.

Os procedimentos iniciais realizados na câmara pulpar e durante a penetração desinfetante devem ser acompanhados de irrigação/aspiração/inundação abundantes com hipoclorito de sódio.

Fonte: elaborado pelos autores.

tibiótico, especificamente dexametasona com sulfato de neomicina e sulfato de polimixina B (Maxitrol®- Alcon), como medicação intracanal.[25] A sequência operatória detalhada para o tratamento da periodontite apical aguda de origem química está descrita no Quadro 3.

Tratamento da periodontite apical aguda de origem traumática – polpa necrótica

As periodontites traumáticas em dentes com polpa necrosada, como os casos de sobreinstrumentação, devem receber o mesmo tratamento que a periodontite bacteriana. A sequência operatória detalhada para tais situações está descrita no Quadro 2. Já nos casos de sobreobturação, os sinais e sintomas clínicos do paciente determinam a necessidade e o tipo de intervenção necessária. Quando não há sinais e sintomas clínicos que indiquem alteração dos tecidos periapicais, o tratamento não é necessário; entretanto, casos que apresentam lesão periapical e episódios de dor frequentes requerem retratamento. Nessas situações, a reintervenção tem o objetivo de remover a massa obturadora que se encontra além do comprimento de trabalho, seja por meio de retratamento endodôntico ou de intervenção cirúrgica.

Tratamento da periodontite apical aguda de origem traumática – polpa viva

Entre as periodontites apicais agudas de origem traumática em dentes com polpa vital, destacam-se os casos com histórico de restauração recente e ponto de contato prematuro, nos quais a verificação dos pontos oclusais com auxílio de papel carbono é primordial para o diagnóstico. O tratamento envolve a remoção do ponto de contato prematuro, seguida de prescrição de anti-inflamatório. Quando ocorre movimentação ortodôntica,

QUADRO 3 Sequência operatória do tratamento da periodontite apical aguda de origem química.

1. Anestesia local.
2. Remoção de qualquer restauração provisória.
3. Acesso à câmara pulpar com broca esférica de alta rotação.
4. Isolamento absoluto com lençol de borracha.
5. Antissepsia do campo operatório.
6. Localização do canal com explorador reto.
7. Preparo cervical.
8. Penetração desinfetante com lima de pequeno calibre até o comprimento real do dente (confirmar por meio de radiografia periapical) e uso de solução irrigadora neutra (soro fisiológico ou água destilada).
9. Desobstrução apical.
10. Espera de 10 a 15 minutos para que a drenagem ocorra.
11. Secagem do canal radicular.
12. Colocação de bolinha de algodão estéril, sem medicação intracanal.
13. Selamento coronário.
14. Remoção do isolamento absoluto.
15. Alívio oclusal.
16. Prescrição de anti-inflamatório não esteroidal e/ou analgésico.
17. Em sessão posterior, finalização do tratamento endodôntico.
18. Restauração definitiva.
19. Proservação.

Os procedimentos iniciais realizados na câmara pulpar e durante a penetração desinfetante devem ser acompanhados de irrigação/aspiração/inundação abundantes com soro fisiológico ou água destilada.

Fonte: elaborado pelos autores.

seja pelo uso de afastador elástico ou pela ativação do aparelho ortodôntico, o agente desencadeante da dor faz parte do tratamento proposto e não deve ser removido, sendo a sintomatologia controlada com a prescrição de anti-inflamatórios e/ou analgésico.

ABSCESSO PERIAPICAL AGUDO

A inflamação dos tecidos periapicais se mantém presente enquanto o agente etiológico permanece no sistema de canais radiculares; porém, se houver aumento exagerado do número de microrganismos patogênicos no periápice, os neutrófilos fagocitam o agente agressor, visando à proteção do organismo.[26,27] Isso resulta na secreção de enzimas lisossomais.

Esse processo dinâmico faz com que o quadro de inflamação aguda se torne um quadro de infecção. As células teciduais, as bactérias e os neutrófilos mortos, bem como as proteínas e os elementos orgânicos associados às enzimas lisossomais constituem uma substância ácida e semifluida denominada pus.

O abcesso periapical agudo, ou periodontite apical supurativa, caracteriza-se por coleção purulenta envolvendo os tecidos perirradiculares infeccionados, decorrente da contaminação do canal radicular. O sintoma predominante é dor espontânea pulsátil, localizada ou difusa, dependendo da fase, podendo ser acompanhada de envolvimento sistêmico, com febre, mal-estar e linfadenite regional.[6] O paciente pode ainda relatar sensação de "dente crescido" e dor lancinante em decorrência da ação de mediadores químicos da dor e da contínua formação de pus com consequente pressão dos tecidos periapicais.[28] A dor é exacerbada pelos testes de percussão vertical e palpação, bem como pela mastigação. Geralmente, pode-se observar mobilidade dental devido ao comprometimento parcial ou total dos tecidos de sustentação. Os achados radiográficos são normais, mas podem apresentar espessamento do ligamento periodontal, sendo comuns restaurações e/ou cáries extensas atingindo a câmara pulpar.

O estágio de evolução do abscesso é determinado pela formação e localização do pus, o que possibilita a classificação em três fases: inicial (ou intraóssea), em evolução (ou subperiosteal) e evoluída (ou submucosa). Inicialmente, o pus formado na região apical atravessa a lâmina dura e permeia o tecido ósseo (fase intraóssea). Com a contínua formação de pus, a coleção purulenta rompe a cortical óssea, depositando-se abaixo do periósteo (fase subperiosteal). Por fim, ao violar o periósteo, a coleção purulenta se deposita imediatamente abaixo da mucosa (fase submucosa). A perfuração espontânea da mucosa promove a formação de uma fístula e a consequente drenagem do pus, fazendo com que o processo infeccioso se torne crônico, promovendo o fim da dor. A presença da fístula caracteriza o processo crônico.

Deve-se observar que, à medida que a evolução do abscesso migra da região óssea para a mucosa, o pus se depara com tecidos cada vez mais elásticos, o que faz a pressão diminuir gradativamente, levando à regressão gradual da sintomatologia dolorosa. Em contrapartida, o edema e suas características sofrem alterações no decorrer do processo de evolução. Na fase inicial, ou intraóssea, ele não é visível clinicamente; na fase em evolução, ou subperiosteal, ele é visível, apresentando consistência endurecida; e, na fase evoluída, ou submucosa, o edema é visível e apresenta ponto de consistência amolecida sobre a tumefação (ponto de flutuação). Além disso, os tecidos de sustentação ficam cada vez mais comprometidos e a mobilidade dental tende a aumentar ao longo do processo de evolução. Desse modo, os sinais e sintomas do abscesso agudo são os mesmos nas diferentes etapas de evolução, distinguindo-se apenas na intensidade **(Quadro 4)**.

Considerando que a periodontite periapical aguda de origem bacteriana tem a mesma etiologia do abscesso periapical, a ausência de edema na fase inicial do abscesso faz com que o diagnóstico diferencial clínico entre essas patologias não seja possível. Assim, a distinção entre o abscesso periapical agudo em fase inicial e a periodontite periapical aguda de origem bacteriana só é possí-

QUADRO 4 Sinais e sintomas das diferentes fases do abscesso periapical agudo evidenciando as características de intensidade, respostas dos testes diagnósticos e da observação clínica.

Sinais e sintomas	Fase inicial	Fase em evolução	Fase evoluída
Dor	Alta intensidade	Média intensidade	Baixa intensidade
Mobilidade dental	Baixa	Média	Alta
Percussão vertical	Exacerba dor	Exacerba dor	Exacerba dor
Palpação	Exacerba dor	Exacerba dor	Exacerba dor
Sensação de "dente crescido"	Presente	Presente	Presente
Achados radiográficos	Sem alterações	Sem alterações	Sem alterações
Edema	Não visível clinicamente	Visível e endurecido	Visível com ponto de flutuação

Fonte: elaborado pelos autores.

vel por achados histopatológicos, embora o tratamento imediato e o plano de tratamento sejam os mesmos.

Tratamento do abscesso periapical agudo na fase inicial e em evolução

O plano de tratamento imediato para situações clínicas com sintomatologia dolorosa deve ser precedido do tratamento definitivo, cujo objetivo é promover a drenagem oportuna visando à descompressão dos tecidos do periápice para alívio da dor. Conforme mencionado anteriormente, o tratamento do abscesso na fase inicial, ou em evolução, é exatamente o mesmo da periodontite de origem bacteriana (Quadro 5); no entanto, no caso de abscesso, o exsudato é de natureza purulenta. Diante disso, considerando que o exsudato se encontra intraósseo ou ainda abaixo do periósteo (em evolução), a drenagem cirúrgica não é a conduta habitual utilizada. Assim, a tentativa de drenagem deve ocorrer via canal radicular, após a introdução de instrumento visando à neutralização do conteúdo tóxico bacteriano e à desobstrução foraminal.

Deve-se destacar que, em abscessos, é necessário atentar-se para o histórico de saúde do paciente e avaliar a necessidade de prescrição de antibiótico. A antibioticoterapia é necessária apenas em casos de pacientes que tenham apresentado febre nas últimas 24 horas, trismo sem causa aparente e abscesso difuso, principalmente associado a gânglios linfáticos infartados, além de pacientes imunocomprometidos.[6,29-31]

Tratamento do abscesso periapical agudo na fase evoluída

Uma vez que, na fase evoluída, o ponto de flutuação indica a região na qual a substância purulenta se encontra, a drenagem é facilitada. Inicialmente, deve-se realizar antissepsia extraoral com iodopovidona a 9%

QUADRO 5 Sequência operatória do tratamento do abscesso periapical agudo nas fases inicial e em evolução.

1. Anestesia local.
2. Remoção de todo o tecido cariado.
3. Acesso à câmara pulpar com broca esférica de alta rotação.
4. Isolamento absoluto com lençol de borracha.
5. Antissepsia do campo operatório.
6. Localização do canal com explorador reto.
7. Preparo cervical.
8. Penetração desinfetante com lima de pequeno calibre até o comprimento real do dente (confirmar por meio de radiografia periapical) e uso de hipoclorito de sódio.
9. Desobstrução apical.
10. Espera de 10 a 15 minutos para que a drenagem de pus ocorra.
11. Secagem do canal radicular.
12. Medicação intracanal com pasta de hidróxido de cálcio.
13. Selamento coronário.
14. Remoção do isolamento absoluto.
15. Alívio oclusal.
16. Prescrição de anti-inflamatório não esteroidal e/ou analgésico e avaliação da necessidade de prescrição de antibiótico.
17. Em sessão posterior, finalização do tratamento endodôntico.
18. Restauração definitiva.
19. Proservação.

Os procedimentos iniciais realizados na câmara pulpar e durante a penetração desinfetante devem ser acompanhados de irrigação/aspiração/inundação abundantes com hipoclorito de sódio.

Fonte: elaborado pelos autores.

e bochecho intraoral com clorexidina 0,12% por 1 minuto. Após a anestesia a distância, procede-se à incisão no ponto de flutuação com auxílio de bisturi e à divulsão dos tecidos com pinça hemostática, com o objetivo de facilitar a drenagem. Em seguida, a loja é irrigada com soro fisiológico, e o operador fixa um dreno, o qual deve permanecer pelo período mínimo de 3 dias. Após a conclusão da drenagem, deve-se realizar alívio oclusal. Se houver tempo hábil e o paciente tiver condição de manter o atendimento, inicia-se o tratamento endodôntico seguindo o passo a passo descrito para as demais fases do abscesso periapical agudo **(Quadro 5)**. Deve-se também prescrever AINE e/ou analgésico e antibiótico. O paciente é orientado a fazer compressas mornas e, no caso de drenagem intraoral, bochechos 4 vezes ao dia com água quente. Dois a três dias após o tratamento emergencial, o paciente deve retornar para a remoção do dreno e a realização do tratamento endodôntico **(Quadro 6)**.

PERIAPICOPATIAS CRÔNICAS

As patologias periapicais crônicas ocorrem quando existe equilíbrio entre a capacidade de defesa do hospedeiro e a patogenicidade da microbiota, associada a estímulos nocivos de baixa intensidade e de longa duração. Células imunocompetentes, como linfócitos, plasmócitos e macrófagos, são atraídas para a região afetada.[6] Entretanto, o sistema de defesa do organismo não é capaz de combater o foco infeccioso, em função da sua localização (intracanal), de modo que o estímulo nocivo se perpetua, desencadeando reações inflamatórias assintomáticas como periodontite apical crônica, granuloma e cisto. Destaca-se que as patologias crônicas periapicais podem se estabelecer quando a resposta inflamatória associada à periodontite apical aguda é eficaz na redução da intensidade da agressão. Por outro lado, se o agente agressor for inicialmente de baixa intensidade, a inflamação crônica periapical se manifestará sem ser precedida por resposta inflamatória aguda.[6]

Por serem assintomáticas, as patologias crônicas geralmente são descobertas somente em exames radiográficos de rotina. Apesar de terem as mesmas características clínicas, na periodontite crônica o ligamento periodontal encontra-se normal ou levemente espessado à radiografia,[3,10] enquanto o granuloma, o cisto e o abscesso crônico comumente apresentam reabsorção óssea visível.[32] Uma vez diagnosticada a patologia periapical crônica, o tratamento endodôntico deve ser realizado o mais breve possível.

QUADRO 6 Sequência operatória do tratamento emergencial do abscesso periapical agudo na fase evoluída.

1. Antissepsia extraoral com iodopovidona 9% e intraoral com clorexidina 0,12%.
2. Anestesia local.
3. Incisão da área flutuante com bisturi lâmina nº 15.
4. Divulsão dos tecidos com pinça hemostática.
5. Irrigação da loja cirúrgica com soro fisiológico.
6. Inserção do dreno no interior do tecido incisado com pinça clínica.
7. Curativo com gaze estéril (em caso de drenagem extraoral).
8. Para drenagem intraoral, recomendam-se bochechos diários (4 vezes ao dia) com água quente.
9. Realização do alívio oclusal.
10. Prescrição de AINE, analgésico e antibiótico.
11. Marcação de retorno do paciente (3 dias depois) para remoção do dreno.
12. Havendo tempo hábil, a partir da colocação do dreno, continuação do tratamento imediato, como recomendado no abscesso em fase inicial.

Fonte: elaborado pelos autores.

Periodontite (ou pericementite) apical crônica

Os testes pulpares apresentam resultados negativos, e os de percussão e palpação frequentemente resultam em respostas negativas. O ligamento periodontal encontra-se normal ou espessado na radiografia (Quadro 7). Clinicamente, verifica-se a presença de cárie profunda ou restauração extensa associada ou não à recidiva de cárie. Na maioria das vezes a existência de necrose pulpar sem sintomatologia dolorosa e de evidências radiográficas periapicais pressupõe quadro de periodontite apical crônica.[6]

Granuloma perirradicular

Uma vez não tratada, a periodontite crônica pode evoluir para granuloma, processo durante o qual as células do ligamento periodontal e ósseas induzem a produção de mediadores químicos com aumento da vascularização, desencadeando a proliferação de tecido granulomatoso em substituição ao tecido ósseo e a deposição de fibras colágenas que encapsulam a lesão. O processo de reabsorção cria espaço capaz de comportar maior quantidade de células imunocompetentes com o objetivo de evitar a disseminação da infecção para outras partes do organismo, o que possibilita o estabelecimento de um equilíbrio entre a agressão e a defesa.[6]

Clinicamente, o granuloma apresenta-se assintomático. Os testes pulpares são negativos, assim como os de palpação e, em geral, o de percussão (Quadro 7). Em situações nas quais a lesão periapical rompe a tábua óssea vestibular ao nível apical, pode-se verificar leve aumento de volume na região à palpação. A causa da necrose pulpar pode ser aparente, indicada pela presença de cárie e/ou restauração extensa. Os achados radiográficos são o principal elemento de diagnóstico para o granuloma, indicando se há ou não área radiolúcida associada ao ápice radicular ou posicionada lateralmente à raiz (quando associada a um forame lateral), circunscrita e com perda da integridade da lâmina dura (Quadro 7).[6]

Cisto perirradicular

Se a infecção do sistema de canais radiculares for mantida, o granuloma epiteliado poderá se tornar um cisto perirradicular.[33] Entretanto, nem todo granuloma necessariamente progride para um cisto,[6] cujos achados

QUADRO 7 Sinais e sintomas encontrados nas diferentes patologias periapicais crônicas.

Sinais e sintomas	Periodontite (ou pericementite) apical crônica	Granuloma perirradicular	Cisto perirradicular	Abscesso perirradicular crônico
Teste de sensibilidade pulpar	Negativo	Negativo	Negativo	Negativo
Percussão vertical	Geralmente negativo	Geralmente negativo	Geralmente negativo	Geralmente negativo
Palpação	Negativo	Negativo	Negativo	Negativo
Achados radiográficos	Sem alterações	Geralmente apresenta área radiolúcida e circunscrita	Apresenta área radiolúcida circunscrita	Geralmente apresenta área radiolúcida e difusa
Edema	Ausente	Ausente	Ausente	Ausente

Fonte: elaborado pelos autores.

nos exames clínicos são iguais (**Quadro 7**). Destaca-se que não se distingue o cisto do granuloma radiograficamente; logo, o diagnóstico diferencial ocorre somente por meio de exame histopatológico.[34] Uma vez que ambas as patologias apresentam o mesmo tratamento, a impossibilidade de se estabelecer o diagnóstico diferencial clínico não é problemática.

ABSCESSO PERIRRADICULAR CRÔNICO

O abscesso perirradicular crônico pode resultar da cronificação de um abscesso perirradicular agudo ou da evolução da periodontite crônica.[6] É caracterizado pela drenagem intermitente ou contínua por meio de fístula intraoral ou extraoral. Clinicamente, na maioria das vezes, verificam-se cárie e/ou restauração extensa. O quadro clínico é assintomático e não responde aos testes de sensibilidade pulpar. Os testes de percussão e palpação costumam ser negativos, mas em alguns casos o paciente pode relatar ligeira sensibilidade. A imagem radiográfica geralmente evidencia área radiolúcida, assim como os granulomas e cistos, mas as margens da lesão podem não ser bem definidas (**Quadro 7**).[6]

Deve-se ressaltar que nem sempre o dente envolvido no processo patológico corresponde ao dente mais próximo à fístula. Assim, o rastreamento desta deve ser realizado como procedimento auxiliar durante o diagnóstico. Além disso, um cone de guta-percha deve ser introduzido na abertura da fístula até que haja resistência. Esse cone deverá percorrer todo o trajeto fistuloso. Com o cone em posição, faz-se uma radiografia, na qual será possível visualizar a origem do processo infeccioso. Importante salientar ainda que, nos processos crônicos de longa duração, pode ocorrer a cicatrização da fístula, não sendo possível, portanto, sua visualização.

Tratamento das periapicopatias crônicas

O tratamento das patologias perirradiculares crônicas consiste na eliminação do agente agressor por meio de limpeza e desinfecção do sistema de canais radiculares, sendo recomendada medicação intracanal entre sessões, seguida de obturação em sessão posterior. Destaca-se a necessidade de proservação a cada 3 meses por no mínimo 2 anos, principalmente nos casos de cisto, granuloma e abscesso perirradicular crônico, para acompanhamento da provável regressão e/ou para reparo da lesão periapical e de sinais de neoformação óssea.

No caso do abscesso perirradicular crônico, a persistência da fístula ativa indica que a sanificação do sistema de canais radiculares não foi suficiente para conter os agentes irritantes. Nesse caso, deve-se complementar o protocolo de limpeza e desinfecção.

Por se tratar de condições crônicas, não há necessidade de prescrição de medicamentos sistêmicos, como AINEs e antibióticos. Caso seja observado o crescimento contínuo da lesão, o retratamento endodôntico ou a realização de cirurgias parendodônticas deverão ser indicados.

OSTEÍTE CONDENSANTE

O glossário da American Association of Endodontists (Associação Americana de Endodontia)[1] define osteíte condensante (osteomielite esclerosante focal) como uma lesão radiopaca difusa relacionada com a reação óssea localizada que ocorre em resposta a um estímulo inflamatório ou microbiano de baixa intensidade. Geralmente é detectada no ápice de um dente (ou seu local de extração) no qual houve patologia de longa data.[35,36] As áreas de esclerose óssea estão associadas a ápices de dentes com grandes lesões cariosas e restaurações profundas, que apresentam pulpite ou necrose pulpar.[6]

A osteíte condensante geralmente é um achado radiográfico incidental. É a lesão radiopaca mais comumente encontrada na mandíbula, com incidência de 4% a 7% da população.[37] A predominância na mandíbula é mais frequentemente associada ao primeiro molar inferior e maior em pacientes do sexo feminino.[38] Osteíte condensante pode também ser encontrada em áreas edêntulas ou dentes com tratamento endodôntico, insatisfatório.[38,39]

As alterações histológicas da osteíte condensante consistem na substituição de osso esponjoso por osso compacto, podendo apresentar áreas de fibrose e infiltrado inflamatório.[40] Radiograficamente, observa-se lesão radiopaca difusa concentricamente disposta em torno do ápice radicular, ou massa densa e uniforme com perda apical da lâmina dura e ampliação do espaço do ligamento periodontal,[6] podendo ou não ter lesão inflamatória radiolúcida associada.[41] É importante observar que a lesão não apresenta margem radiolúcida e que não se verifica a área radiopaca separada do ápice radicular, o que auxilia no diagnóstico diferencial de outras patologias de etiologia não endodôntica.[6]

A osteíte condensante pode representar uma alteração persistente na estrutura óssea; entretanto, após a realização do tratamento endodôntico adequado, na maioria dos casos, ocorre a regressão parcial ou total, incluindo o restabelecimento radiográfico do ligamento periodontal e das estruturas ósseas relacionadas.[6,36]

Abscesso fênix

O abscesso fênix se manifesta com a agudização do abscesso dentoalveolar crônico. Processos crônicos, vez ou outra podem tornar-se agudos da mesma forma que manifestações agudas não tratadas acabam se tornando crônicas. A queda da resistência do hospedeiro ou o aumento da agressão bacteriana favorecem a agudização do quadro crônico.

O processo infeccioso agudo caracteriza-se, principalmente, por sintomatologia dolorosa espontânea, ao passo que infecções crônicas são assintomáticas e geralmente acompanhadas de rarefação periapical. Dor aguda e lesão periapical são características exclusivas do abscesso fênix. Os sinais e sintomas envolvem dor intensa, espontânea, localizada, com pouca mobilidade dental e sensação de "dente crescido", sendo a intensidade relacionada à fase do abscesso, conforme descrito para os abscessos periapicais agudos **(Quadro 4)**. O paciente no geral responde negativamente ao teste de sensibilidade pulpar e ao de percussão horizontal. O teste de percussão vertical exacerba a dor preexistente. A palpação pode evidenciar resultados positivos ou negativos. Todos os quadros de abscesso periapical podem ter manifestações clínicas, como cefaleias, linfoadenopatias, náuseas, febre, vômito e calafrios. O tratamento emergencial deve ser direcionado para a drenagem da substância purulenta e a eliminação do agente agressor, de acordo com a fase de evolução do abscesso, conforme descrito para o abscesso periapical agudo **(Quadros 5 e 6)**.

O **Quadro 8** apresenta os principais achados clínicos para o estabelecimento do diagnóstico das periapicopatias, com o intuito de fixar o conhecimento do assunto abordado neste capítulo.

QUADRO 8 Principais características das periapicopatias agudas e crônicas.

<table>
<tr><th colspan="7">Periapicopatias</th></tr>
<tr><th colspan="7">Agudas</th></tr>
<tr><td colspan="4">Inflamatórias</td><td colspan="3">Infecciosas</td></tr>
<tr><td colspan="4">Pericementite apical aguda</td><td colspan="3">Abscesso periapical agudo</td></tr>
<tr><td colspan="4">Dor intensa, espontânea e localizada, sensação de "dente crescido", dor exacerbada à percussão vertical, mobilidade dental, sem alterações radiográficas e sem edema visível</td><td colspan="3">Dor espontânea, sensação de "dente crescido", sem vitalidade pulpar, testes de palpação e percussão positivos, mobilidade dental, sem alterações radiográficas</td></tr>
<tr><td>De origem bacteriana</td><td>De origem química</td><td colspan="2">De origem traumática</td><td>Inicial</td><td>Em evolução</td><td>Evoluído</td></tr>
<tr><td rowspan="2">Sem vitalidade pulpar</td><td rowspan="2">Sem vitalidade pulpar</td><td>Polpa necrosada</td><td>Polpa vital</td><td rowspan="2">Dor de alta intensidade, pouca mobilidade, edema não visível</td><td rowspan="2">Dor de intensidade média, mobilidade média, edema visível e endurecido</td><td rowspan="2">Dor de intensidade baixa, mobilidade acentuada, edema visível com ponto de flutuação</td></tr>
<tr><td>Teste de sensibilidade negativo</td><td>Teste de sensibilidade positivo</td></tr>
<tr><th colspan="7">Crônicas</th></tr>
<tr><td colspan="4">Inflamatórias</td><td colspan="3">Infecciosas</td></tr>
<tr><td colspan="4">Pericementite apical crônica</td><td>Abscesso periapical crônico</td><td>Granuloma perirradicular</td><td>Cisto perirradicular</td></tr>
<tr><td colspan="4" rowspan="2">Teste de sensibilidade negativo, teste de percussão geralmente negativo, palpação negativo, achados radiográficos sem alterações</td><td colspan="3">Teste de vitalidade negativo, percussão geralmente negativo, palpação negativo, edema ausente</td></tr>
<tr><td>Geralmente apresenta área radiolúcida difusa</td><td>Geralmente apresenta área radiolúcida circunscrita</td><td>Apresenta área radiolúcida circunscrita</td></tr>
</table>

Fonte: elaborado pelos autores.

Informações essenciais para o conhecimento do tema

O periápice é o complexo de tecidos que circunda a porção apical da raiz, composto por cemento, ligamento periodontal e osso alveolar. Para estabelecer o diagnóstico e o plano de tratamento das patologias periapicais é fundamental conhecer os sinais e sintomas clínicos que permitem distinguir os quadros inflamatórios dos quadros infecciosos, bem como identificar se a manifestação é aguda ou crônica, além de diferenciá-las dos sinais e sintomas das doenças de origem pulpar. Os sinais e sintomas clínicos característicos das principais periapicopatias estão sintetizados no Quadro 8.

REFERÊNCIAS BIBLIOGRÁFICAS

1. American Association of Endodontists (AAE). Antibiotics and the treatment of endodontic infections. Endodontics: Colleagues for Excellence. 2006:1-6.
2. Nair PNR. Apical periodontitis: a dynamic encounter between root canal infection and host response. Periodontol 2000. 1997;13:121-48.
3. Zero DT, Zandona AF, Vail MM, Spolnik KJ. Dental caries and pulpal disease. Dent Clin N Am 2011;55(1):29-46.
4. Gomes BPFA, Herrera DR. Etiologic role of root canal infection in apical periodontitis and its relationship with clinical symptomatology. Braz Oral Res 2018;32(1):e69.
5. Abbott PV. Classification, diagnosis and clinical manifestations of apical periodontitis. Endod Topics 2004;8:36-54.
6. Siqueira Jr JF, Rôças IN, Lopes HP. Emergências e urgências em endodontia. In: Lopes HP, Siqueira Jr JF, editores. Endodontia. Biologia e Técnica. 4. ed. Rio de janeiro: Elsevier; 2015. p. 671-82.
7. Kuriyama T, Karasawa T, Nakagawa K, Saiki Y, Yamamoto E, Nakamura S. Bacteriologic features and antimicrobial susceptibility in isolates from orofacial odontogenic infections. Oral Surg Oral Med Oral Pathol Oral Radiol Endod 2000;90(5):600-8.
8. Sundqvist G, Figdor D. Life as an endodontic pathogen. Endod. Topics 2003;6:3.
9. Takahashi K. Microbiological, pathological, inflammatory, immunological and molecular biological aspects of periradicular disease. Int Endod J 1998;31(5):311-25.
10. Lin LM, Huang GT-J. Patobiologia da periodontite apical. In: Hargreaves KM, Berman LH, editores. Cohen caminhos da polpa. 11. ed. Rio de janeiro: Elsevier; 2017. p. 630-59.
11. Seltzer S, Bender IB, Turkenkopf S. Factors affecting successful repair after root canal treatment. Journal of the American Dental Association 1963; 67:651-62.
12. Nair PNR, Sjögren U, Krey G, Sundqvist G. Therapy-resistant foreign-body giant cell granuloma at the periapex of a root-filled human tooth. Journal of Endodontics 1990; 16:589-95.
13. De Boever JA, De Boever AM. Chapter 15 – Occlusion and periodontal health. In: Klineberg I, Eckert SE, editors. Functional occlusion in restorative dentistry and prosthodontics. 2016; 189-99.
14. Pan W, Yang L, Li J, Xue L, Wei W, Ding H, *et al.* Traumatic occlusion aggravates bone loss during periodontitis and activates Hippo-YAP pathway. J Clin Periodontol 2019;46(4):438-47.
15. Al-Qutub MN. Orthodontic elastic band-induced periodontitis – A case report. Saudi Dent J 2012;24(1):49-53.
16. Farronato G, Giannini L, Galbiati G, Cannalire P, Martinelli G, Tubertini I, *et al.* Oral tissues and orthodontic treatment: common side effects. Minerva Stomatol 2013;62(11-12):431-46.
17. Park WJ, Park IK, Shin KS, Choi EJ. Post-extraction pain in the adjacent tooth after surgical extraction of the mandibular third molar. J Dent Anesth Pain Med 2019; 19(4):201-8.
18. Chala S, Abouqal R, Abdallaoui F. Prevalence of apical periodontitis and factors associated with the periradicular status. Acta Odontol Scand 2011;69(6):355-9.
19. Hargreaves KM, Swift JQ, Roszkowski MT, Bowles W, Garry MG, Jackson DL. Pharmacology of peripheral neuropeptide and inflammatory mediator release. Oral Surg Oral Med Pathol 1994;78(4):503.
20. Reddy SA, Hicks ML. Apical extrusion of debris using two hand and two rotary instrumentation techniques. J Endod 1998;24(3):180-3.
21. Chong BS, Pitt Ford TR. The role of intracanal medication in root canal treatment. Int Endod J 1992;25(2):97-106.
22. Figini L, Lodi G, Gorni F, Gagliani M. Single versus multiple visits for endodontic treatment of permanent teeth: a Cochrane systematic review. J Endod 2008;34(9):1041-7.
23. Martinho FC, Gomes CC, Nascimento GG, Gomes APM, Leite FRM. Clinical comparision of the effectiveness of 7- and 14-day intracanal medication in root canal disifection and inflammatory cytokines. Clin Oral Investig 2018;22(1):523-30.
24. Barbosa-Ribeiro M, Arruda-Vasconcelos R, de-Jesus--Soares A, Zaia AA, Ferraz CCR, de Almeida JFA, *et al.* Effectiveness of calcium hydroxide-based intracanal medication on infectious/inflammatory contentes in teeth with post-treatment apical periodontitis. Clin Oral Investig 2019;23(6):2759-66.
25. Kuga MC, Valera RC, Rapado JAV, Regazzini-Filho P. Avaliação clínica de medicamento não esteroidal em biopulpectomia. Estudo preliminar. Rev Bras Odont 1992;49(5):16-9.
26. Sundqvist G, Eckerbom MI, Larsson AP, Sjogren UT. Capacity of anaerobic bacteria from necrotic pulpto induce purulent infeccion. Infect Immum 1979;25(2):685-93.
27. Oguntebi B, Slee AM, Tanzer JM, Langeland K. Predominan microflora associated with human dental periradicular abscesses. J Clin Microbiol 1982;15(5):964-6.
28. Seltzer S, Naidorf IJ. Flare-ups in endodontics: 1. Etiological Factors. J Endod 1985;11:472.
29. Skucaite N, Peciuliene V, Vitkauskiene A, Machiulskiene V. Susceptibility of endodontic pathogens to antibiotics in patients with symptomatic apical periodontitis. J Endod 2010; 36(10):1611-6.
30. Balasubramaniam R, Jayakumar S. Antibiotics in endodontics – A concise review. Int J applied Dent Science 2017;3(4):323-9.
31. Doran SO, Pan GH. Management of endodontic emergencies. In: Hargreaves KM, Berman LH, editors. Cohen's pathways of the pulp. 11th ed. Rio de Janeiro: Elsevier; 2017. p. 706.
32. Torabinejad M, Shabahang S. Pulp and periapical pathosis. In: Torabinejad M, Walton RE, editors. Principles and practice of endodontics. 4th edition. Philadelphia: WB Saunders; 2009. p.49-67.
33. Lin LM, Huang GTJ, Rosenberg PA. Proliferation of epithelial cell rests, formation of apical cysts, and regression of apical cysts after periapical wound healing. J Endod 2007;33(8):908-16.
34. Syrjanen S, Tammisalo E, Lilja R, Syrjanen K. Radiographical interpretation of the periapical cysts and granulomas. Dentomaxillofac Radiol 1982;11:89.
35. Wannfors K, Hammarstrom L. A proliferative inflammation in the mandible caused by implantation of an infected dental root. Int J Oral Maxillofac Surg 1989;18: 179–83.
36. Cohen S, Hargreaves DM. Pathways of the pulp. 10th ed. St Louis, MO: Elsevier; 2001;551.
37. Neville BW, Damm DD, Allen CM, Bouquot JE. Oral and maxillofacial pathology 3rd ed. St Louis, MO: Saunders; 2009.
38. Bender IB, Mori K. The radiopaque lesion: a diagnostic consideration. Endod Dent Traumatol 1985;1:2-12.
39. Marmary Y, Kutiner G. A radiographic survey of periapical jawbone lesions. Oral Surg Oral Med Oral Pathol. 1986;61:405-8.
40. Green TL, Walton RE, Clark JM, DMD, Maixner D. Histologic examination of condensing osteitis in cadaver specimens. J Endod 2013;39(8):977-9.
41. Eversole R, Su I, ElMofty S. Benign fibro-osseous lesions of the craniofacial complex. Head Neck Pathol 2008;2:177-202.

SEÇÃO 4 | Biossegurança e Ergonomia em Endodontia

11 Biossegurança e Ergonomia em Endodontia

Flares Baratto-Filho • Luiz Fernando Fariniuk • Jessica Vavassori de Freitas • Rafael Verardino de Camargo • José Maurício Paradella de Camargo

SÍNTESE DO CAPÍTULO

Nos últimos anos, a Endodontia, em função de suas particularidades, intensificou a prevenção e o controle de infecção cruzada durante o atendimento clínico. Cada vez mais a conscientização sobre a importância e a obrigatoriedade de utilizar tecnologias apropriadas de biossegurança são fundamentais para obtenção do sucesso na terapia endodôntica. Da mesma forma, trabalhar com tecnologias como a microscopia operatória merecem atenção na questão da ergonomia, para que o profissional tenha conforto durante o tratamento endodôntico.

INTRODUÇÃO

Durante os procedimentos odontológicos, pacientes e profissionais estão expostos a microrganismos patogênicos.[1,2] A biossegurança, segundo a Agência Nacional de Vigilância Sanitária (Anvisa), é a "condição de segurança alcançada por um conjunto de ações destinadas a prevenir, controlar, reduzir ou eliminar riscos inerentes às atividades que possam comprometer a saúde humana, animal e o meio ambiente".[3] Desse modo, os profissionais de Odontologia desempenham papel importante na prevenção de riscos biológicos (agentes patogênicos), físicos (ruídos, radiação, temperatura), químicos (produtos tóxicos), ergonômicos (posturais, atos repetitivos) e psicológicos (estresse, depressão, ritmo excessivo de trabalho).[1]

A transmissão dos patógenos pode acontecer por meio do contato direto com sangue, fluidos orais ou outros materiais do paciente; pelo contato indireto de instrumental e/ou superfícies contaminadas; por inalação de microrganismos transportados pelo ar, que podem ficar suspensos por longos períodos; e por meio do contato das mucosas conjuntiva, nasal ou oral com gotículas contendo microrganismos e propelidos por uma pessoa infectada (tossindo, espirrando ou conversando).[1,2,4,5]

A propagação aérea de agentes infecciosos é de grande relevância para as práticas odontológicas, uma vez que é difícil evitar a produção de aerossóis e gotículas durante os procedimentos (alta rotação, seringa tríplice, ultrassom).[2] Rotinas de biossegurança são essenciais para o controle de ambientes com riscos biológicos e devem ser realizadas por todos os profissionais que trabalham na Odontologia. Para desenvolver um efetivo controle de infecção no ambiente de trabalho e minimizar os riscos de transmissão, é imprescindível o conhecimento dos conceitos e protocolos de biossegurança.[1]

O controle da infecção odontológica é estabelecido mediante normatizações e recomendações de órgãos competentes. No Brasil, o controle federal é realizado pela Anvisa, por meio de leis, resoluções e normas que, por sua vez, devem ser obedecidas por quaisquer locais que prestem cuidados de saúde, independentemente do objetivo, seja destinado a produção de ensino, desenvolvimento tecnológico ou prestação de serviços.[1,6-9] A Anvisa não é responsável por fiscalizar a biossegurança, mas sim por realizar atos administrativos, como a fiscalização, a autuação e a interdição de estabelecimentos irregulares, de modo a garantir a segurança adequada para a população com base em um conjunto de normas legais estabelecidas pela agência nacional.

Quando os protocolos de biossegurança são negligenciados, o risco de contaminação pode aumentar. As recomendações deste capítulo foram elaboradas para impedir ou reduzir o risco ocupacional de infecção cruzada e a potencial transmissão de doenças infecciosas do paciente para a equipe odontológica, da equipe odontológica para o paciente e de pacientes para pacientes. Estudantes, docentes, profissionais da saúde, técnicos, colaboradores e usuários devem trabalhar em conjunto para boas práticas de biossegurança.

IMUNIZAÇÃO DOS PROFISSIONAIS DA ÁREA DE SAÚDE

Devido ao elevado risco de contaminação, os profissionais da área de saúde devem ser imunizados; a vacina contra hepatite B, bem como influenza, tríplice viral e dupla tipo adulto, são as mais importantes. Para garantia do esquema vacinal, lote e conservação adequados, essas vacinas devem, preferencialmente, ser administradas nos serviços públicos de saúde ou na rede credenciada. A vacina contra febre amarela pode ser indicada para residentes e viajantes de áreas endêmicas, e a vacina BCG – ID (contra tuberculose) deve ser administrada para os profissionais que não forem reagentes ao teste tuberculínico.[1] Com relação ao Covid-19, trata-se de uma doença com alto potencial patogênico e de fácil transmissão na Odontologia.[10] Por isso, a imunização deverá ser obrigatória aos profissionais que trabalham nesta e nas demais áreas da saúde.

CONCEITOS DE BIOSSEGURANÇA

Sanitização, sanificação e desinfecção

A *desinfecção* é um processo químico ou físico que elimina a maioria dos agentes infecciosos, exceto esporos bacterianos, de superfícies ou objetos inanimados.[1,8] Os termos "sanificação e sanitização" referem-se ao procedimento de controle microbiológico, que tem como objetivo reduzir patógenos a níveis insignificantes e seguros conforme as normas de saúde.[8] Desse modo, o termo "sanitização" será utilizado neste capítulo para referir-se à desinfeção e redução de agentes infecciosos a níveis seguros, minimizando, assim, o risco de contaminação.

A desinfecção/sanitização é realizada com produtos sanitizantes (álcool a 70%, hipoclorito de sódio a 1%, ácido pera-acético 0,2 a 0,5% ou quaternários de amônio 5ª geração com biguanida 7 a 9%, 1:200), ozônio ou luz ultravioleta (UVC) e possibilita a eliminação de microrganismos vivos, no ar e nas superfícies dos ambientes.[11]

Limpeza

Consiste na remoção mecânica de sujidades (matéria orgânica e contaminantes inorgânicos) e tem por objetivo diminuir a carga microbiana. Essa etapa é obrigatória para que os artigos e objetos possam ser desinfeccionados (sanitizados) e/ou esterilizados.[1,9]

Higienização

Procedimento que compreende duas etapas: limpeza seguida da desinfecção. Ao utilizar esse termo, entende-se que será feita a limpeza para remover as sujidades e que, na sequência, será aplicado um sanitizante/desinfetante, promovendo a desinfecção.

Esterilização

Processo validado que destrói todas as formas viáveis de microrganismos em artigos críticos e/ou semicríticos, tornando-os livre de agentes patogênicos. Os meios de esterilização podem ser físicos ou químicos.

Assepsia

Conjunto de manobras adotadas para impedir a entrada de patógenos em local ou objeto que não os contenha. São medidas que impossibilitam a contaminação.

Antissepsia

Procedimento cujo objetivo é reduzir ou inibir o crescimento de microrganismos em tecidos vivos (pele ou mucosas). Os produtos utilizados são denominados antissépticos. São exemplos: álcool, clorexidina, composto quaternário de amônia, iodo e triclosan.[5]

EQUIPAMENTOS DE PROTEÇÃO INDIVIDUAL

Considera-se equipamento de proteção individual (EPI) todo dispositivo de uso individual que protege o trabalhador contra os riscos que ameaçam a segurança e a saúde no trabalho. Os EPIs constituem uma barreira protetora eficiente e são de uso obrigatório durante todo o atendimento ao paciente, nos procedimentos de limpeza do ambiente e no reprocessamento dos artigos.[1,6,11] Constituem os EPIs:

- **Gorro/touca descartáveis:** devem ser de polipropileno, com gramatura de no mínimo 30 g/m^2 (tecido não tecido [TNT]). Devem ser utilizados por toda a equipe e pelos pacientes. A troca ou o descarte devem ser realizados ao fim do turno ou em qualquer momento em que houver sujidades ou fluidos corpóreos;
- **Luvas:** são consideradas barreiras físicas eficientes para reduzir riscos de acidentes e prevenir a infecção cruzada e a contaminação do profissional da saúde. Nas práticas endodônticas, são utilizados três tipos de luvas: (1) descartáveis de procedimento, que devem ser utilizadas para atividades clínicas e laboratoriais, sendo fabricadas em látex ou nitrilo (para alérgicos ao látex). Para procedimentos cirúrgicos, as luvas utilizadas devem ser sempre estéreis; (2) luvas de plásticos (sobreluvas), que devem ser utilizadas sobre a luva de látex de procedimento (não esterilizada), quando da necessidade de manusear artigos fora do campo de trabalho; e (3) luvas grossas de borracha e cano longo, utilizadas para a limpeza de artigos e ambientes;
- **Óculos de proteção:** protegem os olhos de secreções, aerossóis e produtos químicos utilizados durante os atendimentos e na limpeza e desinfecção de artigos, equipamentos ou ambientes. Recomenda-se que sejam totalmente transparentes, confortáveis, com laterais largas e que permita boa vedação lateral. Devem ser utilizados pela equipe odontológica em ambientes de trabalho (clínica, expurgo, laboratórios) e pelos pacientes para evitar acidentes. Devem ser lavados com água e sabão, desinfetados/sanificados e armazenados em local limpo;
- **Protetores faciais (*face shield*):** são considerados uma barreira física de proteção contra contaminação aérea (aerossóis, respingos de material biológico), impactos físicos, partículas volantes e respingos e inalação de substâncias químicas. São fabricados de policarbonato e podem substituir os óculos de proteção, mas jamais substituem a máscara. Os protetores não devem possuir espumas, pois elas não são passíveis de limpeza e desinfecção. Devem ser lavados com água e sabão, desinfetados/sanificados e armazenados em local limpo. Após a pandemia de Covid-19, esse equipamento passou a ser de uso obrigatório pelo cirurgião-dentista;
- **Máscara descartável e respirador N95/PFF2 ou similar sem válvula:** a máscara descartável deve cobrir a boca e o nariz, além de ser utilizada como EPI padrão de rotina nos procedimentos clínicos. Após a pandemia de Covid-19, ela passou a ser obrigatória no dia a dia do consultório odontológico. Possui filtro eficiente para retenção dos contaminantes atmosféricos presentes no ambiente

de trabalho na forma de aerossóis e ajuste para proporcionar vedação apropriada sobre a face do usuário;

- **Avental descartável:** o avental descartável deve ser impermeável e ter gramatura de 50 g/m². Deve ser utilizado durante os atendimentos e descartados logo depois em lixeira para conteúdo infectante. Para procedimentos cirúrgicos, o avental deve estar esterilizado;
- **Sapatos:** é obrigatória a utilização de sapatos fechados com solado antiderrapante.

ORGANIZAÇÃO DO AMBIENTE DE TRABALHO

A organização do ambiente de trabalho é fundamental para a manutenção da biossegurança e envolve diversas etapas previamente ao atendimento clínico.

Paramentação

A paramentação consiste no processo de trocar as vestes rotineiras (pessoais) por vestimentas adequadas para entrar nas áreas dos laboratórios e clínicas odontológicas e sempre são associadas aos EPIs. Antes da paramentação propriamente dita, alguns cuidados devem ser tomados, como remover todos os adornos (anéis, alianças, brincos, pulseiras, colares, *piercings*, relógios etc.), manter as unhas curtas (não utilizar unha postiça) e manter a barba feita e os cabelos presos. Além desses cuidados, não se deve utilizar protetor solar e/ou maquiagem, pois o selamento e a fixação dos EPIs são comprometidos. Para evitar interrupções durante o atendimento clínico, recomenda-se beber água e ir ao banheiro antes da paramentação.

Sequência da paramentação

O profissional deve utilizar pijama cirúrgico ou jaleco e estar com as mãos devidamente higienizadas, para então proceder à paramentação:

- Vestir o avental cirúrgico descartável com mangas longas (impermeável e com gramatura de 50 g/m²). O avental deve ser esterilizado para procedimentos cirúrgicos;
- Colocar o respirador (N95/PFF2 ou similar sem válvula) e adaptá-lo para que a vedação seja eficaz;
- Colocar os óculos de proteção fechado nas laterais, sobre os óculos corretores de visão (se aplicável);
- Colocar o gorro/touca descartável em polipropileno 30 g/m² (TNT). Acomodar todo o cabelo e as orelhas no seu interior. Recomenda-se o uso desse EPI pelos pacientes também;
- Colocar protetor facial (*face shield*) que deve ser totalmente higienizável. Não utilizar protetores que tenham espuma no anteparo facial;
- Colocar as luvas de procedimentos de látex ou vinílica, ou ainda luvas estéreis cirúrgicas nos procedimentos cirúrgicos.

Preparo do box/equipo

As superfícies devem ser descontaminadas/sanitizadas com produtos à base de ácido pera-acético 0,2%, álcool 70% ou hipoclorito de sódio a 1%. As superfícies apresentadas na **Figura 1** devem ser revestidas com uma barreira física/mecânica de proteção (filmes de PVC ou sacos plásticos).

As seringas tríplices devem ter pontas descartáveis acopladas **(Figura 2)**. Os demais equipamentos na área também devem ser envoltos com PVC (fotopolimerizador, aparelho de raios x).

As bancadas, a mesa auxiliar e a do equipo devem ser cobertas por campos descartáveis, impermeáveis e estéreis. Nas bancadas de trabalho, deverão ser mantidos apenas os instrumentais e materiais de consumo que serão utilizados durante o procedimento. Quando for preciso pôr na bancada um material que não esteja disponível no local, o auxiliar circulante deverá usar sobreluvas plásticas.

Durante as tomadas radiográficas, as películas e os sensores radiográficos também devem estar revestidos com filme PVC. Para o posicionamento da ampola do aparelho de

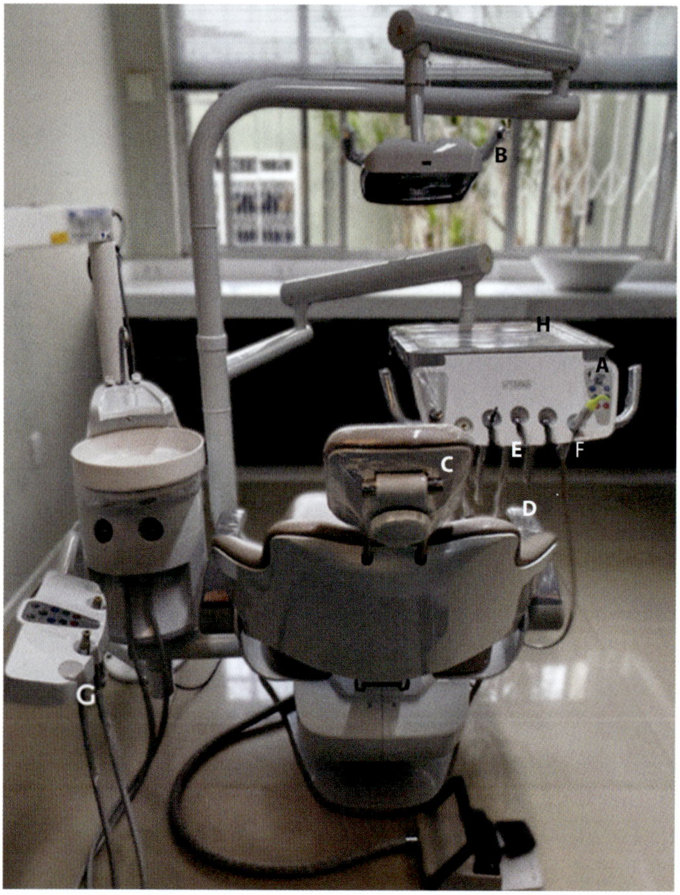

FIGURA 1 Superfícies que devem receber as barreiras físicas (bilateralmente, se aplicável). *A*, botões manuais de acionamento; *B*, alças e botões de ligar dos refletores; *C*, encosto de cabeça da cadeira odontológica; *D*, braços da cadeira; *E*, encaixes para canetas de alta e baixa rotação; *F*, seringa tríplice; *G*, unidades de sucção; *H*, mesa do equipo.

Fonte: arquivo pessoal dos autores.

raios X, deve-se segurar apenas onde as barreiras físicas foram colocadas ou calçar um segundo par de luvas plásticas (sobreluva) sobre a primeira. Além disso, deve-se retirar as luvas ou vestir sobreluvas durante o processo de revelação/fixação ou manipulação do computador no caso de radiografias digitais.

Sanitização/desinfecção de superfícies após atendimento

As barreiras físico-mecânicas devem ser removidas e descartadas no lixo biológico (saco branco). As superfícies que estavam protegidas por essas barreiras devem ser descontaminadas/sanificadas com ácido pera-acético a 0,2%, com tempo de aplicação indicado pelo fabricante. Na ausência de ácido pera-acético, utiliza-se hipoclorito de sódio a 1% (2 a 5 minutos) ou álcool 70% (friccionar e deixar secar naturalmente, repetindo o processo 3 vezes).

A desinfecção/sanificação deve ser realizada da área menos para a mais contaminada, de cima para baixo e de dentro para fora. A seguinte ordem deve ser obedecida: alça do refletor, cadeira odontológica, mocho, superfícies da unidade/carrinho auxiliar, encai-

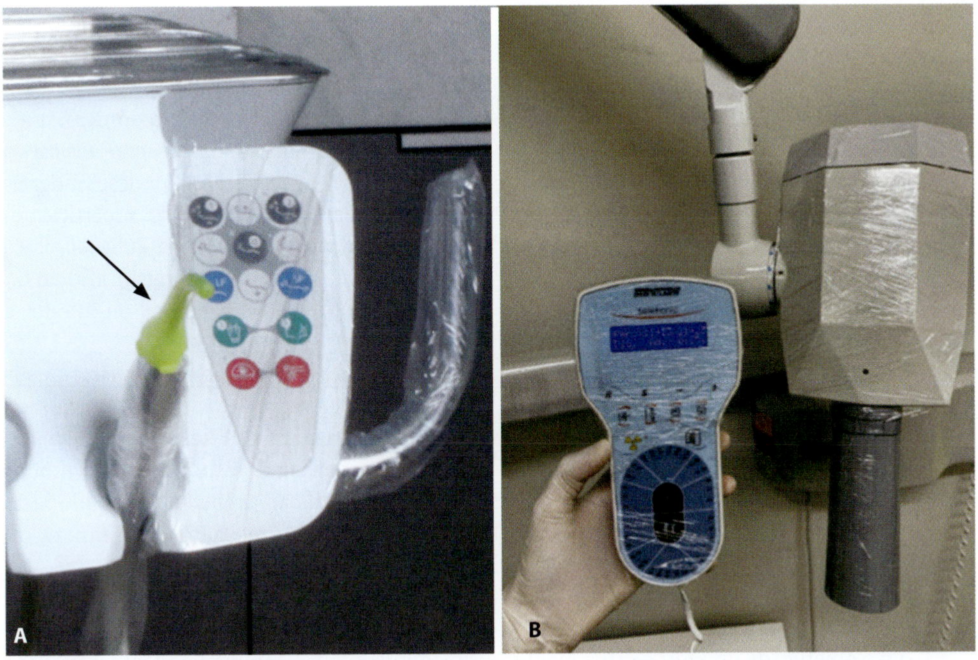

FIGURA 2 Barreiras físicas. (A) Ponta da seringa tríplice protegida com protetor descartável. (B) Aparelho de raios X revestido pela barreira.

Fonte: arquivo pessoal dos autores.

xes/engates para alta e baixa rotação, seringa tríplice, sugadores e cuspideira.

O uso da cuspideira deve ser evitado, utilizando-se, sempre que possível, sugadores para a sucção da saliva. No entanto, quando utilizada, descontaminar com hipoclorito de sódio a 1%. Os materiais que foram utilizados e estão dispostos nas bancadas devem ser descontaminados com álcool 70% antes de serem guardados.

Desparamentação

A sequência de desparamentação deve ser gradativa e iniciada ainda no box de atendimento:

- Retirar as luvas descartáveis e o avental (sem tocar na parte da frente), evitando a contaminação das mãos, descartar na lixeira de material biológico e higienizar as mãos imediatamente depois. Eventuais orientações ao paciente podem ser feitas logo após esse momento;
- Remover os EPIs do paciente e direcioná-lo para a saída do equipo;
- Remover o protetor facial e os óculos de proteção, acomodando-os em superfície adequada para posterior sanificação;
- Remover o gorro/touca segurando pela parte mais posterior, com descarte no lixo biológico;
- Remover a máscara/respirador (N95, PFF2) segurando-a pelo elástico, não tocando na parte frontal, com descarte no lixo biológico e higienização das mãos;
- Em local apropriado, deve-se remover o pijama cirúrgico e/ou jaleco, armazenando-o em uma sacola plástica fechada. Para lavagem, deixar imerso durante 30 minutos em solução de hipoclorito de sódio a 0,02%. Lavar em água quente, não esquecendo de realizar o ciclo de

autolimpeza da máquina de lavar roupas após o processo.

FLUXO E PROCESSAMENTO DE ARTIGOS CONTAMINADOS

O processamento de artigos refere-se a limpeza e desinfecção e/ou esterilização dos artigos contaminados. Objetos críticos devem ser esterilizados; semicríticos, desinfectados (desinfeção de alto nível); e não críticos, limpos. Todos os artigos críticos só podem ser esterilizados ou desinfectados após rigoroso processo de limpeza, sendo recomendada, inclusive, a lavagem ultrassônica complementar do processo. As recomendações descritas na Resolução de Diretoria Colegiada (RDC) Anvisa nº 15, de 15 de março de 2012, que estabelece os requisitos de boas práticas para o processamento de produtos para a saúde, devem ser seguidas.[9]

Com o objetivo de impedir o cruzamento de artigos não processados (sujos/contaminados) com artigos sanificados/desinfetados ou esterilizados (limpos), deve ser estabelecido um fluxo de processamento em todos os artigos expostos no campo operatório. Deve ser realizado com a utilização de EPIs (luvas de borracha resistentes de cano longo, máscara, óculos de proteção, avental impermeável e calçados totalmente fechados). O fluxo de processamento envolve:

- **Pré-lavagem e imersão em detergente enzimático:** após o atendimento, os instrumentais devem ser pré-lavados em água corrente e acomodados em uma cuba plástica, seguido de imersão em detergente enzimático (o preparo da solução deve obedecer à diluição e ao tempo de imersão segundo o fabricante). Os instrumentais com mais de uma parte devem ser desmontados. Tesouras e pinças devem ficar imersas e abertas para expor o máximo da área do instrumento na solução;
- **Limpeza manual:** os artigos devem ser friccionados com escovas de cabo longo e cerdas macias. As brocas devem ser limpas com escovas de aço para esse fim. Escova para limpeza de lúmen deve ser utilizada quando necessário, além de enxague em água corrente;
- **Limpeza mecânica (ultrassônica):** procedimento automatizado que utiliza o princípio de cavitação para desprender as partículas de sujidades da superfície do instrumento por meio da cuba ultrassônica. Esse processo é obrigatório quando o produto tiver lúmen igual ou inferior a 5 mm;
- **Enxágue:** tem por objetivo retirar as sujidades e os produtos utilizados na limpeza. Realizar essa fase em água corrente;
- **Inspeção visual:** vistoriar os instrumentais e verificar a eficiência da limpeza. Se necessário, realizar nova limpeza ou descartá-los;
- **Secagem:** utilizar papel-toalha descartável para secar os instrumentais. Secadoras de ar quente/frio também podem ser usadas.

Após a secagem, as canetas de alta rotação, contra-ângulo e micromotor devem ser lubrificadas. Todos os materiais que não podem ser limpos adequadamente devem ser descartáveis (p. ex., seringa de irrigação, sugador endodôntico/cânula de aspiração).

Antes da etapa de esterilização, a parte externa das luvas de borracha devem ser lavadas com água e sabão, enxaguadas em água corrente e secas com papel-toalha descartável. Deve-se utilizar algum desinfetante e retirar as luvas com o mesmo método descrito para a luva descartável. Armazenar em saco plástico limpo e fechado.

MÉTODOS DE PROCESSAMENTO (ESTERILIZAÇÃO OU DESINFECÇÃO)

Todos os artigos usados na cavidade oral devem ser, preferencialmente, esterilizados por método físico, (empregando-se vapor saturado sob pressão (autoclave), inclusive as peças de mão (micromotor, alta e baixa rotação).[9,12]

A desinfecção com ácido pera-acético 0,2% (imersão durante 10 minutos) ou glutaraldeído 2% (imersão durante 30 minutos) deve ser realizada somente em artigos semicríticos e que não podem ser esterilizados.

A esterilização deve ser realizada em todos os artigos críticos. Para isso, eles devem ser acondicionados em caixas metálicas de inox (perfurada) e embalados em papel grau cirúrgico. Nesses casos, o selamento deverá ser realizado de forma hermética e com auxílio da seladora. É proibida a utilização de caixas metálicas sem furos para esterilização. Perfurações ou rasgos comprometem o processo de esterilização e, em casos de avarias nas embalagens, os materiais devem ser reembalados.

Esterilização em autoclave

Para o processo de esterilização em autoclave, os seguintes passos devem ser observados:

- **Nível de água:** avaliar o nível de água destilada e, se necessário, completá-lo;
- **Carregamento da câmara da autoclave:** depositar os pacotes sobre as bandejas, não empilhar e não encostar nas paredes da autoclave, assegurando que o vapor poderá circular. Ao dispor os pacotes, encostar plástico com plástico e papel com papel. Cubas, marmitas e vidros (embalados) devem ser colocados com a boca para baixo. Utilizar no máximo 70% da capacidade da câmara da autoclave;
- **Programação:** o processo é tempo-temperatura e pressão dependente. Os padrões descritos logo na sequência são utilizados para a temperatura de 134 graus. Após ligar a autoclave, o processo divide-se em três etapas:
    - **Fase de aquecimento:** partida a frio – 13 minutos; partida a quente – 9 minutos;
    - **Fase de esterilização:** para artigos desembalados, o tempo de esterilização é de 3 minutos. Já para os pacotes em papel grau cirúrgico, o tempo de esterilização é 7 minutos;
    - **Fase de secagem:** a autoclave é programada para os artigos empacotados pelo tempo de 30 minutos, havendo a possibilidade de uma nova secagem adicional. Artigos desembalados não requerem tempo de secagem. Após a conclusão do ciclo, deve-se abrir a autoclave e aguardar o resfriamento até aproximadamente 60 graus para retirar os pacotes;
- **Retirada dos artigos:** lavar as mãos e colocar todos os EPIs. Retirar os artigos colocando-os em uma superfície limpa e seca. As luvas e máscaras são fundamentais, pois nessas áreas se acumulam microrganismos potencialmente patogênicos. Os pacotes devem estar completamente secos; caso contrário, deve-se rever o ciclo ou o carregamento da câmara da autoclave. Caso seja necessário, repetir o ciclo de secagem.

Processo de monitoramento da esterilização

Os pacotes devem ser rotulados com anotações (a mão ou em etiquetas), contendo minimamente a data e o lote da esterilização. Todos os parâmetros físicos referentes aos ciclos de esterilização devem ser registrados em ficha própria. Os dados a ser registrados e suas orientações são:

- **Data:** registrar a data em que se realizou a esterilização;
- **Lote:** reiniciar do número 1 a cada dia;
- **Horário inicial:** marcar o horário em que o ciclo foi iniciado;
- **Temperatura:** registrar a temperatura selecionada (121°C, 127°C, 132°C, 134°C);
- **Pressão inicial:** algumas autoclaves não permitem a leitura desse dado – verificar no manual o valor que o aparelho deve executar em libras;
- **Horário do fim:** registrar o horário em que o aparelho concluiu o processo;
- **Tempo total do ciclo:** é composto pela soma do tempo de aquecimento + esterilização + secagem.

Indicadores químicos externos ou de processo (fita de autoclave ou tinta na própria embalagem) devem ser usados em todos os pacotes.

Indicador químico de processo (externo)

Ao retirar os pacotes da autoclave, deve-se analisar se os indicadores químicos de processo externos sofreram alteração de cor **(Figura 3)**. Tal mudança indica se o pacote passou pelo processo de esterilização, mas não garante a sua esterilidade.

Indicadores químicos de parâmetros críticos (internos)

É preciso registrar a data, o lote e a posição do indicador na câmara da autoclave. Colocar o teste no interior de um dos pacotes por lote de esterilização. Os seguintes tipos podem ser utilizados:

- **Multiparamétrico:** avalia a temperatura e o tempo de exposição;
- **Integrador:** avalia a temperatura, o tempo e a saturação do vapor durante a exposição **(Figura 4)**. Esse método deve ser usado semanalmente para melhor monitoramento do equipamento;
- **Teste ou indicador biológico:** o indicador biológico é o único método que garante a esterilização. O teste deve ser realizado mensalmente (para validar o equipamento de esterilização), de preferência no primeiro ciclo de esterilização do dia, com a partida a frio. A data, o lote, o esterilizador e a posição na autoclave devem ser registrados na etiqueta da ampola.

O teste biológico é o mais importante e deve ser inserido no interior de um dos pacotes. Após o ciclo de esterilização e a

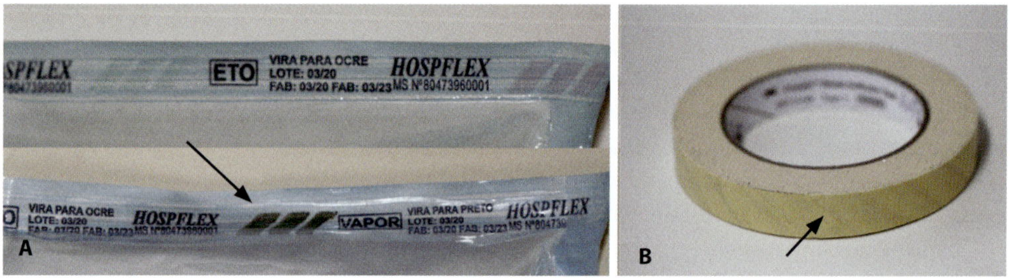

FIGURA 3 (A) Papel grau cirúrgico que altera a cor na área indicada (*seta*) quando passa pelo processo de esterilização. (B) A fita adesiva utilizada no empacotamento dos artigos apresenta listras brancas diagonais (*seta*) que mudam de cor após a esterilização.

Fonte: arquivo pessoal dos autores.

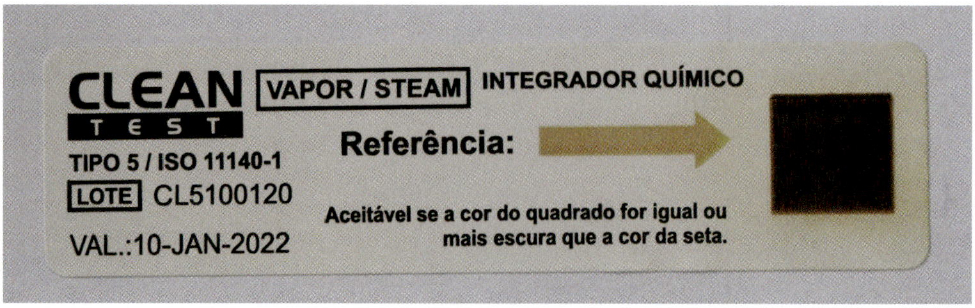

FIGURA 4 Imagem do integrador químico após o processo de esterilização.

Fonte: arquivo pessoal dos autores.

abertura do esterilizador, deve-se aguardar 10 minutos para retirá-lo. A ampola deve ser ativada (pressiona-se a ampola plástica para quebrar a ampola de vidro interna) e, logo depois, o indicador biológico deve ser incubado em incubadora própria **(Figura 5)**.

Tanto o teste indicador biológico (que passou pelo processo de esterilização) como o indicador-controle (que não foi para a autoclave) devem ser incubados. A leitura final para o resultado é realizada após 24 a 48 horas de incubação dos indicadores e deve ser interpretada conforme a **Figura 6**.

Logo depois, o resultado do teste será anexado em livro próprio para registro do profissional e posterior comprovação à Vigilância Sanitária durante o processo de concessão ou renovação do alvará sanitário **(Figura 7)**.

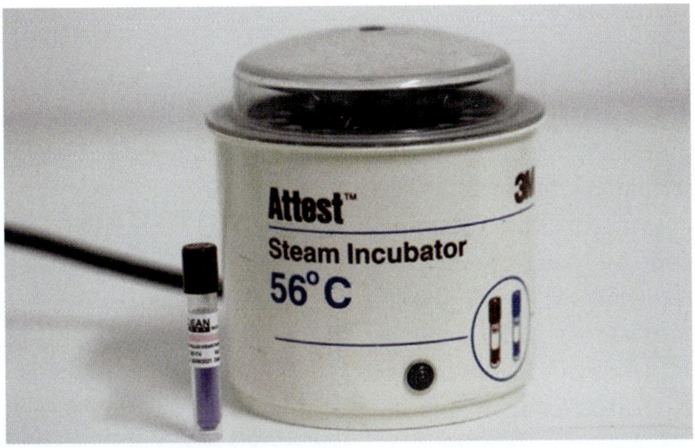

FIGURA 5 Incubadora e ampola utilizadas para a realização do teste biológico.

Fonte: arquivo pessoal dos autores.

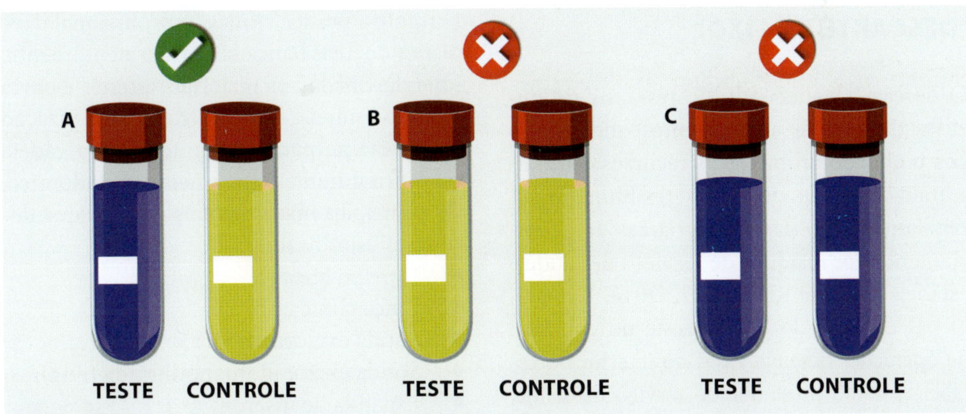

FIGURA 6 Possíveis resultados do teste biológico após o processo de esterilização. (A) Resultado aprovado: ampola do teste sem crescimento bacteriano mostrando efetividade da esterilização e ampola-controle apresentando crescimento bacteriano. (B) Resultado reprovado: as duas ampolas apresentam crescimento bacteriano, mostrando falha no processo de esterilização. (C) Resultado reprovado: ausência de crescimento bacteriano em ambas as ampolas, mostrando falha na incubadora ou no indicador biológico.

Fonte: elaborada pelos autores.

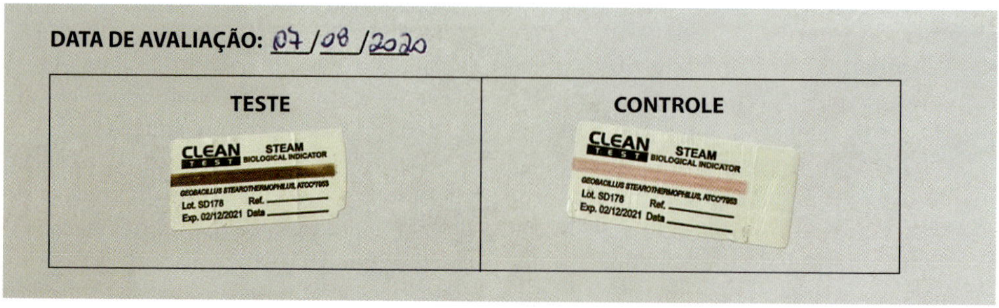

FIGURA 7 O resultado do teste biológico deverá ser anexado no livro próprio para registro. Remover a etiqueta da ampola e colar no livro.

Fonte: arquivo pessoal dos autores.

Acondicionamento/armazenamento dos artigos esterilizados

Devem ser armazenados e organizados em armários limpos exclusivos para essa finalidade, protegidos de umidade e poeira. Pacotes danificados devem ser reprocessados antes de serem utilizados. A validade do pacote é de 7 dias, desde que esteja íntegro e seco. Após esse período, os materiais devem ser reembalados e reprocessados.

PLANO DE GERENCIAMENTO DE RESÍDUOS DE SERVIÇO DE SAÚDE (DESCARTE DO LIXO)

O descarte inadequado de resíduos produzidos durante os atendimentos odontológicos pode comprometer os recursos naturais e a qualidade de vida dos seres humanos. A regulamentação das boas práticas de gerenciamento dos resíduos de serviços de saúde é estabelecida pela RDC n° 222/2018.[13]

O descarte do lixo consiste no conjunto de operações desenvolvidas no interior do estabelecimento prestador de serviço de saúde, compreendendo geração, segregação, descarte, acondicionamento, identificação, tratamento preliminar, coleta interna, transporte interno, armazenamento temporário e externo, higienização, segurança ocupacional, transporte externo e destino, com propósito de assegurar a preservação do meio ambiente e a saúde pública. A Figura 8 apresenta a classificação e o correto descarte de cada resíduo odontológico.

INSTRUMENTAIS CLÍNICOS E DE ISOLAMENTO ABSOLUTO

A organização dos instrumentais clínicos e de isolamento faz parte da biossegurança em Odontologia, pois permite que os procedimentos endodônticos sejam realizados em condições assépticas.

Instrumental clínico

Durante a prática clínica, o profissional deve dispor de duas bancadas para o atendimento, uma destinada aos materiais estéreis e outra aos não estéreis. Esse controle e organização é importante para a manutenção da cadeia asséptica durante o tratamento endodôntico. Os principais instrumentais clínicos que devem ser esterilizados são:

- Espelho bucal;
- Pinça clínica;
- Sonda exploradora nº 5;
- Sonda exploradora modificada (reta);
- Espátula de inserção nº 1;
- Régua milimetrada;
- Tesoura;
- Tamborel.

Isolamento absoluto

O isolamento absoluto é uma etapa imprescindível na Endodontia, pois previne a con-

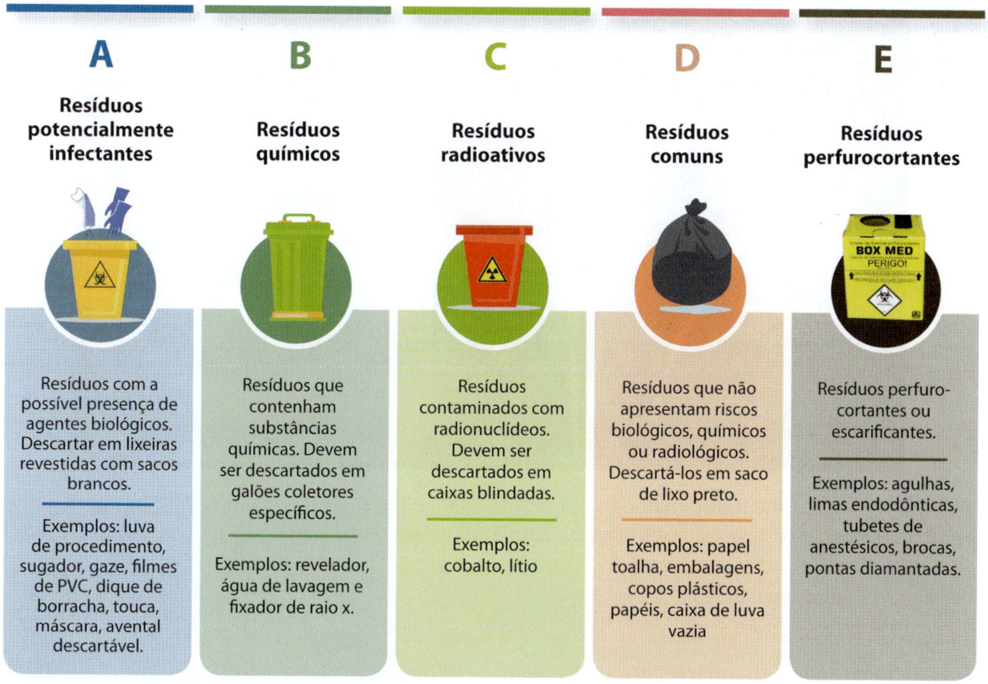
A
Resíduos potencialmente infectantes
Resíduos com a possível presença de agentes biológicos. Descartar em lixeiras revestidas com sacos brancos.
Exemplos: luva de procedimento, sugador, gaze, filmes de PVC, dique de borracha, touca, máscara, avental descartável.
B
Resíduos químicos
Resíduos que contenham substâncias químicas. Devem ser descartados em galões coletores específicos.
Exemplos: revelador, água de lavagem e fixador de raio x.
C
Resíduos radioativos
Resíduos contaminados com radionuclídeos. Devem ser descartados em caixas blindadas.
Exemplos: cobalto, lítio
D
Resíduos comuns
Resíduos que não apresentam riscos biológicos, químicos ou radiológicos. Descartá-los em saco de lixo preto.
Exemplos: papel toalha, embalagens, copos plásticos, papéis, caixa de luva vazia
E
Resíduos perfurocortantes
BOX MED
PERIGO!
Resíduos perfurocortantes ou escarificantes.
Exemplos: agulhas, limas endodônticas, tubetes de anestésicos, brocas, pontas diamantadas.

FIGURA 8 Classificação dos resíduos e modo de descarte.
Fonte: elaborada pelos autores.

taminação do canal radicular pela saliva e minimiza riscos como aspiração ou deglutição de instrumentos, fragmentos dentários, restaurações e solução irrigadora. Além disso, protege os tecidos moles da ação de instrumentos perfurocortantes e reduz riscos ergonômicos, diminuindo o tempo operatório.[1,10,14-16] O isolamento também controla o aerossol produzido pela utilização da caneta de alta rotação e do ultrassom, protegendo o dentista e toda a sua equipe. Deve ser realizado, preferencialmente, antes da abertura coronária e após a anestesia.

Para a realização do isolamento absoluto, são necessários os seguintes materiais: dique (lençol) de borracha, arco de Ostby, pinça perfuradora, pinça porta-grampo e grampos de isolamento absoluto **(Figura 9)**.

Arco ou porta-dique

O arco tem o objetivo de segurar o lençol e mantê-lo estendido. Na Endodontia, é recomendada a utilização do arco de Ostby, plástico (para não haver interferência nas radiografias) e autoclavável.

Lençol de borracha

O lençol de borracha, também conhecido como dique de borracha, é confeccionado em látex natural e comercializado em diferentes espessuras, cores e aromas. Em pacientes alérgicos ao látex, devem ser utilizados lençóis antialérgicos à base de silicone ou de borracha sintética não derivada do látex. Na embalagem do produto, é possível saber se o material é isento de látex. O lençol não é esterilizável, é de uso único e deve ser descartado no lixo biológico após a utilização.

Pinça perfuradora

A pinça perfuradora, ou perfurador de Ainsworth, serve para perfurar o lençol de borracha. Na Endodontia, geralmente se utiliza

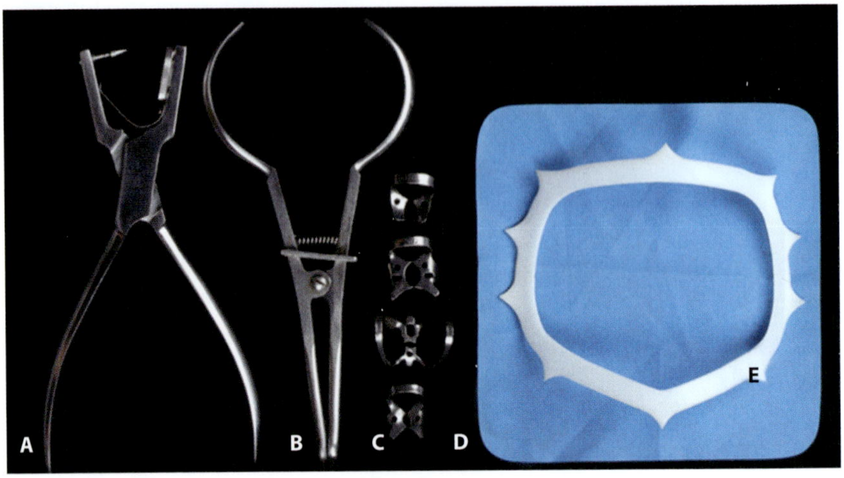

FIGURA 9 Instrumentais e materiais necessários para o isolamento absoluto. (A) Pinça perfuradora. (B) Pinça porta-grampo. (C) Grampos para isolamento absoluto. (D) Dique (lençol) de borracha. (E) Arco de Ostby.

Fonte: arquivo pessoal dos autores.

o orifício de maior diâmetro para que possa receber o grampo, uma vez que o isolamento é realizado em um único dente. A pinça perfuradora deve ser sempre esterilizada.

Pinça porta-grampo

Utilizada para levar ou remover o grampo da posição. Existem três tipos de pinças porta-grampo (Palmer, Brewer e Ivory), todas esterilizáveis **(Figura 10)**.

Grampos

O grampo de isolamento mantém o lençol de borracha adaptado ao colo dentário e proporciona o afastamento gengival. Os grampos são esterilizáveis e possuem diferentes formatos, sendo numerados de acordo com o grupo dentário **(Figuras 11** e **12)**:

- 210 a 212, para caninos e incisivos;
- 206 a 208, para pré-molares;
- 200 a 205, para molares;
- Condições especiais de isolamento, para dentes sem retenção, mal posicionados e/ou parcialmente irrompidos.

Dispositivos auxiliares

Dispositivos auxiliares, como fio dental, tira de lixa, vaselina, tesoura pequena, espátula de

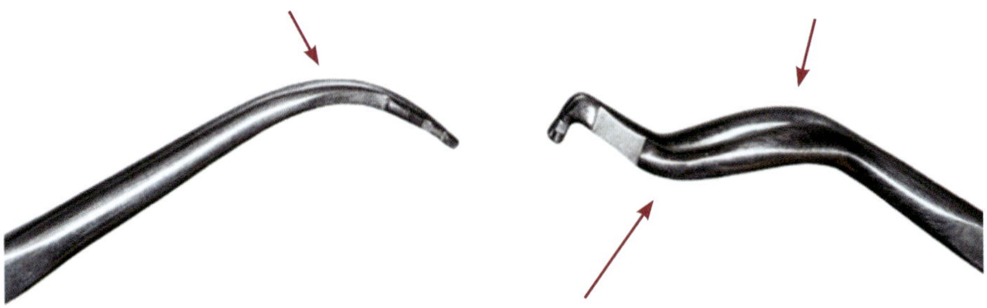

FIGURA 10 Pinças porta-grampo do tipo Palmer (*à esquerda*) e Brewer (*à direita*) são as mais utilizadas na Endodontia. As *setas* evidenciam as diferenças de curvatura entre as duas.

Fonte: arquivo pessoal dos autores.

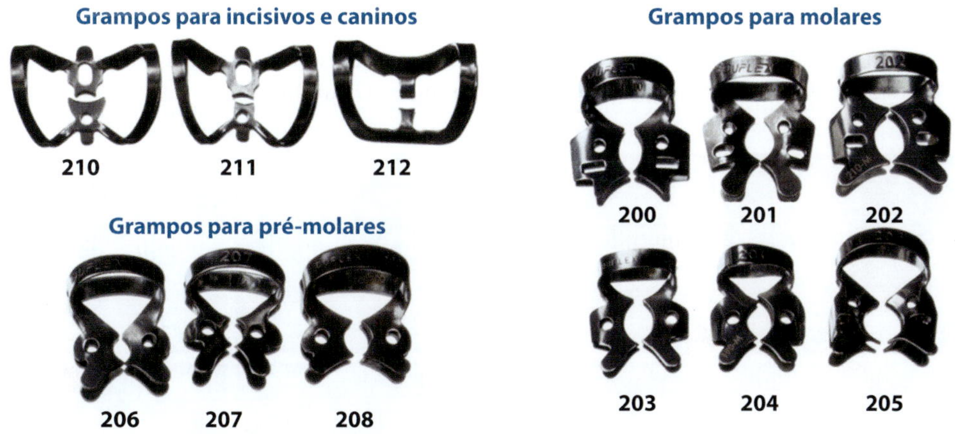

FIGURA 11 Grampos utilizados para o isolamento absoluto. Incisivos e caninos: grampos 210, 211 e 212; pré-molares: 206 a 208; e molares: 200 a 205.

Fonte: arquivo pessoal dos autores.

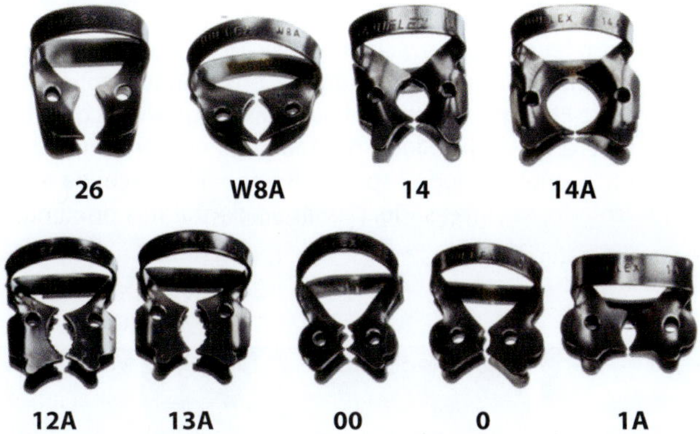

FIGURA 12 Grampo 26, sem asa, para molares; grampos W8A, 14 e 14A, para molares parcialmente irrompidos, coroas expulsivas, cônicas e coroas destruídas; grampos 12A e 13A, grampos serrilhados, indicados para molares com necessidade de maior retenção; grampo 00, 0, 1A, para pré-molares e incisivos parcialmente irrompidos, coroas expulsivas, cônicas ou coroas amplamente destruídas.

Fonte: arquivo pessoal dos autores.

inserção nº 1, barreira gengival fotopolimerizável (*top dam*) e cianoacrilato, podem ser necessários durante as técnicas de isolamento.

Técnicas de isolamento absoluto

Antes da descrição das técnicas de isolamento, é importante destacar o preparo prévio do dente e do local a ser isolado. Os principais passos que antecedem o isolamento são:

- Prova do grampo a ser utilizado, sempre com uma amarra de fio dental para prevenir deglutições;
- Anestesia do local que receberá o grampo;
- Fio dental nas regiões interproximais;
- Regularização de arestas cortantes com brocas e/ou tiras de lixa;
- Reconstrução coronária quando necessária.

Técnica "conjunto grampo + lençol de borracha + arco"

Essa técnica é indicada para grampos com asa **(Figura 13)**.

Técnica 1º grampo, 2º lençol de borracha + arco

Essa técnica é indicada para grampos sem asa **(Figura 14)**.

Técnica – 1º lençol + arco, 2º grampo

Essa técnica é indicada para grampos com e sem asa **(Figura 15)**.

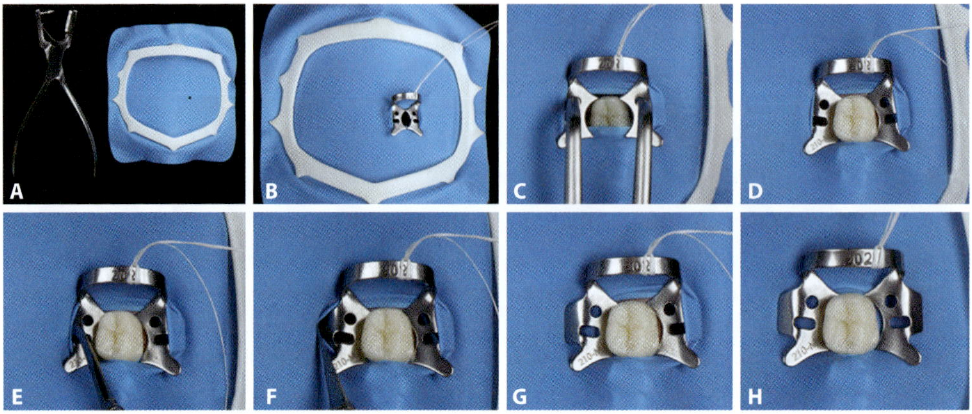

FIGURA 13 (A) Perfurar o lençol de borracha na posição do dente a ser isolado. (B) Posicionar o grampo com asa no lençol. (C) Grampo estendido e posicionado com a pinça porta-grampo. (D) Grampo em posição. (E e F) Remover o lençol das asas do grampo com auxílio da espátula de inserção número 1. (G) Diferença entre o lado no qual o lençol foi removido da asa, mostrando melhor adaptação ao dente e ausência de espaços. Remover o lençol da asa nos dois lados. (H) Aspecto final do dente isolado; se necessário, passar fio dental nas proximais caso o lençol não esteja adaptado.

Fonte: arquivo pessoal dos autores.

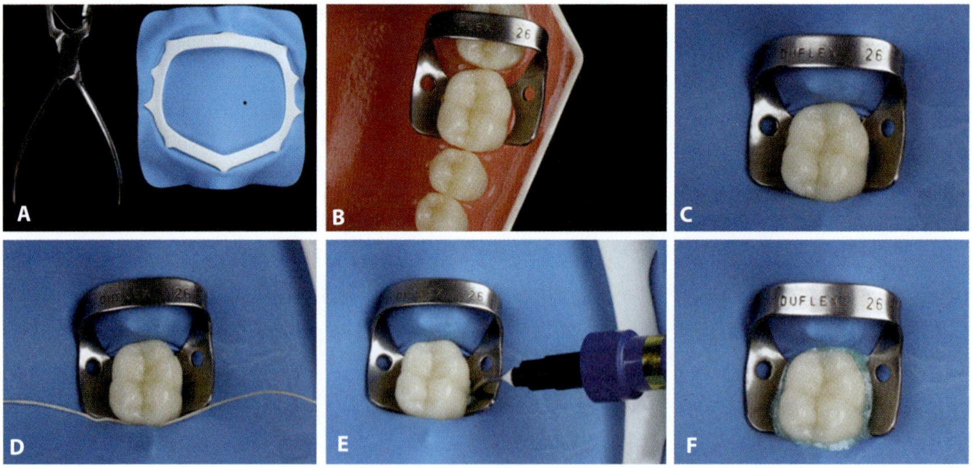

FIGURA 14 (A) Perfurar o lençol de borracha na posição do dente a ser isolado. (B) Grampo em posição no dente. (C) Conjunto lençol + arco posicionado. (D) Adaptação interproximal com o fio dental (realizar na mesial e distal). As etapas E e F, inserção do *top dam*, são opcionais, recomendadas quando o vedamento estiver comprometido. (E) Barreira gengival fotopolimerizável. (F) Aspecto final do dente isolado.

Fonte: arquivo pessoal dos autores.

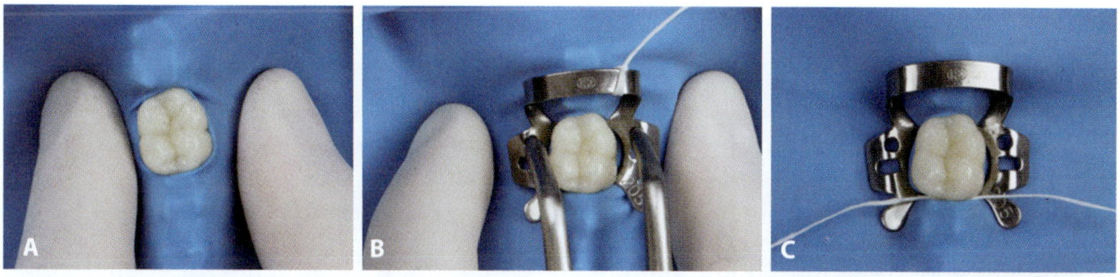

FIGURA 15 (A) Lençol e arco em posição no dente a ser isolado. (B) Conjunto pinça porta grampo, grampo e amarrilha (C) Grampo em posição.

Fonte: arquivo pessoal dos autores.

Técnica de isolamento com amarrias

É indicada na impossibilidade de utilizar grampos. A confecção de amarrias com fio dental formando um laço ao redor dos dentes possibilita a invaginação do lençol de borracha no sulco gengival, resultando em melhor vedamento (**Figura 16**).

Técnicas especiais de isolamento

São técnicas utilizadas para remanescentes dentários, dentes com aparelho ortodôntico, dentes traumatizados e outras condições especiais que dificultam as técnicas normais de isolamento (**Figuras 17** a **19**).

ERGONOMIA E MICROSCOPIA

Os cirurgiões-dentistas são os profissionais da área da saúde com o maior risco de desenvolver problemas musculares no pescoço e nas costas. Isso porque, durante o tratamento odontológico, a postura da coluna cervical e torácica alcança valores elevados de inclinação, causando dores musculoesqueléticas.[17,18] Com o avanço e a disponibilidade cada vez maiores da tecnologia, deve-se pensar em medidas ergonômicas para a equipe e para o ambiente de trabalho, principalmente durante a utilização de iluminação e magnificação com lupas e/ou microscópios.[19,20] Os principais protocolos e medidas estão descritos a seguir.

Lupas

As lupas utilizadas em Odontologia foram desenvolvidas para melhorar a ergonomia e a visualização do campo operatório, diminuir a profundidade de campo e resolver os problemas de proximidade e fadiga ocular ocasionada pela aproximação do cirurgião-dentista ao

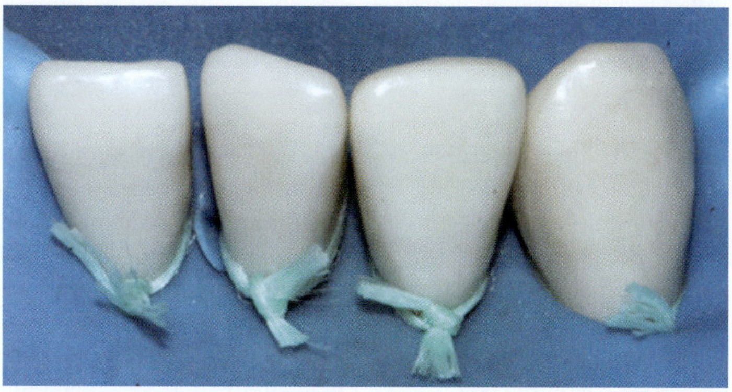

FIGURA 16 Isolamento absoluto com amarrias.

Fonte: arquivo pessoal dos autores.

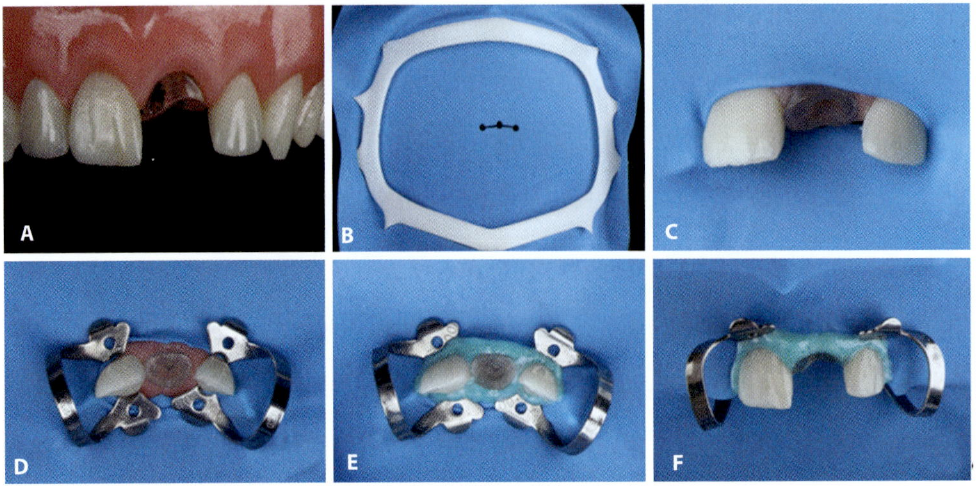

FIGURA 17 Técnica especial utilizando grampos e vedamento com *top dam*. (A) Dente nº 21 fraturado com pouco remanescente dentário para receber o grampo. (B e C) O lençol de borracha deve ser perfurado em três dentes, e as perfurações, unidas com uma tesoura. (D) Grampos inseridos nos dentes posteriores ao dente a ser isolado. (E e F) Aplicação do *top dam* nas áreas com infiltração e aspecto final do isolamento.

Fonte: arquivo pessoal dos autores.

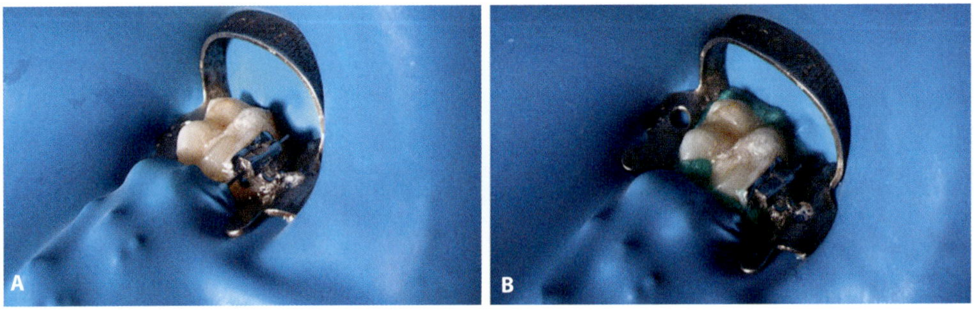

FIGURA 18 Isolamento de dentes com aparelho ortodôntico fixo. (A) Isolamento do dente com grampo. Presença de infiltração (saliva), mostrando que não há perfeito vedamento. (B) Aspecto final do isolamento absoluto com barreira gengival fotopolimerizável.

Fonte: arquivo pessoal dos autores.

paciente **(Figura 20)**.[21] As lupas são classificadas de acordo com a óptica utilizada:

- Lupa com lente única (de pala);
- Lupa com lentes do tipo Galileu;
- Lupas com lente do tipo Kepler (prismáticas).

As lupas podem ser encontradas com aumento de 2× até 6×. As ópticas de lente única não são indicadas em Odontologia, uma vez que são de plástico e, por isso podem não ser opticamente corretas. Além disso, o aumento da imagem depende do operador estar mais próximo do objeto, comprometendo sua ergonomia.[22]

O aumento de lupa mais indicado para Odontologia é de 2,5× para as lupas do tipo Galileu e do tipo Kepler **(Figura 21)**, pois habilita o operador a realizar o maior número de procedimentos clínicos, além de possibi-

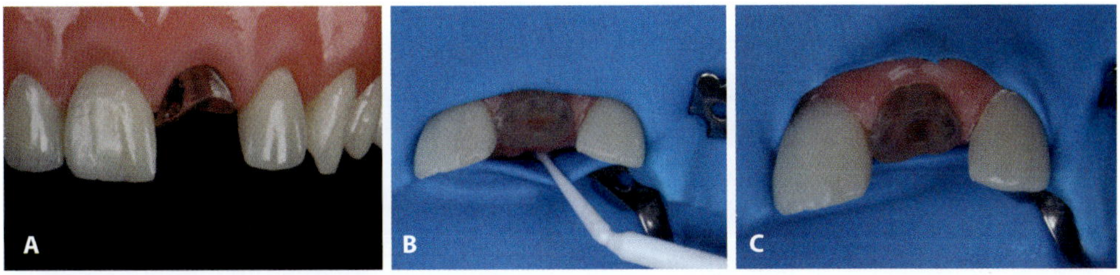

FIGURA 19 Técnica especial sem grampos e vedamento com cianoacrilato. (A) Dente nº 21 fraturado com pouco remanescente dentário para receber o grampo. (B e C) O lençol de borracha deve ser perfurado em três dentes, sendo as perfurações unidas com uma tesoura. (B) Grampo no dente posterior aos dentes a serem isolados e aplicação de cianoacrilato na lingual e vestibular para que o lençol de borracha possa ficar colado na gengiva. (C) Aspecto final do isolamento absoluto. O lençol é colado na margem gengival do dente em questão; para isso, o local deve ser bem seco.

Fonte: arquivo pessoal dos autores.

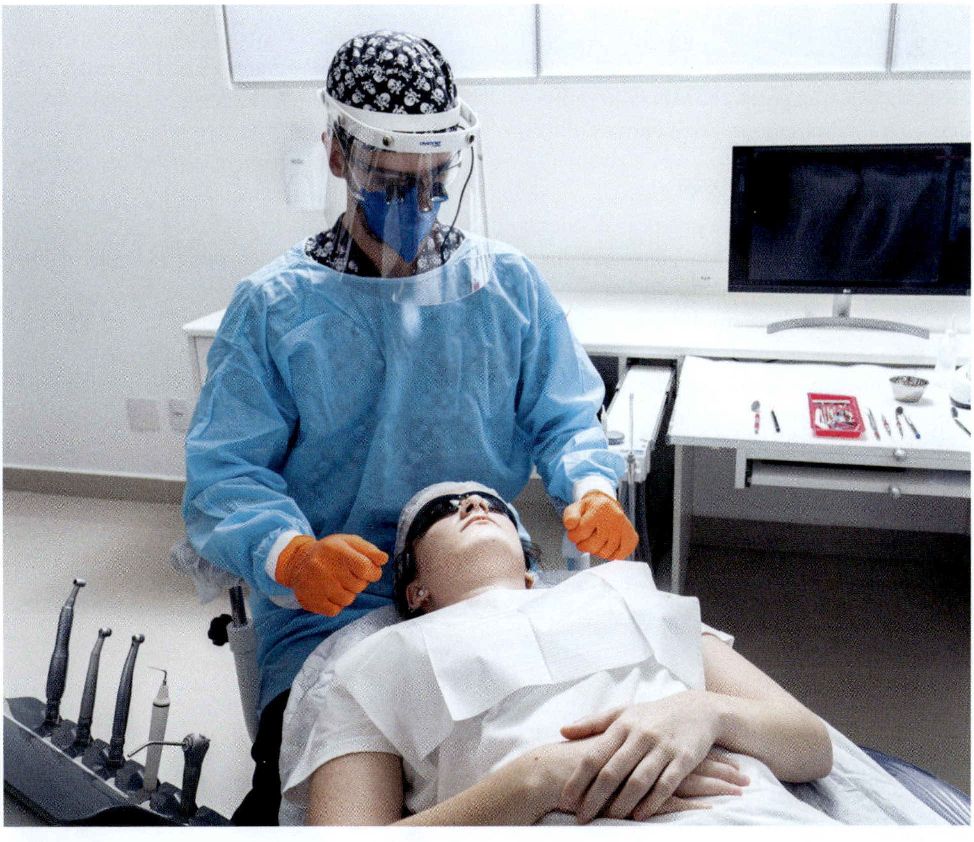

FIGURA 20 Atendimento odontológico utilizando os EPIs preconizados (protetor facial, máscara N95, pijama cirúrgico, jaleco, touca e luva descartável), com o uso de lupa prismática com 2,7x de aumento e fotóforo para iluminação do campo operatório (Perioptix® – DVDent, São Paulo, SP, Brasil).

Fonte: arquivo pessoal dos autores.

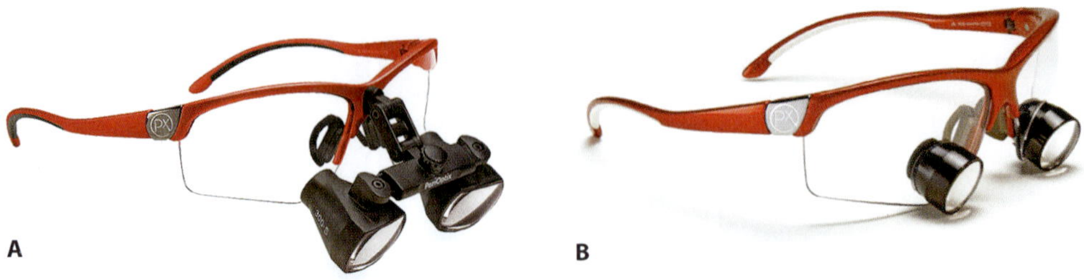

FIGURA 21 Lupas prismáticas. (A) Com distância interpupilar ajustável. (B) Com distância interpupilar fixa.

Fonte: arquivo pessoal dos autores.

litar maior distância focal (entre operador e paciente), melhorando a postura quando comparado a um operador que não utiliza lupa. É importante pensar que, ao se comprar uma lupa, deve-se adquirir um equipamento de qualidade que possa ser utilizado todos os dias de trabalho, sem prejuízo para os olhos.[23]

Microscópio operatório

Desenvolvido para a área médica, o microscópio operatório (MO) foi introduzido na Odontologia em 1981 por Apotheker e, posteriormente, em 1999, foi modificado e mais bem adaptado por Garry Carr.[25] Com algumas vantagens de uso quando comparado à lupa, o MO proporciona ao operador melhor ergonomia de trabalho, maiores níveis de magnificação e utilização de acessórios acoplados, como máquina fotográfica e/ou filmadora, além da ocular secundária para o segundo observador (carona). Esta permite ao assistente visualizar o mesmo campo de trabalho do operador, proporcionando, assim, melhor ergonomia (**Figura 22**).[18,25]

O MO é composto de vários componentes:

- Estativa (chão, parede ou teto);
- Braço pantográfico (estável de comprimento adequado);
- Binocular inclinável (0° a 180°);
- Objetiva (distância focal variável ou fixa);
- Oculares (10× grande ocular);
- Níveis de magnificação (2,5 até 20×);
- Fonte de luz (LED ou xenônio).

A correta escolha desses itens na aquisição do microscópio influencia diretamente na ergonomia, na fadiga operatória e na satisfa-

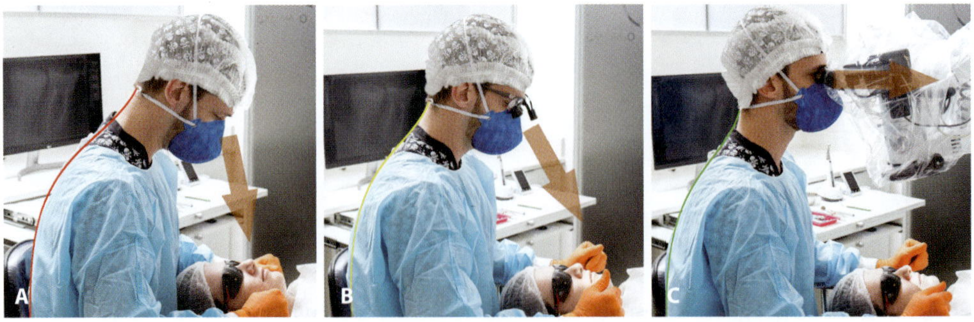

FIGURA 22 Representação da ergonomia do cirurgião-dentista. (A) Sem magnificação. (B) Com lupa prismática. (C) Utilizando microscópio operatório (MO). Destaca-se que, sem magnificação, encontram-se os maiores ângulos cervicais, e com MO, os menores ângulos cervicais, melhorando a ergonomia.

Fonte: arquivo pessoal dos autores.

ção com a utilização do equipamento. Uma configuração errada ou incorreta não permitirá trabalhar com o MO durante todos os procedimentos clínicos, acarretando frustrações ao operador.

Hoje, o MO é reconhecido como um poderoso complemento em Endodontia, mas não é utilizado por todos que a realizam. Na maioria dos casos, ocorre uma falha no entendimento e na implementação da ergonomia para sua utilização de maneira eficaz. Além disso, o uso ocasional ou intermitente resulta no aumento do tempo clínico, interrompendo o fluxo do tratamento e afetando negativamente a ergonomia e a produtividade. A utilização do MO do início ao fim do atendimento depende não só da configuração do aparelho, mas também da habilidade do operador e do estudo da ergonomia física (dinâmica de movimento, *design* do local de trabalho e saúde física) e cognitiva (desempenho, treinamento da equipe e cultura organizacional) **(Figura 23)**.[25]

Ergonomia física

Para utilizar o MO de modo eficaz, deve-se ter conhecimento básico da dinâmica dos movimentos em ergonomia, que podem ser divididos em cinco classes:

- **Movimento de classe I:** de dedos **(Vídeo 1: Movimento em Ergonomia de Classe I)**;
- **Movimento de classe II:** de dedos e punho **(Vídeo 2: Movimento em Ergonomia de Classe II)**;
- **Movimento de classe III:** do cotovelo, podendo incluir os de dedos e/ou punho **(Vídeo 3: Movimento em Ergonomia de Classe III)**;
- **Movimento de classe IV:** do ombro, podendo incluir os de dedos, punho e/ou cotovelo **(Vídeo 4: Movimento em Ergonomia de Classe IV)**;
- **Movimento de classe V:** de tronco, podendo incluir os de dedos, punho, cotovelo e/ou ombro **(Vídeo 5: Movimento em Ergonomia de Classe V)**.

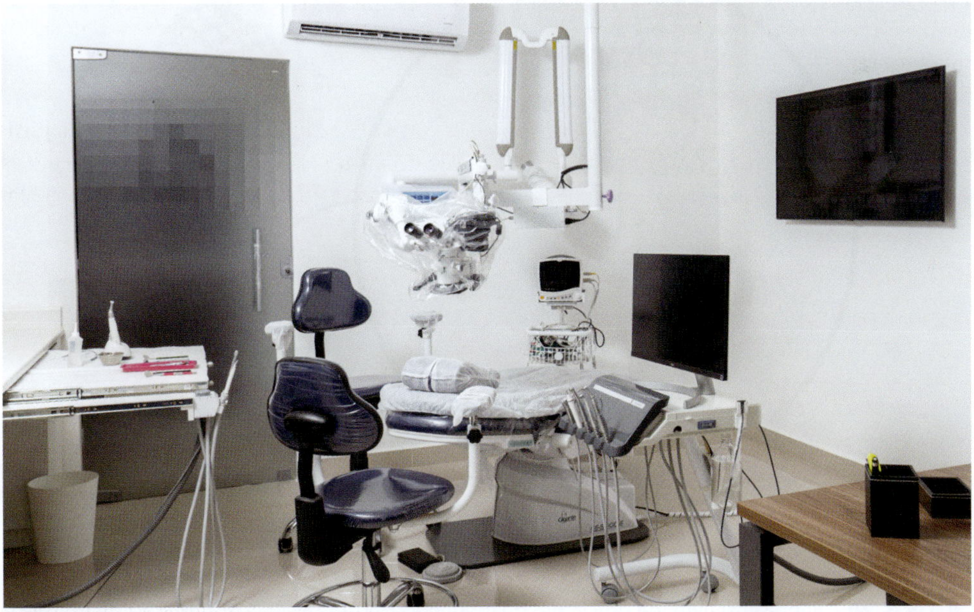

FIGURA 23 Consultório odontológico projetado para o uso do microscópio operatório (MO). Note que, nessa configuração, não se utiliza cuspideira e refletor.

Fonte: arquivo pessoal dos autores.

Design do local de trabalho

A instalação do MO no consultório odontológico exige um adequado planejamento estrutural (disposição de móveis, cadeira odontológica, mesa auxiliar e cart odontológico). Também é de suma importância compreender as necessidades ergonômicas que esse novo equipamento exige, pois o mau posicionamento entre cirurgião-dentista, auxiliar e paciente está relacionado com a maioria dos problemas da utilização clínica do MO. Se as diretrizes forem seguidas, será possível trabalhar com o MO em todas as fases do tratamento endodôntico com conforto e pouca ou nenhuma tensão muscular, o que favorecerá diretamente a saúde física do operador. O planejamento e a instalação do MO no consultório odontológico devem girar em torno de um princípio ergonômico denominado círculo de influência. Esse princípio determina que todos os instrumentos e equipamentos necessários para um procedimento devem estar ao alcance do cirurgião-dentista ou de seu assistente, exigindo não mais do que um movimento de classe IV e, durante o tratamento, apenas movimentos de classes I ou II. Seguindo esse princípio, o cirurgião-dentista consegue executar todos os procedimentos com o MO de forma ergonômica **(Figura 24)**.

Portanto, o princípio do círculo de influência coloca o MO no centro do planejamento do *design* do consultório odontológico, e todos os movimentos ergonômicos necessários ficam centralizados nesses círculos. Simplicidade e eficiência são os fundamentos que norteiam esse *design* inovador do ambiente de trabalho.

Na sequência, a preparação do MO envolve **(Vídeo 6: Preparação do Microscópio Operatório)**:

- Posicionamento do primeiro operador (cirurgião-dentista);
- Pré-posicionamento do paciente;
- Posicionamento do MO com ajuste do foco;
- Ajuste da distância interpupilar;
- Posicionamento final do paciente;

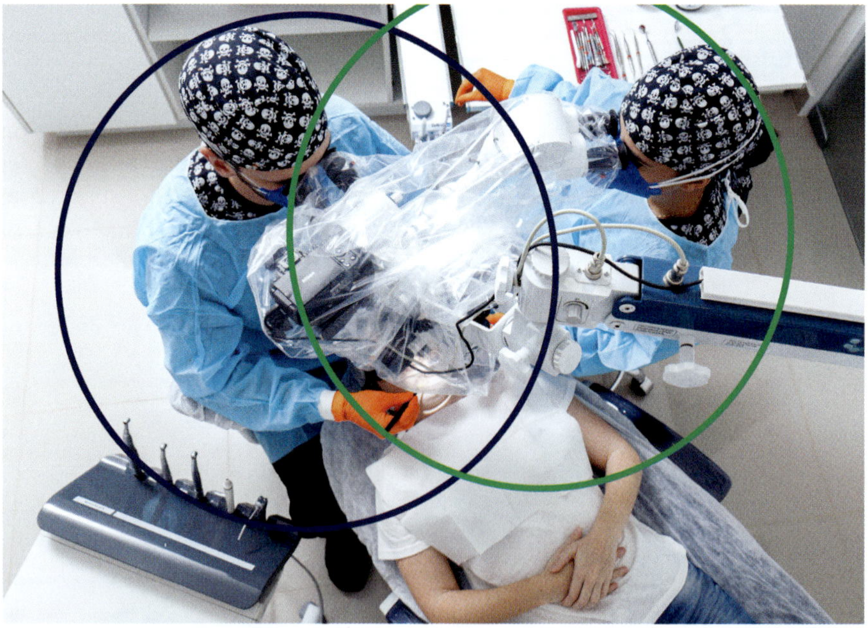

FIGURA 24 Representatividade do círculo de influência dentro de um consultório odontológico projetado para o atendimento com MO. Note a posição de trabalho em 12 horas, sendo que o círculo do primeiro operador (*azul*) não alcança a mesa auxiliar e o MO está no meio dos dois círculos.
Fonte: arquivo pessoal dos autores.

- Ajuste do foco fino;
- Posicionamento do segundo operador (cirurgião-dentista ou auxiliar).

Um dos desafios a serem superados quando se trabalha com magnificação de imagem (lupas ou MO) é a mudança da posição de trabalho. O operador deve posicionar-se diretamente atrás do paciente, na posição de 11 ou 12 horas, o que implica um trabalho com visão indireta (Figura 24). O operador deve ajustar a posição do assento para que os quadris fiquem a 90º em relação ao chão, os joelhos a 90º em relação aos quadris, e os antebraços a 90º em relação aos braços. Estes últimos devem ser apoiados no apoio de braço do mocho, e as costas devem estar em posição neutra e ereta, apoiada pelo apoio lombar. Essa posição deve ser respeitada independentemente do dente em que se está trabalhando. Para iniciar o atendimento, após estabelecer todos os critérios mencionados, o operador deve colocar o MO no seu menor grau de ampliação, localizar e focar a área de trabalho.

Ergonomia cognitiva e equipe de trabalho

Tradicionalmente, na Odontologia, muitos profissionais preferem trabalhar sozinhos. Os poucos que têm auxiliar subutilizam o profissional, delegando apenas tarefas como apoiar, sugar, secar o campo operatório e buscar materiais para o procedimento. O que mais impressiona é que muitos cirurgiões-dentistas ainda pensam serem melhores, mais produtivos e eficientes quando trabalham sozinhos.

Para um trabalho contínuo, sem interrupções e sem distrações, é obrigatório o desenvolvimento de uma equipe de suporte altamente treinada e eficiente. Constantes saídas do campo operatório magnificado, mudanças na postura, movimentações do paciente e da cadeira odontológica dificultam sobremaneira o trabalho eficiente e produtivo.[24,26] A falta do trabalho a quatro mãos por uma equipe treinada dificulta a utilização da magnificação da imagem com o MO, levando a um trabalho improdutivo e frustrando o profissional. Como consequência, a culpa será depositada no MO, e não na falta de organização e ergonomia.[25]

Nessa filosofia, cada membro da equipe tem suas funções e áreas de atuação bem definidas. O profissional e seu auxiliar utilizam constantemente o MO, tendo à disposição todos os equipamentos, instrumentos e materiais necessários, sem necessidade de sair do campo operatório magnificado. Trabalhando com constante magnificação e ergonomia, tem-se um fluxo de trabalho ininterrupto e eficiente, promovendo satisfação e bem-estar a todos os membros da equipe, sendo o maior beneficiado o paciente.

Informações essenciais para o conhecimento do tema

- **Conceitos:** sanitização, limpeza, higienização, esterilização, assepsia e antissepsia;
- **EPIs:** gorro, luvas, óculos, *face shield*, máscara, avental e sapatos;
- **Organização do ambiente:** paramentação, preparo do equipo, desparamentação;
- **Esterilização:** processamento de artigos, empacotamento, etapas da esterilização, monitoramento;
- **Instrumentais clínicos e isolamento absoluto:** instrumentais e organização, grampos, técnicas de isolamento;
- **Ergonomia e microscopia:** lupas, microscópio operatório, *design* do ambiente, ergonomia física e cognitiva.

CONTEÚDO COMPLEMENTAR

Esse capítulo possui vídeos como material complementar on-line. Utilize o QR code ao lado para ter acesso a esse conteúdo.

endodontia2022

REFERÊNCIAS BIBLIOGRÁFICAS

1. Brasil. Ministério da Saúde. Serviços odontológicos: prevenção e controle de riscos. v. 1. Agência Nacional de Vigilância Sanitária; 2006. 152 p.
2. Peng X, Xu X, Li Y, Cheng L, Zhou X, Ren B. Transmission routes of 2019-nCoV and controls in dental practice. Int J Oral Sci 2020;12(1):1-6.
3. Brasil. Portaria n° 3.204, de 20 de outubro de 2010. Ministério da Saúde; 2010.
4. Centers for Disease Control and Prevention. Guidance for dental settings Coronavirus disease 2019 (covid-19). v. 2019. 2020.
5. Centers for Disease Control and Prevention. Guidelines for infection control in dental health-care settings — 2003. V. 52. Morbidity and Mortality Weekly Report; 2003.
6. Brasil. Ministério do Trabalho. Portaria n° 3.214, de 8 de junho de 1978. Aprova as Normas Regulamentadoras (NRs) do Capítulo V, Título II, da Consolidação das Leis do Trabalho, relativas a Segurança e Medicina do Trabalho. Diário Oficial da União; 1978.
7. Brasil. Ministério da Saúde. Resolução de Diretoria Colegiada n° 35, de 16 de agosto de 2010. Dispõe sobre o Regulamento Técnico para produtos com ação antimicrobiana utilizados em artigos críticos e semicríticos. v. 2010. 2010.
8. Brasil. Ministério da Saúde. Resolução de Diretoria Colegiada (RDC) n° 14, de 28 de fevereiro de 2007. Diário Oficial da União. Brasília (DF); 2007.
9. Brasil. Agência Nacional de Vigilância Sanitária. Resolução da Diretoria Colegiada (RDC) n° 15, de 15 de março de 2012. 2012.
10. Meng L, Hua F, Bian Z. Coronavirus disease 2019 (covid-19): Emerging and future challenges for dental and oral medicine. J dent res 2020;99(5):481-7.
11. Associação Brasileira de Ensino Odontológico. Consenso Abeno: biossegurança no ensino odontológico pós-pandemia da covid-19. Porto Alegre: Organização Fabiana Schneider Pires, Vania Fontanella; 2020. 86 p.
12. Thomé G, Bernardes SR, Guandalini S, Guimarães MCV. Manual de Boas Práticas em Biossegurança para Ambientes Odontológicos. Conselho Federal de Odontologia; 2020. 41 p.
13. Brasil. Ministério da Saúde. Resolução de Diretoria Colegiada (RDC) n° 222, de 28 de março de 2018. Diário Oficial da República Fed do Bras. 2018; 2018.
14. Cochran MA, Miller CH, Sheldrake MA. The efficacy of the rubber dam as a barrier to the spread of microorganisms during dental treatment. J Am Dent Assoc 1989;119(1):141-4.
15. Yu J, Zhang T, Zhao D, Haapasalo M, Shen Y. Characteristics of Endodontic Emergencies during Coronavirus Disease 2019 Outbreak in Wuhan. J Endod 2020;46(6):730-5.
16. Lopes HP, Siqueira-Jr JF. Endodontia: biologia e técnica. 4. ed. Rio de Janeiro: Guanabara Koogan, 2015 1802 p.
17. Bethany V, Keith V. Mechanisms leading to musculoskeletal disorders in dentistry. J Am Dent Assoc 2003;134(10):1344-50. doi: 10.14219/jada.archive.2003.0048.
18. Ohlendorf D, Haas Y, Naser A, *et al.* Prevalence of muscular skeletal disorders among qualified dental assistants. Journal of Environmental Research and Public Health. 2020;17(10):3490. doi:10.3390/ijerph17103490.
19. Sakzewski L, Naser-ud-Din S. Work-related musculoskeletal disorders in dentists and orthodontists: a review of the literature. Work. 2014;48(1):37-45.
20. Gopinadh A, Devi KN, Chiramana S, Manne P, Sampath A, Babu MS. Ergonomics and musculoskeletal disorder: as an occupational hazard in dentistry. J Contemp Dent Pract 2013;14(2):299-303. doi:10.5005/jp-journals-10024-1317.
21. Aboalshamat K, Daoud O, Mahmoud LA, *et al.* Practices and attitudes of dental loupes and their relationship to musculoskeletal disorders among dental practitioners. Int J Dent 2020:8828709. doi:10.1155/2020/8828709.
22. Wajngarten D, Garcia PPNS. Effect of magnification devices on dental students' visual acuity. PLoS One 2019;14(3):e0212793. doi:10.1371/journal.pone.0212793.
23. Camargo JM. Endodontia microscópica: conceito e equipamento. In: Camargo JM. Endodontia clínica: A luz da microscopia operatória. Napoleão; 2016:22-33.
24. Resende CA, Almeida JFA, Campos PGA, Sousa Filho FJ, Dekon SFC. A aplicação do microscópio clínico na odontologia. Rev Odonto Araçat 2008;29(1):9-12.
25. Carr GB, Murgel CA. The use of the operating microscope in endodontics. Dent Clin North Am 2010;54(2):191-214. doi:10.1016/j.cden.2010.01.002.
26. Worschech CC, Murgel CAF. Micro-odontologia: visão e precisão em tempo real. Londrina: Dental Press International; 2008.

SEÇÃO 5 | Terapêutica Endodôntica

12 Acesso Coronário e Localização dos Canais Radiculares

Jardel Francisco Mazzi-Chaves • Thais Oliveira Alves • Rafael Verardino de Camargo • Carlos Estrela • Marco Antonio Hungaro Duarte • Manoel Damião Sousa-Neto

SÍNTESE DO CAPÍTULO

O acesso coronário é a primeira etapa do tratamento endodôntico e consiste no acesso à câmara pulpar através da face palatina ou lingual, nos dentes anteriores, e oclusal, nos dentes posteriores, com o intuito de permitir a localização e o acesso direto aos canais radiculares, favorecendo o preparo biomecânico, a limpeza, a desinfecção e a obturação tridimensional.

INTRODUÇÃO

O sucesso do tratamento endodôntico depende da realização de etapas interdependentes, capazes de promover completa limpeza, desinfecção, ampliação, modelagem e obturação tridimensional do sistema de canais radiculares.[1] O conhecimento da anatomia interna da cavidade pulpar é essencial ao apropriado acesso aos canais radiculares. Alguns aspectos podem interferir no correto manejo operatório quando da abertura coronária e esvaziamento do canal radicular, como a presença de nódulos na câmara coronária, calcificação, dente fora de posição e prótese unitária recobrindo totalmente a coroa.[1]

Dessa maneira, é fundamental observar ao exame por imagem, o tamanho, a forma da câmara coronária e a inclinação do dente no arco, antes de iniciar-se a abertura coronária. A minuciosa análise da morfologia interna, por meio de um exame inicial por imagem, é de extremo valor no planejamento adequado do tratamento endodôntico.[1]

A compatibilidade entre o volume da câmara coronária e o tamanho e seleção da broca é fundamental para o correto procedimento de abertura coronária, o que objetiva possibilitar a penetração do instrumento endodôntico da forma mais direta (retilínea) e livre em todo o canal radicular. Um aspecto clínico prévio à abertura coronária é a remoção de todo tecido cariado, restauração defeituosa e estrutura dentinária enfraquecida, pois isso altera a referência coronária.[1]

A abertura coronária em dentes portadores de coroas totais deve ser cuidadosamente realizada, uma vez que as mudanças de posições podem predispor a acidentes, assim como serem responsáveis por eles. Mesmo frente ao tratamento endodôntico do incisivo central superior esquerdo, considerado clinicamente um dente bem posicionado e com morfologia adequada ao tratamento endodôntico, jamais deve-se subestimar qualquer conduta clínica a ser instituída.[1]

PRINCÍPIOS BÁSICOS GERAIS

O acesso coronário tem como objetivo a localização e obtenção de um acesso direto ao interior dos canais sem sacrificar, desnecessariamente, a estrutura dentária. Antes de iniciar as manobras operatórias do acesso coronário, alguns princípios básicos devem ser levados em consideração.[2,3] O conhecimento da anatomia interna é fundamental, uma vez que nos direcionará para o formato do acesso. Juntamente ao exame clínico, as radiografias periapicais realizadas pela técnica do paralelismo são feitas em duas tomadas radiográficas em ângulos diferentes que, quando interpretadas, fornecem-nos detalhes como a inclinação do dente no arco dental, volume da câmara pulpar, calcificações internas, número de raízes e canais, imagens sugestivas de lesões perirradiculares e outras estruturas anatômicas.[2-5,16]

Além disso, o exame radiográfico poderá contribuir na visualização de possíveis perfurações e danos ao assoalho, provocados em intervenções prévias.[5,6] Assim, a associação das condições clínicas aos exames radiográficos é extremamente relevante para o planejamento da realização do acesso coronário.

No entanto, mudanças e adaptações podem ser necessárias em função das características individuais.[7] Algumas medidas preliminares básicas devem ser tomadas antes de iniciar o acesso coronário:

- Verificar a inclinação do dente e das raízes no arco dentário;
- Remover todo o tecido cariado para prevenir que bactérias penetrem no sistema de canais radiculares;
- Remover restaurações antigas e defeituosas extensas;
- Alisar as superfícies pontiagudas dos dentes, que possam interferir na colocação do lençol de borracha a fim de facilitar a realização do isolamento;
- Estabelecer a área de eleição adequada, de acordo com as características anatômicas do elemento dentário.

ETAPAS OPERATÓRIAS

Acesso à câmara pulpar

Essa etapa é dividida pelo estabelecimento de um ponto de eleição, direção de trepanação e confecção de uma forma de contorno inicial.

A abertura coronária inicia-se através de um ponto escolhido e localizado na coroa que, após o desgaste, nos permite acesso à câmara pulpar. Esse local de escolha é chamando de ponto de eleição. Nos incisivos e caninos superiores, fica na face palatina, 1 a 2 mm abaixo do cíngulo; nos inferiores, na face lingual, 1 a 2 mm acima do cíngulo; nos pré-molares e molares, na face oclusal, junto à fossa central em ambos os arcos. A forma de contorno inicial é realizada a partir do ponto de eleição, normalmente utilizando-se brocas diamantadas esféricas (1011, 1012, 1013, 1014, 1016) **(Figura 1)** ou brocas esféricas Carbide® (nº 1 a 4) **(Figura 2)**, de tamanhos variados, compatível com o tamanho da coroa, utilizadas em motor de alta rotação, sob refrigeração adequada, dando uma confor-

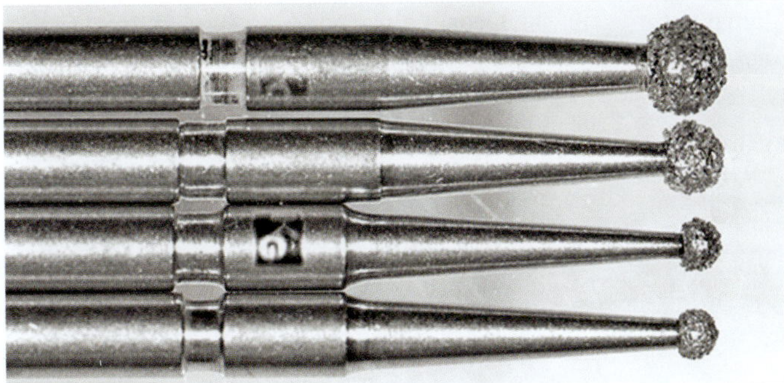

FIGURA 1 Brocas esféricas diamantadas usadas em alta rotação de tamanhos 1011HL, 1012HL, 1014HL, 1016HL (KG Sorensen®).

Fonte: arquivo pessoal dos autores.

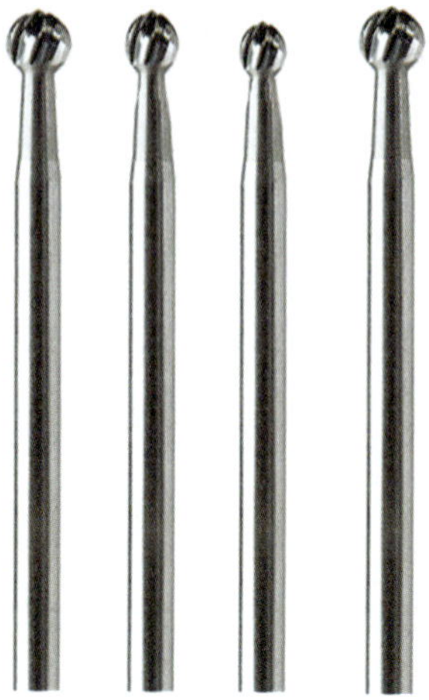

FIGURA 2 Brocas esféricas Carbide® usadas em alta rotação de tamanhos de nº 1 a 4.

Fonte: arquivo pessoal dos autores.

mação apropriada à cavidade e respeitando a anatomia interna do dente. Há a possibilidade de realizar o acesso com brocas tronco-cônicas **(Figura 3)**, como as brocas 3080, 3081, 3082 e 4083, mas deve ser levada em consideração a experiência do operador.

Assim, durante o acesso coronário, o operador deve realizar o desgaste em área e direção corretas, evitando o desgaste excessivo e desnecessário, sem forçar a broca, com toques leves e suaves. A direção de trepanação deve ser estendida para o interior do dente, em direção à área de maior volume da câmara pulpar, reduzindo a espessura da dentina, contudo, sem atingir a remoção do seu teto, respeitando a forma de contorno padrão de cada grupo dental. Outra manobra que deve ser realizada antes da remoção do teto da câmara pulpar é a remoção de toda dentina cariada existente, mesmo que envolvam outras faces do dente.

Normalmente, o dente submetido ao tratamento endodôntico está com um processo patológico e, portanto, causando um certo grau de desconforto. O uso de brocas acionadas por um motor de baixa rotação pode provocar vibrações que consistem em mais uma agressão aos ligamentos sensíveis. Isso não quer dizer que elas não podem ser usadas, mas sim, chamar atenção para os casos de sensibilidade acentuada que elas podem provocar.

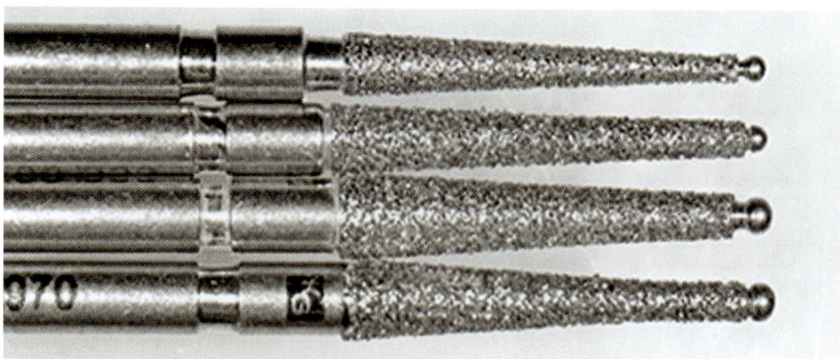

FIGURA 3 Brocas tronco-cônicas diamantas de ponta inativa usadas em alta rotação de tamanhos 3080, 3081, 3082, 4083 (KG Sorensen®).

Fonte: arquivo pessoal dos autores.

Após o acesso coronário e forma de contorno inicial, deve-se, agora, atingir o teto e penetrar no interior da câmara pulpar. Essa etapa é conhecida como trepanação da câmara pulpar e deve, em condições normais, obedecer à inclinação e à direção de acordo com cada grupo dental. Inicialmente, nos incisivos e caninos superiores e inferiores, a broca é posicionada perpendicularmente ao longo eixo do dente. Após a penetração e quando a configuração inicial estiver delimitada, a posição da broca deve ser alterada para o sentido paralelo ao longo eixo do dente até atingir o interior da câmara pulpar, realizando a trepanação. Nos casos em que a polpa é mais volumosa, durante a penetração na câmara pulpar, o operador pode ter a sensação de "cair no vazio". Porém, deve-se levar em consideração os casos em que as câmaras pulpares estão calcificadas, não provocando a sensação de queda no vazio e assim, chamar a atenção para a importância da radiografia de diagnóstico, o que evita erros e acidentes durante a cirurgia de acesso.

Todas essas etapas são realizadas sem a colocação do isolamento absoluto, uma vez que sua presença pode induzir a erros na direção e inclinação dos cortes, na abertura insuficiente ou inadequada, em formação de degraus, perfurações de paredes da câmara e/ou assoalho, desgaste extenso lateralmente e inadequado em profundidade. Só após a trepanação, realiza-se o isolamento absoluto do campo operatório, com a colocação de grampo e lençol de borracha, para então dar início ao preparo da câmara pulpar.

Preparo da câmara pulpar

Após a realização do isolamento absoluto e antissepsia do campo operatório, inicia-se a preparação da câmara pulpar. Essa etapa consiste na remoção de todo restante da parede do teto da cavidade, por meio de brocas esféricas e tronco-cônicas diamantadas de pontas inativas (3081, 3082, 3083, ou 4081, 4083, ou carbides). A remoção é realizada com movimentos de varredura, de dentro para fora, que produzem um desgaste nas paredes laterais da cavidade pulpar sem causar danos no assoalho uma vez que, ao tocarem, aumenta o risco de perfurações e podem obliterar as entradas dos canais radiculares, dificultando a localização e exploração. Caso exista a necessidade de trabalhar no assoalho quando ele apresentar irregularidades dentinárias, como calcificações e nódulos, o uso dos insertos ultrassônicos torna-se essencial para regularização da câmara pulpar e remoção dos mesmos.[8,9]

Um explorador do tipo reto ou mesmo um instrumento endodôntico de pequeno calibre pode ser utilizado para auxiliar e manter os orifícios de entrada dos canais sempre visíveis. Irrigação intermitente durante o preparo com uso de solução irrigadora é necessária para manter o campo operatório limpo e evitar a obliteração dos canais.[10]

Remoção de teto

Uma vez que a câmara pulpar foi acessada, a porção do teto remanescente deve ser removida. Nos dentes anteriores, com uma broca esférica (Carbides® nº 1 a 4) (**Figura 2**) de tamanho compatível ao volume da coroa e da câmara pulpar, inicia-se os movimentos de varredura (de dentro para fora) com inclinação em torno de 45º em direção à face incisal. Já nos dentes posteriores, as interferências cervicais devem ser removidas com movimentos pendulares e de varredura, incluindo a união dos cornos pulpares. Com a ponta em gancho de um explorador nº 5 deve-se verificar se todo o remanescente de teto foi removido e se as paredes encontram-se lisas e sem retenções.

Forma de conveniência

Essa etapa operatória realiza uma alteração da forma de contorno com desgastes muito bem definidos, com a intenção de dar uma conformidade à cavidade pulpar, visando alcançar os seguintes objetivos:

- Possibilitar acesso direto e reto aos canais radiculares;
- Permitir paredes lisas e planas, favorecendo a visualização adequada da entrada dos canais radiculares;

- Permitir acesso livre dos instrumentos endodônticos ao orifício do canal radicular;
- Simplificar as técnicas de obturação do sistema de canais radiculares.

Para a realização dessa etapa, podem ser utilizados a broca Endo Z® **(Figura 4)** associada às brocas diamantadas tronco-cônicas de ponta inativa (3081, 3083, 4083) e/ou insertos ultrassônicos lisos ou diamantados (E2D, E3D, E6D, E7D e Finder) **(Figura 5)**.

Limpeza e antissepsia do campo operatório

Essa etapa é essencial para que se inicie o tratamento dos canais radiculares. Para isso,

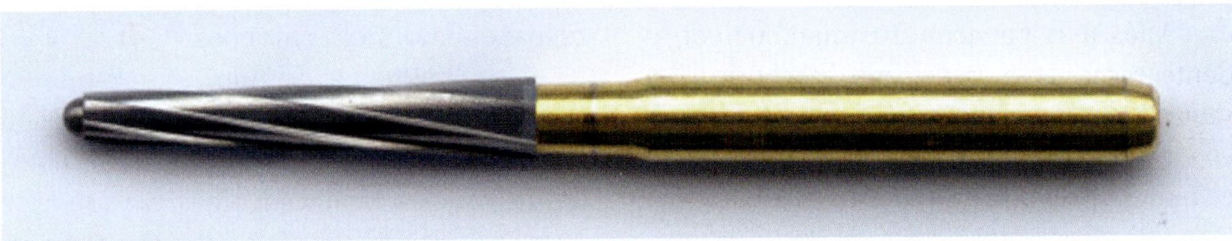

FIGURA 4 Broca Endo Z® com ponta inativa para a proteção do assoalho da câmara pulpar usada em alta rotação durante a fase de refinamento do acesso coronário.

Fonte: arquivo pessoal dos autores.

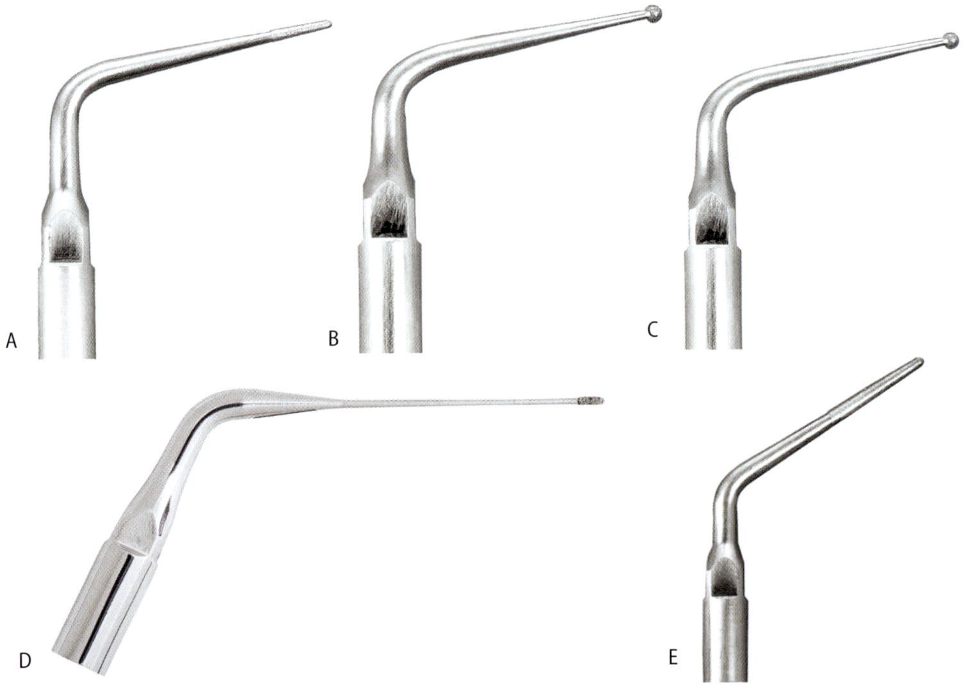

FIGURA 5 Insertos ultrassônicos diamantados utilizados para o acesso e localização dos canais radiculares. (A) Inserto ultrassônico E2D® (Helse Dental Technology). (B) Inserto ultrassônico E3D® - esférica diamantada (Helse Dental Technology). (C) Inserto ultrassônico E6D® – Bala diamantada (Helse Dental Technology). (D) Inserto ultrassônico E15® – The finder. (E) Inserto ultrassônico E7D® – Diamantada de acesso (Helse Dental Technology).

Fonte: arquivo pessoal dos autores.

antes de ser iniciado o preparo radicular, é importante que todo o tecido cariado, raspas de dentina e tecido necrótico sejam removidos da câmara pulpar. Caso partículas calcificadas, metálicas ou cimento restaurador tenham sido deixados na câmara pulpar e sejam levados para o interior do canal, pode ocorrer dificuldade e até impedimento de acesso do instrumento no interior do canal.[10,11]

Após a trepanação à câmara pulpar, o dente receberá o isolamento absoluto. Em seguida, com o auxílio de uma gaze estéril, embebida em solução de hipoclorito de sódio em uma concentração entre 2,5 e 5,25% (ou clorexidina a 2% ou álcool iodado), realiza-se a descontaminação do campo operatório, incluindo lençol de borracha, grampo e dente.[13] Após a antissepsia do campo operatório, lavagens frequentes da câmara pulpar com solução irrigadora antimicrobiana devem ser realizadas durante todas as etapas do acesso e localização da entrada dos canais radiculares. A quebra da cadeia asséptica durante toda ou qualquer fase operatória poderá comprometer gravemente os resultados do tratamento, favorecendo uma infecção secundária e contribuindo, substancialmente, para o fracasso do tratamento endodôntico.

CIRURGIA DE ACESSO DOS GRUPOS DENTAIS

As considerações gerais para a abertura coronária de cada grupo dentário serão apresentadas a partir de referenciais representativos à Endodontia[1] e mostradas nos **Quadros 1 a 14**.

Incisivos e caninos superiores[14-16]

Ponto de eleição

Centro da face lingual, com a broca posicionada ligeiramente para incisal do cíngulo **(Figuras 6A e 7A)**.

Direção de trepanação

A penetração inicial é realizada com a broca esférica diamantada em alta rotação operada perpendicularmente à face palatina. Penetra-se, em profundidade, em toda a espessura do esmalte. Posteriormente, modifica-se a direção de sua inclinação, de modo que ela fique paralela ao longo do eixo do dente, diminuin-

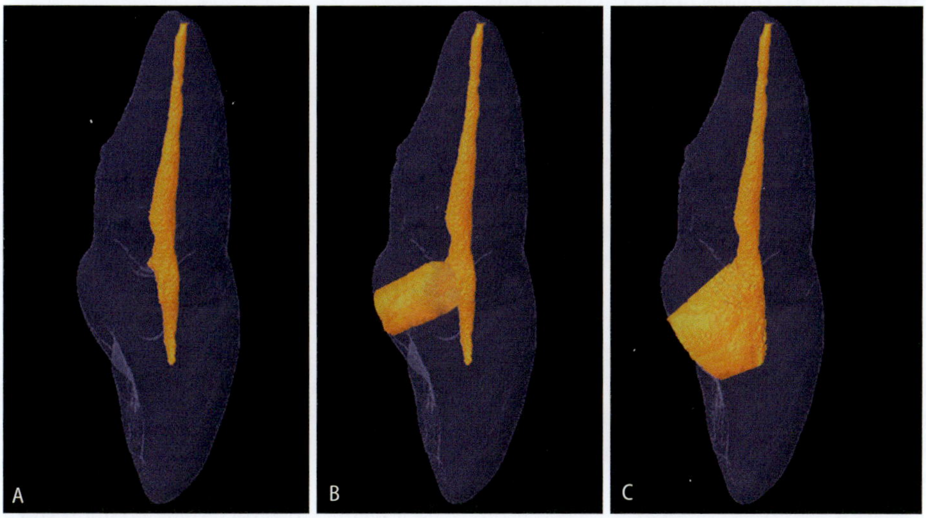

FIGURA 6 Modelos tridimensionais obtidos por meio de escaneamento em microtomografia computadorizada de incisivo superior humano. (A) A parte *laranja* indica a determinação do ponto de eleição. (B) Acesso ao canal radicular após a direção de trepanação. (C) Forma de contorno e conveniência.

Fonte: arquivo pessoal dos autores.

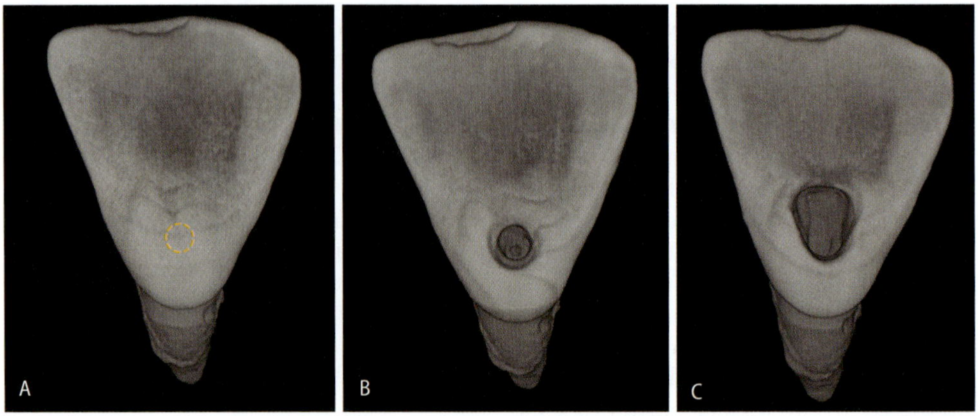

FIGURA 7 Modelos tridimensionais obtidos por meio de escaneamento em microtomografia computadorizada de incisivo superior humano evidenciando a forma do canal radicular durante a cirurgia de acesso dos dentes anteriores. (A) Determinação do ponto de eleição. (B) Acesso ao canal radicular após a direção de trepanação. (C) Forma de contorno e conveniência.

Fonte: arquivo pessoal dos autores.

do a espessura da dentina em direção à câmara até realizar a trepanação **(Figuras 6B e 7B)**.

Forma de contorno

Reflete a forma externa do dente, triangular regular, com a base voltada para incisal e o vértice voltado para o cíngulo, concedendo uma forma oval com paredes proximais levemente expulsivas. Nos caninos superiores, pode ser necessária maior extensão no sentido cervico-incisal, por causa da presença do divertículo central, o qual é voltado em direção à cúspide. Essa característica anatômica pode conferir aos caninos superiores uma forma lanceolada ou de chama de vela **(Figuras 6C e 7C)**.

Preparo da câmara pulpar

Remoção completa do teto e preparo das paredes vestibular e palatina da câmara pulpar, trabalhando com a broca de dentro para fora. Remove-se os divertículos pulpares e complementa-se, tanto quanto possível, a forma de contorno inicial.

Forma de conveniência

Remoção das irregularidades e alisamento dos ângulos mesial e distal do vértice da câmara pulpar e remoção do ombro palatino, proporcionando, ao final do preparo, um acesso direto e amplo ao canal **(Figuras 6C e 7C)**.

Incisivos e caninos inferiores[14-16]

Para esses grupos dentais, deve-se seguir os mesmos princípios abordados para os incisivos e caninos superiores.

Ponto de eleição

Face lingual, próxima do cíngulo **(Figuras 6A e 7A)**.

Direção de trepanação

Coloca-se a broca perpendicular à face lingual. Iniciado o desgaste, inclina-se a broca paralela ao longo eixo do dente. Uma vez atingido a câmara pulpar (queda no vazio), remove-se o teto da cavidade com broca esférica, com movimentos de varredura de dentro para fora **(Figuras 6B e 7B)**.

Forma de contorno

Para os incisivos, triangular, com a base voltada para incisal e o vértice voltado para o cíngulo. Esse fato deve-se à característica anatômica desses dentes, que têm uma forma achatada no sentido mesiodistal e, algumas vezes, apresentam bifurcação em função da presença de dois canais. Apesar da forma de abertura dos incisivos e caninos inferiores ser muito semelhante, nos caninos, particularmente, pode ser necessária maior extensão no sentido cervico-incisal, por causa da presença do divertículo incisal mediano. Com isso, o canino apresenta uma forma de contorno oval **(Figuras 6C e 7C)**.

Preparo da câmara pulpar

Remoção completa do teto e preparo das paredes vestibular e palatina da câmara pulpar, trabalhando com a broca de dentro para fora. Remove-se os divertículos pulpares e complementa-se, tanto quanto possível, a forma de contorno inicial.

Forma de conveniência

Remoção das irregularidades e alisamento dos ângulos mesial e distal do vértice da câmara pulpar e remoção do ombro palatino, proporcionando, ao final do preparo, um acesso direto e amplo ao canal **(Figuras 6C e 7C)**.

Pré-molares superiores[14-16]

Ponto de eleição

Área central da superfície oclusal, centro da fossa central **(Figuras 8A e 9A)**.

Direção de trepanação

Broca em sentido do longo eixo do dente até chegar à câmara pulpar, inclinando-se para a face palatina. No caso da presença de um único canal, o local será central, ligeiramente inclinado em direção ao corno pulpar palatino **(Figuras 8B e 9B)** em direção ao corno pulpar vestibular **(Figuras 8C e 9C)**. Procede-se a abertura com remoção de todo o teto.

Forma de contorno

Reflete a forma externa do dente, oval/oitavada, achatada no sentido mesiodistal. Devido à forma da câmara pulpar e à localização da entrada dos canais radiculares, essa etapa deve visar, principalmente, a porção vestibular e palatina, evitando-se, desta forma, desgastes desnecessários nas porções proximais, ou seja, nas paredes mesial e distal. Realiza-se a remoção completa do teto e o preparo das paredes laterais da câmara pulpar, deixando-as levemente expulsivas **(Figuras 8D e 9D)**.

Preparo da câmara pulpar

Remoção completa das interferências cervicais e preparo das paredes vestibular e palatina da câmara pulpar, trabalhando com a broca de dentro para fora. Remove-se os divertículos pulpares e complementa-se, tanto quanto possível, a forma de contorno inicial.

Forma de conveniência

Com o auxílio de uma sonda endodôntica tipo *Rhein* ou de um instrumento endodôntico tipo K de diâmetro compatível com o do orifício de entrada do canal (8, 10 ou 15), verifica-se a direção e a inclinação com a sua exploração inicial. Em seguida, realizam-se desgastes nas paredes proximais, deixando-as levemente expulsivas, permitindo um acesso reto e direto ao(s) canal(is) radicular(es) **(Figuras 8D e 9D)**.

Pré-molares inferiores[14-16]

Ponto de eleição

Área central da superfície oclusal, no centro do sulco mesiodistal, com discreta tendência para a mesial do dente **(Figuras 10A e 11A)**.

Direção de trepanação

Penetra-se a broca paralela ao longo eixo do dente até chegar à câmara pulpar. Observar, durante a trepanação, que a coroa desses dentes quase sempre apresenta uma inclinação lingual bem acentuada em relação à linha do longo eixo da raiz. Erros, neste momento, podem provocar acidentes (degrau, desvios e perfurações) **(Figuras 10B e 11B)**.

Forma de contorno

Forma circular, no caso da presença de um único canal. Porém, de acordo com as possíveis variações anatômicas, podendo existir dois ou três canais, a forma de contorno pode apresentar-se elíptica no sentido vestibulolingual, deslocada para a mesial.

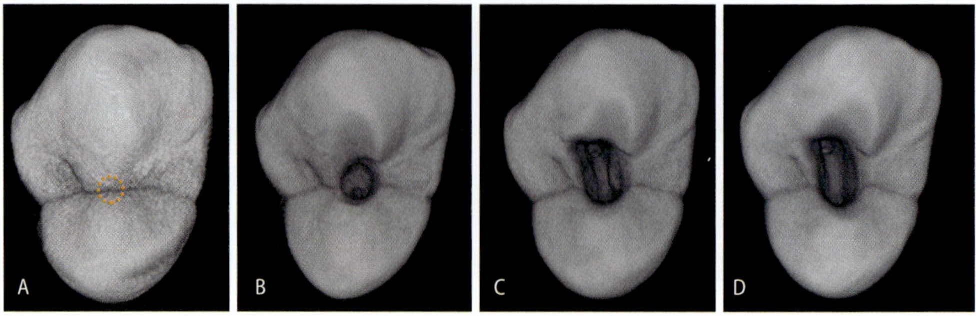

FIGURA 8 Modelos tridimensionais obtidos por meio de escaneamento em microtomografia computadorizada de primeiro pré-molar superior humano. (A) A parte *laranja* indica a determinação do ponto de eleição. (B) Acesso ao canal radicular palatino após a direção de trepanação. (C) Acesso ao canal radicular vestibular após a direção de trepanação. (D) Forma de contorno e conveniência.

Fonte: arquivo pessoal dos autores.

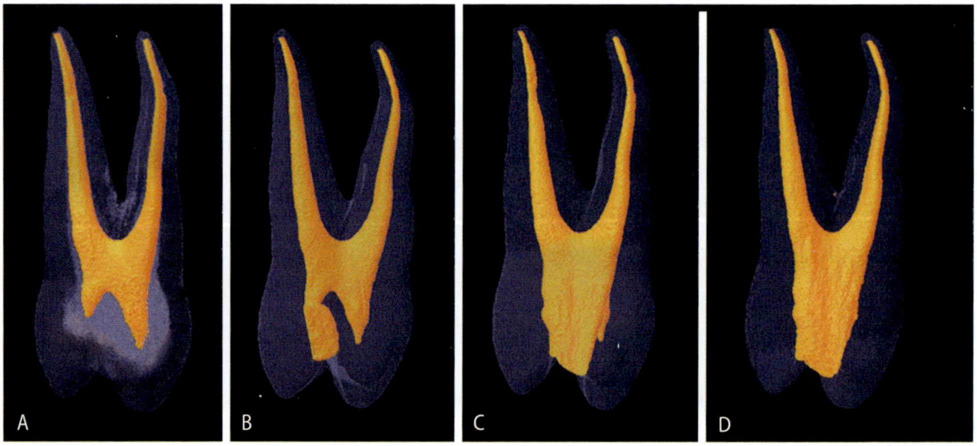

FIGURA 9 Modelos tridimensionais obtidos por meio de escaneamento em microtomografia computadorizada de primeiro pré-molar superior humano evidenciando a forma do canal radicular durante a cirurgia de acesso dos dentes anteriores. (A) Determinação do ponto de eleição. (B) Acesso ao canal radicular palatino após a direção de trepanação. (C) Acesso ao canal radicular vestibular após a direção de trepanação. (D) Forma de contorno e conveniência.

Fonte: arquivo pessoal dos autores.

Preparo da câmara pulpar

Remoção completa das interferências cervicais e preparo das paredes vestibular e palatina da câmara pulpar, trabalhando com a broca de dentro para fora, e complementa-se, tanto quanto possível, a forma de contorno inicial.

Forma de conveniência

Realiza-se a remoção completa do teto e o preparo das paredes proximais da câmara pulpar. Paredes proximais devem ficar levemente expulsivas. Entretanto, essas mudanças estarão diretamente relacionadas com a anatomia interna dos canais, a localização e o número de raízes **(Figuras 10C e 11C)**.

Molares superiores[14-16]

Ponto de eleição

Face oclusal, no centro da fossa mesial **(Figuras 12A e 13A)**.

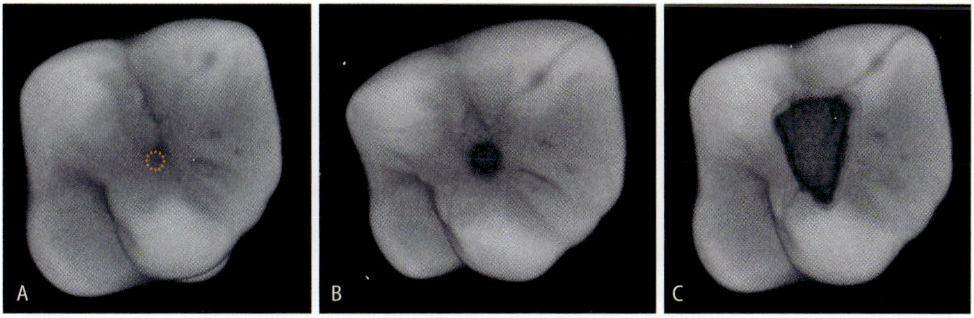

FIGURA 10 Modelos tridimensionais obtidos por meio de escaneamento em microtomografia computadorizada de molar superior humano. (A) A parte *laranja* indica a determinação do ponto de eleição. (B) Acesso ao canal radicular após a direção de trepanação. (C) Forma de contorno e conveniência.

Fonte: arquivo pessoal dos autores.

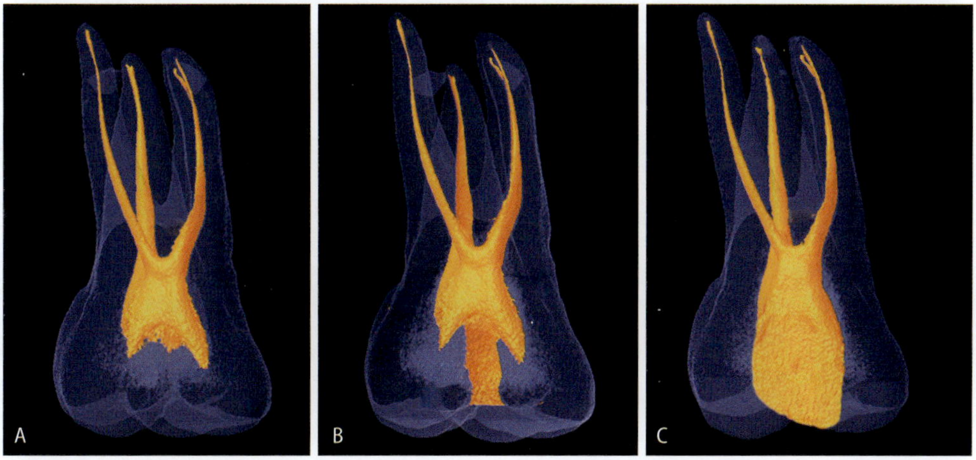

FIGURA 11 Modelos tridimensionais obtidos por meio de escaneamento em microtomografia computadorizada de molar superior humano evidenciando a forma do canal radicular durante a cirurgia de acesso dos dentes posteriores. (A) Determinação do ponto de eleição. (B) Acesso ao canal radicular após a direção de trepanação. (C) Forma de contorno e conveniência.

Fonte: arquivo pessoal dos autores.

Direção de trepanação

Perpendicular à superfície oclusal do dente. A broca é posicionada no ponto de eleição, e, assim, inicia-se o desgaste em direção ao canal radicular de maior volume, que nos molares superiores é o canal palatino **(Figuras 12B e 13B)**.

Forma de contorno

Triangular, com a base voltada para o vestibular e o vértice voltado para a palatina. A forma de contorno inicia-se no centro da fossa mesial. Desse ponto, segue em direção distal, até ultrapassar o sulco oclusovestibular. Posteriormente, continua em direção palatina, atravessa a fossa central, para se unir novamente ao ponto inicial junto à cúspide mesiovestibular. Assim, obtém-se uma forma triangular irregular ampla. Remoção completa do teto e preparo das paredes laterais da câmara pulpar **(Figuras 12C e 13C)**.

Preparo da câmara pulpar

Remoção completa das interferências cervicais e preparo das paredes vestibular e palatina da câmara pulpar, trabalhando com a broca de dentro para fora. Remove-se os di-

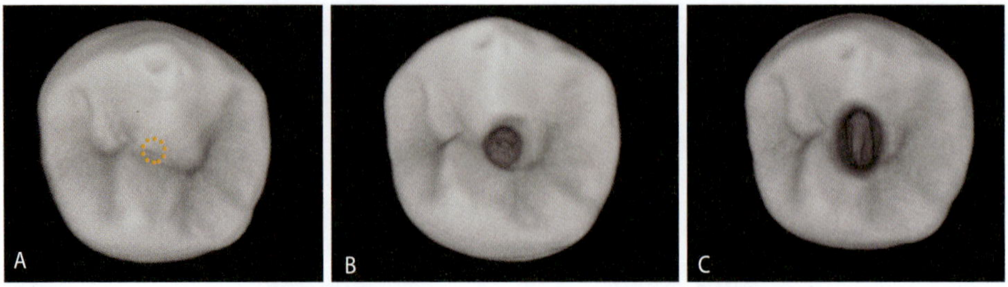

FIGURA 12 Modelos tridimensionais obtidos por meio de escaneamento em microtomografia computadorizada de pré-molar inferior humano. (A) A parte *laranja* indica a determinação do ponto de eleição. (B) Acesso ao canal radicular após a direção de trepanação. (C) Forma de contorno e conveniência.

Fonte: arquivo pessoal dos autores.

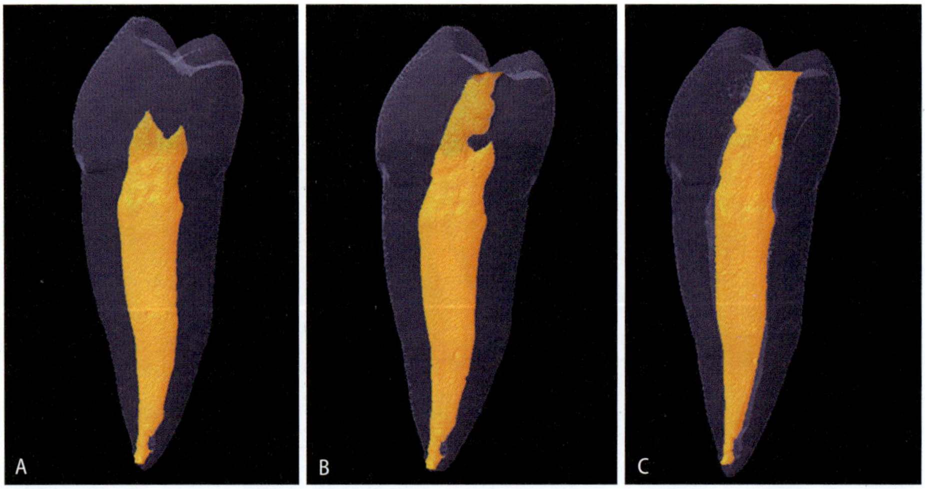

FIGURA 13 Modelos tridimensionais obtidos por meio de escaneamento em microtomografia computadorizada de pré-molar inferior humano, evidenciando a forma do canal radicular durante a cirurgia de acesso dos dentes anteriores. (A) Determinação do ponto de eleição. (B) Acesso ao canal radicular após a direção de trepanação. (C) Forma de contorno e conveniência.

Fonte: arquivo pessoal dos autores.

vertículos pulpares e complementa-se, tanto quanto possível, a forma de contorno inicial.

Forma de conveniência

A câmara pulpar é ampla e acompanha a forma externa da coroa do dente. O primeiro molar é o mais volumoso dos molares superiores e possui três raízes, sendo duas vestibulares e uma palatina. Devido às variações anatômicas, quase sempre apresenta quatro canais, sendo dois localizados na raiz mesiovestibular. O canal localizado mais próximo da cúspide mesiovestibular recebe o mesmo nome da cúspide, também sendo chamado MV1. O canal situado mais para a palatina é denominado mesiopalatino ou MV2. As raízes distovestibular e palatina apresentam normalmente, cada uma, um único canal: o distovestibular e o palatino, respectivamente **(Figuras 12C e 13C)**.

Molares inferiores[14-16]

Ponto de eleição

Área central da superfície oclusal, fossa central, na união do sulco mesiodistal e vestibulolingual **(Figuras 14A e 15A)**.

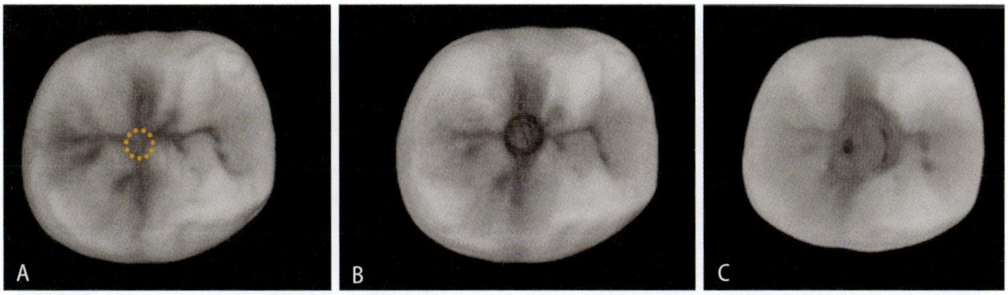

FIGURA 14 Modelos tridimensionais obtidos por meio de escaneamento em microtomografia computadorizada de molar inferior humano. (A) Tracejado em laranja indicando a determinação do ponto de eleição. (B) Acesso ao canal radicular após a direção de trepanação. (C) Forma de contorno e conveniência.

Fonte: arquivo pessoal dos autores.

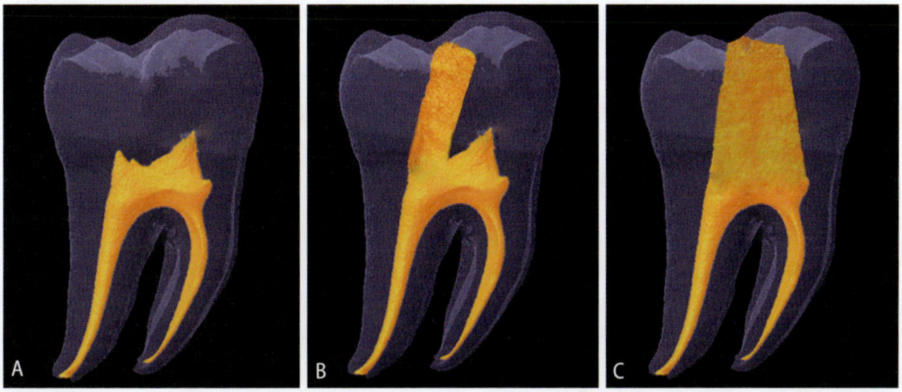

FIGURA 15 Modelos tridimensionais obtidos por meio de escaneamento em microtomografia computadorizada de molar inferior humano evidenciando a forma do canal radicular durante a cirurgia de acesso dos dentes anteriores. (A) Determinação do ponto de eleição. (B) Acesso ao canal radicular após a direção de trepanação. (C) Forma de contorno e conveniência.

Fonte: arquivo pessoal dos autores.

Direção de trepanação

Vertical, paralela à linha do longo eixo do dente até chegar à câmara pulpar. A penetração inicial deve ser dirigida, preferencialmente, para o orifício de entrada do canal ou canais distais **(Figuras 14B e 15B)**.

Forma de contorno

Retangular ou trapezoidal com lado menor para distal. Remove-se toda a dentina cariada restante, se ainda existente. Em seguida, aprofunda-se a broca, sempre paralela ao longo do eixo do dente, e caminha-se em direção ao teto, para facilitar o seu rompimento **(Figuras 14C e 15C)**.

Preparo da câmara pulpar

Remoção completa das interferências cervicais e preparo das paredes vestibular e palatina da câmara pulpar, trabalhando com a broca de dentro para fora. Remove-se os divertículos pulpares e complementa-se, tanto quanto possível, a forma de contorno inicial.

Forma de conveniência

Tenta-se explorar a entrada dos canais radiculares e realiza-se desgaste do teto remanescente, principalmente na parede mesial da câmara pulpar, para facilitar a penetração nos orifícios de entrada dos canais radiculares. Essa manobra permite acesso direto e reto aos canais radiculares **(Figuras 14C e 15C)**.

QUADRO 1 Considerações da abertura coronária do ICS.

Abertura coronária – Incisivo central superior	
• Ponto de eleição ou área de eleição	Face palatina, próximo ao cíngulo
• Tipo de broca	Esférica diamantada nº 1012, 1013 ou esférica do tipo Carbide, de acordo com o volume da coroa e câmara pulpar
• Direção de trepanação ou direção para abertura	Broca perpendicular à face palatina; iniciado o desgaste, inclina-se a broca obliquamente ao longo eixo do dente; procede-se a abertura com remoção de todo o teto
• Forma de contorno e conveniência	Reflete a forma externa do dente (triangular com base para a face incisal); paredes proximais levemente expulsivas
• Tipo de broca	Broca cônica diamantada nº 3195 / 2200, montada em micromotor ou Endo Z em alta rotação
• Desgaste compensatório	Remoção da projeção palatina
• Tipo de instrumento	Abridor de orifício do sistema rotatório, LA Axxess **(Figura 16)**, CP Drill **(Figura 17)**, broca de Gates-Glidden nº 1,2 **(Figura 18)** e de Largo nº 1 **(Figura 19)**

Fonte: Estrela *et al.*, 2009.[1]

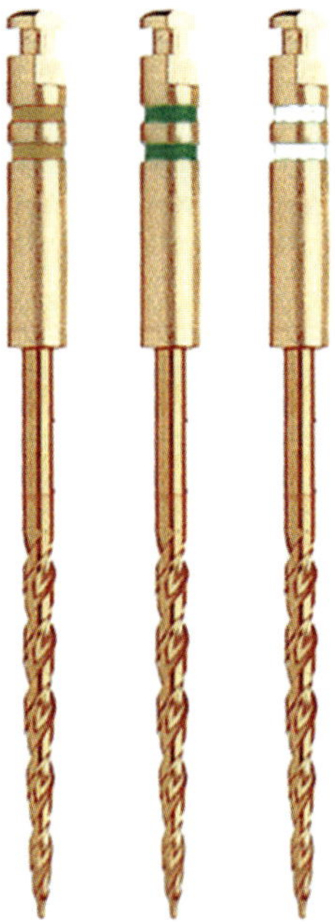

FIGURA 16 Brocas LA Axxess usadas em baixa rotação durante a etapa de desgaste compensatório (remoção de ombro e interferências cervicais), de tamanhos nº 20/.06 (amarela), nº 35/.06 (verde) e 45/.06 (branca).

Fonte: arquivo pessoal dos autores.

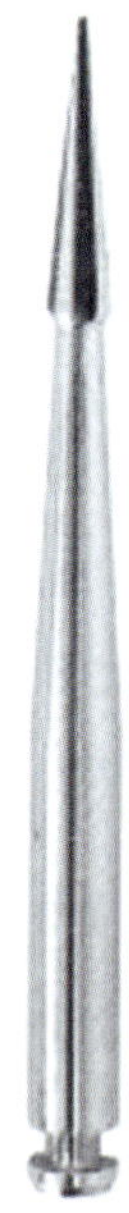

FIGURA 17 Broca CP Drill usada em baixa rotação durante a etapa de desgaste compensatório (remoção de ombro e interferências cervicais) de tamanho nº 20/.06.

Fonte: arquivo pessoal dos autores.

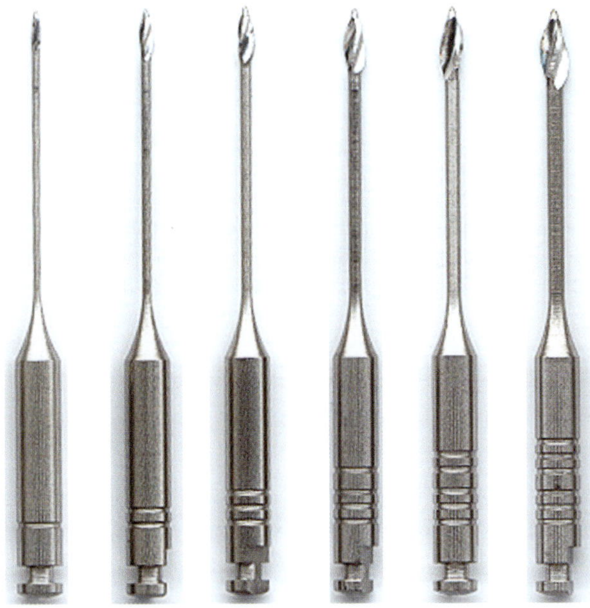

FIGURA 18 Brocas de Gates-Glidden usadas em baixa rotação durante a etapa de desgaste compensatório (remoção de ombro e interferências cervicais), de tamanhos nº 1 a 6.

Fonte: arquivo pessoal dos autores.

QUADRO 2 Considerações da abertura coronária do ILS.

Abertura coronária – Incisivo lateral superior	
• Ponto de eleição ou área de eleição	Face palatina, próximo ao cíngulo
• Tipo de broca	Esférica diamantada nº 1011, 1012 ou esférica do tipo Carbide, de acordo com o volume da coroa e câmara pulpar
• Direção de trepanação ou direção para abertura	Broca perpendicular à face palatina; iniciado o desgaste, inclina-se a broca obliquamente ao longo eixo do dente; procede-se a abertura com remoção de todo o teto
• Forma de contorno e conveniência	Reflete a forma externa do dente (triangular com base para a face incisal); paredes proximais levemente expulsivas
• Tipo de broca	Broca Endo Z em alta rotação Broca cônica diamantada nº 2200, montada em micromotor
• Desgaste compensatório	Remoção da projeção palatina
• Tipo de instrumento	Abridor de orifício do sistema rotatório, LA Axxess **(Figura 16)**, CP Drill **(Figura 17)**, broca de Gates-Glidden nº 1,2 **(Figura 18)** e de Largo nº 1 **(Figura 19)**

Fonte: Estrela *et al.*, 2009[1]

QUADRO 3 Considerações gerais da abertura coronária do CS.

Abertura coronária – Canino superior	
• Ponto de eleição ou área de eleição	Face palatina, próximo ao cíngulo
• Tipo de broca	Esférica diamantada nº 1012, 1013, 1014 ou esférica do tipo Carbide, de acordo com o volume da coroa e câmara pulpar
• Direção de trepanação ou direção para abertura	Broca perpendicular à face palatina; iniciado o desgaste, inclina-se a broca obliquamente ao longo eixo do dente; procede-se a abertura com remoção de todo o teto
• Forma de contorno e conveniência	Reflete a forma externa do dente (ovalada); paredes proximais levemente expulsivas
• Tipo de broca	Broca cônica diamantada nº 3195/ 2200, montada em micromotor Endo Z em alta rotação
• Desgaste compensatório	Remoção da projeção palatina
• Tipo de instrumento	Abridor de orifício do sistema rotatório, LA Axxess **(Figura 16)**, CP Drill **(Figura 17)**, broca de Gates-Glidden nº 1,2 **(Figura 18)** e de Largo nº 1 **(Figura 19)**

Fonte: Estrela *et al.*, 2009[1]

QUADRO 4 Considerações gerais da abertura coronária do 1º PMS.

Abertura coronária – Primeiro pré-molar superior	
• Ponto de eleição ou área de eleição	Face oclusal, centro do sulco mesiodistal
• Tipo de broca	Esférica diamantada nº 1012, 1013, 1014 ou esférica do tipo Carbide, de acordo com o volume da coroa e câmara pulpar
• Direção de trepanação ou direção para abertura	Broca em sentido do longo eixo do dente até chegar à câmara pulpar, inclinando-a para a face palatina; procede-se a abertura com remoção de todo o teto
• Forma de contorno e conveniência	Reflete a forma externa do dente (ovalada/oitavada); paredes proximais levemente expulsivas
• Tipo de broca	Broca cônica diamantada nº 3195/2200, montada em micromotor Endo Z em alta rotação
• Desgaste compensatório	Paredes proximais levemente expulsivas
• Tipo de instrumento	Abridor de orifício do sistema rotatório, LA Axxess **(Figura 16)**, CP Drill **(Figura 17)**, broca de Gates-Glidden nº 1,2 **(Figura 18)** e de Largo nº 1 **(Figura 19)**

Fonte: Estrela *et al.*, 2009[1]

QUADRO 5 Considerações gerais da abertura coronária do 2º PMS.

Abertura coronária – Segundo pré-molar superior	
• Ponto de eleição ou área de eleição	Face oclusal, centro do sulco mesiodistal
• Tipo de broca	Esférica diamantada nº 1012, 1013, 1014 ou esférica do tipo Carbide, de acordo com o volume da coroa e câmara pulpar
• Direção de trepanação ou direção para abertura	Broca em sentido do longo eixo do dente até chegar à câmara pulpar, inclinando-a para a face palatina; procede-se a abertura com remoção de todo o teto
• Forma de contorno e conveniência	Reflete a forma externa do dente (ovalada/oitavada); paredes proximais levemente expulsivas
• Tipo de broca	Broca cônica diamantada nº 3195/ 2200, montada em micromotor Endo Z em alta rotação
• Desgaste compensatório	Paredes proximais levemente expulsivas
• Tipo de instrumento	Abridor de orifício do sistema rotatório, LA Axxess **(Figura 16)**, CP Drill **(Figura 17)**, broca de Gates-Glidden nº 1,2 **(Figura 18)** e de Largo nº 1 **(Figura 19)**

Fonte: Estrela *et al.*, 2009[1]

QUADRO 6 Considerações gerais da abertura coronária do 1º MS.

Abertura coronária – Primeiro molar superior	
• Ponto de eleição ou área de eleição	Face oclusal na fossa central
• Tipo de broca	Esférica diamantada nº 1013, 1014 ou esférica do tipo Carbide, de acordo com o volume da coroa e câmara pulpar
• Direção de trepanação ou direção para abertura	Broca paralela ao longo eixo do dente, inclinada para a face palatina
• Forma de contorno e conveniência	Reflete a forma externa do dente (trapezoidal); paredes proximais levemente expulsivas (mesial)
• Tipo de broca	Broca cônica diamantada nº 3195FF/ 2200, montada em micromotor ou Endo Z em alta rotação
• Desgaste compensatório	Face vestibular (ângulo MV)
• Tipo de instrumento	Abridor de orifício do sistema rotatório, LA Axxess **(Figura 16)**, CP Drill **(Figura 17)**, broca de Gates-Glidden nº 1,2 **(Figura 18)** e de Largo nº 1 **(Figura 19)**, broca nº 3195FF **(Figura 20)**

Fonte: Estrela *et al.*, 2009[1]

QUADRO 7 Considerações gerais da abertura coronária do 2º MS.

Abertura coronária – Segundo molar superior	
• Ponto de eleição ou área de eleição	Face oclusal na fossa central
• Tipo de broca	Esférica diamantada nº 1013, 1014 ou esférica do tipo Carbide, de acordo com o volume da coroa e câmara pulpar
• Direção de trepanação ou direção para abertura	Broca paralela ao longo eixo do dente, inclinada para a face palatina
• Forma de contorno e conveniência	Reflete a forma externa do dente (trapezoidal); paredes proximais levemente expulsivas
• Tipo de broca	Broca cônica diamantada nº 3195FF/2200, montada em micromotor Endo Z em alta rotação
• Desgaste compensatório	Face vestibular (ângulo MV)
• Tipo de instrumento	Abridor de orifício do sistema rotatório, LA Axxess **(Figura 16)**, CP Drill **(Figura 17)**, broca de Gates-Glidden nº 1,2 **(Figura 18)** e de Largo nº 1 **(Figura 19)**, broca nº 3195FF **(Figura 20)**

Fonte: Estrela, *et al.*, 2009[1]

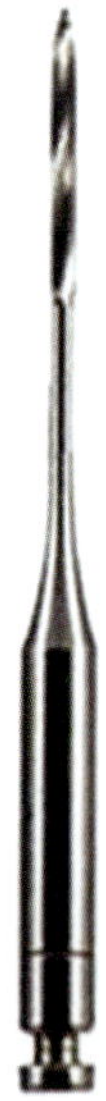

FIGURA 19 Broca de Largo usada em baixa rotação durante a etapa de desgaste compensatório (remoção de ombro e interferências cervicais), de tamanho nº 1.

Fonte: arquivo pessoal dos autores.

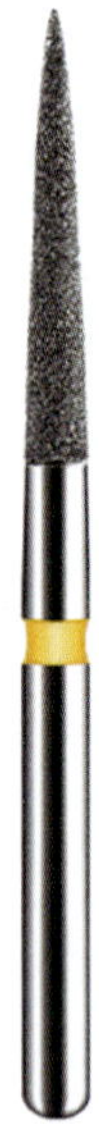

FIGURA 20 Broca nº 3195FF usada em alta rotação durante a etapa de desgaste compensatório (remoção de ombro e interferências cervicais) em molares superiores.

Fonte: arquivo pessoal dos autores.

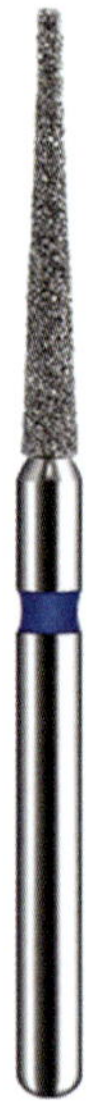

FIGURA 21 Broca nº 3070FF usada em alta rotação durante a etapa de desgaste compensatório (remoção de ombro e interferências cervicais) em molares inferiores.

Fonte: arquivo pessoal dos autores.

QUADRO 8 Considerações gerais da abertura coronária do ICI.

Abertura coronária – Incisivo central inferior	
• Ponto de eleição ou área de eleição	Face lingual, próximo ao cíngulo
• Tipo de broca	Esférica diamantada nº 1011 ou esférica do tipo Carbide, de acordo com o volume da coroa e câmara pulpar
• Direção de trepanação ou direção para abertura	Broca perpendicular à face lingual; iniciado o desgaste, inclina-se a broca obliquamente ao longo eixo do dente; procede-se a abertura com remoção de todo o teto
• Forma de contorno e conveniência	Reflete a forma externa do dente (triangular com base para a face incisal); paredes proximais levemente expulsivas
• Tipo de broca	Broca cônica diamantada nº 2200, montada em micromotor Endo Z em alta rotação
• Desgaste compensatório	Remoção da projeção lingual
• Tipo de instrumento	Abridor de orifício do sistema rotatório, LA Axxess **(Figura 16)**, broca de Gates-Glidden nº 1 **(Figura 18)**

Fonte: Estrela, *et al.*, 2009[1]

QUADRO 9 Considerações gerais da abertura coronária do ILI.

Abertura coronária – Incisivo lateral inferior	
• Ponto de eleição ou área de eleição	Face lingual, próximo ao cíngulo
• Tipo de broca	Esférica diamantada nº 1011 ou esférica do tipo Carbide, de acordo com o volume da coroa e câmara pulpar
• Direção de trepanação ou direção para abertura	Broca perpendicular à face lingual; iniciado o desgaste, inclina-se a broca obliquamente ao longo eixo do dente; procede-se a abertura com remoção de todo o teto
• Forma de contorno e conveniência	Reflete a forma externa do dente (triangular com base para a face incisal); paredes proximais levemente expulsivas
• Tipo de broca	Broca cônica diamantada nº 2200, montada em micromotor Endo Z em alta rotação
• Desgaste compensatório	Remoção da projeção lingual
• Tipo de instrumento	Abridor de orifício do sistema rotatório, LA Axxess **(Figura 16)**, broca de Gates-Glidden nº 1 **(Figura 18)**

Fonte: Estrela, *et al.*, 2009[1]

QUADRO 10 Considerações gerais da abertura coronária do CI.

Abertura coronária – Canino inferior	
• Ponto de eleição ou área de eleição	Face lingual, próximo ao cíngulo
• Tipo de broca	Esférica diamantada nº 1011 ou esférica do tipo Carbide, de acordo com o volume da coroa e câmara pulpar
• Direção de trepanação ou direção para abertura	Broca perpendicular à face lingual; iniciado o desgaste, inclina-se a broca obliquamente ao longo eixo do dente; procede-se a abertura com remoção de todo o teto
• Forma de contorno e conveniência	Reflete a forma externa do dente (triangular com base para a face incisal); paredes proximais levemente expulsivas
• Tipo de broca	Broca cônica diamantada nº 2200, montada em micromotor ou Endo Z em alta rotação
• Desgaste compensatório	Remoção da projeção lingual
• Tipo de instrumento	Abridor de orifício do sistema rotatório, LA Axxess **(Figura 16)**, CP Drill **(Figura 17)**, broca de Gates-Glidden nº 1,2 **(Figura 18)** e de Largo nº 1 **(Figura 19)**

Fonte: Estrela, *et al*., 2009[1]

QUADRO 11 Considerações gerais da abertura coronária do 1º PMI.

Abertura coronária – Primeiro pré-molar inferior	
• Ponto de eleição ou área de eleição	Face oclusal, centro do sulco MD
• Tipo de broca	Esférica diamantada nº 1011 ou esférica do tipo Carbide, de acordo com o volume da coroa e câmara pulpar
• Direção de trepanação ou direção para abertura	Broca em sentido do longo eixo do dente (LED) até chegar à câmara pulpar; (LED e o plano Vestibular convergem); procede-se a abertura com remoção de todo o teto
• Forma de contorno	Circular (ovalada no sentido VL, deslocada para M)
• Tipo de broca	Broca cônica diamantada nº 2200, montada em micromotor ou Endo Z em alta rotação
• Desgaste compensatório	Paredes proximais levemente expulsivas
• Tipo de instrumento	Abridor de orifício do sistema rotatório, LA Axxess **(Figura 16)**, CP Drill **(Figura 17)**, broca de Gates-Glidden nº 1,2 **(Figura 18)** e de Largo nº 1 **(Figura 19)**

Fonte: Estrela, *et al*., 2009[1]

QUADRO 12 Considerações gerais da abertura coronária do 2º PMI.

Abertura coronária – Segundo pré-molar inferior	
• Ponto de eleição ou área de eleição	Face oclusal, centro do sulco MD
• Tipo de broca	Esférica diamantada nº 1011 ou esférica do tipo Carbide, de acordo com o volume da coroa e câmara pulpar
• Direção de trepanação ou direção para abertura	Broca em sentido do longo eixo do dente (LED) até chegar à câmara pulpar (LED e o plano vestibular convergem); procede-se a abertura com remoção de todo o teto
• Forma de contorno e conveniência	Circular (ovalada no sentido VL, deslocada para M)
• Tipo de instrumento	Broca cônica diamantada nº 2200, montada em micromotor ou Endo Z em alta rotação
• Desgaste compensatório	Paredes proximais levemente expulsivas
• Tipo de instrumento	Abridor de orifício do sistema rotatório, LA Axxess **(Figura 16)**, CP Drill **(Figura 17)**, broca de Gates-Glidden nº 1,2 **(Figura 18)** e de Largo nº 1 **(Figura 19)**

Fonte: Estrela, *et al.*, 2009[1]

QUADRO 13 Considerações gerais da abertura coronária do 1º MI.

Abertura coronária – Primeiro molar inferior	
• Ponto de eleição ou área de eleição	Face oclusal fossa central, união do sulco MD e VL
• Tipo de broca	Esférica diamantada nº 1012, 1013 ou esférica do tipo Carbide, de acordo com o volume da coroa e câmara pulpar
• Direção de trepanação ou direção para abertura	Broca em sentido do longo eixo do dente (LED) até chegar à câmara pulpar; procede-se a abertura com remoção de todo o teto
• Forma de contorno e conveniência	Quase retangular, com lado menor para distal
• Tipo de broca	Broca cônica diamantada nº 2200, montada em micromotor ou Endo Z em alta rotação
• Desgaste compensatório	Paredes expulsivas (principalmente, a mesial)
• Tipo de instrumento	Abridor de orifício do sistema rotatório, LA Axxess **(Figura 16)**, broca de Gates-Glidden nº 1 **(Figura 18)** e broca nº 3070FF **(Figura 21)**

Fonte: Estrela, *et al.*, 2009[1]

QUADRO 14 Considerações gerais da abertura coronária do 2º MI.

Abertura coronária – Segundo molar inferior	
• Ponto de eleição ou área de eleição	Face oclusal fossa central, união do sulco MD e VL
• Tipo de broca	Esférica diamantada nº 1012, 1013 ou esférica do tipo Carbide, de acordo com o volume da coroa e câmara pulpar
• Direção de trepanação ou direção para abertura	Broca em sentido do longo eixo do dente (LED) até chegar à câmara pulpar; procede-se a abertura com remoção de todo o teto
• Forma de contorno e conveniência	Quase retangular com lado menor para distal
• Tipo de broca	Broca cônica diamantada nº 2200, montada em micromotor ou Endo Z em alta rotação
• Desgaste compensatório	Paredes expulsivas (principalmente, a mesial)
• Tipo de instrumento	Abridor de orifício do sistema rotatório, LA Axxess **(Figura 16)**, broca de Gates-Glidden nº 1 **(Figura 18)** e broca nº3070FF **(Figura 21)**

Fonte: Estrela, *et al.*, 2009[1]

COMPLICAÇÕES DURANTE O ACESSO CORONÁRIO E LOCALIZAÇÕES DOS CANAIS RADICULARES

O acesso coronário, quando realizado de forma inadequada, não seguindo os princípios básicos gerais de ponto de eleição, direção de trepanação, remoção do teto, forma de contorno e conveniência, pode levar a complicações e erros durante o acesso, como abertura insuficiente, desgaste de tecido dental hígido de forma acentuada, obstrução da embocadura dos canais radiculares com material restaurador, fratura de broca e instrumentos endodônticos, perfuração de assoalho da câmara pulpar, furca e região cervical, acesso em casos de próteses, presença de calcificação da câmara pulpar e dos canais radiculares, bem como presença de variações anatômicas.

A abertura insuficiente ou inadequada, na maioria das vezes, ocorre pelo não conhecimento da anatomia da câmara pulpar e pela não exploração das áreas de teto após penetração na câmara pulpar, podendo deixar tecido remanescente pulpar ou material necrótico nas áreas incisais nos dentes anteriores e na região dos cornos pulpares nos dentes posteriores. Ainda, o acesso coronário em profundidade pode ser insuficiente, expondo apenas os cornos pulpares, dificultando o acesso aos canais radiculares, bem como a adequada determinação do diâmetro anatômico.

O desgaste de tecido dental hígido de forma acentuada pode ocorrer de duas formas: em dentes de pacientes jovens em que a câmara pulpar se encontra volumosa e em dentes de pacientes idosos em que a câmara pulpar apresenta-se mais atresiada, decorrente do processo fisiológico de deposição contínua de dentina secundária. A remoção de dentina em excesso durante a abertura coronária deve-se ao desconhecimento da anatomia dentária, principalmente quando utiliza-se brocas inadequadas e em níveis muito profundos. A tentativa de procurar os canais com brocas pode ultrapassar o limite da câmara pulpar, desgastando o tecido dentinário hígido bem como áreas críticas, como assoalho e região de furca.

A obstrução da embocadura dos canais radiculares com material restaurador ocorre em dentes que possuem restaurações, principalmente metálicas, e que através delas faz-se o acesso coronário. Nesse sentido, ao realizar a abertura desses dentes, é indicado que todo o material restaurador seja removido antes do acesso coronário.

A fratura de brocas e instrumentos endodônticos pode ocorrer em função de movimentos de alavanca aplicados às mesmas durante a abertura coronária e exploração inicial dos canais radiculares. As causas mais comuns relacionadas à fratura de instrumentos durante o acesso coronário são tensões provocadas pela abertura incorreta, projeções dentinárias não removidas, como o teto e interferências cervicais, curvaturas acentuadas, escolha de instrumentos inadequados, bem como o uso ou fadiga dos instrumentos.

As perfurações durante o acesso coronário podem ser causadas pelo uso de brocas e instrumentos inadequados e/ou com força excessiva. Dessa forma, o uso de brocas com ponta inativa torna-se a opção mais segura para evitar perfurações. Destaca-se que as perfurações que ocorrem durante a fase de acesso coronário são, em sua maioria, na região cervical nos dentes anteriores e na zona de furca nos dentes posteriores, decorrentes da sua localização e inclinação no arco dental, bem como da inadequada determinação da direção de trepanação.

Outra dificuldade durante o acesso coronário é a abertura de dentes com restaurações protéticas em que, na maioria das vezes, é necessária a remoção dos elementos protéticos envolvidos, permitindo maior visibilidade. Entretanto, em alguns casos, quando o trabalho protético estiver adequado e não houver indicação que justifique sua remoção, o acesso coronário pode ser feito sobre o elemento protético.

Nos casos em que há calcificação da câmara pulpar e dos canais radiculares, o acesso coronário deve ser realizado com cautela e, se possível, com auxílio de métodos de diagnóstico por imagem, como a tomografia computadorizada de feixe cônico, bem como a confecção de guias endodônticos que permitirão determinar e localizar o nível e a extensão da calcificação, evitando desgastes excessivos, desvio do canal radicular, perfurações dentais e fraturas de instrumentos.

Por fim, deve-se levar em consideração a presença de dentes com variações anatômicas nos quais se faz necessário modificar o ponto de eleição, direção de trepanação e forma de contorno e conveniência de acordo com a anatomia da câmara pulpar para obter-se acesso direto aos canais radiculares.

Informações essenciais para o conhecimento do tema

O acesso coronário e a localização dos canais radiculares são algumas das fases mais importantes do tratamento endodôntico, uma vez que visa o acesso direto ao sistema de canais radiculares, preservando, sempre que possível, a maior quantidade de estrutura dental sadia. Assim, quando corretamente realizado, o acesso coronário permitirá maior atuação do preparo biomecânico e das soluções irrigantes auxiliares na limpeza, desinfecção e modelagem dos canais radiculares. Dessa forma, torna-se necessário, durante o planejamento do acesso coronário, a determinação correta de todas as etapas operatórias como ponto de eleição, direção de trepanação, forma de contorno e conveniência, bem como dos instrumentos utilizados para cada etapa, a fim de evitar complicações como desgastes excessivos, desvios dos canais radiculares, fraturas de instrumentos, perfurações, entre outras.

REFERÊNCIAS BIBLIOGRÁFICAS

1. Estrela C, Pécora JD, Decurcio DA, Toledo AM. Internal anatomy and coronal preparation. In: Estrela C. Endodontic Science. São Paulo: Artes Médicas; 2009. p. 531-70.
2. Guimarães BM, Amoroso-Silva PA, Alcalde MP, Marciano MA, De Andrade FB, Duarte MA. Influence of ultrasonic activation of 4 root canal sealers on the filling quality. J Endod 2014; 40(7):964-8.
3. Ricucci D, Siqueira JF Jr. Anatomic and microbiologic challenges to achieving success with endodontic treatment: a case report. J Endod 2008; 34:1249-54.
4. De Deus QD. Endodontia. In: Preparo intracoronário. Acesso. 5. ed. Rio de Janeiro: Medsi; 1995. p. 281-95.
5. Nair MK, Nair UP. Digital advanced imaging in endodontics: a review. J Endod 2007;33:1-6.
6. Patel S. New dimensions in endodontic imaging: Part 2. Cone beam computed tomography. Int Endod J 2009;42(6):463-75.
7. Peters OA, Laib A, Ruegsegger P, Barbakow F. Three-dimension analysis of root canal geometric by high-resolution computed tomography. J Dent Res 2000; 79:1405-9.
8. Kim S. Modern endodontic practice: instruments and techniques. Dent Clin North Am 2004;48:1-9.
9. Lui JN, Khin MM, Krishnaswamy G, Chen NN. Prognostic factors relating to the outcome of endodontic microsurgery. J Endod 2014;40(8):1071-6.
10. Schäfer E. Irrigation of the root canal. ENDO (Lond, Engl) 2007;1:11-27.
11. Siqueira JF Jr, Roças IN, Alves FR, *et al.* Chemo-mechanical reduction of the bacterial population in the root canal after instrumentation and irrigation with 1%, 2,5% and 5,25% sodium hypochlorite. J Endod 2000;26: 331-4.
12. Brito PR, Souza LC, Machado de Oliveira JC, Alves FR, De-Deus G, Lopes HP, *et al.* Comparison of the effectiveness of three irrigation techniques in reducing intracanal Enterococcus faecalis populations: an in vitro study. J Endod 2009;35(10):1422-7.
13. Caron G, Nham K, Bronnec F, Machtou P. Effectiveness of different final irrigant activation protocols on smear layer removal in curved canals. J Endod 2010;36(8):1361-6.
14. Vertucci FJ. Root canal anatomy of the human permanent teeth. Oral Surg Oral Med Oral Pathol 1984;58(5): 589-99.
15. Perrini N, Francini E, Perrini U. Analisi morfologica della radice degli incisivi inferiori permanenti [Morphological analysis of lower permanent incisor roots]. G Ital Endod 1991;5(2):32-5.
16. Willershausen B, Kasaj A, Tekyatan H, *et al.* Radiographic investigation of location and angulation of curvatures in human maxillary incisors. J Endod 2008;34:1052-6.

13 Instrumentos em Endodontia

Marco Antonio Hungaro Duarte • Manoel Damião Sousa-Neto • Flares Baratto-Filho • Carlos Estrela • Giulio Gavini • Antonio Miranda da Cruz Filho

SÍNTESE DO CAPÍTULO

O conhecimento dos instrumentos endodônticos e da cinemática utilizada é fundamental para evitar acidentes durante a realização do tratamento endodôntico. Neste capítulo, será abordada a normatização que regulamenta os instrumentos endodônticos, bem como suas características, como tipo de fabricação, seção transversal, guia de penetração e cinemática utilizada para cada instrumento. Também serão apresentadas as ligas de níquel-titânio (NiTi).

INTRODUÇÃO

Os instrumentos endodônticos são utilizados durante o preparo químico mecânico com objetivo de excisar a dentina e promover o alargamento do canal radicular. A remoção do tecido dentinário contribui para a limpeza e a sanificação, ao mesmo tempo em que prepara o canal radicular para receber o material obturador.[1] Para que os instrumentos sejam utilizados com presteza e segurança, é primordial que o operador conheça suas principais características e a cinemática de uso; afinal, ele tem o compromisso de desenvolver destreza, adquirir competência e entendimento dos instrumentos e das técnicas de preparo químico-mecânico.[2] O completo arsenal endodôntico associado ao domínio técnico dos instrumentos é fundamental para obtenção do sucesso da fase de instrumentação.

O primeiro instrumento manual registrado na história da Endodontia foi idealizado por Maynard, manufaturado a partir de uma corda de relógio, por volta de 1838. Posteriormente surgiram inúmeros instrumentos confeccionados com materiais diversos e com formas e características próprias do seu precursor.[3] Somente em 1958, durante a Segunda Conferência Internacional de Endodontia, houve a iniciativa de padronizar os instrumentos endodônticos em relação ao comprimento da haste, à estandardização da conicidade e à invariabilidade do diâmetro.

Atualmente, o comércio dispõe de instrumentos manuais e mecanizados. Normalmente os manuais são acionados com a mão do operador, mas podem ser acoplados a motores e ativados por eles. Os mecanizados são utilizados com movimento de rotação no interior do canal radicular e são acoplados a contra-ângulo redutor ou a motores elétricos.

PADRONIZAÇÃO DOS INSTRUMENTOS MANUAIS (TAMANHO PADRÃO)

A fabricação de instrumentos manuais segue orientações com base na especificação ISO 3630-1:2019.[4] A International Standardization for Organization (ISO) é uma organização não governamental que regulamenta a fabricação dos instrumentos endodônticos.

Segundo as determinações, o instrumento manual é composto de cabo, no qual ocorre a pega digital, e de haste metálica **(Figura 1)**.

O cabo do instrumento pode ser de plástico ou de silicone, com formato liso ou estriado, achatado ou cilíndrico. Na maioria dos modelos, a haste metálica é fabricada com aço inoxidável, mas não é rara a versão em NiTi. A haste consiste de duas partes principais, o intermediário e a parte ativa. A porção do intermediário, cuja finalidade é conferir o comprimento total da lâmina metálica, geralmente é lisa e regular e estende-se desde o cabo até a parte ativa. Assim, dependendo da sua extensão, o instrumento pode apresentar os comprimentos de 21, 25, 28 e 31 mm. Segundo a padronização (ISO 3630-1:2019), o comprimento da parte ativa é de 16 mm. Desse modo, é fácil concluir que uma haste metálica de 25 mm apresenta intermediário de 9 mm.

Particularidades da parte ativa

A parte ativa é a região do instrumento que exerce ação direta sobre as paredes radiculares, promovendo o corte do tecido dentinário. Dependendo do tipo de instrumento, a conformação dessa região pode assumir a forma de espirais ou de pequenos cones sobrepostos. A seção transversal da lâmina metálica apresenta formato de figura geométrica – triangular, quadrangular, losangular, circular ou em forma de vírgula. O *design* da seção transversal geralmente vem expresso no cabo e sobre a caixa do instrumento.

A extremidade livre da haste metálica é denominada guia de penetração e tem a função de direcionar e manter o instrumento no longo eixo do canal radicular. Não há determinação específica para a confecção do guia de penetração, e o formato da ponta fica a critério do fabricante. No entanto, os ângulos devem permanecer entre 30 e 90 graus[4] **(Figura 2)**.

O diâmetro da ponta do instrumento é denominado "D". Teoricamente, é considerado o diâmetro da base do guia de penetração, visto que é um diâmetro virtual que consiste na projeção da conicidade da parte ativa até a extremidade livre do instrumento.[5]

O número do instrumento expresso no cabo quando multiplicado por 10 (×10) fornece o valor do diâmetro "D" em micrômetros (μm). Assim, um instrumento de número 35 tem diâmetro "D" de 350 μm ou 0,35 centésimo de milímetro.

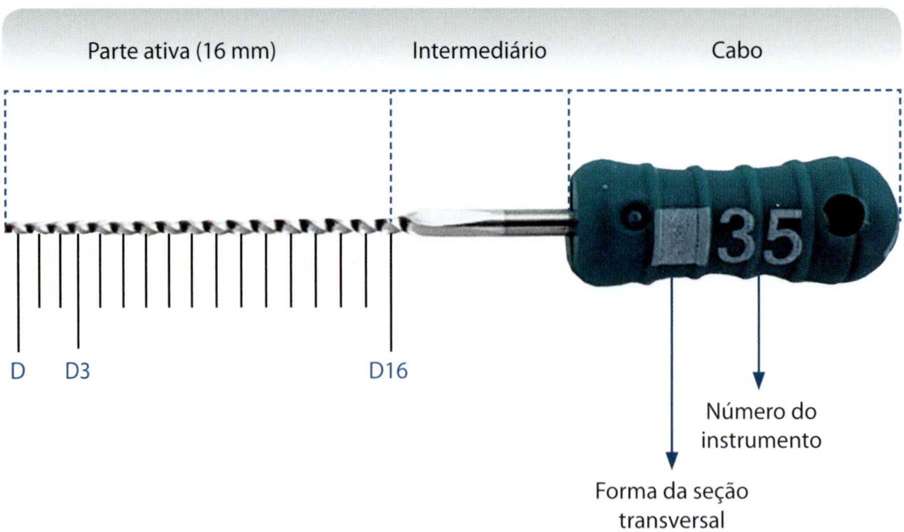

FIGURA 1 Componentes do instrumento manual.
Fonte: elaborada pelos autores.

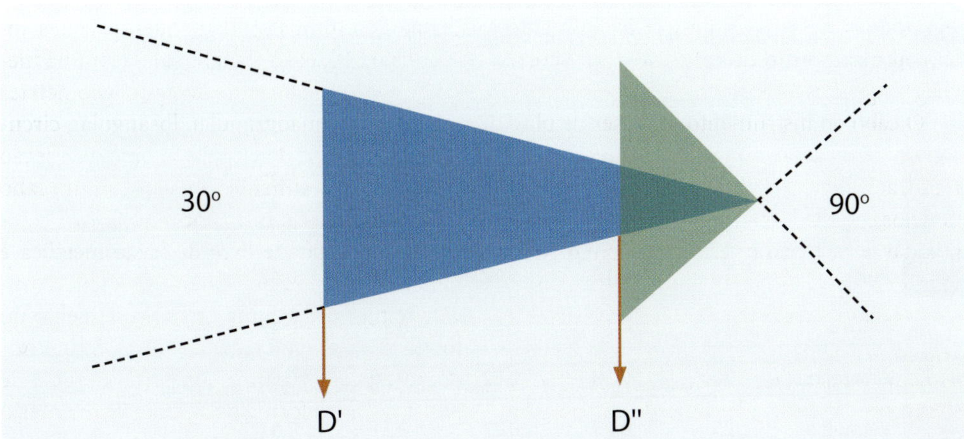

FIGURA 2 O esquema ilustra o guia de penetração com 30 e 90 graus de angulação. D' é o diâmetro "D" do guia de penetração de 30 graus e D" refere-se ao de 90 graus.

Fonte: elaborada pelos autores.

Ao longo da parte ativa são estabelecidos diâmetros virtuais a cada milímetro percorrido na haste. Cientes de que a parte ativa mede 16 mm, na junção da parte de trabalho com o intermediário encontra-se o D16 **(Figura 1)**.

Conicidade (taper)

A haste metálica do instrumento manual tem formato cônico, com aumento do diâmetro à medida que se estende em direção ao intermediário. Entende-se por conicidade ou taper o aumento gradativo do diâmetro a cada milímetro percorrido na haste metálica.

O taper dos instrumentos manuais é padronizado, o que significa que, a cada milímetro percorrido na parte ativa, o diâmetro do instrumento aumenta 0,02 mm, ou 20 μm (ISO 3630-1:2019). Assim, um instrumento de número 40 apresenta D = 400 μm, D3= 460 μm e D16 = 720 μm. A Academia Americana utiliza a terminologia do taper em porcentagem; assim, se o taper for de 2% (0,02% por milímetro), pode-se dizer que ele será de 2 ou 0,2.

A padronização do taper dos instrumentos manuais permite estabelecer a seguinte relação entre os diâmetros "D" e D16:

$$D16 = D + 320\ \mu m$$

NUMERAÇÃO, COR E SÉRIE DOS INSTRUMENTOS

O cabo de cada instrumento manual tem cor e numeração distintas. A variação de cor da mais clara para a mais escura representa o instrumento de menor para o de maior diâmetro. A numeração corresponde ao diâmetro "D", expresso em centésimos de milímetros. Esses instrumentos estão distribuídos em quatro séries: especial (nº 6 a 10), primeira (nº 15 a 40), segunda (nº 45 a 80) e terceira (nº 90 a 140) **(Tabela 1)**.

O aumento do diâmetro dos instrumentos da série especial (nº 6, nº 8 e nº 10) é de 20 μm. Para os da primeira, de 50 μm até o nº 60, e a partir deste, o aumento passa a ser de 100 μm.

MODO DE FABRICAÇÃO

Os instrumentos endodônticos seguem basicamente dois processos de fabricação: por torção ou por usinagem. Ambos partem de um fio metálico cilíndrico.

Os instrumentos manuais fabricados por torção são inicialmente aplainados, o que transforma o filamento cilíndrico em haste de seção

TABELA 1 Cor, número, diâmetros (em centésimos de milímetro) e séries dos instrumentos endodônticos.

Cor	Nº	D	D1	D3	D16	Série
Rosa	06	0,06	0,08	0,12	0,38	Especial
Cinza	08	0,08	0,10	0,14	0,40	
Roxa	10	0,10	0,12	0,16	0,42	
Branca	15	0,15	0,17	0,21	0,47	Primeira
Amarela	20	0,20	0,22	0,26	0,52	
Vermelha	25	0,25	0,27	0,31	0,57	
Azul	30	0,30	0,32	0,36	0,62	
Verde	35	0,35	0,37	0,41	0,67	
Preta	40	0,40	0,42	0,46	0,72	
Branca	45	0,45	0,47	0,51	0,77	Segunda
Amarela	50	0,50	0,52	0,56	0,82	
Vermelha	55	0,55	0,57	0,61	0,87	
Azul	60	0,60	0,62	0,66	0,92	
Verde	70	0,70	0,72	0,76	1,02	
Preta	80	0,80	0,82	0,86	1,12	
Branca	90	0,90	0,92	0,96	1,22	Terceira
Amarela	100	1,00	1,02	1,06	1,32	
Vermelha	110	1,10	1,12	1,16	1,42	
Azul	120	1,20	1,22	1,26	1,52	
Verde	130	1,30	1,32	1,36	1,62	
Preta	140	1,40	1,42	1,46	1,72	

Fonte: ISO 3630-1, 2019.[4]

transversal triangular ou quadrangular, com formação de arestas de corte. O acabamento ocorre com a fixação de uma das extremidades e a deformação plástica por torção, resultando no formato de espirais ou hélices. Quanto maior a quantidade de torções, maior o número de espirais e menor o espaço (passo) entre elas.

Os instrumentos manuais fabricados por usinagem sofrem um corte mecânico da haste por meio de ferramentas e máquinas, de modo a promover o *design* da parte ativa. Para obtenção da aresta ou fio de corte das hélices, os instrumentos são submetidos a um processo conhecido por roscamento externo.[5]

Ligas na fabricação (aço inoxidável e níquel-titânio)

Desde os primórdios da fabricação dos instrumentos endodônticos até a atualidade, houve uma grande evolução nas ligas metálicas destinadas à confecção. Pode-se considerar que se vivencia a terceira geração de liga metálica, a qual se iniciou com o aço carbono, posteriormente o aço inoxidável e, mais recentemente, a liga de NiTi, a partir da segunda metade do século XX. Os instrumentos manuais são confeccionados com aço inox ou NiTi. No entanto, a partir do advento da liga de NiTi, houve o desenvolvimento de instrumentos mecanizados superelásticos e que podem ser usados com movimentos de rotação no interior do canal radicular.[6]

Instrumentos de aço inoxidável

Entre os instrumentos endodônticos existem os de aço inoxidável, empregados com a finalidade de explorar o canal radicular (*glide path*), e aqueles usados para o preparo. Entre os instrumentos para o preparo, até o fim da década de 1970 e início da década e 1980, existiam os propostos pela padronização sugerida por Ingle e Levine e adotada pela ISO.[4] Em meados da década de 1980, surgiram instrumentos de aço inoxidável com algumas modificações em componentes do aço, na seção transversal e no núcleo metálico central, que os tornava mais flexíveis para oferecerem maior segurança no preparo de canais com curvatura. Assim, mesmo dentro dos parâmetros convencionais, com diâmetro menores (nº 6, 8 e 10), que possibilitavam a exploração inicial do canal radicular, as empresas fabricantes lançaram instrumentos específicos para a realização do *glide path*. A seguir, serão apresentadas as características dos principais instrumentos de aço inoxidável.

Instrumentos para glide path

A exploração do canal (*glide path*) radicular é um importante passo no tratamento endodôntico, pois compreende a primeira atuação clínica para detectar a anatomia do canal radicular.[7] Durante a exploração, pode-se verificar o número de canais, estabelecer acesso direto à porção mais apical do canal e medir o diâmetro anatômico do canal na porção apical.[7] Os instrumentos endodônticos utilizados para esse procedimento em canais radiculares constritos devem, idealmente, exibir pequenas dimensões associadas à resistência à torção, de modo a suportar as cargas impostas a eles durante a progressão em direção apical.[8-11]

Por muito tempo, a lima tipo K (descrita adiante) foi empregada com esse propósito; entretanto, instrumentos manuais e mecânicos foram desenvolvidos especificamente para a realização da exploração do canal radicular. Os instrumentos manuais que foram desenvolvidos consistem de alterações na lima tipo K, tornando-a mais rígida e, assim, otimizando a capacidade de explorar o canal.

Um desses instrumentos, a lima C-Pilot®, da VDW, apresenta-se com as numerações 6, 8, 10, com conicidade de 0,02 e comprimentos de 19, 21 e 25 mm. É fabricado por torção a partir de uma haste de seção quadrangular. Alguns estudos demonstraram que a lima C-Pilot® nº 10 tem um torque máximo de 1,39 N.cm e resistência à carga de compressão de 72 g.[11,12]

Outro instrumento desenvolvido com o propósito de explorar o canal radicular é a lima C+ (plus)®, da Dentsply Sirona. Ela se apresenta com os diâmetros de 8, 10 e 15, e comprimentos de 21 e 25 mm **(Figura 3)**. É fabricada por usinagem e tem uma guia de penetração piramidal de base triangular bem ativa. O fator principal que a torna mais rígida que a lima K convencional é que, nos primeiros 4 mm da parte ativa, sua conicidade é de 0,04 mm, o que favorece um volume metálico maior; a partir do quarto milímetro da parte ativa, essa conicidade passa a ser de 0,02 mm. Foi demonstrado na literatura que sua resistência à carga de compressão é de 105 g.[11] Apresenta torque máximo de 2,31 N.cm.

A lima Target®, da Bassi Endo, é outro instrumento utilizado para a exploração do canal radicular, fabricado por torção a partir de uma

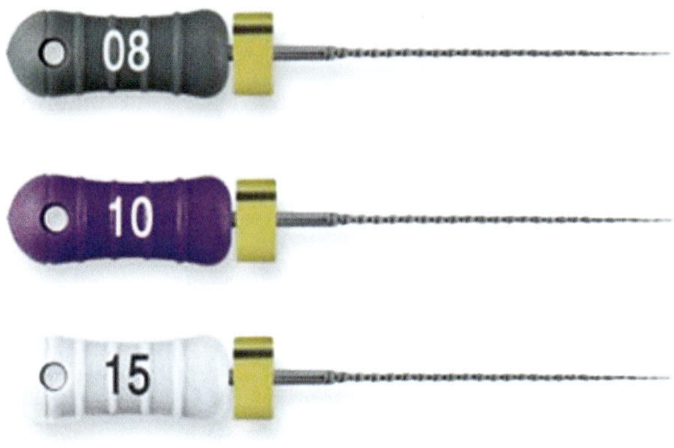

FIGURA 3 Instrumentos de lima C+®.
Fonte: elaborada pelos autores.

haste metálica de seção transversal quadrangular. Apresenta guia ativa piramidal com base quadrangular (Figura 4) e existe nos diâmetros de 6, 8, 10 e 15, e comprimentos de 21 e 25 mm.

Lima tipo K

A lima tipo K, idealizada antes da padronização, foi um dos instrumentos mais utilizados na exploração e no preparo do canal radicular até meados da década de 1980. Seu processo de fabricação é por torção a partir de uma haste quadrangular, na série especial (nº 6, 8 e 10) e na primeira (nº 15 a 40) para as marcas Maillefer®, Mani® e VDW®. Na marca Sybron Endo®, ela é quadrangular em todos os instrumentos. Existe nos comprimentos de 21, 25 e 31 mm e apresenta guia de penetração ativa (Figura 5). Com relação à composição do aço empregado, há uma pequena variabilidade em relação à porcentagem dos componentes de acordo com a marca, levando a diferentes durezas superficiais do metal.[12-14] As limas tipo K apresentam ângulo helicoidal de 45 graus, com distância interlaminar constante. O símbolo de identificação da lima tipo K é um quadrado.

Estudos comparativos das dimensões de diferentes marcas demonstraram discrepâncias entre os diâmetros,[14,15] e outro estudo evidenciou variabilidade das dimensões das guias dos instrumentos, inclusive com discrepâncias em relação ao preconizado pelas normas da ISO e da American Dental Association (ADA),[16] o que pode acarretar dificuldades na prática clínica.[17] Seu torque varia de 0,08 a 2,35 N.cm em função do diâmetro.[18]

A lima tipo K, quando empregada em canais curvos com ângulos de 10 e 30 graus,

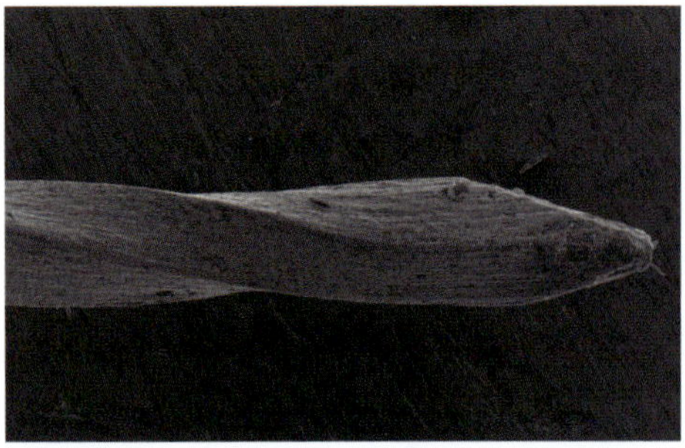

FIGURA 4 Guia de penetração da lima Target®.
Fonte: arquivo pessoal dos autores.

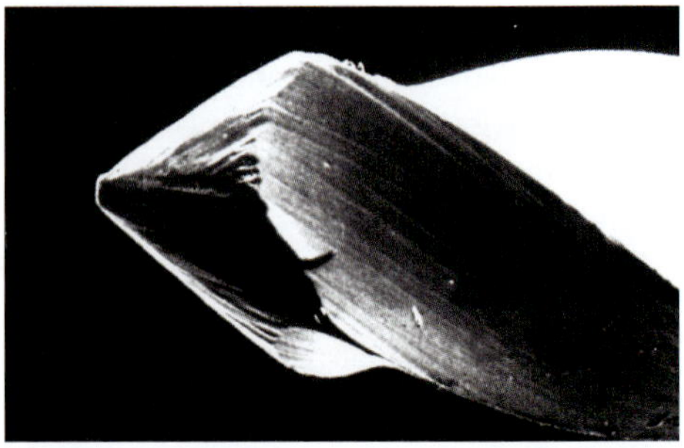

FIGURA 5 Guia de penetração da lima tipo K.
Fonte: arquivo pessoal dos autores.

proporciona maior ocorrência de erros;[17] portanto, seu uso deve ser restrito ao preparo de canais retos. Com relação à capacidade de corte, um estudo demonstrou variabilidade entre as diferentes marcas.[19]

Lima Hedströen

São instrumentos fabricados pela usinagem de haste de seção transversal circular, obtendo-se o formato de vírgula. Isso favorece a característica de espiral na parte ativa, similar a pequenos cones superpostos e ligeiramente inclinados. Apresenta núcleo metálico do eixo central cônico e distância interlaminar constante, com canal helicoidal pouco profundo em toda a parte ativa. Seu ângulo helicoidal é de 60 graus em relação ao longo eixo do instrumento – graças a esse valor, tem excelente capacidade de corte quando levado contra a parede do canal e tracionado.[19,20] Exibe guia de penetração inativa, no formato cônico **(Figura 6)**; portanto, não tem capacidade exploratória.

A lima Hedströen encontra-se disponível no mercado do nº 10 ao 140 e comprimentos de 21, 25 e 31 mm. Pode haver variabilidade do diâmetro inicial em diferentes marcas.[19-21]

A composição do aço inoxidável pode variar de acordo com a marca, o que irá conferir diferentes durezas superficiais[20] e, consequentemente, padrões distintos de desgaste da dentina.[19]

Quando a lima Hedströen é travada no canal, deve-se evitar o movimento de rotação, pois existe grande risco de fratura do instrumento em função da menor resistência torsional, dependendo do método de fabricação.[13] Seu emprego no interior do canal radicular deve ser precedido do uso de lima tipo K, para abrir espaço e favorecer a atuação livre, realizando-se apenas o movimento de tração.

No preparo de canais com curvatura de 10 e 30 graus, a lima Hedströen apresentou menores intercorrências que a lima tipo K.[14]

Limas flexíveis

A partir da década de 1980 o desenvolvimento de instrumentos endodônticos concentrou-se em produzir instrumentos mais flexíveis, que proporcionassem maior segurança no preparo de canais radiculares com curvatura. Com esse objetivo, instrumentos como as limas tipo K sofreram alterações em sua seção transversal, de quadrangular para triangular, diminuindo em 37,5% a massa metálica. Foram lançados diferentes instrumentos de aço inoxidável por diferentes marcas, entre eles a lima Flexofile®, da Dentsply-Maillefer, a Flexicut®, da Anteos, a Felxifile®, da Mani, e a TripleFlex®, da Sybron Endo.

A Flexofile® é fabricada pela torção de haste metálica quadrangular nos instrumentos de série especial (nº 6, 8 e 10) e triangular nos demais diâmetros. Apresenta guia não cortante tipo Batt, com ponta romba **(Figura 7)**. O poder de corte de dentina é maior do que o da lima tipo K, pois apresenta ângulo de corte das espirais mais agudo e maior número de lâminas na parte ativa. O ângulo de corte

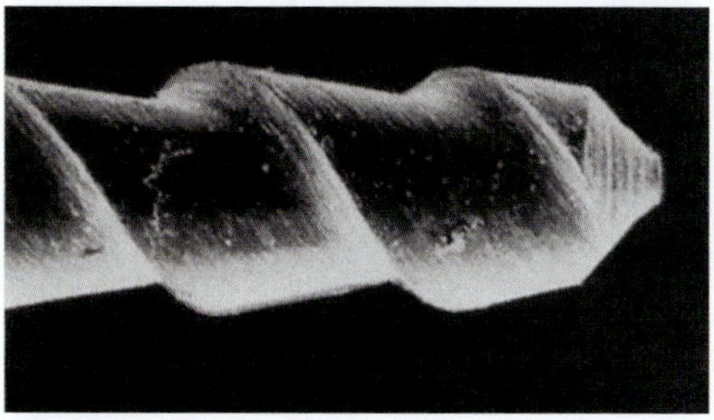

FIGURA 6 Guia de penetração da lima Hedströen.

Fonte: arquivo pessoal dos autores.

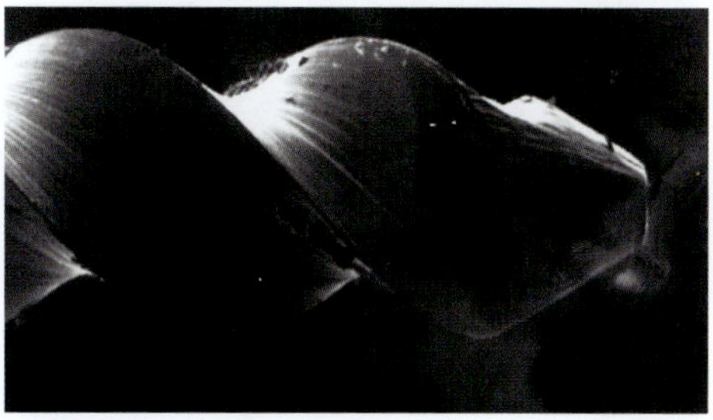

FIGURA 7 Guia de penetração e ponta romba da lima K Flexofile®.

Fonte: arquivo pessoal dos autores.

da espiral corresponde ao ângulo do vértice da seção transversal da haste. A lima Flexofile®, por ser constituída de haste metálica de seção transversal triangular e espirais com inclinação de 60 graus, apresenta uma lâmina mais afiada que a do tipo K de seção quadrandular e ângulo de 90 graus (Figura 8). Está disponível nos comprimentos de haste metálica de 21, 25 e 31 mm. Seu torque varia de 0,2 a 1,4 N.cm em função do diâmetro, comprovado por meio de teste de rotação no sentido horário.[13] Em outro estudo, verificaram-se maiores torque e angulação de distorção até a fratura, em relação ao outro instrumento flexível.[23]

Em estudo da capacidade de corte, a Flexofile® apresentou maior capacidade de desgaste de dentina em relação a outro instrumento.[22] Apesar de maior flexibilidade, não demonstrou mais segurança no preparo de canais moderadamente curvos.[24]

Outro instrumento flexível é a lima K Flex®, fabricada a partir da torção de uma haste de seção losangular (Figura 9), que requer menor massa metálica em relação à seção quadrangular. Apresenta-se com as numerações 8 a 80 e comprimentos de 21, 25 e 30 mm; entretanto, suas angulações da ponta não coincidem com o preconizado pela ISO.[25] Seu torque máximo varia de 0,08 a 2,35 N.cm nos diâmetros de 0,10 a 2,35.[18] Como a Flexofile®, o instrumento K Flex® não apresentou maior segurança no preparo de canais moderadamente curvos em relação à lima K File®.[24] Entretanto, por serem confeccionados de aço inoxidável, esses instrumentos são destinados a canais com curvatura suave, de até 10 graus.

Cinemática manual

Durante a instrumentação, diferentes movimentos podem ser realizados em diferentes etapas ou técnicas do preparo do canal radicular.[26] A seguir eles serão apresentados.

Alargamento

O movimento de alargamento consiste em rotacionar o instrumento no sentido horário, podendo ser completo (360 graus), com duas ou mais voltas inteiras em instrumentos que apresentam baixo valor de ângulo helicoidal (20 graus), ou seja, que não apresentam efeito de parafusamento. Entretanto, na lima tipo K e na flexível, por apresentarem maiores ângulos helicoidais e funcionarem como um parafuso, esse movimento se limita a 1/4 de volta (45 graus), que seria quando o instrumento trava e a continuidade do movimento pode distorcer e fraturar o instrumento.

Cateterismo

Durante a exploração de canais radiculares estreitos, o instrumento é pressionado apicalmente até que se ajuste às paredes do canal.

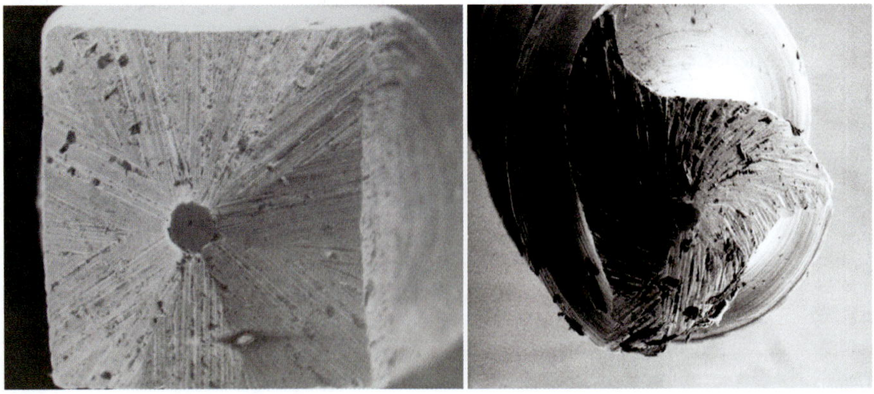

FIGURA 8 Imagem frontal da lima tipo K (seção transversal quadrangular) e da lima K Flexofile® (seção triangular).

Fonte: arquivo pessoal dos autores.

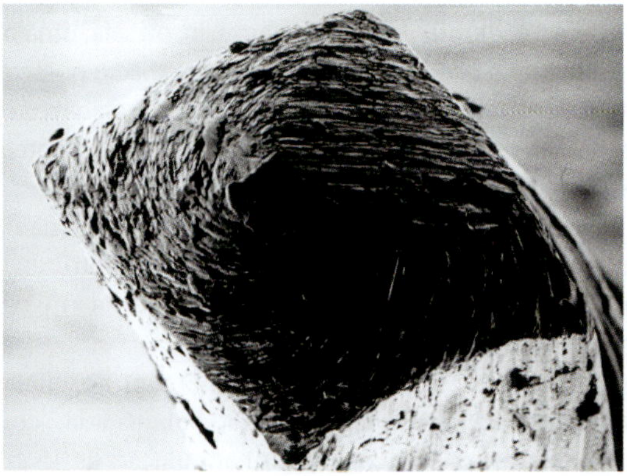

FIGURA 9 Imagem frontal da Lima K Flex® demonstrando a seção losangular.
Fonte: arquivo pessoal dos autores.

Então, um movimento de rotação alternada de 1/4 de volta nos sentidos horário e anti-horário, com leve pressão apical, é aplicado, seguido de um leve recuo. Isso é repetido várias vezes até se alcançar o comprimento aparente do dente na radiografia de diagnóstico.

Limagem

O movimento de limagem é realizado pressionando-se o instrumento de encontro à parede do canal e tracionando-o com a intenção de desgastar dentina, ampliar o diâmetro do canal radicular e exercer efeito de limpeza, removendo, assim, dentina contaminada nos casos de morte pulpar. Esse movimento é dinâmico e realizado várias vezes em todas as direções (paredes mesial, distal, vestibular e lingual). O instrumento é posicionado de encontro à parede vestibular e tracionado, penetrando-a novamente. Então, ele é levado à parede mesial e tracionado, e assim sucessivamente. O movimento deve ser realizado 30 vezes com cada instrumento, ressaltando-se que, quanto maior for o ângulo helicoidal e o fio da lâmina, maior será a capacidade de corte com limagem.[19] Essa entrada e saída do instrumento deve ser de baixa amplitude, no máximo 2 mm. Movimentos de limagem muito amplos favorecem o entulhamento e a extrusão de dentina.

Em 1981, Abou-Rass[24] propôs uma variação desse movimento denominada limagem anticurvatura. É utilizada em canais mesiais de molares inferiores e vestibulares de molares superiores. Esse movimento de limagem é realizado levando-se a lima de encontro à parede contrária à da furca, que seria a de maior segurança, visto que as paredes voltadas para a furca são menos espessas e, portanto, apresentam maior risco de perfurações.

Extirpação pulpar

O movimento de extirpação é empregado para remover o tecido pulpar vivo ou seus restos do interior do canal, se possível em um único bloco. A remoção com esse movimento só é indicada em canais amplos e retos, e em tecido pulpar consistente. Para tal manobra, deve-se empregar um instrumento que entre livremente dentro do canal radicular, penetrando-o até o limite "comprimento de trabalho" (CDC). Realiza-se um movimento de rotação completa, agregando um movimento pendular ao instrumento e tracionando-o. Pode ser realizado com lima tipo K. Ostby[26] propôs o emprego de lima Hedströen com a ponta seccionada na sua extremidade.

Força balanceada

O conceito de força balanceada proposto por Roane *et al.* em 1985[27] se baseia na lei da física que afirma que, para cada ação, há uma reação igual e oposta. Para desenvolver essa teoria, buscou-se identificar e definir ações e reações que ocorrem durante a preparação do canal, definindo, assim, uma sequência de eventos e movimentos a serem utilizados para um controle dos instrumentos endodônticos durante o preparo.

Movimentos foram delineados, além de um método de preparo que aplica forças de magnitude superior contra as de menor magnitude, buscando um equilíbrio da ação em relação à reação, o que aumenta a segurança no preparo de canais com curvatura.

Para o desenvolvimento do conceito de força balanceada, realizou-se um estudo[28] sobre força, desenho de instrumentos de preparo, conhecimento completo de suas características e sua capacidade de corte, além do comportamento específico deles durante o movimento.

O uso clínico e a análise física de observações e estudos[27,28] levaram à conclusão de que limas com seção transversal triangular são melhores, já que esse formato oferece vantagens sobre outras seções transversais e outros tipos de instrumentos, quando se busca maior equilíbrio de forças, além de apresentar menor massa metálica que a seção quadrangular.[29]

No movimento de força balanceada,[27] a rotação de cada instrumento no sentido horário deve ser limitada a 180 graus, a fim de evitar penetração excessiva em direção apical e travamento na dentina, o que aumenta o risco de fratura. A rotação no sentido horário é feita até que o instrumento trave e deve ser realizada sem pressão apical. Em seguida, o instrumento é rotacionado no sentido anti-horário a 120 graus ou mais, com pressão apical para que ele corte a dentina; então é realizado o tracionamento. A inserção no sentido horário e as rotações de corte no sentido anti-horário são repetidas até que a profundidade ou o CDC desejados sejam alcançados.

Durante vários movimentos, o instrumento acumula detritos na sua parte ativa, devendo ser limpo antes de ser empregado novamente para se obter o comprimento desejado. O ideal é ter maior ângulo de rotação no sentido anti-horário, ou seja, uma ou duas evoluções; entretanto, isso não é possível em todas as condições anatômicas. Canais com curvatura extremamente acentuada, com angulação de 120 graus, devem ser respeitados, pois angulações maiores podem ocasionar maior fadiga e risco de fratura do instrumento.

Oscilatório

O movimento oscilatório é uma variação da força balanceada, com rotações simétricas em angulação de 45 graus no sentido horário e 45 graus no sentido anti-horário repetidas vezes, seguidas do tracionamento do instrumento. O objetivo é a ampliação do canal radicular. O movimento é repetido até que o instrumento fique livre no interior do canal. Assim como a força balanceada, trata-se de um movimento estático em que o instrumento gira em torno do seu longo eixo sem realizar movimento de bombeamento apical, o que reduz o risco de extrusão de dentina para a região apical.

O **Quadro 1** apresenta os instrumentos manuais, seus modos de fabricação e os movimentos possíveis de serem realizados com eles.

Instrumentos de níquel-titânio

A introdução da liga de NiTi para a fabricação de instrumentos endodônticos viabilizou a mecanização da etapa de preparo químico-cirúrgico dos canais radiculares, possibilitando o lançamento de instrumentos extremamente flexíveis com diferentes seções transversais e conicidades.[30]

Essa liga equiatômica foi desenvolvida em 1963, originalmente para o programa espacial americano, no *Naval Ordinance Laboratory*, recebendo o nome de "Nitinol". Os primeiros instrumentos endodônticos manuais de NiTi, confeccionados a partir da usinagem de fios ortodônticos, foram idealizados por Walia, Brantley e Gerstein em 1988.[31]

O NiTi apresenta duas propriedades mecânicas: superflexibilidade e efeito memória de forma (EMF). Elas conferem à liga um comportamento elástico muito

QUADRO 1 Instrumentos de aço inoxidável e movimentos possíveis.

Instrumento	Movimento
Limas para *glide path* (C-Pilot®, C+®, Target®)	Cateterismo e limagem
Lima tipo K	Alargamento, cateterismo, limagem, oscilatório, extirpação pulpar
Hedströen	Limagem, extirpação pulpar (instrumento livre dentro do canal)
Limas flexíveis	Alargamento, cateterismo, limagem

Fonte: elaborado pelos autores.

particular. Superflexibilidade, ou pseudoelasticidade, é a capacidade que certas ligas metálicas apresentam de recuperar a forma original após a remoção da carga, ao serem deformadas além do seu limite elástico. As ligas de NiTi podem ser deformadas até 8% além do seu limite elástico sem apresentar deformação residual. O EMF é a capacidade de a liga metálica recuperar completamente sua forma original quando aquecida acima da temperatura de transformação de martensita em austenita, a qual temperatura varia de acordo com a composição química da liga. A superelasticidade (SE) nas ligas de NiTi está associada a grande deformação recuperável sob compressão e descompressão, em uma temperatura apropriada. Portanto, na SE a força para a transformação de fase é mecânica. Já no EMF, os tratamentos térmicos são determinantes. O NiTi também apresenta biocompatibilidade e elevada resistência à corrosão devido à camada de óxido de titânio presente na sua superfície.[32-35]

Instrumentos de níquel-titânio convencional (sem tratamento)

Os primeiros instrumentos rotatórios de NiTi, lançados a partir da década de 1990, foram fabricados com ligas convencionais, sem tratamento térmico, prevalecendo a superflexibilidade dentre as propriedades mecânicas.[36]

Como exemplos dessa primeira geração de instrumentos rotatórios de NiTi, podem ser citados os sistemas:[36-38]

- NiTi .02®, introduzidos no mercado por John McSpadden (1992);
- LigthSpeed®, desenvolvido por Steve Senia e William Wildey (1992);[37]
- ProFile .04® e Profile .06®, idealizado Johnson (1994);
- HERO 642® (Micromega - 1996);
- Greater Taper® (GT Rotary Files), desenvolvido pelo Dr. Steve Buchanan (1996);
- Quantec 2000®, idealizado John McSpadden (1999);
- RACE® (FKG - 1999);
- K3® (Sybron/Kerr - 2001);
- ProTaper® (Dentsply Maillefer - 2001);
- ProTaper Universal® (Dentsply Maillefer - 2006);
- MTWO® (VDW - 2006).

Dos vários instrumentos inicialmente lançados, cabe destacar os sistemas ProTaper®, ProTaper Universal®, MTWO® e RACE®.

O sistema ProTaper® é formado por 6 limas com conicidades variáveis e progressivas ao longo das lâminas de corte do mesmo instrumento. Ele introduziu um novo conceito de modelagem, possibilitando que cada instrumento trabalhasse em áreas específicas do canal durante o preparo coroa-ápice. Isso diminuiu o contato com as paredes dentinárias e a tensão sobre a lima, além de reduzir o número de instrumentos empregados nessa etapa do tratamento endodôntico.[37] Em 2006, uma nova geração do sistema, a ProTaper Universal®, foi lançada, com modificações na seção transversal de alguns dos instrumentos com o objetivo de aumentar a flexibilidade e reduzir a ocorrência de fraturas.

O sistema MTWO® (VDW), formado por duas séries com quatro instrumentos cada uma, tem seção transversal em "S" e foi concebido para ser utilizado de maneira seriada ao longo de todo o CDC, onde cada instrumento cria espaço para o próximo sem provocar desgastes desnecessários.

Os instrumentos do sistema RACE® (FKG) foram os primeiros a serem submetidos a tratamento de superfície, denominado eletropolimento, melhorando o acabamento das limas e suas propriedades mecânicas.

O método utilizado na fabricação dos instrumentos de NiTi é a usinagem. Tornos mecânicos automatizados, com discos diamantados, esculpem os instrumentos, conferindo-lhes as características previamente programadas, tais como diâmetro da ponta, conicidade, seção transversal e ângulo de corte.

Ainda hoje a usinagem é o principal método de fabricação empregado na produção de instrumentos de NiTi. Além dele, pode ser empregada a torção e a eletroerosão.

Com relação ao ângulo de corte, também conhecido como ângulo de ataque, os primeiros sistemas tinham ângulos negativos ou neutros, e o contato de suas lâminas com as paredes do canal radicular ocorria através de uma superfície denominada guia radial. Atualmente, os sistemas apresentam ângulo de ataque positivo e, portanto, voltado para a mesma direção da força aplicada ao instrumento.

Instrumentos de niquel-titânio tratados termicamente

Apesar dos excelentes resultados obtidos durante a etapa de preparo químico-cirúrgico quando da utilização dos instrumentos de NiTi, o emprego de força excessiva, aliada a movimentos de avanço intempestivos por profissionais com pouco treinamento, eleva as chances de travamento da lima no interior do canal radicular, podendo ocasionar fratura torsional da lima.

Os instrumentos de NiTi também estão sujeitos a outro tipo de fratura, chamado de fadiga cíclica flexural, que normalmente ocorre no ponto máximo de flexão do instrumento enquanto ele é acionado em canais curvos. Ela ocorre pela repetição cíclica de cargas compressivas laterais, provenientes da resistência das paredes dentinárias do canal radicular curvo, que induz na área de contato flexão e deflexão alternadas, ocasionando a fadiga prematura do instrumento.

Para minimizar a ocorrência desse acidente, os fabricantes desenvolveram novas ligas de NiTi para melhorar a flexibilidade dos instrumentos e aumentar sua resistência à fadiga cíclica.[39-40]

A Tulsa Dental lançou, em 2007, a liga M-Wire®, que passa por tratamentos térmicos a várias temperaturas, realizados antes da usinagem dos instrumentos, de modo a prevalecer a propriedade mecânica de superflexibilidade. Instrumentos fabricados com a liga M-Wire®, comparados aos produzidos com a de NiTi convencional, apresentam maior resistência à fadiga cíclica e têm suas propriedades mecânicas melhoradas.[40,41] Exemplos de sistemas que utilizam essa liga são o ProTaper Next®, lançado em 2013 como sucessor do sistema ProTaper Universal®, e a primeira geração de sistemas reciprocantes, Reciproc® e WaveOne®.

Em 2008, a Sybron Endo lançou no mercado os instrumentos Twisted File®, fabricados com liga de NiTi com estrutura cristalina de transição (Fase R). Tal estrutura é obtida por um processo de resfriamento e aquecimento do fio de NiTi, com o objetivo de criar, na estrutura cristalina da liga, mudança de fase para melhorar sua flexibilidade e sua resistência,[39,40] embora as propriedades mecânicas de superflexibilidade e EMF coexistam. Devido às características da liga de NiTi na

Fase R, as limas Twisted File® são fabricadas por torção.[42,43]

Os instrumentos de NiTi com controle de memória foram introduzidos no mercado em 2010. Após a usinagem do Nitinol SE508, um processo de aquecimento e resfriamento provoca reação de precipitação, formando precipitados de Ti_3Ni_4. Ocorre também a redução do conteúdo de Ni da matriz, conferindo o EMF à liga, o que possibilita que os instrumentos com controle de memória sejam pré-curvados e retornem a sua forma original quando aquecidos. As limas fabricadas com ligas com controle de memória apresentam flexibilidade e resistência à fadiga cíclica muito superiores, quando comparadas com as demais ligas de NiTi. Como exemplos de instrumentos com controle de memória, têm-se os sistemas Hyflex® (Coltene/Whaledent), ProDesign R®, ProDesign Logic® (Easy Equipamentos Odontológicos, Belo Horizonte, MG, Brazil) e Hyflex EDM® (Coltene/Whaledent) produzido por um processo de erosão térmica sem contato e que é usado na fabricação de materiais eletricamente condutivos, que empregam descargas elétricas controladas na presença de um fluido dielétrico, denominado eletroerosão.

A Dentsply Sirona desenvolveu as ligas de NiTi CM Gold e Blue utilizando tecnologia inovadora: Após serem usinados, os instrumentos são aquecidos em ambiente com temperatura e atmosfera controladas e, em seguida resfriados, adquirindo cores de superfície diferentes, correspondentes à espessura da camada de óxido de titânio que se forma (Shen *et al.*, 2016).[44] Como exemplos de sistemas que utilizam as ligas de NiTi CM Gold e Blue, tem-se o Protaper Gold®; a segunda geração de sistemas reciprocantes, Reciproc Blue® e WaveOne Gold®, e o sistema rotatório Sequence Rotary File® (MK Life, Porto Alegre, RS, Brasil).[42,43,45]

Para lançar a família de instrumentos XP-endo®, XP-endo Finisher® (XP-F), XP-endo Finisher Retreatment® (XP-R) e XP-endo Shaper® (XP-S), a FKG desenvolveu a liga de NiTi Max Wire Wire®, que, em temperaturas iguais ou superiores a 35ºC, muda de fase, assumindo a forma semicircular. Isso possibilita sua projeção contra as paredes do canal, quando acionada, descrevendo um movimento rotatório excêntrico. Portanto, os instrumentos XP-endo® são capazes de se adaptar à morfologia do sistema de canais radiculares, expandindo-se ou contraindo-se à medida que avançam no CDC.[45,46]

Cinemática dos sistemas mecanizados de níquel-titânio

Os sistemas mecanizados de NiTi são acionados por meio de motores elétricos e contra-ângulos redutores, realizando diferentes cinemáticas. Com relação à cinemática, podem ser classificados em dois grupos, com dois subgrupos cada um:[33]

GRUPO 1 | Sistemas rotatórios

Cêntrico: é o movimento rotatório cêntrico mais utilizado. As limas de NiTi realizam movimento de rotação completa (360º) no sentido horário, e o eixo de rotação do instrumento permanece centralizado. A maioria dos sistemas de NiTi utilizam essa cinemática;

Excêntrico cêntrico: nesse tipo de movimento, as limas de NiTi também realizam movimento de rotação completa (360º) no sentido horário, mas o eixo de rotação do instrumento é descentralizado em razão do desenho do instrumento. São exemplos TrueShape®, Xp-Shaper® e, mais recentemente, TruNatomy®;

GRUPO 2 | Sistemas reciprocantes

Simétrico: é também denominado oscilatório. Nele, o instrumento rotaciona alternadamente nos sentidos horário e anti-horário, descrevendo a mesma angulação em ambos os sentidos. O sistema Tilus® (Ultradent) emprega essa cinemática;

Assimétrico: idealizado por Yared (2008),[47] nesse movimento, a lima rotaciona alternadamente nos sentidos horário e anti-horário, mas com angulações diferentes em ambos os sentidos. A oscilação no sentido de corte do instrumento é maior que a oscilação no sentido contrário ao corte, e a combinação dessas rotações alternadas assimétricas faz com que o instrumento também realize uma volta completa. O acionamento rotacional assimétrico diminui consideravelmente o risco de parafusamento do instrumento nas paredes dentinárias. Inúmeros estudos comprovaram que limas de NiTi empregadas com essa cinemática apresentam maior resistência a fadiga cíclica flexural. Os sistemas WaveOne®, WaveOne Gold®, Reciproc® e Reciproc Blue® utilizam o movimento reciprocante assimétrico. O sistema TF Adaptavive® mescla o movimento rotatório cêntrico com o reciprocante assimétrico.

Instrumentos mecanizados para glide path

Enquanto os instrumentos manuais fornecem informações da anatomia do canal radicular, as propriedades mecânicas dos instrumentos de NiTi podem reduzir a ocorrência de acidentes durante a realização do *glide path*.[33,46]

Um dos primeiros sistemas de NiTi desenvolvidos com a finalidade de exploração inicial dos canais radiculares foram as limas PathFile® (Dentsply-Maillefer), composta de três instrumentos com diâmetro de ponta 13, 16 e 19 mm e conicidade 0,02. Mais recentemente, esse sistema de limas foi descontinuado pela Dentsply e substituído pelo instrumento ProGlider®, fabricado com Ni-Ti M-Wire e conicidade progressiva (2% a 8%). A FKG dispõe das ScoutRace®, a MK-Life da lima 16/.02 e a TDK do instrumento T-File, para realização do *glide path*.

Além dos sistemas rotatórios, no mercado nacional também existem limas reciprocantes para exploração inicial dos canais, como R-Pilot® (VDW), WaveOne Gold Glider® (Dentsply) e X1 GlidePath® (MKLife).[33]

Informações essenciais para o conhecimento do tema

Normatização que regulamenta os instrumentos endodônticos.

Características e cinemáticas empregadas nos instrumentos manuais de aço inoxidável (lima tipo K, lima Hedströen e lima K Flexofile®).

Ligas de NiTi empregadas na confecção dos instrumentos manuais e mecanizados.

REFERÊNCIAS BIBLIOGRÁFICAS

1. Hulsmann M, Heckendorff M, Lennon A. Chelating agents in root canal treatment: mode as action and indications for their use. Int Endod J 2003;36(12):810-30.
2. McGuigan MB, Louca C, Duncan HF. The impact of fractured endodontic instruments on treatment outcome. Br Dent J 2013;214(6):285-9.
3. Grossman LI. Endodontics: 1776-1976. A bi centennial history against the background of general dentistry. J Am Dent Ass 1976;93(1):78-87.
4. Dentistry – Endodontic instruments – Part1: General requirements. ISO 3630-1:2019.
5. Lopes HP, Elias CN, Siqueira Jr JF, Vieira MVB. In: Lopes HP, Siqueira Jr JF, editores. Endodontia: biologia e técnica. 4. ed. Rio de Janeiro: Elsevier; 2015. P. 265-353.
6. Ba-Hattab RA, Pahncke D. Shaping ability of superelastic and controlled memory nickel-titanium file systems: an in vitro study. Int J Dent 2018;10 (online).
7. Siqueira JF Jr, Lopes HP. Chemomechanical preparation. In: Siqueira JF Jr, editor. Treatment of endodontic infections. London: Quintessence Publishing; 2011:236-84.
8. Brockhurst PJ, Denholm I. Hardness and strength of endodontic files and reamers. J Endod 1996;22:68-70.

9. Allen MJ, Glickman GN, Griggs JA. Comparative analysis of endodontic pathfinders. J Endod 2007;33:723-6.
10. Lopes HP, Elias CN, Amaral G, *et al.* Torsional properties of pathfinding instruments. Oral Surg Oral Med Oral Pathol Oral Radiol Endod 2011;112:667-70.
11. Lopes HP, Elias CN, Mangelli M, Lopes WSP, Amaral G, Souza LC, *et al.* Buckling resistance of pathfinding endodontic instruments. J Endod 2012;38(3):402-4.
12. Lopes HP, Elias CN, Siqueira-Júnior JF, Soares RG, Souza LC, Oliveira JCM, *et al.* Mechanical behavior of pathfinding endodontic instruments. J Endod 2012;38(10):1417-21.
13. Seto BG, Nicholls JI, Harrington GW. Torsional properties of twisted and machined endodontic. J Endod 1990;16(8):355-60.
14. Tien M, Tjoa H, Zhou M. Abott comparative study of four endodontic file systems to assess changes in working length during root canal instrumentation and the effect of canal curvature on working length change. J Endod 2020;46(1):110-5.
15. Cormier CJ, Von Fraunhofer JA, Chamberlain H. A comparison of endodontic file quality and file dimensions. J Endod 1988;14(3):138-42.
16. Keate CK, Wong M. A comparison of endodontic file tip quality. J Endod 1990;16(10):486-91.
17. Dagher FEB, Yared G. Comparison of three files to prepare curved root canals. J Endod 1995;21(5):264-5.
18. Roth WC, Gough RW, Grandich RA, Walker WA. A study of the strength of endodontic files: potential for torsional breakage and relative flexibility. J Endod 1983;9(6):228-32.
19. Stenman E, Spängberg LSW. Efficiency of endodontic K files and Hedströen files. J Endod 1990:16(8):375-82.
20. Darabara M, Bourithis L, Zinelis S, Papadimitriou GD. Assessment of elemental composition, microstructure, and hardness of stainless steel endodontic files and reamers. J Endod 2004;30(7):523-6.
21. Zinelis S, Margelos J, Lambrianidis T. Clinical relevance of standardization of endodontic files dimensions according to the ISO 3630-1 specification. J Endod 2002;28(5);367-70.
22. Dearing GJ, Kazemi RB, Stevens RH. A comparison of the machining efficiency of two brands of stainless steel endodontic hand files. J Endod 2005;31(12):873-6.
23. Dearing GJ, Kazemi RB, Stevens RH. An objective evaluation comparing the physical properties of two brands of stainless steel endodontic hand files. J Endod 2005;31(11):827-30.
24. Cimis GM, Boyer TJ, Pelleu GB Jr. Effect of three file types on the apical preparations of moderately curved. J Endod 1988;14(9):441-4.
25. Keate KC, Wong M. Endodontic file tip quality. J Endod 1990;16(10):486-91.
26. Ostby BN. Introduction to endodontics. Oslo: Scand Books Univ; 1971. p. 34-72.
27. Roane JB, Sabala CL, Duncanson MG. The "balanced force" concept for instrumentation of curved canals. J Endodon 1985;11:203-11.
28. Roane JB, Sabala CL. Clockwise or counterclockwise. J Endodon 1984;10:349-53.
29. Phillips RW. Mechanics of cutting with dental burs. Skinner's science of dental materials. 8th ed. Philadelphia: WB Saunders; 1982:565.
30. Miura F, Mogi M, Ohura Y, Hamanaka H. The super-elastic property of the Japanese NiTi alloy wire for use in orthodontics. Am J Orthod Dentofacial Orthop. 1986;90(1):1-10.
31. Walia HM, Brantley WA, Gerstein H. An initial investigation of the bending and torsional properties of Nitinol root canal files. J Endod 1988;14(7):346-51.
32. Miyazaki S, Suizu K, Otsuka K, Takashima T. Effect of various factors on fatigue crack propagation rate in Ti-Ni alloys. MRS International Meeting on Adv Mater 1989;9:263-8.
33. Gavini G, Santos M, Calderira CL, Machado MEL, Freire LG, Iglecias EF, *et al.* Nickel-titanium instruments in endodontics: A concise review of the state of the art. Braz oral res 2018; 32 (Supl. 1). Epub.
34. Nasser SN, Guo WG. Superelastic and cyclic response of NiTi SMA at various strain rates and temperatures. Mech Mater 2006;38(5-6):463-74.
35. Otsuka K, Ren X. Physical metallurgy of Ti-Ni-based shape memory alloys. Prog Mater Sci 2005;50(5):511-678.
36. Thompson SA. An overview of nickel-titanium alloys used in dentistry. Int Endod J 2000;33(4):297-310.
37. Wildey Johnson E, Lloyd A, Kuttler S, Namerow K. Comparison between a novel nickel-titanium alloy and 508 nitinol on the cyclic fatigue life of ProFile 25/.04 rotary instruments. J Endod 2008;34(11):1406-9.
38. Gambarini G, Gerosa R, De Luca M, Garala M, Testarelli L. Mechanical properties of a new and improved nickel-titanium alloy for endodontic use: an evaluation of file flexibility. Oral Surg Oral Med Oral Pathol Oral Radiol Endod 2008a;105(6):798-800.
39. Gambarini G, Grande NM, Plotino G, Somma F, Garala M, De Luca M, *et al.* Fatigue resistance of engine-driven rotary nickel-titanium instruments produced by new manufacturing methods. J Endod 2008;34(8):1003-5.
40. Gambarini G, Plotino G, Grande NM, Al- Sudani D, De Luca M, Testarelli L. Mechanical properties of nickel-titanium rotary instruments produced with a new manufacturing technique. Int Endod J 2011;44(4):337-41.
41. Peixoto IFC. Eficiência de corte de diferentes sistemas endodônticos de NiTi. Tese (Doutorado) – Programa de Pós-Graduação em Endodontia, Faculdade de Odontologia. Belo Horizonte: Universidade Federal de Minas Gerais (UFMG); 2013. 121 p.
42. Plotino G, Grande NM, Falanga A, Di Giuseppe IL, Lamorgese V, Somma F. Dentine removal in the coronal portion of root canals following two preparation techniques. Int Endod J 2007;40(11):852-8.
43. Shen Y, Coil JM, Mo AJ, Wang Z, Hieawy A, Yang Y, Haapasalo M. WaveOne Rotary Instruments after Clinical Use. J Endod 2016 Feb;42(2):186-9. doi: 10.1016/j.joen.2015.10.008. Epub 2015 Dec 2. PMID: 26654140.
44. Kim HC, Cheung GS, Lee CJ, Kim BM, Park JK, Kang SI. Comparison of forces generated during root canal shaping and residual stresses of three nickel-titanium rotary files by using a three-dimensional finite-element analysis. J Endod 2008;34(6):743-7.
45. Sousa-Neto MD, Silva-Sousa YC, Mazzi-Chaves JF, Carvalho KKT, Barbosa AFS, Versiani MA, *et al.* Root canal preparation using micro-computed tomography analysis: a literature review. Braz Oral Res 2018;32(supl):20-43.
46. Yared G. Canal preparation using only one Ni-Ti rotary instrument: preliminary observations. Int Endod J 2008 Apr;41(4):339-44. doi: 10.1111/j.1365-2591.2007.01351.x. Epub 2007 Dec 12. PMID: 18081803.

14 Odontometria: Técnicas, Pontos Relevantes e Possibilidades

Carlos Estrela • Bruno Carvalho de Vasconcelos • Alice Corrêa Silva-Sousa • Lucas Rodrigues de Araújo Estrela • Mike Bueno • Guilherme Nilson Alves dos Santos • Igor Bassi Ferreira Petean • Manoel Damião Sousa-Neto

SÍNTESE DO CAPÍTULO

A odontometria é a etapa do tratamento endodôntico que tem como objetivo a localização do forame apical, sendo referência para delimitação dos procedimentos do preparo biomecânico e obturação do sistema de canais radiculares (SCR). Pode ser realizada por meio de técnicas com radiografias convencionais, e/ou com localizadores eletrônicos foraminais (LEFs), e fornecem subsídios para um tratamento endodôntico seguro e preciso, visando respeitar os limites apicais para o correto estabelecimento do comprimento de trabalho.

INTRODUÇÃO

O preparo biomecânico dos canais radiculares é a etapa do tratamento que visa à completa remoção de tecido pulpar remanescente, microrganismos e dentina infectada, além da modelagem do SCR, por meio da ação mecânica dos instrumentos endodônticos e das ações química e física das soluções irrigantes.[1]

A obtenção do comprimento ideal de trabalho é de fundamental importância para o êxito no tratamento endodôntico.[2-14] O papel da contaminação microbiana como fator etiológico dos acometimentos pulpares e periapicais já foi devidamente comprovado, sendo que a literatura evidencia correlação entre a invasão do espaço anteriormente ocupado pela polpa por bactérias e a ocorrência de alterações ao nível apical.[15-20] Considerando ainda que a contaminação microbiana se estende por todo o espaço do canal radicular, abrangendo canais principais, acessórios e túbulos dentinários,[21-23] é de grande importância a correta determinação do comprimento dos canais, possibilitando, assim, a definição de limites apicais de preparo e obturação adequados, bem como a limpeza e descontaminação do SCR e seu efetivo selamento.[21,24,25] Para isso, torna-se importante o conhecimento das estruturas anatômicas que compõem a porção apical do SCR, o ponto inicial para esse direcionamento. A **Figura 1** ilustra a anatomia do ápice radicular, identificando a constrição apical, ponto de menor diâmetro do canal principal que pode ou não coincidir com a junção cemento-dentinária, o forame apical, que representa a abertura do canal à região periapical e o ápice anatômico, que seria a porção mais apical da raiz.[26-28]

A constrição apical, ou forame menor, é o limite apical de instrumentação, ou seja, o ponto até onde o preparo dos canais radiculares deve estender-se, uma vez que consiste na posição de menor diâmetro do canal ra-

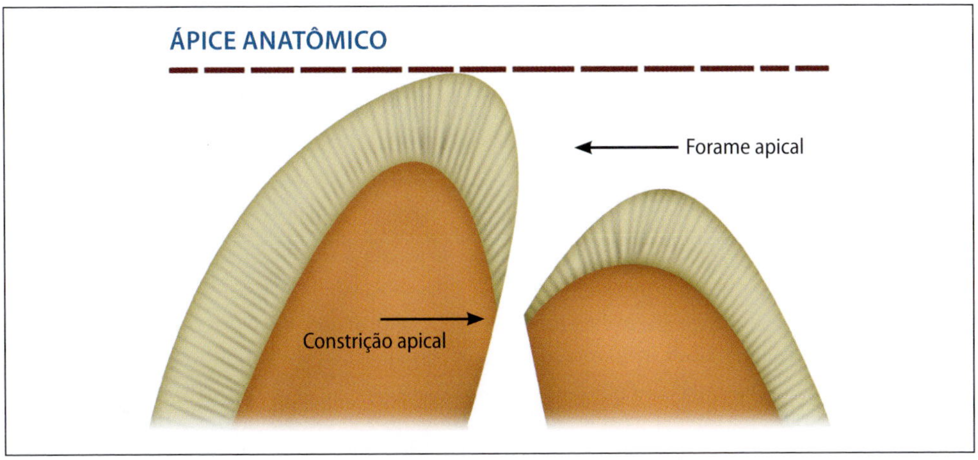

FIGURA 1 Imagem ilustrativa da anatomia apical indicando ápice anatômico, forame apical e constrição apical.

Fonte: elaborada pelos autores.

dicular. De acordo com a literatura, a constrição apical pode variar de 0,1 a 2,8 mm do forame apical.[29] Ricucci e Langeland[30] avaliaram a correlação entre o limite apical de preparo e a obturação dos canais às taxas de sucesso do tratamento endodôntico. Na avaliação histológica, evidenciaram que condições mais favoráveis foram observadas quando os procedimentos endodônticos se limitaram a extensões aquém ou ao nível da constrição apical. Entretanto, vale ressaltar que essa referência anatômica é quase impossível de ser identificada clinicamente, em função tanto de sua sutileza quanto da variabilidade de sua posição, do padrão e do diâmetro.[31,32]

A partir disso, estabeleceu-se o limite de 0,5 a 1,0 mm aquém da saída foraminal ou ápice radiográfico (*i. e.*, ápice anatômico observado em radiografia periapical) como limite apical para os procedimentos endodônticos.[30,33-36] Desse modo, o estabelecimento do comprimento de trabalho delimita a ação do instrumento no interior do canal radicular, permitindo o controle do instrumento ao longo do canal e das substâncias químicas auxiliares, e consequentemente atuando como referência de parada apical para o uso de medicação intracanal e a obturação do SCR.

A odontometria deve ser realizada após o preparo do orifício de entrada e do terço cervical do canal radicular, uma vez que terão menores chances de ocorrer alterações da extensão de trabalho em função da retificação prévia oferecida pelo preparo no terço cervical.[6] Pesce *et al.*[3] avaliaram as variações do comprimento de trabalho do terço coronário de canais radiculares curvos, demonstrando que, antes e após o preparo do terço cervical, ocorre diferença média para os canais mesiovestibular e mesiolingual de primeiros molares inferiores, com variações de 0,308 e 0,261 mm, respectivamente.

Com relação às técnicas, algumas foram descritas para determinar o comprimento de trabalho, dentre as quais se destacam as de sensibilidade tátil digital e as que utilizam fórmulas matemáticas, telas milimetradas e pinos como referências. Estas últimas apresentam dificuldade em sua precisão, devido às variações de forma e posicionamento da constrição apical, bem como devido às distorções inerentes à representação bidimensional de um objeto tridimensional.

Frente a isso, os avanços nos exames de imagem, com uso de radiografias periapicais digitais e, mais recentemente, tomografias computadorizadas, além do uso de localizadores eletrônicos apicais, tornam-se técnicas de maior precisão para estabelecimento da odontometria e serão exploradas a seguir.

ODONTOMETRIA CONVENCIONAL

Com base em interpretações radiográficas, a técnica descrita por Ingle e Beveridge em 1976,[37] conhecida como método radiográfico de Ingle, tem por objetivo determinar o comprimento real do dente (CRD). Para isso, de posse da radiografia periapical de diagnóstico e de régua milimetrada, é determinado o comprimento aparente do dente (CAD) pela distância da referência incisal ou oclusal até o ápice radiográfico. Considerando a possibilidade de distorções nos comprimentos das imagens radiográficas, é necessário subtrair 4 mm do CAD, transferir esse valor para o instrumento manual (comprimenro real do instrumento [CRI]) compatível com o diâmetro anatômico do dente e inserir no conduto até que o limitador de penetração, *stop* de borracha, atinja a referência. Nova radiografia periapical deve ser realizada, além de novas medidas do CAD e do comprimento aparente do instrumento (CAI), as quais medidas devem ser inseridas na fórmula a seguir para calcular o CRD:

$$CRD = \frac{CRI \times CAD}{CAI}$$

Diante do CRD, será determinado o comprimento de trabalho a partir da subtração de 0,5 a 2 mm, de acordo com as duas possíveis situações clínicas, em casos de polpa viva ou morta.[38] Na primeira situação, alguns autores recomendam a instrumentação dos canais de 0,5 a 2 mm aquém do forame apical, na tentativa de preservar a vitalidade do tecido pulpar.[39] Já em dentes com polpa morta, com ou sem lesão periapical visível radiograficamente, e em casos de retratamento endodôntico, recomenda-se entre 0,5 e 1 mm do vértice radiográfico.[30,33,39-41] Por fim, deve-se realizar a radiografia confirmatória de odontometria, conforme protocolo estabelecido a partir da técnica de Ingle **(Figura 2)**.

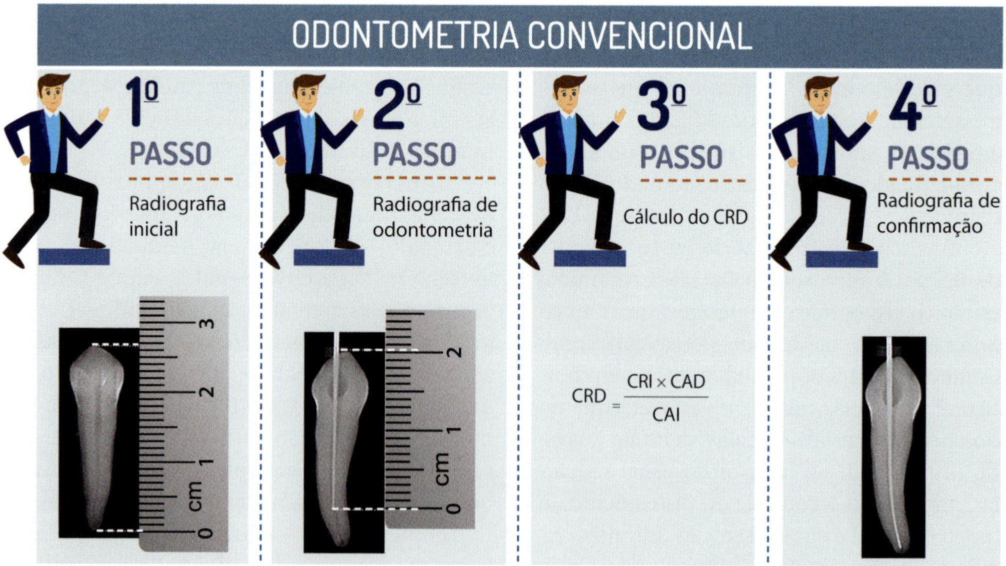

FIGURA 2 Esquema ilustrativo do passo a passo da técnica de odontometria radiográfica seguindo a técnica de Ingle.

Fonte: elaborada pelos autores.

Nos casos em que o instrumento estiver aquém do ápice, a distância entre eles deverá ser somada à medida do CAD. Já nos casos em que o instrumento estiver ultrapassando o ápice, a mesma distância deverá ser subtraída da medida do CAD. Por fim, nos casos em que o instrumento coincidir com o ápice radiográfico, o CRD terá a mesma extensão do CAD.

Notadamente, esse método apresenta uma série de limitações que vão desde considerar a imagem radiográfica bidimensional como parâmetro de interpretação até o fato de os forames apicais não coincidirem com os ápices anatômicos, além da possibilidade de distorções e sobreposições de imagens.[27,31,42,43]

ODONTOMETRIA ELETRÔNICA

No intuito de encontrar o método mais preciso para a realização da odontometria, foram desenvolvidos os LEFs, por vezes erroneamente denominados localizadores apicais. Os primeiros equipamentos surgiram na primeira metade do século XX e apresentavam índices de sucesso inferiores ou comparáveis às técnicas radiográficas. No entanto, os avanços tecnológicos nos aparelhos atualmente disponíveis oferecem valores de precisão próximos dos 100% se considerada margem de erro de 0,5 mm – escala comumente empregada na clínica endodôntica. O mecanismo de funcionamento introduzido por Kobayashi e Suda[44] encontra-se ainda presente na maioria dos equipamentos disponíveis no mercado. Chamado de mecanismo da impedância frequência-dependente, os equipamentos que o operam determinam o comprimento dos canais por meio da emissão da corrente elétrica alternada, aferindo os valores da impedância dos tecidos dentários.[45] O fato de empregar duas ou mais frequências de variação em sua corrente torna os LEFs capazes de aferir os comprimentos com precisão, até mesmo na presença de diferentes soluções/líquidos no interior dos condutos, os quais atuam como condutores de diferentes coeficientes de condutibilidade elétrica.[45,46] Apesar da emissão de corrente elétrica, em função de sua carga ser muito baixa (40 miliampères [mA]), o relato de algum tipo de desconforto por parte dos pacientes é extremamente raro e nenhum dano tecidual é induzido.[45,47]

Com relação a sua composição, os LEFs são constituídos de: clipe, que deve ser preso ao intermediário do instrumento endodôntico; alça labial, que deve ser posicionada na comissura labial do paciente; e unidade de comando, onde se encontra a placa do equipamento com seu *firmware* e o sistema de energização **(Figura 3)**.

Quanto ao uso clínico, os manuais de operação que acompanham os LEFs não são unânimes quanto aos protocolos de utilização, o que dificulta a definição do método mais indicado para empregá-los. Em geral, indica-se iniciar pela adaptação da alça labial a um dos polos do cabo do aparelho (1) e sua posterior acomodação na comissura labial do paciente (2), a alça pode ser acomodada em qualquer um dos lados do paciente. Em seguida, liga-se o aparelho (3) e realiza-se a irrigação do(s) canal(is) radicular(es) com a solução de escolha, a qual deve ser suavemente aspirada de modo a permanecer exclusivamente no canal radicular (4). Nesse momento, insere-se o instrumento manual no terço médio do canal (5) e apreende-se o mesmo com o clipe do dispositivo (6). Quando conectado ao intermediário do instrumento, o visor do aparelho mostra a posição do instrumento em tempo real. Deve-se, então, com movimentos de cateterismo, introduzi-lo em direção apical até que o LEF aponte a chegada ao forame apical (7). Mantendo-se estável a leitura por 5 segundos, ajusta-se o limitador de penetração do instrumento (*stop* de borracha) na referência incisal/oclusal (8) para, em seguida, soltá-lo do clipe. Por fim, remove-se o instrumento do canal e mede-se seu comprimento na régua endodôntica milimetrada (9), definindo-se o comprimento real dos condutos. O **Quadro 1** apresenta essa sequência de maneira resumida.

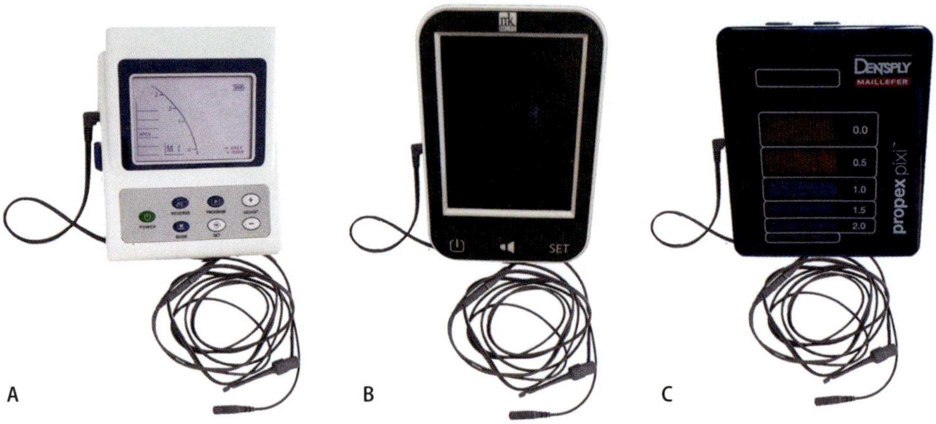

FIGURA 3 Localizadores eletrônicos foraminais com alça labial e o cabo para conectar o instrumento endodôntico. (A) Localizador apical Endo Duos® (Dabi, Gnatus). (B) Localizador apical E-PEX® (MK Life). (C) Localizador apical Propex Pixi® (Dentsply Sirona).

Fonte: arquivo pessoal dos autores.

QUADRO 1 Protocolo de emprego dos localizadores eletrônicos foraminais.

- Adaptação da alça labial a um dos polos do cabo do aparelho;
- Acomodação da alça na comissura labial do paciente;
- Ativação do aparelho;
- Irrigação dos canais seguida de suave aspiração;
- Inserção do instrumento manual até o terço médio do canal;
- Apreensão do instrumento, ao nível de seu intermediário, com o clipe da lima do aparelho;
- Introdução do instrumento em sentido apical, com movimentos de cateterismo, até alcançar o forame apical (0,0);
- Após estabilidade da leitura (5 segundos), adaptar o *stop* de borracha à referência incisal/oclusal;
- Soltar o clipe da lima e mensurar a extensão de penetração do instrumento com a régua milimetrada;
- Realizar a radiografia de odontometria.

Fonte: elaborado pelos autores.

A radiografia de confirmação após a odontometria eletrônica torna-se necessária porque, além de confirmar a odontometria, avalia a morfologia radicular para evidenciar os ângulos e o raio de curvatura, além de detectar possíveis discrepâncias acentuadas, como: determinações muito aquém (> 3,0 mm) ou além do vértice radiográfico **(Figura 4)**.

Em função do exposto, é evidente que a realização da odontometria eletrônica é um procedimento simples e eficiente para a definição dos comprimentos reais dos canais e a determinação do comprimento de trabalho. Entretanto, alguns aspectos clínicos podem interferir na precisão dos LEFs, os quais serão discutidos a seguir.

Limite apical de penetração

Conforme descrito anteriormente, o instrumento manual empregado durante a determinação eletrônica do comprimento dos canais radiculares deve ser inserido até o forame apical, posição demonstrada pelos aparelhos como *0.0* e/ou *Apex*. Cabe salien-

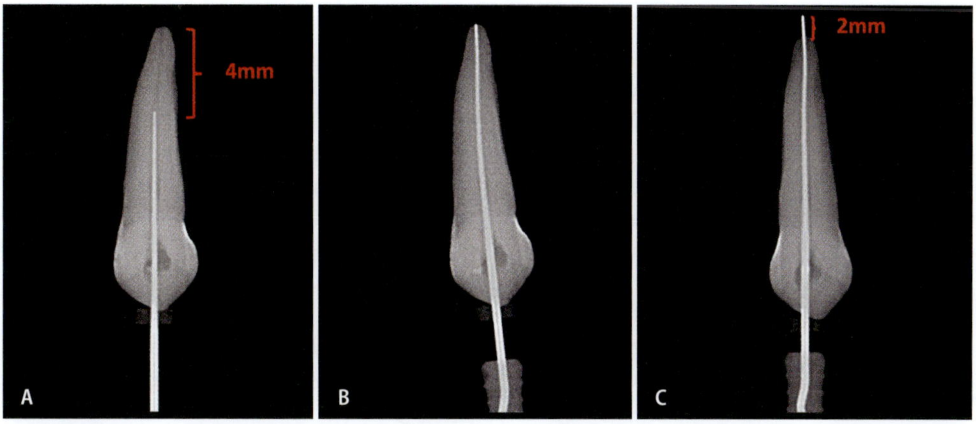

FIGURA 4 Radiografia periapical inicial do canino superior esquerdo. Observa-se a lima em diferentes comprimentos ao longo do canal radicular. Incidências aquém (A), no vértice (B) e além do vértice radiográfico (C).

Fonte: arquivo pessoal dos autores.

tar que os números indicados nos visores dos aparelhos não representam, com exatidão, a posição dos instrumentos nos canais até que se atinja o forame apical.

Essa recomendação de introdução do instrumento até o forame se encontra embasada em estudos que apontam a importância de se chegar ao limite foraminal para ter o menor erro na determinação.[47-51] No tratamento de dentes com necrose pulpar, o procedimento de patência foraminal (desobstrução do forame apical para chegar até ele) é indicado como forma de limpar as porções finais dos condutos e garantir melhor fluxo do irrigante. Entretanto, em casos de biopulpectomias, tal procedimento pode reduzir a viabilidade do tecido conjuntivo que preenche o canal cementário. Frente a isso, o profissional deve considerar qual aspecto clínico é mais importante na execução do caso.

Ainda quanto ao limite de penetração, alguns LEFs preconizam inserir o instrumento além do forame apical, atribuindo a justificativa para essa conduta ao "fechamento do circuito". Entretanto, uma vez que os dispositivos percebem a presença dos instrumentos nos canais, mesmo quando no nível de seus terços cervicais, parece claro que a chegada de energia já foi percebida logo no início das determinações, estando o circuito já "fechado". Ainda nesse contexto, sabe-se que o fato de se ultrapassar o forame apical com o instrumento para em seguida recuá-lo até o mesmo não apresenta qualquer vantagem à precisão dos dispositivos eletrônicos.[50]

Todavia, clinicamente, nem todos os forames apicais se encontram acessíveis aos instrumentos, seja por estarem de fato obstruídos, seja por posicionarem-se parapicalmente, dificultando o curso dos instrumentos; ou até mesmo por não existirem, nos casos de deltas apicais verdadeiros. Em todas essas situações, os LEFs serão incapazes de apontar a chegada ao forame apical, já que ele não foi devidamente alcançado. Diante disso, os aparelhos terão o fator resistivo da impedância prejudicado, influenciando de maneira diversa na precisão dos dispositivos eletrônicos. Alguns aparelhos apresentarão em seus visores posição compatível com a distância real até o forame, e outros estarão bem distantes do que apontam, considerando que nem sempre a posição apontada no visor do aparelho reflete seu real posicionamento.[52] Em função do exposto, é necessário conhecer o aparelho que está operando para evitar possíveis equívocos de preparo.

Ajuste apical dos instrumentos

A seleção do instrumento manual a ser empregado durante a determinação eletrônica dos comprimentos dos canais deve ser capaz de ajustar-se às paredes dentinárias na porção apical do canal, mais especificamente no limite foraminal.[53,54] Para compreender melhor esse aspecto, cabe lembrar que o instrumento manual utilizado durante a odontometria eletrônica nada mais é do que haste metálica, capaz de transmitir energia tanto pela sua ponta quanto ao longo de sua parte ativa.[45] Desse modo, instrumentos folgados não encontram apoio nas paredes laterais, o que altera a relação da porção de energia emitida por essa região da haste, influenciando a maneira como os dispositivos eletrônicos interpretam a capacitância, outra grandeza física que compõe a impedância elétrica. Tal influência tem sido apontada como prejudicial à precisão de boa parte dos dispositivos disponíveis atualmente. Cabe ressaltar que esse ajuste é extremamente dificultado quando do tratamento de dentes com ápices incompletos ou com reabsorções apicais, sejam fisiológicas ou patológicas. Nesses casos, deve-se ter cautela na interpretação isolada do comprimento apontado pelos dispositivos eletrônicos.[55-57]

Em função do exposto, o instrumento a ser empregado deve ser o de maior diâmetro possível, que alcance a posição 0.0 indicada pelo aparelho. Caso seja possível passar pelo forame apical com ele, os passos devem ser novamente realizados com instrumento mais calibroso. Entretanto, para que o ajuste do instrumento na porção mais apical do canal seja preciso, há necessidade de preparo cervical prévio,[58-60] uma vez que tal procedimento influencia positivamente no ajuste apical dos instrumentos, por remover pontos de apreensão deles nas porções mais cervicais, deixando o trajeto livre até as áreas de menor diâmetro dos condutos.

A partir disso, a realização do preparo cervical influencia positivamente na precisão dos dispositivos.[61] Cabe lembrar que é preciso buscar preparos mais conservadores, que possam manter mais tecido dentinário remanescente e, portanto, aumentar a resistência mecânica dos dentes tratados endodonticamente. No entanto, tal discussão ainda é controversa na literatura; porém, independentemente disso, observa-se que preparos cervicais conservadores não alteram a precisão dos LEFs de maneira significativa, de modo diferente do que é observado quando da realização de preparos cervicais amplos.[62]

OS DENTES ENCURTAM? HÁ NECESSIDADE DE ODONTOMETRIAS ADICIONAIS DURANTE OS PROCEDIMENTOS?

Conceitualmente, a odontometria é necessária uma única vez durante a sequência de procedimentos do tratamento endodôntico, por se tratar da determinação do comprimento dos canais, a qual não deveria alterar-se ao longo dos procedimentos. Sendo definida logo nos momentos iniciais do tratamento, muitos profissionais lançam mão de sua realização imediatamente após o acesso coronário, a fim de definir o limite apical de todos os passos que se seguem. Com a consolidação do emprego dos LEFs, tal proceder foi alterado, passando para depois do preparo cervical, em função da constatação de que sua realização influenciaria positivamente na precisão das determinações eletrônicas, conforme discutido anteriormente.

Entretanto, além de favorecer a precisão dos dispositivos eletrônicos, o preparo cervical altera visivelmente a relação entre os cabos dos instrumentos e as cúspides correspondentes aos canais radiculares, devido ao desgaste dentinário próximo às embocaduras. Os instrumentos que inicialmente se distanciam das cúspides antes da realização do preparo cervical se aproximam delas após a realização do procedimento **(Figura 5)**. Além disso, a remoção de interferências cervicais provoca a redução de curvaturas, fator de extrema importância principalmente no

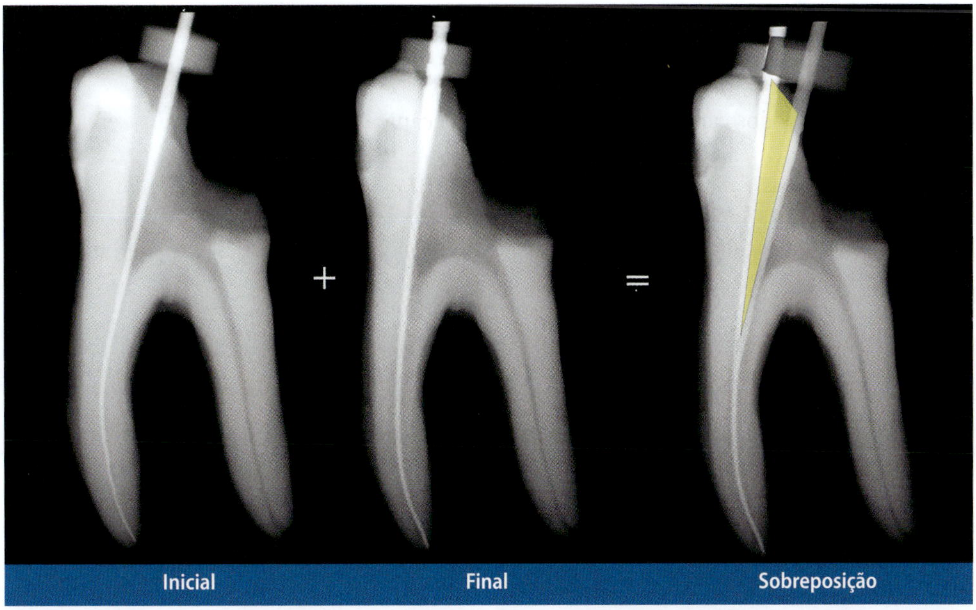

FIGURA 5 Esquema ilustrativo com a imagem de radiografias periapicais antes (*inicial*) e após (*final*) o preparo químico mecânico, apresentando a sobreposição das imagens e a "variação" no comprimento de trabalho, representada pela aproximação do *stop* de borracha dos instrumentos em relação às cúspides (*triângulo amarelo*).

Fonte: arquivo pessoal dos autores.

tratamento de dentes posteriores multirradiculares. Desse modo, pode haver alterações no comprimento de trabalho, fato devidamente comprovado por Vasconcelos *et al.*,[58] que observaram reduções no comprimento ao longo de todo o tratamento endodôntico, não somente após o preparo cervical, mas também após a conclusão do preparo químico mecânico. Os valores variaram em média 0,5 mm; no entanto, alguns dentes chegaram a reduzir 1,75 mm quando considerado todo o preparo realizado com sistema reciprocante de lima única.

Diante do exposto, considerando a importância da manutenção do controle do limite apical durante os procedimentos endodônticos, mais ainda na definição do limite apical de obturação, assunto que será devidamente abordado no Capítulo 18, Materiais Obturadores e Técnicas de Obturação, torna-se importante avaliar a realização de nova odontometria eletrônica imediatamente após a conclusão do preparo químico mecânico, ou seja, antes da obturação dos canais radiculares.

RECURSOS DE IMAGENS NA LOCALIZAÇÃO DO LIMITE APICAL: USO DA TOMOGRAFIA COMPUTADORIZADA DE FEIXE CÔNICO

A determinação do limite apical continua tendo como parâmetro a análise da radiografia periapical, exame por imagem mais utilizado na prática clínica. No entanto, os fatores limitantes desse exame de imagem bidimensional de estrutura tridimensional, como a aquisição da imagem, as técnicas e angulações propostas, não permitem a identificação da real constrição apical e das estruturas anatômicas sobrepostas. Além disso, a morfologia da região apical apresenta variações, o que impõe desafios durante a odontometria. A **Figura 6** mostra imagens de microscopia

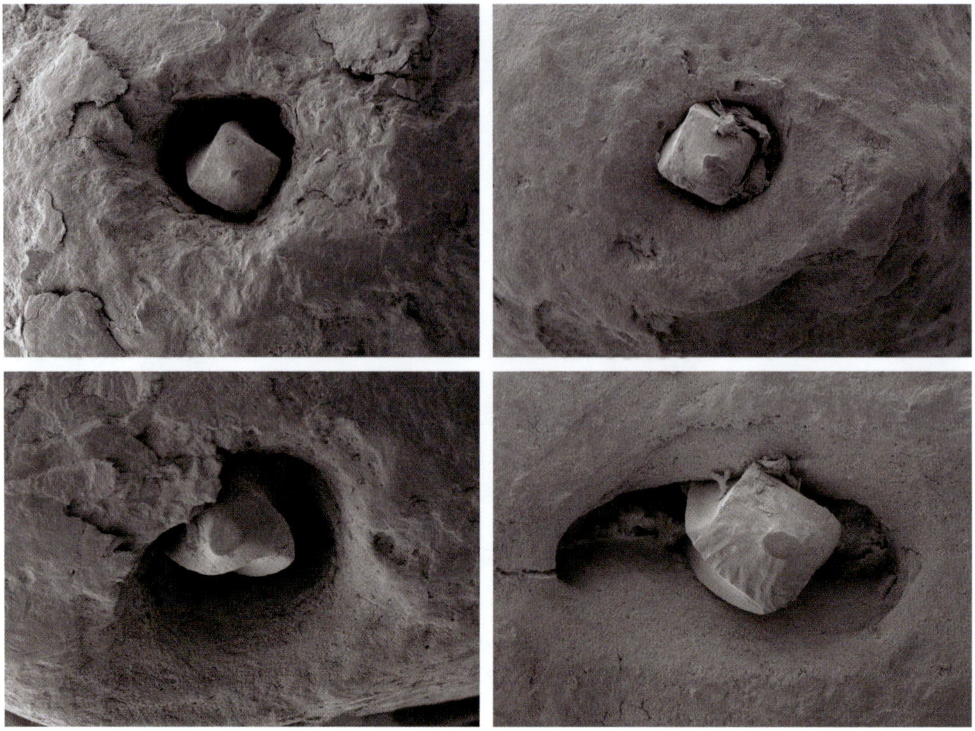

FIGURA 6 Imagens de microscopia eletrônica de varredura na região de ápices dentários humanos com instrumentos posicionados apicalmente com diferentes características de morfologia do forame apical, incluindo constrições nessa região.

Fonte: arquivo pessoal dos autores.

eletrônica de varredura na região apical de dentes humanos com instrumentos posicionados com diferentes características de morfologia do forame apical, incluindo constrições nessa região.

A técnica do paralelismo para a realização de radiografias periapicais na determinação da odontometria tem menos alterações na imagem. Todavia, alguns desafios são encontrados, como a padronização do filme e a orientação do tubo de raios X. Os erros de posicionamento vertical do filme ou da angulação do posicionador radiográfico podem produzir imagens alongadas ou encurtadas.

A determinação clínica da anatomia interna é bastante complexa, e normalmente a constrição apical pode não ser identificada nos exames convencionais por imagens radiográficas. A posição do forame apical é distribuída em diferentes planos espaciais, os quais não coincidem com os vértices radiográficos.

Estrela *et al.*[8] determinaram a posição do forame apical em relação às superfícies radiculares de dentes permanentes humanos em imagens de tomografia computadorizada de feixe cônico (TCFC) em novo *software* de análise avançada de imagens (e-Vol DX®; CDT *Software*, São José dos Campos, SP, Brasil). A posição do forame apical mais frequente nos dentes anteriores superiores foi a central (46% a 60%). O forame apical nos incisivos centrais inferiores estava na posição vestibular em 44% dos casos. No primeiro e segundo pré-molares superiores, os forames apicais apresentaram-se em posições centrais em 39,98% e 42,56%, respectivamente. Nos primeiros e segundos molares superiores, em 46,12% e 57,49%. Os forames apicais encontraram-se em posições centrais. A posição mais frequente do forame apical no primeiro e segundo pré-molares inferiores foi central (42,85% e 50,98%). Nos primeiros molares inferiores, os forames apicais eram centrais em 48,72%. A posição do forame apical em dentes permanentes humanos foi central em 48,95% dos dentes superiores e 42,08% dos inferiores.

As imagens de TCFC analisadas pelo e-Vol DX® podem ser usadas para determinar a verdadeira posição anatômica do forame apical e constituem ferramenta útil para o planejamento do tratamento endodôntico não cirúrgico e cirúrgico **(Figura 7)**.

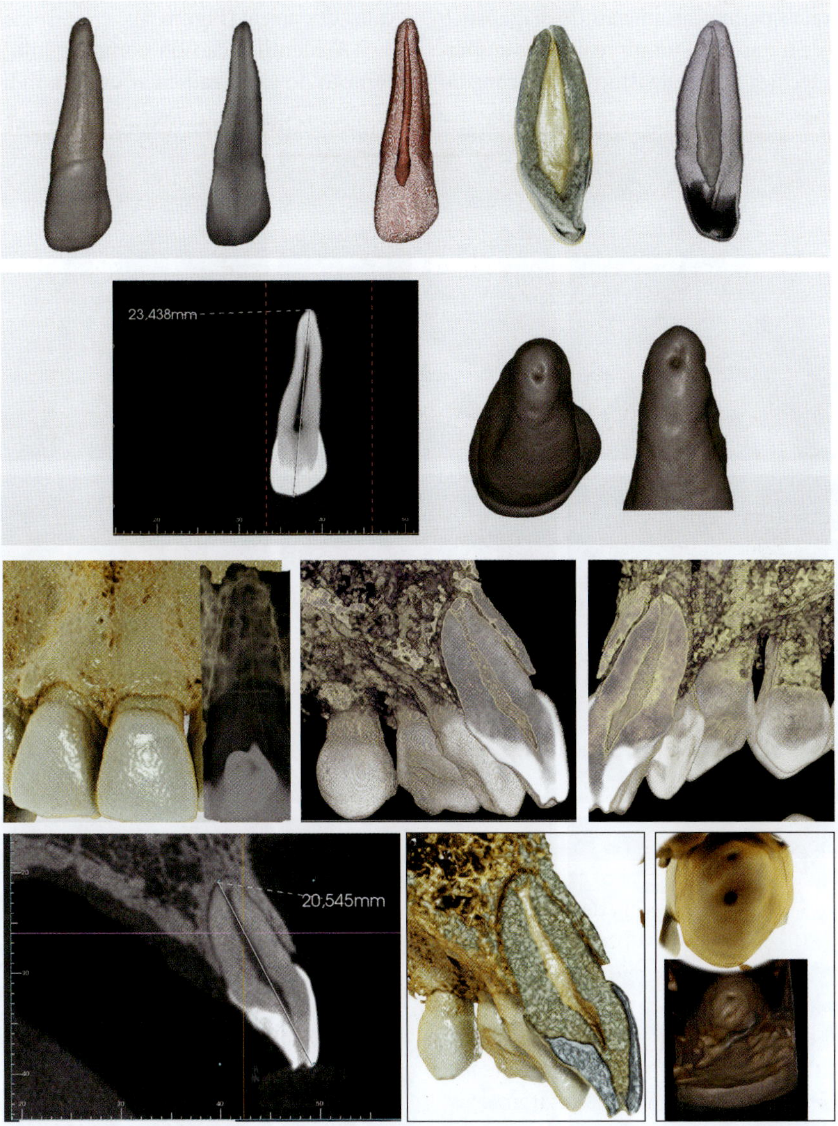

FIGURA 7 Imagens de tomografia computadorizada de feixe cônico da determinação do comprimento de trabalho em canico superior e incisivo superior. Maior número de informações da anatomia interna pode ser obtido usando filtros especiais do *software* e-Vol DX®.

Fonte: arquivo pessoal dos autores.

Em outro estudo, Morais *et al.*[10] compararam as medidas de comprimento de trabalho do canal radicular determinadas por meio da TCFC com as obtidas por meio de radiografia periapical e localizador apical (Root ZX®). Foram avaliados os comprimentos de trabalho dos canais radiculares em 30 dentes de 19 pacientes com diagnóstico de periodontite apical. Radiografias periapicais iniciais de diagnóstico e plano de tratamento foram realizadas empregando a técnica do paralelismo. O valor médio e os desvios padrões para a determinação do comprimento de trabalho por meio de imagens de TCFC, localizador apical eletrônico e radiografia periapical foram de 21,4 ± 2,7, 21,5 ± 3,1 e 21,32 ± 3, respectivamente. A determinação do comprimento de trabalho em imagens de TCFC mostrou ser tão similar quanto às obtidas por meio do método radiográfico e do localizador apical (Figura 8).

A identificação do comprimento da obturação do canal radicular usando radiografia

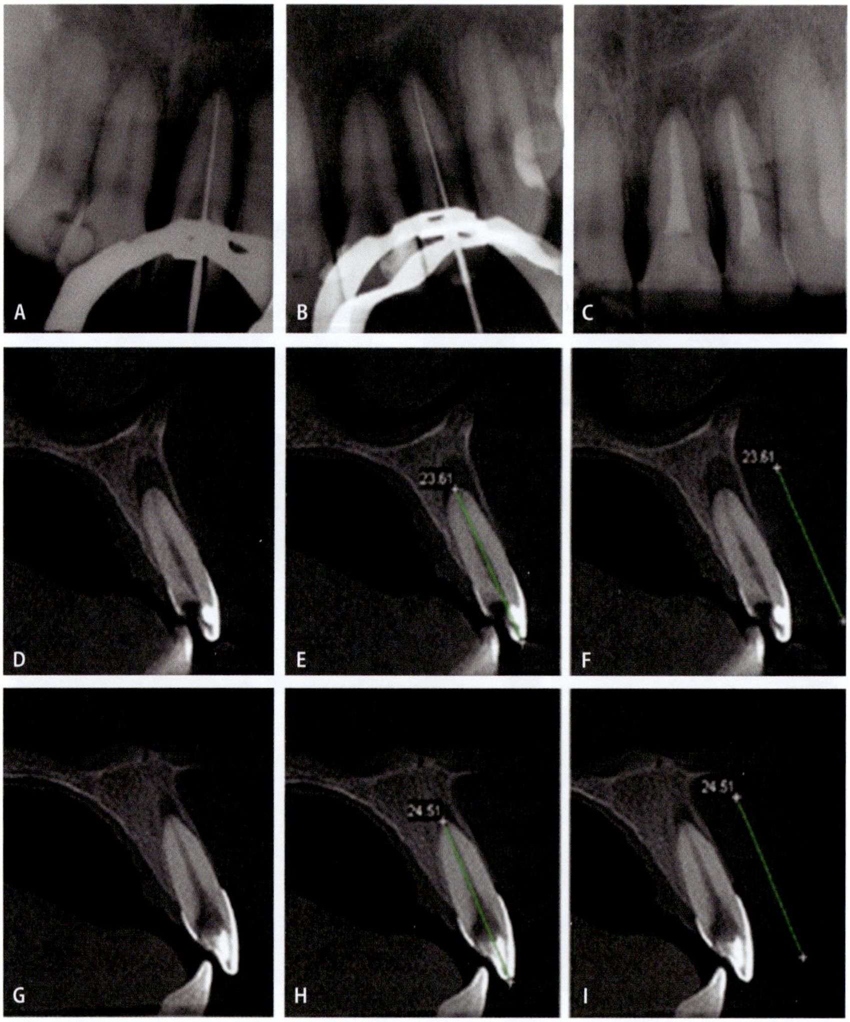

FIGURA 8 Determinação do comprimento de trabalho em incisivos central e lateral superiores. (A a C). Radiografias periapicais. (D a I). Imagens de tomografia computadorizada de feixe cônico.

Fonte: arquivo pessoal dos autores.

periapical e imagens de TCFC foi estudada previamente por Moura *et al.*[7] Radiografias periapicais mostraram que obturações do canal radicular estiveram de 1 a 2 mm aquém do ápice em 88%, 89,3% e 95% dos dentes anteriores, pré-molares e molares, respectivamente. As imagens da TCFC evidenciaram obturações que tinham o mesmo comprimento em 70%, 73,7% e 79% dos dentes anteriores, pré-molares e molares, respectivamente.

O método para determinar a dimensão anatômica do canal radicular usando o *software* e-Vol DX® de TCFC foi recentemente descrito por Bueno *et al.*[14] A metodologia consiste em estabelecer as posições corretas que serão medidas, definir o ponto na borda da estrutura anatômica e ajustar a posição intermediária na escala de cinza na imagem em TCFC. A seguir, *slices* finos (0,10 mm) são obtidos a partir de cortes 3D reconstruídos no filtro para as medidas, a fim de determinar inicialmente a borda da superfície anatômica no plano axial. A replicação de posições no modo 3D é feita em reconstrução multiplanar (MPR) em imagens de TCFC, na qual a posição correta é estabelecida com o auxílio de guia de posicionamento. A densidade 3D é ajustada de modo a ficar na mesma dimensão da imagem 2D, e então realiza-se calibração de dimensão até o ponto em que há coincidência entre o modo 3D e o 2D. Essa calibração é feita apenas no início da medição. Posteriormente, a posição intermediária da divisão entre a escala de cinza é verificada na TCFC. Uma vez que o lado tenha sido concluído, o guia é movido para o outro lado, e seguem-se as mesmas diretrizes descritas. Define-se a posição do marcador na outra margem, tendo o modo 2D como referência. Assim, obtém-se a medida necessária, o que é verificado nas duas margens do canal radicular. A criação deste filtro no *software* e-Vol DX® para medição e seu uso apropriado possibilitam aplicações eficazes quando se deseja obter diâmetros de estruturas anatômicas.

Informações essenciais para o conhecimento do tema

Destaca-se que a realização da odontometria é um procedimento essencial durante a sequência de procedimentos do tratamento endodôntico, e para isso, observa-se que o emprego dos LEFs é uma ferramenta indispensável atualmente. No entanto, para que haja o máximo de precisão, é necessário observar alguns pontos importantes, como o ajuste do instrumento endodôntico e sua inserção até o forame apical, bem como as condições clínicas que podem interferir de maneira significativa na precisão dos dispositivos. Além disso, a aplicação da ferramenta de mensuração por meio de recursos de imagem de TCFC pode favorecer a obtenção do CRD e do maior número de informações sobre a complexidade anatômica do SCR do dente a ser tratado, incluindo as análises morfométrica e volumétrica. Deve-se atentar aos cuidados na compensação em regiões de curvaturas radiculares e às possíveis alterações na extensão dos canais durante os procedimentos de preparo, o que indica a necessidade de confirmar a odontometria ao longo do tratamento.

REFERÊNCIAS BIBLIOGRÁFICAS

1. Sousa-Neto MD, Silva-Sousa YC, Mazzi-Chaves JF, Carvalho KKT, Barbosa AFS, Versiani MA, Jacobs R, Leoni GB. Root canal preparation using micro-computed tomography analysis: a literature review. Braz Oral Res 2018 Oct 18;32(suppl 1):e66. doi: 10.1590/1807-3107bor-2018.vol32.0066. PMID: 30365607.
2. Estrela C, Pesce HF, Stephan IW. Proposição de uma técnica de preparo cervical para canais radiculares curvos. Rev Odontol Brasil Central 1992;2:21-5.
3. Pesce HF, Estrela C, César OVS. Évaluation des variations de la longueur de travail aprés préparation du tiers coronaire des canaux radiculaires courbes. Rev Française d'Endodontie 1994;13:9-12.
4. Pécora JD, Capelli A, Guerisoli DM, Spanó JC, Estrela C. Influence of cervical preflaring on apical file size determination. Int Endod J 2005;38:430-5.
5. Estrela C, Bueno MR, Sousa-Neto MD, Pécora JD. Method for determination of root curvature radius using cone-beam computed tomography images. Braz Dent J 2008;19:114-8.
6. Estrela C, Sydney GB, Figueiredo JAP. Root canal preparation. In: Estrela C. Endodontic science. São Paulo: Artes Médicas; 2009. p. 612-56.
7. Moura MS, Guedes OA, De Alencar AH, Azevedo BC, Estrela C. Influence of length of root canal obturation on apical periodontitis detected by periapical radiography and cone beam computed tomography. J Endod 2009;35:805-9.
8. Estrela C, Holland R, Estrela CR, *et al.* Characterization of successful root canal treatment. Braz Dent J 2014;25:3-11.
9. Estrela C, Bueno MR, Couto GS, *et al.* Study of root canal anatomy in human permanent teeth in a subpopulation of Brazil's center region using cone-beam computed tomography - Part 1. Braz Dent J 2015;26:530-6.
10. Morais ALG, Alencar AHG, Estrela CRA, Decurcio DA, Estrela C. Working length determination using cone-beam computed tomography, periapical radiography and electronic apex locator in teeth with apical periodontitis: A clinical study. Iran Endod J 2016;11:164-8.
11. Estrela C, Pécora JD, Estrela CR, *et al.* Common operative procedural errors and clinical factors associated with root canal treatment. Braz Dent J 2017;28:1-12.
12. Bueno MR, Estrela C, Azevedo BC, Diogenes A. Development of a new cone-beam computed tomography software for endodontic diagnosis. Braz Dent J 2018;29:517-29.
13. Estrela C, Couto GS, Bueno MR, Bueno KG, Estrela LRA, Porto OCL, *et al.* Apical foramen position in relation to proximal root surfaces of human permanent teeth determined by using a new cone-beam computed tomographic software. J Endod 2018;44:1741-8.
14. Bueno MR, Estrela CRA, Granjeiro JM, Sousa-Neto MD, Estrela C. Method to determine the root canal anatomic dimension by using a new cone-beam computed tomography software. Braz Dent J 2019;30:3-11.
15. Kakehashi S, Stanley HR, Fitzgerald RJ. The effects of surgical exposures of dental pulps in germ-free and conventional laboratory rats. Oral Surg Oral Med Oral Pathol 1965;20:340-9.
16. Sundqvist G. Bacteriologic studies of necrotic dental pulps. Odontological Dissertation nº 7. Sweden: University of Umea; 1976.
17. Sundqvist GK, Eckerbom MI, Larsson AP, Sjogren UT. Capacity of anaerobic bacteria from necrotic dental pulps to induce purulent infections. Infect Immun 1979; 25:685-93.
18. Lima AR, Herrera DR, Francisco PA, Pereira AC, Lemos J, Abranches J, *et al.* Detection of Streptococcus mutans in symptomatic and asymptomatic infected root canals. Clin Oral Investig 2020.
19. Bronzato JD, Davidian MES, de Castro M, de-Jesus-Soares A, Ferraz CCR, Almeida JFA, *et al.* Bacteria and virulence factors in periapical lesions associated with teeth following primary and secondary root canal treatment. Int Endod J 2021;54(5):660-71.
20. Stähli A, Schatt ASJ, Stoffel M, Nietzsche S, Sculean A, Gruber R, *et al.* Effect of scaling on the invasion of oral microorganisms into dentinal tubules including the response of pulpal cells-an in vitro study. Clin Oral Investig 2021;25(2):769-77.
21. Siqueira JF Jr, Rôças IN. Clinical implications and microbiology of bacterial persistence after treatment procedures. J Endod 2008;34(11):1291-301.e3.
22. Ricucci D, Candeiro GT, Bugea C, Siqueira JF Jr. Complex apical intraradicular infection and extraradicular mineralized biofilms as the cause of wet canals and treatment failure: report of 2 cases. J Endod 2016;42(3):509-15.
23. Yan Y, Zhou P, Lu H, Guan Y, Ma M, Wang J, *et al.* Potential apply of hydrogel-carried chlorhexidine and metronidazole in root canal disinfection. Dent Mater J 2021.
24. Peters LB, Wesselink PR, Moorer WR. The fate and the role of bacteria left in root dentinal tubules. Int Endod J 1995;28(2):95-9.
25. Bürklein S, Schäfer E, Jöhren HP, Donnermeyer D. Quality of root canal fillings and prevalence of apical radiolucencies in a german population: A CBCT analysis. Clin Oral Investig 2020;24(3):1217-227.
26. Pucci FM, Reig G. Conductos radiculares: estudio de cada diente en particular. Montevideo: Barreiro y Ramos; 1944.
27. Pineda F, Kuttler Y. Mesiodistal and buccolingual roentgenographic of 7,275 root canals. Oral Surg Oral Med Oral Pathol 1972;33(1):101-10.
28. Mazzi-Chaves JF, de Faria Vasconcelos K, Pauwels R, Jacobs R, Sousa-Neto MD. Cone-beam computed tomographic-based assessment of filled c-shaped canals: artifact expression of cone-beam computed tomography as opposed to micro-computed tomography and nano-computed tomography. J Endod 2020;16:S0099-2399(20)30497-0.
29. Dummer PM, McGinn JH, Rees DG. The position and topography of apical constriction and apical foramen. Int Endod J 1984;17(4):192-6.
30. Ricucci D, Langeland K. Apical limit of root canal instrumentation and obturation, part 2. A histological study. Int Endod J 1998;31(6):394-409.
31. El Ayouti A, Hülber-J M, Judenhofer MS, Connert T, Mannheim JG, Löst C, *et al.* Apical constriction: location and dimensions in molars-a micro-computed tomography study. J Endod 2014;40(8):1095-9.
32. Wolf TG, Kozaczek C, Campus G, Paqué F, Wierichs RJ. Root canal morphology of 116 maxillary second premolars by micro-computed tomography in a mixed swiss-german population with systematic review. J Endod 2020; 18:S0099-2399(20)30609-9.
33. Ricucci D. Apical limit of root canal instrumentation and obturation, part 1. Literature review. Int Endod J. 1998;31(6):384-93.
34. Brandão PM, de Figueiredo JAP, Morgental RD, Scarparo RK, Hartman RC, Waltrick SBG, *et al.* Influence of foraminal enlargement on the healing of periapical lesions in rat molars. Clin Oral Investig 2019;23(4):1985-91.
35. Mello FW, Miguel AFP, Ribeiro DM, Pasternak Jr. B, Porporatti AL, Flores-Mir C, *et al.* The influence of apical extent of root canal obturation on endodontic therapy outcome: a systematic review. Clin Oral Investig 2019;23(5):2005-19.
36. Wu M, Wesselink PR, Walton RE. Apical terminus location of root canal treatment procedures. Oral Surg Oral Med Oral Pathol Oral Radiol Endod 2000;89(1):99-103.
37. Ingle JI, Beveridge EE. Endodontics. Philadelphia: Lea & Febiger; 1976.

38. European Society of Endodontology. Quality guidelines for endodontic treatment: consensus report of the European Society of Endodontology. Int Endo J 2006;39:921-30
39. Schaeffer MA, White RR, Walton RE. Determining the optimal obturation length: a meta-analysis of literature. J Endod 2005;31:271-4.
40. Engström B, Lundberg M. The correlation between positive culture and the prognosis of root canal therapy after pulpec tomy. Odontol Revy 1965;16:193-203.
41. Engström B, Spangberg L. Wound healing after partial pul pectomy. A histological study performed on contralateral tooth pairs. Odontol Tidskr 1967;75:518.
42. Martos J, Lubian C, Silveira LF, Suita de Castro LA, Ferrer Luque CM. Morphologic analysis of the root apex in human teeth. J Endod 2010;36(4):664-7.
43. Piasecki L, Carneiro E, da Silva Neto UX, Westphalen VP, Brandão CG, Gambarini G, *et al.* The use of micro-computed tomography to determine the accuracy of 2 electronic apex locators and anatomic variations affecting their precision. J Endod 2016;42(8):1263-7.
44. Kobayashi C, Suda H. New electronic canal measuring device based on the ratio method. J Endod 1994;20(3):111-4.
45. Nekoofar MH, Ghandi MM, Hayes SJ, Dummer PMH. The fundamental operating principles of electronic root canal length measurement devices. Int Endod J 2006;39(8):595-609.
46. Altunbas D, Kustarcı A, Toyoglu M. The Influence of various irrigants on the accuracy of 2 electronic apex locators in locating simulated root perforations. J Endod 2017;43(3):439-42.
47. Tsesis I, Blazer T, Ben-Izhack G, Taschieri S, Del Fabbro M, Corbella S, *et al.* The precision of electronic apex locators in working length determination: a systematic review and meta-analysis of the literature. J Endod 2015;41(11):1818-23.
48. Vasconcelos BC, Vale TM, Menezes AS, Pinheiro-Junior EC, Vivacqua-Gomes N, Bernardes RA, *et al.* An ex vivo comparison of root canal length determination by three electronic apex locators at positions short of the apical foramen. Oral Surg Oral Med Oral Pathol Oral Radiol Endod 2010;110(2):e57-61.
49. Vasconcelos BC, Bueno MM, Luna-Cruz SM, Duarte MA, Fernandes CA. Accuracy of five electronic foramen locators with different operating systems: an ex vivo study. J Appl Oral Sci 2013;21(2):132-7.
50. Oliveira TN, Vivacqua-Gomes N, Bernardes RA, Vivan RR, Duarte MAH, Vasconcelos BC. Determination of the accuracy of 5 electronic Apex locators in the function of different employment protocols. J Endod 2017;43(10):1663-7.
51. Vanitha S, Sherwood IA. Comparison of three different apex locators in determining the working length of mandibular first molar teeth with irreversible pulpitis compared with an intraoral periapical radiograph: A block randomized, controlled, clinical trial. J Investig Clin Dent 2019;10(3):e12408.
52. Vasconcelos BC, Verissimo-Chavez RD, Vivacqua-Gomes N, Candeiro GT, Bernardes RA, Vivan RR, *et al.* Ex vivo evaluation of the accuracy of electronic foramen locators in root canals with an obstructed apical foramen. J Endod 2015;41(9):1551-4.
53. Stoll R, Urban-Klein B, Roggendorf MJ, Jablonski-Momeni A, Straush K, Frankenberger R. Effectiveness of four electronic apex locators to determine distance from apical foramen. Int Endod J 2010;43(9):808-17.
54. Vasconcelos BC, Matos LA, Pinheiro-Júnior EC, Menezes AS, Vivacqua-Gomes N. Ex vivo accuracy of three electronic apex locators using different apical file sizes. Braz Dent J 2012;23(3):199-204.
55. Herrera M, Ábalos C, Lucena C, Jiménez-Planas A, Llamas R. Critical diameter of apical foramen and of file size using the Root ZX apex locator: an in vitro study. J Endod 2011;37(9):1306-9.
56. Kim YJ, Chandler NP. Determination of working length for teeth with wide or immature apices: a review. Int Endod J 2013;46(6):483-91.
57. Akisue E, Gratieri SD, Barletta FB, Caldeira CL, Grazziotin-Soares R, Gavini G. Not all electronic foramen locators are accurate in teeth with enlarged apical foramina: an in vitro comparison of 5 brand. J Endod 2014;40(1):109-12.
58. Vasconcelos BC, Bastos LM, Oliveira AS, Bernardes RA, Duarte MA, Vivacqua-Gomes N, *et al.* Changes in root canal length determined during mechanical preparation stages and their relationship with the accuracy of Root ZX II. J Endod 2016;42(11):1683-6.
59. Ibelli GS, Barroso JM, Capelli A, Spanó JC, Pécora JD. Influence of cervical preflaring on apical file size determination in maxillary lateral incisors. Braz Dental J 2007;18(2):102-6.
60. Tennert C, Herbert J, Altenburger MJ, Wrbas KT. The effect of cervical preflaring using different rotary nickel-titanium systems on the accuracy of apical file size determination. J Endod 2010;36(10):1669-72.
61. Camargo EJ, Zapata RO, Medeiros PL, Bramante CM, Bernardineli N, Garcia RB, *et al.* Influence of preflaring on the accuracy of length determination with four electronic apex locators. J Endod 2009;35(9):1300-2.
62. Melo AM, Vivacqua-Gomes N, Bernardes RA, Vivan RR, Duarte MAH, Vasconcelos BC. Influence of difference coronal preflaring protocols on electronic foramen locators precision [published online ahead of print]. Braz Dent J 2020; 10.1590/0103-6440202003282.

15 Preparo Mecânico dos Canais Radiculares

Marco Antonio Hungaro Duarte • Carlos Estrela • Kleber Kildare Teodoro de Carvalho • Flares Baratto-Filho • Giulio Gavini • Manoel Damião Sousa-Neto

SÍNTESE DO CAPÍTULO

O preparo biomecânico dos canais radiculares é a etapa do tratamento que visa à completa remoção de tecido pulpar remanescente, microrganismos e dentina infectada, além da modelagem do sistema de canais radiculares (SCR), por meio da ação mecânica dos instrumentos endodônticos. Estes, com seu poder de corte, possibilitam a obtenção de paredes lisas e a conformação cônica ao canal radicular, favorecendo as etapas posteriores do tratamento.[1,2]

Cabe salientar que, durante o preparo mecânico do canal radicular, o procedimento de irrigação está associado a cada instrumento que se insere em seu interior. Após a finalização do preparo, recebendo essa agressão, essa associação recebe o nome de preparo químico-mecânico dos canais radiculares.

Este capítulo abordará os aspectos relacionados ao preparo químico-mecânico dos canais radiculares, bem como os instrumentos e protocolos disponíveis para a realização dessa importante etapa do tratamento endodôntico.

INTRODUÇÃO

O preparo químico-mecânico dos canais radiculares deve atingir objetivos biológicos e mecânicos.[1]

Os biológicos são:

- Remover todo o tecido e debris do canal e promover antissepsia;
- Evitar agressão apical e periapical;
- Manter o instrumento no interior do canal;
- Não forçar debris e raspas pelo forame apical;
- Medir e preparar na mesma sessão;
- Dilatar o canal suficientemente para favorecer a irrigação e maior percentual de paredes tocadas, inserção da medicação intracanal e obturação.

Respeitar os princípios biológicos favorece uma limpeza melhor dos canais radiculares, além de proporcionar menor risco no pós-operatório e agressão apical. Esta, se em diâmetros menores que o instrumento 35, proporciona maior dificuldade de o líquido irrigante chegar ao terço apical,[3-4] menor remoção de debris teciduais e maior percentual de parede não tocada, menor descontaminação do canal radicular,[5] refletindo em menor porcentagem de sucesso.[6] A instrumentação além do forame apical proporciona maior extrusão de debris dentinários e maior porcentagem de bacteremia.[7,8]

Além dos objetivos biológicos, durante o preparo químico-mecânico, objetivos mecânicos[2] devem ser alcançados, evitando-se erros na instrumentação.

Os objetivos mecânicos a serem alcançados durante o preparo do canal radicular são:[1]

- Manter o forame apical em sua posição original;

- Manter o forame apical com seu diâmetro original;
- Criar um preparo cônico contínuo;
- Porção mais estreita na constrição apical;
- Preparo cônico deve existir em múltiplos planos;
- Criar um preparo que facilite o preenchimento com medicação e a obturação.

A realização da instrumentação além do limite CDC, além de proporcionar aumento significante do diâmetro do forame, promove maior deformação do forame e maior ocorrência de trincas apicais.[7,9]

Existem métodos e técnicas para a realização da instrumentação. Os métodos são definidos por aquilo que será feito, e a técnica, como realizar.

Os métodos de instrumentação podem ser divididos em:

- **Método manual:** todo o preparo é realizado com instrumentos manuais, ou seja, o que exerce o movimento dos instrumentos no interior do canal são os dedos;
- **Método mecânico:** o instrumento é movimentado no interior do canal por um motor;
- **Método combinado:** quando há a combinação dos dois métodos anteriores, ou seja, parte do canal é ampliado por meio do método manual e a complementação da ampliação dos canais pelo método mecânico.

Com relação as técnicas, o preparo do canal radicular pode ser dividido em técnicas regressivas (ápice-coroa), nas quais se realiza, primeiramente, o preparo do terço apical do canal radicular e, posteriormente, dos terços médio e cervical. A outra maneira de realizar o preparo é por meio das técnicas progressivas (coroa-ápice) que consistem em ampliar o canal radicular inicialmente na porção cervical e, posteriormente, nos terços médio e apical.

A técnica progressiva oferece maiores vantagens em relação às técnicas regressivas e, portanto, deve ser a eleita no preparo do canal radicular.

São vantagens das técnicas progressivas:

- Irrigação mais eficiente;
- Remoção de interferências cervicais e suavização de curvaturas;
- Maior confiabilidade na determinação do diâmetro anatômico;[10-14]
- Menos atrito do instrumento em relação à parede do canal;
- Menos risco de extrusão de debris para região apical;
- Menos risco de sintomas agudos (dor pós-operatória);
- Odontometria mais estável e maior precisão dos localizadores foraminais;[15-18]
- Menor atrito do instrumento em relação à parede do canal.[19]

Com relação ao protocolo, os passos que constituem o preparo mecânico do canal radicular são:

- Localização dos canais radiculares;
- *Glide path* e patência apical;
- Preparo cervical;
- Odontometria;
- Preparo das porções média e apical.

GLIDE PATH E PATÊNCIA

O termo *glide path* deriva da aeronáutica e consiste em um sistema de aproximação por instrumentos, que fornece orientação precisa ao avião que esteja na fase de aproximação final de uma determinada pista. Consiste em dois sistemas distintos: um deles mostra a orientação lateral do avião em relação à pista (*localizer*), e o outro mostra o ângulo de descida, ou orientação vertical (*glideslope*).[20]

Glide path, em Endodontia, é determinar um trajeto (túnel) no canal radicular desde a entrada até o seu término determinado por um exame radiográfico ou por um localizador foraminal. Seu tamanho mínimo deve ser o correspondente a um instrumento nº 10 completamente solto no canal radicular.[21-26]

O *glide path* deve ser definido se já estiver presente na anatomia endodôntica ou deve ser preparado caso não esteja definido, ou seja, em caso de canais muito atrésicos, que só permitam a passagem de um instrumento 06, ou até mesmo canais calcificados, nos quais será necessário criar o trajeto até o final da raiz.

Com relação ao tipo, o *glide path* pode ser longo, estreito ou largo, reto ou curvo.[21]

O *glide path* permite um reconhecimento da anatomia original do canal, torna o canal patente para o emprego de instrumentos mecanizados e favorece uma instrumentação do canal radicular mais efetiva e mais segura.

Com o estabelecimento do *glide path*, há uma redução das tensões torcionais, aumentando a durabilidade do instrumento mecanizado em até 6 vezes[3] e reduzindo a incidência de fratura de instrumentos.[23]

Os passos da realização do *glide path* são:

- **Localização da entrada dos canais:** para isso, é necessário empregar instrumentos de haste metalizada menores, como os de 21 mm ou menos, o que favorece a determinação da entrada e, consequentemente, a penetração inicial.[21] Em algumas situações, a embocadura pode estar calcificada ou obstruída por tecido necrótico e debris. O emprego de ultrassom e irrigação copiosa pode favorecer a desobstrução da embocadura.
  Uma vez localizado, o passo seguinte é iniciar o avanço com o instrumento em direção apical. Muitas vezes, à medida que se avança em direção apical, os canais vão se tornando mais constritos, necessitando reduzir o diâmetro para se atingir o comprimento radiográfico do dente.[21-27]
- ***Glide path* com limas manuais e mecanizadas:** várias formas de realização de *glide path* podem ser empregadas. O emprego de limas manuais K (2% de taper) foi recomendado por vários autores.[23,26,28-31] Instrumentos de níquel-titânio rotatório de três instrumentos, denominados PathFiles® (Dentsply Sirona, Ballaigues, Suíça), foram introduzidos em 2009 buscando facilitar a realização do *glide path* e demonstraram grande segurança na realização do procedimento.[31-34] Posteriormente, outros foram desenvolvidos com esse propósito, como ProGlider®, One G®, Logic 2® (25/.01, 15/.05, 15/.03), SRF® 15/.04, Glide® 16/.02, GPF file®, RaCe® (10/.02, 10/.04 e 10/.06) e Scout RaCe® (10/.02, 15/.02 e 20/.02), todos propondo a rotação contínua na sua realização. Surgiram instrumentos também com o propósito de empregar a rotação alternada assimétrica com a R-Pilot® (12/.04), WaveOn Gold Glider® (15/.02) e X1® (15/.04).

Manualmente, limas tipo K foram instrumentos muito utilizados, mas as empresas lançaram instrumentos de aço inoxidável especificamente para o *glide path*, como a C+®, C-Pilot® e Target®. Na realização do *glide path* manual deve ser utilizado o movimento de rotação alternada simétrica, realizando-se 1/4 de volta no sentido horário e 1/4 de volta no sentido anti-horário com pressão apical. Em algumas situações mais difíceis, realizar a rotação assimétrica pode ser mais seguro realizando 1/4 de volta no sentido horário sem pressão apical e 3/4 de volta no sentido anti-horário com pressão apical.[21,26]

A sequência do *glide path* manual é:

- Penetrar até o terço médio (2/3) do comprimento aparente do dente;
- Penetrar até 3 mm aquém do comprimento aparente do dente;
- Penetrar até 1 mm aquém do comprimento aparente do dente;
- Irrigar o canal a cada penetração com novo instrumento;
- Em casos de diâmetro amplo, o *glide path* pode ser feito com uma lima K 15. Em casos de canais de diâmetro médio, empregar uma lima K 10;
- Em canais atrésicos, descer com uma lima K 10 em 2/3, K 08 em 3 mm aparente do dente, e a K 06 a 1 mm aquém do

comprimento aparente do dente. Nesses casos atrésicos, após chegar com a K 06 no 1 mm aparente do dente, ampliar com a K 08 e a K 10 deve ficar livre no canal.

Quando do emprego do *glide path* mecanizado, em canais muito constritos, é prudente e melhora a performance e segurança do instrumento quando se chega até a porção apical manualmente com um instrumento 10.[31,33]

O *glide path* com instrumentos manuais demanda mais tempo na realização do que com instrumentos mecanizados em canais simulados e em canais radiculares de molares inferiores extraídos.[29]

O *glide path* empregando instrumentos de rotação alternada assimétrica promove menor tensão torsional ao instrumento com menor tempo de realização em relação aos sistemas de rotação contínua que empregam mais do que um instrumento.[30,31]

Outro fator importante é que o *glide path* com instrumentos mecanizados causa menor extrusão dentinária que o *glide path* realizado manualmente.[32] Com a menor incidência de extrusão por parte do *glide path* mecanizado, há também menor incidência de dor pós-operatória.[34]

Com relação à resistência mecânica torsional dos instrumentos de *glide path* mecanizados, ela pode variar entre instrumentos de acordo com a seção transversal e o tipo de liga de NiTi empregada. Se for realizar o *glide path* em rotação contínua, é prudente não empregar torque maior que 1 N.cm, uma vez que o torque máximo dos instrumentos de *glide* não deve exceder esse valor.[35,36]

O **Quadro 1** apresenta os instrumentos mecanizados para realização de patência com o movimento recomendado na sua realização e o torque máximo de cada um.

Durante a instrumentação do canal, detritos dentinários e resíduos pulpares podem bloquear o acesso ao terço apical, aumentando a possibilidade de formação, transporte ou perfuração de bordas.

O bloqueio do forame apical ocorre durante a limpeza, e a modelagem acontece se a irrigação e a recapitulação não forem aplicadas.[37] O bloqueio pode ser detectado se um instrumento não alcança o comprimento de trabalho ou com a sensibilidade tátil não se evidencia o sentimento de pega.[38] Patência apical é definida como uma manobra onde a porção apical do canal é mantida livre de detritos.[37-40]

QUADRO 1 Instrumentos mecanizados para realização de *glide path*.

Instrumento	Liga	Movimento	Velocidade e torque
R-Pilot®	NiTi M-wire	Reciprocante	—
WaveOne Gold Glider®	NiTi CM gold	Reciprocante	—
X1Blue Glider®	NiTi blues	Reciprocante	—
Glider®	NiTi SE	Rotatório	300 rpm/0,7 N.cm
Logic 2 15/.03®	NiTi CM	Rotatório	300 rpm/1,0 N.cm
Logic 2 15/.05®	NiTi CM	Rotatório	300 rpm/1,0 N.cm
ProGlider®	NiTi CMwire	Rotatório	300 rpm/1,0 N.cm
GPF®	NiTi SE e CM	Rotatório	300 rpm/1,0 N.cm
Scout Race®	NiTi SE	Rotatório	400 rpm/ 1,0 N.cm

Fonte: elaborado pelos autores.

Buchanan[37] apontou que o bloqueio do canal apical pode ser evitado durante a instrumentação usando-se um instrumento de patência. Ele define instrumento de patência "como uma pequena lima tipo K flexível (10 ou 15), que se moverá passivamente através da constrição apical sem ampliá-la".

A não realização da patência pode impactar em alguns fatores no tratamento endodôntico. Um deles seria a interferência na leitura de localizadores eletrônicos foraminais, influenciando na leitura desses aparelhos e, consequentemente, na determinação correta do comprimento real do dente.[41,42]

Um outro fator em que a não realização da patência interfere é na irrigação, dificultando a chegada do irrigante na porção apical devido à formação de vapores.[3]

A patência deve ser realizada idealmente com uma lima 10, que apresenta 100 micrômetros de diâmetro, e ocasiona uma agressão mínima na região periapical, menor extrusão de debris e, consequentemente, menor dor pós-operatória.[43,44]

Preparo cervical

A preparação cervical dos canais radiculares curvos visa eliminar interferências na região cervical e favorecer o acesso direto ao terço apical de canais radiculares reto ou curvo.[45] Entretanto, esse preparo deve ser efetuado com segurança, a fim de se evitar um desgaste excessivo da dentina pericervical, impedindo, assim, o enfraquecimento do elemento.[45]

A realização do preparo cervical favorece uma série de vantagens na instrumentação dos canais radiculares.

A maior precisão na definição do diâmetro anatômico do canal radicular no comprimento real de trabalho (1 mm aquém do comprimento real do dente) é bem demonstrada na literatura em diferentes perfis anatômicos de canais.[10-14]

Um fator importante é que a realização do preparo cervical proporciona menor discrepância na alteração do comprimento de trabalho durante o preparo apical, ou seja, se a odontometria é realizada previamente à ampliação cervical, vai haver uma variabilidade grande na medida durante o preparo apical.[15]

Outro aspecto significativo a ser ressaltado em relação à odontometria é que a realização do preparo cervical prévio aumenta a precisão de localizadores eletrônicos foraminais.[16-18]

Outra razão importante a considerar é que o preparo cervical favorece maior centralização do preparo nos terços médio e apical, uma vez que a projeção de dentina acentuada pode favorecer que o trabalho do instrumento ocorra mais contra a parede de furca, principalmente se o instrumento empregado no preparo do canal radicular não for confeccionado com liga que possua tratamento térmico (do inglês *controlled memory* [CM]).[46] Além disso, o preparo cervical prévio reduz a área de atrito do instrumento em relação à parede do canal, reduzindo tanto o estresse no instrumento quanto o risco de fratura do mesmo durante o preparo apical.[47]

Em relação à extrusão de debris para a região apical, devido a ampliação cervical favorecer uma maior área de escape de dentina em direção cervical, ocorre uma menor extrusão durante o preparo apical quando se faz o preparo cervical prévio.[48]

Com relação ao tipo de instrumentos a serem empregados no preparo cervical, pode ser utilizado instrumentos confeccionados com aço inoxidável ou instrumentos confeccionados com liga de níquel-titânio. Existe também uma variação em relação a forma, diâmetro, conicidade e desenho dos instrumentos empregados no preparo cervical. Sendo que essas variações interferem na capacidade de desgaste e eliminação de interferências.[49,50] Instrumentos com conicidades maiores ou de aço inoxidável podem promover uma ampliação maior e eliminação de interferências, favorecendo maior precisão na determinação do diâmetro anatômico.[10-14,51]

Por serem mais rígidos, os instrumentos de aço inoxidável proporcionam ampliações maiores nos terços cervical e médio. Inclusive, dependendo das características do instrumento, podem ocasionar desgastes mais acentuados para a parede dentinária,[52] e essa redução acentuada pode levar a maior fragilidade dentinária.[53,54]

Deve ser enfatizado que, para o emprego de instrumentos de aço inoxidável no preparo cervical, antes deve ser feito um pré-alargamento em 2/3 até um diâmetro 25.

O **Quadro 2** apresenta os instrumentos empregados para o preparo cervical, o aço empregado na fabricação, a numeração, a velocidade e o torque preconizados no seu emprego.

Preparo dos terços médio e apical

Preparo manual

O preparo manual pode ser realizado por meio de instrumentos confeccionados de aço inoxidável ou por meio de instrumentação confeccionadas com liga de níquel-titânio. Independentemente da característica do instrumento, o emprego de técnicas de instrumentação coroa-ápice favorece um preparo mais seguro e com menores intercorrências durante a sua execução.[55-58] Entretanto, o emprego de sistemas manuais de instrumentos de níquel-titânio com conicidade favorece um preparo com maior segurança, principalmente em canais curvos, permitindo chegar em diâmetros maiores com menor ocorrência de desvio e perfuração. Além disso, devido à liga ser mais flexível, os instrumentos são confeccionados com maior conicidade, favorecendo preparar o conduto com número menor de instrumentos e proporcionar conicidade mais uniforme no preparo.

Diante desse aspecto, para o preparo manual serão apresentados os sistemas manuais de níquel-titânio que existem no mercado, descrevendo os instrumentos que os compõem, bem como apresentar a sequência operatória.

Sistema ProTaper® manual

O sistema ProTaper® manual é fabricado a partir de liga de níquel-titânio não tratado termicamente. O sistema apresenta *shaping file*, para a modelagem do canal, existindo três instrumentos (SX, S1 e S2), e também os instrumentos *finishing file*, que são os instrumentos de acabamento, existindo no sistema cinco (F1, F2, F3, F4 e F5). Sendo apresentado em um *kit* sortido constituído dos instrumentos SX, S1, S2, F1, F2 e F3. Os instrumentos F4 e F5 devem ser comprados separadamente. O ProTaper® manual apre-

QUADRO 2 Instrumentos para preparo cervical do canal radicular.

Instrumento®	Metal	Rotação
Gates Glidden 1, 2, 3, 4	Aço inoxidável	8000 rpm
La Axxess 20/.06, 35/.06 e 45/.06	Aço inoxidável recoberto por Nitreto de Titânio	8000 rpm
CP Drill	Aço inoxidável	8000 rpm
Triple Gates	Aço inoxidável	8000 rpm
Logic RT 30/.10	NiTi Controled Memory	500 rpm e 3 N.cm
OS 17/.08	NiTi SE	400 rpm e 1.5 N.cm
ProTaper Universal 17/.08	NiTi SE	350 rpm e 1.5 N.cm

Fonte: elaborado pelos autores.

senta conicidade variável, ou seja, em um mesmo instrumento há mais do que um valor de variação de conicidade. Apresenta guia de penetração inativa e a seção transversal é triangular com aresta convexa nos instrumentos SX, S1, S2, F1 e F2. Os instrumentos F3, F4 e F5 apresentam seção triangular com aresta côncava. A **Figura 1** apresenta todos os instrumentos do sistema com o valor da conicidade nos 3 mm iniciais.

Com relação à técnica empregada, a **Figura 2** apresenta a sequência operatória para canais amplos e canais de diâmetros menores, sendo que, em canais curvos, recomenda-se associar os instrumentos Nitiflex® para chegar no diâmetro 35 e 40 no comprimento de trabalho. O movimento a ser empregado é o oscilatório até o instrumento ficar livre, seguido do movimento de rotação contínua de três rotações completas no sentido horário e tracionar. Essa sequência de movimento é repetida quantas vezes for necessária até o instrumento chegar no comprimento desejado.

Sistema ProDesign M®

O sistema Prodesign M® é fabricado com níquel-titânio tratado termicamente (*controled memory*), com exceção de um instrumento, a 25/.01, que é confeccionada com liga de níquel-titânio não tratado termicamente. O sistema completo é constituído de nove instrumentos divididos em quatro *kits*. Um *kit* constituído pelos instrumentos 15/.05, 25/.01 e 25/.06. Outro *kit* constituído pelos instrumentos 35/.01 e 35/.05. Um outro composto pelos instrumentos 40/.01 e 40/.05; e um último *kit* indicado para canais bem amplos constituído pelos instrumentos 55/.05 e 60/.01. Com relação às características, os instrumentos 15/.05, 25/.01, 35/.01 e 40/.01 apresentam seções quadrangulares. Os demais instrumentos apresentam seção em "S". Com relação à guia de penetração, apenas a 15/.05 apresenta guia de penetração ativa. As demais são guias de penetração inativa. A identificação do instrumento é feita pela cor do cabo que demonstra o diâmetro, obedecendo a norma ISO. A cor da tarja próxima ao intermediário do instrumento identifica a conicidade e obedece a seguinte: branca (.01), amarela (.05), preta (.06). A **Figura 3** apresenta os nove instrumentos que constituem o sistema.

A **Figura 4** apresenta as técnicas para os canais de dentes superiores anteriores e para os demais canais e para canais com

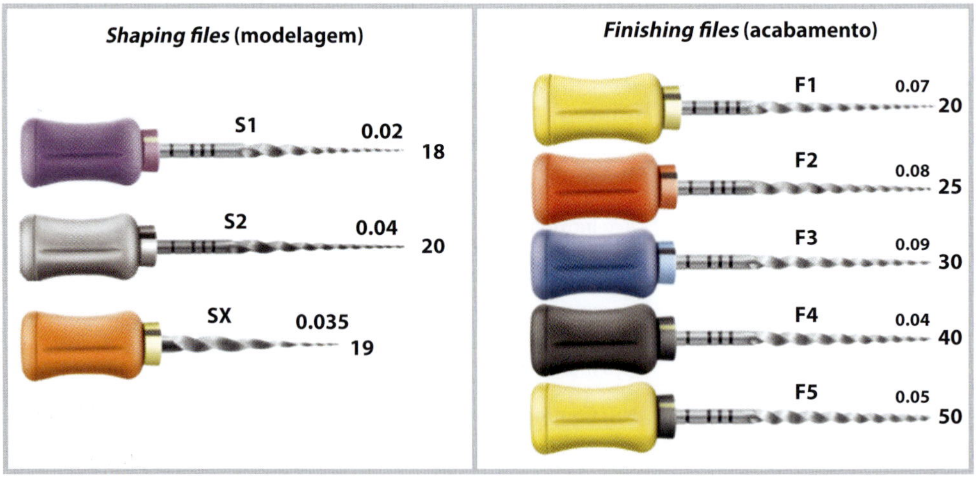

FIGURA 1 Instrumentos que constituem o sistema ProTaper U® com as conicidades nos 3 mm iniciais.
Fonte: elaborada pelos autores.

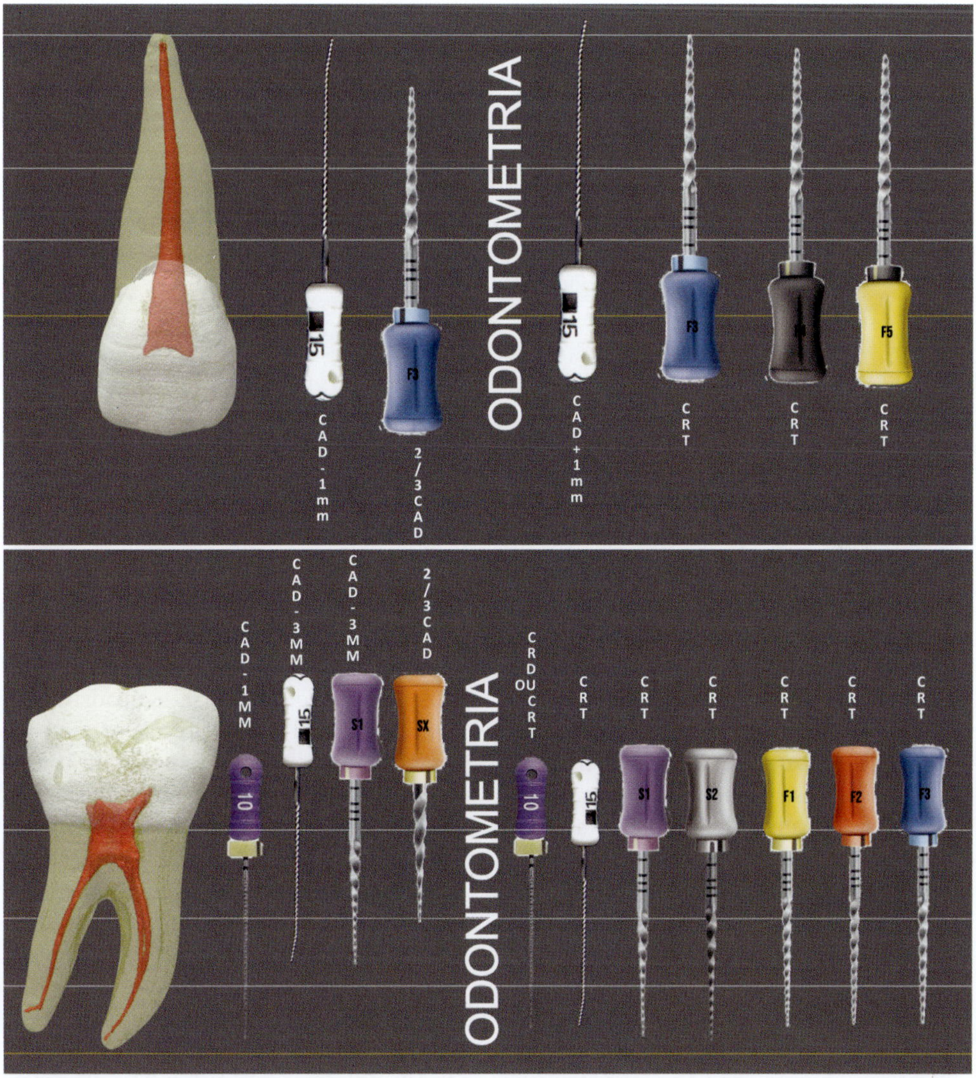

FIGURA 2 Sequência de preparo com sistema ProTaper U® manual para canais amplos e de diâmetro médio e atrésicos.

Fonte: elaborada pelos autores.

curvatura acentuada e atrésicos. O movimento a ser empregado é o movimento oscilatório até o instrumento ficar livre no canal radicular, seguido pela rotação contínua de oito voltas no sentido horário e depois tracionando. Essa sequência de movimento é repetida quantas vezes for necessária para o instrumento chegar no comprimento desejado.

Sistema Sequence Manual File®

O sistema Sequence Manual File® (SMF) também é constituído de instrumentos fabricados com liga de níquel-titânio tratado termicamente. O sistema apresenta nos diâmetros 15 a 40 na conicidade .04 e os instrumentos 50 e 60 na conicidade .02. Apresenta um *orifice shaper* (OS) de níquel-titânio convencional. São apresentados em dois *kits*, sendo que

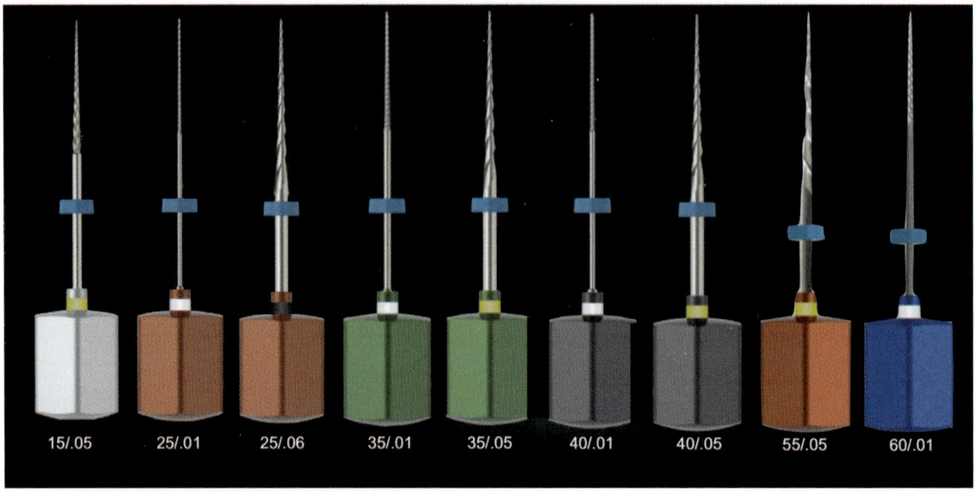

FIGURA 3 Instrumentos que constituem o sistema ProDesign M®.
Fonte: elaborada pelos autores.

um *kit* é constituído pelos instrumentos OS, 15/.04, 20/.04, 25/.04, 30/.04, 35/.04 e outro *kit* complementar constituído pelos instrumentos 40/.04, 50/.02 e 60/.02, sendo que nesse último *kit* vem dois instrumentos de cada numeração. A seção transversal do instrumento é triangular e todos os instrumentos apresentam guia de penetração inativa. A cor do cabo segue o padrão ISO de correlação com o diâmetro. A **Figura 5** apresenta os instrumentos que compõem o sistema.

Com relação à técnica de instrumentação, a **Figura 6** apresenta a sequência operatória para canais amplos e para canais de diâmetro intermediário e atrésicos. O movimento a ser empregado é o oscilatório até o instrumento ficar livre no canal radicular, seguido pela rotação contínua de cinco voltas no sentido horário e depois tracionando. Essa sequência de movimento é repetida quantas vezes for necessária para o instrumento chegar no comprimento desejado.

Limas M

A Easy-Bassi lançou no mercado as limas para o preparo manual. Fabricadas com níquel-titânio tratado termicamente, esse instrumento foi desenhado quanto a seção e guia para realização da rotação completa, aumentando a segurança no preparo e com o propósito de facilitar o avanço do mesmo em direção à porção apical do canal radicular. A sua seção transversal é quadri-hélice **(Figura 7)**, com quatro arestas cortantes, e sua ponta não apresenta ângulo de transição, o que faz com que a ponta do instrumento não trave dentro do canal e consiga rotacionar facilmente. A identificação do número e conicidade dos instrumentos é fácil, sendo que a cor da lista no cabo identifica o diâmetro e na porção superior do cabo vem descrito a conicidade **(Figura 7)**. Quanto às numerações, estão disponíveis de 15 a 40 com conicidades .03 e .05 **(Figura 8)**, 50, 60 e 70 nas conicidades .03 e .05 e dois *Orifice Shapers*, 15/.10 de 17 mm e 15/.08 de 19 mm **(Figura 9)**. Com essa variação de numerações, é permissível realizar variações na técnica nos diferentes perfis anatômicos e diâmetro dos canais. A **Figura 10** contém a técnica para preparo com limas M para dentes com canais amplos e canais de diâmetro médio a atrésico, respectivamente.

Preparo mecanizado (movimento de rotação contínua)

O desenvolvimento técnico-científico das últimas décadas, desencadeado pelos resulta-

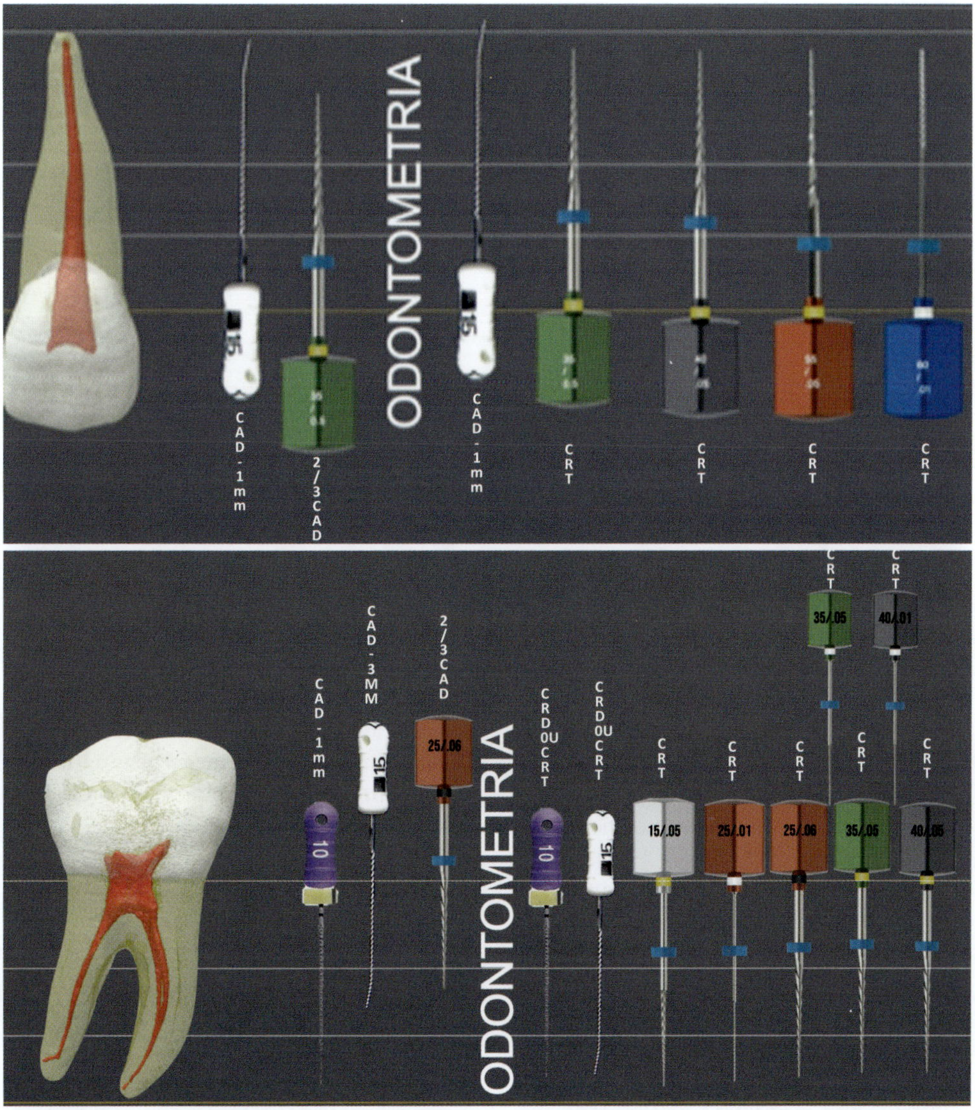

FIGURA 4 Sequência de preparo com sistema ProDesign M® manual para canais amplos e de diâmetro médio e atrésicos.

Fonte: elaborada pelos autores.

dos de pesquisas *in vitro* e *in vivo* e estudos clínicos randomizados, propiciou uma grande revolução no tratamento endodôntico, contribuindo para a elaboração de protocolos mais precisos e seguros.

Em relação ao preparo biomecânico, um dos grandes marcos foi o desenvolvimento de instrumentos de níquel-titânio, cuja flexibilidade, superelasticidade, memória de forma e resistência à torção possibilitam seu emprego em movimento de rotação contínua, reduzindo o tempo de trabalho, a fadiga do operador e o risco de acidentes operatórios.[56-63]

Com a liga de níquel-titânio foram desenvolvidos instrumentos com variadas conformações geométricas,[56] sendo a conicidade uma

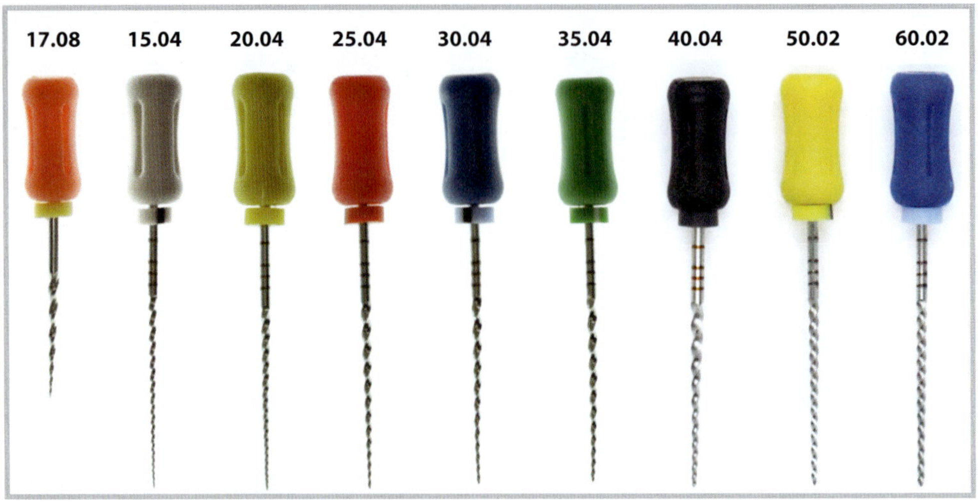

FIGURA 5 Instrumentos que constituem o sistema SMF®.
Fonte: elaborada pelos autores.

das alterações mais significativas, que passou a diferir do padrão de 2% por milímetro da parte ativa, estabelecido pela ANSI/ADA (1976, 1982), com a produção de instrumentos com conicidades variando de 2 a 12%.[56]

Os primeiros instrumentos endodônticos rotatórios foram produzidos e comercializados em meados da década de 1990; a partir de então, pesquisas desenvolvidas na área forneceram subsídios para a avaliação da *performance* destes instrumentos, bem como para o desenvolvimento de novos protocolos clínicos para o preparo biomecânico,[64] o que permitiu a difusão da instrumentação mecanizada rotatória em todo o mundo e, mais especificamente, no início do século XXI, no Brasil.

No Brasil, diversos estudos desenvolvidos por diferentes grupos de pesquisa mostraram preocupação em relação à alta incidência de fratura dessa primeira geração de instrumentos de níquel-titânio no interior dos canais radiculares, a ponto de se observar a necessidade de estabelecer-se um protocolo seguro que pudesse guiar a realização do preparo biomecânico. Nesse contexto, foi idealizada em 2002 pelo professor doutor Jesus Djalma Pécora (Faculdade de Odontologia de Ribeirão Preto – FORP/USP) a técnica *Free Tip Preparation*, que conceitualmente norteava o preparo do canal radicular com as áreas de maior conicidade do instrumento, deixando a ponta livre e, assim, reduzindo o risco de fratura, uma vez que as áreas de maior massa metálica do instrumento receberiam as maiores forças durante a instrumentação.

Na prática, a técnica *Free Tip Preparation* propunha iniciar o preparo com instrumentos de maior conicidade, a fim de facilitar a atuação do instrumento seguinte que deveria trabalhar com a ponta livre, servindo somente como guia, proporcionando a modelagem dos canais no sentido coroa-ápice, com alargamento da porção cervical antes de alcançar o ápice. Os resultados obtidos em pesquisas laboratoriais com essa técnica possibilitaram a implementação da instrumentação mecanizada rotatória com segurança no ensino de graduação da FORP/USP, já em 2003, e hoje incorporada nas Disciplinas de Endodontia, fazendo parte do projeto pedagógico da maioria das IES, devido principalmente à qualidade do preparo biomecânico. Nesta mesma época, a orientação dos fabricantes de instrumentos mecanizados, pautada pelas limitações dos instrumentos de aço

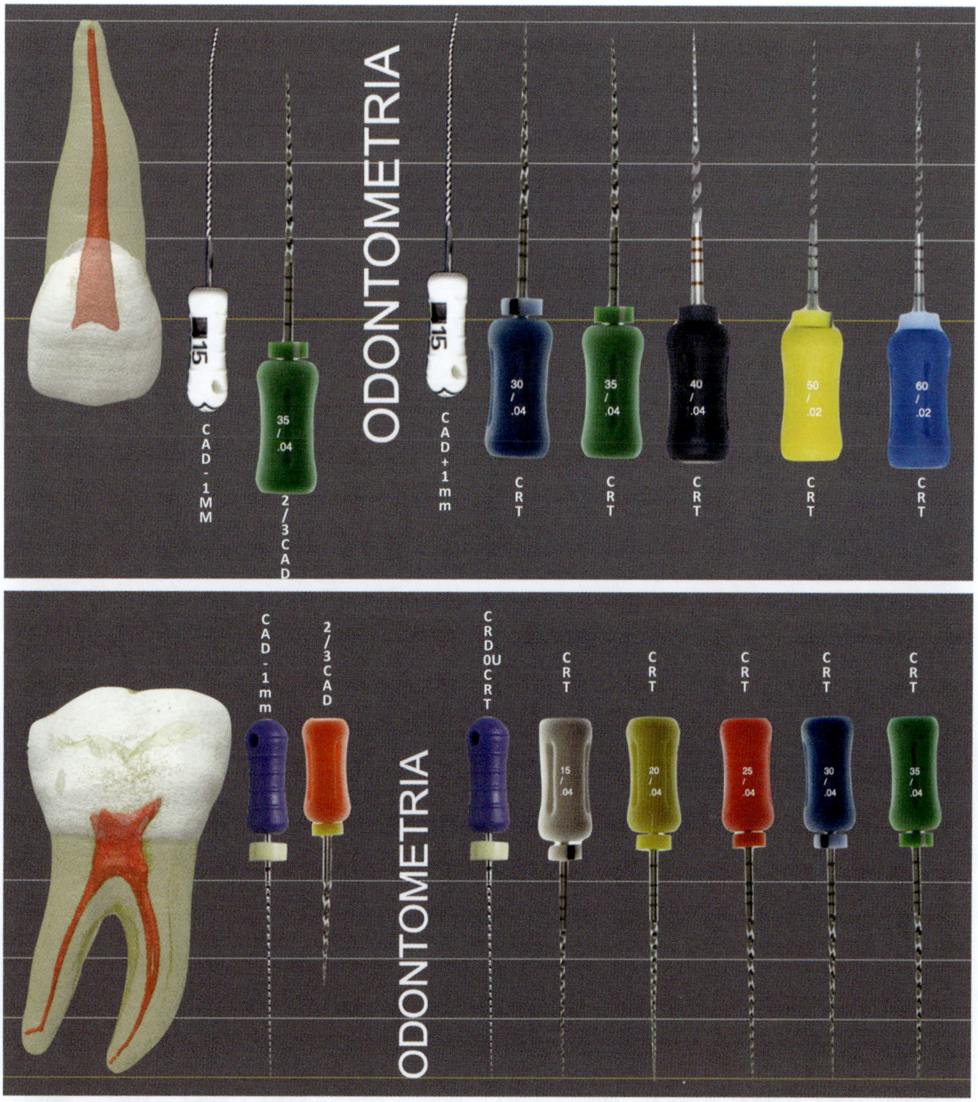

FIGURA 6 Sequência de preparo com sistema SMF® manual para canais amplos e de diâmetro médio e atrésicos.

Fonte: elaborada pelos autores.

inoxidável, era que o preparo biomecânico fosse realizado até o instrumento de diâmetro nº 25 ou nº 30. Mais uma vez, as pesquisas realizadas foram fundamentais para a mudança conceitual da escolha do instrumento final no preparo biomecânico. Inicialmente, em relação às características anatômicas, o trabalho de Wu *et al.*[65] mostrou que os diâmetros anatômicos clínicos maior e menor eram em média maiores que o diâmetro correspondente aos instrumentos nº 25 e nº 30. Sendo assim, finalizar o preparo com esses diâmetros poderia acarretar a não remoção de toda a camada de dentina infectada na região apical. Confirmando essa teoria, estudos demonstraram que o aumento da ampliação apical possibilitou maior redução do contingente bac-

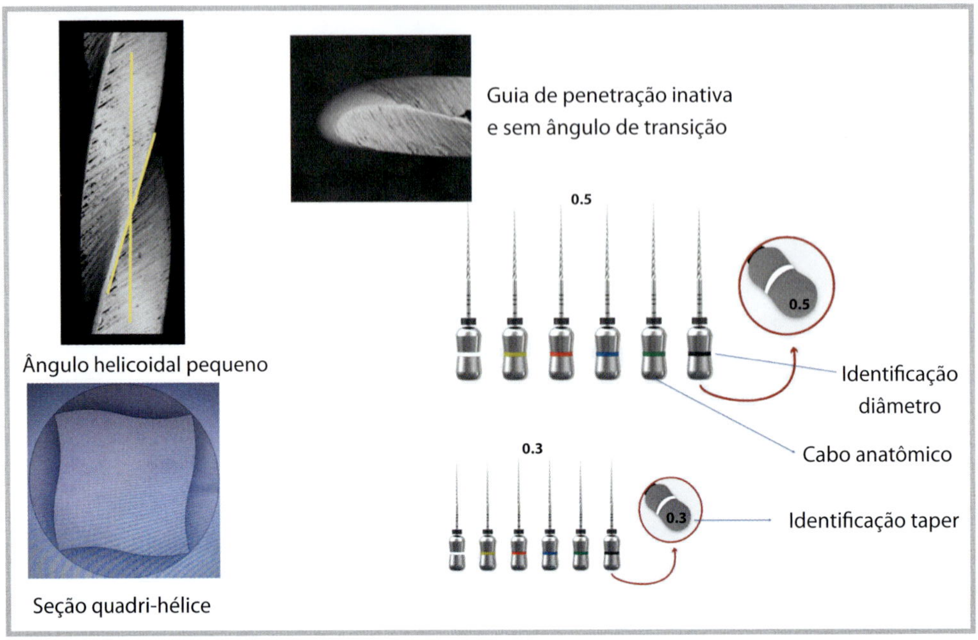

FIGURA 7 Seção transversal, ângulo helicoidal, guia de penetração e identificação da numeração e conicidade das limas M.

Fonte: elaborada pelos autores.

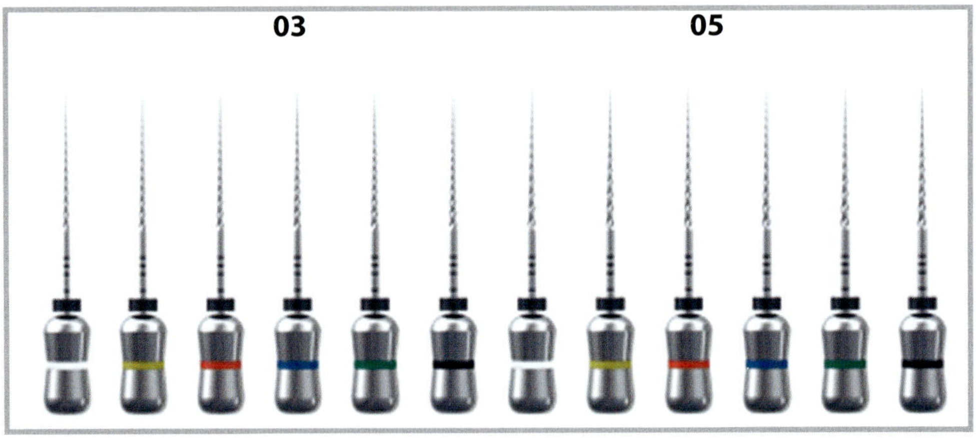

FIGURA 8 Instrumentos 15 a 40, conicidades .03 e .05 das limas M.

Fonte: elaborada pelos autores.

teriano, favorecendo o processo de limpeza e desinfecção dos canais radiculares.[5,66]

Já em relação ao preparo biomecânico, modificações da cirurgia de acesso que propunham a maior divergência das paredes da câmara pulpar em relação à cavidade convencional foram propostas, bem como a realização do preparo cervical previamente à determinação do diâmetro anatômico clínico, a fim de garantir o planejamento adequado do alargamento apical, uma vez que a permanência de microrganismos na zona crítica apical, em torno de 200 a 300 micrômetros de dentina, poderia levar ao

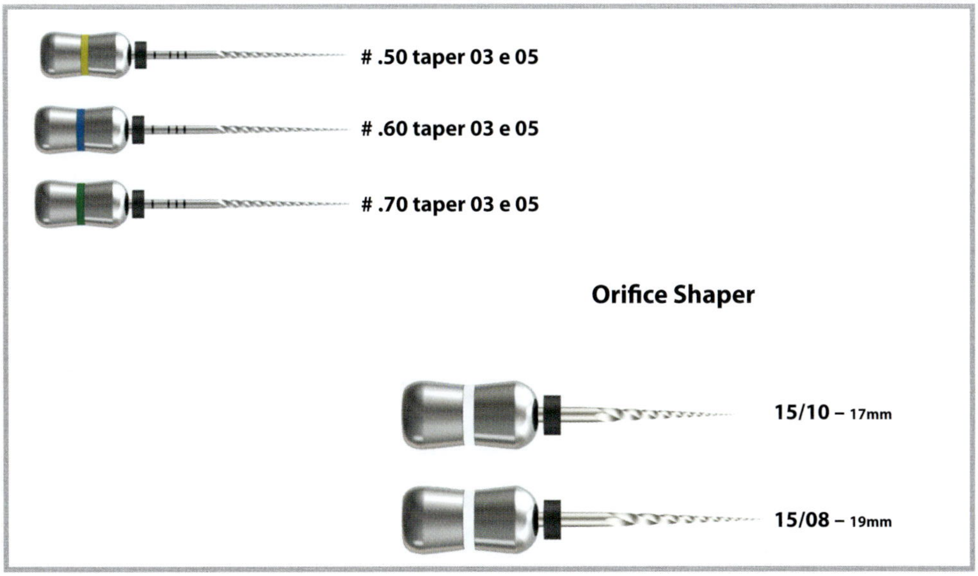

FIGURA 9 Instrumentos 50, 60 e 70 e Orifice Shapers das limas M.

Fonte: elaborada pelos autores.

desenvolvimento e/ou persistência da lesão periapical. Assim, pode-se afirmar que a determinação do diâmetro apical do canal radicular permite estabelecer, com maior segurança, o alargamento nessa região, influenciando diretamente na modelagem e limpeza biomecânica e favorecendo o prognóstico do tratamento endodôntico.

Estudos utilizando microtomografia computadorizada e tomografia computadorizada de feixe cônico[64,67-70] demonstraram que, além de permitir maior toque nas paredes em canais curvos e achatados **(Figura 11)**, o alargamento apical acima dos instrumentos de diâmetro nº 25 e nº 30 não promovia desvio e transporte significativo do canal radicular, principalmente no terço apical.

As pesquisas desenvolvidas sobre a necessidade de ampliação do canal radicular e, por outro lado, a preocupação sobre o efeito de rosqueamento observado no uso dos instrumentos rotatórios de níquel-titânio de primeira geração, principalmente em áreas de desafios anatômicos, deram subsídios para o desenvolvimento de uma nova geração e instrumentos de níquel-titânio com variados designs e seções transversais, conicidades variadas ao longo dos instrumentos, e cinemática, além de diferentes tipos de tratamento da liga,[64,71-78] sendo relatados/comercializados até o momento mais de duzentos sistemas desde o surgimento da liga de níquel-titânio.

Essa nova geração de instrumentos é marcada principalmente pelo processo de tratamento termomecânico das ligas utilizadas para sua fabricação, que alterou a estrutura molecular da liga, proporcionando resistência à fadiga cíclica e flexibilidade, bem como a redução na memória de forma, permitindo o pré-curvamento dos instrumentos.[64,76,79-83] Dessa forma, esses instrumentos permitiram o aumento seguro do diâmetro apical, principalmente em canais com curvatura moderada e severa, achatamentos e canais em forma de C, com maior toque das paredes e menor desvio e transporte dos canais radiculares no terço apical **(Figura 12)**.

Assim, considerando a importância dos conceitos propostos pela técnica *Free Tip Preparation*, a disciplina de Endodontia da FORP/USP preconiza o preparo biomecâ-

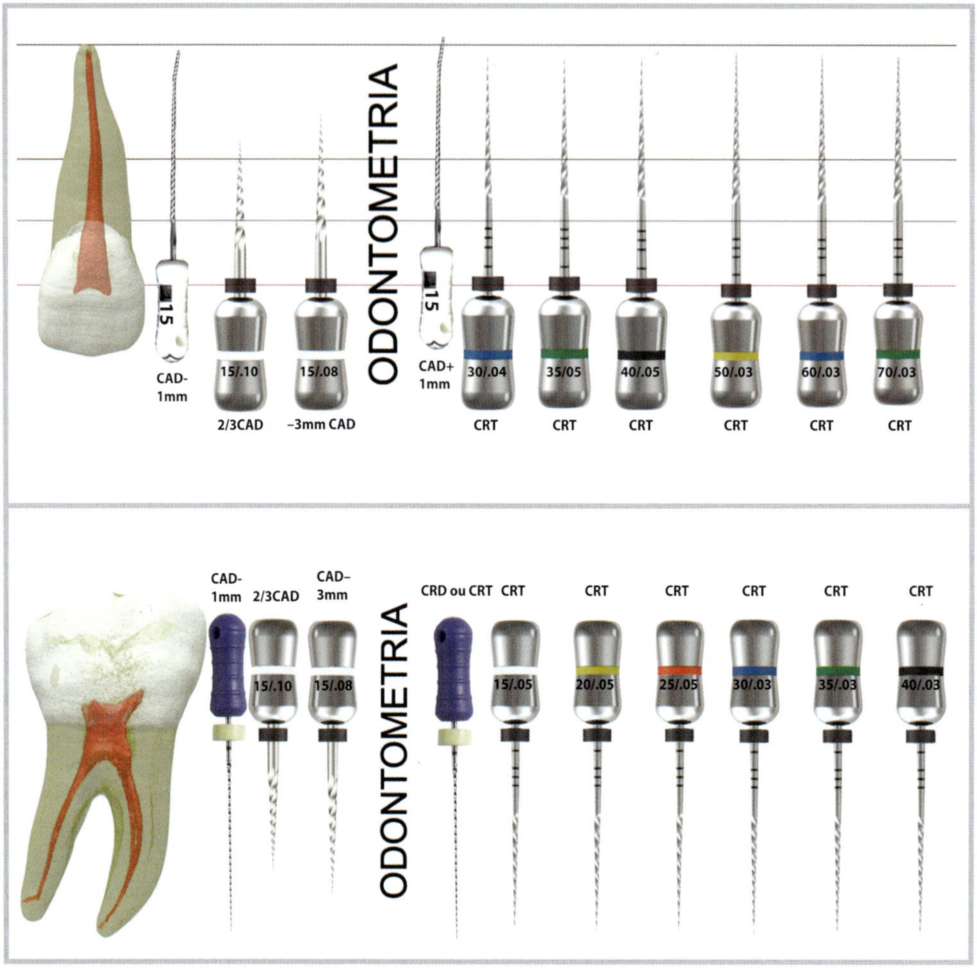

FIGURA 10 Sequência de preparo com lima M para canais amplos e de diâmetro médio e atrésico.
Fonte: elaborada pelos autores.

nico baseado em três etapas sequenciais e interdependentes: (1) preparo cervical; (2) determinação do comprimento de trabalho e do diâmetro anatômico clínico; e (3) alargamento apical a partir do instrumento inicial correspondente ao diâmetro anatômico clínico **(Quadro 3)**, que serão descritos a seguir.

Preparo cervical

O preparo do terço cervical oferece acesso mais retilíneo do instrumento até o terço apical e permite que este atinja o comprimento de trabalho sem interferências, o que torna possível a determinação do diâmetro anatômico clínico o mais próximo possível do diâmetro anatômico do canal radicular, uma vez que não existem exames complementares que possibilitam esta determinação,[14] e a sensação "travamento" do instrumento pode ocorrer devido a interferências na cervical e não ao diâmetro real no comprimento de trabalho **(Figura 13)**. Outro aspecto que deve ser destacado é que o acesso mais retilíneo do instrumento até o terço apical reduz as possibilidades de acidentes, tais como: degraus, transportes apicais, perfurações e fraturas dos instrumentos, bem como o preparo de canais

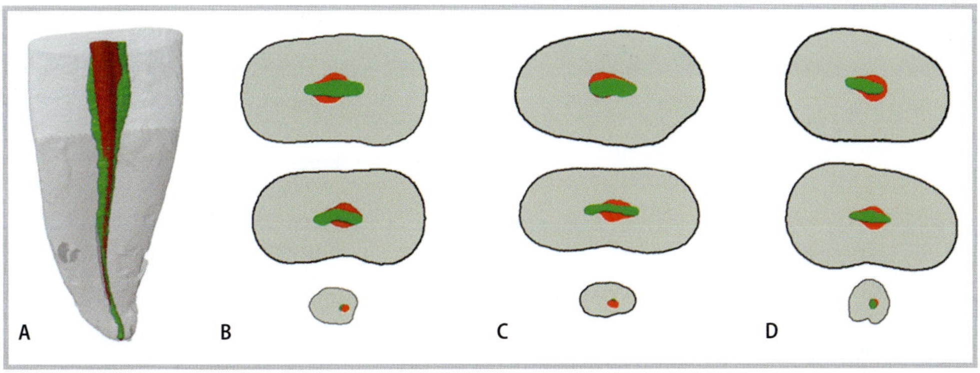

FIGURA 11 Modelos tridimensionais obtidos a partir de microtomografia computadorizada em canais radiculares ovais e achatados. (A) A análise bidimensional mostra as reconstruções dos canais radiculares pré (B) e pós-preparo (C), bem como a sobreposição das imagens (D). As áreas verdes e vermelhas são cortes transversais sobrepostos pré e pós-preparo, respectivamente. É possível notar que a instrumentação mecanizada rotatória é capaz de remover uma camada uniforme de dentina das paredes do canal radicular (*áreas em vermelho*), entretanto ainda deixando um percentual das áreas polares de achatamento sem toque dos instrumentos (*áreas em verde*), nos terços cervical, médio e apical.

Fonte: elaborada pelos autores.

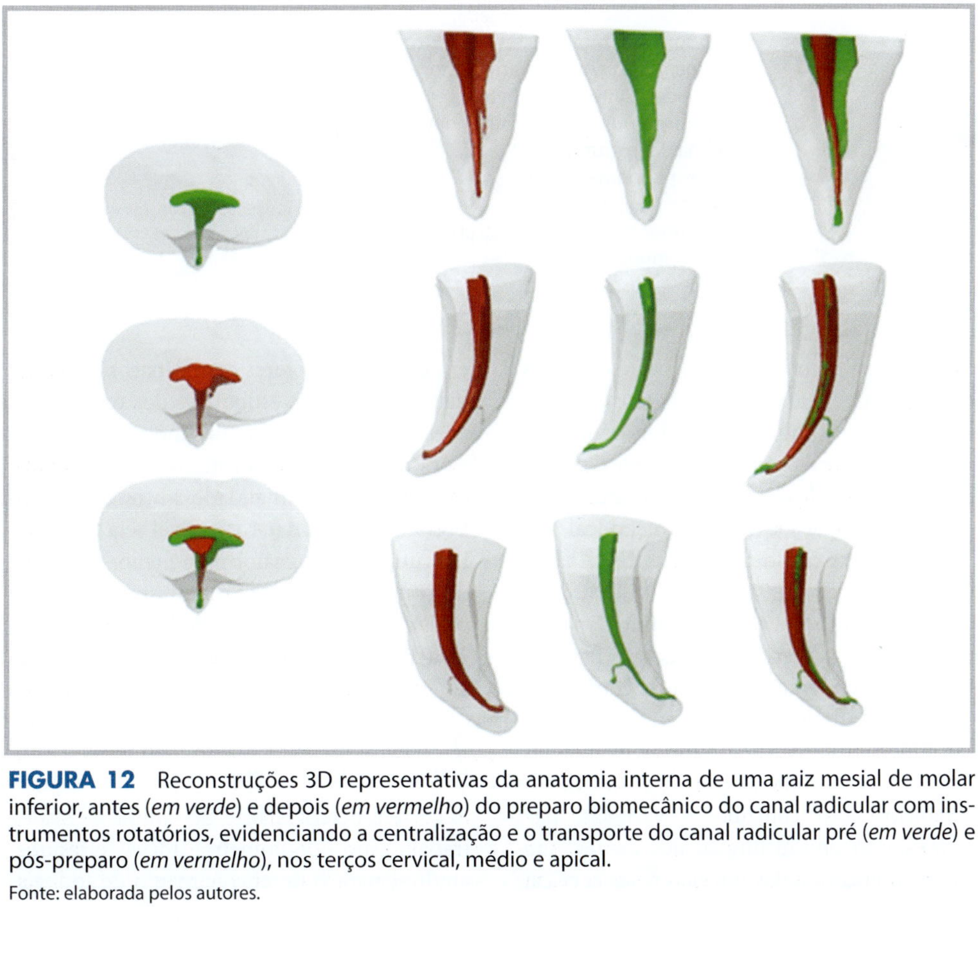

FIGURA 12 Reconstruções 3D representativas da anatomia interna de uma raiz mesial de molar inferior, antes (*em verde*) e depois (*em vermelho*) do preparo biomecânico do canal radicular com instrumentos rotatórios, evidenciando a centralização e o transporte do canal radicular pré (*em verde*) e pós-preparo (*em vermelho*), nos terços cervical, médio e apical.

Fonte: elaborada pelos autores.

QUADRO 3 Etapas do protocolo de preparo biomecânico preconizado pela disciplina de Endodontia da FORP/USP.

Etapa	Objetivo	Instrumentos
Preparo cervical	Remover as interferências cervicais e auxiliar na determinação do CT e do DA	• Broca LA Axxess® • (20/.06, 35/.06, 45/.06) • Broca CP Drill (20/.06)® • Instrumentos rotatórios • (25/.12, 25/.10, 25/.08 e 25/.06; 40/.10; 35/.08 e 30/.06)
Determinação do comprimento de trabalho (CT)	Limpeza de toda a extensão do canal radicular e limitar a atuação dos instrumentos endodônticos em canal CDC	• Método radiográfico • Método localizador apical
Determinação do diâmetro anatômico clínico (DA)	Estabelecer, com maior segurança, o instrumento apical inicial mais adequado para iniciar o preparo apical	• Instrumentos manuais de aço inoxidável • Instrumentos manuais de níquel-titânio
Alargamento apical	Remoção de duzentos a trezentos micrômetros de dentina infectada, por meio da utilização de três a quatro instrumentos a partir do instrumento apical inicial; confecção do batente apical • Vitalidade pulpar: três instrumentos acima do instrumento correspondente ao DA • Necrose pulpar: quatro instrumentos acima do instrumento correspondente ao DA	Diferentes sistemas múltiplos podem ser aplicados de forma isolada ou a hibridização dos sistemas

Fonte: elaborado pelos autores.

radiculares curvos[14,84] (**Quadro 3**). Além disso, destaca-se que a ampliação do terço cervical favorece a movimentação hidráulica e o fluxo constante das soluções durante o processo de irrigação dos canais radiculares.

Para realização do preparo cervical, essa técnica sugere o uso das brocas LA Axxess® (20/.06, 35/.06, 45/.06) e CP Drill® (20/.06) para remoção do ombro palatino em dentes anteriores superiores e das interferências cervicais em dentes posteriores com canais radiculares amplos (canal palatino dos molares superiores e canal distal dos molares inferiores), bem como o uso de instrumentos rotatórios com conicidades variadas, para remoção do ombro lingual nos dentes anteriores inferiores e das interferências cervicais em dentes posteriores com canais radiculares delgados (canais vestibulares dos molares superiores, canais mesiais dos molares inferiores e pré-molares). Vários sistemas podem ser utilizados para esta finalidade. Entretanto, é importante que o preparo cervical seja feito com instrumentos de maior para menor conicidade, como os exemplos a seguir: sequências que podem ser utilizadas, variando o diâmetro de 25 a 40, e a conicidade de /.06 a /.12 – 25/.12, 25/.10, 25/.08 e 25/.06; 40/.10; 35/.08; 30/.06.

Determinação do comprimento de trabalho e do diâmetro anatômico clínico

A correta determinação do comprimento de trabalho, ou odontometria, torna-se imprescindível para o desenvolvimento de todas as

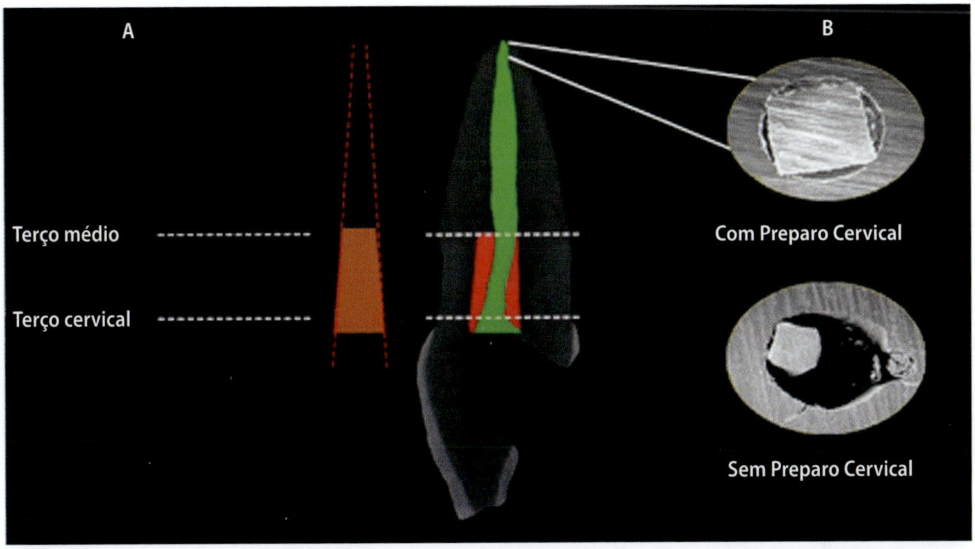

FIGURA 13 Modelos tridimensionais obtidos em microtomografia computadorizada (A) evidenciando a realização do preparo dos terços cervical e médio. *Em verde*, é possível observar a anatomia original do canal radicular, e *em vermelho*, o canal após a realização do preparo cervical. As fotomicrografias de microscopia eletrônica de varredura (B) da área da seção transversal dos canais radiculares a 1 mm aquém do ápice apresentam a determinação do diâmetro anatômico clínico antes e depois da realização do preparo cervical.

Fonte: elaborada pelos autores.

fases do tratamento endodôntico, uma vez que permite a limpeza de toda a extensão do canal radicular, limitando a atuação dos instrumentos endodônticos e do material obturador até o limite do canal dentina-cemento, respeitando os tecidos periapicais e evitando a extrusão de debris, soluções irrigantes e materiais obturadores, bem como a sobre-instrumentação, o que pode acarretar inflamação dos tecidos periapicais e dor pós-operatória. Diversos métodos têm sido propostos para a determinação do comprimento de trabalho, sendo os mais utilizados o método radiográfico e por meio de localizadores apicais eletrônicos, que estão descritos no Capítulo 14, Odontometria: Técnicas, Pontos Relevantes e Possibilidades.

Uma vez determinado o comprimento de trabalho, é importante a correta determinação do diâmetro anatômico clínico. O diâmetro anatômico clínico é determinado pelo primeiro instrumento manual de níquel-titânio que, no comprimento de trabalho, oferece resistência, prendendo-se às paredes dentinárias após a realização do preparo cervical.[14,85] Assim, esse instrumento é escolhido para iniciar a sequência do protocolo de alargamento do terço apical **(Quadro 2)**.

Alargamento apical a partir da determinação do diâmetro anatômico

O preparo da região apical tem por objetivo, além da confecção do batente apical contra o qual o cone principal de guta-percha deverá adaptar-se no momento da obturação, proporcionar a remoção de 200 a 300 μm de dentina, onde se concentra o maior contingente de microrganismos[86,87] ou na remoção de 150 a 200 μm de camada de pré-dentina, em casos de pulpectomia. Nesse sentido, a técnica propõe a utilização de três ou quatro instrumentos acima do instrumento determinado como inicial, ampliando o canal radicular por terços, a começar pela porção média e posteriormente a apical, sendo le-

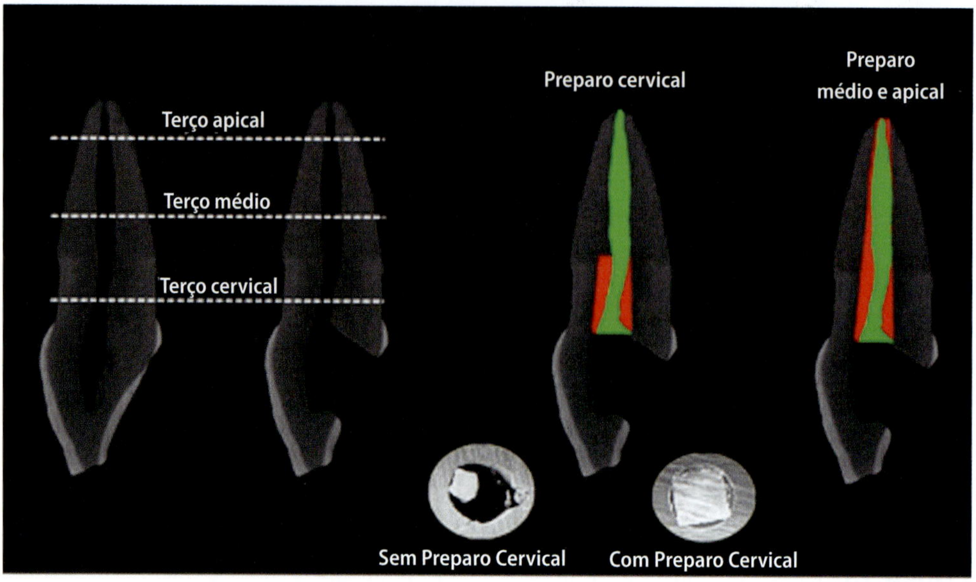

FIGURA 14 Modelos tridimensionais obtidos em microtomografia computadorizada evidenciando a realização do preparo dos terços médio e apical após preparo cervical e determinação do diâmetro anatômico clínico. *Em verde*, é possível observar a anatomia original do canal radicular, e *em vermelho*, o canal depois do preparo dos terços cervical, médio e apical.

Fonte: elaborada pelos autores.

vados instrumentos ao canal radicular de menor conicidade e, a seguir, de maior conicidade, até encontrar resistência e atingir progressivamente o comprimento de trabalho, respeitando a trajetória do canal radicular. Destaca-se a importância dos processos de irrigação, aspiração e inundação abundante dos canais radiculares, auxiliando na dissolução tecidual, remoção de *debris* e atingindo áreas de desafios anatômicos como istmos, canais laterais e acessórios, às quais os instrumentos não têm acesso (Figura 14).

Destaca-se que o planejamento para o uso de três ou quatro instrumentos, acima do instrumento correspondente ao diâmetro anatômico clínico, se dá em função do diagnóstico clínico e da condição de vitalidade pulpar de cada caso.

Além disso, o planejamento do preparo biomecânico depende diretamente das características anatômicas dos canais radiculares, principalmente do grau de curvatura e morfologia da seção transversal (circular, oval, oval longo e achatado), bem como das características físicas e mecânicas dos instrumentos, como tipo de liga e tratamento de superfície, design, cinemática e seção transversal. Assim, de posse dessas informações, o endodontista pode estabelecer o protocolo de preparo biomecânico individualizado para cada caso, bem como a solução e o método de irrigação adequado, com a hibridização de instrumentos e técnicas quando necessário, sem que haja preocupação com a utilização de um único sistema e/ou marca comercial, em função do custo e da disponibilidade do mercado. Os sistemas disponíveis para preparo mecanizado em rotação contínua, bem como suas especificações, estão detalhados no Capítulo 13, Instrumentos em Endodontia.

Assim, a realização das quatro etapas do protocolo descrito a seguir busca aumentar a efetividade do preparo biomecânico por meio da adequada limpeza, modelagem e desinfecção do SCR, a fim de permitir a adaptação e o travamento do cone de guta-percha no momento da obturação, independentemente do grupo dental e/ou variação anatômica dos canais radiculares.

Preparo mecanizado (movimento reciprocante)

A partir da evolução no movimento dos instrumentos de níquel-titânio, o movimento reciprocante foi proposto em 2008, por Yared,[73] desenvolvido com base no conceito de preparo do canal com instrumento único. A dinâmica desse movimento consiste na rotação no sentido anti-horário (direção de corte) seguida de uma rotação menos ampla no sentido horário (direção de liberação do instrumento), favorecendo sua movimentação de forma contínua e progressiva em direção apical.[63,73] Paralelamente ao desenvolvimento da cinemática reciprocante houve uma evolução na liga de níquel-titânio, produzida a partir do processo de tratamento térmico que confere maior percentual de fase martensítica na liga, denominada M Wire®, e que, por sua vez, proporciona maior flexibilidade e resistência à fadiga cíclica que a liga convencional de níquel-titânio, visando diminuir os riscos de fratura por torção, uma vez que o instrumento não se expõe aos níveis de estresse causados pelo movimento rotatório contínuo.[63,88]

Independentemente do instrumento reciprocante utilizado, por razões didáticas, dividimos o preparo mecânico do canal radicular em três etapas: exploração inicial (*glide path*), modelagem do canal e ampliação apical.

Limas Reciproc® e Reciproc Blue® (Figuras 16 e 17)

1. **Exploração inicial (*glide path*):**
   a) Após a determinação do comprimento real do instrumento (CRI), é realizada exploração do canal com limas tipo K nº 10 e nº 15 até esse limite;
   b) Em seguida, com brocas largo nº 2 ou nº 3, prepara-se a entrada do canal (desgaste compensatório);
   c) Faz-se a odontometria e a exploração é complementada com limas tipo K nº 10 e nº 15 até o comprimento real de trabalho (CRT).
2. **Modelagem do canal:**
   a) A seleção do instrumento reciprocante leva em conta a anatomia do canal e seu diâmetro inicial. Para canais curvos e/ou estreitos é utilizado para a modelagem o instrumento Reciproc ou Reciproc Blue R25. Para canais retos e com diâmetro compatível com o instrumento tipo K nº 20, emprega-se o instrumento R40. Por sua vez, em canais amplos com diâmetro compatível com o instrumento tipo K nº 30, seleciona-se o instrumento R50;
   b) A modelagem ocorre por terços com movimentos suaves de penetração e retrocesso do instrumento reciprocante selecionado, sendo que a cada conjunto de três movimentos de bicada (*pecking motion*), a lima é retirada do canal e realiza-se farta irrigação com a substância química auxiliar. Essa manobra será repetida de maneira sequencial até que o instrumento alcance o comprimento real de trabalho (CRT).
3. **Ampliação apical:** essa etapa leva em conta o quadro sugestivo para diâmetro final do preparo **(Figura 15)**, criada a partir do diâmetro anatômico médio dos diferentes grupos dentais no terço apical.[65] Por exemplo, em canais mesias de molares inferiores onde empregou-se o instrumento Reciproc ou Reciproc Blue R25, deve-se complementar a modelagem do terço apical com a R40, o que possibilitará a adequada limpeza e descontaminação dessa região anatômica.

Limas Waveon Gold® (Figura 18)

1. **Exploração inicial (*glide path*):**
   a) Após a determinação do CRI, é realizada exploração do canal com limas tipo K nº 10 e nº 15 até esse limite;

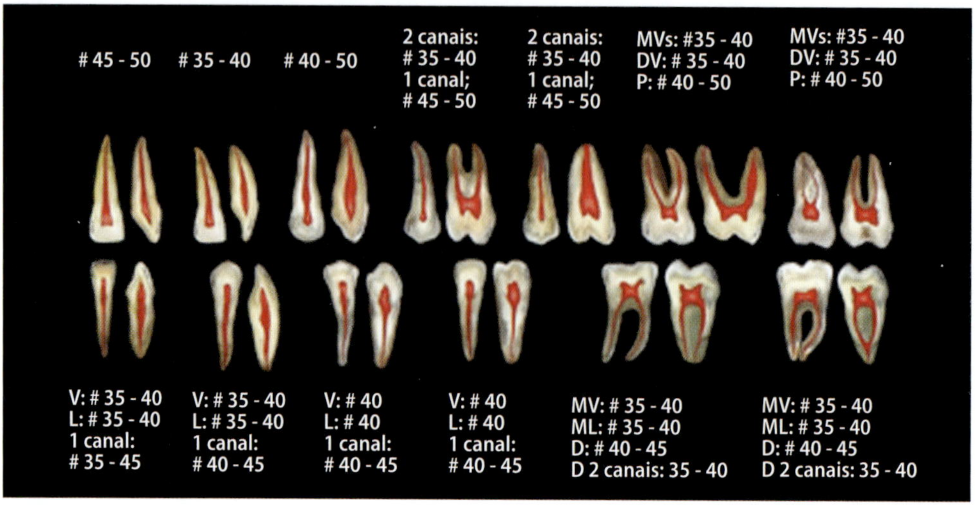

FIGURA 15 Diâmetro anatômico médio dos diferentes grupos dentais.
Fonte: elaborada pelos autores.

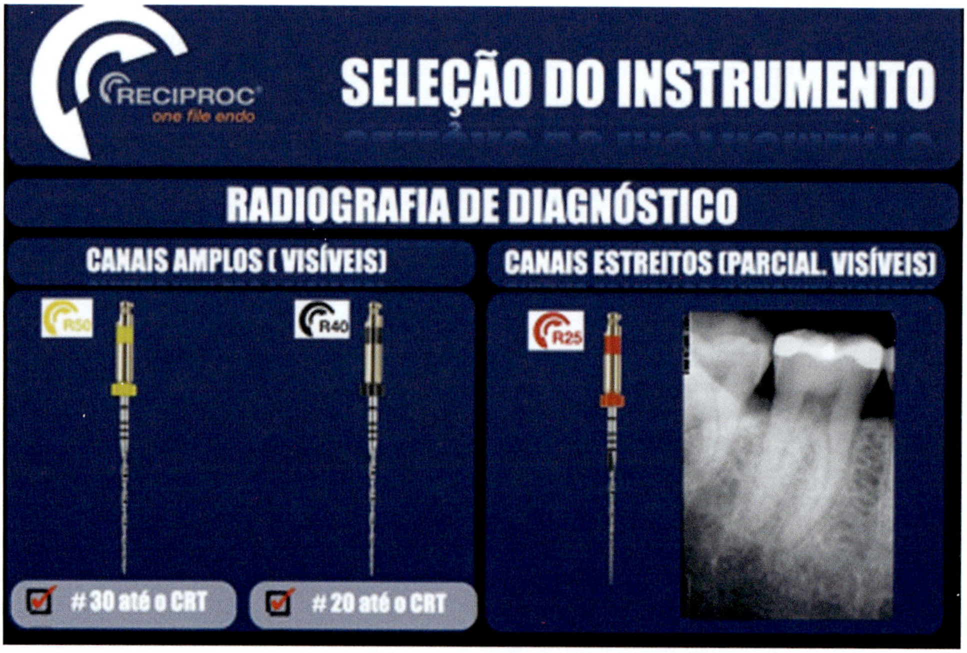

FIGURA 16 Método de seleção do instrumento reciprocante a ser utilizado no início do preparo.
Fonte: elaborada pelos autores.

b) Em seguida, com brocas largo nº 2 ou nº 3 prepara-se a entrada do canal (desgaste compensatório);

c) Faz-se a odontometria e a exploração é complementada com limas tipo K nº 10 e nº 15 até o comprimento real de trabalho (CRT).

2. **Modelagem do canal:**

a) A seleção do instrumento reciprocante leva em conta a anatomia do

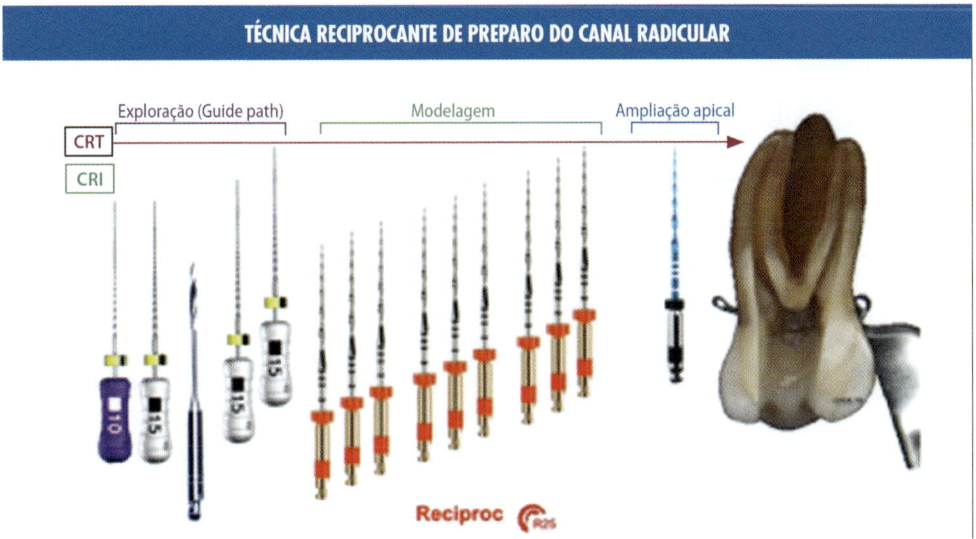

FIGURA 17 Sequência de preparo com instrumento Reciproc®
Fonte: elaborada pelos autores.

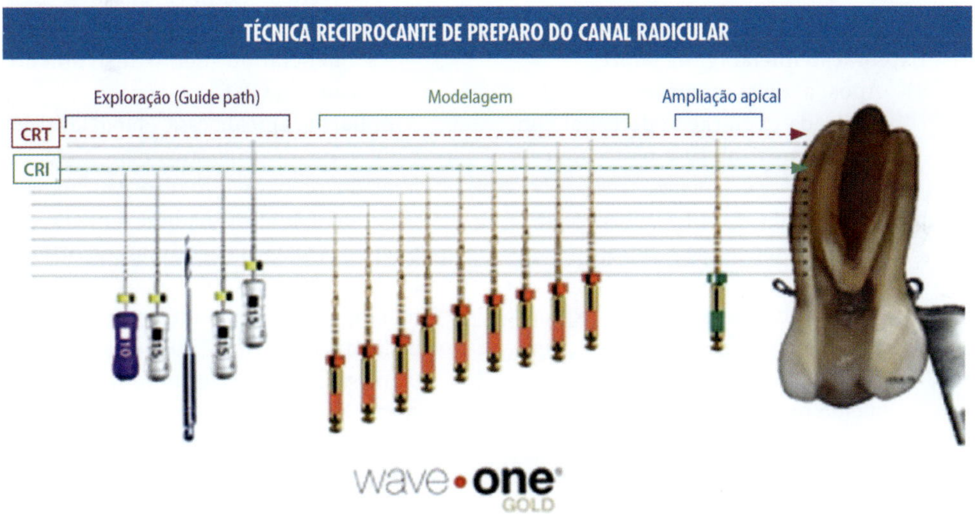

FIGURA 18 Sequência de preparo com instrumento WaveOne Gold®
Fonte: elaborada pelos autores.

canal e seu diâmetro inicial. Para canais curvos e/ou estreitos é utilizado para a modelagem o instrumento WaveOne Gold nº 25. Para canais retos e com diâmetro compatível com o instrumento tipo K nº 20, emprega-se o instrumento WaveOne Gold nº 35. Por sua vez, em canais amplos com diâmetro compatível com o instrumento tipo K nº 30, seleciona-se o instrumento nº 45;

b) A modelagem ocorre por terços com movimentos suaves de penetração e retrocesso do instrumento reciprocante selecionado, sendo que a cada conjunto de três movimentos de bicada (*pecking motion*), a lima é retirada do canal e realiza-se farta irrigação com a substância química auxiliar. Essa manobra será repetida de maneira sequencial até que o instrumento alcance o comprimento real de trabalho (CRT).

3. **Ampliação apical:** esta etapa leva em conta a figura sugestiva para diâmetro final do preparo **(Figura 18)**, criada a partir do diâmetro anatômico médio dos diferentes grupos dentais no terço apical.[1] Por exemplo, em canais mesias de molares inferiores onde empregou-se o instrumento WaveOne Gold nº 25, deve-se complementar a modelagem do terço apical com a WaveOne Gold nº 35.

Limas X1 Blue

1. **Exploração inicial (*glide path*):**
   a) Após a determinação do CRI, é realizada exploração do canal com limas tipo K nº 10 e nº 15 até esse limite;
   b) Em seguida, com brocas largo nº 2 ou nº 3, prepara-se a entrada do canal (desgaste compensatório);
   c) Faz-se a odontometria e a exploração é complementada com limas tipo K nº 10 e nº 15 até o comprimento real de trabalho (CRT).
2. **Modelagem do canal:**
   a) A seleção do instrumento reciprocante leva em conta a anatomia do canal e seu diâmetro inicial. Para canais curvos e/ou estreitos é utilizado para a modelagem o instrumento X1 nº 25.06. Para canais retos e com diâmetro compatível com o instrumento tipo K nº 20, emprega-se o instrumento X1 nº 40.06;
   b) A modelagem ocorre por terços com movimentos suaves de penetração e retrocesso do instrumento reciprocante selecionado, sendo que a cada conjunto de três movimentos de bicada (*pecking motion*), a lima é retirada do canal e realiza-se farta irrigação com a substância química auxiliar. Essa manobra será repetida de maneira sequencial até que o instrumento alcance o CRT.
3. **Ampliação apical:** essa etapa leva em conta o quadro sugestivo para diâmetro final do preparo **(Quadro 3)**, criada a partir do diâmetro anatômico médio dos diferentes grupos dentais no terço apical (1). Por exemplo, em canais mesias de molares inferiores onde empregou-se o instrumento X1 nº 25.06, deve-se complementar a modelagem do terço apical com a X1 nº 40.06.

Informações essenciais para o conhecimento do tema

O preparo biomecânico dos canais radiculares envolve ação mecânica dos instrumentos e ação química e física das soluções irrigantes. A instrumentação consiste em processo que visa a forma e modelagem do canal, por meio do toque e desgaste do maior número possível de paredes enquanto que a ação química das soluções auxiliares juntamente com a ação física da irrigação/inundação/aspiração envolve a introdução de uma ou mais soluções no interior dos canais radiculares, alcançando áreas que não foram preparadas pelos instrumentos mecânicos na busca pela limpeza e desinfecção do canal por meio da redução do contingente bacteriano, remoção do tecido pulpar, restos necróticos e debris.

Para isso, o conhecimento da anatomia interna do SCR é de fundamental importância para planejamento do preparo biomecânico, o qual deve ser realizado de modo individualizado, de acordo com as características anatômicas de cada grupo dental, sendo a escolha e determinação dos protocolos de preparo relacionados ao design e cinemática do instrumento, bem como ao protocolo de irrigação adotado.

REFERÊNCIAS BIBLIOGRÁFICAS

1. Schilder H. Cleaning and shaping the root canal. Dent Clin N Am 1974;18:269-96.
2. West J. Endodontic update 2006. J Esthet Restor Dent 2006;18:280-300.
3. Vera J, Hern EM, Romero M, *et al.* Effect of maintaining apical patency on irrigant penetration into the apical two millimeters of large root canals: an in vivo study. J Endod 2012;38:19-22.
4. Fornari VJ, Silva-Sousa YTC, Vanni LR, Pécora JD, Versiani MA, Sousa-Neto MD. Histological evaluation of the effectiveness of increased apical enlargement for cleaning the apical third of curved canals. Int Endod J 2010;43(11):988-94.
5. Vera J, Siqueira-Jr JF, Ricucci D, Loghin S, Fernandez N, Flores B, Cruz AG. One- versus two-visit endodontic treatment of teeth with apical periodontitis: A histobacteriologic study. J Endod 2012;38(8):1040-52.
6. Aminoshariae A, Kulild J. Master apical file size – smaller or larger: a systematic review of microbial reduction. Int Endod J 2015;48(11):1007-22.
7. Frota MMA, Bernardes RA, Vivan RR, Gomes-Vivacqua N, Duarte MA, Vasconcelos BC. Debris extrusion and foraminal deformation produced by reciprocating instruments made of thermally treated NiTi wires. J Appl Oral Sci 2018;26: Epub Jan 18, 2018. https://doi.org/10.1590/1678-7757-2017-0215.
8. Debelian GJ, Olsen I, Tronstad L. Bacteremia in conjunction with endodontic therapy. Endod Dent Traumat 1995;11(3):142-9.
9. Adorno CG, Yoshioka T, Suda H. Crack initiation on the apical root surface caused by three different nickel-titanium rotary files at different working length. J Endod 2011 Apr;37(4):522-5.
10. Vanni JR, Santos R, Limongi O, Guerisoli DMZ, Capelli A, Pécora JD. Influence of cervical preflaring on determination of apical file size in maxillary molars: SEM anal- ysis. Braz Dent J 2005;16:181-6.
11. Barroso JM, Guerisoli DMZ, Capelli A, Saquy PC, Pécora JD. Influence of cervical preflaring on determination of apical file size in maxillary premolars: SEM analysis. Braz Dent J 2005;16:30-4.
12. Ibelli GS, Barroso JM, Capelli A, Spanó JCE, Pécora JD. Influence of cervical preflar- ing on apical file size determination in maxillary lateral incisors. Braz Dent J 2007;18:102-6.
13. Schimitz MS, Antos R, Capelli A, Jacobovitz M, Spanó JCE, Pécora JD. Influence of Cervical Preflaring on Determination of Apical File Size in Mandibular Molars: SEM Analysis. Braz Dent J 2008;19:245-251.
14. Pécora JD, Capelli A, Guerisoli DMZ, Spanó JCE, Estrela C. Influence of cervical preflaring on apical file size determination. Int Endod J. 2005;38:430-5.
15. Davis RD, DDS, Marshall JG, DMD, Baumgartner JC. Effect of Early Coronal Flaring on Working Length Change in Curved Canals Using Rotary Nickel-Titanium Versus Stainless Steel Instruments. J Endod 2002;28:438-42.
16. Vasconcelos BC, DDS, Bastos LM, Oliveira AS, Bernardes RA, Duarte MAH, Vivacqua-Gomes N, Vivan RR. Changes in Root Canal Length Determined during Mechanical Preparation Stages and Their Relationship with the Accuracy of Root ZX II. J Endod 2016;42:1683-6.
17. Camargo EJ, Zapata RO, Medeiros PL, Bramante CM, Bernardineli N, Garcia RB, Moraes IG, Duarte MAH. Influence of preflaring on the accuracy of length determination with four electronic apex locators. J Endod 2009;35:1300-2.
18. Brito-Júnior M, Camilo CC, Moreira-Júnior G, Pecora JD, Sousa-Neto MD. Effect of pre-flaring and file size on the accuracy of two electronic apex locators. J Appl Oral Sci 2012; 20:538-43.
19. Knowles KI, Hammond NB, Biggs SG, Ibarrola JL. Incidence of instrument separation using LightSpeed rotary instruments. J Endod 2006;32:14-6.
20. Crane, Dale (1997). Dictionary of Aeronautical Terms 3. ed. [S.l.]: Aviation Supplies & Academics. pp. 213 e 241. ISBN 1-56027-287-2.
21. Kumar A, Sarthaj S. Glide path in Endodontics. Cons Dent and Endod J 2017;2(2):48-51.

22. Berutti E, Negro AR, Lendini M, Pasqualini D. Influence of manual preflaring and torque on the failure rate of ProTaper rotary instruments. J Endod 2004;30:228-30.
23. Patino PV, Biedma BM, Liebana CR, *et al.*The influence of a manual glidepathonthe separation rate of NiTi rotary instruments. J Endod 2005;31:114-6.
24. Shen Y, Haapasalo M, Cheung GSP, Peng B. Defects in nickel-titanium instruments after clinical use. Part 1: relationship between observed imperfections and factors leading to such defects in a cohort study. J Endod 2009;35:129-32.
25. Walsch H. The hybrid concept of nickel-titanium rotary instrumentation. Dent Clin North Am 2004;48:183-202.
26. West JD. The endodontic glidepath: "secret to rotary safety." Dent Today 2010;29(9):86-88, 90-93.
27. Cantatore G, Berutti E, Castellucci A. The pathfiles: a new series of rotary nickel titanium instruments for mechanical pre-flaring and creating the glide path. Oral Health 2010;100:66-8.
28. Jonker C, Van ver Vyver P, De Wet F. The influence of glide path preparation on the failure rate of WaveOne reciprocating instruments. SADJ 2014;69:266-9.
29. Paleker F, Van der Vyver PJ. Glide path enlargement of mandibular molar canals by using K-files, the Proglider File, and G-Files: a comparative study of the preparation times. J Endod 2017;43:6091-2.
30. Vorster M, Van der Vyver PJ, Paleker F. Influence of Glide Path Preparation on the Canal Shaping Times of WaveOne Gold in Curved Mandibular Molar Canals. J Endod 2018;44:853-5.
31. Plotino G, Nagendrababu V, Bukiet F, DDS, Grande NM, Veettil SK, De-Deus G, Ahmed HMA. Influence of Negotiation, Glide Path, and Preflaring Procedures on Root Canal Shaping — Terminology, Basic Concepts, and a Systematic Review. J Endod 2020;46:707-29.
32. Gunes B, Yeter KY. Effects of Different Glide Path Files on Apical Debris Extrusion in Curved Root Canals. J Endod 2018;44:1191-4.
33. Paleker F, Van der Vyver PJ. Glide Path Enlargement of Mandibular Molar Canals by Using K-files, the ProGlider File, and G-Files: A Comparative Study of the Preparation Times. J Endod 2017;43:609-12.
34. Pasqualini D, Mollo L, Scotti N, Cantatore G, Castellucci A, Migliaretti G, Berutti E. Postoperative Pain after Manual and Mechanical Glide Path: A Randomized Clinical Trial. J Endod 2012;38:32-6.
35. Vivan RR, Alcalde MP, Candeiro G, Gavini G, Caldeira CL, Duarte MAH. Torsional fatigue strength of reciprocating and rotary pathfinding instruments manufactured from different NiTi alloys. Braz Oral Res 2020;1-7.
36. Alcalde MP, Duarte, MAH, Bramante CM, Tanomaru-Filho M, Vasconcelos BC, Só MVR, Vivan RR Torsional fatigue resistance of pathfinding instruments manufactured from several NiTi alloys. Int Endod J 2018;51:697-704.
37. Buchanan LS. Management of the curved rootcanal. J Calif Dent Assoc 1989;17:40-7.
38. Lambrianidis T. Ledging and blockage of root canals during canal preparation: causes, recognition, prevention, management, and outcomes. Endod Topics 2009;15:56-74.
39. Hargreaves KM, Cohen S, Berman LH. Cohen's Pathways of the Pulp. 10th ed. St Louis, MO: Mosby Elsevier; 2011.
40. American Association of Endodontists. Glossary of Endodontic Terms. 9th ed. Chicago: American Association of Endodontists; 2019.
41. Vasconcelos BCD, Verissimo Chaves RD, Vivacqua-Gomes N, *et al.* Ex vivo evaluation of the accuracy of electronic foramen locators in root canals with an obstructed apical foramen. J Endod 2015;41:1551-4.
42. Abdelsalam N, Hashem N. Impact of Apical Patency on Accuracy of Electronic Apex Locators: In Vitro Study. J Endod 2020;46:509-14.
43. Arora M, Sangwan P, Tewari S, *et al.* Effect of maintaining apical patency on endodontic pain in posterior teeth with pulp necrosis and apical periodontitis: a randomized controlled trial. Int Endod J 2016;49:317-24.
44. Abdulrab S, Rodrigues JC, Al-Maweri SA, Halboub E, BDS, MSc, Alqutaibi AY, Alhadainy H. Effect of Apical Patency on Postoperative Pain: A Meta-analysis. J Endod 2018;44:1467-73.
45. Abou-Rass M, Frank AL, Glick DH. The anticurvature filing method to prepare the curved root canal. J Am Dent Assoc 1980;101:792-4.
46. Amaral ROJF, Leonardi DP, Gabardo MCL, PhD, Coelho BS, Oliveira KV, Baratto-Filho F. Influence of Cervical and Apical Enlargement Associated with the WaveOne System on the Transportation and Centralization of Endodontic Preparations. J Endod 2016;42:626-31.
47. Ehrhardt IC, DDS, MSc, Zuolo ML, Cunha RS, De Martin AS, Kherlakian D, Carvalho MCC, Bueno CES. Assessment of the Separation Incidence of Mtwo Files Used with Preflaring: Prospective Clinical Study. J Endod 2012;38:1078-81.
48. Borges AH, Pereira TM, Porto AN, Estrela CRA, Pedro FLM, Aranha AMF, Guedes AO. The Influence of Cervical Preflaring on the Amount of Apically Extruded Debris after Root Canal Preparation Using Different Instrumentation Systems. J Endod 2016;42:465-9.
49. Flores CB, Montagner F, Gomes BPFA, Dotto GN, Schmitz MS. Comparative Assessment of the Effects of Gates-Glidden, Largo, LA-Axxess, and New Brazilian Drill CPdrill on Coronal Pre-enlargement: Cone-beam Computed Tomographic Analysis. J Endod 2014;40:571-4.
50. Sanfelice CM, Costa FB, Só MVR, PhD, Vier-Pelisser F, PhD, Bier CAS, Grecca FS. Effects of Four Instruments on Coronal Pre-enlargement by Using Cone Beam Computed Tomography. J Endod 2010; 36:858-61.
51. Tennert C, Herbert J, Altenburger MJ, Wrbas KT. The Effect of Cervical Preflaring Using Different Rotary Nickel-Titanium Systems on the Accuracy of Apical File Size Determination. J Endod 2010;36(10),1669-1672.
52. Duarte MAH, Bernarde RA, Ordinola-Zapata R, Vasconcelos BC, Bramanete CM, Moraes IG. Effects of Gates-Glidden, LAAxxess and Orifice Shaper Burs on the Cervical Dentin Thickness and Root Canal Area of Mandibular Molars. Braz Dent J 2011;22:28-31.
53. Silva PB, Duarte SF, Alcalde MP, Duarte MAH, Vivan RR, Rosa RA, Só MVR, Nascimento AL Influence of cervical preflaring and root canal preparation on the fracture resistance of endodontically treated teeth. BMC Oral Health 2020;20:1-7 https://doi.org/10.1186/s12903-020-1050-8.
54. Bürklein S, Hinschitza K, Dammaschke T, Schäfer E. Shaping ability and cleaning effectiveness of two single-file systems in severely curved root canals of extracted teeth: Reciproc and WaveOne versus Mtwo and ProTaper. Int Endod J 2012;45(5):449-461. doi:10.1111/j.1365-2591.2011.01996.x.
55. Stern S, Patel S, Foschi F, Sherriff M, Mannocci F. Changes in centring and shaping ability using three nickel-titanium instrumentation techniques analysed by micro-computed tomography (μCT). Int Endod J 2012;45(6):514-523. doi:10.1111/j.1365-2591.2011.02004.x.
56. Ruddle CJ, Machtou P, West JD. The shaping movement: fifth-generation technology. Dent Today 2013;32(4):94,96-99. http://www.ncbi.nlm.nih.gov/pubmed/23659098.
57. Hwang Y-H, Bae K-S, Baek S-H, *et al.* Shaping Ability of the Conventional Nickel-Titanium and Reciprocating Nickel-Titanium File Systems: A Comparative Study Using Micro–Computed Tomography. J Endod 2014;40(8):1186-1189. doi:10.1016/j.joen.2013.12.032.
58. Muhaxheri E, Hoxha V, Görduysus Ö, *et al.* Evaluation of Root Canal Preparation Using Rotary System and Hand Instruments Assessed by Micro-Computed Tomography. Med Sci Monit Basic Res 2015;21:123. doi:10.12659/MSMBR.893950.
59. Coelho BS, Amaral ROJF do, Leonardi DP, *et al.* Performance of Three Single Instrument Systems in the Preparation of Long Oval Canals. Braz Dent J 2016;27(2):217-222. doi:10.1590/0103-6440201302449.
60. Yang Y, Shen Y, Ma J, Cao Y, Haapasalo M. A Micro-Computed Tomographic Assessment of the Influence of Operator's Experience on the Quality of WaveOne Instru-

mentation. J Endod 2016;42(8):1258-1262. doi:10.1016/j.joen.2016.04.020.

61. Jardine AP, Rosa RA da, Santini MF, Zaccara IM, Só MVR, Kopper PMP. Shaping ability of rotatory or reciprocating instruments in curved canals: a micro-computed tomographic study. Braz Oral Res 2016;30(1). doi:10.1590/1807-3107BOR-2016.vol30.0086.
62. Brasil SC, Marceliano-Alves MF, Marques ML, *et al.* Canal Transportation, Unprepared Areas, and Dentin Removal after Preparation with BT-RaCe and ProTaper Next Systems. J Endod 2017;43(10):1683-1687. doi:10.1016/j.joen.2017.04.012.
63. Espir CG, Nascimento-Mendes CA, Guerreiro-Tanomaru JM, Freire LG, Gavini G, Tanomaru-Filho M. Counterclockwise or clockwise reciprocating motion for oval root canal preparation: a micro-CT analysis. Int Endod J 2018;51(5):541-548. doi:10.1111/iej.12776.
64. Sousa-Neto MD, Silva-Sousa YC, Mazzi-Chaves JF, Carvalho KKT, Barbosa AFS, Versiani MA, Jacobs R, Leoni GB. Root canal preparation using micro-computed tomography analysis: a literature review. Braz Oral Res 2018;32(suppl 1):e66. doi: 10.1590/1807-3107bor-2018.vol32.0066.
65. Wu MK, A R'oris A, Barkis D, Wesselink P. Prevalence and extent of long oval canals in the apical third. Oral Surg Oral Med Oral Pathol Oral Radiol Endod 2000; 89(6):739-43.
66. Card SJ, Sigurdsson A, Orstavik D, Trope M. The effectiveness of increased apical enlargement in reducing intracanal bacteria. J Endod 2002;28(11):779-83. doi: 10.1097/00004770-200211000-00008.
67. Gambill JM, Alder M, del Rio CE. Comparison of nickel-titanium and stainless steel hand-file instrumentation using computed tomography. J Endod 1996;22(7):369-375. doi:10.1016/S0099-2399(96)80221-4.
68. Shah DY, Wadekar SI, Dadpe AM, Jadhav GR, Choudhary LJ, Kalra DD. Canal transportation and centering ability of protaper and self-adjusting file system in long oval canals: An ex-vivo cone-beam computed tomography analysis. J Conserv Dent 2017;20(2):105-109. doi:10.4103/0972-0707.212234.
69. Versiani MA, Pécora JD, de Sousa-Neto MD. Flat-oval root canal preparation with self-adjusting file instrument: a micro-computed tomography study. J Endod 2011;37(7):1002-1007. doi:10.1016/j.joen.2011.03.017.
70. Versiani MA, Carvalho KKT, Mazzi-Chaves JF, Sousa-Neto MD. Micro–computed Tomographic Evaluation of the Shaping Ability of XP-endo Shaper, iRaCe, and EdgeFile Systems in Long Oval-shaped Canals. J Endod 2017; 44(3):489-495. doi: 10.1016/j.joen.2017.09.008.
71. Hübscher W, Barbakow F, Peters OA. Root canal preparation with FlexMaster: asessment of torque and force in relation to canal anatomy. Int Endod J 2003;36(12):883-890. http://www.ncbi.nlm.nih.gov/pubmed/14641429.
72. Peters OA, Peters CI, Schönenberger K, Barbakow F. ProTaper rotary root canal preparation: effects of canal anatomy on final shape analysed by micro CT. Int Endod J 2003;36(2):86-92. http://www.ncbi.nlm.nih.gov/pubmed/12657151.
73. Yared G. Canal preparation using only one Ni-Ti rotary instrument: preliminary observations. Int Endod J 2008;41(4):339-344. doi:10.1111/j.1365-2591.2007.01351.x.
74. Metzger Z, Teperovich E, Zary R, Cohen R, Hof R. The self-adjusting file (SAF). Part 1: respecting the root canal anatomy-a new concept of endodontic files and its implementation. J Endod 2010;36(4):679-690. doi:10.1016/j.joen.2009.12.036.
75. Gagliardi J, Versiani MA, de Sousa-Neto MD, Plazas-Garzon A, Basrani B. Evaluation of the Shaping Characteristics of ProTaper Gold, ProTaper NEXT, and ProTaper Universal in Curved Canals. J Endod 2015;41(10):1718-1724. doi:10.1016/j.joen.2015.07.009.
76. De-Deus G, Silva EJNL, Vieira VTL, *et al.* Blue Thermomechanical Treatment Optimizes Fatigue Resistance and Flexibility of the Reciproc Files. J Endod 2017;43(3):462-466. doi:10.1016/j.joen.2016.10.039.
77. Lacerda MFLS, Marceliano-Alves MF, Pérez AR, *et al.* Cleaning and Shaping Oval Canals with 3 Instrumentation Systems: A Correlative Micro-computed Tomographic and Histologic Study. J Endod 2017;43(11):1878-1884. doi:10.1016/j.joen.2017.06.032.
78. Zuolo ML, Zaia AA, Belladonna FG, *et al.* Micro-CT assessment of the shaping ability of four root canal instrumentation systems in oval-shaped canals. Int Endod J July 2017. doi:10.1111/iej.12810.
79. Gutmann JL, Gao Y. Alteration in the inherent metallic and surface properties of nickel-titanium root canal instruments to enhance performance, durability and safety: a focused review. Int Endod J 2012;45(2):113-128. doi:10.1111/j.1365-2591.2011.01957.x.
80. Pedullà E, Plotino G, Grande NM, *et al.* Shaping ability of two nickel–titanium instruments activated by continuous rotation or adaptive motion: a micro-computed tomography study. Clin Oral Investig 2016;20(8):2227-2233. doi:10.1007/s00784-016-1732-4.
81. Azim AA, Piasecki L, da Silva Neto UX, Cruz ATG, Azim KA. XP Shaper, a novel adaptive core rotary instrument: Micro-computed tomographic analysis of its shaping abilities. J Endod 2017;43(9):1532-8. doi:10.1016/j.joen.2017.04.022.
82. Bayram HM, Bayram E, Ocak M, Uzuner MB, Geneci F, Celik HH. Micro-computed tomographic evaluation of dentinal microcrack formation after using new heat-treated nickel-titanium systems. J Endod 2017;43(10):1736-9. doi:10.1016/j.joen.2017.05.024.
83. Topçuoğlu HS, Topçuoğlu G. Cyclic fatigue resistance of Reciproc Blue and Reciproc Files in an S-shaped canal. J Endod 2017;43(10):1679-82. doi:10.1016/j.joen.2017.04.009.
84. Torabinejad M. Passive step-back technique. Oral Surg Oral Med Oral Pathol 1994;77(4):398-401. doi: 10.1016/0030-4220(94)90203-8.
85. Grossman LI, Oliet S, Del Rio CE. Endodontic practice. Philadelphia: W.B. Saunders; 1988.
86. Mullaney TP. Intrumentation of finely curved canals. Dent Clin North Am 1979;23(4):575-92.
87. Walton RE. Principles and Practice of Endodontics. 3rd ed. Philadelphia: W. B. Saunders; 2002.
88. Lopes HP, Elias CN, Vieira MV, Siqueira JR JF, Mangelli M, Lopes WS, *et al.* Fatigue life of reciproc and Mtwo instruments subjected to static and dynamic tests. J Endod 2013;39(5):693-6.

16 Soluções Irrigantes e Sistemas de Irrigação

Giulio Gavini • Marco Antonio Hungaro Duarte • Carlos Estrela • Flares Baratto-Filho • Manoel Damião Sousa-Neto

SÍNTESE DO CAPÍTULO

O preparo biomecânico do sistema de canais radiculares envolve a limpeza, desinfecção e modelagem do canal, favorecendo a obturação tridimensional. Assim, para alcançar esses objetivos, o uso de soluções irrigantes auxiliares torna-se fundamental na remoção de microrganismos e dos seus subprodutos gerados durante a instrumentação, principalmente nas áreas de desafios anatômicos em que o toque do instrumento não é capaz de promover adequada limpeza e desinfecção.

INTRODUÇÃO

Durante a etapa de preparo químico-cirúrgico do canal radicular, para alcançar os objetivos de modelagem, limpeza e descontaminação é necessário o emprego conjunto de meios químicos, físicos e mecânicos, que compõem uma tríade indivisível.

A modelagem consiste na obtenção de um canal cirúrgico a partir do canal anatômico, enquanto que a limpeza está associada à remoção de restos orgânicos e inorgânicos presentes no interior do canal e a descontaminação e eliminação dos microrganismos e seus subprodutos.

Com a introdução das técnicas automatizadas de preparo, a modelagem tem sido realizada em tempo extremamente curto, o que pode afetar a limpeza e a desinfecção do sistema de canais radiculares ao diminuir o tempo de contato e ação das soluções irrigantes (**Figura 1**). Outro aspecto que deve ser ressaltado é o percentual de paredes dentinárias tocadas durante o preparo e que, normalmente, não ultrapassa 60%, independente da técnica ou do instrumento endodôntico empregados. Assim sendo, é preciso que fique claro que independente do tempo dispendido para a obtenção do canal cirúrgico, as substâncias químicas devem ser empregadas em volume e tempo adequados para que a sanificação do sistema de canais radiculares seja alcançada.

A eficiência da irrigação do sistema de canais radiculares depende de vários fatores, como:

- **Anatomia dos canais:** quanto mais curvo e estreito for o conduto radicular, menos eficiente será a irrigação;
- **Modelagem obtida:** a obtenção de um diâmetro apical e de uma conicidade adequadas tornam a irrigação mais eficiente;
- **Solução irrigadora empregada:** a natureza química da solução irrigadora, o volume empregado e o tempo de contato são determinantes para a sanificação;
- **Método de irrigação utilizado**.

As soluções irrigadoras utilizadas durante o tratamento endodôntico, idealmente, deveriam possuir as seguintes propriedades fisico-químicas e biológicas:

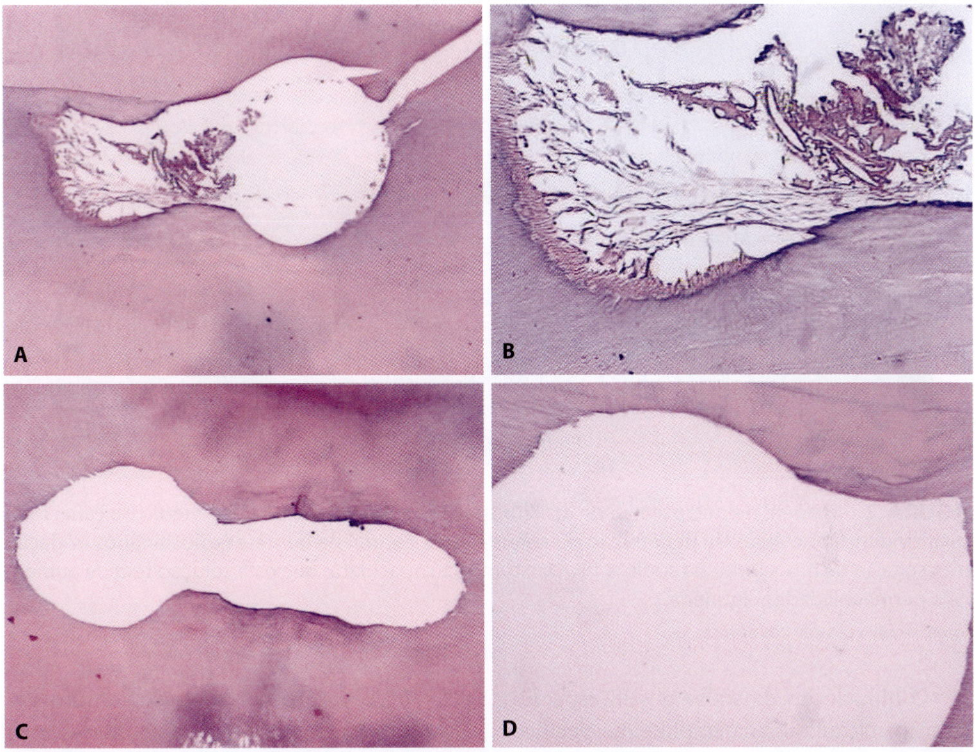

FIGURA 1 Fotomicrografias de cortes histológicos com coloração de hematoxilina e eosina do terço médio do canal radicular de incisivo inferior imediatamente após o preparo biomecânico em aumento de 40x (A) e em aumento de 100x (B) evidenciando a presença de resíduos nas paredes do canal radicular. Em (C e D), aumentos de 40X e 100x respectivamente, é possível observar que após o uso de soluções auxiliares (NaOCl a 1%), há redução dos resíduos dentinários gerados durante o preparo biomecânico.

Fonte: arquivo pessoal dos autores.

- Ação antimicrobiana frente a microrganismos anaeróbios facultativos e estritos, organizados em biofilme;
- Capacidade de dissolução de matéria orgânica;
- Prevenir a formação ou auxiliar na remoção dos debris dentinários (*hard tissue debris*) e do magma dentinário (*smear layer*);
- Promover o aumento da permeabilidade dentinária (**Figura 2**);
- Molhabilidade, que é a propriedade de se espalhar rapidamente por toda a superfície;
- Ação lubrificante, a fim de facilitar a ação dos instrumentos;
- Biocompatibilidade tecidual.

Nenhuma substância química é dotada de todas essas características, o que obriga o emprego de diferentes soluções ou até mesmo associação de fármacos.

AGENTES ANTIMICROBIANOS

Hipoclorito de sódio

A solução aquosa de hipoclorito de sódio é uma base forte clorada, classificada como composto halogenado, sendo que sua atividade antimicrobiana, capacidade de dissolução tecidual, baixo custo, facilidade de aquisição e boa meia-vida tornaram-na a solução irrigante mais utilizada em Endodontia.

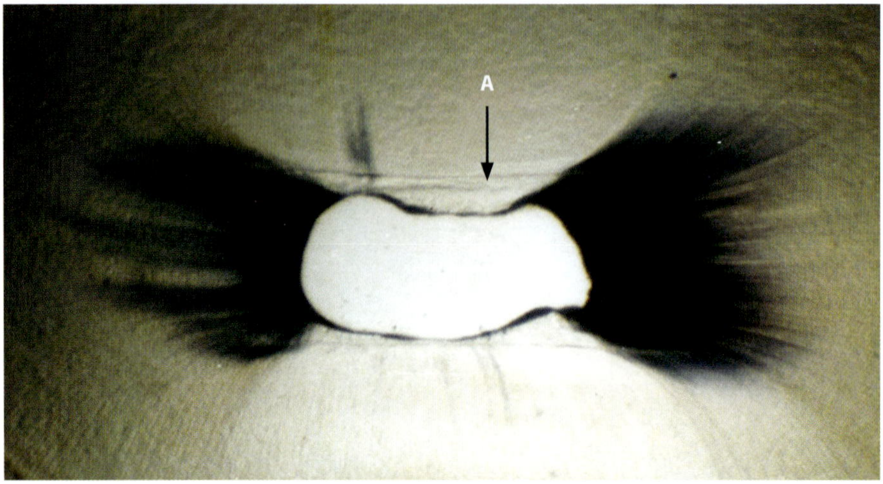

FIGURA 2 Imagem de microscopia de luz (20x) da seção transversal do terço médio do canal radicular evidenciando áreas de penetração do corante (área escura) na dentina radicular após irrigação com solução de hipoclorito de sódio a 1%, mostrando a capacidade que esta solução tem de aumentar a permeabilidade dentinária.

Fonte: arquivo pessoal dos autores.

O hipoclorito de sódio possui espectro de ação antimicrobiana amplo e inespecífico e seu elevado poder de dissolução tecidual possibilita a remoção de restos pulpares vivos ou necróticos **(Figura 3)**.

O hipoclorito de sódio apresenta um balanço dinâmico que foi descrito em um estudo[1] e foi demonstrado pela seguinte equação:

$$NaOCl + H_2O \leftrightarrow NaOH + HOCl \leftrightarrow Na^+ + OH^- + H^+ + OCl^-$$

A capacidade solvente de matéria orgânica e gordura do hipoclorito de sódio está associada à liberação do hidróxido de sódio por meio das reações de saponificação e neutralização dos aminoácidos.[2]

Quando em contato com a matéria orgânica, o hipoclorito de sódio apresenta as seguintes reações:[1-3]

Reação de saponificação:

$$\underset{\text{Ácido graxo}}{R-\overset{\overset{\large O}{\|}}{C}-O-R} + \underset{\text{Hidróxido de sódio}}{NaOH} \leftrightarrow \underset{\text{Sabão}}{R-\overset{\overset{\large O}{\|}}{C}-O-Na} + \underset{\text{Glicerol}}{R-OH}$$

Na reação de saponificação, o hidróxido de sódio liberado degrada os ácidos graxos transformando-os em sabão e glicerol, reduzindo a tensão superficial da solução.[1-5]

Reação de neutralização:

$$\underset{\text{Aminoácido}}{R-\overset{\overset{\large H}{|}}{\underset{\underset{\large NH_2}{|}}{C}}-O-\overset{\overset{\large O}{//}}{\underset{\large OH}{C}}} + NaOH \leftrightarrow \underset{\text{Sal}}{R-\overset{\overset{\large H}{|}}{\underset{\underset{\large NH_2}{|}}{C}}-O-\overset{\overset{\large O}{//}}{\underset{\large ONa}{C}}} + \underset{\text{Água}}{H_2O}$$

Aminoácido — Hidróxido de sódio — Sal — Água

Já na reação de neutralização de aminoácidos, a cadeia proteica é quebrada, ocorrendo a liberação dos aminoácidos e a formação de sal e água.[6]

A solução, ao entrar em contato com matéria orgânica, dá início ao processo de degradação, formando ácido hipocloroso e hidróxido de sódio:

$$NaClO + H_2O \rightarrow HClO + NaOH$$

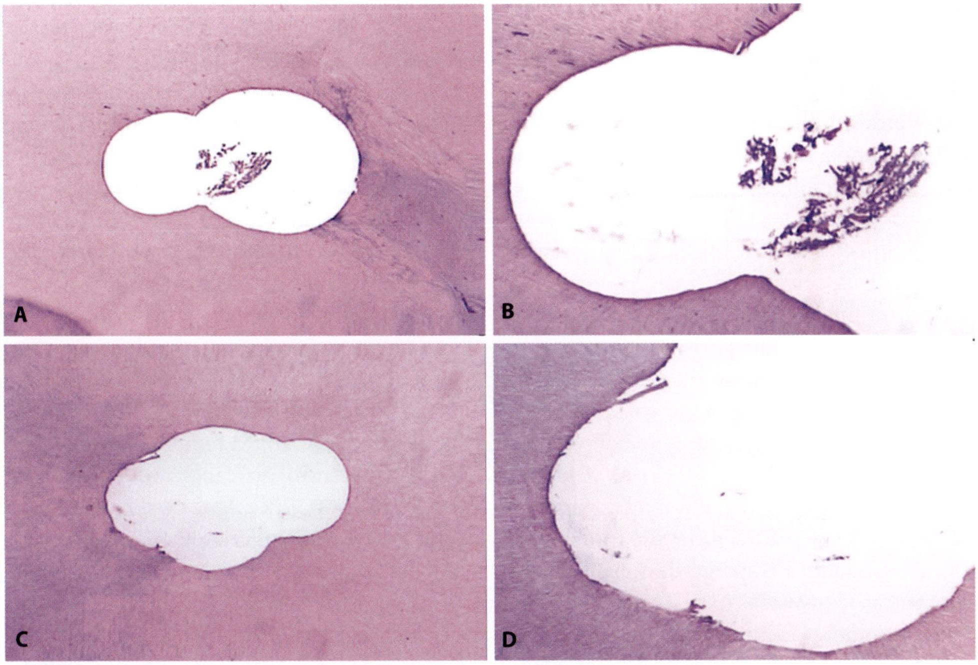

FIGURA 3 Fotomicrografias de cortes histológicos com coloração de hematoxilina e eosina do terço cervical do canal radicular antes e após o uso de solução de hipoclorito de sódio a 1%. (A) Corte histológico com 40x de aumento, em que se observa a presença de debris dentinários no interior dos canais radiculares gerados durante o preparo biomecânico antes do uso de solução de hipoclorito de sódio a 1%. (B) Corte histológico em aumento de 100x evidenciando os debris dentinários. (C) Corte histológico com 40x de aumento após irrigação com solução de hipoclorito de sódio a 1%, em que se observa a capacidade de dissolução tecidual e remoção de debris do interior do canal radicular, principalmente das áreas polares e de achatamento. (D) Corte histológico em aumento de 100x evidenciando a limpeza das áreas polares e de achatamento após irrigação com solução de hipoclorito de sódio a 1%.

Fonte: arquivo pessoal dos autores.

Reação de cloraminação:

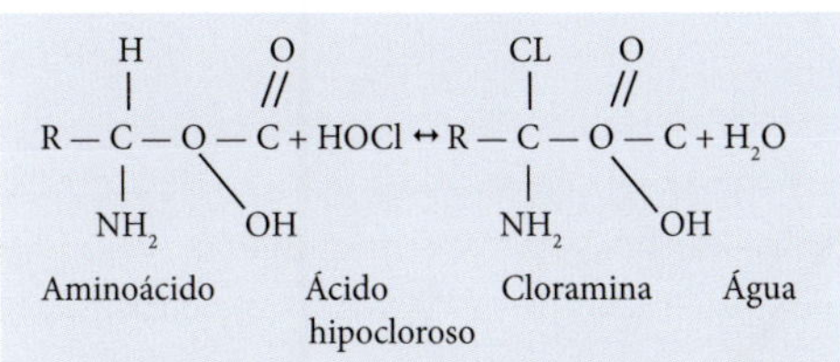

Na reação de cloraminação entre o cloro e o grupo amino (NH) forma as clorominas que interferem no metabolismo celular. O cloro (oxidante forte) apresenta ação antimicrobiana inibindo enzimas bacterianas que levam a uma oxidação irreversível dos grupos sulfidrila presentes em enzimas bacterianas essenciais.[7]

A atividade antimicrobiana do hipoclorito de sódio com base no pH alcalino é semelhante ao mecanismo de ação do hidróxido de cálcio. O pH elevado interfere na integridade da membrana citoplasmática das bactérias, ocorrendo inibição enzimática, alterações na biossíntese do metabolismo celular e a degradação fosfolipídica observada na perodixidação lipídica.[7]

Porém, um dos principais responsáveis pela atividade bactericida do hipoclorito de sódio é o ácido hipocloroso, sendo responsável pela liberação de cloro na forma de íons clorito e promovendo a degradação e hidrolise dos aminoácidos.

$$HCLO \rightarrow H^+ + OCl^-$$

Entretanto, no pH alcalino a produção de ácido hipocloroso é baixa, sendo maior na medida que o pH é reduzido **Figura 4**.[8]

A efetividade da solução de hipoclorito de sódio quanto à dissolução de tecido orgânico e ação antimicrobiana depende do volume e do tempo de contato. Quanto maior for a concentração de cloro ativo, mais rápida será sua capacidade de solvência de matéria orgânica e a ação antimicrobiana.[9] Contudo, as soluções de hipoclorito de sódio podem exercer o mesmo papel e obter resultados equivalentes no aspecto microbiológico ao se trabalhar com valores de pH determinados, maior volume e tempo de contato.[10] O hipoclorito de sódio dissolve mais rapidamente a matéria orgânica se estiver em pH mais elevado, próximo a 11, dispensando o emprego de soluções com concentrações elevadas (5%). As trocas sucessivas da solução de hipoclorito potencializam a ação solvente sobre tecidos necróticos e biofilme microbiano.[9]

Entretanto, quando a solução de hipoclorito de sódio entra em contato com o tecido orgânico e debris dentinários há uma redução do pH e um consumo maior da cloramina, reduzindo o seu poder de dissolução, e quanto maior a quantidade de debris dentinários, mais rápido é o consumo da cloramina, porém ainda mantém uma ação antimicrobiana.[11]

O hipoclorito de sódio no pH ácido produz maior quantidade de ácido hipocloroso, que confere maior ação antimicrobiana, conforme observado em alguns estudos.[12,13]

Com relação ao efeito da temperatura, o aquecimento do hipoclorito de sódio pode aumentar sua reatividade e ação antimicrobiana. Entretanto, esse efeito ocorre quando o hipoclorito apresenta a temperatura de 45 °C ou maior dentro do canal radicular.[14,15] Na temperatura de 37 °C, a sua capacidade de dissolução e a ação antimicrobiana não aumentam em relação à temperatura de 20 °C.

Assim, para uma eficiência na limpeza e ação antisséptica do hipoclorito de sódio, recomenda-se a utilização de um volume acima de 40 ml de solução de hipoclorito de sódio em pH entre 9 e 11 por canal radicular durante o preparo químico-cirúrgico, que deve ser sempre armazenada em vidro âmbar

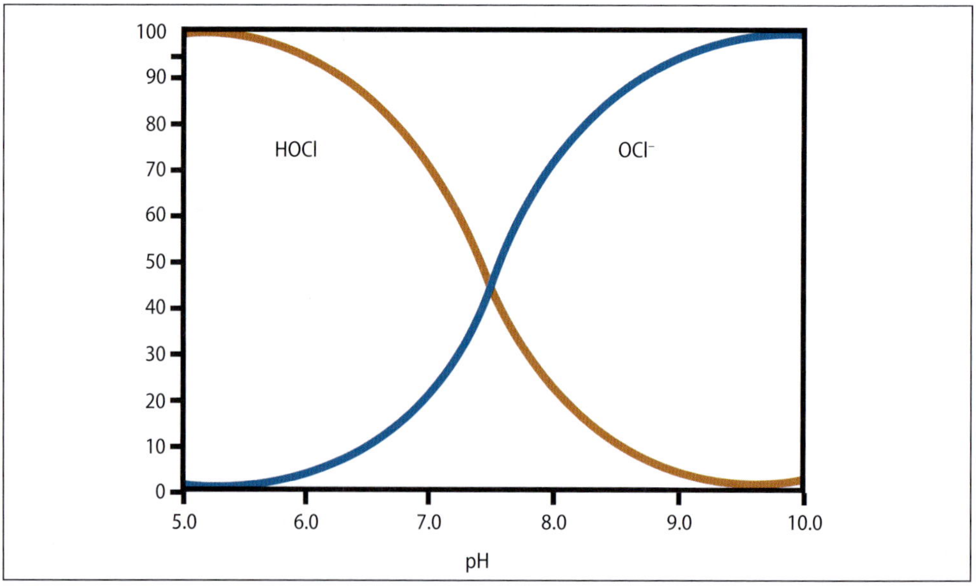

FIGURA 4 Porcentagem de clorina livre em função do pH.
Fonte: elaborada pelos autores.

ou em plástico que não permita a passagem da luz para o seu interior e mantida sob refrigeração. Nestas condições, o hipoclorito de sódio consegue aliar adequada ação bactericida e de solvência tecidual à boa biocompatibilidade pelos tecidos periapicais.

Associação de fármacos

A ideia de associar irrigantes para potencializar seus efeitos surgem com Grossman, em 1943, que propôs o emprego conjunto de hipoclorito de sódio a 5% e peróxido de hidrogênio a 3%, ocorrendo intensa efervescência com liberação de oxigênio nascente.[1]

Na década de 1960, surgiram associações de fármacos que apresentavam na sua formulação o peróxido de ureia que, ao reagir com hipoclorito de sódio, produz reação de efervescência semelhante à observada na reação de Grossman, com liberação de oxigênio nascente.

Stewart *et al*,[16] em 1969, lançou o creme RC-PREP® composto por: Carbowax® 75%, peróxido de ureia 10% e ácido etilenodiaminotetracético (EDTA) 15%, que confere à associação ação quelante sobre o cálcio da dentina radicular, aumentando a permeabilidade dentinária. Após a colocação desse creme no interior do canal radicular, goteja-se a solução de hipoclorito de sódio a 5% e realiza-se a instrumentação.[2]

Inspirados nesse creme, Paiva e Antoniazzi lançaram, no início dos anos 1970, o creme de Endo PTC®, que tem na sua formulação: Carbowax® 75%, peróxido de ureia 10% e Tween® 80 15%. O creme é utilizado com o hipoclorito de sódio a 1%, que reage com o peróxido de ureia liberando oxigênio molecular singlete, sendo extremamente bactericida. O Carbowax® com peso molecular 1200 é o veículo da fórmula. Ele é uma substância graxa dotada de capacidade detergente que atua como um lubrificante e protetor tecidual, além de tornar a reação entre o peróxido de ureia e o hipoclorito de sódio lenta e gradual, com produção de microbolhas, em um processo de efervescência contínuo e duradouro que, por ação mecânica, elimina do canal radicular restos dentinários, matéria orgânica, bactérias e seus subprodutos. O Tween® 80 é um detergente neutro que auxiliará na limpeza, além de promover aumento da permeabilidade dentinária, potencializando a ação antimicrobiana.

Nos anos 2000 foi feita uma alteração na formulação original deste creme, substituindo-se o Carbowax® por outro com peso molecular 400, dando origem ao Endo PTC® Leve (Tabela 1). Essa modificação eliminou o aspecto gorduroso do creme original e diminuiu consideravelmente sua viscosidade, aumentando seu escoamento sem afetar a ação lubrificante, a atividade antimicrobiana e o efeito sobre a permeabilidade dentinária. E também deve ser empregado em associação com o hipoclorito de sódio a 1%, constatando-se grande liberação de oxigênio molecular singlete.

Associações mais recentes com quelantes que não interferem no pH do mesmo têm sido propostas. Os quelantes que estão sendo propostos são o ácido etidrônico e o EDTA tetrassódico, que são ácidos fracos e que apresentam o pH alcalino. Estudos demonstraram que uma mistura contendo hipoclorito de sódio a 2,5% e ácido etidrônico a 9% reduziu o acúmulo de debris dentro do istmo de molares inferiores. Essa associação não interferiu na dissolução tecidual, na produção de cloramina, e ainda favoreceu melhor remoção de *smear layer*,[15,17] e quando aquecida tem sua reatividade aumentada.[17] Entretanto, a associação com EDTA tetrassódico, embora não interfira na dissolução tecidual e favoreça a remoção da *smear layer*, quando aquecida, não tem sua reatividade aumentada.[15] A associação do hipoclorito de sódio com ácido etidrônico a 9% foi lançada recentemente no mercado europeu com o nome de Dual Rinse®.

Clorexidina

A clorexidina é um agente antimicrobiano incolor e inodoro eficaz contra um grande número de bactérias Gram-positivas e Gram-negativas muito empregado no controle químico do biofilme bacteriano da cavidade oral,

TABELA 1 Formulação dos principais cremes utilizados no pqc em associação com hiploclorito de sódio.

RC-PREP®		Endo PTC®		Endo PTC® LEVE	
Carbowax® 1200 pm	75%	Carbowax® 1200 pm	75%	Carbowax® 400 pm	75%
Peróxido de ureia	10%	Peróxido de ureia	10%	Peróxido de ureia	10%
EDTA	15%	EDTA	15%	EDTA	15%

Fonte: elaborada pelos autores.

em soluções aquosas cuja concentração varia entre 0,1% e 0,2%. Na Endodontia é utilizado na concentração de 2%, em solução aquosa ou na forma de gel, tendo como veículo o natrosol. O ótimo da sua atividade antimicrobiana ocorre em pH entre 5,5 e 7. Sua molécula catiônica é atraída pela superfície bacteriana aniônica, ligando-se à membrana citoplasmática e promovendo sua ruptura, levando à precipitação de seu conteúdo, resultado da reação da clorexidina com os compostos fosfatados.

A substantividade é outra propriedade apresentada pela clorexidina, e caracteriza-se por uma ação antimicrobiana residual associada à lenta liberação das moléculas ligadas à hidroxiapatita e à porção orgânica da dentina. Entretanto, observa-se que a clorexidina não possui efeito de dissolução tecidual (**Figura 5**).

O espectro de ação do hipoclorito de sódio e da clorexidina é semelhante; contudo, não promove a degradação de matéria orgânica e não desorganiza o biofilme.

O uso associado ao hipoclorito de sódio produz subprodutos insolúveis que causam alteração cromática da dentina e diminuição da sua permeabilidade pela formação de *smear layer* químico. A paracloroanilina é um dos produtos formados pela hidrólise da clorexidina, sendo citotóxica principalmente para as células do sistema hematopoético. Quando indicada como solução irrigante previamente à obturação, os canais devem ser irrigados com soluções inertes, como soro fisiológico, para eliminação de qualquer resíduo de hipoclorito de sódio.

AGENTES DESMINERALIZANTES

Durante o preparo químico-cirúrgico, ocorre a produção de debris dentinários (*hard tissue debris*) e do magma (*smear layer*), a partir da ação mecânica dos instrumentos sobre a superfície dentinária. A deposição destes resíduos pode comprometer a qualidade final do tratamento da seguinte maneira:

- Interferindo na efetividade das substâncias químicas;
- Dificultando o poder de atuação da medicação intracanal;
- Prejudicando a qualidade da obturação.

A presença de bactérias ou seus subprodutos faz com que os debris dentinários e o magma funcionem como reservatório de agentes irritantes no interior do canal radicular, inviabilizando a adequada sanificação do sistema de canais radiculares, podendo originar processos inflamatórios periapicais ou impedir sua cura.

Consequentemente, a utilização de irrigação final com soluções, como o EDTA ou o ácido cítrico, permite reduzir esses resíduos dentinários eliminando essas barreiras mecânicas, aumentando a superfície radicular livre de sujidade, expondo maior quantidade de túbulos dentinários, aumentando a permeabilidade dentinária e potencializando a descontaminação proporcionada pelas substâncias químicas e pela medicação intracanal (**Figura 6**).

Não somente a natureza do agente irrigante, mas também a concentração, o volume e a técnica de irrigação influenciarão na limpeza e permeabilidade do sistema de canais radiculares.

Os agentes desmineralizantes alteram a estrutura química da dentina e modificam a proporção de cálcio e fosfato, alterando tanto a permeabilidade quanto a solubilidade dentinária.

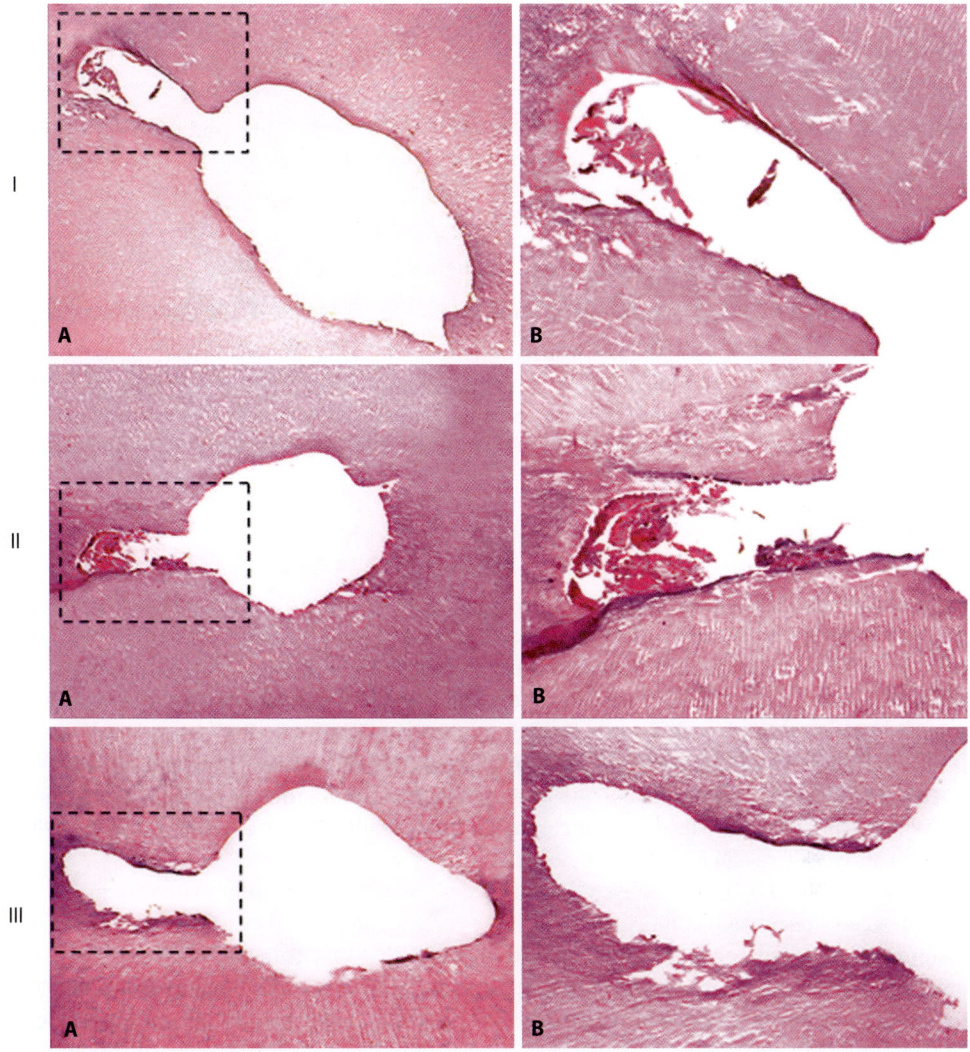

FIGURA 5 Fotomicrografias realizadas após o uso de diferentes soluções irrigantes (água destilada, clorexidina a 2% e hipoclorito de sódio a 1%) durante o preparo biomecânico. (IA) Corte histológico em aumento de 40× após irrigação com água destilada em que se observa a presença de debris dentinários nas áreas de achatamento, onde não houve toque dos instrumentos durante o preparo biomecânico. (IB) Corte histológico em aumento de 100× após irrigação com água destilada evidenciando a presença de debris na região de achatamento. (IIA) Corte histológico em aumento de 40× após irrigação com solução de clorexidina a 2% mostrando um aspecto panorâmico do canal radicular achatado e a presença de resíduos nas paredes do canal radicular (detalhe), após a instrumentação principalmente em áreas onde não houve toque dos instrumentos durante o preparo biomecânico. (IIB) Corte histológico em aumento de 100× após irrigação com solução de clorexidina a 2%, evidenciando a presença de debris na região de achatamento. (IIIA) Corte histológico em aumento de 40× após irrigação com solução de hipoclorito de sódio a 1%, em que se observa a ausência de debris dentinários nas áreas de achatamento, onde não houve toque dos instrumentos durante o preparo biomecânico, confirmando a capacidade de dissolução tecidual desta solução. (IIIB) Corte histológico em aumento de 100× após irrigação com solução de hipoclorito de sódio a 1%, evidenciando a limpeza na região de achatamento.

Fonte: arquivo pessoal dos autores.

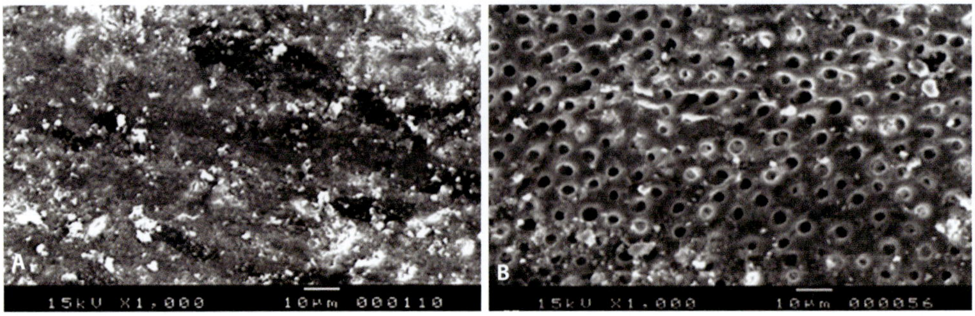

FIGURA 6 Fotomicrografias da superfície dentinária tratada com (A) solução de hipoclorito de sódio a 1%, em que é possível observar a camada de *smear* de forma homogênea e distribuída por toda a superfície do canal radicular. (B) Fotomicrografias da superfície dentinária tratada com solução quelante de EDTA a 17%, evidenciando a superfície homogênea com relevo regular e túbulos dentinários expostos sem camada de *smear*.

Fonte: arquivo pessoal dos autores.

Ácido etilenodiaminotetracético

O ácido etilenodiaminotetracético (EDTA) foi primeiramente introduzido na Endodontia por Nygaard-Ostby. O autor preconizava a aplicação de EDTA a 15% (pH 7,3) para facilitar o preparo de canais muito estreitos e calcificados.

Sua estrutura química é composta por quatro grupamentos carboxílicos que reagem quimicamente com os íons metálicos da dentina através de reações covalentes e coordenadas **(Figura 7)**. Esta reação é conhecida por quelação e resulta em compostos estáveis e solúveis, principalmente devido à ligação entre os compostos que apresentam íons metálicos na sua porção central e mais de um par de elétrons livres perifericamente.

A ação quelante do EDTA é autolimitante devido à alteração do pH durante o processo de desmineralização da dentina até a saturação da solução.

Agentes tensoativos podem ser associados à formulação do EDTA, aumentando a capacidade de penetração do agente quelante, visto que diminui a tensão superficial da solução. Como exemplos temos o EDTA-C, EDTA associado ao detergente catiônico Cetavlon® e o EDTA-T, EDTA combinado com o tensoativo aniônico Tergentol® (lauril éter sulfato de sódio) **(Figura 8)**.

A concentração, o pH e o tempo interferem substancialmente nas propriedades do EDTA. As soluções a 17% e tamponadas em pH neutro atingem efeito quelante ideal em 1 minuto de aplicação, pois com a dissolução dos cristais de hidroxiapatita, aumenta a quantidade de íons cálcio disponíveis. Por outro lado, o uso prolongado de EDTA pode acarretar em severa dissolução da dentina peritubular e intertubular.

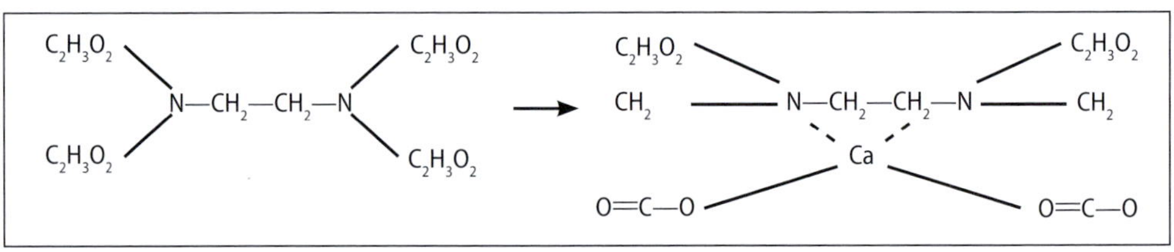

FIGURA 7 Estrutura química e mecanismo de ligação do EDTA.

Fonte: elaborada pelos autores.

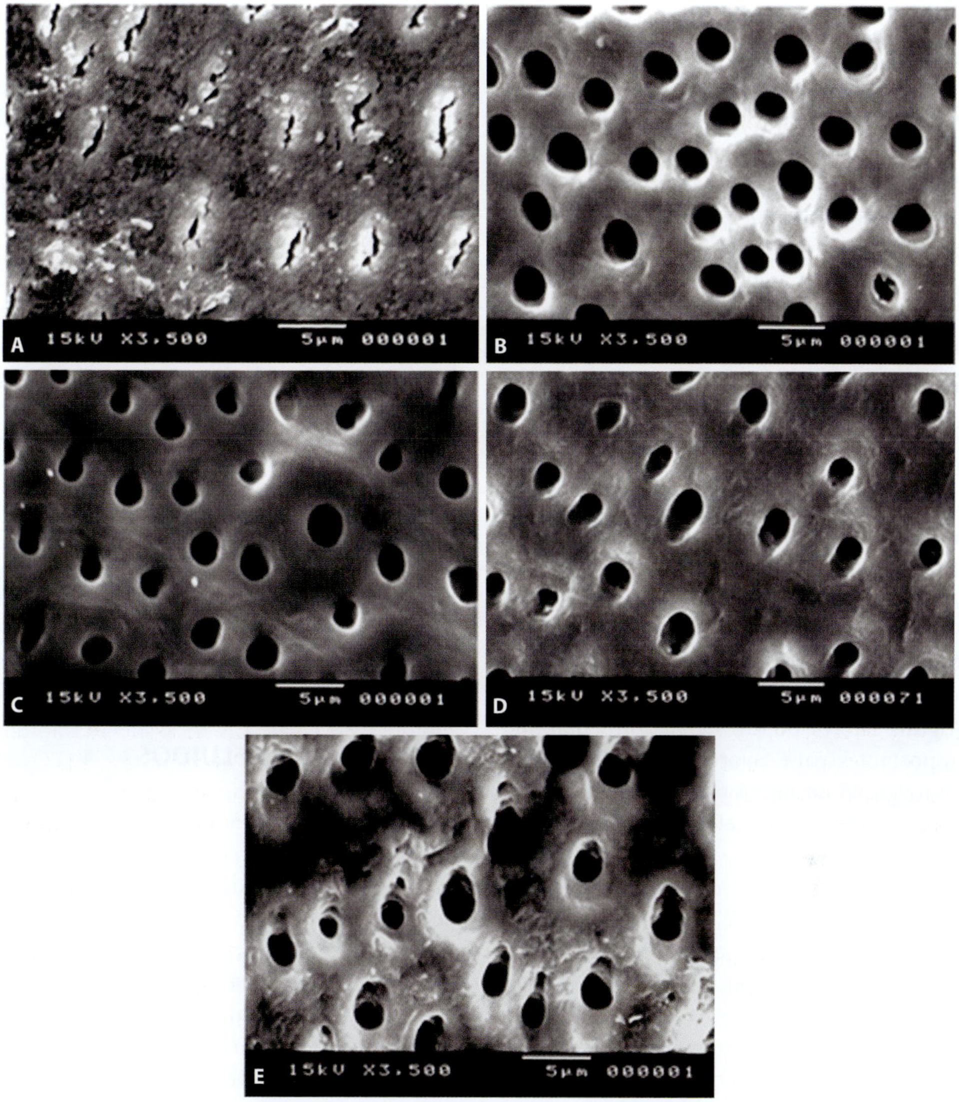

FIGURA 8 Fotomicrografias da superfície dentinária após o tratamento com diferentes soluções irrigantes e auxiliares durante o preparo biomecânico. (A) Na superfície dentinária tratada com solução de hipoclorito de sódio a 1%, observa-se camada de *smear* recobrindo a superfície e túbulos dentinários visíveis, porém obliterados. (B) O tratamento da superfície dentinária com solução de hipoclorito de sódio a 1% e EDTA a 17% promoveu uma superfície homogênea com ausência da camada de *smear* e com túbulos dentinários abertos. (C) Superfície dentinária tratada com solução de EDTA a 17% em que se observa ausência de camada de *smear* e debris, com túbulos dentinários expostos. (D) No tratamento da superfície dentinária com gel de EDTA a 24%, pode se observar a completa remoção da camada de *smear* e presença de túbulos dentinários expostos, entretanto, em alguns túbulos é possível verificar a presença de remanescente de EDTA gel. (E) Já na superfície dentinária tratada com gel de clorexidina a 2%, observa-se também dentina isenta de camada de *smear* e com túbulos dentinários abertos, no entanto, a dentina intertubular apresenta-se alterada, com aspecto corroído.

Fonte: arquivo pessoal dos autores.

Ácido cítrico

O ácido cítrico (ácido 2-Hidroxi-1,2,3-propanotricarboxílico) é um ácido orgânico fraco e sua utilização nas concentrações entre 10% e 15% possibilita a diminuição dos debris dentinários e do magma. Sua capacidade desmineralizante é proporcionada pelos três grupamentos carboxílicos **(Figura 9)** que perdem prótons na presença de íons metálicos, como por exemplo o cálcio da dentina, tendo como produto final a formação de citrato de cálcio.

Alterações no pH das soluções de ácido cítrico interferem diretamente na ligação com o componente cálcio, observando-se maior efetividade nas soluções com pH igual a 1,1 na concentração de 10% a 15%. Concentrações mais elevadas não aumentam a efetividade do ácido cítrico.

MEIOS FÍSICOS DA IRRIGAÇÃO

Alguns fatores no ato de instrumentar são importantes para favorecer o melhor fluxo de irrigação no interior do canal radicular e a melhor penetração dele na porção apical do canal radicular.[18,19]

O diâmetro de ampliação apical é um desses fatores, visto que, para um melhor fluxo do irrigante para o terço apical, o nível de ampliação tem que ser, no mínimo, até um instrumento 35.[18,19]

Outro fator que influencia na penetração do irrigante no terço apical é a realização da patência, ou seja, a ultrapassagem em 1 mm além do forame com uma lima tipo K de diâmetro 10. É um fator importante para o melhor fluxo do irrigante no terço apical, principalmente quando dilata 1 mm aquém com diâmetro acima do 30, independente do método de irrigação.[19-21]

O ato de irrigar, durante a instrumentação, tem como objetivo manter o canal repleto de solução irrigante para manter as paredes lubrificadas e favorecer que partículas dentinárias, excisadas pelos instrumentos, e restos de debris teciduais desprendidos pelo instrumento fiquem dispersos, evitando sua compactação para a região apical do canal radicular e extrusão para o periápice. Após a instrumentação, o ato de irrigar tem a função de movimentar as partículas dentinárias e os debris teciduais para facilitar a sua remoção em direção coronária ou facilitar a sua aspiração por meio das cânulas aspiradoras.

DINÂMICA DOS FLUIDOS

A conformação anatômica do canal; dimensão, volume e pressão de irrigação; o tipo, tamanho e profundidade de inserção da agulha de irrigação e a forma de despejar o líquido dentro do canal radicular são fatores importantes na penetração e eficácia do líquido irrigador na limpeza do canal.[21-25]

A dinâmica de irrigação exerce um papel importante na otimização da irrigação,[26]

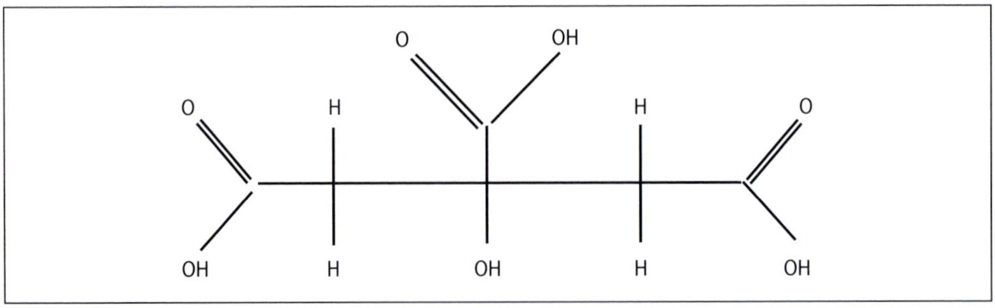

FIGURA 9 Estrutura química do ácido cítrico.
Fonte: elaborada pelos autores.

favorecendo que o irrigante, dependendo do mecanismo empregado, tenha a capacidade de contatar melhor os microrganismos e movimentar melhor restos de dentina presentes no canal radicular e em suas complexidades.[27]

Estudos têm analisado a dinâmica da irrigação nos canais radiculares empregando a dinâmica de fluidos computacional (DFC).[28-30]

DFC é um ramo da mecânica dos fluidos que vislumbra a resolução e análise dos problemas relacionados a um fluxo de fluido por meio de simulações computadorizadas.[31] Recursos tecnológicos modernos de DFC favorecem a criação de simulações numéricas complexas que permitem a avaliação de parâmetros específicos, tais como a distribuição e velocidade do fluxo. Esses parâmetros foram previamente empregados em cardiologia.[32] A DFC foi, inicialmente, empregada para demonstração da turbulência do líquido no canal durante o ato de irrigar quando se utiliza velocidades diferentes de injeção.[33]

A superfície de uma cavidade, as forças capilares, o ângulo de contato, a viscosidade, o tamanho da cavidade, se a cavidade é aberta ou fechada, sua tensão superficial e fluidez são fatores que interferem na penetração de um líquido em uma cavidade.[34]

Durante o despejo da irrigação por meio de seringa e cânulas irrigadoras no ato de irrigar, ocorre um turbilhonamento em decorrência da pressão de irrigação, o qual favorece a movimentação das partículas dentinárias e debris teciduais facilitando a remoção desses do interior do canal. Deve ser enfatizado que, a maior movimentação e chegada do irrigante na porção apical, conforme já mencionado, é dependente de fatores como diâmetro de ampliação apical, patência, tipo de agulha e forma de despejo do líquido dentro do canal e do operador.[19-21,28]

Agulhas com menor diâmetro necessitam de maior esforço para despejar a irrigação e resultam em altas pressões. A taxa de fluxo do líquido irrigador, ao invés da pressão exercida, deve ser considerada como o fator direto de influência no fluxo, além da agulha.[33]

Na agitação também há a formação de cavitação, que consiste na formação de bolhas no líquido. A cavitação pode ser estável quando a bolha que se forma e não rompe ou pode ser transitória quando as bolhas formadas se rompem ao tocar as paredes, gerando ondas de choque que reforçam, de forma significante, a limpeza.

É importante ressaltar que, durante a irrigação a dinâmica dos fluidos exerce papel relevante na limpeza, colaborando de forma significante na remoção tecidual, de biofilme e de debris dentinários.

Irrigação simples

A irrigação tem por finalidade a movimentação estabelecida pelo fluxo do líquido após injetado em uma cavidade.

Na realização do método de irrigação simples são necessárias uma seringa, que gera a pressão, e uma cânula irrigadora, que promove o carreamento e o despejamento do líquido irrigador para o interior do canal **(Figura 10)**.

Com relação aos tipos de seringas, podem ser de vidro, como as do tipo Luer Lock®, que apresenta bico metálico, ou de plástico **(Figura 11)**, sendo que as de vidro podem ser reutilizadas. Os volumes de armazenamento das seringas podem ser de 3, 5, 10 e 20 ml. Para um nível de pressão adequada e favorecimento de uma pressão com maior controle, as seringas de 5 ml devem ser as preferidas. As cânulas irrigadoras podem ser de metal ou

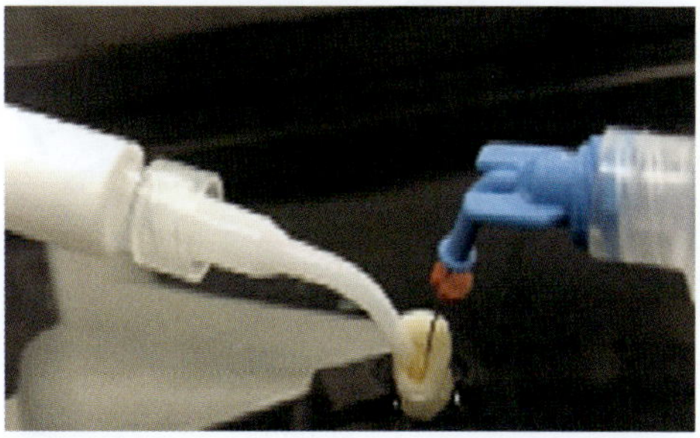

FIGURA 10 Sistema de irrigação e aspiração convencional com utilização de seringa plástica e cânulas de irrigação e aspiração NaviTip®.
Fonte: arquivo pessoal dos autores.

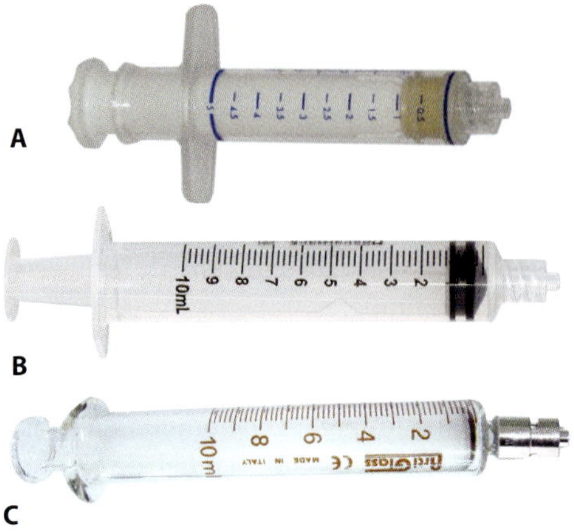

FIGURA 11 Seringas de irrigação que podem ser utilizadas no sistema de irrigação convencional. (A) Seringa Luer Lock® de plástico com ponta rosqueadora. (B) Seringa Luer Lock® de plástico com ponta rosqueadora. (C) Seringa Luer Lock® de vidro com ponta rosqueadora metálica.

Fonte: arquivo pessoal dos autores.

com rosqueador de plástico. Para as cânulas de metal há numeração, onde um dos números corresponde ao seu comprimento e o outro correspondente ao seu diâmetro. Portanto, quando na cânula se tem a marcação 30-6, significa que a mesma possui 30 mm de comprimento e 0,6 mm de diâmetro externo **(Figura 12A)**. Para a irrigação em Endodontia deve se utilizar cânulas com comprimentos de 23 mm, 28 mm ou 30 mm em função do comprimento do dente, e de diâmetros externos variáveis de 0,3 mm a 0,6 mm em função da anatomia. Em canais mais atrésicos, como mesiais de molares inferiores e vestibulares de molares superiores, deve ser empregada a cânula com diâmetro de 0,3 mm; em canais de diâmetros intermediários, como distal de molares inferiores, palatina de molares superiores, pré-molares, incisivos e caninos inferiores a de diâmetro 0,4 mm; enquanto incisivos e cani-

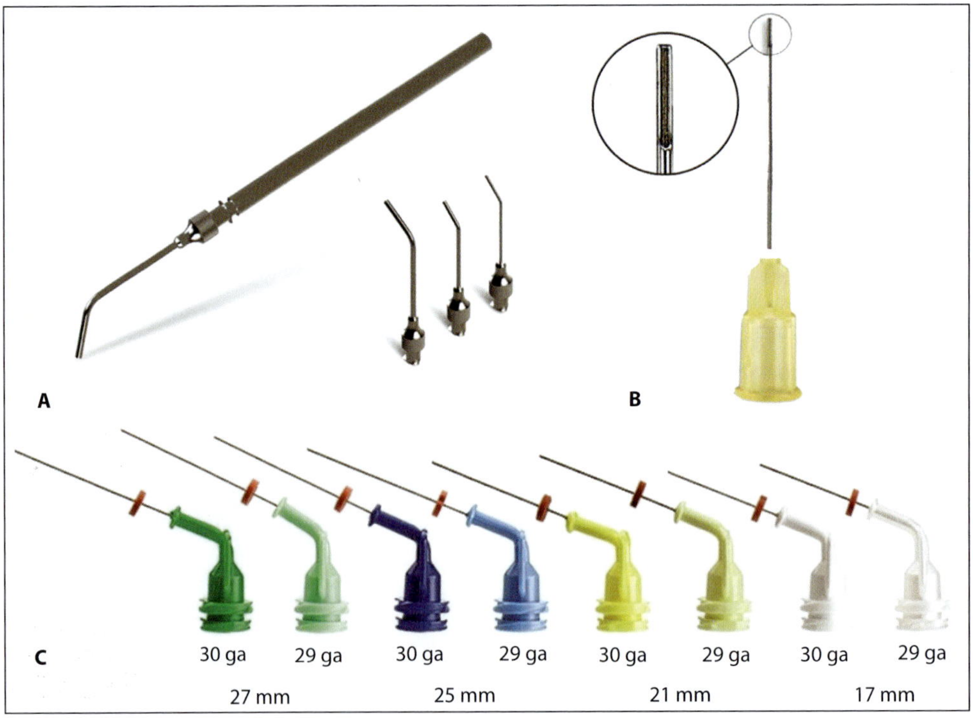

FIGURA 12 Cânulas de irrigação que podem ser utilizadas no sistema de irrigação convencional. (A) Cânulas de irrigação metálicas com diferentes diâmetros. (B) Cânulas irrigadoras Endo Eze Irrigator® (Ultradent). (C) Sistema de irrigação NaviTip® (Ultradent).

Fonte: elaborada pelos autores.

nos superiores a de diâmetro 0,5 ou 0,6 mm. Deve ser enfatizado que as cânulas metálicas vêm com um bisel, que deve ser removido com o auxílio de um disco de carborundum, pois o bisel faz com que a cânula crave na dentina, gerando irregularidades nas paredes do canal, além de a dentina removida com o cravamento promover o entupimento da agulha.

A Ultradent dispôs no mercado cânulas irrigadoras Endo Eze Irrigator® **(Figura 12B)**, que apresenta Gauge 27 (0,40 mm) e as NaviTip® **(Figura 12C)**. A primeira tem abertura frontal e ranhura lateral na extremidade, enquanto a segunda possui abertura frontal e arredondada, além de possuir flexibilidade, possibilitando sua inserção com maior facilidade em curvaturas radiculares. A NaviTip® apresenta dois diâmetros, a Gauge 29 (0,33 mm) e 30 (0,30 mm) e tem quatro comprimentos demarcados pela variação da cor **(Figura 12C)**. Com relação às agulhas hipodérmicas com rosqueador de plástico, a **Tabela 2** apresenta o correspondente em milímetros de cada Gauge, bem como sua cor. No mercado há também cânulas irrigadoras com variações na abertura da extremidade. São elas: agulhas de irrigação Appli-Vac® da Vista Dental e da MK Life, que possuem abertura frontal **(Figura 13)** e ranhura lateral da MK Life **(Figura 14)**; agulhas com a extremidade fechada e com uma abertura lateral da KerrHawe; com dupla abertura lateral da Transcodent, a Max-I-Probe® da Dentsply e da MK Life; e com multi aberturas, como a micro cânula do EndoVac®.

A pressão e fluxo do irrigante no terço apical são variáveis em função do tipo de abertura, sendo que o fluxo das agulhas com extremidades abertas é diferente das agulhas com extremidade fechada. Um maior fluxo e pressão para a região apical ocorre durante a irrigação com as agulhas com extremidade aberta.[34]

No caso de cânulas com abertura lateral, chegar com elas a 1 mm do comprimento de trabalho favorece menor acúmulo de debris dentinários do que quando posicionadas a 5 mm.

TABELA 2 Diâmetro correspondente em cada Gauge e identificação da cor de agulhas hipodérmicas de acordo com a norma ISO 6009-2006.

Diâmetro em mm	Gauge	Cor
0,18	34	Laranja
0,20	33	Preta
0,23	32	Verde-escuro
0,25	31	Branca
0,30	30	Amarela
0,33	29	Vermelha
0,36	28	Azul-esverdeado
0,40	27	Cinza médio
0,45	26	Marrom
0,50	25	Laranja
0,55	24	Roxo médio
0,60	23	Azul-escuro
0,70	22	Preto
0,80	21	Verde-escuro
0,90	20	Amarela
1,10	19	Creme
1,20	18	Rosa
1,40	17	Violeta-avermelhado
1,60	16	Branca
1,80	15	Cinza azulado
2,10	14	Verde-claro
2,40	13	Roxo
2,70	12	Azul-claro
3,00	11	Amarelo-esverdeado
3,40	10	Castanho-oliva

Fonte: elaborada pelos autores.

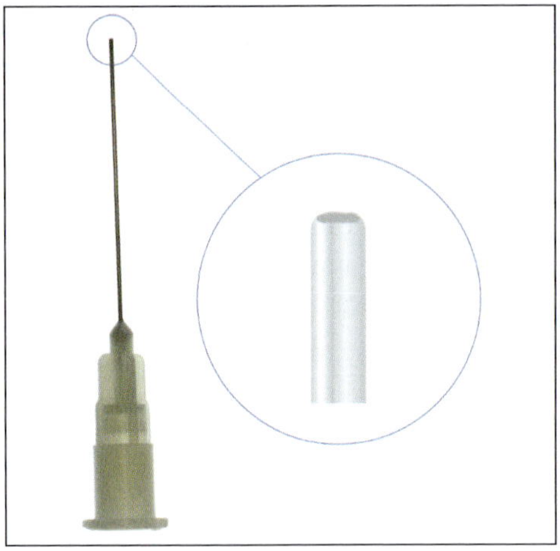

FIGURA 13 Agulha de irrigação Appli-Vac® com saída frontal (Vista Dental).

Fonte: elaborada pelos autores.

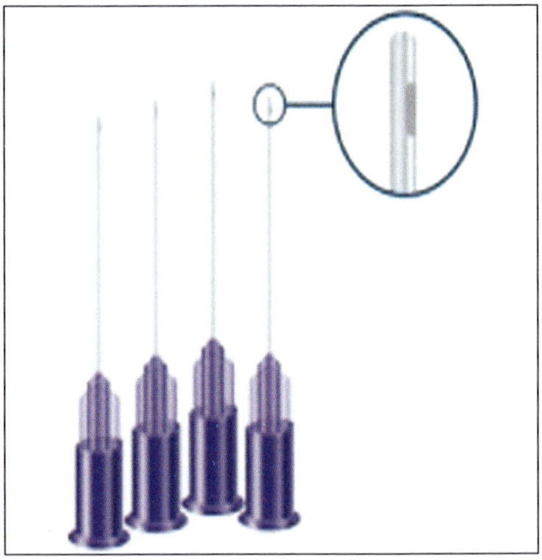

FIGURA 14 Agulha de irrigação com saída lateral (MK Life).

Fonte: elaborada pelos autores.

Em campos operatórios amplos, como a câmara pulpar, na técnica de irrigação simples, a cânula com abertura frontal deve ser posicionada a 1 cm do tecido a ser irrigado; uma vez que o refluxo ocorre com facilidade, cânulas mais calibrosas, como a 5 ou 6, podem ser utilizadas. A força imposta no êmbolo e o diâmetro da agulha vão impactar na pressão gerada para o líquido fluir e influenciar no volume despejado.

Nos campos operatórios restritos, ocorrerá a redução do espaço de refluxo da cânula, quando esta for introduzida no interior do canal radicular. Em consequência, a energia cinética do jato promoverá o impacto contra as partículas alojadas no interior do canal, promovendo sua movimentação. Em função da obstrução do forame por tecido ocorre a perda da energia cinética pelo jato que, então, se transforma em pressão hidrodinâmica dirigida contra os tecidos. A movimentação das partículas se dará de forma desordenada e uma turbulência se formará, promovendo o refluxo no sentido contrário ao do jato de injeção. O movimento antagônico gerado, associado ao conteúdo sólido, líquido e gasoso do canal, dificultará a penetração apical do líquido irrigante, principalmente em canais mais atrésicos, além de formar bolhas que também impedem a penetração adequada.[21,35] A presença de curvaturas restringe ainda mais essa penetração devido à interferência dentinária. Estes fatos levarão ao prejuízo na limpeza da porção apical pela irrigação simples.[36] No ato de irrigar, cânulas com abertura frontal impulsionam o jato em direção apical, podendo atingir uma extensão máxima de 3 mm além do posicionamento da cânula. No entanto, isso acarreta ineficiência na limpeza das paredes, achatamentos e istmos que se encontram lateralmente, favorecendo um acúmulo de detritos dentinários nestas áreas, dificultando a penetração do irrigante e, consequentemente, a limpeza de tecidos, restos teciduais e biofilmes microbianos presentes nestas áreas.[37,38]

Um fator importante a ser ressaltado diz respeito ao posicionamento da cânula, a qual deve ser mantida no interior do canal em um ponto em que não ocorra o travamento e, durante o despejamento do líquido irrigador, devem ser realizados movimentos de introdução e tração para facilitar o refluxo do líquido irrigador em direção coronária, evitando que o líquido extravase para a região periapical e leve ao enfisema, situação que levará a dor intensa e edema no paciente. A velocidade de refluxo possui uma proporcionalidade em relação à diferença entre a pressão hidrostática do compartimento apical e a embocadura do canal, ou seja, relacionada à pressão atmosférica em caso de não haver a aspiração.

O tipo e o desenho da cânula de irrigação influenciam no padrão e na velocidade de fluxo e pressão na parede apical.[39] Cânulas com extremidade fechada e abertura lateral produzem jatos que vão de encontro às paredes dos canais e às áreas de achatamento e istmos, ocasionando maior limpeza e menor acúmulo de detritos dentinários nas paredes e nas complexidades.[40] No entanto, o refluxo do irrigante em direção à região apical é limitado,[34] então o posicionamento destas cânulas devem ser a 1 mm no comprimento de trabalho.[30]

O emprego da irrigação simples em canais sem complexidade anatômica, utilizando irrigantes com ação antisséptica, favorecem a redução significante da infecção radicular.[41] Entretanto, em dentes com complexidade anatômica não evita o acúmulo de debris em istmos, uma vez que é possível verificar a presença de debris ao longo do canal, com aglomerações destes nas áreas de achatamento, independentemente do terço analisado[37,38] **(Figura 15)**.

Aspiração simples

Aspiração simples é a ação de atrair, por meio da formação de vácuo (sucção), fluidos e partículas sólidas de uma cavidade ou superfície. Os objetivos da aspiração são: anular a pressão endodôntica gerada pelas irrigações gasógenas, proporcionar a remoção do irrigante para realizar a renovação da solução irrigadora, colaborar na limpeza de ramificações e anfractuosidades do canal radicular, reduzir a pressão apical pela aspiração de exsudatos apicais e corroborar a secagem do canal radicular. Durante a instrumentação a aspiração colabora para a remoção de detritos dentinários e debris teciduais oriundos da ação de corte dos instrumentos. Após a instrumentação, a aspiração visa colaborar conjuntamente com as pontas de papel, com a secagem dos canais e, em casos de quadros sintomáticos periapicais, como a pericementite e os abscessos periapicais, colabora na sucção do exsudato e redução da pressão apical.

Para execução da aspiração simples necessita-se de uma ponta aspiradora, que pode ser metálica ou plástica acoplada a um sugador metálico ou plástico **(Figura 16)**. As cânulas devem ser posicionadas na entrada ou no interior dos canais. Para a aspiração intracanal necessita-se de cânulas metálicas **(Figura 12A)** com diâmetros de 0,6 mm ou 0,8 mm, ou empregar as Capillary® Tips da Ultradent **(Figura 17)**.

Irrigação/aspiração

A associação irrigação/aspiração é indicada em campos restritos. As técnicas consistem na realização da irrigação e da aspiração, concomitantemente, com a inserção de ambas as cânulas no interior do canal radicular. A técnica irrigação/aspiração pode ser feita com pressão negativa ou positiva, dependendo de qual cânula é inserida mais profundamente.

Kahn *et al.*,[42] no ano de 1973, apresentaram um dispositivo composto de uma cânula plástica com 3 mm de diâmetro externo e 2 mm de diâmetro interno com perfuração lateral, de onde se inseriu lateralmente a cânula de irrigação, a qual penetrava no interior do canal.

Na realização da irrigação/aspiração necessita-se da cânula de irrigação, seringa e sistema para acoplamento da cânula aspiradora e cânula de aspiração.

Irrigação com pressão positiva

Na técnica de irrigação com pressão positiva, a cânula de irrigação é disposta em posição mais apical à cânula de aspiração[43] **(Figura 18)**. A indicação da técnica irrigação/aspiração com pressão positiva acontece, principalmente, em casos de dentes com rizogênese incompleta ou forame apical bem amplo. A irrigação com pressão positiva não é eficiente em remover todos os debris das áreas de complexidade anatômica.[44]

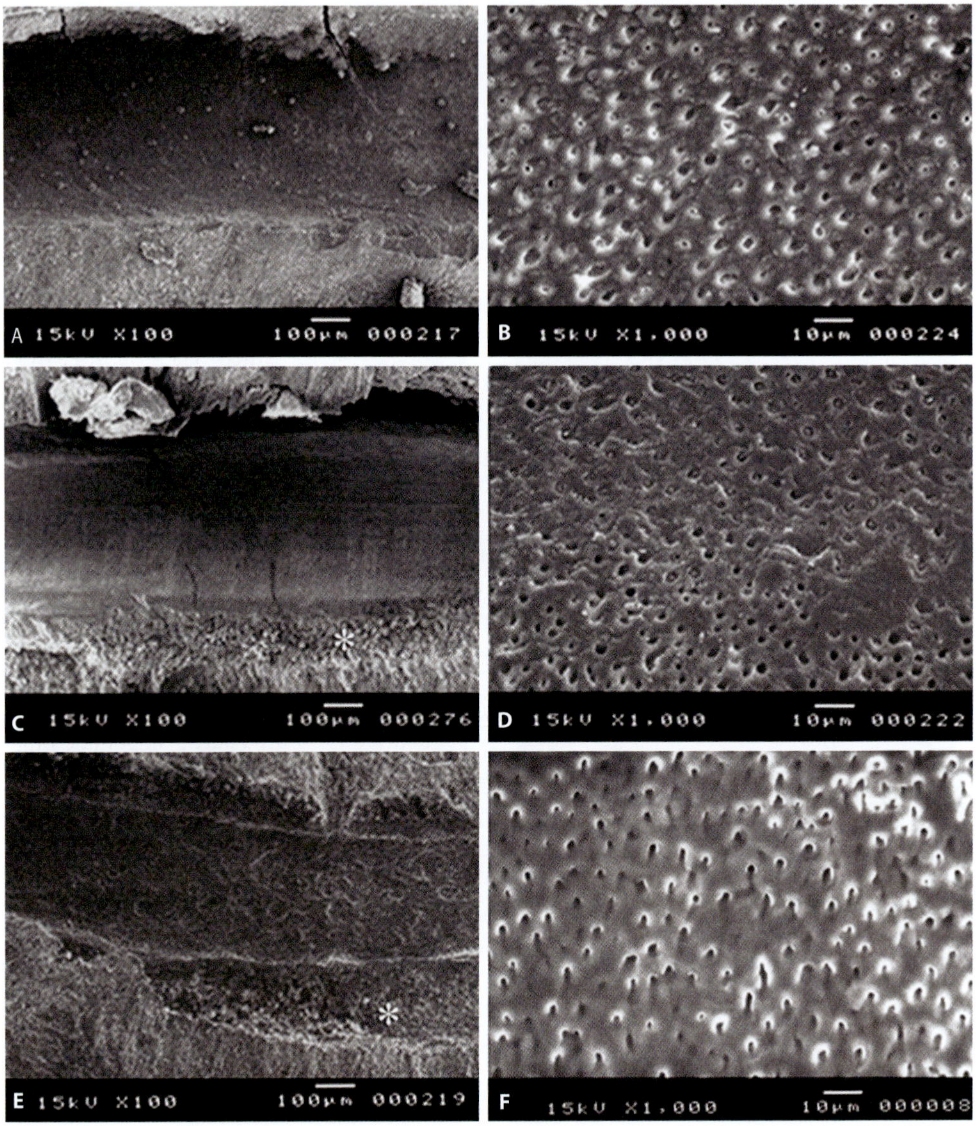

FIGURA 15 Fotomicrografias representativas do protocolo de irrigação convencional. (A) Terço cervical com presença de debris ao longo do canal (100×). (B) Terço cervical com camada de *smear* e túbulos parcialmente obliterados (1000×). (C) Terço médio onde se destaca a presença de debris na área achatada (*) (100×). (D) Terço médio com camada de *smear* com túbulos parcialmente obliterados (1000×). (E) Terço apical com aglomerações de debris no canal e achatamento (*) (100×). (F) Terço apical com camada de *smear* com túbulos parcialmente obliterados (1000×).

Fonte: arquivo pessoal dos autores.

Irrigação com pressão negativa

A técnica irrigação/aspiração com pressão negativa consiste em posicionar a cânula de aspiração mais apicalmente em relação a cânula de irrigação **(Figura 19)**.

Existe, no mercado norte-americano, um dispositivo baseado no princípio da irri-

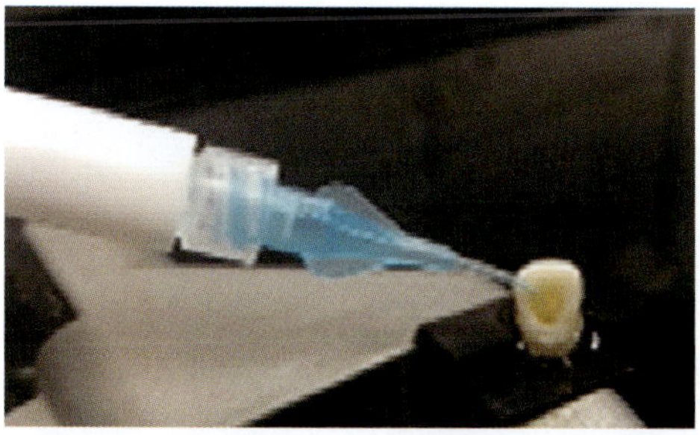

FIGURA 16 Técnica convencional de aspiração do sistema de canais radiculares com uso de cânula de sucção e Capillary® Tips (Ultradent).

Fonte: arquivo pessoal dos autores.

gação/aspiração com pressão negativa, o sistema EndoVac®, da SybronEndo (Figura 20).

O sistema EndoVac® favorece maior fluxo do líquido irrigador na região apical, melhor remoção de debris em relação à irrigação convencional,[45,46] e boa eficiência na remoção de debris de istmos[47] (Figura 21). No que diz respeito ao risco de extrusão de líquido e debris para a região periapical, tem sido observado um índice baixo dessa ocorrência quando se emprega o EndoVac®.[48,49] No emprego em canais infectados, o EndoVac® favoreceu boa ação antisséptica.[50]

MÉTODOS MECÂNICOS DE AGITAÇÃO

XP Finisher® (XPF; FKG Dentaire SA, La Chaux-de-Fonds, Suíça)

O XP-Endo Finisher® foi recentemente introduzido no mercado como um complemento ao preparo biomecânico. Sua proposta é inovadora, com a ideia de melhorar a eficácia da irrigação em Endodontia. XPF é um instrumento de diâmetro 25 e sem conicidade. O instrumento é produzido em níquel-titânio e recebe um tratamento térmico especial na liga chamado de MaxWire®. Segundo o fabricante, o instrumento é reto em sua fase Martensítica (quando está em temperatura ambiente) e vai mudar para a fase Austenítica quando é exposto à temperatura corporal, onde terá sua forma de colher com um comprimento de 10 mm a partir da ponta e uma profundidade de 1,5 mm (Figura 22). Sugere-se que seja usado a 800 rpm com soluções

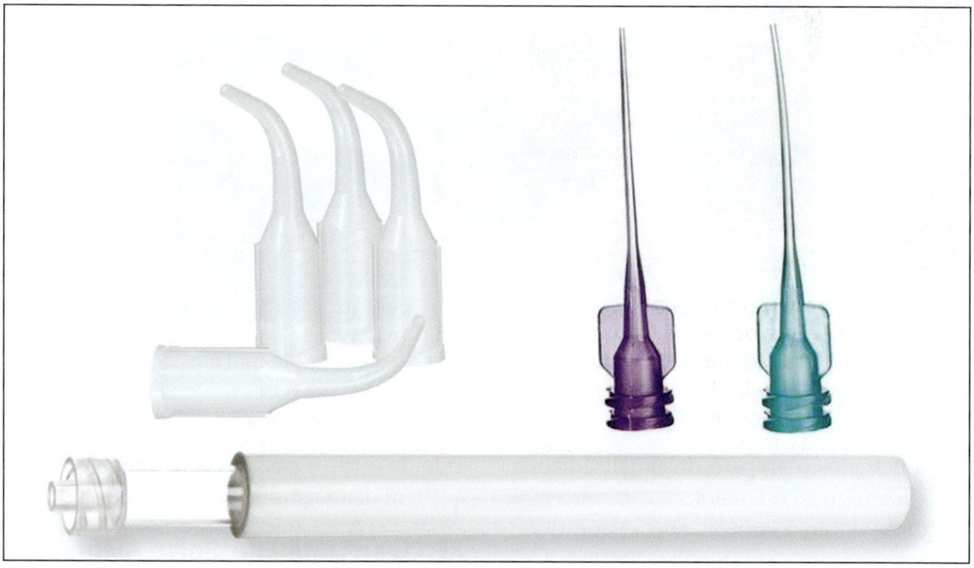

FIGURA 17 Sistema de aspiração convencional com uso de adaptador Luer Vacuum®, cânula de sucção e Capillary® Tips (Ultradent).

Fonte: elaborada pelos autores.

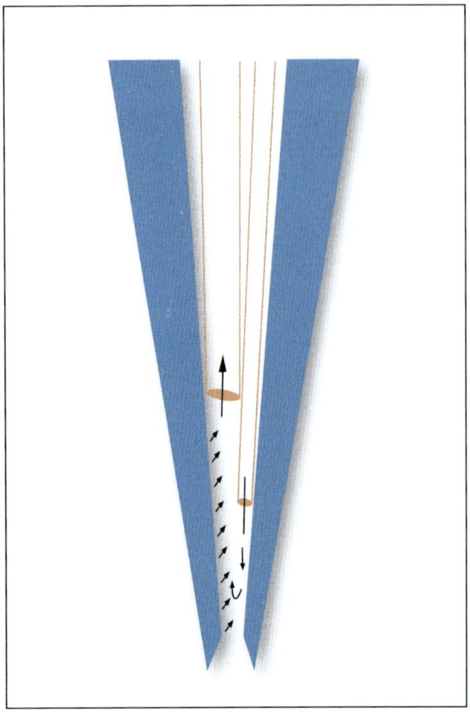

FIGURA 18 Esquema do protocolo de irrigação/aspiração com pressão positiva demonstrando a dinâmica do fluxo da solução irrigante.
Fonte: elaborada pelos autores.

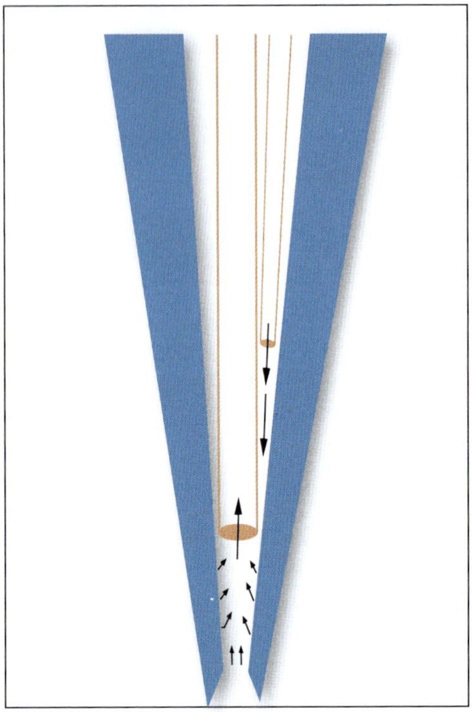

FIGURA 19 Esquema do protocolo de irrigação/aspiração com pressão negativa demonstrando a dinâmica do fluxo da solução irrigante.
Fonte: elaborada pelos autores.

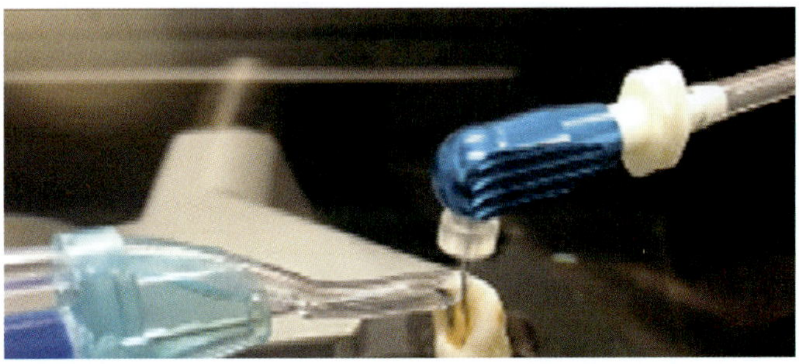

FIGURA 20 Sistema EndoVac® (SybronEndo) para realização de irrigação com pressão negativa.
Fonte: arquivo pessoal dos autores.

irrigantes após o preparo do canal radicular até o diâmetro 25 ou maior.

O XP-Endo Finisher® tem se mostrado eficiente na remoção de biofilme e debris dentinários,[51,52] porém em retratamento os resultados são controversos[51-53] **(Figura 23)**. Outra indicação é para a remoção de pasta de hidróxido de cálcio e pasta di ou tri-antibiótica,[54,55] que tem demonstrado grande eficiência.

XP Clean® (MK Life, Porto Alegre, Brasil)

Trata-se de um instrumento fabricado em aço inoxidável, com diâmetro 25 e conici-

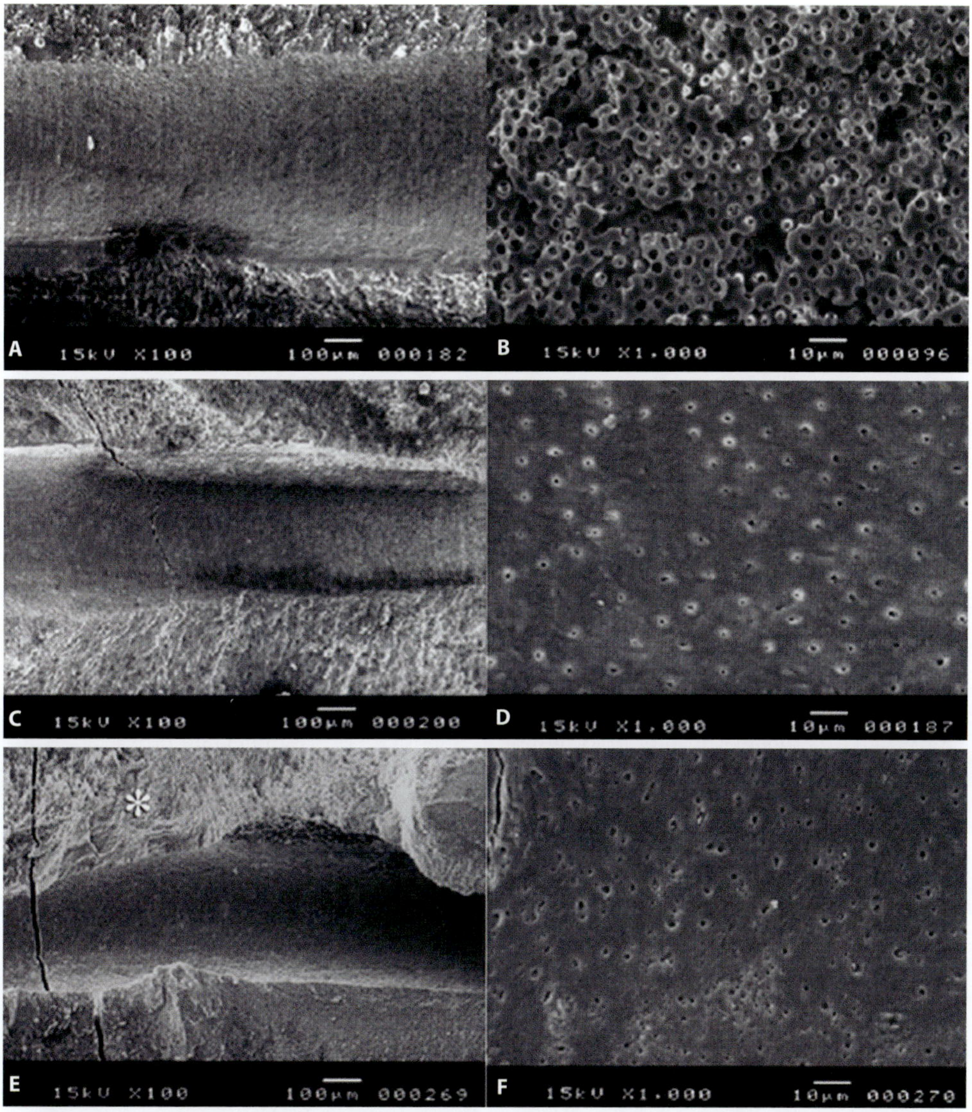

FIGURA 21 Fotomicrografias representativas do sistema EndoVac®. (A) Terço cervical com poucos debris (100×). (B) Terço cervical com túbulos parcialmente obliterados (1000×). (C) Terço médio sem debris (100×). (D) Terço apical com túbulos obliterados pela camada de *smear* (1000×). (E) Terço apical livre de debris com destaque para área de achatamento (*) (100×). (F) Terço apical com poucos túbulos visíveis (1000×).

Fonte: arquivo pessoal dos autores.

dade .02 **(Figura 24)**. Apresenta em seus milímetros próximos à ponta do instrumento um formato de colher, que tem a finalidade de atuar em áreas onde os instrumentos não foram capazes de tocar. Além disso, pode ser utilizado para a agitação do líquido irrigador, desrupção de biofilme e remoção de debris das paredes do canal radicular. Como é um instrumento recente no mercado, as pesquisas estão em andamento para comprovar sua real eficiência.

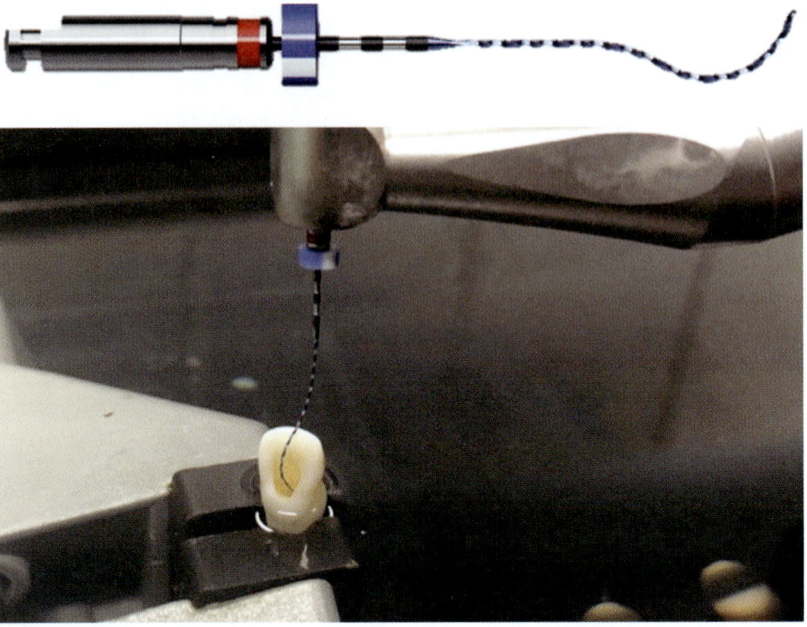

FIGURA 22 XP-Endo Finisher® (FKG). Sistema de complementação do preparo biomecânico utilizado para agitação das soluções irrigantes e auxiliares.

Fonte: arquivo pessoal dos autores.

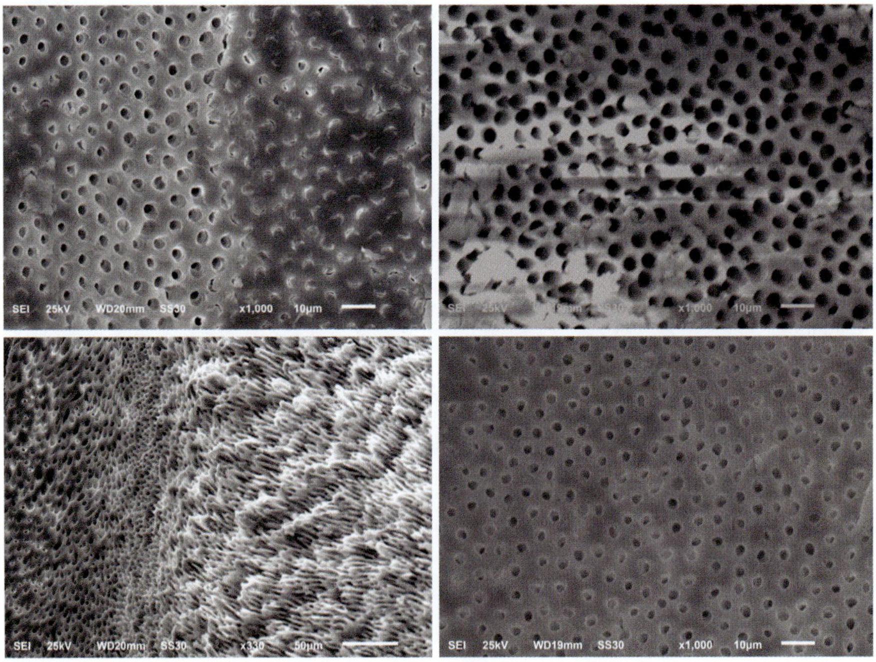

FIGURA 23 Fotomicrografias representativas do sistema XP-Endo Shaper® em que se observa a superfície dentinária limpa com a presença de túbulos dentinários expostos.

Fonte: arquivo pessoal dos autores.

Easy Clean® (Easy Equipamentos Odontológicos, Belo Horizonte, Brasil)

O Easy Clean® consiste em um instrumento plástico de diâmetro 25 e conicidade .04 (Figura 25), que deve ser acoplado ao motor em movimento de rotação assimétrica[56] ou no motor de baixa rotação.[57,58] Tem o propósito de realizar a agitação do líquido irrigador no interior dos canais para favorecer a remoção de debris dentinários e possíveis biofilmes aderidos às áreas não tocadas pelos instrumentos endodônticos. Esse instrumento é de uso único e já vem previamente esterilizado por meio de óxido de etileno. Estudos mostraram a eficiência do Easy Clean® na remoção de debris dentinários da parede do canal e istmos, tanto na cinemática reciprocante, quanto na baixa rotação.[56-58] Estudo recente[59] demonstrou que o diâmetro final do preparo interfere na eficiência do Easy Clean®, ou seja, quando a dilatação foi até 40, o dispositivo foi mais eficaz do que quando finalizado o preparo apical até diâmetro 25. O emprego do mesmo na cinemática rotatória é mais eficiente na remoção de *smear layer* e de debris complexos do que na cinemática reciprocante.[58,59]

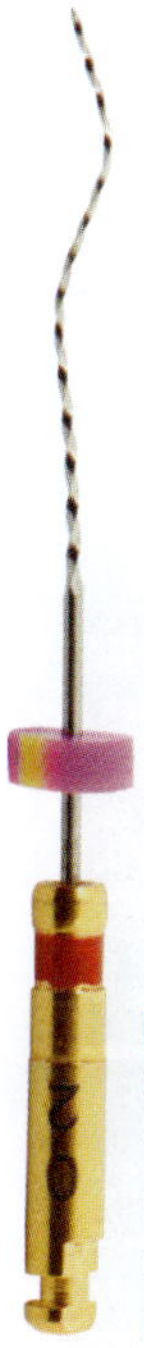

FIGURA 24 Instrumento XP Clean® (MK Life) em aço inoxidável, com diâmetro 25 e conicidade .02, usado para ativação das soluções irrigantes e auxiliares.

Fonte: elaborada pelos autores.

MÉTODO ULTRASSÔNICO DE AGITAÇÃO

Uma forma de potencializar o efeito de soluções irrigantes é mediante o uso de agitação ultrassônica.[60]

A agitação ultrassônica do irrigante produz bolhas no interior do líquido. Estas bolhas, em milésimos de segundos se rompem, gerando o que chamamos de cavitação transitória. O resultado desse fenômeno é chamado de *shock wave* (ondas de impacto), as quais irão fazer a desrupção do biofilme de áreas onde o instrumento não toca.[61]

Por meio da ativação acústica do irrigante, a agitação ultrassônica tem sido sugerida para desinfetar áreas onde os instrumentos não conseguem atingir, mostrando ser útil na limpeza do sistema de canais radiculares,

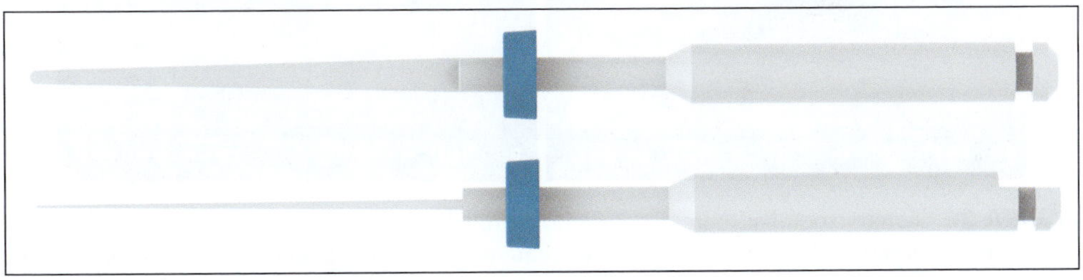

FIGURA 25 Instrumento Easy Clean® (Easy) confeccionado em plástico de diâmetro 25 e conicidade .04, usado para ativação das soluções irrigantes e auxiliares.

Fonte: elaborada pelos autores.

conseguindo remover até restos inorgânicos que não podem ser eliminados com os irrigantes convencionais[52,62,63] (**Figura 26**).

O fracasso do tratamento endodôntico está principalmente relacionado com a falha na limpeza e desinfecção das áreas de complexidade anatômica, e se tem evidenciado a presença de istmo, em muitos casos, em toda extensão de raízes mesiais e com a presença de contaminação e sujidade em canais bem obturados, demonstrando que a imagem de um canal radiograficamente bem obturado significa um canal que foi bem limpo.[64] Outros estudos demonstraram que, independente de um canal ser realizado em uma ou duas sessões, a área de istmo é difícil de ser limpa e descontaminada.[65,66]

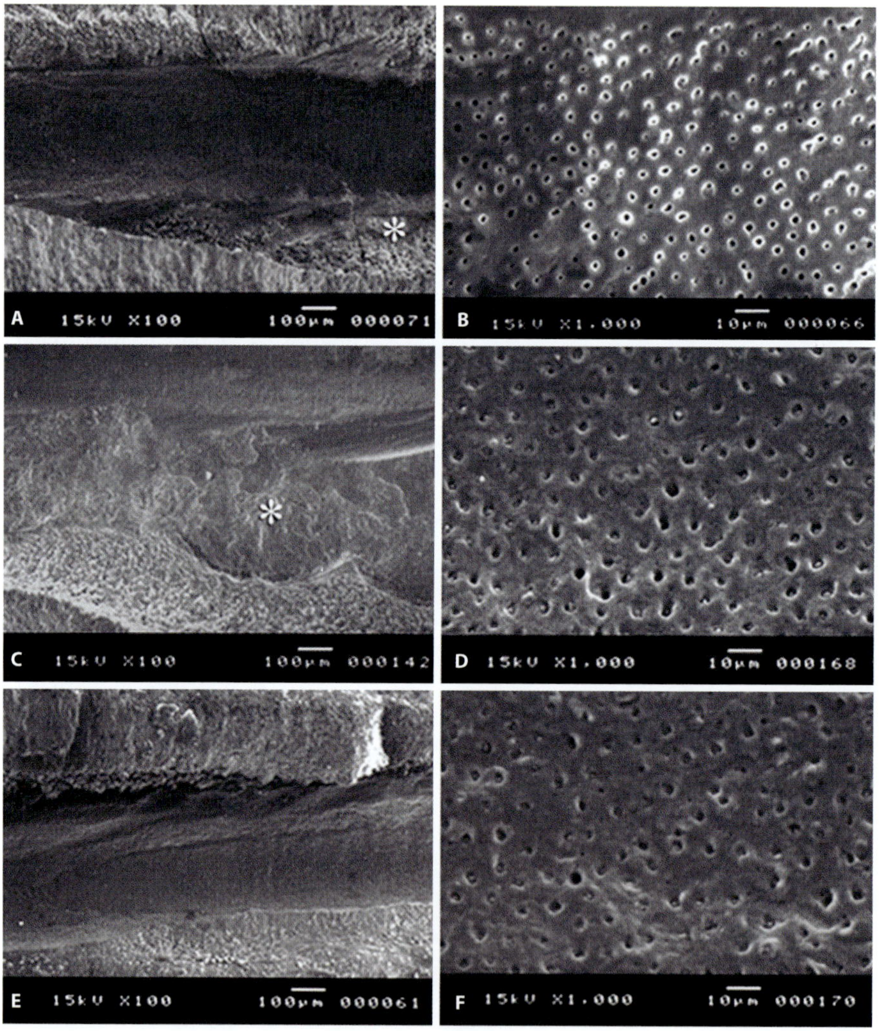

FIGURA 26 Fotomicrografias representativas do protocolo de ativação com ultrassom. (A) Terço cervical com ausência de debris no canal e área de achatamento (*) (100×). (B) Terço cervical com túbulos parcialmente obliterados (1000×). (C) Terço médio sem debris, com destaque para área de achatamento (*) (100×). (D) Terço médio com camada de *smear* e túbulos parcialmente obliterados (1000×). (E) Terço apical sem debris (100×). (F) Terço apical com túbulos obliterados pela camada de *smear* (1000×).
Fonte: arquivo pessoal dos autores.

O istmo está presente em aproximadamente 87% dos molares inferiores.[67] Portanto, o clínico que exerce a Endodontia tem que se preocupar, uma vez que pode conter restos pulpares, restos necróticos e microrganismos. Além disso, o istmo pode estar presente de 3 a 5 mm do ápice, região próxima dos tecidos apicais, e a infecção presente no istmo pode continuar agredindo, mantendo ou agravando a condição patológica periapical. Deve ser enfatizado que nenhum sistema de instrumentação é capaz de tocar todas as paredes, havendo a necessidade de complementação da ação química e física.[68]

Outro fator agravante que colabora com a dificuldade de limpar áreas de complexidade, como o istmo, é que durante a instrumentação dos canais radiculares pode ocorrer o acúmulo de debris nessas áreas.[69] Essa impactação de debris pode obstruir fisicamente a entrada da solução irrigadora, da medicação intracanal e do material obturador, diante disso, torna-se importante a remoção dos mesmos para que as substâncias químicas possam atuar nessas áreas.

Agitação ultrassônica passiva

A agitação ultrassônica passiva (AUP) consiste em preencher o canal com a solução irrigante e depois, com uma ponta lisa acoplada a um aparelho ultrassônico, promover a agitação da solução no interior do canal.

Estudos têm demonstrado que a realização da AUP do irrigante promove maior redução de debris e *smear layer* do que a irrigação convencional e agitação sônica.[52,57,58,63] A microvaporização acústica,[60] o aquecimento da solução irrigante e a formação de cavitação[57,61] promovem maior movimentação do líquido no interior do sistema de canais radiculares.[61] Esses fenômenos gerados pela agitação favorecem a limpeza e remoção de biofilme.[61] Além disso, a AUP tem favorecido maior remoção de debris da região de istmos.[52,58]

Outra aplicação clínica da AUP é na remoção de medicação intracanal à base de hidróxido de cálcio do canal radicular e istmos.[27,71,72,73]

Idealmente, a AUP deve ser realizada ao final do preparo biomecânico devido ao canal já estar ampliado e ter espaço para a ponta oscilar e gerar os fenômenos, como a microvaporização acústica e cavitação. Estes fenômenos dependem da amplitude de deslocamento livre do inserto ultrassônico.[59] Um estudo demonstrou que a maior ampliação do canal favorece a agitação e capacidade de limpeza do irrigante pela AUP.[59]

A conicidade do canal radicular é outro aspecto que influencia na eficácia da irrigação ultrassônica passiva na remoção de restos de dentina do canal radicular.[27,73-75] Quanto maior a conicidade, maior a eficácia da AUP. A AUP também tem favorecido maior penetrabilidade da solução irrigante no interior de túbulos dentinários.[76]

Os insertos ultrassônicos utilizados para a realização da AUP devem ser lisos, de pequeno diâmetro e conicidade. O inserto E1/Irrisonic® (*Helse Dental Tecnology*, São Paulo, Brasil) é de diâmetro 20 e conicidade .01 **(Figura 27A)** e tem demonstrado bons resultados.[70] Outro instrumento que pode ser utilizado é a Irrisafe® (Satelec Acteon, Mérignac, França) **(Figura 27B)**, a qual tem disponível nos diâmetros 20 e 25 com conicidade .02.[77]

A potência ideal para uso é de 10%, pois se trata de um inserto fino e delicado. O aumento da potência poderá diminuir a vida útil do inserto e aumentar o risco de fratura. O tempo de permanência do inserto no interior do canal deve ser de 20 a 30 segundos em cada ciclo. O inserto deve ser mantido no centro do preparo, evitando o contato com as paredes do canal radicular.

O inserto ultrassônico deve ser inserido, aproximadamente, de 1 a 2 mm do comprimento de trabalho[78] e o sentido da agitação deve ser sempre na direção da complexidade.[79] Como, na maioria dos canais, o achatamento ou o istmo está no

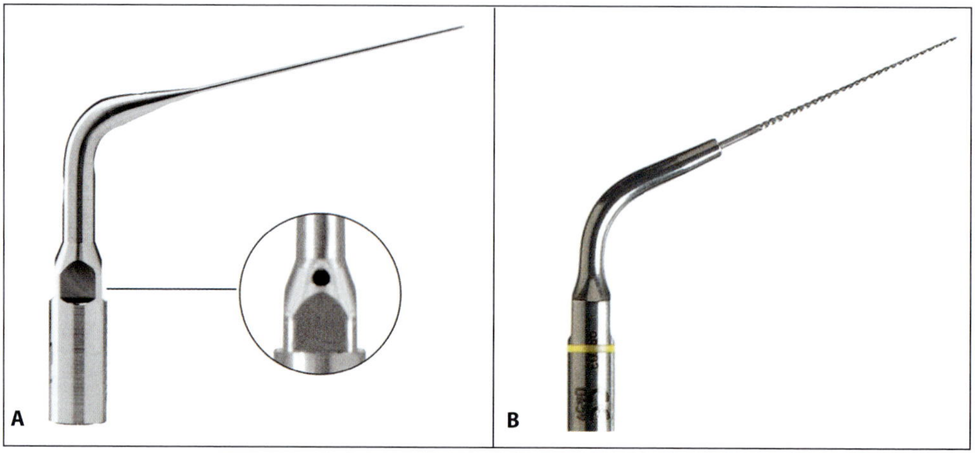

FIGURA 27 Insertos ultrassônicos utilizados para a realização dos métodos de agitação ultrassônica passiva (AUP) e contínua (AUC). (A) Inserto E1/Irrisonic® (Helse Dental Tecnology, São Paulo, Brasil) de diâmetro 20 e conicidade .01. (B) Inserto Irrisafe® (Satelec Acteon, Mérignac, França) de diâmetros 20 e 25 com conicidade .02.

Fonte: elaborada pelos autores.

sentido vestíbulo-lingual, a caneta ultrassônica deve ser posicionada pelo lado vestibular do dente.

Agitação ultrassônica contínua

A agitação ultrassônica contínua (AUC) consiste na agitação ultrassônica do líquido irrigador concomitante à liberação de solução irrigadora pelo aparelho ou jogada no interior do canal por meio de seringa e cânula irrigadora.

A irrigação ultrassônica contínua apresenta eficiência na limpeza de istmos em relação à irrigação convencional[80] e maior penetração do irrigante em canais laterais e na região apical em relação à irrigação convencional e ultrassônica passiva.[79]

REGIMES DE IRRIGAÇÃO

Regime de irrigação durante o preparo químico-cirúrgico – NaOCL a 1%

- Terminado o esvaziamento, a câmara pulpar e o canal radicular são preenchidos com o hipoclorito de sódio a 1%, acondicionado em seringa descartável de 5 ml acoplada à ponta para irrigação Endo Eze® (Ultradent);
- Inicia-se a instrumentação com o primeiro instrumento que, ao completar sua atividade no canal, deve ser substituído pelo seguinte;
- A cada troca de instrumento manual ou automatizado, a câmara pulpar e o canal radicular devem ser irrigados com cerca de 5 ml de hipoclorito de sódio a 1%;
- Finalizado o preparo químico-cirúrgico, realiza-se farta irrigação com hipoclorito de sódio até esgotar a efervescência.

Regime de irrigação durante o preparo químico-cirúrgico – creme de Endo PTC® Leve e NaOCL a 1%

- Terminado o esvaziamento, a câmara pulpar é preenchida com o creme de Endo PTC® Leve, previamente acondicionado em seringa descartável de 5 ml acoplada à ponta White Mac® *(Ultradent)*, para facilitar a sua transferência;
- Goteja-se, em pequenas quantidades, o hipoclorito de sódio a 1%, acondicionado em seringa descartável de 5 ml acoplada à ponta para irrigação Endo Eze® (Ultradent);

- Verificado o efeito de efervescência pela reação entre o hipoclorito de sódio a 1% e o peróxido de uréia do creme de Endo PTC®, inicia-se a instrumentação com o primeiro instrumento que, ao completar sua atividade no canal, deve ser substituído pelo seguinte e assim sucessivamente;
- A instrumentação deve ocorrer enquanto observa-se uma efervescência contínua. Toda vez que se notar diminuição no processo de efervescência, é necessário levar ao canal nova quantidade do creme de Endo PTC® Leve e gotejar hipoclorito de sódio a 1%;
- Findo o preparo químico-cirúrgico, realiza-se farta irrigação com hipoclorito de sódio até esgotar a efervescência.

Regime de irrigação final manual (pressão positiva)

- Terminado o preparo químico-cirúrgico, realiza-se a manobra de irrigação/aspiração final. Utiliza-se, inicialmente, cerca de 5 a 10 ml de hipoclorito de sódio a 1% por canal radicular, acondicionado em seringa descartável de 10 ml acoplada à ponta para irrigação Endo Eze® (Ultradent);
- Para realizar a irrigação/aspiração, a agulha irrigadora deve ocupar a posição mais apical possível, sendo introduzida rente a uma das paredes do canal, de modo a deixar espaço livre para o refluxo do líquido injetado, realizando-se movimentos de vaivém para aumentar a agitação mecânica do líquido no interior do canal, possibilitando maior limpeza. A cânula de aspiração, acoplada ao intermediário metálico ou ao micro- aspirador autoclavável Luer Vacuum® (Ultradent), é colocada ao nível do oríficio de entrada do canal, tanto para os uni como para os multirradiculados.
- Após o emprego do hipoclorito de sódio, emprega-se 5 a 10 ml de EDTA-T a 17% ou ácido cítrico a 10% ou 15%, também acondicionados em seringa descartável de 10 ml acoplada à ponta para irrigação Endo Eze® (Ultradent), repetindo-se a manobra anteriormente descrita;
- Em seguida, é realizada nova irrigação com cerca de 5 a 10 ml de hipoclorito de sódio a 1%;
- Terminada a irrigação/aspiração, inicia-se a secagem do canal usando a ponta White Mac® (Ultradent) para secar a câmara pulpar e as porções iniciais do canal. Em seguida, usa-se a ponta aspiradora Capillary® Tip verde (Ultradent), capaz de penetrar no canal promovendo aspiração no terço médio. Finalmente, com a ponta aspiradora Capillary® Tip roxa (Ultradent), penetra-se profundamente no canal para secar sua porção apical.
- Para secagem final do canal são utilizados cones de papel absorvente de tamanho compatível com o diâmetro cirúrgico.

Regime de irrigação final ativada – Easy Clean®

- A câmara pulpar e o canal radicular são preenchidos com hipoclorito de sódio a 1% acondicionado em seringa descartável de 10 ml acoplada à ponta para irrigação Endo Eze® (Ultradent);
- O dispositivo Easy Clean® pode ser ativado em movimento rotatório ou recíprocante. O comprimento do instrumento será ajustado de acordo com o comprimento de trabalho, recuando-se de 1 a 2 mm. O volume total de 6 ml de NaOCL a 1% será subdividido em três aplicações ultrassônicas, com intervalos de ativação de 30 a 60 segundos e renovação do irrigante;
- Após o emprego do hipoclorito de sódio, repete-se a ativação com o Easy Clean® utilizando agora 6 ml de EDTA-T a 17% ou ácido cítrico a 10% ou 15%. O volume total de 6 ml do agente desmineralizante

também será subdividido em três aplicações ultrassônicas, com intervalos de ativação de 30 a 60 segundos e renovação da solução;

- Em seguida é realizada nova irrigação ativada com hipoclorito de sódio a 1%, como descrito anteriormente;
- Terminado o emprego do Easy Clean®, inicia-se a secagem do canal usando a ponta White Mac® (Ultradent) para secar a câmara pulpar e as porções iniciais do canal. Em seguida, usa-se a ponta aspiradora Capillary® Tip verde (Ultradent), capaz de penetrar no canal promovendo aspiração no terço médio. Com a ponta aspiradora Capillary® Tip roxa (Ultradent) penetra-se profundamente no canal para secar sua porção apical. Para secagem final do canal são utilizados cones de papel absorvente de tamanho compatível com o último instrumento utilizado na instrumentação.

Regime de irrigação final ativada – ultrassônica passiva

- A câmara pulpar e o canal radicular são preenchidos com hipoclorito de sódio a 1%, acondicionado em seringa descartável de 10 ml acoplada à ponta para irrigação Endo Eze® (Ultradent);
- A irrigação ultrassônica passiva será realizada empregando-se o aparelho regulado na potência média e a ponta Irrisonic®. O comprimento do instrumento será ajustado de acordo com o comprimento de trabalho, recuando-se de 1 a 2 mm. O volume total de 6 ml de NaOCL a 1% será subdividido em três aplicações ultrassônicas, com intervalos de ativação de 30 a 60 segundos e renovação do irrigante;
- Após o emprego do hipoclorito de sódio, repete-se a irrigação ultrassônica passiva utilizando agora 6 ml de EDTA-T a 17% ou ácido cítrico a 10% ou 15%. O volume total de 6 ml do agente desmineralizante também será subdividido em três aplicações ultrassônicas, com intervalos de ativação de 30 a 60 segundos e renovação da solução;
- Em seguida, é realizada nova irrigação com hipoclorito de sódio a 1%, como descrito anteriormente;
- Terminada a irrigação ultrassônica passiva, inicia-se a secagem do canal usando a ponta White Mac® (Ultradent) para secar a câmara pulpar e as porções iniciais do canal. Em seguida, usa-se a ponta aspiradora Capillary® Tip® verde (Ultradent), capaz de penetrar no canal promovendo aspiração no terço médio. Com a ponta aspiradora Capillary® Tip roxa (Ultradent) penetra-se profundamente no canal para secar sua porção apical. Para secagem final do canal são utilizados cones de papel absorvente de tamanho compatível com o último instrumento utilizado na instrumentação.

Informações essenciais para o conhecimento do tema

- **Conceitos:** irrigação, eficiência, propriedades físico-químicas e biológicas;
- **Agentes antimicrobianos:** hipoclorito de sódio, associações, clorexidina e EDTA;
- **Meios físicos da irrigação e dinâmica dos fluidos:** irrigação simples, aspiração simples, irrigação/aspiração, irrigação com pressão negativa ou positiva;
- **Métodos de agitação:** XP Finisher®, XP Clean®, Easy Clean® clean e métodos ultrassônicos;
- **Regimes de irrigação:** durante o preparo, final e final ativada.

REFERÊNCIAS BIBLIOGRÁFICAS

1. Pecora JD, Sousa-Neto MD, Estrela C. Soluções irrigadoras auxiliares do preparo do canal radicular. In: Estrela C, Figueiredo JAP, editores. Endodontia – Princípios biológicos e mecânicos. São Paulo: Artes Médicas; 1999. p 552-69.
2. Pecora JD, Costa WF, Campos GM, Roselino RB. Presentation of a histochemical method for the study of root dentine permeability. Rev Odont USP. Bauru. 1987;1:3-9.
3. Pécora JD, Sousa Neto MD, Saquy PC, Silva RG, Cruz Filho AM. Effect of Dakin's and EDTA solutions on dentin permeability of. root canals. Braz Dent J 1993;4:79-84.
4. Barbin EL. Estudo "in vitro" do efeito da adição de lauril dietilenoglicol éter sulfato de sódio nas soluções hipoclorito de sódio sobre suas propriedades físico-químicas anteriores e posteriores à dissolução do tecido pulpar bovino. [Master's thesis]. Ribeirão Preto: University of São Paulo; 1999. 108p. Disponível em: http://www.forp.usp.br/restauradora/Teses/Barbin/mestrado_barbin.html.
5. Santos TC. Estudo "in vitro" do efeito do aumento da temperatura nas soluções de hipoclorito de sódio sobre suas propriedades físico-químicas anteriores e posteriores à dissolução do tecido pulpar bovino. [Master's thesis]. Ribeirão Preto: University of São Paulo; 1999. 108p. Disponível em: http://www.forp.usp.br/ restauradora/Teses/Tanit/tanit_mestrado.html
6. Spanó JCE, Barbin EL, Santos TC, Guimarães LF, Pécora JD. Solvent action of sodium hypochlorite on bovine pulp and physico-chemical properties of resulting liquid. Braz Dent J 2001;12:154-7.
7. Estrela C, Estrela CR, Barbin EL, Spanó JC, Marchesan MA, Pécora JD. Mechanism of action of sodium hypochlorite. Braz Dent J. 2002;13(2):113-7.
8. Macedo RG, Herrero NP, DDS, Wesselink P, Versluis M, van der Sluis L. Influence of the Dentinal Wall on the pH of Sodium Hypochlorite during Root Canal Irrigation. J Endod 2014;40(7):1005-8.
9. del Carpio-Perochena AE, Bramante CM, Duarte MAH, Cavenago BC, Villas-Boas MH, Graeff MSZ *et al.* Biofilm dissolution and cleaning ability of different irrigant solutions on intraorally infected dentin. J Endod 2011;37(8):1134-8.
10. del Carpio-Perochena AE, Bramante CM, Duarte MAH, Andrade FB, Graeff MSZ, Silva MAM, *et al.* Effect of temperature, concentration and contact time of sodium hypochlorite on the treatment and revitalization of oral biofilms. J Dent Res Dent Cin Dent Prosp 2015;9(4):209-15.
11. Tejada S, Baca P, Ferrer-Luque CM, Ruiz-Linares M, Valderrama MJ, Arias-Moliz MT. Influence of dentine debris and organic tissue on the properties of sodium hypochlorite solutions. Int Endod J 2019;52(1):114-22.
12. Mercade M, Duran-Sindreu F, Kuttler S, Roig M, Durany N. Antimicrobial efficacy of 4.2% sodium hypochlorite adjusted to pH 12, 7.5, and 6.5 in infected human root canals. Oral Surg Oral Med Oral Pathol Oral Radiol Endod 2009;107:295-8.
13. del Carpio-Perochena AE, Bramante CM, Andrade FB, Maliza AGA, Cavenago BC, Marciano MA, *et al.* Antibacterial and dissolution ability of sodium hypochlorite in different pHs on multi-species biofilms. Clin Oral Invest 2015;19:2067-73.
14. Giardino L, Mohammadi Z, Beltrami R, Poggio C, Estrela C, Generali L. Influence of temperature on the antibacterial activity of sodium hypochlorite. Braz Dent J 2016;27(1):32-6
15. Tartari T, Borges MMB, Araújo LBB, Vivan RR, Bonjardim LR, Duarte MAH. Effects of heat in the properties of NaOCl alone and mixed with etidronate and alkaline tetrasodium EDTA. Int Endod J 2021;54:616-27.
16. Stewart GG, Kapsimala P, Rappaport H. EDIA and urea peroxide for root canal preparation. J Amer Dent Assoc, 78(2): 335-8, Feb. 1969.
17. Tartari T, Guimarãe BM, Amoras LS, Duarte MAH, Silva e Souza PAR, *et al.* Etidronate causes minimal changes in the ability of sodium hypochlorite to dissolve organic matter. Int Endod J 2015;48(4):399-404.
18. Migun NP, Azuni MA. Filling of one-side-closed capillaries immersed in liquids. J Coll Interf S. 1996;181:337-40.
19. Vera J, Hernandez EM, Romero M, Arias A, van der Sluis LWM. Effect of maintaining apical patency on irrigant penetration into the apical two millimeters of large root canals: An in vivo study. J Endod 2012;38:1340-3.
20. Vera J, Arias A, Romero M. Effect Of Maintaining Apical Patency On Irrigant Penetration Into The Apical Third Of Root Canals When Using Passive Ultrasonic Irrigation: An in vivo study. J Endod 2011;37:1276-8.
21. Vera J, Arias A, Romero M. Dynamic movement of intracanal gas bubbles during cleaning and shaping procedures: The effect of maintaining apical patency on their presence in the middle and cervical thirds of human root canals - An in vivo study. J Endod 2012;38:200-3.
22. Usman N, Baumgartner JC, Marshall JG. Influence of instrument size on root canal debridement. J Endod 2004;30:110-2.
23. Khademi A, Yazdizadeh M, Feizianfard M. Determination of the minimum instrumentation size for penetration of irrigants to the apical third of root canal systems. J Endod 2006;32:417-20.
24. Vinothkumar TS, Kavitha S, Lakshminarayanan L, *et al.* Influence of irrigating needle-tip designs in removing bacteria inoculated into instrumented root canals measured using single-tube luminometer. J Endod 2007;33:746-8.
25. Falk KW, Sedgley CM. The influence of preparation size on the mechanical efficacy of root canal irrigation in vitro. J Endod 2005;31:742-5.
26. Gulabivala K, Patel B, Evans G, *et al.* Effects of mechanical and chemical procedures on root canal surfaces. Endod Topics 2005;10:103-22.
27. van der Sluis LW, Versluis M, Wu MK, *et al.* Passive ultrasonic irrigation of the root canal: a review of the literature. Int Endod J 2007;40:415-26.
28. Boutsioukis C, Lambrianidis T, Kastrinakis E. Irrigant flow within a prepared root canal using various flow rates: a computational fluid dynamics study. Int Endod J 2009;42:144-55.
29. Gao Y, Haapasalo M, Shen Y, Wu H, Li B, Ruse ND, *et al.* Development and validation of a three-dimensional computational fluid dynamics model of root canal irrigation. J Endod 2009;35:1282-7.
30. Wang R, Shen Y, Ma J, Huang D, Zhou X, Yuan Gao Y, *et al.* Evaluation of the effect of needle position on irrigant flow in the c-shaped root canal using a computational fluid dynamics model. J Endod 2015;41:931-6.
31. Lecrivain G, Slaouti A, Payton C, *et al.* Using reverse engineering and computational fluid dynamics to investigate a lower arm amputee swimmer's performance. J Biomech 2008;41:2855-9.
32. Tokuda Y, Song MH, Ueda Y, *et al.* Three-dimensional numerical simulation of blood flow in the aortic arch during cardiopulmonary bypass. Eur J Cardiothorac Surg 2008;33:164-7.
33. Boutsioukis C, Lambrianidis T, Kastrinakis E, *et al.* Measurement of pressure and flow rates during irrigation of a root canal ex vivo with three endodontic needles. Int Endod J 2007;40:504-13.
34. Boutsioukis C, Verhaagen B, Versluis M, Kastrinakis E, Wesselink PR, van der Sluis LWM. Evaluation of irrigant flow in the root canal using different needle types by an unsteady computational fluid dynamics model. J Endod 2010;36:875-9.

35. Tay FR, Gu L, Schoeffel J, Wimmer C, Susin L, Zhang K, *et al*. Effect of vapor lock on root canal debridement by using a side-vented needle for positive-pressure irrigant delivery. J Endod 2010;36:745-50.
36. Versiani MA, De-Deus G, Vera J, Souza E, Steier L, Pécora JD, *et al*. 3D mapping of the irrigated areas of the root canal space using micro-computed tomography.Clin Oral Investig 2015;19:859-66.
37. Paqué F, Laib A, Gautschi H, Zehnder M. Hard-tissue debris ccumulation analysis by high-resolution computed tomography scans. J Endod. 2009;35:1044-7.
38. De-Deus G, Marins J, Neves Ade A, Reis C, Fidel S, Versiani MA, *et al*. Assessing accumulated hard tissue debris using micro-computed tomography and free software for image processing and analysis. J Endod 2014;40:271-6.
39. Shen Y, Gao Y, Qian W, Ruse ND, Zhou X, Wu H, Haapasalo M. Three-dimensional Numeric Simulation of Root Canal Irrigant Flow with Different Irrigation Needles. J Endod 2010;36:884-9.
40. Perez R, Neves AA, Belladonna FG, Silva EJNL, Souza EM, Fidel S, Versiani MA, Lima I, Carvalho C, De-Deus G. Impact of needle insertion depth on the removal of hard-tissue debris. Int Endod J 2017;50:560-8.
41. Rôças IN, Siqueira-Junior JF. Comparison of the In Vivo Antimicrobial Effectiveness of Sodium Hypochlorite and Chlorhexidine Used as Root Canal Irrigants: A Molecular Microbiology Study. J Endod 2011;37:143-50.
42. Kahn H, Zelikow R, Major GR, Smulson MH, Weine FS. An improved endodontic irrigation technique. Oral Surg 1973;36:887-90.
43. Berbert A, Bramante CM, Bernardineli N. Endodontia prática. São Paulo: Sarvier, 1980.
44. Versiani MA, Alves FRF, Andrade-Junior CV, Marceliano--Alves MF, Provenzano C, Rôças IN, Sousa-Neto MD, Siqueira-Júnior JF. Micro-CT evaluation of the efficacy of hard-tissue removal from the root canal and isthmus area by positive and negative pressure irrigation system. Int Endod J 2016;49:1079-87.
45. Brunson M, DDS, Heilborn C, Johnson DJ, Cohenca N. Effect of Apical Preparation Size and Preparation Taper on Irrigant Volume Delivered by Using Negative Pressure Irrigation System. J Endod 2010;36:721-4.
46. Gade VJ, Sedani SK, Lokade JS, Belsare LD, Gade JR. Comparative evaluation of debris removal from root canal wall by using EndoVac and conventional needle irrigation: An *in vitro* study. Cont Clin Dent 2013;4:432-6.
47. Freire LG, DDS, Iglecias EF, Cunha RS, Santos M, DDS, MS, PhD, Gavini G. Micro-computed Tomographic Evaluation of Hard Tissue Debris Removal after Different Irrigation Methods and Its Influence on the Filling of Curved Canals. J Endod 2015; 41:1660-6.
48. Iriboz E, Bayraktar K, Türkaydın D, Tarc B. Comparison of Apical Extrusion of Sodium Hypochlorite Using 4 Different Root Canal Irrigation Techniques. J Endod 2015;41: 380-4.
49. Mitchell RP, Yang SE, Baumgartner JC. Comparison of Apical Extrusion of NaOCl Using the EndoVac or Needle Irrigation of Root Canals. J Endod 2010;36:338-41.
50. Pawar R, DDS, Alqaied A, Safavi K, Boyko J, BS, Kaufman, B. Influence of an Apical Negative Pressure Irrigation System on Bacterial Elimination during Endodontic Therapy: A Prospective Randomized Clinical Study. J Endod 2012;38:1177-81.
51. Silva EJNL, Belladonna FG, Zuolo AS, Rodrigues E, Ehrhardt IC, Souza EM, De-Deus G. Effectiveness of XP-endo Finisher and XP-endo Finisher R in removing root filling remnants: a micro-CT study. Int Endod J 2018;51(1):86-91.
52. Leoni GB, Versiani MA, Silva-Sousa YT, Bruniera JFB, Pécora JD, Sousa-Neto MD. *Ex vivo* evaluation of four final irrigation protocols on the removal of hard-tissue debris from the mesial root canal system of mandibular first molars. Int Endodo J 2017;50 (4):398-406.
53. Campello AF, Almeida BM, Franzoni MA, Alves FRF, Marceliano-Alves MF, Rôças IN, Siqueira JF Jr, Provenzano JC. Influence of solvent and a supplementary step with a finishing instrument on filling material removal from canals connected by an isthmus. Int Endod J 2018. doi: 10.1111/iej.13047.
54. Gokturk H, Ozkocak I, Buyukgebiz F, Demir O. Effectiveness of various irrigation protocols for the removal of calcium hydroxide from artificial standardized grooves. J Appl Oral Sci 2017;25(3):290-8.
55. Ulusoy ÖI, Savur IG, Alaçam T, Çelik B. The effectiveness of various irrigation protocols on organic tissue removal from simulated internal resorption defects. Int Endod J 2018;51(9):1030-6.
56. Kato AS, Cunha RS, da Silveira Bueno CE, Pelegrine RA, Fontana CE, de Martin AS. Investigation of the Efficacy of Passive Ultrasonic Irrigation Versus Irrigation with Reciprocating Activation: An Environmental Scanning Electron Microscopic Study. J Endod 2016;42(4):659-63.
57. Cesario F, Hungaro Duarte MA, Duque JA, Alcalde MP, de Andrade FB, Reis So MV, De Vasconcelos BC, Vivan RR. Comparisons by microcomputed tomography of the efficiency of different irrigation techniques for removing dentinal debris from artificial grooves. J Conserv Dent 2018;21(4):383-7.
58. Duque JA, Duarte MA, Canali LC, Zancan RF, Vivan RR, Bernardes RA, Bramante CM. Comparative Effectiveness of New Mechanical Irrigant Agitating Devices for Debris Removal from the Canal and Isthmus of Mesial Roots of Mandibular Molars. J Endod 2017;43(2):326-31.
59. Marques AC, Aguiar BA, Frota LM, Guimarães BM, Vivacqua-Gomes N, Vivan RR, Duarte MA, de Vasconcelos BC. Evaluation of Influence of Widening Apical Preparation of Root Canals on Efficiency of Ethylenediaminetetraacetic Acid Agitation Protocols: Study by Scanning Electron Microscopy. J Contemp Dent Pract 2018;19(9):1087-94.
60. Versiani MA, De-Deus G, Vera J, Souza E, Steier L, Pécora JD, Sousa-Neto MD. 3D mapping of the irrigated areas of the root canal space using micro-computed tomography. Clin Oral Investig 2015;19(4):859-66.
61. Macedo RG, Robinson JP, Verhaagen B, Walmsley AD, Versluis M, Cooper PR, van der Sluis LW. A novel methodology providing insights into removal of biofilm--mimicking hydrogel from lateral morphological features of the root canal during irrigation procedures. Int Endod J 2014;47(11):1040-51.
62. Ahmad M, Pitt Ford TJ, Crum LA. Ultrasonic debridement of root canals: acoustic streaming and its possible role. J Endod 1987;13:490-9.
63. Sabins RA, Johnson JD, Hellstein JW. A comparison of the cleaning efficacy of short term sonic and ultrasonic passive irrigation after hand instrumentation in molar root canals. J Endod 2003;29(1):674-8.
64. Caron G, Nham K, Bronnec F, Machtou P. Effectiveness of different final irrigant activation protocols on smear layer removal in curved canals. J Endod 2010;36(8):1361-6.
65. Nair PN, Henry S, Cano V, Vera J. Microbial status of apical root canal system of human mandibular first molars with primary apical periodontitis after "one-visit" endodontic treatment. Oral Surg Oral Med Oral Pathol Oral Radiol Endod 2005;99(2):231-52.
66. Vera J, Hernández EM, Romero M, Arias A, van der Sluis LW. Effect of maintaining apical patency on irrigant penetration into the apical two millimeters of large root canals: an in vivo study. J Endod 2012;38(10):1340-3.
67. Estrela C, Rabelo LE, de Souza JB, Alencar AH, Estrela CR, Sousa Neto MD, Pécora JD. Frequency of Root Canal Isthmi in Human Permanent Teeth Determined by Cone-beam Computed Tomography. J Endod 2015;41(9):1535-9.
68. Paque F, Laib A, Gautschi H, Zehnder M. Hard-tissue debris accumulation analysis by high-resolution computed tomography scans. J Endod 2009; 35:1044-7.
69. De-Deus G, Marins J, Silva EJNL, Erick Souza E, Belladonna FG, Reis C, Machado Lopes RT, Versiani MA, Paciornik S, Neves AA. Accumulated hard tissue debris produced during reciprocating and rotary nickel-titanium canal preparation. J Endod 2015; 41:676-81.
70. Nakamura VC, Pinheiro ET, Prado LC, Silveira AC, Carvalho APL, Mayer MPA, Gavini G. Effect of ultrasonic

activation on the reduction of bacteria and endotoxins in root canals: a randomized clinical trial. Int Endod J 2018;51(1):e12-e22.
71. Balvedi RP, Versiani MA, Manna FF, Biffi JC. A comparison of two techniques for the removal of calcium hydro- xide from root canals. Int Endod J 2010;43(9):763-8.
72. Ma J, Shen Y, Yang Y, Gao Y, Wan P, Gan Y, Patel P, Curtis A, Khakpour M, Haapasalo M. In vitro study of calcium hydroxide removal from mandibular molar root canals. J Endod 2015;41(4):553-8.
73. Huang TY, Gulabivala K, Ng YL. A bio-molecular film ex--vivo model to evaluate the influence of canal dimensions and irrigation variables on the efficacy of irrigation. Int Endod J 2008;41(1):60-71.
74. Lee SJ, Wu MK, Wesselink PR. The effectiveness of syringe irrigation and ultrasonics to remove debris from simulated irregularities within prepared root canal walls. Int Endod J 2004;37(10):672-8.
75. Merino A, Estevez R, de Gregorio C, Cohenca N. The effect of different taper preparations on the ability of sonic and passive ultrasonic irrigation to reach the working length in curved canals. Int Endod J 2013;46(5):427-33.
76. Faria G, Viola KS, Coaguila-Llerena H, Oliveira LRA, Leonardo RT, Aranda-García AJ, Guerreiro-Tanomaru JM. Penetration of sodium hypochlorite into root canal dentine: effect of surfactants, gel form and passive ultrasonic irrigation. Int Endod J 2018. doi: 10.1111/iej.13015.
77. Passalidou S, Calberson F, De Bruyne M, De Moor R, Meire MA. Debris Removal from the Mesial Root Canal System of Mandibular Molars with Laser-activated Irrigation. J Endod 2018;44(11):1697-1701.
78. Malki M, Verhaagen B, Jiang LM, Nehme W, Naaman A, Versluis M, Wesselink P, van der Sluis L. Irrigant flow beyond the insertion depth of an ultrasonically oscillating file in straight and curved root canals: visualization and cleaning efficacy. J Endod 2012; 38(5):657-61.
79. Jiang LM, Verhaagen B, Versluis M, van der Sluis LW. Influence of the oscillation direction of an ultrasonic file on the cleaning efficacy of passive ultrasonic irrigation. J Endod 2010;36(8):1372-6.
80. Castelo-Baz P, Martín-Biedma B, Cantatore G, Ruíz-Piñón M, Bahillo J, Rivas-Mundiña B, Varela-Patiño P. In vitro comparison of passive and continuous ultrasonic irrigation in simulated lateral canals of extracted teeth. J Endod 2012; 38: 688-91.

17 | Medicação Intracanal

Flaviana Bombarda de Andrade • Mario Tanomaru Filho • Carlos Estrela • Marco Antonio Hungaro Duarte

SÍNTESE DO CAPÍTULO

A medicação intracanal é uma etapa do tratamento endodôntico que visa modular o processo inflamatório ou ajudar na redução da carga microbiana. Neste capítulo, será abordada a finalidade da medicação intracanal no tratamento endodôntico de polpas com vitalidade ou nos casos de mortificação pulpar, além das propriedades ideais de um medicamento para ser empregado na medicação intracanal. Abordou-se os principais medicamentos e substâncias empregados, assim como sua forma de emprego intracanal. O uso dos seladores coronários também foi discutido.

DEFINIÇÃO E PROPRIEDADES IDEAIS

A medicação intracanal tem o objetivo de auxiliar no controle inflamatório e bacteriano. Nessa etapa do tratamento endodôntico, o emprego de medicamentos e/ou substâncias busca favorecer melhores condições para se realizar a obturação, dentro de uma maior previsibilidade de sucesso.

As propriedades ideais de uma substância para ser empregada como medicação intracanal são:

- Ação antimicrobiana;
- Ação anti-inflamatória;
- Estímulo do reparo apical;
- Prevenção ou controle da dor;
- Não irritação aos tecidos;
- Penetrabilidade intradentinária;
- Ação rápida;
- Efeito prolongado;
- Ação na presença de restos de matéria orgânica;
- Solubilidade em água;
- Praticidade no uso;
- Capacidade de não manchar os dentes e os tecidos moles;
- Baixo custo.

As propriedades descritas são ideais; porém, não existem medicamentos ou substâncias que apresentem todas elas. A condição pulpar é determinante para a seleção. Por exemplo, na polpa viva existe a presença de remanescente de tecido vivo e inflamado, porém na polpa morta há a presença de infecção e, portanto, o medicamento deverá exercer ação anti-inflamatória.

SUBSTÂNCIAS E MEDICAMENTOS EMPREGADOS

Associação entre corticosteroide e antibiótico

São medicamentos normalmente utilizados na medicina e que foram propostos na Endodontia para o controle da inflamação dos tecidos apicais e periapicais. Os mais empregados são o Otosporin®, que consiste em uma suspensão otológica, e o Maxitrol®, que é um colírio oftálmico. A diferença entre eles é o veículo empregado e o corticosteroide. No Otosporin®, o corticosteroide presente é a hidrocortisona, que é semissintética, enquanto no Maxitrol® é a dexametasona, que é um corticosteroide sintético. Em quantidades iguais, a dexametasona tem ação anti-inflamatória 25 vezes mais potente do que a hidrocortisona. Entretanto, no Maxitrol®, há 0,75 mg de dexametasona. Já no Otosporin®, há 10 mg de hidrocortisona. Portanto, fazendo uma correlação, o Maxitrol® é 2 vezes mais potente que o Otosporin®. Em um estudo clínico[1] comparando o emprego de ambos em casos de sobre-instrumentação, o Maxitrol® foi mais eficiente no controle da dor pós-operatória.[1] Porém, deve se ressaltar que em situações que requerem maior difusibilidade, como em tratamentos conservadores da polpa dental, o Otosporin® é o mais indicado, pois o veículo em sua composição permite maior difusão. Deve ser ressaltado que a associação corticosteroide/antibiótico deve ser empregada em casos que não há a presença de infecção e, quando necessário, não deve ser utilizada por um período maior que 7 dias, sendo o tempo ideal de permanência, 48 horas. Além de 7 dias, perde o seu efeito.[2]

Pasta de hidróxido de cálcio

O hidróxido de cálcio é constituído por um pó branco de elevado pH e pouco solúvel em água. As propriedades do hidróxido de cálcio são decorrentes de sua dissociação iônica em íons cálcio e íons hidroxila sobre as bactérias e os tecidos, e se associam aos seus efeitos biológicos e antimicrobianos.[2-6]

O hidróxido de cálcio é utilizado como medicação intracanal por apresentar ação antimicrobiana, biocompatibilidade, contribuir no reparo tecidual e induzir o processo de mineralização.[3] O seu emprego como medicação intracanal por meio da sua associação a veículos forma uma pasta à base de hidróxido de cálcio, que deve apresentar consistência para aplicação clínica (**Figura 1**). As diferentes substâncias e veículos associados ao hidróxido de cálcio podem interferir em suas propriedades.[4] Além disso, a pasta de hidróxido de cálcio tem sido a substância preferida pela comunidade endodôntica para uso como medicação devido a suas propriedades.[6-9]

Microrganismos viáveis nos túbulos dentinários servem como um reservatório para continuidade da agressão ao tecido periapical. Assim, a presença de microrganismos persistentes após um tratamento endodôntico não é desejada, inviabilizando o êxito da terapia. Se esses microrganismos tiverem acesso a nutrientes advindos de infiltração de saliva (via coronária) ou infiltração de líquido intersticial do periápice em um canal pobremente selado, estes irão proliferar novamente e produzir substâncias tóxicas, que irão manter as respostas inflamatória e imunológica no periápice.[10]

Para que ocorra a liberação iônica benéfica da medicação, é necessário que o pó de hidróxido de cálcio seja dissolvido em veículos que permitam sua disponibilização em forma de pasta, facilitando sua inserção no canal radicular principal após o término do preparo do canal radicular, permanecen-

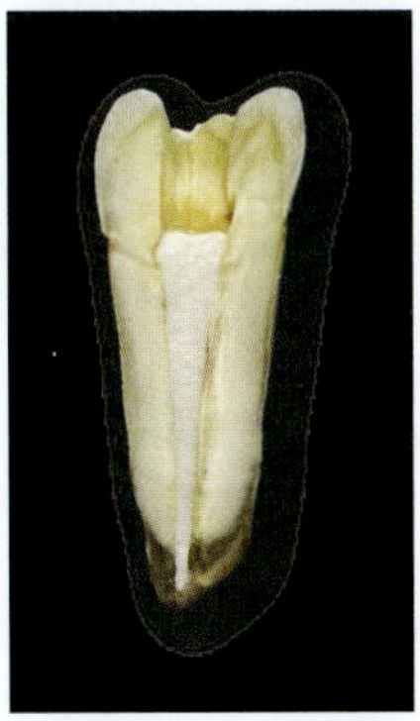

FIGURA 1 Dente pré-molar com canal preenchido com pasta de hidróxido de cálcio em concentração espessa – medicação intracanal entre sessões. Vista por corte longitudinal.

Fonte: arquivo pessoal da autora Flaviana Bombarda de Andrade.

do entre as sessões do tratamento endodôntico. Os veículos normalmente utilizados são os hidrossolúveis (aquosos e viscosos) devido a maior dissociação e difusão pelos tecidos, mas existem também os lipossolúveis e os sólidos. Os veículos aquosos são: água destilada, soro fisiológico e solução anestésica, enquanto que os viscosos mais utilizados são: propilenoglicol, polietilenoglicol e glicerina. Os veículos oleosos (não hidrossolúveis) são o óleo de oliva e o óleo de silicone.

Em 1995, Walton *et al.*[11] compararam pastas de hidróxido de cálcio com os veículos água destilada, solução salina, paramonoclorofenol canforado e um veículo dito por eles "experimental", o propilenoglicol. Seus resultados mostraram que o propilenoglicol induzia uma liberação mais favorável dos íons cálcio e hidroxila.

Vários estudos foram realizados[7,8] para investigar a liberação iônica, importante para que o hidróxido de cálcio desempenhe suas funções. Outros trabalhos[12-14] também demonstraram mais alto pH e liberação de cálcio por tempos mais prolongados com o veículo viscoso. Siqueira[10] e Misra *et al.*[14] recomendaram o uso de glicerina, que também é um veículo hidrossolúvel viscoso, uma vez que provém do glicerol, também um álcool, assim como propilenoglicol e polietilenoglicol.

Uma melhor penetração intratubular das pastas de hidróxido de cálcio foi observada com veículo viscoso comparada com veículo aquoso.[15] Ao penetrar mais, a pasta de hidróxido de cálcio conseguirá atingir os microrganismos na profundidade dos túbulos,[16] estabelecendo contato direto, e atuando contra as bactérias ali presentes, como *Enterococcus faecalis*, que podem sobreviver até pH 11,5.[17,18]

É importante ressaltar que o veículo propilenoglicol não exerce nenhum efeito antibacteriano.[19] Assim, é possível inferir que o veículo viscoso pode facilitar a ação do hidróxido de cálcio pela maior penetração na profundidade dos túbulos, colocando a substância em contato direto com os microrganismos.

A pasta de hidróxido de cálcio necessita de tempo mais prolongado para exercer atividade antimicrobiana do que as substâncias antissépticas fortes utilizadas no passado. Isso se deve ao seu mecanismo de ação, através da liberação iônica do íon hidroxila que irá alcalinizar toda a massa dentinária, ou seja, provoca o aumento gradativo do pH. Alguns estudos sugeriram que a "capacidade tampão" da dentina fosse a responsável pela diminuição do efeito antimicrobiano nas porções mais profundas da dentina,[20] tampão esse cujos íons reagem com os íons hidroxila para que o pH se mantenha neutro. No entanto, foi observado que o pó de dentina não é responsável por neutralizar o pH alcalino da pasta de hidróxido de cálcio.[21] Assim, atribui-se a dificuldade de efeito antimicrobiano nas porções profundas da dentina à falta de contato direto com hidróxido de cálcio-bactéria. Clinicamente, esse problema tem sido compensado deixando-se a pasta de hidróxido de cálcio no interior dos canais por tempo prolongado. Assim, seja o "tampão" ou a dificuldade de contato direto com a bactéria, essa medicação deve permanecer selada no sistema de canais por pelo menos quinze dias.[22] No entanto, a agitação da pasta de hidróxido de cálcio com ultrassom proporciona maior penetração intradentinária da mesma, favorecendo a redução no tempo de permanência.[23] No mundo moderno, em que há uma urgência por tratamentos rápidos e efetivos, um paciente permanecer com um dente selado e suscetível às cargas mastigatórias e possíveis fraturas por quinze dias é um desafio. Assim, os veículos com maior penetrabilidade e aditivos antimicrobianos vêm sendo sugeridos para potencializar o efeito antimicrobiano.[15]

Mecanismo de ação do hidróxido de cálcio

Ação antibacteriana

As enzimas presentes na membrana citoplasmática estão relacionadas com o transporte de substâncias para o interior e para o exterior da célula, por meio da estruturação da parede celular e atividade respiratória. Enzimas extracelulares atuam sobre os nutrientes, carboidratos, proteínas e lipídeos que, por meio da hidrólise, favorecem a digestão. Portanto, os sistemas enzimáticos da membrana citoplasmática exercem funções primordiais para as bactérias, atuando no metabolismo, no crescimento e na divisão celular.[24]

A atividade catalítica das enzimas pode ser regulada por variações de pH, sendo que há uma variabilidade individual entre as enzimas quanto ao seu pH ideal para atingir sua velocidade máxima de reação.[25]

No entanto, há uma diferença entre o pH interno da bactéria e o do meio externo, podendo o pH, possivelmente, influenciar na atividade celular bacteriana. A energia necessária para o movimento de nutrientes orgânicos e componentes para a célula é obtida através de um gradiente de pH presente na membrana citoplasmática que pode ser alterada por uma mudança de pH do meio, sendo que o efeito do pH no movimento químico pode ser direto ou indireto. O efeito direto é quando o pH influencia na atividade específica das proteínas da membrana, combinando-se com o grupo químico específico. Por outro lado, o efeito indireto acarreta alterações nos estados de ionização dos componentes orgânicos. O transporte através da membrana ocorre mais facilmente para componentes não ionizados. Dependendo do pH, um aumento da disponibilidade de nutrientes ocorrerá, levando a um transporte intenso, induzindo inibição e efeitos tóxicos na célula. Em condições elevadas de pH (alta concentração de íons hidroxila), a atividade enzimática das bactérias é inibida.[26]

A influência do pH pela liberação de íons hidroxila, interfere no transporte e na permeabilidade da membrana citoplasmática por meio do controle da atividade enzimática bacteriana, fato esse que provavelmente explica uma das ações antimicrobiana do hidróxido de cálcio.[26]

A peroxidação lipídica pode ser outro mecanismo químico que pode explicar a ação dos íons hidroxila na membrana citoplasmática. Nesse mecanismo, há a perda da integridade da membrana pela degradação dos ácidos graxos insaturados ou dos fosfolipídeos. Seria uma reação em cadeia com a formação de peróxido lipídico pela remoção de hidrogênio dos ácidos graxos, formando radical lipídico livre que reage com a molécula de oxigênio.[26]

Resumindo, o pH elevado proporcionado pelo hidróxido de cálcio altera a integridade da membrana citoplasmática bacteriana por meio dos efeitos tóxicos gerados durante o transporte de nutrientes e da destruição de fosfolipídeos e de ácidos graxos.[26]

Entretanto, a inativação enzimática pode ser reversível ou irreversível. Ela é irreversível em condições de elevado pH por um período de tempo longo (acima de 72 h). Se o período for menor que 72 h, ocorrerá reversibilidade da atividade enzimática.[27]

Ação biológica

O pH elevado de hidróxido de cálcio ativa fosfatase alcalina. O nível de pH necessário para a ativação desta enzima varia de acordo com o tipo e a concentração de substrato, com a temperatura e com a fonte das enzimas, sendo que os limites variam de 8,6 a 10,3.[26]

A fosfatase alcalina é uma enzima hidrolítica que atua na liberação de fosfato inorgânico dos ésteres fosfatos, atuando no processo de mineralização. Os íons fostato liberados reagem com os íons cálcio provenientes da corrente sanguínea, formando um precipitado de fosfato de cálcio na matriz orgânica denominado unidade molecular da hidroxiapatita.

O contato direto do hidróxido de cálcio com os tecidos altera o estado físico-químico da substância intercelular, levando à ruptura de glicoproteínas que determinam a desnaturação proteica, gerando a área de necrose superficial. A formação de tecido mineralizado, em decorrência do contato do hidróxido de cálcio com o tecido conjuntivo, inicia-se entre 7 e 10 dias.[26]

Além do pH, o cálcio oriundo do hidróxido de cálcio reage com o tecido formando uma zona granulosa superficial constituída de sais de cálcio e complexos de proteínas de cálcio e essa granulação pode colaborar na diferenciação celular.[26,28]

Portanto, os íons hidroxila e os íons cálcio agem de forma sinérgica na mineralização. Enquanto os íons hidroxila ativam a fosfatase alcalina, ocasionando a mineralização, os íons cálcio permitem a redução da permeabilidade de novos capilares, além de ativar a fibronectina **(Figura 2)**.[26]

O mecanismo de ação de hidróxido de cálcio pode ser alterado na presença de dióxido de carbono que, por meio de reação química, se transforma em carbonato de cálcio. O produto, assim formado, é desprovido de propriedades biológicas e bacteriológicas devido à exaustão do pH.[26,27]

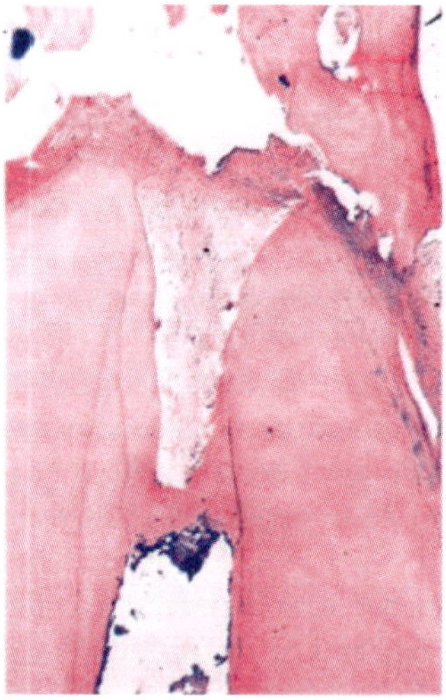

FIGURA 2 Barreira mineralizada em nível do limite CDC (cemento-dentina-canal) induzida por medicação intracanal de hidróxido de cálcio. A parte inferior mostra resíduos de material obturador no interior do canal radicular (terço apical) e a parte superior à barreira mineralizada, mostra o tecido pulpo-periapical no canal cementário em condições de normalidade.

Fonte: imagem da tese de livre docência do Prof. Mario Leonardo (1973), gentilmente cedida pela Editora Artes Médicas.

Associação de aditivos ao hidróxido de cálcio

O hidróxido de cálcio por si só já é responsável pela morte bacteriana, inclusive do *Enterococcus faecalis,* mas desde que esteja em contato direto.[12,18] E esta é sua grande limitação clínica: não estar em contato direto com as bactérias em todo sistema de canais.[10] Como estratégia para melhorar as propriedades antimicrobianas, substâncias naturais ou sintéticas têm sido associadas à pasta para este fim e também para aumentar a difusão intradentinária.[29] Essas melhorias seriam fundamentais para atuar sobre espécies bacterianas ditas "resistentes", capazes de sobreviverem em pH alcalino, como *Enterococcus faecalis,* que é detectado em infecções endodônticas primárias, secundárias e persistentes.[30,31]

Os diferentes veículos podem ser classificados em aquosos, viscosos e oleosos vislumbrando a ionização do hidróxido de cálcio.[32] Outros compostos seriam chamados "aditivos", visando à melhora nas propriedades antimicrobianas e anti-inflamatórias.

O veículo a ser usado para o hidróxido de cálcio deve manter as suas propriedades biológicas, permitir a liberação iônica e proporcionar condições para emprego clínico, possibilitando o preenchimento do canal radicular. Água destilada, soro fisiológico, soluções anestésicas e solução de metilcelulose são exemplos de veículos aquosos. Como exemplo de pasta de hidróxido de cálcio em veículo aquoso, podemos citar o Ultracal XS® (Ultradent Products Inc., UT, EUA); trata-se de uma pasta contendo aproximadamente 35% de hidróxido de cálcio associado à água e metilcelulose e acondicionada em seringa.

Os veículos aquosos propiciam ao hidróxido de cálcio uma dissociação iônica mais rápida e, consequentemente, maior diluição da pasta e menor tempo de atuação no interior do canal radicular. No entanto, casos de necrose pulpar e periodontite apical necessitam de atuação mais prolongada da medicação intracanal à base de hidróxido de cálcio.

Desse modo, os veículos viscosos são preferidos por permitirem período mais prolongado de atuação biológica e antimicrobiana, além da sua capacidade indutora de mineralização e reparação periapical. Como exemplos de veículo viscoso, destacam-se o polietilenoglicol 400, que é um líquido viscoso, límpido, incolor, miscível em qualquer proporção com água. Outro veículo é o propilenoglicol, que é um líquido viscoso, límpido, incolor. Os veículos viscosos, embora sejam solúveis em água, tornam a dissociação do hidróxido de cálcio mais lenta. Como exemplo de pasta de hidróxido de cálcio em veículos viscosos, pode-se mencionar as pastas Calen® e Calen PMCC® (SS White, Rio de Janeiro, Brasil), que apresentam o polietilenoglicol 400 na composição. O veículo viscoso proporciona menor dissociação imediata de íons Ca^{++} e OH^{-} em relação aos veículos aquosos. Porém, o veículo viscoso promove liberação lenta e progressiva de íons de cálcio e hidroxila com atuação biológica e antimicrobiana por maior período de tempo.

A pasta em veículo viscoso apresenta consistência adequada para uso clínico preenchendo o canal radicular, proporcionando prolongado tempo de ação com liberação lenta e progressiva de íons Ca^{++} e OH^{-}.[33,34] Suas propriedades permitem a utilização como curativo intracanal em tratamentos de canais radiculares de dentes com vitalidade pulpar e mesmo em dentes com rizogênese incompleta, por apresentar longo período de atuação e dissociação iônica.

Siqueira[10] descreveu os mecanismos de ação da pasta por ele recomendada, uma associação de hidróxido de cálcio com o aditivo PMCC em veículo glicerina:

a) liberação lenta do paramonoclorofenol (PMC) e dos íons hidroxila (a liberação lenta diminui a toxicidade);
b) o efeito desnaturante do hidróxido de cálcio dificulta a penetração do PMC nos tecidos;
c) o efeito antimicrobiano aumentado permite a cicatrização natural dos tecidos perirradiculares sem a persistência da irritação.

Para comprovar o efeito desta associação em forma de pasta como medicação intracanal, uma série de estudos clínicos foi realizada em que se observou diminuição da microbiota presente e, especialmente, presença do reparo periapical de lesões em um período de até 4 anos após tratamentos endodônticos realizados por estudantes de graduação. A proporção recomendada é: volumes iguais (uma gota) do veículo glicerina e do aditivo PMCC, com a aglutinação do pó de hidróxido de cálcio sobre placa de vidro até uma consistência cremosa,[10] que normalmente é atribuída como consistência de pasta de dente.

Outra associação bastante estudada, e por vezes recomendada, é a do hidróxido de cálcio com clorexidina. A clorexidina é altamente efetiva sobre bactérias e fungos orais, atua em pH neutro e tem efeito diminuído na presença de matéria orgânica. Há uma grande controvérsia se essa associação, de fato, aumenta ou não a capacidade antimicrobiana da pasta. Alguns autores relataram que não, pois o alto pH do hidróxido de cálcio irá dificultar a ação da clorexidina e causar sua precipitação, reduzindo seu efeito. Já outros acreditam que, mesmo com a inativação de quantidades relativas de clorexidina na pasta, uma pequena quantidade residual desta ainda estará ativa e será liberada.[10] Estrela *et al.*[35] afirmaram que esta associação mantém o pH em torno de 10 e uma alta tensão superficial (55,5 dinas/cm), corroborando a mesma perda em propriedades antimicrobianas.

Zancan *et al.*[36] avaliaram a ação antimicrobiana de pastas de hidróxido de cálcio com solução salina, com veículo viscoso polietilenoglicol (pasta Calen®), com polietilenoglicol mais o aditivo PMCC (Calen com PMCC®) e pasta de HC com propilenoglicol e o aditivo clorexidina a 2% sobre biofilmes mono e biespécies. Obtiveram melhores resultados antimicrobianos com o aditivo clorexidina, o que suscita a hipótese de que algum composto da clorexidina possa ter atuado penetrando no biofilme, que está protegido por seus polissacarídeos extracelulares. Já em estudo clínico, Vianna *et al.*[37] compararam a atividade antimicrobiana e anti-LPS (lipopolissacarídeos tóxicos, também chamados endotoxina, da membrana de microrganismos Gram-negativos) de tratamentos endodônticos com a fase de medicação intracanal, utilizando hidróxido de cálcio e clorexidina sozinhos ou combinados. Constatou-se não haver efeito sinérgico na associação dessas medicações na diminuição de microrganismos ou de LPS após sete dias do uso da medicação intracanal nos dentes dos pacientes. Além disso, foi confirmada a não degradação do LPS pela clorexidina, o que sabidamente é o oposto da reação de neutralização dessa molécula pelo hidróxido de cálcio.

Já foi evidenciado também por Barbin *et al.*,[38] por meio de espectrofotometria líquida e de massa que, após 7 ou 14 dias em temperatura corporal, ocorre a decomposição do digluconato de clorexidina em diferentes substâncias, inclusive a paracloroanilina, que pode ter efeito carcinogênico em cultura de células. Também misturada ao hidróxido de cálcio, a clorexidina se decompõe em produtos tóxicos que, embora estejam em quantidades diminutas no interior do canal, devem ser melhor investigados quanto ao seu potencial tóxico para a região periapical.[35,38]

Desta forma, o aditivo clorexidina à pasta de hidróxido de cálcio encontra-se ainda não definido quanto à sua real eficácia e não tem sido amplamente utilizado na clínica endodôntica. Há de se considerar, nestes diferentes estudos, a metodologia diversa para diferentes resultados, lembrando que os biofilmes densos nos canais e ramificações devem ser removidos durante o procedimento de irrigação com o hipoclorito de sódio, com maior habilidade para esta dissolução. A medicação intracanal irá eliminar os microganismos residuais, parcialmente desalojados de seus biofilmes ou aqueles que se encontram na profundidade dos túbulos, não necessariamente envolvidos com grandes quantidades de matriz extracelular.

A investigação do efeito da medicação intracanal no âmbito intratubular se faz necessária devido aos seus espaços diminutos quando comparados até mesmo às ramificações e aos istmos dos canais radiculares. Pereira *et al.*[15] investigaram o efeito antimicrobiano intratubular de pastas de hidróxido de cálcio com os aditivos clorexidina, própolis e PMCC, todos em veículo viscoso propilenoglicol. Um controle de hidróxido de cálcio em água destilada determinou o menor efeito antimicrobiano e a menor penetração intratubular. Em valores, o aditivo PMCC demonstrou maior morte bacteriana, seguido da própolis e clorexidina com menor desempenho. No entanto, esses aditivos não demonstraram diferenças estatísticas significantes entre si e todas essas pastas foram mais eficientes do que o grupo com o veículo água destilada.

A própolis tem sido extensivamente investigada devido, principalmente, aos seus efeitos biológicos benéficos. Além do efeito antimicrobiano, o efeito de reparo por meio de maior expressão de citocinas parece bastante promissor. Estudo recente de Rahayu *et al.*[39] reiterou, inclusive, melhores resultados com a combinação hidróxido de cálcio-própolis do que essas duas substâncias isoladamente.

Pastas comerciais de hidróxido de cálcio

Apesar do hidróxido de cálcio ser um pó purificado bastante acessível comercializados em dentais por preços módicos e sendo preparado em placas de vidro, diversos preparados comerciais foram introduzidos no mercado. Calasept Plus® (Nordiska Dental, Angelholm, Suécia) e Vitapex® (Neo-dent internacional Inc., Federal Way, WA, EUA) são alguns exemplos no exterior. No Brasil, são comercializadas as pastas Calen® e Calen PMCC® (S.S. White, Rio de Janeiro, RJ, Brasil), a Ultradent XS® (Ultradent Products, Inc., Indaiatuba, SP, Brasil) e a Hydropast® (Biodinâmica, Ibiporã, PR, Brasil). No **Quadro 1**, observam-se as composições das pastas comercializadas no Brasil.

Loureiro *et al.*[40] avaliaram radiopacidade e composição dessas pastas. Observaram que as pastas comerciais testadas apresentaram maior radiopacidade que o grupo controle.

A Ultracal XS® foi o material com maior radiopacidade, seguido de Hydropast® e Calen®.

Surgiram, mais recentemente, duas pastas comerciais da empresa coreana Meta, sendo uma delas a Metapex® (Meta Biomed Co. Ltd, Cheongju, Korea). Metapex® é uma pasta de hidróxido de cálcio cujo veículo é o óleo de silicone e o radiopacificador, o iodofórmio, que apresentou bons resultados sobre microrganismos anaeróbios[41,42] e sobre biofilmes de *E. faecalis.*[43] Provavelmente, a combinação dos três componentes potencializou o efeito antimicrobiano dessa pasta, uma vez que o veículo óleo de silicone mantém a liberação do íon hidroxila de forma mais lenta. A outra pasta de hidróxido de cálcio, Metapaste®, é constituída do veículo propilenoglicol e o radiopacificador é o sulfato de bário. Também teve bom desempenho sobre biofilmes de *E. faecalis* em comparação com o controle hidróxido de cálcio em água destilada, mas um pouco menos eficiente que a Metapex®.[43] Parecem ser boas pastas quanto ao efeito antimicrobiano, embora não sejam ainda comercializadas no Brasil.

Medicação intracanal em dentes com vitalidade pulpar

Os casos de tratamento de canal radicular de dentes com vitalidade pulpar podem ser realizados em uma única sessão, uma vez que a infecção não está presente no interior dos canais e do sistema de canais radiculares, desde que a cadeia asséptica seja mantida durante todo o procedimento endodôntico.

É consenso entre os endodontistas que, em biopulpectomias, deve-se evitar o emprego de medicação intracanal. O tratamento deve ser realizado em uma única sessão, pois a cavidade pulpar contém uma polpa viva e inflamada, devendo ser removida por não haver mais condições de reversibilidade à condição sã, mas não é um tecido que se encontra contaminado.

Os microrganismos encontram-se ainda na cavidade de cárie e apenas seus produtos tóxicos e antígenos (moléculas) adentraram a polpa via túbulos dentinários causando a inflamação, por meio da formação de complexos imunes, reações antígeno-anticorpo. A presença desses complexos imunes suscita a resposta inflamatória que, por questão de pequeno espaço, causa um grande acúmulo de mediadores pró-inflamatórios. Assim, sem

QUADRO 1 Materiais testados, composição química e fabricante.

Material	Composição	Fabricante
Ultracal XS®	35% de hidróxido de cálcio, radiopacificador e metilcelulose	Ultradent Products Inc., Indaiatuba, SP, Brasil
Hydropast®	38% de hidróxido de cálcio, sulfato de bário e propilenoglicol	Biodinâmica, Ibiporã, PR, Brasil
Calen®	49,77% de hidróxido de cálcio, óxido de zinco, colofônia e PEG 400	S.S. White, Rio de Janeiro, RJ, Brasil
Hidróxido de cálcio PA	99 a 100% de hidróxido de cálcio	Biodinâmica, Ibiporã, PR, Brasil

Fonte: elaborado pelos autores.

espaço para diluir o edema e os mediadores inflamatórios, além da atividade fagocítica intensa das células inflamatórias, a polpa acaba sucumbindo a vários pontos de necrose, sem chances de conseguir um futuro reparo.[44,45]

Como dito, a contaminação é apenas superficial; portanto, não é necessária descontaminação dos túbulos dentinários e sistema de canais radiculares. Essa situação é oposta aos casos de polpa necrótica com ou sem lesão periapical, onde ramificações, istmos e túbulos estão parcialmente ou repletos de microganismos colonizadores. O único impedimento, então, de se realizar a biopulpectomia em única sessão seriam a falta de tempo para obturar, dificuldades com o isolamento absoluto, dificuldades anatômicas como localização de canais ou curvaturas acentuadas, paciente não colaborativo, dificuldades do operador, dentes com dor, exsudato ou sangramento, devido ou não à sobreinstrumentação e extravasamento apical de soluções irrigadoras. Cada vez que se faz uma intervenção em biopulpectomia, podemos levar contaminação para a cavidade pulpar; portanto, é mais coerente limpar, ampliar e já obturar tudo em uma única visita.[10]

Quando não for possível obturar em mesma sessão, opta-se por medicamentos anti-inflamatórios, uma vez que existem restos pulpares vivos nas ramificações e istmos e, especialmente na região periodontal, que foram agredidos no procedimento de remoção da polpa. Utiliza-se, com alguma frequência, medicações empregadas na medicina, de uso tópico, como corticosteroides. Os mais utilizados são o Otosporin® (solução otológica) e o Maxitrol® (colírio), que possuem o corticosteroide e um antibiótico tópico. O antibiótico não seria necessário para a biopulpectomia, no entanto, esses produtos comerciais são os mais utilizados. A opção pelo corticosteroide depende do tempo de permanência, não devendo permanecer mais que 7 dias,[2] e do cimento obturador a ser utilizado na obturação, visto que o ideal, após o uso da medicação, é o emprego de cimentos biocompatíveis, uma vez que cimentos irritantes reduzem drasticamente a ocorrência de reparo por tecido mineralizado no coto pulpo-periodontal.[46] No caso de empregar esse medicamento em canais instrumentados, se for dente inferior, deve-se preencher o canal com o medicamento, colocar um penço de algodão pequeno embebido com o mesmo na câmara e realizar o selamento coronário. Em caso de dentes superiores instrumentados, deve-se colocar cone de papel do diâmetro do instrumento de memória travado na extensão de instrumentação, cortar o excesso deixando apenas 2 mm acima da entrada do canal e preencher o canal com o medicamento. O cone de papel será embebido com o medicamento e ficará umedecido em contato com os tecidos apicais e das ramificações. Procede-se, em seguida, o selamento coronário.

A outra opção de medicação intracanal em biopulpectomia são as pastas de hidróxido de cálcio. O hidróxido de cálcio não é anti-inflamatório, mas ajuda na secagem do exsudato inflamatório oriundo do corte da polpa em nível apical. O hidróxido de cálcio será extremamente benéfico junto à região do ligamento periodontal, estimulando a formação de tecido mineralizado por contato direto, uma barreira calcificada na área do corte da polpa, causando muitas vezes um selamento biológico que, por si só, já é um reparo excelente. Portanto, preferencialmente, deve-se fazer o preparo do canal radicular completo e utilizar a pasta de hidróxido de cálcio quando o curativo for permanecer por sete dias ou mais e se o cimento obturador a ser utilizado for irritante.[2,46]

MEDICAÇÃO INTRACANAL NA POLPA MORTIFICADA E INFECTADA

Nas infecções endodônticas, o diferencial da condição patológica é a contaminação microbiana parcial ou total da massa dentinária, incluindo ramificações, istmos e túbulos dentinários **(Figura 3)**. Nesse

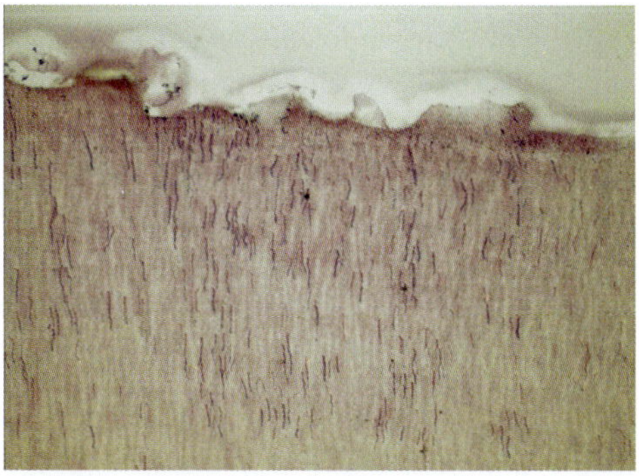

FIGURA 3 Corte microscópico corado por Brown & Brenn de dentina contaminada evidenciando microrganismos Gram-positivos (azul) e Gram-negativos (vermelho) em proliferação dentro dos túbulos dentinários.

Fonte: arquivo pessoal da autora Flaviana Bombarda de Andrade.

caso, situações de canais totalmente ou parcialmente instrumentados para a sessão seguinte são encontradas. O ideal é que, sempre que for possível, o preparo do canal radicular seja realizado na primeira sessão. Os canais não totalmente instrumentados, ao final da primeira sessão, contém restos teciduais e biofilmes não totalmente removidos. Usavam-se, anteriormente, substâncias agressivas, como o formocresol, que é extremamente volátil, surtindo um excelente efeito antimicrobiano e que também reage com os restos teciduais. Porém, essa mesma volatilização pode afetar e agredir quimicamente o tecido vivo no periápice, caso não esteja em concentrações diminutas, causando dor e intensificando a inflamação. Assim, esse tipo de medicação entrou em desuso, sendo, inclusive, proibido em alguns países devido à possibilidade de aparecimento de pericementite química.[10]

Nos preparos finalizados, com ampliação/modelagem e limpeza, a opção recai sobre as pastas de hidróxido de cálcio. É necessário um canal principal limpo para que essa substância atue adequadamente. No entanto, na condição de preparo químico-mecânico incompleto, que ocorre muitas vezes na clínica, a tendência é os endodontistas utilizarem também a pasta de hidróxido de cálcio mais fluida (menos espessa), com o objetivo de descontaminar a massa dentinária, porém sem empurrar os restos necróticos ainda presentes para a região periapical.[3]

Assim, em infecções endodônticas sempre será necessário usar a medicação antisséptica, pois ainda há grandes remanescentes de contaminação no sistema de canais radiculares. O mecanismo de ação do hidróxido de cálcio ocorre por esse sistema todo. Estudos demonstraram que, independentemente do irrigante utilizado e do cimento empregado, o uso da medicação de hidróxido de cálcio favorece maior descontaminação do sistema de canais e melhor reparação que a sessão única.[22,47-49] Visando o efeito antisséptico mais efetivo e não tão lento, diferentes formulações das pastas de hidróxido de cálcio têm sido sugeridas ao longo dos anos, no que se refere a veículos e aditivos, além de procedimentos físico-mecânicos.

MEDICAÇÃO INTRACANAL NOS RETRATAMENTOS

Nos retratamentos a medicação dever ser selecionada para o tratamento da infecção, e a pasta de hidróxido de cálcio deve ser o medicamento entre sessões de escolha.[50,51]

Dispositivos mecânicos

Os veículos e aditivos foram associados ao pó de hidróxido de cálcio para a obtenção da consistência de pasta, proporcionar radiopacidade e aumentar a ação antibacteriana. Entretanto dispositivos foram propostos para favorecer a inserção da pasta no interior do canal radicular bem como melhorar a penetrabilidade nas áreas de complexidade anatômica.

A pasta pode ser levada ao canal manualmente por meio de limas (dois diâmetros menores que o instrumento de memória) e cones de papel e por meio de instrumentos mecanizados, como a espiral de Lentulo e o compactador de Mc Spadden. Um trabalho comparando qual dispositivo melhor preenchia o canal radicular com a pasta de hidróxido de cálcio verificou que o preenchimento com lima (dois diâmetros menores que o instrumento memória), cone de papel e espaçador digital proporcionaram menor ocorrência de bolhas do que com a Lentulo e compactador de Mc Spadden.[52]

Duarte *et al.*[53] introduziram a agitação ultrassônica para melhorar a difusão da pasta de hidróxido de cálcio no sistema de canais e a penetração intradentinária. Para isso, realizaram experimento avaliando o aumento do pH externamente à raiz em reabsorções dentárias simuladas quando inseriram a medicação intracanal. Observaram que a agitação ultrassônica intracanal da pasta proporcionou maior pH e liberação de cálcio pelas áreas das reabsorções simuladas em dentes bovinos.

Após essa comprovação de elevação de pH, Arias *et al.*[16] realizaram contaminação intratubular com *Enterococcus faecalis* por meio de nova metodologia[54] e testaram a eliminação microbiana dentro dos túbulos dentinários por microscopia confocal de varredura a *laser* (MCVL). Ao colocar a pasta de hidróxido de cálcio nos canais, um grupo de dentes recebia a agitação ultrassônica na pasta, enquanto o outro grupo não. Foi observado que o grupo cuja pasta de hidróxido de cálcio foi agitada, houve quase 100% de morte microbiana no interior dos túbulos dentinários.

Na sequência desses trabalhos, utilizando a mesma metodologia de contaminação intratubular, Andrade *et al.*[23] avaliaram a eficácia antimicrobiana da pasta de hidróxido de cálcio agitada ou não por ultrassom, com os veículos água destilada ou propilenoglicol e da pasta mantida no interior dos canais por 7 ou 15 dias. Além disso, em experimento paralelo, avaliaram também a penetração tubular dessas pastas adicionando um corante nas mesmas, com os dois veículos, utilizando ou não a agitação. Foi observado que, aos 15 dias, há efetiva morte bacteriana no interior dos canais radiculares, o que não acontece aos 7 dias. Quando a pasta foi agitada por ultrassom nos canais radiculares, houve maior penetração desta no interior dos túbulos e, portanto, mesmo a pasta permanecendo somente 7 dias, não havia bactérias sobreviventes, evidenciadas na microscopia. Ou seja, ao se agitar a pasta no interior dos canais, o tempo de medicação intracanal será reduzido à metade, pois a movimentação das ondas produzidas pelo ultrassom, "empurram" a pasta para dentro dos túbulos, otimizando o tratamento endodôntico, diminuindo o tempo total de emprego, com o objetivo de descontaminação do sistema de canais alcançado **(Figura 4)**.

Outros métodos de agitação foram testados com a agitação sônica (*Endoactivator*) ou mecânica rotatória e proporcionaram melhor preenchimento de canais simulados do que quando não se agita.[55]

Diante do exposto, as pastas de hidróxido de cálcio demonstraram melhor desempenho antimicrobiano enquanto medicação intracanal, com o seguinte protocolo a seguir:

- **Seleção da pasta de hidróxido de cálcio:** em veículo viscoso manipulada em placa de vidro ou em veículo do produto comercial;
- Se manipulada, atinge a consistência de pasta de dente, através da adição de maior quantidade de pó;
- Inserir a pasta no canal, manualmente, com instrumento endodôntico ou com espiral de Lentulo;
- **Agitação ultrassônica:** utilizar inserto Irrisonic E1®, da Helse, ou similar de outra marca, como a Irrisafe®, verificando a extensão de penetração do inserto no canal. O inserto deve ser introduzido até dois milímetros aquém do comprimento de trabalho. O equipamento de ultrassom deve trabalhar na potência de 10%, como na PUI (irriga-

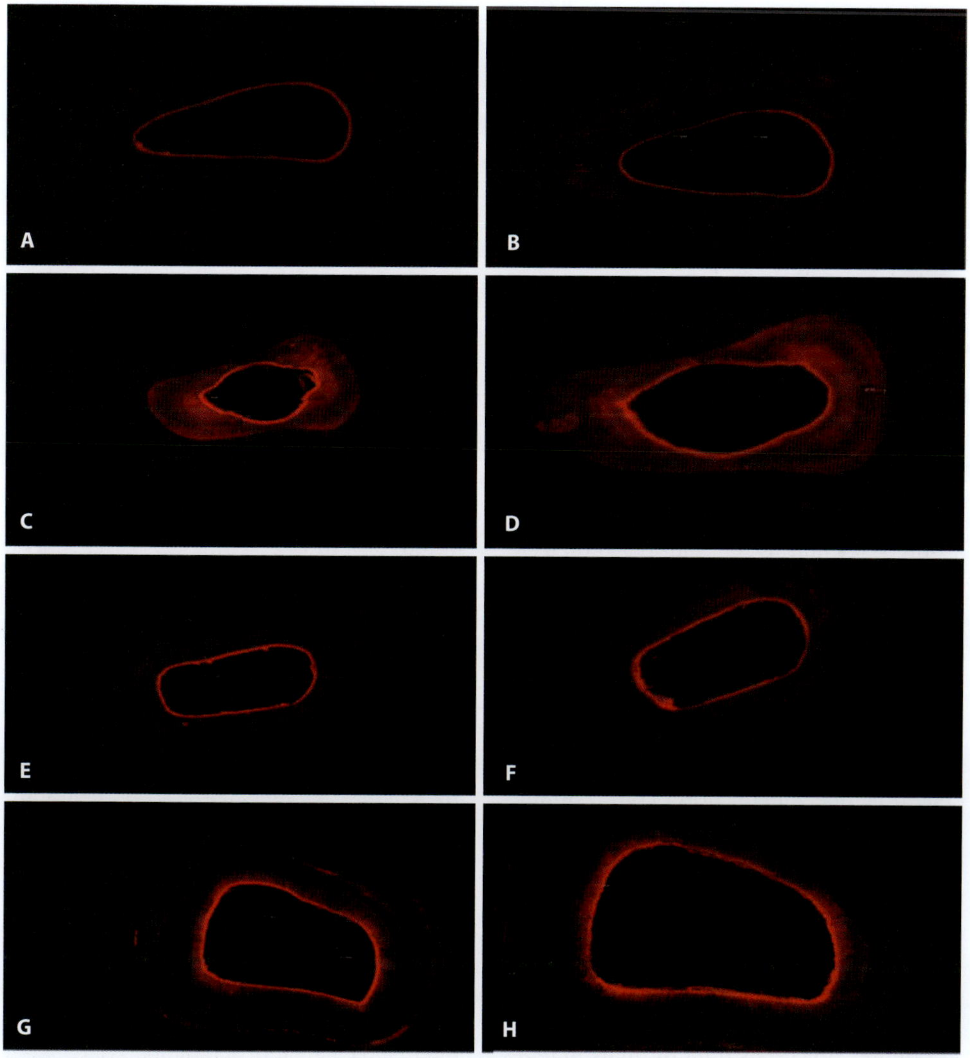

FIGURA 4 Imagens da penetração das pastas de hidróxido de cálcio coradas com Rodamina B a 0,1% em cortes transversais das raízes dentárias a 3 milímetros (coluna da esquerda) e a 5 milímetros (coluna da direita) da extremidade apical. (A e B) Pasta de hidróxido de cálcio com veículo propilenoglicol inserida no interior dos canais radiculares. (C e D) Pasta de hidróxido de cálcio com veículo propilenoglicol associada à agitação ultrassônica da pasta, evidenciando maior penetração nos túbulos dentinários. (E e F) Pasta de hidróxido de cálcio com veículo água destilada. (G e H) Pasta de hidróxido de cálcio com veículo água destilada associada à agitação ultrassônica da pasta.

Fonte: imagem de artigo publicado e gentilmente cedido pela revista Journal of Materials Science. Materials in Medicine - Editora Springer.

ção ultrassônica passiva). O operador deve movimentar o inserto sob agitação ultrassônica por 30 segundos na direção mesiodistal e 30 segundos na direção vestibulolingual;

- A agitação mecânica pode também ser realizada com o instrumento plástico Easy Clean® (Easy, MG, Brasil);
- A pasta desaparece da câmara pulpar, invadindo o interior do canal ao pre-

encher as ramificações. Assim, nova quantidade de pasta deve ser inserida no interior do canal e o procedimento é repetido, com agitação ultrassônica por 30 segundos em uma direção e 30 segundos na outra.

SELAMENTO DAS CAVIDADES ENTRE SESSÕES

Um dos fatores importantes na medicação entre sessões é a realização de um adequado selamento coronário, para que evite a infiltração coronária e, consequentemente, a contaminação ou recontaminação dos canais radiculares. Vários materiais têm sido propostos para realização do selamento coronário entre sessões. Entre eles, destacam-se os derivados do óxido de zinco e eugenol, como o IRM®, e materiais que tomam presa com a umidade como o Cimpat®, Cotosol® e similares e materiais restauradores, como o ionômero de vidro. Estudos tem demonstrado que o IRM® e os seladores que tomam presa com a umidade não apresentam boa capacidade seladora,[56-58] sendo que os que tomam presa com a umidade também não apresentam boa resistência às forças mastigatórias, devendo ser indicados apenas em situações em que as paredes circundantes à cavidade de acesso estejam íntegras. Diante do exposto, em dentes nos quais uma ou mais paredes circundantes estejam comprometidas, os cimentos de ionômero de vidro devem ser preferidos, uma vez que esse material tem demonstrado boa capacidade seladora.[59] A proposta ideal é usá-los em selamento duplo, em que deve ser colocado após a inserção das pastas de hidróxido de cálcio, um penço de algodão pequeno e, em seguida, o selamento duplo com Cimpat®, Cotosol® ou similares e, sobre estes, o ionômero de vidro. Em cavidades onde não haja espessura suficiente para colocação das duas camadas, faz-se a opção pelo cimento de ionômero de vidro somente, lembrando que qualquer cimento provisório deve possuir, pelo menos, 3 mm de espessura.

CONSIDERAÇÕES FINAIS

O hidróxido de cálcio representa uma medicação intracanal que a maioria dos profissionais de todo o mundo tem indicado para diferentes condições clínicas de inflamação e infecção endodôntica e do sistema de canais radiculares. A potencialização do efeito antibacteriano posterior ao preparo dos canais radiculares realça a importância do emprego da medicação intracanal nas infecções do sistema de canais radiculares. A indicação da pasta de hidróxido de cálcio está associada às suas propriedades biológicas e antibacterianas, quer pela estimulação de mineralização quer pelo efeito antibacteriano.

Informações essenciais para o conhecimento do tema

- Finalidades do medicamento intracanal no tratamento de polpas vivas e mortas;
- Propriedades ideais de um medicamento intracanal;
- Principais medicamentos empregados (Otosporin® e pasta de hidróxido de cálcio);
- Métodos de inserção e emprego das principais medicações e substâncias utilizadas no tratamento endodôntico;
- Seladores coronários a serem empregados entre as sessões.

REFERÊNCIAS BIBLIOGRÁFICAS

1. Kuga MC, Valera RC, Rapado JAV, Regazzini-Filho P. Avaliação clínica de medicamento não esteroidal em biopulpectomia. Estudo preliminar. Rev Bras Odont 1992;49(5):16-9.
2. Leonardo MR, Utrilla LS, Silva LAB. Avaliação histopatológica dos tecidos apicais e periapicais de dentes de cães após biopulpectomia e utilização de diferentes curativos de demora. Rev Bras Odont 1995;53(5):14-9.
3. Leonardo MR. Utilização do hidróxido de cálcio na endodontia técnico-biológica. In: Leonardo MR, Leonardo RT. Tratamento de canais radiculares. Avanços técnicos e biológicos de uma endodontia minimamente invasiva em nível apical e periapical. 2. ed. São Paulo: Artes Médicas; 2017. p. 318-43.
4. Guerreiro-Tanomaru JM, Chula DG, Lima RKP, Berbert FLCV, Tanomaru-Filho M. Release and diffusion of hydroxyl ion from calcium hydroxide-based medicaments. Dent Traumatol 2012;28(4):320-3.
5. Mohammadi Z, Dummer PM. Properties and applications of calcium hydroxide in endodontics and dental traumatology. Int Endod J 2011;44(8):697-730.
6. Tronstad L, Andreasen JO, Hasselgren G, Kristerson L, Riis I. Ph changes in dental tissues after root canal filling with calcium hydroxide. J Endod 1981;7:17-22.
7. Estrela C, Sydney GB, Pesce HF, Felippe Junior O. Dentinal diffusion of hydroxil ions of various calcium hydroxide pastes. Braz Dent J 1995;6(1):5-9.
8. Estrela C, Pesce HF. Chemical analysis of the liberation of calcium and hydroxyl ions from calcium hydroxide pastes in connective tissue in the dog: part I. Braz Dent J 1996;7(1):41-6.
9. Sirén EK, Kerosuo E, Lavonius E, Meurman JH, Haapasalo M. $Ca(OH)_2$ application modes: in vitro alkalinity and clinical effect on bacteria. Int Endod J 2014;47(7):628-38.
10. Siqueira JF. Intracanal medication. In: Siqueira JF. Treatment of endodontic infections. Berlin: Quintessence Publishing; 2011.
11. Walton R, Simon ST, Bhat KS, Francis R. Effect of four vehicles on the pH of calcium hydroxide and the release of calcium ion. Oral Surg Oral Med Oral Pathol Oral Radiol Endod 1995;80:459-64.
12. Ferreira FBA, Silva ESPA, do Vale MS, de Moraes IG, Granjeiro JM. Evaluation of pH levels and calcium ion release in various calcium hydroxide endodontic dressings. Oral Surg Oral Med Oral Pathol Oral Radiol Endod 2004;97(3):388-92.
13. Grover C, Shetty N. Evaluation of calcium ion release and change in pH on combining calcium hydroxide with different vehicles. Contemp Clin Dent 5(4):434-9. Disponível em: https://doi.org/10.4103/ 0976237X.142803.
14. Misra P, Bains R, Loomba K, Singh A, Sharma VP, Murthy RC, *et al.* Measurement of pH and calcium ions release from different calcium hydroxide pastes at different intervals of time: Atomic spectrophotometric analysis. J oral biol Craniofacial Res 2017;7:36-41.
15. Pereira TC, Vasconcelos LRSM, Graeff MSZ, Marcucci MC, Duarte MAH, Andrade FB. Intratubular decontamination ability and physicochemical properties of calcium hydroxide pastes. Clin Oral Investig 2019;23:1253-62.
16. Arias MP, Maliza AG, Midena RZ, Graeff MS, Duarte MA, Andrade FB. Effect of ultrasonic streaming on intra-dentinal disinfection and penetration of calcium hydroxide paste in endodontic treatment. J Appl Oral Sci 2016;24(6):575-81. Disponível em: https:// doi.org/10.1590/1678-775720150553.
17. Ferreira FB, Torres SA, Rosa OP, Ferreira CM, Garcia RB, Marcucci MC, *et al.* Antimicrobial effect of propolis and other substances against selected endodontic pathogens. Oral Surg Oral Med Oral Pathol Oral Radiol Endod 2007;104(5):709-16.
18. Bystron A, Claesson R, Sundqvist G. The antibacterial effect of camphorated paramonochlorophenol, camphorated phenol and calcium hydroxide in the treatment of infected root canals. Endod Dent Traumatol 1985;1(5):170-5.
19. Pereira TC, Vasconcelos LRSM, Graeff MSZ, Duarte MAH, Bramante CM, Andrade FB. Intratubular disinfection with tri-antibiotic and calcium hydroxide pastes. Acta Odontol Scand 2017;75:87-93.
20. Haapasalo M, Qian W, Portenier I, Waltimo T. Effects of dentin on the antimicrobial properties of endodontic medicaments. J Endod 2007;33:917-25.
21. Freire LG, Carvalho CN, Ferrari PHP, Siqueira EL, Gavini G. Influence of dentin on pH of 2% chlorhexidine gel and calcium hydroxide alone or in combination. Dent Traumatol 2010;26:276-80.
22. Holland R, Otoboni Filho JA, De Souza V, Nery MJ, Bernabé PF, Dezan E Jr. A comparison of one versus two appointment endodontic therapy in dogs' teeth with apical periodontitis. J Endod 2003;29:121-4.
23. Andrade FB, Vasconcelos LRSM, Pereira TC, Garcia RB, Bramante CM, Duarte MA. Ultrasonic agitation reduces the time of calcium hydroxide antimicrobial effect and enhances its penetrability. J Mat Sci Mat in Med 2021.
24. Burnet GW, Schuster GS. Microbiologia oral e enfermidade infecciosa. Buenos Aires: Panamericana; 1982. p. 31-70.
25. Lehninger AL. Princípios da bioquímica. 2. ed. São Paulo: Sarvier; 1986. p. 127-8.
26. Estrela C, Sydney GB, Bammann LL, Felippe-Jr O. Mechanism of action of calcium and hydroxyl ions of calcium hydroxide on tissue and bacteria. Braz Dent J 1995;6(2):85-90.
27. Estrela C, Sydney GB, Bammann LL, Felippe Jr O. Estudo do efeito biológico do pH na atividade enzimática de bactérias anaeróbias. Rev Fac Odontol Bauru 1994;2(4): 31-8.
28. Seux D, Couble ML, Hartman DJ, Gauthier JP, Maeloire H. Odontoblast like cytodifferentation of human dental pulp cells in vitro in the presence of a calcium hydroxide containing cement. Arch Oral Biol 1991;36(2):117-28.
29. Camoes IC, Salles MR, Chevitarese O, Gomes LN. Diffusion of $Ca(OH)_2$ associated with different vehicles: chromatographic study (high-performance liquid chromatography). J Endod 2004;30(1):30-4.
30. Tenner C, Fuhrmann M, Wittmer A, Karygianni L, Altenburger MJ, Pelz K, *et al.* New bacterial composition in primary and persistent/secondary endodontic infections with respect to clinical and radiographic findings. J Endod 2014;40(5):670-7.
31. Wilson CE, Cathro PC, Rogers AH, Briggs N, Zilm PS. Clonal diversity in biofilm formation by Enterococcus faecalis in response to environmental stress associated with endodontic irrigants and medicaments. Int Endod J 48(3):210-9.
32. Fava LR, Saunders WP. Calcium hydroxide past: classification and clinical indications. Int Endod J 1999;32:257-82.
33. Camargo CHR, Bernardineli R, Valera MC, Carvalho CAT, Oliveira LD, Menezes MM, *et al.* Vehicle influence on calcium hydroxide pastes diffusion in human and bovine teeth. Dent Traumatol 2006;22(6):302-6.
34. Grecca FS, Leonardo MR, da Silva LA, Tanomaru Filho M, Borges MA. Radiographic evaluation of perirradicular repair after endodontic treatment of dog's teeth with induced perirradicular periodontitis J Endod 2001;27:610-2.
35. Estrela C, Sydney GB, Figueiredo JAP, Ferrari PHP. O uso racional do medicmento intracanal. In: Ferrari PHP, Bombana AC. A infecção endodôntica e sua resolução. Cap.7. São Paulo: Santos; 2010.
36. Zancan RF, Vivan RR, Milanda Lopes MR, Weckwerth PH, de Andrade FB, Ponce JB, *et al.* Antimicrobial activity and physicochemical properties of calcium hydroxide pastes used as intracanal medication. J Endod 2016;42(12):1822-8.

37. Vianna ME, Horz HP, Conrads G, *et al.* Effect of root canal procedures on endotoxins and endodontic pathogens. Oral Microbiol Immunol 2007;22: 411-8.
38. Barbin LE, Estrela C, Guedes DF, Spano JC, Sousa-Neto MD, Pecora JD. Detection of parachloroaniline, reactive oxygen species, and 1-chloro-4-nitrobenzene in high concentrations of chlorhexidine and in a mixture of chlorhexidine and calcium hydroxide. J Endod 2013;39(5):664-8.
39. Rahayu RP, Pribadi N, Widjiastuti I, Nugrahani NA. Combinations of propolis and $Ca(OH)_2$ in dental pulp capping treatment for the stimulation of reparative dentin formation in a rat model. F1000Res. 2020; 9:308. doi: 10.12688/f1000research.22409.1.
40. Loureiro MAZ, Barbosa MG, Chaves GS, Siqueira PC, Decurcio DA. Avaliação da composição química e radiopacidade de diferentes pastas de hidróxido de cálcio. Rev Odontol Bras Central 2018;27(80):19-23.
41. Alaçam T, Gorgiji G, Omfirlu H. Evaluation of diagnostic radiopaque contrast materials used with calcium hydroxide. J Endod 1990;16(8):365-8.
42. Balakrishnan R, Dubey S, Dhole TK, Boruah LC, Srivastava S. Comparative antimicrobial efficacy of Metapex, Metronidazole, BioPure MTAD, Aztreonam on Bacteroides fragilis and Propionibacterium acne. J Conserv Dent 2013;16(4):327-30.
43. Pedrinha VF, Cuéllar MRC, Rodrigues GM, Alem TC, Graeff MSZ, Andrade FB. Avaliação das propriedades físico-químicas e atividade antimicrobiana de diferentes pastas comerciais de hidróxido de cálcio. Braz Oral Res 2020;34(Supl. 2):290.
44. Trowbridge HO. Histology of pulpal inflammation. In: Hargreaves KM, Goodis HE, Tay FR. Seltzer and Bender's dental pulp. 2. ed. Quintessence Publishing Company: Michigan; 2002. 512 p.
45. Fouad AF. Molecular mediators of pulpal inflammation. In: Hargreaves KM, Goodis HE, Tay FR. Seltzer and Bender's dental pulp. 2. ed. Quintessence Publishing Company: Michigan; 2002. 512 p.
46. Holland R, Otoboni Filho JA, Souza V, Nery MJ, Bernabé PFE, Dezan-Junior E. Calcium hydroxide and a corticosteroid-antibiotic association as dressings in cases of biopulpectomy. A comparative study in dog's teeth. Braz Dent J 1998;9(2):67-76.
47. Leonardo MR. Utilização do hidróxido de cálcio na endodontia técnico-biológica. In: Leonardo MR, Leonardo RT. Tratamento de canais radiculares. Avanços técnicos e biológicos de uma Endodontia minimamente invasiva em nível apical e periapical. 2. ed. São Paulo: Artes Médicas, 2017. p. 318-43.
48. Vera J, Siqueira Jr JF, Ricucci D, Loghin S, Fernández N, Flores B, *et al.* One- versus two-visit endodontic treatment of teeth with apical periodontitis: a histobacteriologic study. J Endod 2012;38(8):1040-52.
49. Tanomaru Filho M, Leonardo MR, Silva LAB. Effect of irrigating solution and calcium hydroxide root canal dressing on the repair of apical and periapical tissues of teeth with periapical lesion. J Endod 2002;28:295-9.
50. Tanomaru JM, Leonardo MR, Tanomaru Filho M, Bonetti Filho I, Silva LA. Effect of different irrigation solutions and calcium hydroxide on bacterial LPS. Int Endod J. 2003;36:733-9.
51. He J, White RK, White CA, Schweitzer JL, Woodmansey KF. Clinical and Patient-centered Outcomes of Nonsurgical Root Canal Retreatment in First Molars Using Contemporary Techniques. J Endod 2017;43(2):231-7.
52. Estrela C, Mamede-Neto I, Lopes HP, Estrela CRA, Pecora JD. Root canal filling with calcium hydroxide using different techniques. Braz Dent J 2002;13(1):53-6.
53. Duarte MAH, Balan NV, Zeferino MA, Vivan RR, Morais CAH, Tanomaru-Filho M, *et al.* Effect of ultrasonic activation on pH and calcium released by calcium hydroxide pastes in simulated external root resorption. J Endod 2012;38(6):834-7.
54. Andrade FB, Arias MOC, Maliza AGA, Duarte MAH, Graeff MSZ, Amoroso-Silva PA, *et al.* A new improved protocol for *in vitro* intratubular dentinal bacterial contamination for antimicrobial endodontic tests: standardization and validation by confocal laser scanning microscopy. J Appl Oral Sci 2015;23(6):591-8.
55. Duque JA, Medeiros M, Borges M, Vivan RR, Bramante CM, Duarte MAH. Comparação de diferentes métodos de inserção da pasta de hidróxido de cálcio para preenchimento de canais laterais simulados: estudo in vitro. Dental Press Endodontics 2020;10(2):38-42.
56. Uranga A, Blum JY, Esber S, Parahy E, Prado C. A comparative study of four coronal obturation materials in endodontic treatment. J Endod 1999;25(3):178-80.
57. Galvan-Jr. RR, West LA, Liewehr FR, Pashley DH. Coronal microleakage of five materials used to create an intracoronal seal in endodontically treated teeth. J Endod 2002;28(2):59-61.
58. Zmener O, Banegas G, Pameijer CH. Coronal microleakage of three temporary restorative materials: an in vitro study. J Endod 2004;30(8):582-4.
59. Maloney SM, McClanahan SB, Goodell GC. The effect of thermocycling on a colored glass ionomer intracoronal barrier. J Endod 2005;31(7):526-8.

18 | Materiais Obturadores e Técnicas de Obturação

Marco Antonio Hungaro Duarte • Mario Tanomaru Filho • Fuad Jacob Abi Rached Junior

SÍNTESE DO CAPÍTULO

A obturação é a etapa do tratamento endodôntico que visa o preenchimento do sistema de canais radiculares podendo utilizar diferentes materiais e técnicas obturadoras. Com relação aos materiais, existem cimentos com diferentes composições químicas e cones de guta-percha, que devem ter seu uso associado. Diversas técnicas obturadoras têm sido preconizadas com o objetivo de preencher o espaço do canal radicular após o preparo biomecânico, propiciando íntimo contato do material obturador com a dentina radicular, favorecendo o embricamento, a adesividade por meio da penetração do cimento no interior dos túbulos dentinários e, por sua vez, o confinamento de possível remanescente bacteriano.

DEFINIÇÃO

A obturação dos canais radiculares é a etapa do tratamento endodôntico que visa, por meio do emprego de materiais inertes e/ou biocompatíveis, promover o preenchimento dos canais radiculares (canal dentinário e suas ramificações), evitando a troca de fluidos entre o endodonto e os tecidos perirradiculares, bem como a infiltração e a recontaminação dos canais radiculares.[1,2]

É a última etapa em que se atua no interior dos canais radiculares; porém, após a sua realização, a restauração ou reabilitação do elemento dentário deve ser realizada. Além de evitar a percolação dos fluidos para o interior do canal radicular, a obturação deve preservar a vitalidade do coto periodontal apical, quando presente, e, se possível, estimular (ou não interferir na) deposição de cimento foraminal, contribuindo para a erradicação das patologias dos tecidos periapicais.[3-6]

Para uma boa obturação e o preenchimento adequado do canal radicular, é fundamental que este esteja completamente limpo. Portanto, se ocorrerem falhas durante os preparos mecânico, químico e físico, com restos teciduais e debris dentinários não limpos, a obturação não preencherá esses espaços e não promoverá o selamento adequado dos canais radiculares. Além disso, há outros fatores relacionados ao preparo do canal, como ampliação e conicidade adequadas, de modo a facilitar a inserção e o escoamento do material.[1,2,7-9]

Na obturação, são empregados materiais em estado sólido e plástico (que serão descritos neste capítulo); para o preenchimento com tais produtos, são realizadas técnicas de obturação que também serão descritas mais adiante.

OBJETIVOS DA OBTURAÇÃO

Selamento

A obturação deve proporcionar um vedamento do canal radicular que impeça a troca de fluidos entre o endodonto e o meio externo, impedindo que fluidos tissulares da região periradicular penetrem o interior do canal e sirva de substratos para que bactérias remanescentes exerçam seu metabolismo e voltem a proliferar. O selamento adequado também impede que as bactérias liberem seus produtos para a região perirradicular e mantenha a agressão e a perpetuação do processo inflamatório apical. Outro fator importante relacionado ao selamento diz respeito a impedir a recontaminação do canal radicular, caso ocorra a infiltração coronária.[6]

Entretanto, para se obter o bom selamento, alguns fatores intrínsecos e extrínsecos são importantes, sendo os intrínsecos relacionados à obturação propriamente dita e os extrínsecos relacionados a procedimentos anteriores e complexidade anatômica.

Para que se consiga um adequado preenchimento, a realização de preparo químico-mecânico eficiente é de fundamental importância. A não retirada de restos de tecido pulpar vivo, restos de tecido necrótico, biofilme bacteriano e de debris dentinários ocuparão espaços, impedindo que o material obturador os preencha e promova o selamento.[10]

Com relação aos fatores intrínsecos, a capacidade seladora da obturação depende do material obturador, o qual deve apresentar bom escoamento, baixa solubilidade e boa estabilidade dimensional e, também, da capacidade de preenchimento da técnica de obturação e de procedimentos associados a passos da técnica como no carrear o cimento para o interior do canal.[11,12]

Confinamento bacteriano

Mesmo após o preparo químico-mecânico bem realizado e o uso da medicação intracanal, há permanência de microganismos no interior dos túbulos dentinários, principalmente mais distantes da luz do canal.[8,13] Com o preenchimento adequado da obturação e a penetração do cimento no interior dos túbulos dentinários, esses microrganismos ficam confinados e sem substratos e, com o tempo, acabam morrendo.

Ocupação de espaço

Durante a obturação, todo o espaço ocupado previamente pelo tecido pulpar, se adequadamente limpo, deve ser ocupado pelo material obturador. Portanto, durante o procedimento da obturação devem ser empregados materiais que apresentem bom escoamento; protocolos de inserção do material; e técnicas que favoreçam que a obturação preencha esses espaços, evitando a ocorrência de vazios que podem favorecer a invasão bacteriana, caso ocorra a infiltração coronária, bem como favorecer a proliferação de bactérias do interior dos túbulos dentinários para esses espaços, o que ocasionará a manutenção da agressão aos tecidos apicais[12] **(Figura 1)**.

Antissepsia

Como já mencionado anteriormente, mesmo com os procedimentos que precedem a obturação, o preparo químico-mecânico e a medicação intracanal, há permanência de microrganismos no interior dos túbulos dentinários, devendo a obturação exercer ação antibacteriana. Uma das formas de garantir essa ação é pelo confinamento bacteriano, uma vez que, se a obturação preencher bem os espaços e selar a entrada dos túbulos, microrganismos no interior da massa dentinária ficarão confinados e, sem substratos, acabarão sucumbindo. Além dessa ação, os cimentos obturadores durante a sua reação de presa e mesmo após o endurecimento podem exercer uma ação antimicrobiana e corroborar com a eliminação bacteriana.[8,13]

MOMENTO DA OBTURAÇÃO

Existem alguns aspectos a serem observados para determinar quando se deve obturar o canal radicular. Alguns fatores clínicos são importantes para a realização da obturação, sem que ocorra problemas durante e após o procedimento.

O primeiro fator que determina o momento da obturação é que o canal esteja adequadamente preparado química e mecanicamente. O canal bem limpo, com dilatação adequada e com grande redução da carga microbiana, nos casos de polpa mortificada, favorece a execução

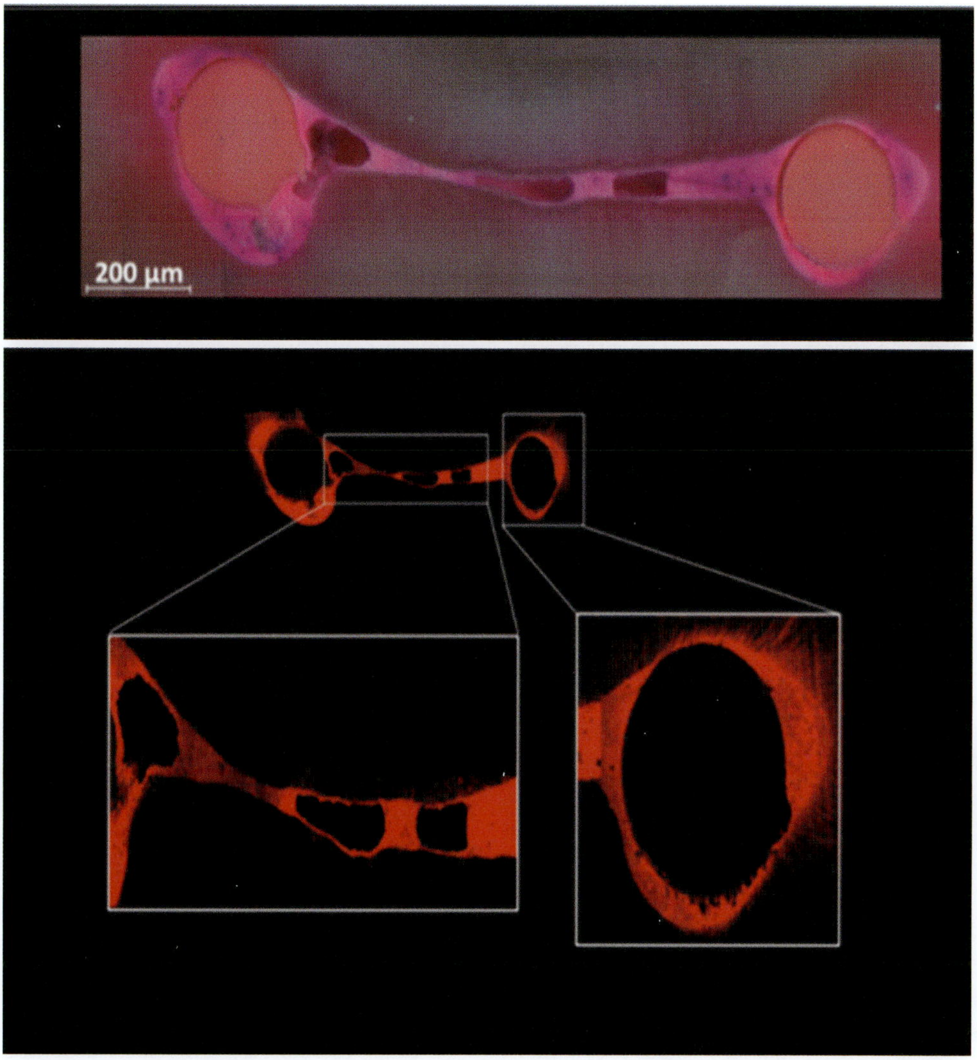

FIGURA 1 Seção transversal da raiz mesial de molar inferior com canais obturados, mostrando espaços vazios na obturação.

Fonte: arquivo pessoal dos autores.

da obturação, uma vez que canais insuficientemente dilatados, além das dificuldades técnicas, podem deixar resíduos de materiais orgânicos, maior porcentagem de áreas não tocadas, que são fatores impeditivos do preenchimento adequado dos canais radiculares.[14]

Outros fatores clínicos a serem observados são a ausência de sintomatologia e a exsudação, uma vez que as ausências dessas ocorrências denotam que os tecidos apicais estão ausentes de processos inflamatórios agudos. Quando existe a presença de sintomatologia ou exsudação em um caso de polpa mortificada significa que a carga microbiana está alta e há a presença de microrganismos virulentos que não foram eliminados e, portanto, a necessidade de uma atuação antisséptica maior para o controle microbiano, ou seja, uso da medicação intracanal. Deve-se enfatizar que essas situações também são válidas para os casos de fístulas ativas. Caso, no momento da obturação, o dente apresente fístula que esteja drenando, significa que a carga microbiana está alta e existem microrganismos virulentos. Diante disso, a obturação não deverá ser realizada nesse dia, mas deve-se proceder com uma troca de medicação. A comprovação de que se conseguiu o controle microbiano é a fístula parar de drenar.

Em resumo, o momento ideal para obturação é o canal estar adequadamente preparado química e mecanicamente, o dente estar assintomático e se conseguir um ambiente seco, sem exsudação.

Limite da obturação

Com relação ao limite da obturação, estudos têm demonstrado que a manutenção do material obturador no interior do canal radicular tem mostrado maior índice de sucesso.[15] O extravasamento de material obturador pode proporcionar a manutenção de um processo inflamatório crônico e prejudicar a neoformação óssea completa[16]. Portanto, a obturação realizada em nível de limite CDC, a 1 mm do comprimento real do dente, é considerada como obturações no limite apical ideal.

Materiais obturadores

Neste tópico, abordar-se-á com o que podemos obturar os canais radiculares, quais os materiais que disponibilizamos para preencher de forma adequada o espaço previamente ocupado pelo tecido pulpar.

Materiais obturadores são empregados no preenchimento dos canais radiculares, com propriedades físico-químicas adequadas e biologicamente aceitáveis, de maneira a se obter um selamento adequado e que não promova interferência ou, se possível, colabore com a reparação apical e periapical.[17] Os materiais a serem empregados estão no estado sólido e plástico, sendo que a obturação deve ser feita em associação de ambos.

Grossman[18] propôs algumas propriedades físicas, químicas e biológicas que um material obturador ideal deveria apresentar para ser considerado ideal para uso na obturação endodôntica. Idealmente, antes de serem comercializados, os materiais em estado plástico devem passar por uma bateria de testes físicos, os quais, na grande maioria das vezes, são determinados pela International Standardization Organization (ISO 6876/2012).[19] Para os materiais em estado sólido, as normas que regulamentam e propõem testes para ver se está em condições ideais é a International Standardization Organization 6877 (ISO 6877/2006).[20]

As propriedades físico-químicas sugeridas como ideais foram:

- **Facilidade de inserção:** o material deve apresentar características de plasticidade que favoreçam sua inserção no interior dos canais radiculares.[17,21] O material, na hora de sua manipulação e inserção no interior do canal, deve apresentar-se plástico. Entretanto, depois de inserido, deve se solidificar[17], tornando-se impermeável e menos solúvel, evitando a formação de espaços vazios.[17,21-23]
- **Propiciar bom tempo de trabalho e de presa:** o material obturador deve apresentar um bom tempo de trabalho antes de iniciar a presa, ou seja, deve favorecer um tempo de trabalho de mais ou menos 1 hora. Esse tempo irá proporcionar o melhor preenchimento dos sistemas de canais radiculares.[22] Em relação ao tempo de presa, há variações entre os materiais em decorrência dos seus componentes. Um material com tempo de presa longo, dependendo dos componentes, pode favorecer grande solubilidade. Entretanto, há alguns cimentos obturadores que, embora apresentem tempo de presa longo, são pouco solúveis durante a reação de presa.[24-28]
- **Possibilitar melhor capacidade seladora do sistema de canais radiculares:** a obturação endodôntica deve evitar a percolação de fluidos teciduais na região apical e coronária, fatores que evitam a

entrada de substratos para microrganismos remanescentes e a recontaminação dos sistemas de canais.[29-31] O material obturador que deve apresentar adequado escoamento para preencher as áreas onde os cones de guta-percha não preenchem e áreas vazias dos sistemas de canais radiculares, entre elas anfractuosidades, achatamentos e istmos.

- **Não sofrer contração e tornar-se permeável:** um material obturador não deve sofrer grande contração.[32-35] Caso apresente essa característica, fendas irão se formar entre a obturação e a parede dentinária, favorecendo espaços por onde microrganismos remanescentes possam proliferar e agredir os tecidos periapicais, levando ao fracasso do tratamento.[23,26,28] As fendas da contração também favorecem a penetração de fluidos tissulares que servirão de substratos para microrganismos remanescentes exercerem seu metabolismo e produzirem produtos tóxicos aos tecidos.[36-40] Em relação aos espaços vazios no terço coronário, eles favorecem a recontaminação do canal radicular, caso ocorra infiltração pela restauração.[41-43] Relação semelhante pode ser feita para a permeabilidade de um material obturador; se o mesmo for permeável aos fluidos tissulares e à saliva, vai levar às consequências descritas anteriormente.[44-46]
- **Possuir bom escoamento, boa viscosidade e adesividade:** o material obturador deve apresentar uma viscosidade adequada que favoreça sua inserção e escoamento para áreas de anfractuosidades, achatamentos, istmos e ramificações dos sistemas de canais radiculares.[17,21,47] Materiais que apresentem grande fluidez e, consequentemente, um escoamento muito alto podem favorecer seu extravasamento para os tecidos periapicais.[15,16,48] Portanto, tem que haver um equilíbrio entre viscosidade e escoamento. O escoamento adequado favorece a penetração do cimento para o interior dos túbulos dentinários, possibilitando a retenção mecânica por parte do material, desde que não ocorra grande contração ou interferência de resíduos de medicação intracanal;[49-55]
- **Não deve ser solubilizado dentro do canal radicular:** a solubilidade do cimento obturador pode favorecer a ocorrência de espaços vazios após a obturação e facilitar a infiltração e proliferação microbiana, levando ao fracasso do tratamento endodôntico.[22,26] Para isso, existem testes e normativas da ISO[19] para avaliar a solubilidade de materiais obturadores, bem como há também metodologias recentes empregando a microtomografia computadorizada, que analisam a alteração volumétrica do material obturador e retro-obturador.[56] De acordo com a norma da ISO,[19] a solubilidade de um material obturador não deve ser maior que 3%.
- **Possuir pH alcalino ou neutro:** o ideal é que um material apresente pH neutro ou promova certa alcalinidade. A alcalinidade vem favorecer o processo de reparação, pois pode estimular as células blásticas a produzir fosfatase alcalina e favorecer a mineralização.[57-59] Quando um material libera íons hidroxila e cálcio sem liberar componentes tóxicos, irá apresentar bom comportamento biológico;[60,61]
- **Ser radiopaco e de fácil remoção:** a radiopacidade é a propriedade que favorecerá analisar a qualidade radiográfica da obturação.[4,17,22,26,62] Todo material obturador deve apresentar radiopacidade que seja possível diferenciá-lo da dentina. Existem testes normatizados pela ISO[19] para se averiguar a radiopacidade e, de acordo com essas normas, um material obturador endodôntico deve apresentar a radiopacidade acima da radiopacidade de 3 mm de alumínio.

  Com relação à facilidade de remoção, essa propriedade é imperante nos casos em que necessitará desmontar a obturação em decorrência de algum erro durante o ato de obturar, ou em casos de preparo para pino ou, ainda, em casos de fracasso do tratamento endodôntico, em que se realizará o retratamento.[63]

- **Não manchar as estruturas dentais:** após a obturação, não deve permanecer resíduos de materiais obturadores na câmara pulpar.[64] Alguns materiais podem, durante a sua reação de presa, liberar componentes que alterem a cor da estrutura dental. Materiais que apresentam, em sua composição o óxido de bismuto, favorecem a formação de bismita, a qual apresenta coloração cinza-escura e tem reatividade com componentes do colágeno, podendo levar à alteração de cor da estrutura dentária.[65] Materiais com óxido de chumbo ou prata na composição também podem levar à alteração de cor. Materiais como a guta-percha com cor rósea, por translucidez do esmalte, podem favorecer a alteração cromática.[64]

Além das propriedades físico-químicas, o material obturador deve contemplar propriedades biológicas, a saber:

- **Boa tolerância tecidual ou estimular a deposição de tecido mineralizado:** o material obturador, quando inserido no interior do canal radicular, entra em contato com os tecidos apicais e das ramificações do sistema de canais. Se o mesmo liberar substâncias injuriantes aos tecidos, irá prejudicar o reparo apical, impedindo a ocorrência de selamento biológico.[12]
- **Ser reabsorvido quando extravasado para os tecidos periapicais:** durante o ato da obturação, de forma acidental, pode ocorrer extravasamento de cones e/ou cimento para o periápice. Esse material, quando não reabsorvível, irá ocupar espaço, impedindo que ocorra a reparação completa.[15,16,60,61] Idealmente, o material deve ser mantido no interior do canal, pois mesmo materiais que são classificados como biocompatíveis, podem não ser bem tolerados quando extravasados.[15,16,60,66]
- **Ação antimicrobiana:** como já mencionado, durante a realização do preparo biomecânico e após o emprego da medicação intracanal, nos casos de polpa mortificada e infectada, microrganismos podem permanecer viáveis. Os cimentos obturadores devem exercer uma ação antisséptica e corroborar com o controle da infecção endodôntica.[1,8,13]
- **Não desencadear resposta imune nos tecidos apicais e periapicais:** quando em contato com os tecidos periapicais, o material obturador não deve induzir reações imunes, ocorrência de repostas mediadas por imunoglobulina ou complementos podem repercutir em nível sistêmico.[67,68]
- **Não ser mutagênico nem carcinogênico:** mutagenicidade pode ser definida como a propriedade de um agente, uma substância ou um fenômeno induzir ou aumentar a frequência de mutação (alteração em gene ou cromossoma) em um organismo.[67,69] A carcinogenicidade é a possibilidade de induzir um carcinoma.[70] O material obturador em contato com os tecidos não deve promover alterações mutagênicas e nem ser carcinogênicos.[69] Testes *in vitro* têm demonstrado ausência de mutagenicidade e carcinogenicidade de materiais empregados em Endodontia.[67,69,70]

CLASSIFICAÇÃO DOS MATERIAIS OBTURADORES

Os materiais obturadores são classificados em materiais sólidos e plásticos. Os sólidos são representados pelos cones, e os plásticos, pelos cimentos obturadores.

Materiais sólidos

Os materiais sólidos são apresentados na forma de cones fabricados com materiais poliméricos ou metálicos. A norma da ISO 6877/2006[20] regulamenta as características que os materiais sólidos devem apresentar para serem empregados em Endodontia. De acordo com a normatização, os cones devem apresentar um comprimento mínimo de 28 mm. Com relação à conicidade, os cones padrão devem apresentar conicidade de 0,02 mm (2%) e os de grande *taper* com conicidade maior que 0,02 mm (2%) e é indicada por Schäfer *et al.*[129] Por exemplo, 02 significa que o cone apresenta conicidade de 0,02 mm (2%). A conicidade dos cones deve ser uniforme durante um comprimento mínimo de 16 mm, com acréscimo do diâmetro a cada milímetro do cone. No que diz respeito à identificação do *taper*, o esquema de cores deve ser claro a escuro para indicar a conicidade. Por exemplo, na sequência de *tapers* de 2%, 4%, 6%, 8% e 10%, as cores seriam consecutivamente brancas, amarelas, vermelhas, azuis e verdes. A indicação numérica "000" condiz com o diâmetro da ponta em centésimo mm. Por exemplo, 015 significa que sua ponta apresenta 0,15 mm. A codificação de cor dos pacotes dos cones para indicar o diâmetro deve obedecer a mesma de identificação do diâmetro dos instrumentos manuais. Para todos os tipos de cone, há uma tolerância de variabilidade de diâmetro da ponta que é permitida, sendo essa variabilidade de ± 0,02 mm para cones metálicos, ± 0,05 mm para cones poliméricos (guta-percha) dos tamanhos 010 a 025, e ± 0,07 mm para cones poliméricos (guta-percha) dos tamanhos 030 a 140. Portanto, se vem descrito na caixa 025 06, quer dizer que o cone apresenta 0,25 mm de diâmetro de ponta e 0,06 (6%) de conicidade. Os cones poliméricos, de acordo com a norma da ISO, devem apresentar uma radiopacidade mínima de 6 mm de alumínio.

Em virtude de sua inércia bioquímica a ser tolerada biologicamente, a guta-percha tornou-se útil para ser empregada dentro do corpo humano. Suas propriedades físicas, químicas e biológicas adequadas, seu ponto de fusão,[27] ductilidade e maleabilidade fizeram dela um material importante em Endodontia.[27] Os cones de guta-percha apresentam, aproximadamente, entre 28% e 25% desse material, sendo o maior constituinte o óxido de zinco, que está na proporção entre 60% e 75%. O restante são sulfatos metálicos, ceras e resinas.

A guta-percha pode se apresentar em duas formas cristalinas, beta e alfa. Há variações entre dureza, temperatura de plastificação e fusão entre elas. A guta-percha alfa está presente em alguns sistemas de obturação, como o Thermafil®. Os cones de guta-percha são constituídos de guta-percha beta. A seguir, as diferenças entre ambas:

β Guta-percha beta

1. Plastificação: 60 °C (1,3 a 2,3 min);
2. Ponto de fusão: 80 a 120 °C;
3. Baixa fluidez;
4. Maleabilidade;
5. Longo tempo de trabalho.

α Guta-percha alfa

1. Plastificação: 40 °C (1,8 min);
2. Ponto de fusão: 56 °C;
3. Alta fluidez;
4. Dura e friável;
5. Pequeno tempo de trabalho;
6. Quando aquecida, expande e se torna brilhante;
7. Adesividade.

Quanto à numeração, os cones principais obedecem a numeração em séries, como os instrumentos. Primeira série (15 a 40), segunda série (45 a 80), com conicidade .02 **(Figura 2)** e cones secundários ou acessórios, que podem ser das séries R (rosa) ou B (branco). Outra classificação disponível é: XF (extra-fino) FF (fino-fino), FM (fino médio), M (médio), ML (médio largo) e XL (extra-largo) **(Figura 3)**, sendo que, entre eles, há uma variação da conicidade.

Com o advento da instrumentação mecanizada e o emprego de instrumentos com maior conicidade, cones principais específicos para os sistemas foram desenvolvidos, como: ProTaper Universal® ou cones com maiores conicidades, .04, .05, .06, etc. **(Figura 4)**. Disponíveis também cones TP (termoplastificação), para serem empregados em técnicas termoplastificadoras. Além disso, os cones apresentam uma marcação com cores correspondentes a dos instrumentos em função do diâmetro.

Materiais plásticos

Os cimentos obturadores são necessários na obturação pelo fato de apresentarem a capacidade de adaptação às paredes do canal radicular e penetração nas ramificações, além de favorecerem que o selamento se aproxime do ideal.[17,22,71] Os cimentos obturadores variam em relação à composição, sendo classificados em diferentes tipos, conforme a seguir:

- Cimentos à base de óxido de zinco e eugenol;

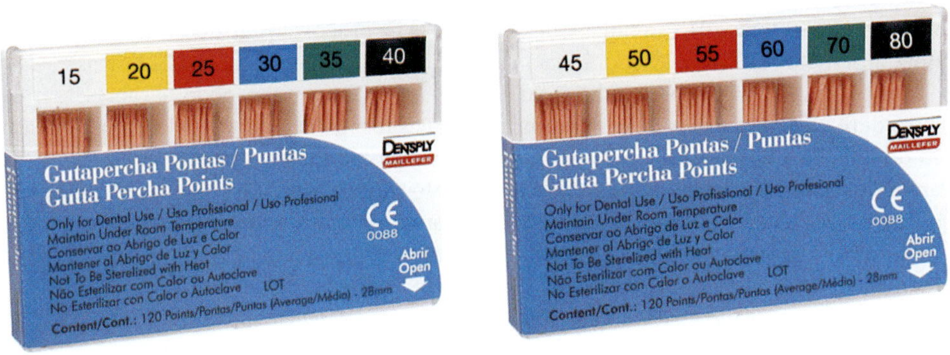

FIGURA 2 Cones de guta-percha primeira série (15 a 40) e segunda série (45 a 80).

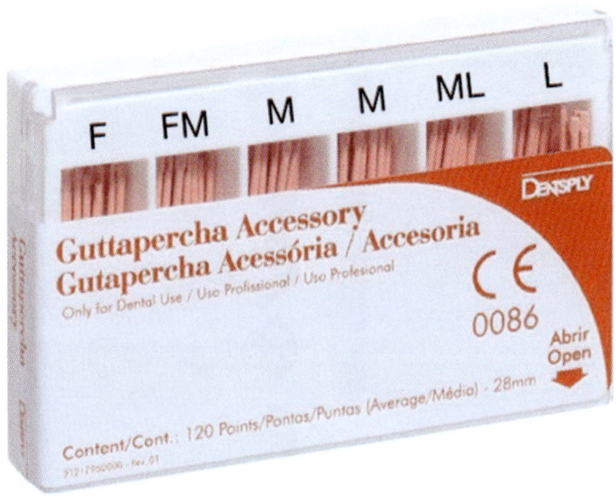

FIGURA 3 Cones de guta-percha acessórios.

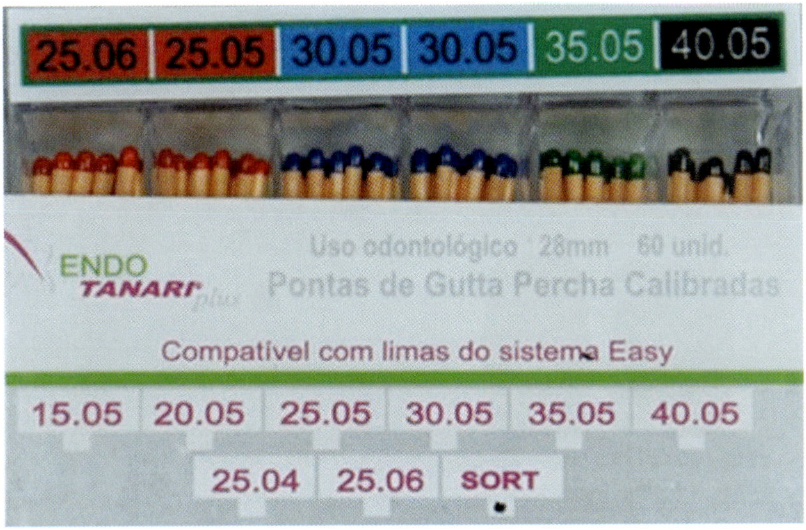

FIGURA 4 Cones de guta-percha principal de maiores conicidades.

- Cimentos à base de resinas plásticas;
- Cimentos à base de ionômero de vidro;
- Cimentos à base de silicone;
- Cimento contendo hidróxido de cálcio ou óxido de cálcio;
- Cimento contendo mineral trióxido agregado (MTA);
- Cimentos biocerâmicos.

Cimentos à base de óxido de zinco e eugenol

Esse grupo apresenta como principais componentes o óxido de zinco (pó) e o eugenol (líquido), os quais, quando manipulados, levam a presa do cimento formando o eugenolato de zinco, acrescido de partículas de zinco. A presença de umidade acelera o tempo de presa desse grupo de cimentos. A umidade é necessária para a hidratação do óxido de zinco e, logo em seguida, promover a hidrólise do hidrato ativo para uma forma iônica e aumento da reatividade.[72-74] Há também a atribuição a outro fator relacionado à umidade, relatando que a água repele o eugenol livre, que é um composto orgânico de baixa polaridade, aumentando sua concentração nas camadas mais internas do cimento e dando a impressão devido ao ressecamento que o material tenha tomado presa na superfície.[18,74]

Modificações ocorreram na formulação do óxido de zinco e eugenol por meio do acréscimo de outras substâncias, surgindo as formulações propostas por Grossman, Rickert® e o Endomethasone®. Na formulação proposta por Grossman,[18] surgiram o Endofill® **(Figura 5)**, o Fillcanal® e Infrafill®.

A forma de manipulação consiste na espatulação enérgica procurando incorporar a maior quantidade de pó possível, até que a mistura se torne homogênea e capaz de formar um fio. A presa ocorre em aproximadamente 103 minutos.[74] O cimento de Grossman apresenta solubilidade acima de 3%,[74] boa aderência às paredes dentinárias, principalmente quando se seca a parede por meio de *laser* ou álcool isopropílico, boa fluidez e boa radiopacidade.[74] Sua capacidade seladora é razoável. Não apresenta biocompatibilidade,[75,76] induzindo à formação de infiltrado inflamatório crônico devido ao eugenol livre e apresenta baixo poder antimicrobiano, principalmente pós-presa.[77]

A associação de 25% a 50% de nanopartículas de óxido de zinco acelera o tempo de presa e reduz a solubilidade para níveis abaixo de 3%, aumentando também a radio-

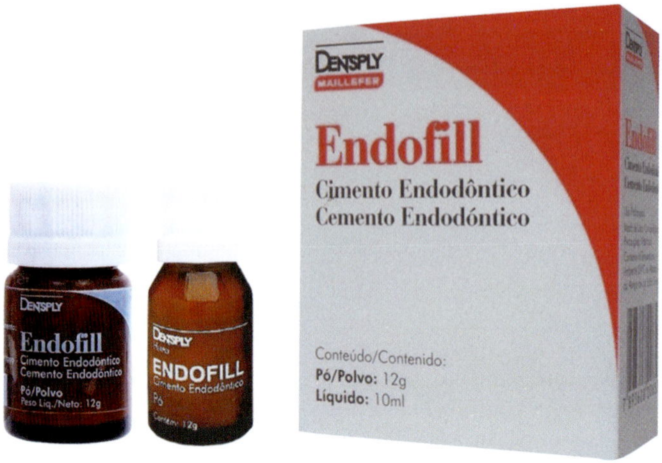

FIGURA 5 Cimento Endofill®.

pacidade.[74] Outra formulação do cimento de óxido de zinco e eugenol é a formulação de Rickert® comercializada pela Sybron Endo com o nome de Pulp Canal Sealer®.

A forma de manipulação consiste na espatulação enérgica, procurando incorporar a maior quantidade de pó possível, até que a mistura se torne homogênea e capaz de formar um fio.

Apresenta tempo de trabalho de aproximadamente 453 minutos, sendo seu tempo de presa de 26 horas. Apresenta solubilidade abaixo de 3%, baixa alteração dimensional, bom escoamento, pH próximo de 7.[78] Apresenta ação antibacteriana intradentinária,[79] porém com ineficiente capacidade seladora quanto à infiltração de saliva.[80]

Com relação ao comportamento biológico, apresentou citotoxidade em células do ligamento periodontal[81,82,83] e em cultura de osteoblastos.[84] Em tecido subcutâneo de ratos, o Pulp Canal Sealer® apresentou maior reação inflamatória em períodos de 3 e 7 dias, enquanto em 30 dias apresentou maior organização tecidual e com poucas células inflamatórias.[86] Em obturações em dentes de cães, manteve uma reação inflamatória crônica.[60]

Outra formulação à base de óxido de zinco e eugenol é o Endomethasone®, desenvolvido e comercializado pela Septodont que, na formulação inicial, apresentava paraformaldeído. Posteriormente, houve alteração na fórmula, sendo uma delas a remoção do paraformaldeído, passando a denominar Endomethasone N®.

A forma de manipulação consiste em espatulação enérgica, procurando incorporar a maior quantidade de pó possível. Até que a mistura se torne homogênea, a capacidade de formar fio não é muito evidente. Apresenta um tempo de trabalho de 110 minutos.

O Endomethasone N® apresenta o pH acima de 7[9] até 192 horas após a espatulação. Com relação à sua biocompatibilidade tem demonstrado, em cultura de célula, moderado a leve efeito citotóxico[86], o qual era maior com a presença do paraformaldeído.[85] A presença de corticosteroide na composição exerce um efeito anti-inflamatório.

Em testes de citotoxidade, o Endomethasone N® mostrou-se citotóxico nos períodos iniciais que diminuem com o tempo.[86,87,88]

Com relação à ação antimicrobiana, quando possuía o paraformaldeído na composição, apresentava ação antisséptca.[89] Mesmo com a nova formulação (Endomethasone N®) tem demonstrado boa ação antisséptica, provavelmente devido ao eugenol e a presença do iodeto de timol,[90] sendo essa ação maior nas primeiras 24 horas.[8]

O **Quadro 1** apresenta a composição dos principais cimentos de óxido de zinco e eugenol no mercado.

Cimentos à base de resina epóxica

Os cimentos de resina epóxica surgiram com a intenção de melhorar a capacidade seladora das obturações endodônticas. Um dos primeiros a surgir foi o AH 26®, desenvolvido por Andres Schoreder, que testou quarenta formulações e a 26ª foi a que apresentou os melhores resultados. Esse cimento sofreu modificações e foi lançado com o nome de AH Plus® **(Figura 6)**.

No AH Plus® se alteraram os radiopacificadores, a amina e a forma de apresentação, que passou a ser pasta a pasta. A amina passou a ser uma amina adamantana. Quanto aos radiopacificadores, o óxido de bismuto foi substituído pelo óxido de zircônio e o tungstato de cálcio. Assim, não há a ocorrência de escurecimento após a presa. O **Quadro 2** apresenta a composição do AH Plus®.

Seu tempo de trabalho é de 4 horas e seu tempo de presa pode variar entre 8 e 14 horas. Entretanto, a forma de acondicionamento do AH Plus® em bisnagas faz com que ocorra a sedimentação da parte inorgânica no final do tubo, levando a variações no tempo de presa, escoamento e na radiopacidade.[17] No início do tubo, a fluidez é muito grande, aumentando o risco de extravasamento, principalmente em dentes com forame amplo.

Foi proposto o acréscimo de pó de hidróxido de cálcio para sua manipulação e, na proporção de 5% em peso, não interferiu nas propriedades físico-químicas,[22,58] favoreceu a liberação de íon cálcio e pH alcalino[58] e melhorou a biocompatibilidade.[91]

O emprego de calor acima de 70 °C afeta a estrutura química do cimento.[92] Com relação à adesividade do AH Plus®, essa é maior

QUADRO 1 Composição dos cimentos de óxido de zinco e eugenol.

Cimento	Pó	Líquido
EndoFill®	Protóxido de zinco, resina hidrogenada, subcarbonato de bismuto, sulfato de bário, borato de sódio anidro	Eugenol, óleo de amêndoas doces
Pulp Canal Sealer®	Óxido de zinco, prata precipitada, subcarbonato de bismuto, sulfato de bário	Óleo de cravo, bálsamo do Canadá
N-Rickert®	Óxido de zinco, resina *Staybelite* (hidrogenada) e prata precipitada	Eugenol, bálsamo do Canadá e timol
Endomethasone N®	Acetato de hidrocortisona, iodeto de timol, sulfato de bário, óxido de zinco e estearato de magnésio	Eugenol

Fonte: elaborado pelos autores.

QUADRO 2 Composição do cimento AH Plus®.

Pasta A	Pasta B
Resinas epóxi-aminas Tungstato de cálcio Óxido de zircônio Aerosil Óxido de ferro	Aminas Tungstato de cálcio Óxido de zircônio Aerosil Óleo de silicone

Fonte: elaborado pelos autores.

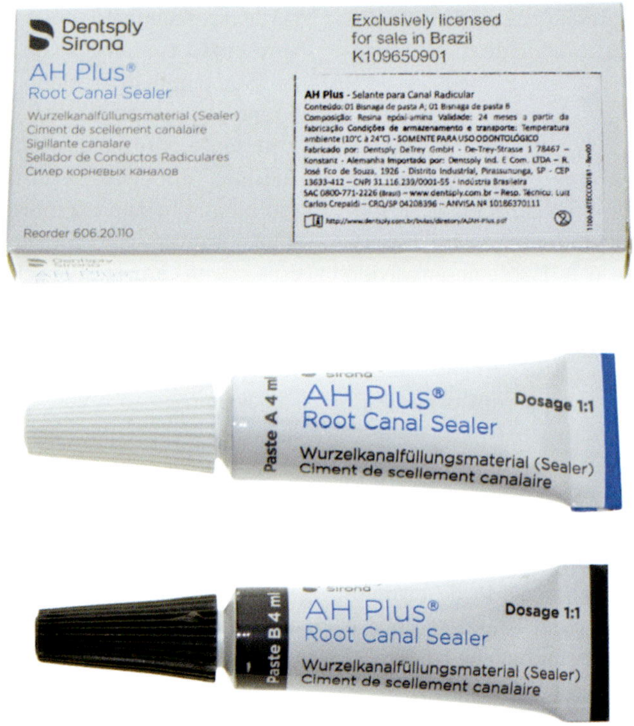

FIGURA 6 Cimento AH Plus®.

quando se emprega o protocolo de irrigação utilizando hipoclorito de sódio, seguido do EDTA e irrigação final com água destilada,[93] a agitação ultrassônica do AH Plus® aumenta sua penetrabilidade intradentinária e há menor ocorrência de fendas, além de aumentar a adesividade.[11,12,94] A agitação ultrassônica também melhora o preenchimento de istmo e ação antimicrobiana intradentinária.[12]

Cimentos que contém hidróxido de cálcio ou óxido de cálcio

Sealapex® (SybronEndo)

A busca por cimentos endodônticos biológicos levou ao desenvolvimento de materiais obturadores com hidróxido de cálcio na composição.[95] Assim, esses cimentos surgiram com o objetivo de associar propriedades biológicas do hidróxido de cálcio e físico-químicas adequadas para um cimento endodôntico. O maior representante desses cimentos é o Sealapex®, comercializado desde 1984. Sealapex® **(Figura 7)** é composto por duas pastas base e catalisadora **(Quadro 3)** manipuladas em partes iguais. Sealapex® apresenta resinas de salicilato e óxido de cálcio, além de trióxido de bismuto como radiopacificador.

O Sealapex® merece destaque por apresentar capacidade de induzir o selamento do ápice radicular por tecido mineralizado. Holland *et al.* (1985)[60] demonstraram, após obturação de canais radiculares de cães e de macacos, que o Sealapex® promove selamento apical por deposição de tecido mineralizado, denominado selamento biológico. A comparação da reparação periapical de dentes de cães após obturação promovida por quatro cimentos que contém hidróxido de cálcio, a saber, Sealapex®, CRCS®, Sealer 26® e Apexit® foi realizada por Leonardo *et al.* (1997).[96] A análise histopatológica mostrou reparo por tecido mineralizado no nível api-

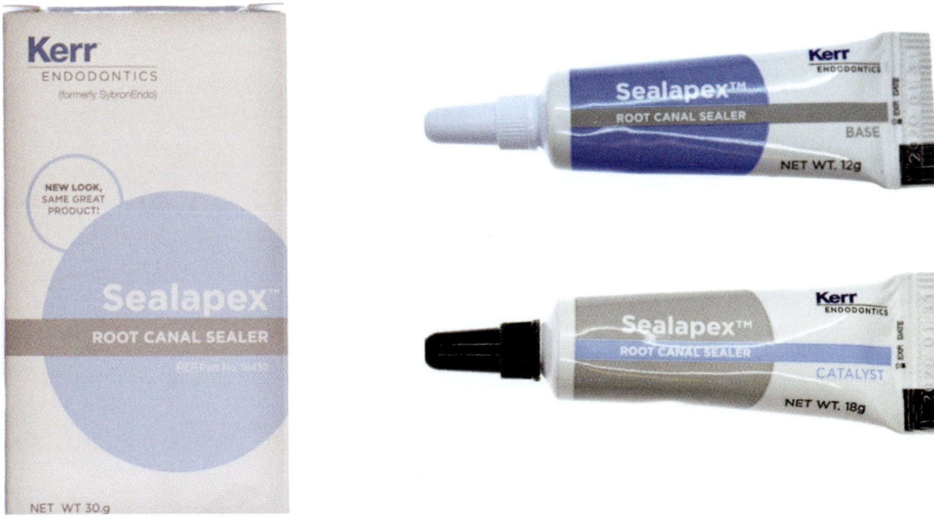

FIGURA 7 Cimento Sealapex®.

cal para o Sealapex®, enquanto os demais cimentos promoveram infiltrado inflamatório, sendo predominante severo para o Apexit® e moderado/leve para o CRCS® e Sealer 26®. Uma propriedade importante do Sealapex® é sua capacidade de ser reabsorvido quando extravasado, permitindo a deposição de tecido mineralizado e selamento apical. Dentes de cães com lesão periapical crônica apresentaram melhor reparo periapical quando obturados com Sealapex®, em comparação a um cimento de óxido de zinco-eugenol.[97]

A formulação do Sealapex® foi alterada por volta de 2005, sendo o sulfato de bário substituído pelo trióxido de bismuto para aumentar a radiopacidade e o tempo de validade do cimento. A resposta dos tecidos apicais e periapicais de dentes de cães com vitalidade pulpar após obturação com Sealapex® com sua nova formulação modificada demonstrou selamento apical pela deposição de tecido mineralizado.[98]

Sealer 26® (Dentsply-Brasil)

O Sealer 26® **(Figura 8)** é fabricado pela Dentsply Indústria e Comércio Ltda., Petrópolis, RJ, com apresentação na forma de pó e resina **(Quadro 4)**.

A proporção pó/resina do Sealer 26® é importante para suas propriedades. A proporção sugerida pelo fabricante é de duas a três partes de pó para uma de resina, em volume, visando uma mistura homogênea com formação de fio de 2 cm. O tempo de presa do

QUADRO 3 Composição química e fabricação do cimento Sealapex®.

Material	Composição	Fabricante
Sealapex®	Pasta catalisadora: resina de salicilato de isobutilo; dióxido de silício; trióxido de bismuto; dióxido de titânio; pigmentos. Pasta base: resina sulfonamida; N-etil tolueno; dióxido de silício; óxido de zinco; óxido de cálcio	SybronEndo – Sybron Dental Specialties, Glendona, CA, USA

Fonte: elaborado pelos autores.

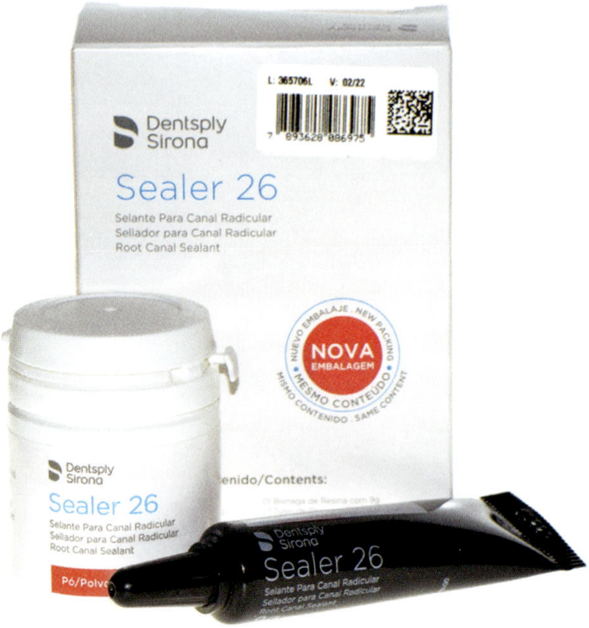

FIGURA 8 Cimento Sealer 26®.

QUADRO 4 Composição química e fabricação do cimento Sealer 26®.

Cimento	Composição	Fabricante
Sealer 26®	Pó: hidróxido de cálcio, óxido de bismuto, hexametileno tetramina e dióxido de titânio. Líquido: resina epóxica bisfenol	Dentsply Indústria e Comércio Ltda., Petrópolis, Rio de Janeiro

Fonte: elaborado pelos autores.

Sealer 26® é de, aproximadamente, 44 horas. O pH e a liberação de íons de cálcio do Sealapex® são maiores em comparação ao Sealer 26®.[58] A biocompatibilidade do Sealer 26® em dentes de cães após biopulpectomia demonstra alguns casos de selamento biológico parcial, mas também presença de necrose dos tecidos em contato com o material, que foi relacionada com o excesso de resina após manipulação. A análise histopatológica mostrou que o Sealapex® promoveu reparo por tecido mineralizado no nível apical, enquanto Sealer 26® proporcionou infiltrado inflamatório moderado.[96] Silva *et al.* (1997)[99] observaram resposta inflamatória moderada/intensa para o Sealer 26® no tecido subcutâneo e na cavidade peritoneal de camundongos.

Sealer 26® pode ser manipulado em maior proporção pó/resina para utilização em obturações retrógradas e, nesta consistência, demonstra promover reparo periapical de dentes de cães após obturação retrógrada.[100]

Sealer Plus® (MKLife)

Sealer Plus® (MK Life, Porto Alegre, RS, Brasil) é um cimento endodôntico à base de resina epóxi, com composição semelhante ao AH Plus® (Dentsply, Konstanz, Alemanha). Sealer Plus® **(Figura 9)**, de forma similar ao AH Plus®, apresenta como agentes

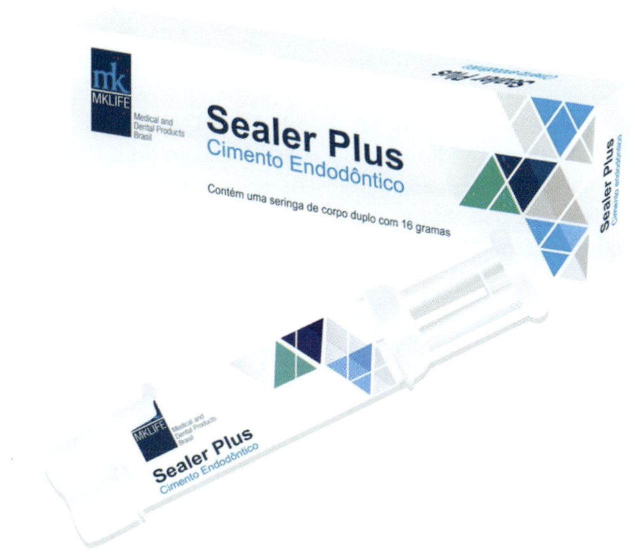

FIGURA 9 Cimento Sealer Plus®.

radiopacificadores o óxido de zircônio e o tungstato de cálcio. Porém, hidróxido de cálcio está presente na sua composição. Esse cimento apresenta-se na forma pasta/pasta (**Figura 8**) e sua composição está descrita no **Quadro 5**.

Cintra *et al.* (2017)[76] demonstraram que o Sealer Plus® apresenta maior citocompatibilidade em comparação ao AH Plus®. As suas propriedades físico-químicas estão de acordo com as normas ANSI/ADA[101] e ISO 6876.[19] Sealer Plus® apresenta tempo de presa inferior ao do AH Plus®, radiopacidade elevada (5,42 mm de alumínio) e escoamento e solubilidade semelhantes ao AH Plus®.[102]

O Sealer Plus® demonstra capacidade de preenchimento de áreas de difícil acesso no interior do canal radicular.[52] Sealer Plus® apresenta baixa solubilidade e alteração volumétrica. No entanto, esse cimento não apresentou potencial bioativo.[103]

Cimentos que contêm mineral trióxido agregado

Desde a introdução do mineral trióxido agregado (MTA) na Odontologia, materiais de silicato de cálcio são amplamente utilizados como material reparador em Endodontia. O MTA apresenta biocompatibilidade e bioatividade que promove a indução da formação

QUADRO 5 Composição química e fabricação do cimento Sealer Plus®.

Cimento	Composição	Fabricante
Sealer Plus®	Pasta base (cor amarela) – bisfenol-A-coepicloridrina, resina epóxi, óxido de zircônio; silicone e siloxanos, óxido de ferro, hidróxido de cálcio. Pasta catalisadora (cor branca) – hexametilenotetramina, óxido de zircônio, silicone e siloxanos, hidróxido de cálcio e tungstato de cálcio	MK Life, Porto Alegre, RS, Brasil

Fonte: elaborado pelos autores.

de tecido mineralizado, sendo indicado para selamento de perfurações de furca e radiculares, retrobturações, apicificação, proteção pulpar, pulpotomia e tratamento de reabsorções dentárias.[104,105] A partir de modificações e associação com compentes resinosos, sugiram cimentos endodônticos para obturação de canal radicular que contém MTA.

MTA Fillapex®

O cimento endodôntico MTA Fillapex® (Angelus Soluções Odontológicas, Londrina, PR, Brasil) é um cimento endodôntico que contém MTA e apresenta, em sua composição, resina de salicilato, MTA e pigmentos, com apresentação na forma pasta-pasta para manipulação em partes iguais **(Quadro 6)**.

MTA Fillapex® apresenta pH alcalino, radiopacidade acima de 3 mm de alumínio e bioatividade após 28 dias de imersão em HBSS.[106] A difusão dos íons cálcio e hidroxila pelo MTA Fillapex® tem sido relacionada à sua elevada solubilidade.[107] MTA Fillapex® apresenta baixa resistência mecânica[108] e citotoxicidade.[84] Rodríguez-Lozano *et al.* (2017)[109] sugerem que a citotoxicidade do MTA Fillapex® pode ser causada pelo componente resinoso presente em sua formulação. MTA Fillapex® apresenta grande solubilidade associada e redução volumétrica.[103] Além da solubilidade, MTA Fillapex® apresentou maior porosidade do que o AH Plus®.[110]

Cimentos de silicato de cálcio (biocerâmicos)

A partir do MTA (primeira geração), novas formulações de cimentos endodônticos contendo silicatos de cálcio puros sem adição de componentes resinosos surgiram, sendo também denominados biocerâmicos. Apresentam, na composição, silicatos de cálcio em associação ao líquido à base de água (segunda geração) ou com veículos que permitem formulação pronta para uso (terceira geração). Materiais de silicatos de cálcio bioativos são usados em procedimentos pulpares e endodônticos para melhorar resultados de reparação e contém, principalmente, silicato tricálcico e silicato dicálcico. Esses cimentos merecem destaque em função de seu potencial bioativo, que promove a reparação por formação de tecido mineralizado.[111,112]

BioRoot RCS®

O cimento BioRoot RCS® **(Figura 10)**, desenvolvido pela Septodont (*Saint Maur Des Fosses*, França) é um cimento endodôntico à base de silicato de cálcio. Apresenta óxido de zircônio como agente radiopacificador **(Quadro 7)**. Seus componentes apresentam alta pureza e apresentação na forma pó-líquido.

Viapiana *et al.* (2016)[46] mostraram que BioRoot RCS® apresentou, significativamente, maior percentual de vazios que o cimento AH Plus®. Camps *et al.* (2015)[113] relataram que o cimento BioRoot RCS® apresenta menor citotoxicidade e induz maior liberação de fatores de crescimento angiogênico e osteogênico que o cimento de óxido de zinco e eugenol, o que sugere a bioatividade do material. Alsubait *et al.* (2018)[114] demonstraram que esse cimento apresenta citocompatibilidade superior ao AH Plus®. O controle de dentes tratados com AH Plus® ou BioRoot RCS® demonstra altas taxas de sucesso em imagens CBCT e radiografias

QUADRO 6 Composição e fabricação do MTA Fillapex®.

Cimento	Composição	Fabricante
MTA Fillapex – composição desde 2015	Resina de salicilato, resina natural, tungstato de cálcio, sílica nanoparticulada, pigmentos, resina diluente, mineral trióxido agregado	Angelus, Londrina, Brazil

Fonte: elaborado pelos autores.

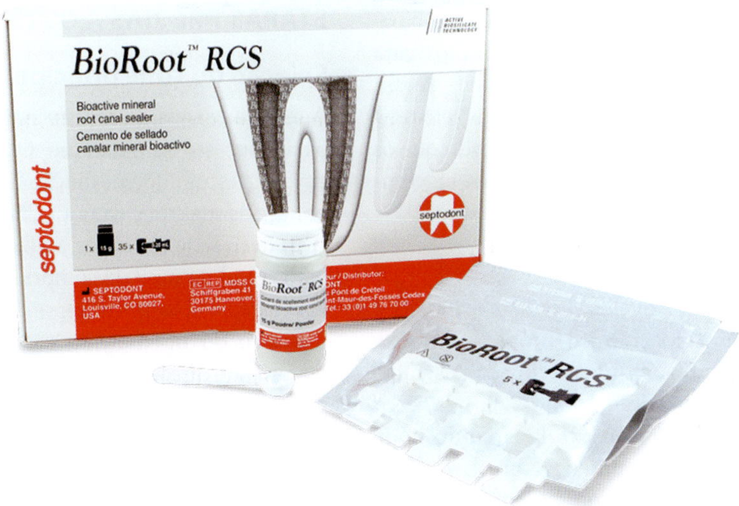

FIGURA 10 Cimento BioRoot RCS®.

QUADRO 7 Composição química e fabricação do cimento BioRoot RCS®.

Cimento	Composição	Fabricante
BioRoot RCS®	Silicato tricálcico, óxido de zircônio e livre de resina	Septodont, Saint Maur Des Fosses, França

Fonte: elaborado pelos autores.

após obturação com cone único e BioRoot® ou compactação vertical aquecida e AH Plus®.[115]

Sealer Plus BC®

Sealer Plus BC® (MK Life, Porto Alegre-RS, Brasil) é um cimento à base de silicato de cálcio **(Quadro 8)** pronto para uso. Sua reação de presa depende da presença de umidade que proporciona hidratação e endurecimento do cimento. Estas reações envolvem a hidratação de compostos de silicato de cálcio para produzir gel hidratado de silicato de cálcio e hidróxido de cálcio.

Sealer Plus BC® apresentou propriedades físico-químicas como tempo de presa, pH, liberação de cálcio, escoamento e radiopacidade seguindo os padrões ISO, porém solubilidade superior aos valores mínimos exigidos pela ISO 6876: 2012.[19,116] Sealer Plus BC® e Bio-C® apresentaram solubilidade e perda volumétrica maiores do que AH Plus®, mas apresentaram baixos valores de falhas em Micro-CT®, sendo similares ao AH Plus®.[117]

QUADRO 8 Composição química e fabricação do cimento Sealer Plus®.

Cimento	Composição	Fabricante
Sealer Plus BC®	Silicato de cálcio, silicato tricálcico, óxido de zircônio, hidróxido de cálcio	MK Life, Porto Alegre, RS, Brasil

Fonte: elaborado pelos autores.

A biocompatibilidade e o potencial bioativo dos cimentos biocerâmicos prontos para uso, Sealer Plus BC® e Bio-C Sealer®, foram avaliados em comparação ao AH Plus® em tecido subcutâneo de ratos, demonstrando que os cimentos de silicatos de cálcio foram biocompatíveis e apresentaram potencial bioativo.[118]

Bio-C Sealer®

Bio-C Sealer® (Angelus, Londrina, Brasil) é um cimento biocerâmico pronto para uso, indicado para a obturação dos canais radiculares. A composição do Bio-C Sealer® com silicatos de cálcio e óxido de zircônio pode ser relacionada com potencial bioativo e biocompatibilidade para os cimentos biocerâmicos **(Quadro 9)**. Bio-C Sealer® apresenta biocompatibilidade e demonstra potencial bioativo em tecido subcutâneo de ratos.[118]

Bio-C Sealer® apresenta tempo de presa, capacidade de alcalinização, escoamento e radiopacidade adequados e baixa alteração volumétrica. No entanto, esse cimento apresentou maior solubilidade do que as exigidas pela norma ISO 6876.[19,119] Bio-C Sealer® e outro cimento biocerâmico TotalFill BC Sealer® demonstraram melhor citocompatibilidade e capacidade de mineralização do que AH Plus®.[120] Bio-C Sealer® apresenta agulha para ser acoplada à seringa e injeção no canal radicular previamente ao uso da guta-percha. Após secagem do canal radicular com cones de papel sem ressecamento excessivo, o cimento deve ser introduzido até o terço apical, seguido pela colocação do cone principal. Um Sistema de Injeção de Cimento (SIS; Angelus) foi desenvolvido com agulha de aberturas laterais e sem abertura apical para diminuir extrusão apical do cimento.[121]

ETAPAS PRÉVIAS À OBTURAÇÃO

Seleção do cone principal

A seleção correta do cone principal é essencial para o sucesso da obturação. O cone principal deve ser escolhido em função do diâmetro de ponta e da sua conicidade. O diâmetro de ponta (D0) deve ser equivalente ao diâmetro do preparo apical no nível do comprimento de trabalho (batente apical), correspondendo ao maior diâmetro do instrumento usado neste limite no preparo apical. Os cones de guta-percha padronizados convencionais são relacionados aos instrumentos manuais de aço inox e apresentam conicidade 0,02 mm/mm. A conicidade do cone de guta-percha deve ser escolhida de acordo com a conicidade determinada pelo preparo (conicidade do maior instrumento utilizado no comprimento de trabalho), especialmente para realização de técnica de cone único. Cones com conicidade inferior ao preparo favorecem o emprego da compactação lateral ativa ou técnica híbrida de Tagger, possibilitando uso dos condensadores laterais até próximo ao comprimento de trabalho, o que não ocorre quando o cone apresenta a mesma conicidade do preparo. A condição anatômica deve determinar a técnica de obturação, uma vez que canais radiculares que apresentam achatamento e comunicações como istmos possibilitam maior espaço entre cone e parede do canal, sendo necessária complementação por técnica de compactação lateral ou termoplastificação da guta-percha. Ainda, cones de guta-percha com as dimensões específicas correspondentes aos instrumentos endodônticos com conicidades variáveis devem ser usados para esses tipos de preparo.

QUADRO 9 Composição química e fabricação do cimento Bio-C Sealer®.

Cimento	Composição	Fabricante
Bio-C Sealer®	Silicato tricálcico, silicato dicálcico, aluminato tricálcico, óxido de cálcio, óxido de zircônio, óxido de silício, polietilenoglicol, óxido de ferro	Angelus, Londrina, Brasil

Fonte: elaborado pelos autores.

Três parâmetros clínicos e um radiográfico devem ser observados para a seleção do cone principal:

1. Penetrar até o comprimento de trabalho (CT);
2. Não ultrapassar o CT;
3. Travamento na remoção (ajuste apical);
4. Comprovação radiográfica da seleção do cone de guta-percha.

Penetrar até o comprimento de trabalho

Com auxílio de uma pinça clínica ajustada à cúspide de referência ou borda incisal, o cone de guta-percha deve ser introduzido no canal radicular até o CT. Esta medida é confirmada pela mensuração em régua milimetrada. Quando o cone de guta-percha não alcança essa medida, podemos:

- **Revisar o preparo:** recapitulação do preparo com o último instrumento confirmando a extensão do preparo até o CT, além de abundante irrigação/aspiração para remoção de raspas dentinárias que podem impedir o ajuste apical do cone em toda extensão;
- **Revisar o cone:** diâmetro e conicidade. As normas de fabricação do cone de guta-percha permitem uma variabilidade em relação às medidas ideais que correspondem a estandardização dos instrumentos.[122] Assim, o cone de guta-percha pode não atingir o CT por apresentar diâmetro ou conicidade acima do equivalente ao instrumento utilizado no preparo.

Não ultrapassar o CT

Lembrando que o limite apical de obturação é um dos fatores para o sucesso do tratamento, o cone de guta-percha selecionado deve atingir o CT, mas não ultrapassar este limite. A correção desta situação deve ser baseada em:

- **Revisar e refazer batente apical:** o cone de guta-percha ultrapassa o limte de trabalho em função da falta de um batente ou parada apical, definida pela dilatação no nível do comprimento de trabalho. Inicialmente, o CT em que o preparo foi realizado deve ser revisado e, caso exista dúvida no comprimento ideal, nova odontometria deve ser realizada. A partir desta definição do CT, o preparo deve ser complementado, usualmente com maior diâmetro de instrumento para definição de um novo batente. Novo cone de guta-percha é selecionado a partir deste preparo apical. Para confirmar a confecção do batente, o instrumento ao final do preparo não deve ultrapassar o CT frente à uma pressão apical;
- **Novo cone com diâmetro e/ou conicidade maiores:** novo cone de guta-percha deve ser selecionado, considerando o diâmetro e conicidade do novo batente confeccionado. De um modo geral, o novo cone apresenta maior diâmetro de ponta.

Travamento na remoção (ajuste apical)

Além de atingir e não ultrapassar o CT, o cone de guta-percha selecionado deve apresentar ajuste às paredes do canal, especialmente no terço apical, garantindo adaptação e menor espessura de cimento nessa região. Desta forma, o cone selecionado deve atingir o CT e, ao ser removido, oferecer certa resistência, o que denominamos travamento. Esta resistência é maior em canais preparados com um maior diâmetro apical e conicidade igual ao preparo. Menor travamento é observado para menor diâmetro de preparo e cones de menor conicidade. A correção para a falta de travamento desde que o cone atinja o CT deve ser baseada em revisar o cone (diâmetro e conicidade). De modo geral, se o cone atinge o CT, mas não apresenta ajuste, um cone de maior diâmetro é necessário. Um cone de maior diâmetro pode ser obtido pelo aumento da numeração de ponta. No entanto, se este apresenta travamento aquém do CT, um cone intermediário pode ser obtido pela seção da extremidade do cone (com lâmina de bisturi) de milímetro em milímetro até chegar ao CT. Maior travamento também é obtido pelo uso de cones com correspondência de conicidade ao preparo, considerando-se a conicidade final do preparo apical. A fabricação dos cones permite variabilidade nas dimensões. Assim, tentativas com cones de mesma conicidade até obtenção de melhor ajuste devem ser realizadas. Esta adaptação apical tem grande importância para o selamento apical, especialmente quando a técnica de cone único é utilizada.

Comprovação radiográfica da seleção do cone de guta-percha

Depois de observadas as condições anteriores, a comprovação radiográfica da seleção do cone de guta-percha é realizada. Em dentes com mais de um canal, todos os cones são posicionados para a tomada radiográfica. A radiografia deve ser realizada considerando-se a angulação horizontal ideal para cada dente (ortorradial, mesiorradial ou distorradial, usando a técnica de Clark) ou mesmo duas tomadas para melhor definição de raízes e canais. A radiografia da prova do cone permite avaliação do limite de preparo, do trajeto do canal e do ajuste e limite apical do cone selecionado. Quando as condições ideais não são observadas, novos ajustes de limite, preparo e seleção devem ser realizados, visando a execução correta da etapa de obturação.

Métodos de assentamento do cone principal

O cone de guta-percha selecionado pode ser levado ao canal por meio das técnicas a seguir.

Controle biológico

Nessa técnica, o canal radicular não recebe cimento antes do cone posicionado. No entanto, essa técnica é restrita aos casos em que ocorra:

- Canais amplos e retos com preparo apical superior ao diâmetro 35;
- Uso de cimentos não biológicos como os de óxido de zinco e eugenol.

O objetivo da técnica é promover maior contato do cone de guta-percha com os tecidos periapicais e diminuir o contato de cimento endodôntico que apresenta capacidade de promover maior resposta inflamatória na região periapical. No entanto, a necessidade de garantir a presença do cimento endodôntico por toda extensão do canal até o CT possibilita sua indicação apenas em canais amplos e retos e com batente amplo. O cone de guta-percha principal deve ser introduzido no interior do canal envolto em cimento endodôntico, exceto na sua extremidade apical. Movimentos curtos de avanços e retrocessos são realizados até atingir o CT.

Técnica clássica

Nesta técnica, o cimento endodôntico é levado ao canal radicular até o CT antes da introdução do cone de guta-percha principal. A colocação do cimento endodôntico promove maior contato com as paredes e irregularidades do canal radicular até o CT, sendo a sua presença essencial para promover selamento do canal radicular e melhor prognóstico. A sua indicação ocorre:

- Canais radiculares com menor preparo inferior ao 35 e presença de curvaturas;
- Qualquer cimento endodôntico, mas preferencialmente os com propriedades biológicas adequadas, conforme descrito na parte de materiais obturadores.

Para a colocação do cimento, algumas opções são utilizadas:

- **Instrumento endodôntico:** o cimento é levado ao canal radicular até o CT por meio de instrumento de diâmetro imediatamente menor do que o do preparo apical. O instrumento envolto por cimento é introduzido no canal até o CT com pequenos movimentos de exploração e, em seguida, tracionado com pequeno movimento de rotação anti-horária. A seguir, o cone de guta-percha principal envolto em cimento é introduzido no interior do canal até atingir o CT.
- **Espiral de Lentullo:** é um instrumento em forma de mola espiral de aço inoxidável em rosca inversa, utilizado para inserção de pastas e cimentos endodônticos no interior do canal radicular. Deve ser utilizado somente na rotação horária,

quando atua empurrando o cimento endodôntico. Para evitar a fratura, deve ser usado aquém do CT e na porção reta do canal. Para evitar extravasamentos, não deve ser usado em canais com aberturas apicais amplas. Após seu uso, o instrumento endodôntico pode ser utilizado para promover acesso do cimento até CT.

- **Ativação por ultrassom:** a ativação ultrassônica do cimento no interior do canal radicular representa importante recurso antes da obturação com guta-percha.[11] Essa técnica permite melhor distribuição do cimento, inclusive em áreas de irregularidades, istmos, achatamentos e sistema de canais radiculares.[94] A ativação ultrassônica do cimento AH Plus® promoveu melhor qualidade da obturação dos canais radiculares e aumentou a penetração intratubular do cimento, principalmente na região do istmo.[12] Neste estudo, o cimento foi agitado ultrassonicamente por 20 s em cada canal, a 2 mm do CT, por meio de ponta *Irrisonic* (Helse, São Paulo, SP, Brasil) a 20% da escala de potência.
- **Agulha de injeção:** cimentos biocerâmicos são desenvolvidos pré-manipulados e prontos para uso. O método convencional de aplicação deles é a injeção no canal radicular por meio de agulha fornecida pelo fabricante acoplada à seringa do cimento. A agulha é posicionada até próximo ao CT para aplicação no terço apical até o preenchimento completo dos canais radiculares. Um Sistema de Injeção de Cimento (SIS; Angelus) foi desenvolvido com agulha de aberturas laterais e sem abertura apical. Este sistema de obturação SIS promoveu preenchimento adequado do canal radicular principal e menor extrusão apical do cimento.[121]

TÉCNICAS OBTURADORAS

Diversas técnicas obturadoras têm sido preconizadas com o objetivo de preencher tridimensionalmente o espaço do canal radicular após o preparo biomecânico,[123-126] dentre as quais destacam-se a condensação lateral, a do cone único, a híbrida de Tagger e as termomecânicas.[127] Independentemente da técnica obturadora utilizada, vale destacar a obrigatoriedade em utilizar o cimento obturador associado à guta-percha, com o intuito de obter uma fina camada de cimento ao redor da guta- percha e em contato com a dentina radicular,[128-130] propiciando íntimo contato do material obturador à dentina radicular, favorecendo o embricamento e adesividade por meio da penetração do cimento obturador no interior dos túbulos dentinários.[125,131]

A adesividade do cimento obturador significa sua capacidade de aderir às paredes dentinárias do canal radicular e propiciar um meio cimentante que promove a união dos cones de guta-percha entre si e destes com a dentina,[132] sendo importante tanto em situações estáticas como dinâmicas,[133] Na situação estática, a adesão elimina espaços que possam permitir a percolação de fluidos entre o material obturador e a dentina[134] e, em uma situação dinâmica, dificulta o deslocamento da obturação durante procedimentos operatórios.[133,135]

Inúmeras pesquisas têm sido realizadas com o intuito de verificar a qualidade de obturação,[4,7125,136,137] porcentagem de penetração no interior dos túbulos dentinários,[3,16-20,139-142] de resistência de união à dentina[124,125,127,143-145] e presença de espaços vazios na massa obturadora.[126,138,139,146] Entretanto, não há um consenso de qual técnica obturadora seja mais eficaz em preencher tridimensionalmente o sistema de canais radiculares.

A técnica da condensação lateral foi proposta em 1914,[147] sendo a mais utilizada por ser de fácil execução,[124,127] permitir controle do material obturador no momento do preenchimento do canal radicular,[148,149] propiciar penetração no interior dos túbulos dentinários[125,150] e resistência de união à dentina radicular quando comparada às técnicas do cone único[124,125,151] e termomecânicas.[124,127] Resumidamente, a técnica da condensação lateral consiste na inserção de cones acessórios de guta-percha ao redor do cone principal, envoltos por cimento obturador, podendo ser executada de duas maneiras: ativa ou passiva. A técnica da condensação lateral ativa é indicada em casos em que o ápice radicular se apresenta fechado ou com o batente apical bem definido após o preparo biomecânico, sendo realizada com espaçadores digitais no momento da inserção dos cones acessórios. Já a técnica da condensação lateral passiva não requer o uso dos espaçadores digitais, sendo indicada em casos em que o ápice radicular apresenta-se aberto, ou ainda, quando não foi possível executar um batente apical bem definido.[124,125]

A técnica do cone único surge com o desenvolvimento de novos instrumentos e de cones de guta-percha com a conicidade correspondente à geometria do canal radicular após o preparo biomecânico.[125,152-154] Essa técnica tem sido amplamente utilizada devido ao menor tempo de trabalho, quando comparada a condensação lateral,[152,154] por propiciar maior adaptação do cone único ao diâmetro final realizado pelo preparo biomecânico[28] e menor quantidade de cimento.[152] Entretanto, estudos têm relatado baixa penetração nos túbulos dentinários, presença de espaços vazios[155] e menor resistência de união do cimento endodôntico à dentina radicular quando comparada à técnica da compactação lateral,[125] possivelmente devido às variações anatômicas que resultam em adaptação deficiente do cone de guta-percha, principalmente nos terços cervical e médio,[154] resultando em *gaps* na interface de união com a dentina radicular.[131,154]

Em relação às técnicas obturadoras termomecânicas, destaca-se a híbrida de Tagger. No início da década de 80, McSpadden idealizou compactadores com a intenção de acelerar os procedimentos endodônticos. O instrumento se assemelha a uma lima *Hedströen* invertida que, quando acionada por motor a velocidade mínima de 8.000 rpm, plastifica a guta-percha pelo calor de fricção. O material é, então, condensado apical e lateralmente contra as paredes do canal, produzindo preenchimento homogêneo que fluirá nas irregularidades e nos canais acessórios.[125,127,156] A técnica, no entanto, apresenta desvantagens como a possibilidade de fratura do instrumento,[127,157] extrusão de guta-percha para além do forame apical e possibilidade de lesão térmica dos tecidos vitais do periodonto como efeito do aumento da temperatura gerada na superfície externa da raiz.[158,159]

Na busca de minimizar os efeitos adversos da técnica originalmente proposta por McSpadden, foi proposta uma técnica híbrida de obturação, em que a compactação lateral é realizada no terço apical, associada a uma compactação termomecânica do material obturador nos dois terços médio e cervical.[160] Esta associação visou conciliar as vantagens da técnica de compactação lateral com a de McSpadden.[127,157]

Posteriormente, foi descrita uma modificação da técnica híbrida na qual a condensação lateral ativa no terço apical foi associada à compactação termomecânica através de um instrumento denominado guta-condensor acoplado em um contra-ângulo de baixa rotação.[127,161] A técnica de compactação termomecânica modificada, também chamada de técnica híbrida de Tagger, não necessita de sistema específico, utiliza apenas um compactador de McSpadden que, por atrito entre as paredes do canal e a guta-percha, consegue proporcionar a termoplastificação do material e apresenta vantagens como o bom vedamento apical com menor risco de extravasamento do material obturador.[127]

A literatura reporta que a condensação vertical da guta-percha termoplastificada gera força de grande intensidade, o que possibilita o preenchimento de canais laterais e de irregularidades anatômicas com grande volume de guta-percha e pouco cimento obturador.[127,162,163] A formação de prolongamentos de guta-percha nas irregularidades do canal e túbulos dentinários promove apenas imbricação mecânica, pois a guta-percha desprotegida de cimento obturador resulta em baixa adesividade quando comparada à técnica da condensação lateral.[127] E ainda, a guta-percha plastificada e compactada tende a se misturar com o cimento obturador, formando uma massa não uniforme que, quando ocorre seu resfriamento, se contrai e traciona o cimento, gerando lacunas que contribuem para a fragilização da interface de união material obturador/dentina.[125,127]

Com o objetivo de favorecer a adaptação dos materiais obturadores às paredes dos canais radiculares, diversos sistemas termoplastificadores foram desenvolvidos, com destaque para o *System B* e o *Thermafil*.[126,162,163] As principais vantagens na utilização da guta-percha termoplastificada, nestes sistemas, baseiam-se na facilidade técnica e redução do tempo de trabalho operatório, reprodução detalhada da anatomia interna do canal, bem como homogeneidade do material obturador.[162,163] Entretanto, existem algumas desvantagens destes sistemas como a extrusão do material obturador em direção aos tecidos periapicais, a baixa resistência de união à dentina radicular[163] e o aumento da temperatura na raiz dental durante a aplicação da compactação vertical.[159]

Neste capítulo, abordaremos as técnicas obturadoras da condensação lateral, do cone único, híbrida de Tagger, as especiais e os dispositivos *System B* e *Thermafil*.

Técnica da condensação lateral

Técnica da condensação lateral ativa

A técnica da condensação lateral ativa (**Figura 11** e **Vídeo 1: Técnica Obturadora da Condensação Lateral Ativa**) inicia-se pela seleção do cone principal de guta-percha, escolhido em função do último instrumento utilizado no preparo biomecânico. A porção coronária do cone principal selecionado deve ser apreendida por uma pinça clínica e, por meio da régua milimetrada endodôntica, deve-se transferir o comprimento de trabalho ao cone principal, para então, inseri-lo no interior do canal radicular até o comprimento de trabalho. Após a radiografia de confirmação, com o canal radicular seco, o cimento obturador selecionado pelo operador e manipulado de acordo com as instruções do fabricante é levado ao interior do canal radicular até o comprimento de trabalho, por meio da espiral de Lentullo com diâmetro inferior ao último instrumento ou então por meio do próprio cone principal recoberto pelo cimento obturador.

Na sequência, o cone principal recoberto com o cimento obturador é inserido, lentamente, no interior do canal radicular até o

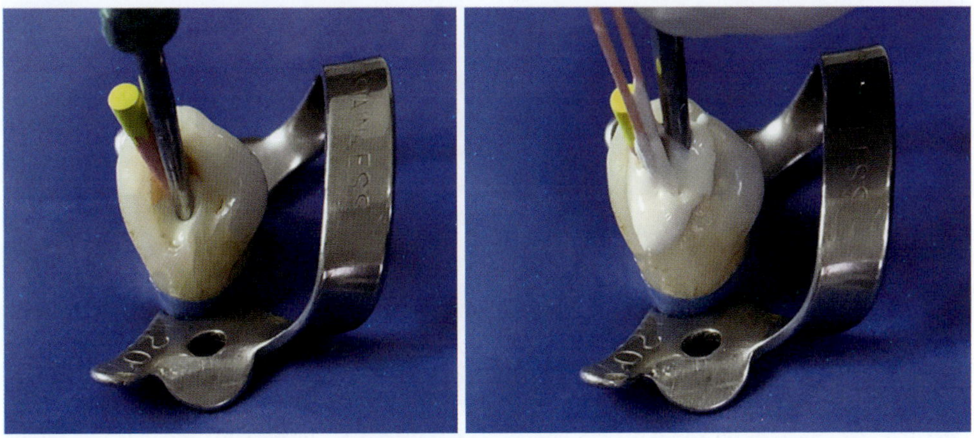

FIGURA 11 Técnica da condensação lateral ativa.
Fonte: arquivo pessoal dos autores.

comprimento de trabalho, realizando leves movimentos de inserção e remoção com o intuito de evitar a formação de bolhas na obturação. Adjacentemente ao cone principal é inserido, 2 mm aquém do comprimento de trabalho, o espaçador digital de maior calibre **(Figura 11)**, que deve penetrar livremente sem exercer tensões laterais. O espaçador é retirado em movimento rotacional e, concomitantemente, um cone acessório coberto com cimento obturador é inserido, no espaço criado entre o cone principal e a parede do canal radicular. Esse procedimento deve ser repetido até o completo preenchimento do canal radicular.

Ao término da inserção dos cones acessórios de guta-percha, outra radiografia deve ser realizada para verificar a qualidade da obturação. Os cones de guta-percha devem ser cortados próximo do orifício do canal radicular com auxílio do *Hollemback* 3s aquecido ao rubor e compactados, na direção apical, por meio de condensadores de Paiva que melhor se adaptem ao orifíco do canal radicular. Com o objetivo de evitar o escurecimento do elemental, pela oxidação dos materiais obturadores, é necessário que o material obturador fique de 1 a 2 mm abaixo do orifício do canal radicular. Para tanto, deve-se aquecer o condensador de Paiva de menor calibre que o orífico do canal radicular e remover o excesso de material obturador. Em seguida, pensos de algodão embebidos em álcool devem ser levados à cavidade endodôntica para remover o remanescente de material obturador. Na sequência, realiza-se a secagem da cavidade endodôntica com pensos de algodão secos. Posteriormente, deve ser realizado o selamento do orifício do canal radicular com cimento de ionômero de vidro para, então, a câmara pulpar ser preenchida com cimento provisório. Ao final, é realizada radiografia periapical final com posicionador.

Técnica da condensação lateral passiva

A técnica da condensação lateral passiva **(Figura 12** e **Vídeo 2: Técnica Obturadora da Condensação Lateral Passiva)** segue os mesmos procedimentos da ativa no que diz respeito à seleção do cone principal, manipulação/ inserção do cimento obturador, inserção do cone principal, radiografias, toalete da cavidade e selamento da porção coronária. Entretanto, difere-se quanto à inserção dos cones acessórios que são introduzidos com cimento obturador, porém, sem a utilização de espaçadores digitais. Ou seja, os cones acessórios untados com cimento são introduzidos ao redor do cone principal até o preenchimento total do canal radicular e condensados na direção apical.

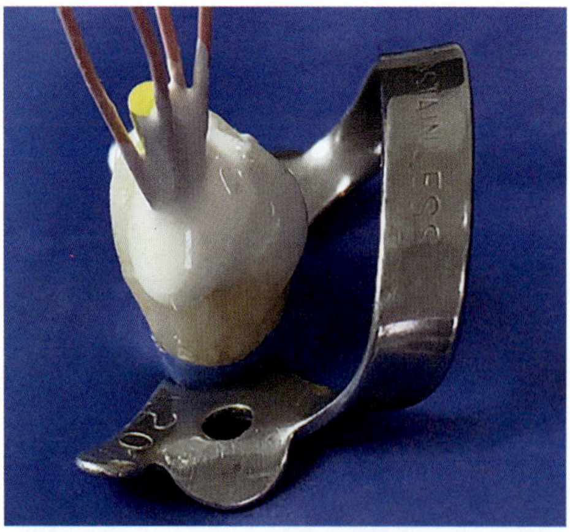

FIGURA 12 Técnica da condensação lateral passiva.

Fonte: arquivo pessoal dos autores.

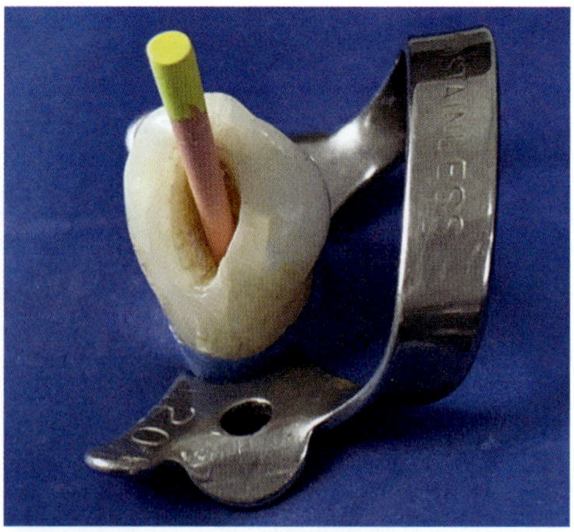

FIGURA 13 Técnica do cone único.

Fonte: arquivo pessoal dos autores.

Técnica do cone único

A técnica do cone único **(Figura 13** e **Vídeo 3: Técnica Obturadora do Cone Único)** inicia-se com a seleção do cone de guta-percha correspondente ao último instrumento utilizado no preparo biomecânico, seja rotatório ou reciprocante. O cone de guta-percha selecionado é apreendido com uma pinça clínica e, por meio da régua milimetrada endodôntica, o comprimento de trabalho é transferido para, desta maneira, obter o ponto de referência (incisal ou oclusal). Constatada a adaptação do cone único no interior do canal radicular, procede-se com a manipulação do cimento obturador selecionado pelo operador e de acordo com a recomendação do fabricante.

O canal radicular deve ser seco com cones de papel absorvente compatíveis com o mesmo diâmetro do último instrumento para, então, o cimento obturador ser inserido no canal radicular. O cone único de guta-percha é coberto completamente por cimento obturador e inserido vagarosamente até atingir o CT. Nesse momento, recomenda-se que sejam realizados movimentos de bombeamento (inserção/ remoção) do cone único de guta-percha com o intuito de espalhar o cimento em todas as paredes do canal radicular e evitar a formação de bolhas. Em seguida, nova tomada radiográfica periapical deve ser realizada com o objetivo de verificar a qualidade da obturação. Nessa radiografia deve-se observar a posição e adaptação do cone único, bem como o preenchimento do canal radicular com o material obturador. Em seguida, o cone único deve ser cortado próximo ao orifício do canal radicular com auxílio do *Hollemback* 3s aquecido ao rubor e compactado por meio do condensador de Paiva que melhor se adapte ao diâmetro da massa obturadora, ficando 1 a 2 mm abaixo do orifício do canal radicular. Concluída a obturação, é obrigatória limpeza da cavidade endodôntica com pensos de algodão embebidos com álcool, com o objetivo de remover o remanescente de material obturador que favorece o escurecimento do elemento dental. Com a cavidade endodôntica limpa e seca, é realizado o selamento do orifício do canal radicular com cimento de ionômero de vidro, para então, a câmara pulpar ser preenchida com cimento provisório, evitando-se a infiltração marginal coronária. Entretanto, recomenda-se que a restauração definitiva seja realizada o mais breve possível. Ao final, é realizada radiografia periapical final com posicionador, com o objetivo de verificar a qualidade da obturação.

Técnica híbrida de Tagger

A técnica híbrida de Tagger **(Figura 14** e **Vídeo 4: Técnica Obturadora Híbrida de Tagger)** inicia-se com a seleção do cone principal termoplastificável correspondente ao último instrumento utilizado no preparo biomecânico. Após manipulação do cimento obturador selecionado pelo operador, o cone principal é coberto com o cimento e inserido no interior do canal radicular até o CT. Adjacentemente ao cone principal, o espaçador digital de maior diâmetro é inserido a 1,5 a 2 mm do comprimento de trabalho e removido com movimento anti-horário. No espaço criado, dois cones acessórios termoplastificáveis F de guta-percha cobertos com cimento obturador são inseridos para, então, a termoplastificação da guta-percha ser realizada por meio do compactador termomecânico de McSpadden, dois diâmetros acima do cone principal. O compactador termomecânico montado em contra-ângulo é inserido adjacentemente aos cones de guta-percha, acionado no sentido horário, em direção ao terço apical a 1,5 a 2 mm aquém do CT, com movimentos de bombeamento de pequena amplitude, sempre mantendo o contato do instrumento aos cones de guta-percha. Após a termoplastificação da guta-percha, o compactador deve ser removido lentamente do interior do canal radicular e, caso não tenha ocorrido o preenchimento total do canal, o procedimento deve ser repetido. Ao final, o remanescente de cones de guta-percha na câmara pulpar deve ser compactado com com condensador de Paiva que se adapte ao diâmetro da massa obturadora, ficando 1 a 2 mm abaixo do orifício do canal radicular. Em seguida, é obrigatória a limpeza da cavidade endodôntica com pensos de algodão embebidos com álcool. Com a cavidade endodôntica limpa e seca, é realizado o selamento do orifício do canal radicular com cimento de ionômero de vidro, para então, a câmara pulpar ser preenchida com cimento provisório. Ao final, é realizada radiografia periapical com posicionador, com o objetivo de verificar a qualidade da obturação.

Técnicas especiais

Técnica do cone moldado

Esta técnica é utilizada em casos em que o cone principal não obtém adaptação ao batente apical confeccionado no preparo biomecânico. Nesses casos, o cone principal de guta-percha pode ser moldado por meio de agentes químicos ou térmicos. Essa técnica inicia-se com a seleção de um cone principal maior que o selecionado primeiramente e, em seguida, os 3 mm apicais são imersos em um solvente químico por 3 a 5 segundos e inseridos no canal radicular, umedecido com a solução irrigadora até o comprimento de trabalho. Nesse momento, deve-se registrar com uma pinça clínica a face vestibular do cone de guta-percha. Em seguida, o cone de guta-percha deve ser imerso em álcool com o objetivo de neutralizar a ação do solvente na guta-percha. Decorrido 1 minuto de imersão, o cone de guta-percha deve ser seco com algodão e o cimento obturador, selecionado pelo operador, deve ser manipulado de acordo com o fabricante. O cone de guta-percha moldado, coberto com o cimento obturador, deve ser inserido no canal radicular até o comprimento de trabalho, com a marcação voltada para a face vestibular. O preenchimento subsequente é realizado por meio da técnica da condensação lateral. Os cones de guta-percha devem ser cortados próximo ao orifício do canal radicular, com auxílio do *Hollemback* 3 s aquecido ao rubor e compactado por meio do condensador de Paiva que melhor se adapte ao diâmetro da massa obturadora, ficando 1 a 2 mm abaixo do orifício do canal radicular. A cavidade endodôntica deve ser limpa com pensos de algodão embebidos em álcool, para então, ser realizado o selamento do orifício do canal radicular com cimento de ionômero de vidro e selamento coronário com cimento provisório. Ao término, é realizada radiografia periapical final por meio do posicionador, com o objetivo de verificar a qualidade da obturação.

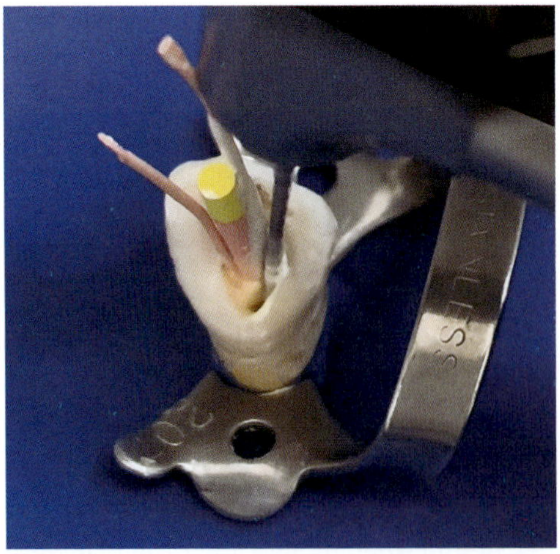

FIGURA 14 Técnica híbrida de Tagger.
Fonte: arquivo pessoal dos autores.

Técnica do cone invertido

Nessa técnica, o cone principal selecionado pelo operador é utilizado de maneira invertida. Após a manipulação do cimento obturador de acordo com o fabricante, o cone principal é recoberto pelo cimento obturador e inserido no canal radicular até o comprimento de trabalho. O preenchimento subsequente do canal radicular é realizado por meio da técnica da condensação lateral. Os cones de guta-percha devem ser cortados próximo ao orifício do canal radicular com auxílio do *Hollemback* 3s aquecido ao rubor e compactado por meio do condensador de Paiva que melhor se adapte ao diâmetro da massa obturadora, ficando 1 a 2 mm abaixo do orifício do canal radicular. A cavidade endodôntica deve ser limpa com pensos de algodão embebidos em algodão, para então, ser realizado o selamento do orifício do canal radicular com cimento de ionômero de vidro e selamento coronário com cimento provisório. Ao término, é realizada radiografia periapical final por meio do posicionador, com o objetivo de verificar a qualidade da obturação.

Técnica do cone rolado

Nessa técnica, dois ou mais cones de guta-percha, entre cone principal e acessórios, são escolhidos levando em consideração a forma do canal radicular. Os cones são, então, ligeiramente plastificados em chama até ficarem com aspecto pegajoso e aderentes. Em seguida, entre duas placas de vidro grossas e aquecidas são rolados e unidos até obtenção da forma e conicidade desejada. A porção apical do cone rolado é plastificada por agentes químicos ou térmicos e o cone deve ser inserido no interior do canal radicular até o comprimento de trabalho, adaptando-se à forma do terço apical. O preenchimento subsequente do canal radicular é realizado por meio da sequência da técnica da condensação lateral. Os cones de guta-percha devem ser cortados próximo ao orifício do canal radicular com auxílio do *Hollemback* 3s aquecido ao rubor e compactado por meio do condensador de Paiva que melhor se adapte ao diâmetro da massa obturadora, ficando 1 a 2 mm abaixo do orifício do canal radicular. A cavidade endodôntica deve ser limpa com pensos de algodão embebidos em algodão, para então, ser realizado o selamento do orifício do canal radicular com cimento de ionômero de vidro e selamento coronário com cimento provisório. Ao término, é realizada radiografia periapical final por meio do posicionador, com o objetivo de verificar a qualidade da obturação.

Técnica do cone emendado

Esta técnica deve ser utilizada quando o comprimento de trabalho é superior ao comprimento do cone principal. O cone principal selecionado pelo operador é unido a outro cone principal. Os cones são, então, ligeiramente plastificados em chama até ficarem com aspecto pegajoso e aderente. Em seguida, entre duas placas de vidro grossas e aquecidas, são rolados e unidos. O preenchimento subsequente do canal radícula é realizado por meio da sequência da técnica da condensação lateral. Os cones de guta-percha devem ser cortados próximo ao orifício do canal radicular com auxílio do *Hollemback* 3s aquecido ao rubor e compactado por meio do condensador de Paiva que melhor se adapte ao diâmetro da massa obturadora, ficando 1 a 2 mm abaixo do orifício do canal radicular. A cavidade endodôntica deve ser limpa com pensos de algodão embebidos em algodão, para então, ser realizado o selamento do orifício do canal radicular com cimento de ionômero de vidro e selamento coronário com cimento provisório. Ao término, é realizada radiografia periapical final por meio do posicionador, com o objetivo de verificar a qualidade da obturação.

Outras técnicas obturadoras

System B

A técnica *System B* é conhecida, também, como de onda contínua de compactação, ou seja, termoplastifica a guta-percha no interior do canal radicular e realiza sua compactação a frio. No aparelho *System B,* o condutor de calor é utilizado como compactador, que acontece concomitantemente a termoplastificação e compactação da guta-percha dentro do canal radicular. A técnica inicia-se com a seleção de um cone de guta-percha coincidente com o último instrumento utilizado no preparo biomecânico. Em seguida, seleciona-se o condutor/compactador com a mesma conicidade do cone selecionado. O canal radicular deve ser seco com cones de papel absorvente, para que então, o cimento obturador selecionado pelo operador possa ser inserido no interior do canal radicular até o comprimento de trabalho. Na sequência, o aparelho *System B* deve ser ajustado à temperatura de 200 °C e acionado no acionador. O compactador, já pré-aquecido, é direcionado ao cone de guta-percha e, exercendo compressão na direção apical a 3 ou 4 mm do comprimento de trabalho, o acionador é desativado. Entretanto, deve-se manter a compressão por 10 segundos, até o resfriamento do compactador. Com a compressão ainda sendo exercida, o dispositivo deve ser aquecido para remoção do compactador do interior do canal radicular. Vale salientar que esse procedimento remove a massa obturadora do terço cervical, sendo necessário complementação do preenchimento do canal radicular por meio da técnica da condensação lateral. Os cones de guta-percha devem ser cortados próximos ao orifício do canal radicular com auxílio do *Hollemback* 3s aquecido ao rubor. A massa obturadora é compactada por meio do condensador de Paiva, ficando 1 a 2 mm abaixo do orifício do canal radicular. A cavidade endodôntica deve ser limpa com pensos de algodão embebidos em algodão para, então, ser realizado o selamento do orifício do canal radicular com cimento de ionômero de vidro e selamento coronário com cimento provisório. Ao término, é realizada radiografia periapical por meio do posicionador, com o objetivo de verificar a qualidade da obturação.

Thermafil

Esta técnica é composta basicamente por três componentes: verificadores, utilizados para seleção do carregador; carregadores (ou condutores), apresentados nos calibres de 20 a 140, que são cobertos por guta-percha na fase alfa; e aquecedor, que promove a plastificação da guta-percha. Após o preparo biomecânico, o verificador é inserido no interior do canal radicular até o comprimento de trabalho, com o intuito de selecionar o carregador que deverá ser utilizado. Selecionado o carregador, seu "*stop*" deve ser posicionado 1 mm aquém do comprimento de trabalho, para então, ter a guta-percha plastificada no *Therma Prep Plus*. O cimento obturador, selecionado pelo operador, é manipulado e inserido no interior do canal radicular por meio da espiral de Lentullo até o comprimento de trabalho. O carregador já aquecido é removido do *Therma Prep Plus*, e inserido com pressão apical no interior do canal radicular até atingir o comprimento de trabalho. O carregador é seccionado 2 mm acima do orifício do canal radicular por meio de brocas em alta rotação ou instrumento metálico aquecido. A guta-percha é compactada por meio do condensador de Paiva, ficando 1 a 2 mm abaixo do orifício do canal radicular. Procede-se a limpeza da cavidade endodôntica com pensos de algodão embebidos em algodão. Em seguida, o selamento do orifício do canal radicular é realizado com cimento de ionômero de vidro e o selamento coronário com cimento provisório. Ao término, é realizada radiografia periapical final por meio do posicionador, com o objetivo de verificar a qualidade da obturação.

No **Quadro 10**, destacamos os assuntos principais abordados neste capítulo com o intuito de fixar o conhecimento e aprendizado.

QUADRO 10 Principais assuntos e informações do capítulo.

Assuntos abordados	Informações principais
Materiais obturadores	Material sólido: cones de guta-percha
	Material plástico: cimentos obturadores
Momento da obturação	Adequado preparo químico mecânico
	Ausência de sintomatologia
	Ausência de exsudato
	Ambiente seco

(Continua)

QUADRO 10 Principais assuntos e informações do capítulo. (*Continuação*)

Assuntos abordados	Informações principais
Limite da obturação	Limite CDC, a 1 mm do comprimento real do dente
Propriedades físico-químicas dos materiais obturadores	Facilidade de inserção
	Propiciar bom tempo de trabalho e de presa
	Capacidade seladora
	Não sofrer contração e tornar-se permeável
	Possuir bom escoamento, boa viscosidade e adesividade
	Não deve ser solubilizado dentro do canal radicular
	Possuir pH alcalino ou neutro
	Ser radiopaco e de fácil remoção
	Não manchar as estruturas dentais
Propriedades biológicas dos materiais obturadores	Boa tolerância tecidual ou estimular a deposição de tecido mineralizado
	Ação antimicrobiana
	Não ser mutagênico
	Não ser carcinogênico
Parâmetros para seleção do cone principal	O cone principal deve penetrar até o comprimento de trabalho (CT), não ultrapassar o CT, propiciar sensação de travamento em sua remoção (ajuste apical) e comprovação radiográfica do cone principal no CT
Métodos de assentamento do cone principal	Técnica controle biológico: o cone principal é levado ao canal envolto por cimento, exceto na sua extremidade apical
	Técnica clássica: o cimento endodôntico é levado ao canal radicular até o CT antes da inserção do cone principal
Técnicas obturadoras	Técnica da condensação lateral ativa: cone principal recoberto com cimento, uso de espaçador digital, cones acessórios de guta-percha e compactação da massa obturadora
	Técnica da condensação lateral passiva: cone principal recoberto com cimento, uso de espaçador digital, cones de guta-percha e não realiza compactação da massa obturadora
	Técnica do cone único: cone de guta-percha correspondente ao último instrumento utilizado no preparo biomecânico recoberto com cimento
	Técnica híbrida de Tagger: cone principal termoplastificável, cimento e compactadores de McSpadden, 1,5 a 2,0 mm aquém do CT

Fonte: elaborado pelos autores.

CONTEÚDO COMPLEMENTAR

Esse capítulo possui vídeos como material complementar on-line. Utilize o QR code ao lado para ter acesso a esse conteúdo.

endodontia2022

REFERÊNCIAS BIBLIOGRÁFICAS

1. Andolfatto C, Bonetti-Filho I, Carlos IZ, Guerreiro--Tanomaru JM, Kuga MC, Tormin FBC, Faria G. Cytocompatibility, physical properties, and antibiofilm activity of endodontic sealers with amoxicillin. Microsc Res Tech 2017 Sep;80(9):1036-1048. doi: 10.1002/jemt.22898.
2. Araújo CC, Brito-Júnior M, Faria-E-Silva AL, Pereira RD, Silva-Sousa YT, Cruz-Filho AM, Sousa-Neto MD. Root filling bond strength using reciprocating file-matched single-cones with different sealers. Braz Oral Res 2016 May 20;30(1). pii: S1806-83242016000100251. doi: 10.1590/1807-3107BOR-2016.vol30.0053.
3. Arias-Moliz MT, Camilleri J. The effect of the final irrigant on the antimicrobial activity of root canal sealers. J Dent 2016 Sep;52:30-6.
4. Candeiro GT, Correia FC, Duarte MA, Ribeiro-Siqueira DC, Gavini G. Evaluation of radiopacity, pH, release of calcium ions, and flow of a bioceramic root canal sealer. J Endod 2012 Jun;38(6):842-5. doi: 10.1016/j.joen.2012.02.029.
5. Chybowski EA, Glickman GN, Patel Y, Fleury A, Solomon E, He J. Clinical Outcome of Non-Surgical Root Canal Treatment Using a Single-cone Technique with Endosequence Bioceramic Sealer: A Retrospective Analysis. J Endod 2018 Jun;44(6):941-945. doi: 10.1016/j.joen.2018.02.019.
6. De Moor RJ, De Bruyne MA. The long-term sealing ability of AH 26 and AH plus used with three gutta-percha obturation techniques. Quintessence Int 2004 Apr;35(4):326-31.
7. Donnermeyer D, Bunne C, Schäfer E, Dammaschke T. Retreatability of three calcium silicate- containing sealers and one epoxy resin-based root canal sealer with four different root canal instruments. Clin Oral Investig 2017 Jun 22. doi: 10.1007/ s00784-017-2156-5.
8. Neelakantan P1, Subbarao CV. An analysis of the antimicrobial activity of ten root canal sealers - a duration based in vitro evaluation. J Clin Pediatr Dent 2008 Winter;33(2):117-22.
9. Poggio C, Dagna A, Ceci M, Meravini MV, Colombo M, Pietrocola G. Solubility and pH of bioceramic root canal sealers: A comparative study. J Clin Exp Dent 2017 Oct 1;9(10):e1189-e1194. doi: 10.4317/jced.54040.
10. De-Deus G, Reis C, Beznos D, Abranches AMG, Coutinho--Filho T, Sidney Paciornik S. Limited Ability of Three Commonly Used Thermoplasticized Gutta-Percha Techniques in Filling Oval-shaped Canals. J Endod 2008; 34(11):1401-5.
11. Guimaraes BM, Amoroso-Silva PA, Alcalde MP, Marciano MA, Andrade FB, Duarte MAH. Influence of ultrasonic activation of 4 root canal sealers on the filling quality. J Endod 2014; 40(7):964-8.
12. Alcalde MP, Bramante CM, Vivan RR, Amorso-Silva PA, Andrade FB, Duarte MAH. Intradentinal antimicrobial action and filling quality promoted by ultrasonic agitation of epoxy resin-based sealer in endodontic obturation. J Appl Oral Sci 2017 Nov-Dec;25(6):641-649. doi: 10.1590/1678-7757-2017-0090.
13. Faria-Junior NB, Tanomaru-Filho M, Berbert FLCV, Guerreiro-Tanomaru JM. Antibiofilm activity, pH and solubility of endodontic sealers. Int Endod J 2013;43(6): 755-62.
14. Fornari VJ, Silva-Sousa YTC, Vani JR, Pécora JD, Versiani MA, Sousa-Neto MD. Histological evaluation of the effectiveness of increased apical enlargement for cleaning the apical third of curved canals. Int Endod J 2010; 43(11): 988-94.
15. Ricucci D, Russo J, Rutberg M, Burleson JA, Spångberg LS. A prospective cohort study of endodontic treatments of 1,369 root canals: results after 5 years. Oral Surg Oral Med Oral Pathol Oral Radiol Endod 2011 Dec;112(6):825-42.
16. Holland R, Ferreira LB, de Souza V, Otoboni-Filho JA, Murata SS, Dezan-Junior E. Influence of the type of vehicle and limit of obturation on apical and periapical tissue response in dogs' teeth after root canal filling with mineraltrioxide aggregate. Journal of Endodontics 2007;33(6) 693–7.
17. Baldi JV, Bernardes RA, Duarte MA, Ordinola-Zapata R, Cavenago BC, Moraes JC, de Moraes IG. Variability of physicochemical properties of an epoxy resin sealer taken from different parts of the same tube. Int Endod J 2012 Oct;45(10):915-20. doi: 10.1111/j.1365-2591.2012.02049.x.
18. Grossman, L. Endodontic Practice, 6th ed. Philadelphia, 19&j, Lea & Febiger, 1). 35-L-335.
19. International Standard Organization (2012). ISO 6876; Dentistry - Root canal sealing materials.
20. International Standard Organization (2006). ISO 6877; Dentistry - Root-canal obturating points.
21. Bernardes RA, de Amorim Campelo A, Junior DS, Pereira LO, Duarte MA, Moraes IG, Bramante CM. Evaluation of the flow rate of 3 endodontic sealers: Sealer 26, AH Plus, and MTA Obtura. Oral Surg Oral Med Oral Pathol Oral Radiol Endod 2010 Jan;109(1):e47-9. doi: 10.1016/j.tripleo.2009.08.038.
22. Duarte MA, Ordinola-Zapata R, Bernardes RA, Bramante CM, Bernardineli N, Garcia RB, de Moraes IG. Influence of calcium hydroxide association on the physical properties of AH Plus. J Endod 2010 Jun;36(6):1048-51. doi: 10.1016/j.joen.2010.02.007.
23. Gandolfi MG, Siboni F, Prati C. Properties of a novel polysiloxane-guttapercha calcium silicate-bioglass-containing root canal sealer. Dent Mater 2016 May;32(5):e113-26. doi: 10.1016/j.dental.2016.03.001.
24. Arias-Moliz MT, Ruiz-Linares M, Cassar G, Ferrer-Luque CM, Baca P, Ordinola-Zapata R, Camilleri J. The effect of benzalkonium chloride additions to AH Plus sealer. Antimicrobial, physical and chemical properties. J Dent 2015 Jul;43(7):846-54. doi: 10.1016/j.jdent.2015.05.003.
25. Ashraf H, Najafi F, Heidari S, Yadegary Z, Zadsirjan S. Cytotoxicity of Two Experimental Epoxy Resin-Based Sealers.

Iran Endod J 2018 Spring;13(2):257-262. doi: 10.22037/iej.v13i2.19530.
26. Camargo RV, Silva-Sousa YTC, Rosa RPFD, Mazzi-Chaves JF, Lopes FC, Steier L, Sousa-Neto MD. Evaluation of the physicochemical properties of silicone and epoxy resin-based root canal sealers. Braz Oral Res 2017 Aug 21;31:e72. doi: 10.1590/1807-3107BOR-2017.vol31.0072.
27. Felter HW, Lloyd JU. Gutta-Percha An Untold Story. In: Prakesh, et al. Endodontology. King's American Dispensatory, 2011.http://www.ibiblio.org/herbmed/eclectic/kings isonandra.html.
28. Naseri M, Kangarlou A, Khavid A, Goodini M. Evaluation of the quality of four root canal obturation techniques using micro-computed tomography. Iran Endod J 2013 Summer;8(3):89-93.
29. Eriksen HM, Orstavik D, Kerekes K. Healing of apical periodontitis after endodontic treatment using three different root canal sealers. Endod Dent Traumatol 1988 Jun;4(3):114-7.
30. Hegde V, Arora S. Sealing ability of a novel hydrophilic vs. conventional hydrophobic obturation systems: A bacterial leakage study. J Conserv Dent 2015 Jan-Feb;18(1):62-5. doi: 10.4103/0972-0707.148898.
31. Michelotto AL, Gasparetto JC, Campos FR, Sydney GB, Pontarolo R. Applying liquid chromatography-tandem mass spectrometry to assess endodontic sealer microleakage. Braz Oral Res 2015;29:1-7. doi: 10.1590/1807-3107BOR-2015.vol29.0100.
32. Adhikari HD, Jain S. Scanning electron microscopic evaluation of marginal adaptation of AH-Plus, GuttaFlow, and RealSeal at apical one-third of root canals - Part II: Core--sealer interface. J Conserv Dent 2018 Jan-Feb;21(1):90-94. doi: 10.4103/JCD.JCD_127_17.
33. Atmeh AR, Chong EZ, Richard G, Festy F, Watson TF. Dentin-cement interfacial interaction: calcium silicates and polyalkenoates. J Dent Res 2012 May;91(5):454-9. 22.
34. Camilleri J, Mallia B. Evaluation of the dimensional changes of mineral trioxide aggregate sealer. Int Endod J. 2011 May;44(5):416-24.
35. Silva EJ, Perez R, Valentim RM, Belladonna FG, De-Deus GA, Lima IC, Neves AA. Dissolution, dislocation and dimensional changes of endodontic sealers after a solubility challenge: a micro-CT approach. Int Endod J 2017 Apr;50(4):407-414. doi: 10.1111/iej.12636. (145)
36. Didato A, Eid AA, Levin MD, Khan S, Tay FR, Rueggeberg FA.Time-based lateral hygroscopic expansion of a water--expandable endodontic obturation point. J Dent. 2013 Sep;41(9):796-801. doi: 10.1016/j.jdent.2013.06.012.
37. Eltair M, Pitchika V, Hickel R, Kühnisch J, Diegritz C. Evaluation of the interface between gutta-percha and two types of sealers using scanning electron microscopy (SEM). Clin Oral Investig 2018 May;22(4):1631-1639. doi: 10.1007/s00784-017-2216-x.
38. Hegde V, Arora S. Sealing ability of three hydrophilic single cone obturation systems: An in vitro glucose leakage study. Contemp Clin Dent 2015 Mar;6(Suppl 1):S86-9. doi: 10.4103/0976-237X.152953.
39. Jagtap P, Shetty R, Agarwalla A, Wani P, Bhargava K, Martande S. Comparative Evaluation of Cytotoxicity of Root Canal Sealers on Cultured Human Periodontal Fibroblasts: In vitro Study. J Contemp Dent Pract 2018 Jul 1;19(7):847-852.
40. Poggio C, Riva P, Chiesa M, Colombo M, Pietrocola G. Comparative cytotoxicity evaluation of eight root canal sealers. J Clin Exp Dent 2017 Apr 1;9(4):e574-e578.
41. Jafari F, Samadi Kafil H, Jafari S, Aghazadeh M, Momeni T. Antibacterial Activity of MTA Fillapex and AH 26 Root Canal Sealers at Different Time Intervals. Iran Endod J 2016 Summer;11(3):192-7. doi: 10.7508/iej.2016.03.009.
42. Razavian H, Barekatain B, Shadmehr E, Khatami M, Bagheri F, Heidari F. Bacterial leakage in root canals filled with resin-based and mineral trioxide aggregate-based sealers. Dent Res J (Isfahan). 2014 Sep;11(5):599-603.
43. Shakya VK, Gupta P, Tikku AP, Pathak AK, Chandra A, Yadav RK, Bharti R, Singh RK. An Invitro Evaluation of Antimicrobial Efficacy and Flow Characteristics for AH Plus, MTA Fillapex, CRCS and Gutta Flow 2 Root Canal Sealer. J Clin Diagn Res 2016 Aug;10(8):ZC104-8. doi: 10.7860/JCDR/2016/20885.8351.
44. De-Deus G, Scelza MZ, Neelakantan P, Sharma S, Neves Ade A, Silva EJ. Three-dimensional Quantitative Porosity Characterization of Syringe- versus Hand-mixed Set Epoxy Resin Root Canal Sealer. Braz Dent J 2015 Nov--Dec;26(6):607-11. doi: 10.1590/0103-6440201300074.
45. Moinzadeh AT, Zerbst W, Boutsioukis C, Shemesh H, Zaslansky P. Porosity distribution in root canals filled with gutta percha and calcium silicate cement. Dent Mater 2015 Sep;31(9):1100-8. doi: 10.1016/j.dental.2015.06.009.
46. Viapiana R, Moinzadeh AT, Camilleri L, Wesselink PR, Tanomaru Filho M, Camilleri J. Porosity and sealing ability of root fillings with gutta-percha and BioRoot™ RCS or AH Plus sealers. Evaluation by three ex vivo methods. Int Endod J 2016 Aug;49(8):774-82.
47. Duarte MA, Alves de Aguiar K, Zeferino MA, Vivan RR, Ordinola-Zapata R, Tanomaru-Filho M, Weckwerth PH, Kuga MC. Evaluation of the propylene glycol association on some physical and chemical properties of mineral trioxide aggregate. Int Endod J 2012 Jun;45(6):565-70.
48. Zhang W, Peng B. Tissue reactions after subcutaneous and intraosseous implantation of iRoot SP, MTA and AH Plus. Dent Mater J 2015;34(6):774-80. doi: 10.4012/dmj.2014-271.
49. Gogos C, Stavrianos C, Kolokouris I, Papadoyannis I, Economides N. Shear bond strength of AH-26 root canal sealer to dentine using three dentine bonding agents. J Dent 2003 Jul;31(5):321-6.
50. Jeong JW, DeGraft-Johnson A, Dorn SO, Di Fiore PM. Dentinal Tubule Penetration of a Calcium Silicate-based Root Canal Sealer with Different Obturation Methods. J Endod 2017 Apr;43(4):633-637. doi: 10.1016/j.joen.2016.11.023.
51. Mishra P, Sharma A, Mishra S, Gupta M. Push-out bond strength of different endodontic obturation material at three different sites - In-vitro study. J Clin Exp Dent 2017 Jun 1;9(6):e733-e737. doi: 10.4317/jced.53647.
52. Piai GG, Duarte MAH, Nascimento ALD, Rosa RAD, Só MVR, Vivan RR. Penetrability of a new endodontic sealer: A confocal laser scanning microscopy evaluation. Microsc Res Tech 2018 Nov;81(11):1246-1249. doi: 10.1002/jemt.23129.
53. Sant'Anna-Junior A, Guerreiro-Tanomaru JM, Martelo RB, Silva GF, Tanomaru Filho M. Filling of simulated lateral canals with gutta-percha or thermoplastic polymer by warm vertical compaction. Braz Oral Res 2015;29:56. doi: 10.1590/1807-3107BOR-2015.vol29.0056.
54. Silva RV, Silveira FF, Horta MC, Duarte MA, Cavenago BC, Morais IG, Nunes E. Filling Effectiveness and Dentinal Penetration of Endodontic Sealers: A Stereo and Confocal Laser Scanning Microscopy Study. Braz Dent J 2015 Oct;26(5):541-6. doi: 10.1590/0103-6440201300138.
55. Uzunoglu-Özyürek E, Erdoğan Ö, Aktemur Türker S. Effect of Calcium Hydroxide Dressing on the Dentinal Tubule Penetration of 2 Different Root Canal Sealers: A Confocal Laser Scanning Microscopic Study. J Endod 2018 Jun;44(6):1018-1023. doi: 10.1016/j.joen.2018.02.016.
56. Cavenago BC, Pereira TC, Duarte MAH, Ordinola-Zapata R, Marciano MA, Bramante CM, Bernardineli N. Influence of powder-to-water ratio on radiopacity, setting time, pH, calcium ion release and a micro-CT volumetric solubility of white mineral trioxide aggregate. Int Endod J 2014;47(2):120-126. doi:10.1111/iej.12120.
57. Duarte MA, de O Demarchi AC, de Moraes IG. Determination of pH and calcium ion release provided by pure and calcium hydroxide-containing AHPlus. Int Endod J 2004 Jan;37(1):42-5.
58. Duarte MA, Demarchi AC, Giaxa MH, Kuga MC, Fraga SC, de Souza LC. Evaluation of pH and calcium ion release of root canal sealers. J Endod 2000 Jul;26(7):389-90.
59. Estrela C, Sydney GB, Bammann LL, Felippe Ju ⊠nior O. Mechanism of action of calcium and hydroxyl ions of calcium hydroxide on tissue and bacteria. Braz. Dental J 1995;6:85–90.

60. Holland R, Souza V. Ability of a new calcium hydroxide root canal filling material to induce hard tissue formation. J Endodon 1985;11:535-43.
61. Holland R, Souza V, Nery MJ, Otoboni-Filho JA, Bernabe´ PFE, Dezan-Junior E Reaction of dogs' teeth to root canal filling with mineral trioxide aggregate or a glass ion omer sealer. Journal of Endodontics 1999;25(11): 728–30.
62. Camilleri J. Evaluation of selected properties of mineral trioxide aggregate sealer cement. J Endod 2009 Oct;35(10):1412-7.
63. Donnermeyer D, Bunne C, Schäfer E, Dammaschke T. Retreatability of three calcium silicate- containing sealers and one epoxy resin-based root canal sealer with four different root canal instruments. Clin Oral Investig 2017 Jun 22. doi: 10.1007/ s00784-017-2156-5.
64. Ekici MA, Ekici A, Kaskatı T, Helvacıoğlu Kıvanç B. Tooth crown discoloration induced by endodontic sealers: a 3-year ex vivo evaluation. Clin Oral Investig 2018 Sep 27. doi: 10.1007/s00784-018-2629-1.
65. Marciano MA, Costa RM, Camilleri J, Mondelli RF, Guimarães BM, Duarte MA. Assessment of color stability of white mineral trioxide aggregate angelus and bismuth oxide in contact with tooth structure. J Endod 2014 Aug;40(8):1235-40. doi: 10.1016/j.joen.2014.01.044.
66. Shashirekha G, Jena A, Pattanaik S, Rath J. Assessment of pain and dissolution of apically extruded sealers and their effect on the periradicular tissues. J Conserv Dent 2018 Sep-Oct;21(5):546-550. doi: 10.4103/JCD.JCD_224_18.
67. Martinho FC, Camargo SEA, Fernandes AMM, Campos MS, Prado RF, Camargo CHR, Valera MC. Comparison of cytotoxicity, genotoxicity and immunological inflammatory biomarker activity of several endodontic sealers against immortalized human pulp cells. Int Endod J 2018 Jan;51(1):41-57. doi: 10.1111/iej.12785.
68. Silva EJ, Carvalho NK, Ronconi CT, De-Deus G, Zuolo ML, Zaia AA Cytotoxicity Profile of Endodontic Sealers Provided by 3D Cell Culture Experimental Model. Braz Dent J 2016 Oct-Dec;27(6):652-656. doi: 10.1590/0103-6440201600792.
69. Silva GO, Cavalcanti BN, Oliveira TR, Bin CV, Camargo SE, Camargo CH. Cytotoxicity and genotoxicity of natural resin-based experimental endodontic sealers. Clin Oral Investig 2016 May;20(4):815-9. doi: 10.1007/s00784-015-1567-4.
70. Pulgar R, Segura-Egea JJ, Fernández MF, Serna A, Olea N. The effect of AH 26 and AH Plus on MCF-7 breast cancer cell proliferation in vitro. Int Endod J 2002 Jun;35(6):551-6.
71. Colombo M, Poggio C, Dagna A, Meravini MV, Riva P, Trovati F, Pietrocola G. Biological and physico-chemical properties of new root canal sealers. J Clin Exp Dent 2018 Feb 1;10(2):e120-e126. doi: 10.4317/jced.54548.
72. Mohamed El Sayed MAA, Al Husseini H Apical dye leakage of two single-cone root canal core materials (hydrophilic core material and gutta-percha) sealed by different types of endodontic sealers: An in vitro study. J Conserv Dent 2018 Mar-Apr;21(2):147-152. doi: 10.4103/JCD.JCD_154_17.
73. Tay FR, Pashley DH, Rueggeberg FA, Loushine RJ, Weller RN. Calcium phosphate phase transformation produced by the interaction of the portland cement component of white mineral trioxide aggregate with a phosphate-containing fluid. J Endod 2007 Nov;33(11): 1347-51.
74. Versiani MA, Abi Rached-Junior FJ, Kishen A, Pécora JD, Silva-Sousa YT, de Sousa-Neto MD. Zinc Oxide Nanoparticles Enhance Physicochemical Characteristics of Grossman Sealer. J Endod 2016 Dec;42(12):1804-1810. doi: 10.1016/j.joen.2016.08.023.
75. Baldasso FE, Kopper PM, Morgental RD, Steier L, Figueiredo JA, Scarparo RK. Biological Tissue Response to a New Formulation of a Silicone Based Endodontic Sealer. Braz Dent J 2016 Oct-Dec;27(6):657-663. doi: 10.1590/0103-6440201600719.
76. Cintra LTA, Benetti F, de Azevedo Queiroz ÍO, Ferreira LL, Massunari L, Bueno CRE, de Oliveira SHP, Gomes-Filho JE. Evaluation of the Cytotoxicity and Biocompatibility of New Resin Epoxy-based Endodontic Sealer Containing Calcium Hydroxide. J Endod 2017 Dec;43(12):2088-2092. doi: 10.1016/j.joen.2017.07.016.
77. AlShwaimi E, Bogari D, Ajaj R, Al-Shahrani S, Almas K, Majeed A. In Vitro Antimicrobial Effectiveness of Root Canal Sealers against Enterococcus faecalis: A Systematic Review. J Endod 2016 Nov;42(11):1588-1597. doi: 10.1016/j.joen.2016.08.001.
78. Zhou HM, Shen Y, Zheng W, Li L, Zheng YF, Haapasalo M. Physical Properties of 5 Root Canal Sealers J Endod 2013; 39(10):1281–1286.
79. Wang Z, Shen Y, Haapasalo M. Dentin extends the antibacterial effect of endodontic sealers against Enterococcus faecalis biofilms. J Endod 2014 Apr;40(4):505-8. doi: 10.1016/j.joen.2013.10.042.
80. De-Deus G, Brandão MC, Fidel RA, Fidel SR. The sealing ability of GuttaFlow in oval-shaped canals: an ex vivo study using a polymicrobial leakage model. Int Endod J 2007 Oct;40(10):794-9.
81. Jung S, Libricht V, Sielker S, Hanisch MR, Schäfer E, Dammaschke T. Evaluation of the biocompatibility of root canal sealers on human periodontal ligament cells ex vivo. Odontology 2018 Jul 23. doi: 10.1007/s10266-018-0380-3.
82. Jung S, Sielker S, Hanisch MR, Libricht V, Schäfer E, Dammaschke T. PLoS One. Cytotoxic effects of four different root canal sealers on human osteoblasts. PLoS One 2018 Mar 26;13(3):e0194467. doi: 10.1371/journal.pone.0194467
83. Silva EJ, Santos CC, Zaia AA. Long-term cytotoxic effects of contemporary root canal sealers. J Appl Oral Sci 2013 Jan-Feb;21(1):43-7.
84. Scelza MZ, Linhares AB, da Silva LE, Granjeiro JM, Alves GG. A multiparametric assay to compare the cytotoxicity of endodontic sealers with primary human osteoblasts. Int Endod J 2012 Jan;45(1):12-8. doi: 10.1111/j.1365-2591.2011.01941.x.
85. Gomes-Filho JE, Gomes BP, Zaia AA, Ferraz CR, Souza-Filho FJ. Evaluation of the biocompatibility of root canal sealers using subcutaneous implants. J Appl Oral Sci 2007 Jun;15(3):186-94.
86. Silva EJ, Accorsi-Mendonça T, Almeida JF, Ferraz CC, Gomes BP, Zaia AA. Evaluation of cytotoxicity and up-regulation of gelatinases in human fibroblast cells by four root canal sealers. Int Endod J 2012 Jan;45(1):49-56. doi: 10.1111/j.1365-2591.2011.01946.x.
87. Badole GP, Warhadpande MM, Meshram GK, Bahadure RN, Tawani SG, Tawani G, Badole SG. A comparative evaluation of cytotoxicity of root canal sealers: an in vitro study. Restor Dent Endod 2013 Nov;38(4):204-9. doi: 10.5395/rde.2013.38.4.204.
88. Trichês KM, Júnior JS, Calixto JB, Machado R, Rosa TP, Silva EJ, Vansan LP. Connective tissue reaction of rats to a new zinc-oxide-eugenol endodontic sealer. Microsc Res Tech 2013 Dec;76(12):1292-6. doi: 10.1002/jemt.22299.
89. Orstavik D. Antibacterial properties of endodontic materials. Int Endod J 1988 Mar;21(2):161-9.
90. Pawińska M, Szczurko G, Kierklo A, Sidun J. A laboratory study evaluating the pH of various modern root canal filling materials. Adv Clin Exp Med 2017 May-Jun;26(3):387-392. doi: 10.17219/acem/60440.
91. Oliveira RL, Oliveira Filho RS, Gomes H de C, de Franco MF, Enokihara MM, Duarte MA. Influence of calcium hydroxide addition to AH Plus sealer on its biocompatibility. Oral Surg Oral Med Oral Pathol Oral Radiol Endod 2010 Jan;109(1):e50-4. doi: 10.1016/j.tripleo.2009.08.026.
92. Atmeh AR, AlShwaimi E. The Effect of Heating Time and Temperature on Epoxy Resin and Calcium Silicate-based Endodontic Sealers. J Endod 2017 Dec;43(12):2112-2118. doi: 10.1016/j.joen.2017.08.008.
93. Neelakantan P, Sharma S, Shemesh H, Wesselink PR. Influence of Irrigation Sequence on the Adhesion of Root Canal Sealers to Dentin: A Fourier Transform Infrared Spectroscopy and Push-out Bond Strength Analysis. J Endod 2015 Jul;41(7):1108-11. doi: 10.1016/j.joen.2015.02.001.
94. Wiesse PEB, Silva-Sousa YT, Pereira RD, Estrela C, Domingues LM, Pécora JD, Sousa-Neto MD. Effect of ultrasonic

and sonic activation of root canal sealers on the push-out bond strength and interfacial adaptation to root canal dentine. Int Endod J 2018; 51(1):102-111. doi:10.1111/iej.12794.

95. Leornado MR, Tanomaru Filho M. materiais obturadores de canais radiculares In: Leonardo MR; Leonardo RT. (Org.). Tratamento de canais radiculares. Avanços tecnológicos de uma endodontia minimamente invasiva em nível apical e periapical. 2. ed. São Paulo: Artes Médicas, 2017, p. 344-87.
96. Leonardo MR, Silva LA, Utrilla LS, Assed S, Ether SS. Calcium hydroxide root canal sealers--histopathologic evaluation of apical and periapical repair after endodontic treatment. J Endod 1997 Jul; 23(7):428-32.
97. Tanomaru-Filho M, Leonardo MR, Silva LA, Utrilla LS Effect of different root canal sealers on periapical repair of teeth with chronic periradicular periodontitis. Int Endod J 1998 Mar; 31(2):85-9.
98. Silva LA, Barnett F, Pumarola-Suñé J, Cañadas PS, Nelson--Filho P, Silva RA. Sealapex Xpress and RealSeal XT feature tissue compatibility in vivo. J Endod 2014 Sep; 40(9):1424-8.
99. Silva LA, Leonardo MR, Faccioli LH, Figueiredo F. Inflammatory response to calcium hydroxide based root canal sealers. J Endod 1997 Feb;23(2):86-90.
100. Tanomaru-Filho M, Luis MR, Leonardo MR, Tanomaru JM, Silva LA. Evaluation of periapical repair following retrograde filling with different root-end filling materials in dog teeth with periapical lesions. Oral Surg Oral Med Oral Pathol Oral Radiol Endod 2006 Jul; 102(1):127-32.
101. American Dental Association. Specification N° 57 for endodontic filling materials. J Am Dent Assoc 1984; 108:88.
102. Vertuan GC, Duarte MAH, Moraes IG, Piazza B, Vasconcelos BC, Alcalde MP, et al. Evaluation of Physicochemical Properties of a New Root Canal Sealer. J Endod 2018 Mar; 44(3):501-5.
103. Tanomaru-Filho M, Cristine Prado M, Torres FFE, Viapiana R, Pivoto-João MMB, Guerreiro-Tanomaru JM. Physicochemical Properties and Bioactive Potential of a New Epoxy Resin-based Root Canal Sealer. Braz Dent J 2019 Nov--Dec;30(6):563-568. doi: 10.1590/0103-6440201802861.
104. Camilleri J, Pitt Ford TR. Mineral trioxide aggregate: a review of the constituents and biological properties of the material. Int Endod J 2006 Oct; 39(10):747–54.
105. Duarte MAH, Marciano MA, Vivan RR, Tanomaru Filho M, Tanomaru JMG, Camilleri J. Tricalcium silicate-based cements: properties and modifications. Braz Oral Res 2018 Oct 18;32(suppl 1):e70. doi: 10.1590/1807-3107bor-2018.vol32.0070.
106. Viapiana R, Flumignan DL, Guerreiro-Tanomaru JM, Camilleri J, Tanomaru-Filho M. Physicochemical and mechanical properties of zirconium oxide and niobium oxide modified Portland cement-based experimental endodontic sealers. Int Endod J 2014 May; 47(5):437-48.
107. Borges RP, Sousa-Neto MD, Versiani MA Rached-Júnior FA, De-Deus G, Miranda CE, et al. Changes in the surface of four calcium silicate-containing endodontic materials and an epoxy resin-based sealer after a solubility test. Int Endod J 2012 May; 45(5):419–28.
108. Sagsen B, Ustün Y, Demirbuga S, Pala K. Push-out bond strength of two new calcium silicate-based endodontic sealers to root canal dentine. Int Endod J 2011 Dec; 44(12):1088-91.
109. Rodríguez-Lozano FJ, García-Bernal D, Oñate-Sánchez RE, Ortolani-Seltenerich PS, Forner L, Moraleda JM. Evaluation of cytocompatibility of calcium silicate-based endodontic sealers and their effects on the biological responses of mesenchymal dental stem cells. Int Endod J 2017 Jan; 50(1):67-76.
110. Torres FFE, Guerreiro-Tanomaru JM, Bosso-Martelo R, Espir CG, Camilleri J, Tanomaru-Filho M. Solubility, Porosity, Dimensional and Volumetric Change of Endodontic Sealers. Braz Dent J 2019 Jul 22;30(4):368-373. doi: 10.1590/0103-6440201902607.
111. Reyes-Carmona JF, Felippe MS, Felippe WT. Biomineralization ability and interaction of mineral trioxide aggregate and white Portland cement with dentin in a phosphate--containing fluid. J Endod 2009 May; 35(5):731–6.
112. Primus CM, Tay FR, Niu LN. Bioactive tri/dicalcium silicate cements for treatment of pulpal and periapical tissues. Acta Biomater 2019 Sep 15;96:35-54.
113. Camps J, Jeanneau C, Ayachi IE, Laurent P, About I. Bioactivity of a Calcium Silicate-based Endodontic Cement (BioRoot RCS): Interactions with Human Periodontal Ligament Cells In Vitro. J Endod 2015 Sep; 41(9):1469-73.
114. Alsubait SA, Al Ajlan R, Mitwalli H, Aburaisi N, Mahmood A, Muthurangan M, et al. Cytotoxicity of Different Concentrations of Three Root Canal Sealers on Human Mesenchymal Stem Cells. Biomolecules 2018 Aug; 8(3). pii: E68. doi: 10.3390/biom8030068.
115. Zavattini A, Knight A, Foschi F, Mannocci F. Outcome of Root Canal Treatments Using a New Calcium Silicate Root Canal Sealer: A Non-Randomized Clinical Trial. J Clin Med 2020 Mar 13;9(3):782. doi: 10.3390/jcm9030782.
116. Mendes AT, Silva PBD, Só BB, Hashizume LN, Vivan RR, Rosa RAD, Duarte MAH, Só MVR. Evaluation of Physicochemical Properties of New Calcium Silicate-Based Sealer. Braz Dent J 2018 Nov-Dec;29(6):536-540.
117. Torres FFE, Zordan-Bronzel CL, Guerreiro-Tanomaru JM, Chávez-Andrade GM, Pinto JC, Tanomaru-Filho M. Effect of immersion in distilled water or phosphate-buffered saline on the solubility, volumetric change and presence of voids within new calcium silicate-based root canal sealers. Int Endod J 2020 Mar;53(3):385-391. doi: 10.1111/iej.13225.
118. Alves Silva EC, Tanomaru-Filho M, da Silva GF, Delfino MM, Cerri PS, Guerreiro-Tanomaru JM. Biocompatibility and Bioactive Potential of New Calcium Silicate-based Endodontic Sealers: Bio-C Sealer and Sealer Plus BC. J Endod 2020 Jul 17:S0099-2399(20)30498-2. doi: 10.1016/j.joen.2020.07.011.
119. Zordan-Bronzel CL, Esteves Torres FF, Tanomaru--Filho M, Chávez-Andrade GM, Bosso-Martelo R, Guerreiro-Tanomaru JM. Evaluation of Physicochemical Properties of a New Calcium Silicate-based Sealer, Bio-C Sealer. J Endod 2019 Oct;45(10):1248-1252. doi: 10.1016/j.joen.2019.07.006.
120. López-García S, Pecci-Lloret MR, Guerrero-Gironés J, Pecci-Lloret MP, Lozano A, Llena C, Rodríguez-Lozano FJ, Forner L. Comparative Cytocompatibility and Mineralization Potential of Bio-C Sealer and TotalFill BC Sealer. Materials (Basel) 2019 Sep 22;12(19):3087. doi: 10.3390/ma12193087.
121. Tanomaru-Filho M, Torres FFE, Pinto JC, Santos-Junior AO, Tavares KIMC, Guerreiro-Tanomaru JM. Micro-computed tomographic evaluation of a new system for root canal filling using calcium silicate-based root canal sealers.

Restor Dent Endod 2020 Jun 9;45(3):e34. doi: 10.5395/rde.2020.45.e34.
122. Chesler MB, Tordik PA, Imamura GM, Goodell GG. Intramanufacturer diameter and taper variability of rotary instruments and their corresponding Gutta-percha cones. Int Endod J 2013 Apr; 39(4):538-41.
123. Gordon MPJ, Love RM, Chandler NP. An evaluation of .06 tapered gutta-percha cones for filling of .06 taper prepared curved root canals. Int Endod J 2005;38(2):87-96.
124. Rached-Júnior FJ, Souza AM, Macedo LM, Raucci-Neto W, Baratto-Filho F, Silva BM, Silva-Sousa YT. Effect of root canal filling techniques on the bond strength of epoxy resin-based sealers. Braz Oral Res 2016;30(2):1-5.
125. Macedo LMD, Silva-Sousa Y, Silva SRCD, Baratto SSP, Baratto-Filho F, Abi Rached-Júnior FJ. Influence of Root Canal Filling Techniques on Sealer Penetration and Bond Strength to Dentin. Braz Dent J 2017;28(3):380-84.
126. Roizenblit RN, Soares FO, Lopes RT, Dos Santos, Gusman H. Root canal filling quality of mandibular molars with EndoSequence BC and AH Plus sealers: A micro-CT study. Aust Endod J 2020;46(1):82-87.
127. Carneiro SM; Sousa-Neto MD; Rached-JUNIOR FA, Miranda CE; Silva SR; Silva-Sousa YT. Push-out strength of root fillings with or without thermomechanical compaction. Int Endod J 2012;45(5): 821-28.
128. Schäfer E, Nelius B, Burklein S. A comparative evaluation of gutta-percha filled areas in curved root canals obturated with different techniques. Clin Oral Invest 2012;16(1):225-30.
129. Schäfer E, Koster M, Burklein S. Percentage of gutta-percha-filled areas in canals intrumented with nickel-titanium sytems and obturated with matching single cones. J Endod 2013;39(7):924-28.
130. Nagas E, Cehreli ZC, Uyanik MO, Durmaz V, Vallittu PK, Lassila LV. Bond strength of mineral trioxide aggregate to root dentin after exposure to different irrigation solutions. Dent Traumatol 2014;30(3):246-49.
131. Pereira RD, Brito-Júnior M, Leoni GB, Estrela C, de Sousa-Neto MD. Evaluation of bond strength in single-cone fillings of canals with different cross-sections. Int Endod J 2017 Feb;50(2):177-183.
132. Sousa-Neto MD, Silva Coelho FI, Marchesan MA, Alfredo E, Silva-Sousa YT. Ex vivo study of the adhesion of an epoxy-based sealer to human dentine submitted to irradiation with Er: YAG and Nd: YAG lasers. Int Endod J 2005 Dec;38(12):866-70.
133. Rached-Junior FJ, Souza-Gabriel AE, Alfredo E, Miranda CE, Silva-Sousa YT, Sousa-Neto MD. Bond strength of Epiphany sealer prepared with resinous solvent. J Endod 2009;35(2):251-255.
134. Ørstavik D. Physical properties of root canal sealers: measurement of flow, working time, and compressive strength. Int Endod J 1983;16(2): 99-107.
135. Stewart GG, Kapsimalis P, Rappadort H. EDTA and urea peroxide for root canal preparation. J Am Dent Assoc 1958;78(2):335-38.
136. Celikten B, Uzuntas CF, Orhan AI, Orhan K, Tufenkci P, Kursun S, Demiralp KÖ. Evaluation of root canal sealer filling quality using a single-cone technique in oval shaped canals: An In vitro Micro-CT study. Scanning. 2016;38(2):133-40.
137. Ho ES, Chang JW, Cheung GS. Quality of root canal fillings using three gutta-percha obturation techniques. Restor Dent Endod 2016;41(1):22-8.
138. Rossetto DB, Fernandes SL, Cavenago BC, Duarte MA, Ordinola-Zapata R, de Andrade FB. Influence of the method in root canal filling using active lateral compaction techniques. Braz Dent J 2014;25(4):295-301.
139. Jeong JW, DeGraft-Johnson A, Dorn SO, Di Fiore PM. Dentinal Tubule Penetration of a Calcium Silicate-based Root Canal Sealer with Different Obturation Methods. J Endod 2017;43(4):633-37.
140. Oliveira KV, Silva BMD, Leonardi DP, Crozeta BM, Sousa-Neto MD, Baratto-Filho F, Gabardo MCL. Effectiveness of different final irrigation techniques and placement of endodontic sealer into dentinal tubules. Braz Oral Res 2017;31(12):1-8.
141. Coronas VS, Villa N, Nascimento ALD, Duarte PHM, Rosa RAD, Só MVR. Dentinal Tubule Penetration of a Calcium Silicate-Based Root Canal Sealer Using a Specific Calcium Fluorophore. Braz Dent J 2020;31(2):109-15.
142. Dias KC, Soares CJ, Steier L, et al. Influence of drying protocol with isopropyl alcohol on the bond strength of resin-based sealers to the root dentin. J Endod 2014;40(9):1454-1458.
143. Mazzi-Chaves JF, Martins CV, Souza-Gabriel AE, Brito-Jùnior M, Cruz-Filho AM, Steier L, Sousa-Neto MD. Effect of a chitosan final rinse on the bond strength of root canal fillings. Gen Dent 2019;67(5):54-57.
144. Lopes FC, Roperto R, Akkus A, de Queiroz AM, Francisco de Oliveira H, Sousa-Neto MD. Effect of carbodiimide and chlorhexidine on the bond strength longevity of resin cement to root dentine after radiation therapy. Int Endod J 2020;53(4):539-552.
145. Zhong X, Shen Y, Ma J, Chen WX, Haapasalo M. Quality of Root Filling after Obturation with Gutta-percha and 3 Different Sealers of Minimally Instrumented Root canals of the Maxillary First Molar. J Endod 2019;45(8):1030-1035.
146. Kumar RV, Shruthi C. Evaluation of the sealing ability of resin cement used as a root canal sealer: An in vitro study. J Conserv Dent 2012;15(3):274-77.
147. Kok D, Duarte MAH, Rosa RA, Wagner MH, Pereira JR, Reis MV. Evaluation of Epoxy Resin Sealer After Three Root Canal Filling Techniques by Confocal Laser Scanning Microscopy. Microsc Resch Techn 2012;75(9):1277-80.
148. Moktari H, Rahimi S, Forough Reyhani M, Galledar S, Mokhtari Zonouzi HR. Comparison of Push-out Bond Strength of Gutta-percha to Root Canal Dentin in Single-cone and Cold Lateral Compaction Techniques with AH Plus Sealer in Mandibular Premolars. J Dent Res Dent Clin Dent Prospects 2015;9(4):221-25.
149. Nagas E, Altundasar E, Serper A. The effect of master point taper on bond strength and apical sealing ability of different root canal sealers. 2009;107(1):61-4.
150. Araújo CC, Brito-Júnior M, Faria-E-Silva AL, Pereira RD, Silva-Sousa YTC, Cruz-Filho AM, Sousa-Neto MD. Root filling bond strength using reciprocating file-matched single-cones with different sealers. Braz Oral Res 2016;30(1):1-10.
151. Marciano MA, Bramante CM, Duarte MAH, Delgado RJR, Ordinola-Zapata R, Garcia RB. Evaluation of single root canals filled using the lateral compaction, Tagger´s Hybrid, Microseal and Gutta-flow techniques. Braz Dent J 2010;21(5):411-15.
152. Michelotto AL, Moura-Netto C, Araki AT, Akisue E, Moura AA, Sydney GB. In vitro analysis of thermocompaction time and gutta-percha type on quality of main canal and lateral canals filling. Braz Oral Res 2010;24(3):290-95.

153. Leonardo MV, Goto EH, Torres CRG, Borges AB, Carvalho CAT, Barcellos D. Assessment of the apical seal of root canals using different filling techiniques. J Oral Scien 2009;4(4): 593-99.
154. Hopkins JH, Remeikis NA, Van Cura JE. MacSpadden versus lateral condensation: the extent of apical microleakage. J Endod 1986;12(5):198-201.
155. Viapiana R, Guerreiro-Tanomaru JM, Tanomaru-Filho M, Camilleri J. Investigation of the effect of sealer use on the heat generated at the external root surface during root canal obturation using warm vertical compaction technique with System B heat source. J Endod 2014;40(4):555-61.
156. Tagger M, Tamse A, Katz A, Korzen B. Evaluation of the apical seal produced by a hybrid root canal method, combining lateral condensation and thermatic compactation. J Endod 1983;10(7): 299-303.
157. Schilder H. Filling root canal in three dimensions. Dent Clin North Am 1967;11(4): 723-44.
158. Teixeira FB, Teixeira EC, Thompson JY, Trope M. Fracture resistance of roots endodontically treated with a new resin filling material. J Am Dent Assoc 2004;135(5):646-52.
159. Venturi M. Evaluation of canal filling after using two warm vertical gutta-percha compaction techniques in vivo: a preliminary study. Int Endod J 2006;39(7):538-46.
160. Ordinola-Zapata R, Bramante CM, Bernardineli N, Graeff MSZ, Garcia RB, Moraes IG, Debelian G. A preliminar study of the percentage of sealer penetration in the roots obturated with the Thermafil and RealSeal 1 obturation techniques in mesial root canals of mandibular molars. Oral Surg. Oral Med. Oral Pathol. Oral Radiol and Endod 2009;108(6):961-68.
161. Ünal GC, Kaya BU, Taç AG, Keçeci AD. A comparison of the efficacy of conventional and new retreatment instruments to remove gutta-percha in curved root canals: An ex vivo study. Int Endod J 2009;42(4):344-50.
162. Lipski M. Root surface temperature rises in vitro during root canal obturation with thermoplasticized gutta-percha on a carrier or by injection. J Endod 2004;30(6):441-43.
163. Horiuchi ZH, Silva-Sousa YT, Raucci Neto W, Rached-Junior FJ, Souza-Gabriel AE, Silva SR, Alfredo E. Effect of thermoplastic filling techniques on the push-out strength of root sealing materials. Braz Oral Res 2016;30(1):1-7.

19 Restauração de Dentes Tratados Endodonticamente

Rafael Ratto de Moraes • Érica Alves Gomes • Aline Evangelista Souza Gabriel • Renato Voss Rosa • Jardel Francisco Mazzi-Chaves • Manoel Damião Sousa-Neto

SÍNTESE DO CAPÍTULO

Após concluído o tratamento endodôntico, o dente deve ser restaurado adequadamente. Dado o grande impacto que as restaurações inadequadas ou ausentes têm na sobrevida de dentes tratados endodonticamente (DTEs), pode-se argumentar que a restauração é, de fato, o último passo da terapia endodôntica. No entanto, é importante destacar que os DTEs são estruturalmente diferentes dos dentes vitais não tratados. As principais mudanças físicas após o tratamento endodôntico incluem alterações nas características físicas do tecido, perda da estrutura dentária e, possivelmente, descoloração. Assim, este capítulo abordará os principais protocolos, indicações e técnicas, bem como materiais restauradores, princípios para o equilíbrio oclusal e características biomecânicas das restaurações dos DTEs.

IMPORTÂNCIA DA RESTAURAÇÃO PÓS-ENDODONTIA

O tratamento dos canais radiculares possibilita o restabelecimento funcional de dentes acometidos por patologias com envolvimento pulpar e/ou periapical. No entanto, a reabilitação completa dos DTEs só ocorre após a restauração da porção coronária.[1-3] Para endodontistas, o selamento efetivo dos canais radiculares e um curto tempo entre o tratamento restaurador e a endodontia são fundamentais para isolar o sistema radicular recém-descontaminado do meio bucal. Para pacientes, a restauração é a devolução da "vida normal" ao dente, incluindo comer e falar sem restrições, entre outros aspectos. Em um cenário ideal, a restauração deveria ser executada na mesma sessão do tratamento endodôntico, mas nem sempre o(a) profissional que realiza a endodontia é o(a) mesmo(a) que faz a restauração. O tempo entre essas sessões, entretanto, deve ser curto. Um estudo clínico com 880 pacientes acompanhados por 8 anos mostrou que a sobrevida do dente em boca está relacionada ao tempo transcorrido entre as sessões de endodontia e restauração.[4] Pacientes com dentes que foram restaurados 4 meses após a endodontia tiveram menos chances de mantê-los em boca. Isso porque o tempo prolongado pode elevar o risco de insucesso endodôntico, fraturas e extrações, aumentando a necessidade de soluções clínicas de maior complexidade e custo, como implantes e enxertos. A perda acelerada do dente natural pode ter relação tanto com a contaminação do conduto radicular como com a degradação mecânica da possivelmente frágil estrutura dentária remanescente.

Uma boa notícia é que diversos estudos sobre DTE foram publicados na última década, e diversas dúvidas clínicas comuns no passado foram respondidas. Alguns aspectos estão bem estabelecidos e merecem destaque:

- Retentores intrarradiculares não são necessários para todos os dentes após a endodontia; afinal, quando há estrutura dentária remanescente em quantidade e qualidade suficientes, o uso de retentor pode não fazer diferença clinicamente. Alguns estudos até indicam que os dentes com retentores podem fraturar mais do que os sem retentores; assim, retentores são utilizados com mais frequência em casos restauradores mais complexos, com mais perda de estrutura e comprometimento mecânico do remanescente dentário;

- Retentores intrarradiculares não reforçam a estrutura dentária. Seu propósito é aumentar a retenção mecânica de restaurações, que podem ser realizadas com uso de técnicas diretas ou indiretas;
- Quando um retentor intrarradicular for utilizado e cimentado com técnica adesiva, não haverá necessidade de desobturar 2/3 da altura do conduto. Portanto, o retentor poderá ser mais curto (p. ex., 50% da altura), de acordo com o remanescente;
- Há opções restauradoras que não cimentam retentores, mas utilizam parcialmente o conduto radicular buscando retenção: as *endocrowns* (coroas endodônticas), por exemplo, podem utilizar parte da câmara pulpar e/ou do terço cervical do canal para aumentar a retenção da coroa;
- Outras técnicas restauradoras que não empregam retentores também estão disponíveis, mas ainda não tão populares. É o caso das tiras de fibras de vidro para formar uma base para a restauração. Essas técnicas envolvem especialmente dentes posteriores, que, em geral, apresentam boa estrutura dentária e são menos carregados por cargas oblíquas e menos sujeitos a tensões de cisalhamento, comparados a dentes anteriores. Técnicas restauradoras sem retentores também têm sido difundidas para dentes anteriores, embora esse ainda seja um tema polêmico e estudos clínicos ainda não estejam disponíveis;
- Dentes pós-endodontia não precisam receber coroas – restaurações indiretas fixas que encobrem toda a porção coronária –, nem a restauração deve ser necessariamente indireta ou feita em cerâmica. Resina composta direta também é um ótimo material restaurador, especialmente devido à possibilidade de adesão aos tecidos dentários por meio de procedimentos que podem ser pouco invasivos, preservando o máximo de estrutura dental remanescente;
- Independentemente da técnica selecionada, procedimentos adesivos e minimamente invasivos têm fundamental importância na prática atual da Odontologia Restauradora e devem orientar decisões clínicas na busca pela maior preservação possível de estrutura dentária remanescente. Assim, desgastar esmalte e dentina ou reduzir cúspides para "proteção" devem ser considerados como recursos clínicos críticos. Pela falta de adesão, além de outros motivos, o amálgama de prata não é um material indicado para restaurar DTE;
- Restaurações podem falhar em dentes com ou sem retentor, restaurados com coroa cerâmica ou com resina composta direta, com maior ou menor perda de estrutura. Por isso, entender os benefícios e as limitações de cada técnica pode ajudar a definir os riscos de falha mais esperados para cada condição clínica, considerando aspectos relacionados com o(a) paciente, que deve ser alertado(a) sobre tais riscos;
- As decisões clínicas devem considerar características funcionais dos arcos dentários, dentes ausentes e oclusão, contatos oclusais distribuídos entre materiais distintos, como cerâmicas e compósitos, além de bruxismo, hábitos parafuncionais e outros desafios mecânicos e químicos relacionados com cada paciente e caso de restauração.

Restaurações em dentes tratados endodonticamente falham mais

Estudos mostram que DTEs apresentam até quatro vezes mais falhas restauradoras do que aqueles sem endodontia, independentemente do material restaurador utilizado.[5] A seguir, são apresentados vários argumentos para que a restauração de dentes pós-endodontia e sua sobrevida em boca sejam consideradas situações clínicas desafiadoras.

- **Perda de estrutura dentária:** a perda de esmalte e dentina normalmente ocorre antes da necessidade de tratamento endodôntico. Dentistas ainda trocam muitas restaurações, mesmo com a evidência, de estudos clínicos a longo prazo, de que restaurações envelhecidas não precisam ser substituídas.[6,7] Trocas restauradoras sempre envolvem desgaste adicional de estrutura sadia; assim, o processo de perda de estrutura e redução da resistência mecânica pode ocorrer ao longo de anos;
- **Comportamento biomecânico:** a perda de estrutura interfere negativamente no comportamento dentário sob carregamento mecânico durante oclusão, movimentos mandibulares e mastigação. Quanto maior a perda de estrutura, maior a quantidade de esmalte e dentina substituídos por um ou mais materiais sintéticos, que apresentam características diferentes com relação aos tecidos dentários e respondem de maneiras diferentes sob tensão. No caso de perda da junção amelodentinária, um desequilíbrio hierárquico na estrutura tecidual dentária pode ocorrer, pois ela ajuda a reduzir a propagação de trincas da dentina ao esmalte;
- **Desgaste intracoronário e radicular necessário ao tratamento endodôntico:** o desgaste pode ser pequeno, mas há variabilidade entre técnicas endodônticas e profissionais, o que pode resultar em desgastes maiores ou menores. Isso também inclui possíveis irregularidades e trincas deixadas pelo preparo mecânico dos canais. Um desgaste endodôntico excessivo em uma estrutura já fragilizada pode agravar o prognóstico restaurador;
- **Aceleração da degradação da estrutura:** perda da polpa dentária, redução da hidratação da estrutura e possível desnaturação de colágeno por uso de soluções químicas irrigadoras podem tornar a estrutura mais frágil. Somados à degradação mecânica, esses eventos podem reduzir a resiliência dentária e tornar os dentes mais suscetíveis à propagação de trincas, que podem ocasionar fraturas com o passar do tempo. Grande parte das fraturas ou dos lascamentos em dentes e restaurações ocorre em função da fadiga na estrutura restaurada – um processo cumulativo de desenvolvimento e propagação de danos internos.

A reconstrução de DTE tem sido um desafio clínico no âmbito da reabilitação oral. Restaurações realizadas com material direto ou indireto são tão relevantes na determinação do prognóstico dos DTEs quanto problemas relacionados ao tratamento endodôntico.[8,9] A perda de substrato dental pode ser um processo complexo devido a lesões de cárie, traumas, excessivo preparo radicular, raízes com formação incompleta ou restaurações extensas e insatisfatórias, podendo causar maior incidência de fraturas em dentes não vitais.[2,10,11] Fraturas verticais normalmente implicam extração dentária. A exposição da guta-percha pode levar microrganismos da porção coronária e seus subprodutos tóxicos ao ápice e afetar tecidos periapicais.[12] Como já abordado, há significativa relação entre a quantidade de estrutura dental perdida e a capacidade do dente em resistir a forças oclusais.[13,14] Estudos indicam que restaurações extensas com comprometimento da integridade estrutural podem reduzir o prognóstico dos DTEs expostos a cargas mastigatórias.[12,15] O dente vital apresenta mecanismos de proteção que são afetados quando esmalte e dentina são perdidos e a polpa é removida.[13,16]

O efeito férula tem sido considerado decisivo para o sucesso do tratamento restaurador e a longevidade de dentes após endodontia.[13,17] O termo "férula" não é de origem odontológica e se refere a um anel metálico que circunda estruturas longas, como canos, para fortalecimento, envolvendo-as e evitando que se rompam. Na Odontologia, entende-se que esse efeito acontece quando a quantidade e a qualidade do remanescente dentário são suficientes para causar um "abraçamento" do remanescente dentário, reduzindo as chances de a propagação de trincas e fraturas verticais afetar a raiz e levar à necessidade de extração. Um colar circunferencial de dentina de 1,5 a 2 mm de altura, e com boa espessura, pode propiciar maior resistência à fratura[13,17] e, como consequência, uma sobrevida mais longa para dentes e restaurações.

Em um cenário ideal, espera-se que dentistas atuem com cuidados preventivos e conservativos durante todas as fases de cuidado da saúde do(a) paciente, e não somente com tratamentos restauradores. Espera-se também que evitem procedimentos desnecessários, que consigam evitar ao máximo a exposição da polpa dentária e preservem a vitalidade do tecido pulpar, evitando o tratamento endodôntico. Uma boa maneira de reduzir a necessidade de intervenção endodôntica é fazer a remoção seletiva de tecido cariado.[18] Quando restaurações são realizadas, procedimentos menos invasivos devem ser preferíveis a opções mais invasivas, de modo a otimizar a manutenção de estrutura dentária sadia e minimizar problemas mecânicos decorrentes da perda de esmalte e dentina. O sucesso da restauração dependerá também da efetividade em aplicar materiais e técnicas clínicas endodônticos e restauradores, sejam eles quais forem.

Como selar o canal radicular?

O selamento do canal radicular é importante para promover vedação das margens e evitar contaminação do conduto recém-tratado, o que poderia levar à necessidade de reintervenção. Idealmente, deve ser feito de imediato após a finalização da obturação radicular, na mesma sessão clínica, pois não há prazo seguro entre sessões. O selamento deverá ser realizado com resina composta, em função de sua capacidade de aderir à estrutura dentária. Quando isso não for possível, materiais restauradores temporários capazes de selar bem o conduto radicular deverão ser utilizados, como cimento de ionômero de vidro e restauradores resinosos, evitando produtos à base de óxido de zinco e eugenol.

Embora o procedimento de selar o conduto radicular seja por vezes chamado de "blindagem", talvez este não seja o termo mais adequado, considerando que dá ideia de algo impenetrável. Assim, uma denominação mais apropriada poderia ser selamento do conduto radicular ou do sistema de canais. Não há dúvidas, entretanto, de que uma técnica adesiva utilizando resina composta deva ser empregada, ou seja, a aplicação de sistema adesivo associado a resina composta fotopolimerizável ou de dupla ativação (dual). Resinas compostas autoadesivas podem ser utilizadas, além de cimentos de ionômero de vidro modificados por resina. Esses produtos serão recobertos posteriormente por materiais restauradores adesivos, o que irá melhorar a efetividade do selamento. Materiais como cimento de óxido de zinco sem eugenol podem ser usados para recobrimento da guta-percha, mas idealmente com material adesivo sobre eles para melhorar o selamento. Na impossibilidade de restaurar o dente imediatamente após a realização da endodontia, sugere-se que ao menos o selamento do conduto radicular seja realizado por meio de uma técnica adesiva.

TÉCNICAS RESTAURADORAS

Diferentes técnicas têm sido propostas para a restauração de DTE.[8,13,19,20] Em virtude da incidência de fraturas com retentores metálicos e materiais friáveis, a restauração adesiva direta tem merecido destaque.[20-22] Avanços na Odontologia adesiva contribuem para a seleção de sistemas adesivos e resinas compostas com boa efetividade na substituição da estrutura dental perdida, com ótimos resultados mecânicos e estéticos. De modo geral, deve-se dar preferência a procedimentos restauradores realizados sob isolamento com grampo, dique de borracha e sugador, para evitar ao máximo a contaminação do campo operatório, o que pode interferir nos procedimentos adesivos. Assim, cada vez mais técnicas de selamento imediato da dentina são indicadas, já que a adesão é realizada logo após o preparo dental, aproveitando que a dentina foi recentemente cortada. A **Figura 1** apresenta um panorama geral de materiais e técnicas disponíveis para restaurações dentárias diretas e indiretas.

Retentores intrarradiculares

Em diversas situações, retentores intrarradiculares são utilizados na restauração de DTEs para ampliar a retenção. Embora existam

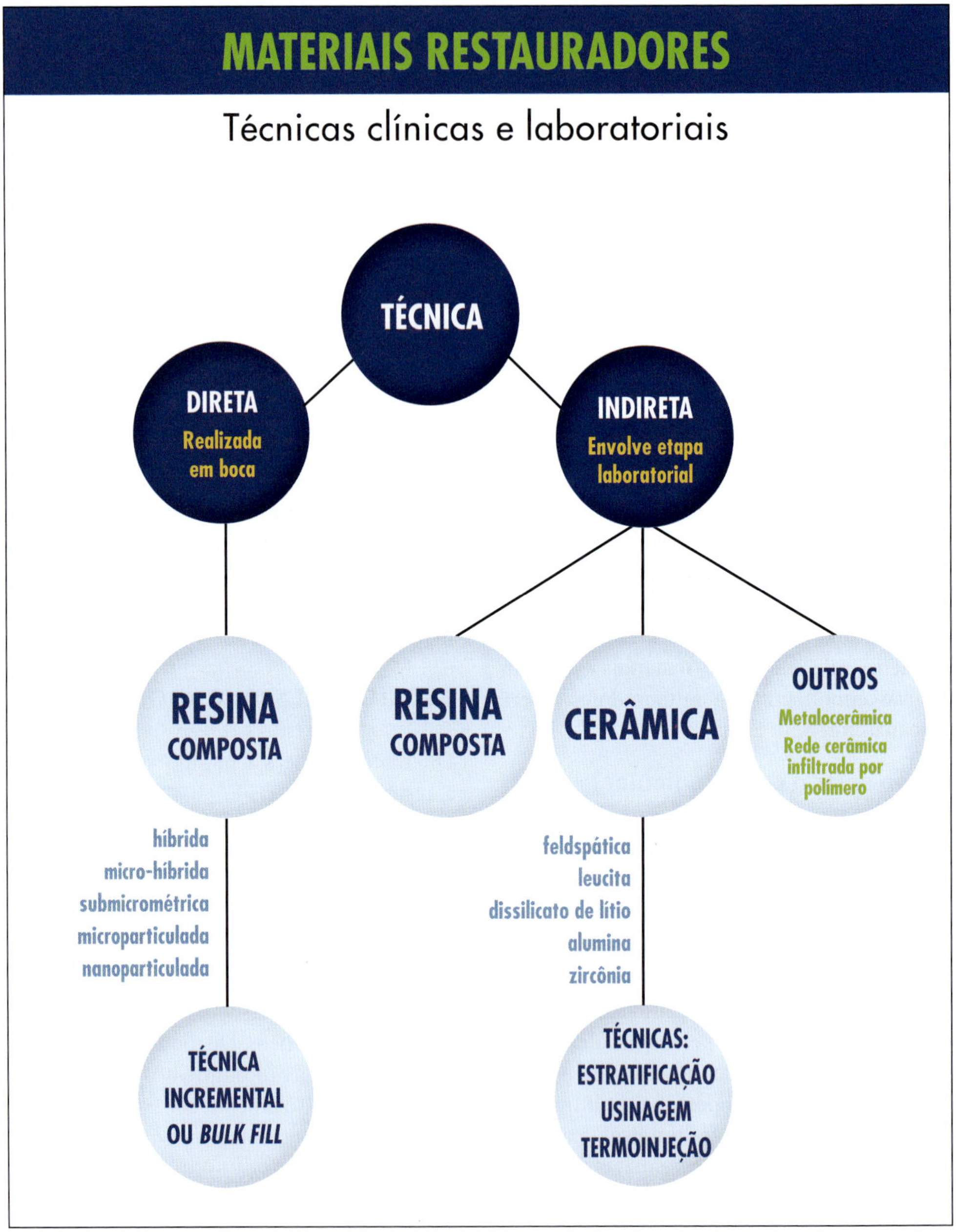

FIGURA 1 Panorama geral dos materiais e técnicas restauradores disponíveis para uso clínico.
Fonte: elaborada pelos autores.

técnicas que não os empreguem, a decisão de utilizá-los ou não normalmente leva em consideração as exigências funcionais do dente e a quantidade de estrutura coronária remanescente.[10,13,23] Apesar de ser um tema polêmico e com pouca evidência clínica, ainda se encontram opiniões favoráveis ao uso de retentores quando 50% de remanescente coronário foi perdido – um cálculo difícil de ser feito. Adicionalmente, não apenas a quantidade, mas também a qualidade do remanescente deve ser considerada. Desse modo, alargamento excessivo do conduto radicular, existência de trincas visíveis, férula de pouca espessura que não circunde toda a estrutura dentária e presença de grandes áreas de dentina reacional são aspectos que podem afetar a qualidade mecânica da estrutura e a capacidade adesiva de materiais e técnicas restauradores.

Retentores são usados com mais frequência em dentes anteriores do que em posteriores, em função do carregamento oblíquo a que estão sujeitos e por terem apenas um conduto radicular. Além disso, dentes anteriores normalmente requerem restaurações provisórias estéticas, e a cimentação de retentores pode ajudar na realização desses procedimentos. Pré-molares unirradiculares, com câmaras pulpares relativamente pequenas e pouco retentivas, demandam o uso de retentores mais frequentemente que molares. Quando esses dentes têm morfologias radiculares que podem torná-los mais suscetíveis a fraturas, como raízes estreitas na dimensão mesiodistal, atenção especial deve ser dada à preparação do espaço intrarradicular para receber o retentor.[23,24] Na maioria dos casos, molares não requerem a utilização de retentores intrarradiculares, exceto em situações de extensa perda coronária e raízes sem curvatura acentuada. Assim, quando um retentor intrarradicular for utilizado em molares, deverá ser colocado no canal maior e mais reto, ou seja, no palatino dos molares superiores e no distal dos inferiores.

Embora núcleos metálicos fundidos ainda sejam utilizados, este capítulo se concentra na abordagem de técnicas restauradoras adesivas e que utilizam pinos de fibra de vidro, os quais são passíveis de adesão a resinas compostas e cimentos resinosos, sendo amplamente utilizados na prática clínica atual com desempenho clínico similar a núcleos metálicos fundidos.[25] Os pinos de fibra de vidro apresentam módulo de elasticidade compatível ao da dentina e certa resiliência, podendo promover distribuição de tensões mais homogênea ao longo do comprimento radicular, se comparados a pinos rígidos.[13,19,23] A formação de um complexo biomecânico integrado (pino/cimento/dentina) parece favorecer a transmissão das forças mastigatórias e oclusais, incidindo sobre as restaurações, o que ocasiona menos áreas de concentração de tensão mecânica. Outro fator que favorece a distribuição de tensões é a adesão à dentina radicular. Retentores de fibra de vidro são constituídos de fibras de vidro envoltas por resina epóxi. Embora esta esteja altamente polimerizada e seja virtualmente incapaz de se aderir quimicamente a materiais resinosos, as fibras de vidro podem ser silanizadas e promover adesão química a materiais resinosos. Silano é o mesmo composto que une as partículas de vidro à matriz resinosa em resinas compostas.

Há retentores de fibra de vidro de diversos calibres, formatos e texturas de superfície à venda para uso clínico. Em geral, não há grandes diferenças no desempenho clínico entre os formatos e as texturas; porém, pinos cônicos ou de dupla conicidade e lisos são bem indicados, pois podem se adaptar bem às paredes do conduto. Pinos translúcidos podem ser preferíveis a pinos opacos, por permitirem melhor transmissão da luz fotopolimerizadora no interior do conduto. A literatura já mostrou que a retenção de pinos não ocorre apenas pela adesão, mas também pela fricção das paredes do retentor às do canal radicular;[26] por isso, pinos bem adaptados aos condutos são preferíveis. Técnicas para melhorar a adaptação, como a do pino reembasado ou anatomizado com resina composta, também são populares. Além disso, blocos de fibra de vidro podem ser usinados para confecção de núcleos anatômicos pelo sistema CAD/CAM.

Restaurações diretas

O **Quadro 1** apresenta uma sugestão de protocolo clínico resumido para restaurar dentes pós-endodontia utilizando retentor intrarradicular de fibra de vidro e resina composta direta. A técnica restauradora sempre dependerá da combinação de materiais utilizados, incluindo sistema adesivo, cimento resinoso e resina composta. Desse modo, conhecer de antemão os produtos e os passos de aplicação é importante. A **Figura 2** ilustra um procedimento clínico.

Na fase de seleção do pino, a necessidade ou não de anatomização com resina composta vai depender do diâmetro do conduto radicular e da adaptação do pino às paredes. Idealmente, o pino deve ficar justaposto ao conduto radicular, facilitando sua retenção por meio de fricção e reduzindo a espessura da linha de cimentação e a presença de bolhas nessa camada. É preciso avaliar a possibilidade de um pino que se adapte ao diâmetro do conduto, evitando adaptar o conduto ao diâmetro do pino. Alguns sistemas contam com instrumentos rotatórios para realizar desgaste radicular interno para adaptação do pino, dependendo do seu diâmetro. Neste momento, deve-se tomar cuidado e promover a menor quantidade de desgaste possível para não enfraquecer ainda mais a estrutura dentária.

Para cimentação do pino, cimentos duais – que têm polimerização dupla (por luz e por reação química) – são preferíveis, devido à limitada penetração de luz no conduto radicular. A lavagem antes da cimentação ou depois da aplicação de ácido fosfórico deve ser realizada com seringa, agulha endodôntica e água destilada. O controle da umidade radicular deve ser realizado com cones de papel absorvente estéreis. Cimentos resinosos autoadesivos podem ser bem empregados em virtude da técnica mais simplificada de cimentação de pinos, eliminando a necessidade da aplicação de sistema adesivo no interior do canal.[27]

Para o corte do pino, deve-se utilizar ponta diamantada em alta rotação sob refrigeração, em comprimento cujo remanescente seja suficiente para proporcionar suporte ideal ao dente, em geral metade da coroa clínica.[28] Com o remanescente dentário já devidamente hibridizado com sistema adesivo, a resina composta é aplicada, a começar pelas caixas proximais, com auxílio de matriz e cunha sempre que necessário. Inicia-se pela resina composta de dentina e finaliza-se a estratificação com uma camada fina da resina de esmalte. Cada incremento é fotopolimerizado pelo tempo recomendado pelo fabricante, preferencialmente utilizando aparelho LED com intensidade acima de 800 mW/cm^2. Não se deve menosprezar a necessidade de boa fonte de luz e correto procedimento de fotoativação para materiais à base de resina; portanto, é importante manter ponteira sempre próximo ao material resinoso, de modo que a luz atinja todo o material sem produzir áreas de sombra. Em caso de dúvida, aumenta-se o tempo de fotoativação.

O acabamento imediato e o ajuste dos contatos oclusais devem ser realizados com papel-carbono e pontas diamantadas de diferentes granulações e formatos em alta rotação sob refrigeração. O polimento pode ser imediato ou em sessão seguinte, utilizando, por exemplo, discos abrasivos e pontas de silicone. O brilho final é obtido com pasta diamantada, escovas e/ou feltros impregnados. Há diversos sistemas de refinamento, acabamento e polimento para resina composta no mercado; assim, é fundamental conhecê-los e se adaptar a uma técnica que funcione na rotina do(a) endodontista e para os materiais usados por ele(a).

Técnica do pino anatômico

Em canais excessivamente largos ou que já foram desgastados, os pinos de fibra com formatos pré-fabricados podem não apresentar boa adaptação. Nessas situações, grande quantidade de cimento resinoso seria necessária para preencher o espaço do conduto, sobretudo na porção coronária, o que pode diminuir a resistência à fratura e favorecer o deslocamento do

QUADRO 1 Protocolo clínico resumido para restauração direta de dentes tratados endodonticamente utilizando pino de fibra de vidro e resina composta fotopolimerizável.

Etapa clínica	Detalhamento
Exame radiográfico	Avaliar qualidade do tratamento endodôntico, periápice, tamanho, forma e curvatura da raiz
Exame clínico	Avaliar quantidade e qualidade da estrutura coronária remanescente, presença de trincas, hábitos parafuncionais, oclusão, riscos do dente e riscos gerais do(a) paciente
Seleção do pino de fibra de vidro	Considerar tamanho, formato, opacidade e textura da superfície, dando preferência a pinos que não suscitem desgastes internos do canal e se adaptem bem às paredes do conduto
Desobturação e preparo do conduto radicular	Remover a guta-percha de 1/2 a 2/3 do comprimento da raiz, deixando um remanescente endodôntico de 4 a 5 mm. Deve-se evitar instrumento aquecido
Prova do pino no canal	Avaliar clínica e radiograficamente, podendo ser realizada anatomização (reembasamento) do pino se estiver mal adaptado às paredes do conduto radicular
Desinfecção e limpeza do pino	Esfregar etanol a 70% com micropincel por 1 min ao longo do pino ou imergir o pino no álcool por 10 min. O uso de ácido fosfórico a 37% é uma alternativa. Deve-se verificar a recomendação do fabricante do pino
Aplicação de silano no pino	Aplicar uma camada de silano em toda a extensão do pino, deixando agir por 1 min
Aplicação de adesivo no pino	Este passo não é obrigatório e depende do cimento resinoso utilizado. Deve-se dar preferência a adesivo sem solvente e fotopolimerizá-lo ao longo do pino
Tratamento da dentina radicular	Realizar de acordo com as instruções do cimento resinoso utilizado, que pode ser convencional, e usar sistema adesivo (ácido fosfórico a 37%, *primer* e/ou adesivo) ou não usar adesivo (cimento autoadesivo). Deve-se tomar cuidado com essa etapa e utilizar corretamente a combinação de materiais adesivos
Aplicação do cimento resinoso dual no conduto radicular	Utilizar seringa tipo Centrix® ou outro dispositivo que evite bolhas na camada de cimento, realizar a adaptação do pino no comprimento preestabelecido e fotopolimerizar o cimento
Corte do pino de fibra de vidro	Utilizando ponta diamantada, cortar o pino na altura necessária para confecção do núcleo de resina composta
Confecção do núcleo de preenchimento	Utilizar sistema adesivo e resina composta para essa etapa
Restauração	Utilizar resina composta direta, que pode ser convencional ou *bulk fill*, micro/nano-híbrida ou nanoparticulada, de acordo com recomendações do fabricante
Acabamento e polimento	Realizar imediatamente, dando atenção ao ajuste de contatos oclusais e gerando uma superfície lisa e brilhosa. Diversos sistemas para refinamento, acabamento e polimento de resinas compostas são comercializados
Proservação	DTEs necessitam de maior atenção que dentes vitais; por isso, a etapa de proservação não deve ser menosprezada, independentemente da técnica restauradora e dos materiais utilizados

Fonte: elaborado pelos autores.

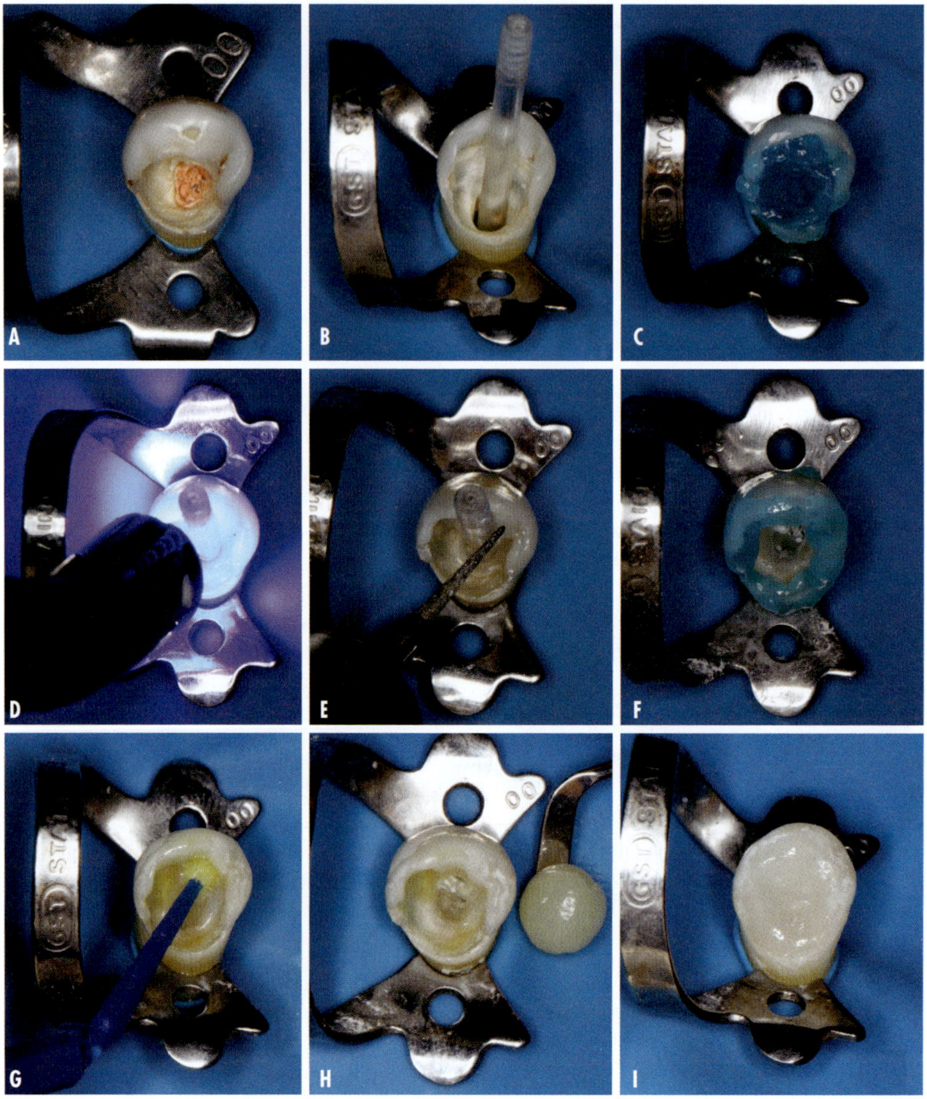

FIGURA 2 Restauração de pré-molar após tratamento endodôntico. (A) Aspecto inicial. (B) Prova do pino de fibra translúcido após a remoção do material obturador. (C) Aplicação do sistema adesivo. (D) Cimentação do pino com cimento resinoso dual e fotopolimerização. (E) Corte do pino usando ponta diamantada. (F) Condicionamento seletivo do esmalte da porção coronária. (G) Aplicação de adesivo universal no modo autocondicionante na dentina. (H) Inserção incremental da resina composta. (I) Restauração final após acabamento imediato.

Fonte: arquivo pessoal da autora Aline Gabriel.

pino, comprometendo o prognóstico do tratamento. A adaptação do pino ao conduto radicular pode ser otimizada com reembasamento do retentor (ou anatomização) por meio de resina composta. A técnica consiste inicialmente em aplicar silano e adesivo no pino, conforme abordado no **Quadro 1**. Em seguida, aplica-se lubrificante à base de água nas paredes internas do canal e resina composta sobre a superfície do pino, que é inserido no canal lubrificado, buscando adaptar a resina não polimerizada ao conduto. Procede-se a uma fotopolimerização por 5 a 10 segundos com o pino em posição, e então remove-se o pino reembasado do canal e se completa a polimerização por mais 20 a 40 segundos fora da cavidade oral. É importante lembrar-se de remover o gel lubrificante do conduto antes da cimentação. A cimentação e as demais etapas são similares à técnica apresentada no **Quadro 1**.

Restaurações indiretas e a tecnologia CAD/CAM

A **Figura 3** apresenta o caso clínico de restauração de um dente posterior utilizando-se resina composta e sem uso de retentor intrarradicular. A partir do momento em que se define reabilitar o DTE com restaurações indiretas, alguns critérios devem ser avaliados, incluindo: condições clínicas e radiográficas da margem do preparo em relação ao nível ósseo, para definir se haverá ou não necessidade de realizar cirurgia periodontal ou movimentação ortodôntica para preservação do espaço biológico periodontal; características do remanescente dentário, conforme já abordado, para avaliar o emprego de retentor intrarradicular; região a ser reabilitada, se anterior e/ou posterior, para análise dos tipos de restauração e materiais restauradores que podem ser empregados, incluindo localização do dente no arco; e questões oclusais, abordadas mais adiante neste capítulo. Comparada à técnica direta apresentada no **Quadro 1**, a técnica indireta precisa de mais sessões clínicas, que incluem moldagem dos preparos dentários e confecção de modelo, confecção e cimen-

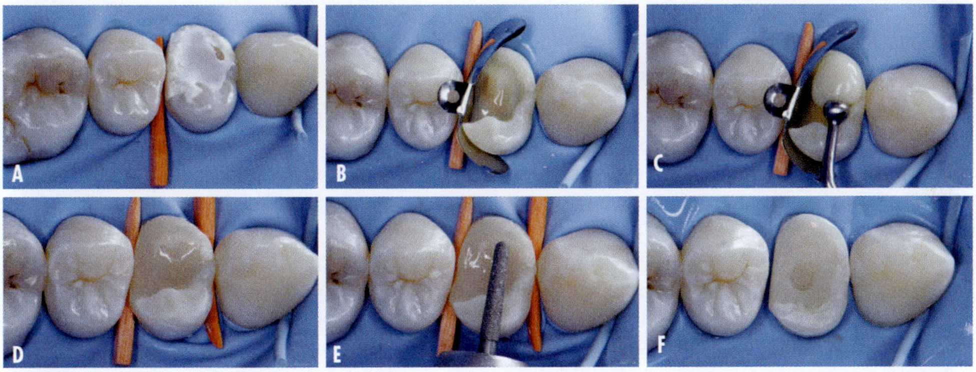

FIGURA 3 Restauração semidireta de resina composta (*overlay*) de pré-molar superior sem utilização de retentor intrarradicular. (A) Após a endodontia, o campo operatório foi bem isolado, utilizando-se grampo, dique de borracha e sugador, de modo a promover efetivo isolamento da umidade, que é fator importante para a longevidade de procedimentos adesivos. (B) Considerando a profundidade da margem proximal (distal), matriz e cunha foram bem adaptadas para o levantamento da margem gengival. Se necessário, acesso cirúrgico pode ser executado para alcançar o término cervical. (C) Após aplicação do sistema adesivo seguindo as recomendações do fabricante, foi realizado selamento imediato da dentina com resina composta fluida; em seguida, o levantamento da margem distal com resina composta foi fotoativada eficientemente com LED, apresentando irradiância acima de 800 mW/cm^2 (D), que também servirá de base para a *overlay*. Após acabamento e polimento da resina composta (E, F), foi usado alginato para moldagem, e o modelo foi feito com silicone para modelos para realização da peça semidireta em resina composta. Entretanto, esse procedimento poderia ter sido trocado pelo escaneamento digital do preparo, por exemplo.

(*Continua*)

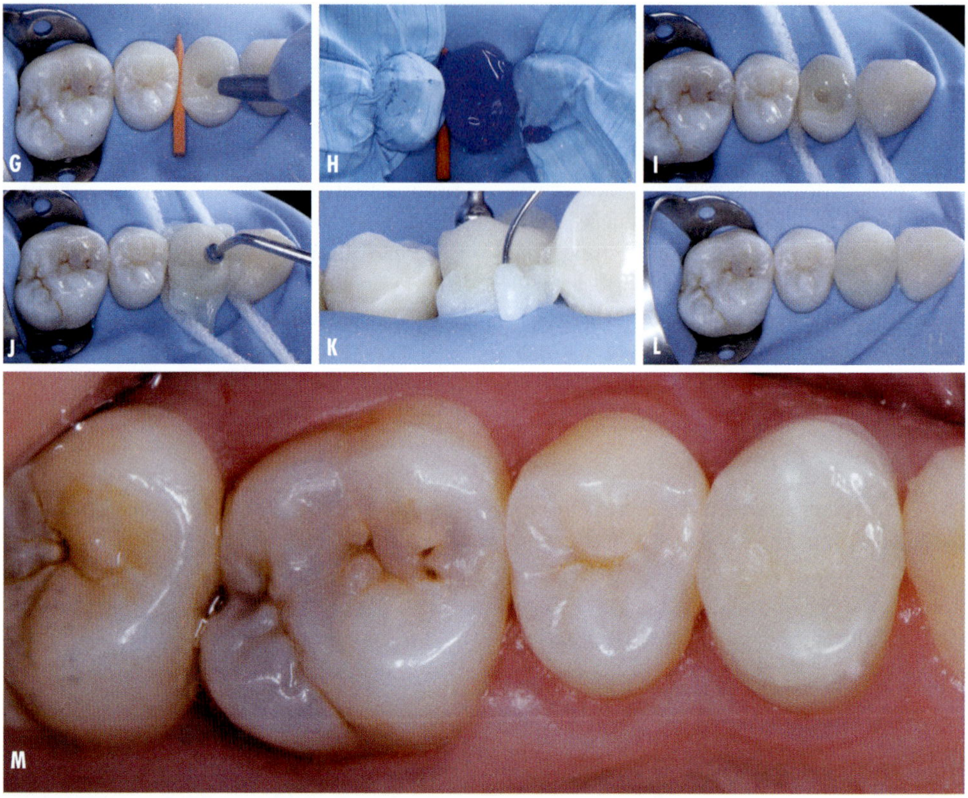

FIGURA 3 (*Continuação*) Restauração semidireta de resina composta (*overlay*) de pré-molar superior sem utilização de retentor intrarradicular. A resina composta foi jateada com partículas de óxido de alumínio para obtenção de rugosidade superficial para microrretenção (G). Ácido fosfórico foi utilizado para limpeza (H), e silano com adesivo foi aplicado na resina composta, enquanto apenas adesivo no esmalte adjacente (I). Resina composta pré-aquecida (~69 °C) foi usada como agente cimentante e aplicada no preparo e na porção interna da peça em quantidade suficiente para extravasar quando assentada sobre a estrutura preparada (J), o que foi feito utilizando carga leve, porém constante. Os excessos foram removidos com a peça segura em posição antes da fotoativação (K), que foi realizada em cinco janelas de fotopolimerização: vestibular, lingual, oclusal e mesiais. Acabamento e polimento foram realizados (L), a oclusão foi verificada, e o isolamento, removido. Note o aspecto natural da restauração realizada por essa técnica restauradora mista (M).

Fonte: arquivo pessoal do Prof. Dr. Leandro Martins.

tação da restauração provisória entre as sessões, fabricação da peça indireta em laboratório de prótese e tratamentos variados da peça protética para cimentação. Assim, restaurações indiretas estão comumente associadas a mais custos e mais desgaste de estrutura sadia, mesmo que procedimentos minimamente invasivos sejam utilizados; porém, também estão ligadas a menos insucesso clínico do que restaurações diretas, sobretudo quando os operadores não têm muita experiência clínica restauradora.[29]

Por muito tempo, restaurações metalocerâmicas foram consideradas padrão-ouro para procedimentos indiretos; porém, hoje, diversos materiais de cerâmica podem ser utilizados, com algumas vantagens. Cerâmica é um material inorgânico que pode apresentar duas fases. Na fase vítrea, uma matriz de vidro envolve e une partículas cristalinas, cujos cristais formam a fase cristalina. Cristais de diferentes composições podem ser adicionados para dar reforço ao material: leucita, dissilicato de lítio, alumina ou zircônia (ordem crescente de reforço). Quanto mais fase vítrea, menor a resistência mecânica, porém melhor a translucidez da cerâmica, possibilitando restaurações muito estéticas. Cerâmicas vítreas com pouco conteúdo cristalino (como feldspática ou reforçada por leucita) normalmente são usadas apenas para áreas de pouca exigência mecânica. A adição de dissilicato de lítio pode aumentar a resistência da cerâmica enquanto ainda mantém boa translucidez. Com isso, cerâmicas à base de dissilicato de lítio são muito usadas para restaurações indiretas anteriores e posteriores no Brasil.

Cristais de alumina e zircônia tendem a conferir muita resistência ao material, mas aumentam sua opacidade; por isso, elas não são comumente usadas para restaurações estéticas, exceto se combinadas a uma cerâmica mais translúcida, como a feldspática. Há ainda cerâmicas muito resistentes, com alto conteúdo de cristal (policristalinas), que são usadas para amplos espaços protéticos ou mascaramento de substratos escurecidos. Destaca-se a Y-TZP, sigla em inglês para cerâmicas à base de zircônia tetragonal estabilizadas por ítrio. Uma forma de obter tanto resistência como estética é combinar cerâmicas, usando um material para infraestrutura e outro para recobrimento. Quando duas cerâmicas são combinadas, as restaurações são chamadas de bicamadas; restaurações com apenas uma cerâmica são denominadas monolíticas.

Técnicas laboratoriais computadorizadas são cada vez mais usadas para processamento laboratorial de cerâmicas. O termo CAD/CAM, referente a sistemas de desenho e usinagem auxiliados por computador, é bastante usado em Odontologia. Tais sistemas geralmente trabalham com restaurações monolíticas, evitando a interposição entre diferentes camadas de cerâmica e incompatibilidade de expansão térmica entre as cerâmicas, quando as restaurações são levadas a forno de sinterização durante a etapa laboratorial.

Com relação às cerâmicas policristalinas, as vítreas apresentam a vantagem de permitir cimentação adesiva mais simples, pois os materiais vítreos são acidossensíveis, ou seja, é possível obter retenção micromecânica pela aplicação de ácido fluorídrico na superfície. Cerâmicas com pouco conteúdo vítreo são acidorresistentes, ou seja, necessitam de outros tratamentos de superfície para obtenção de união adesiva, como silicatização ou uso de *primers* para cerâmicas. A **Figura 4** apresenta um tratamento de superfície em cerâmica acidossensível visando à cimentação de facetas laminadas. Após provar a restauração indireta e verificar a adaptação da peça em relação ao preparo dentário, deve-se partir para o tratamento interno da cerâmica previamente à sua cimentação e da estrutura dentária, além do procedimento de cimentação propriamente dito.

Para cerâmicas acidorresistentes, o tratamento interno da peça exige, primeiramente, a criação de retenção adicional por meio de métodos mecânicos, como jateamento com partículas de óxido de alumínio associado ou não a sílica (silicatização) e posterior uso de materiais adesivos contendo o monômero 10-MDP, por sua capacidade de interação química com a cerâmica. Com relação ao tratamento de superfície dentária antes da cimentação adesiva, preconiza-se limpeza do dente preparado com taça de borracha e pasta de pedra pomes. Procede-se à remoção com *spray* ar/água e secagem com ar comprimido, condicionamento da superfície com ácido fosfórico a 37%, sendo 30 segundos em esmalte e 15 segundoos em dentina, remoção do ácido fosfórico com jato contínuo de água por 30 segundos e remoção do excesso de água com bolinhas de algodão ou papel absorvente, deixando o esmalte seco e a dentina levemente úmida. A seguir, aplicam-se duas camadas consecutivas de adesivo com micropincel, seguindo as instruções do fabricante do adesivo selecionado. Este deverá ser friccionado sobre a superfície do preparo por

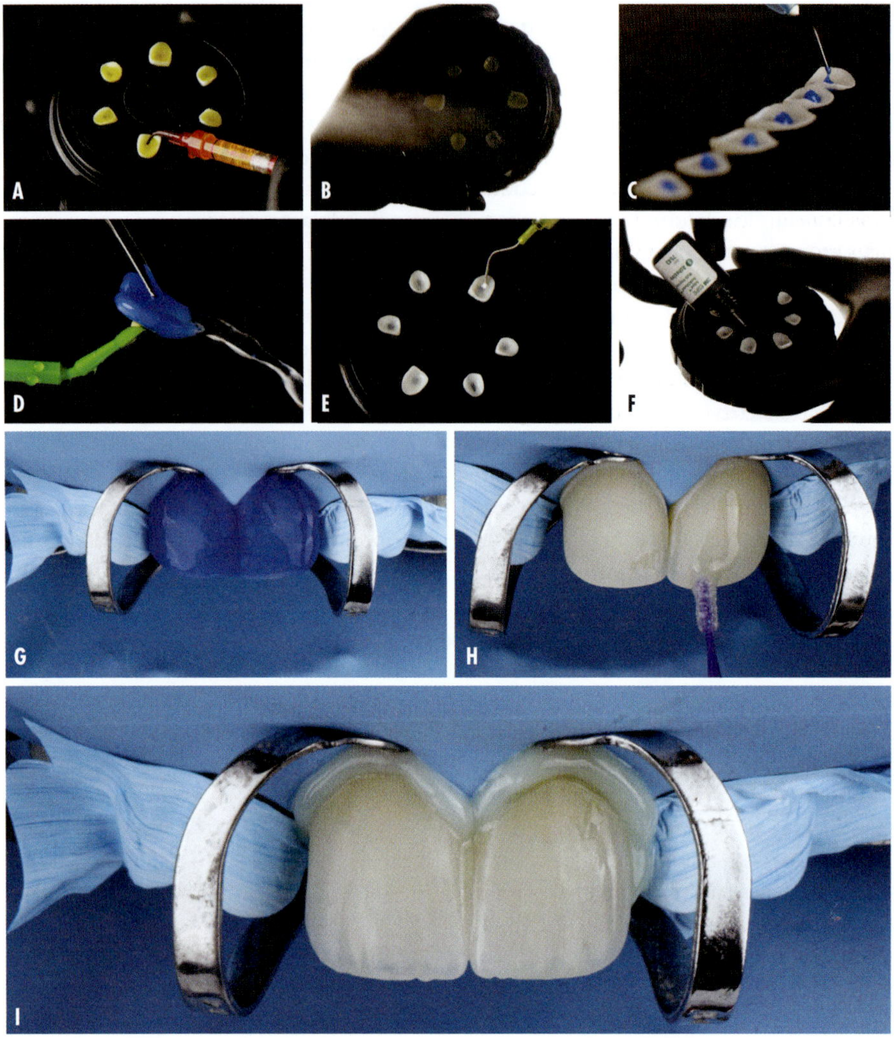

FIGURA 4 Imagens de tratamento de superfície em cerâmica acidossensível reforçada por dissilicato de lítio visando à cimentação das restaurações indiretas do tipo facetas laminadas. A superfície interna das peças foi condicionada com ácido fluorídrico a 10% por 30 segundos (A), lavada abundantemente com *spray* ar/água (B) e seca com ar comprimido. Um aspecto esbranquiçado é observado nas superfícies condicionadas. Ácido fosfórico a 37% foi aplicado para limpeza da porção interna das peças (C), também seguido de lavagem (D) e secagem. Silano foi aplicado com micropincel (E), agindo por 1 min. Uma camada de adesivo pode ser aplicada utilizando micropincel (F), mas essa etapa não é obrigatória e normalmente depende da viscosidade do cimento utilizado posteriormente – se for cimento fluido, talvez o adesivo não precise ser aplicado. Se aplicado, sugere-se que a camada não fique espessa e que não seja fotopolimerizado para não desadaptar as peças. Nas superfícies dentárias, aplicou-se sistema adesivo, incluindo condicionamento com ácido fosfórico a 37% do esmalte por 30 segundos (G) e aplicação de adesivo (H). O cimento foi empregado no interior das peças, que foram posicionadas (I). Os excessos foram removidos, e a fotoativação foi realizada utilizando várias exposições à luz para se obter adequada polimerização do cimento. Nesse caso, cimento resinoso fotopolimerizável (tipo *veneer*) foi usado para garantir maior estabilidade de cor.

Fonte: arquivo pessoal do autor Renato Rosa.

15 segundos em cada aplicação, seguido de ar para a evaporação do solvente (caso o adesivo contenha solvente) e fotopolimerização por pelo menos 10 a 15 segundos.

Para a cimentação, sugere-se isolamento com dique de borracha, separando os dentes vizinhos com fita de teflon. Quando cimentos duais são utilizados, quantidades iguais de pasta-base e catalisadora devem ser dispensadas e espatuladas por 10 segundos, aplicadas na superfície interna da restauração e sobre a superfície do preparo dental. A restauração indireta será posicionada sobre o dente preparado e com pressão digital será acomodada, até que a adaptação total da peça seja visualizada. Os excessos de cimento devem ser removidos com pincel, e após 3 minutos, cada face é fotopolimerizada por 40 segundos. Realiza-se, então, ajuste oclusal e radiografia periapical imediatamente após a cimentação. Assim, tem-se a reabilitação finalizada do DTE utilizando restauração indireta associada ou não a um retentor intrarradicular.

Coroas endodônticas (*endocrowns*)

As restaurações com coroas endodônticas foram descritas em 1995 por Pissis e denominadas *endocrowns* por Bindl e Mörmann.[30] Consistem na confecção da coroa protética associada ao núcleo em uma única peça, com sua ancoragem na porção interna da câmara pulpar e, talvez, no terço cervical do conduto, além das margens cavitárias do preparo. Assim, obtêm-se retenção macromecânica, fornecida pelas paredes pulpares, e retenção micromecânica, adquirida por meio de cimentação adesiva.[31] Em casos de falhas endodônticas, as *endocrowns* podem possibilitar maior facilidade nas reintervenções.[32] Outros benefícios são a não necessidade de preparo intrarradicular e a facilidade no procedimento de moldagem, já que as margens devem ser supragengivais, sendo, portanto, um preparo menos traumático em relação a outras técnicas restauradoras.

As *endocrowns* têm sido mais indicadas para a restauração indireta em DTE posteriores, especialmente nas seguintes situações: perda excessiva da porção coronária, paredes axiais debilitadas, espaço interoclusal limitado e/ou coroas clínicas curtas, com comprometimento de retenção e estabilidade, além de dentes que possuem canais com curvatura acentuada, o que dificulta a instalação de pinos. Cautela deve ser adotada para casos em que o DTE apresente câmara pulpar muito rasa, pois dificulta a ancoragem tanto macro como micromecânica da peça, podendo haver deslocamento durante a função mastigatória.[33] A reabilitação com *endocrowns* está contraindicada para casos em que a cimentação adesiva não possa ser realizada, a câmara pulpar tenha menos de 3 mm de profundidade ou a margem cervical seja inferior a 2 mm em sua circunferência. Um caso clínico de uso de restauração *onlay* similar a uma *endocrown* é apresentado na **Figura 5**.

Para confecção da *endocrown*, após moldagem de estudo inicial dos arcos superior e inferior e montagem dos modelos em articulador semiajustável (para avaliação e planejamento do caso), o protocolo de execução para a reabilitação de DTE usando *endocrowns* pode ser dividido em duas sessões clínicas, detalhadas a seguir.

Endocrown: sessão clínica 1

- Externamente, preparo da coroa remanescente com ponta diamantada, obtendo-se término cervical em chanfro com margens nítidas e definidas, localizadas 1 mm supragengivalmente;
- Internamente, remoção do material restaurador preexistente na câmara pulpar com ponta esférica diamantada, mantendo a parede pulpar lisa e as paredes axiais divergentes entre 6 e 8 graus para oclusal;
- Selamento do conduto radicular com resina composta ou cimento de ionômero de vidro modificado por resina, com espessura de aproximadamente 1,5 mm, regularizando a parede pulpar;
- Moldagem de trabalho utilizando silicone por adição e a técnica de preferência, obtendo o modelo em gesso. Alternati-

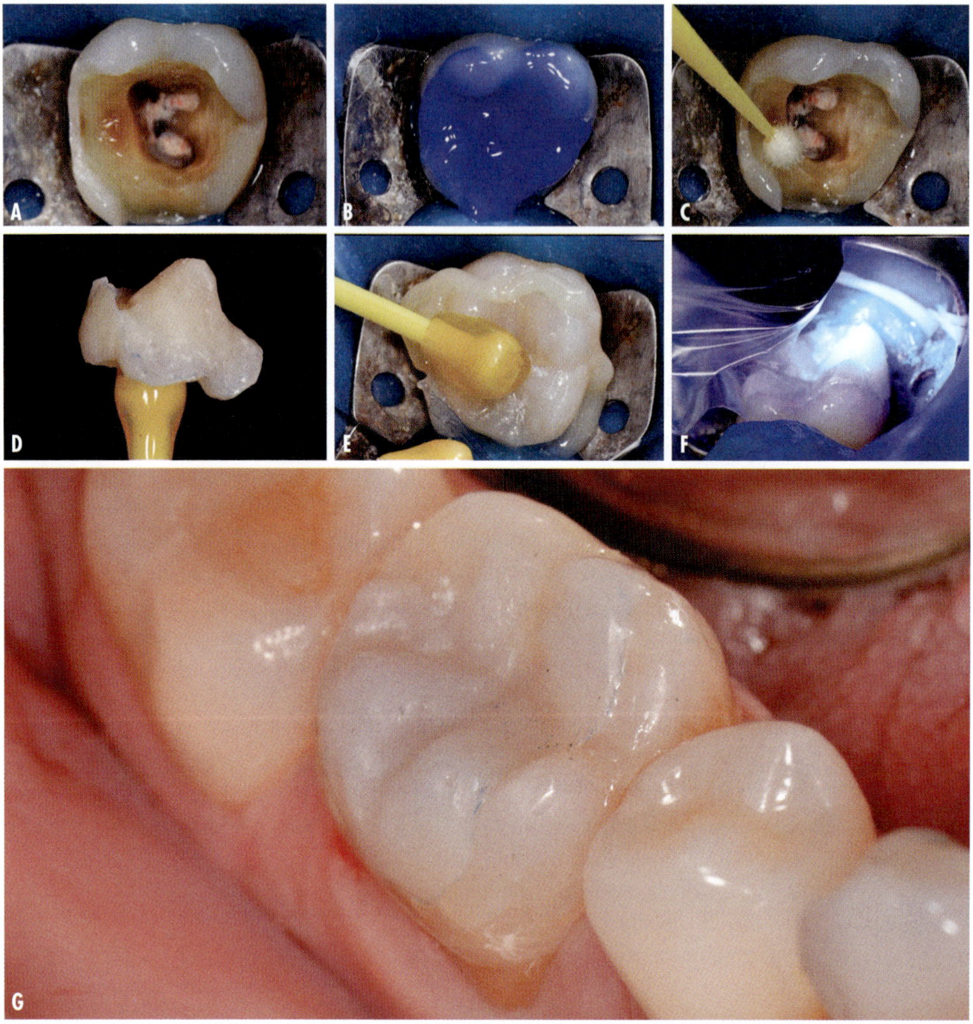

FIGURA 5 Caso clínico inicial (A) em que o dente foi restaurado utilizando restauração *onlay* similar a uma *endocrown*. Após selamento do sistema de canais radiculares com resina composta, foi aplicado sistema adesivo convencional de dois passos na estrutura remanescente: ácido fosfórico a 37% em esmalte por 30 segundos e dentina por 15 segundos (B), seguido de lavagem, secagem do esmalte e controle da umidade da dentina. Duas camadas do adesivo foram aplicadas, esfregando o material em todas as superfícies com micropincel (C), seguidas de evaporação do solvente com ar comprimido. A *endocrown* foi confeccionada em laboratório usando resina composta; alternativamente, poderia ser feita de cerâmica reforçada por dissilicato e lítio. Note a porção da coroa que se estende para o interior da câmara pulpar, aumentando a retenção mecânica da peça (D). Essa porção precisa ter sua superfície tratada, conforme demonstrado na **Figura 4**. Um cimento resinoso dual foi aplicado na porção interna da *endocrown* e no dente preparado, sendo a peça posicionada (E) e o extravasamento do cimento observado. Após remoção dos excessos, a peça é mantida em posição, e a fotoativação é realizada em diversas porções da coroa em janelas de 40 segundos, para assegurar adequada polimerização do cimento (F). Aspecto clínico imediatamente após a cimentação (G).

Fonte: arquivo pessoal do Prof. Dr. Murilo Luz.

vamente, o preparo pode ser escaneado para obtenção de imagem virtual;
- Confecção de restauração provisória em resina acrílica autopolimerizável, cimentada com cimento temporário sem eugenol;
- Seleção de cor com base em escala de cerâmica e envio ao laboratório para confecção da peça em cerâmica ou resina composta.

Endocrown: sessão clínica 2

- Avaliação clínica e radiográfica da *endocrown* em relação à adaptação para o preparo protético e a oclusão;
- Tratamento interno da *endocrown* de acordo com a cerâmica utilizada para a sua confecção, tratamento de superfície do preparo e cimentação adesiva, de acordo com os protocolos descritos anteriormente;
- Ajuste oclusal;
- Radiografia periapical imediatamente após a cimentação para verificar adaptação e excessos de cimento.

A decisão de usar resina composta ou cerâmica para restaurações diretas e indiretas pode ser vista de diferentes maneiras por profissionais clínicos; afinal, suas preferências e a familiaridade com as técnicas com ou sem retentores ou com tipo de retentor também influenciam a escolha em muitos casos.[34] No **Quadro 2**, há uma comparação geral entre restaurações diretas em resina composta e restaurações indiretas em cerâmica.

Soluções restauradoras para escurecimento dentário

Alterações da coloração dos dentes pós-endodontia podem ocorrer. Por isso, endodontistas devem ter atenção ao nível do corte da guta-percha abaixo da coroa clínica, promover completa limpeza da câmara coronária e remover resíduos de sangue, tecidos necróticos ou cimento endodôntico da câmara coronária, o que pode ocasionar ou agravar a pigmentação da estrutura. Quando alterações cromáticas já estão instaladas, a reabilitação estética pode ser desafiadora.

Dados de anamnese e exames radiográficos são fundamentais no planejamento. Algumas alterações cromáticas podem responder bem ao clareamento dentário, dependendo

QUADRO 2 Comparação geral entre restaurações diretas de resina composta e indiretas de cerâmica*. Quanto mais estrelas apresentadas, mais são os benefícios na comparação.

	Restauração direta	Restauração indireta
Custo	★★★	★
Preservação do remanescente dentário	★★★	★★
Quantidade de sessões clínicas	★★★	★
Resistência mecânica	★★	★★★
Qualidade estética	★★★	★★★
Durabilidade de brilho e polimento	★	★★★
Capacidade de reparo	★★★	★
Facilidade para obter ponto de contato	★★	★★★
Longevidade clínica	★★★	★★★

*Estas são comparações gerais e dependem, em alguns casos, do tipo de cerâmica empregada.

Fonte: elaborado pelos autores.

de sua gravidade. Clareamentos externos são os procedimentos mais comuns, mas clareamento interno também pode ser realizado, embora deva ser evitado em pacientes com histórico de traumatismo dentário pelo risco de reabsorção externa. Dentista e paciente devem estar atentos ao fato de que regressões de coloração podem ocorrer em DTE clareados. Além disso, algumas descolorações de origem endodôntica podem não responder bem ao clareamento com peróxidos, e a estética periodontal também pode estar comprometida pela transparência da gengiva inserida. Restaurações parciais do tipo faceta, direta ou indireta, ou coroa total podem ser soluções estéticas para resolver casos de pigmentação em dentes anteriores. A quantidade de desgaste dentário dependerá da gravidade e da extensão da descoloração (**Figura 6**). Essas restaurações podem combinar camadas opacas de compósito ou cerâmica, mascarando o substrato dentário escurecido do fundo, com camadas mais translúcidas, propiciando mimetização de dentes adjacentes. Entretanto, procedimentos estéticos diretos e indiretos são complexos e requerem colaboração entre paciente, dentista e laboratório de prótese, caso seja utilizado.

ASPECTOS OCLUSAIS

Dentes restaurados serão submetidos a forças cíclicas axiais (no mesmo eixo do dente) e não axiais, incluindo movimentos de deslizamento, cisalhamento e cargas oblíquas. O grau e a direção das forças dependem de localização do dente no arco, número e inclinação dos dentes, presença de dentes vizinhos e características funcionais do(a) paciente. Na maioria dos padrões oclusais, os dentes anteriores protegem os posteriores de forças laterais por meio de guia anterolateral. No contexto de guia anterior muito angulada e mordida vertical profunda, os dentes anteriores superiores suportam mais forças protrusivas e laterais dos inferiores anteriores. As restaurações de dentes anteriores danificados com sobrecarga de função devem ser realizadas para resistir à flexão; logo, materiais restauradores de cerâmica ou metalocerâmica são muito utilizados. Nos dentes posteriores, há predominância de cargas verticais, sobretudo quando as guias canina e anterior estão preservadas. No caso de parafunções, a proteção anterior pode estar reduzida ou perdida, gerando maior demanda mecânica. Hábitos funcionais e parafuncionais, como apertamento e bruxismo, causam fadiga nas estruturas restauradas e podem causar desgaste, trincas e fraturas.

A quantidade de tecido dentário removida para acesso ao sistema de canais radiculares pode promover mudanças significativas no padrão oclusal. Desse modo, após restabelecer forma e função do dente restaurado, o ajuste oclusal deve ser realizado criteriosamente, a fim de devolver o padrão de contato oclusal e eliminar a possibilidade de contatos prematuros e interferências que possam levar ao desenvolvimento de traumas oclusais e dor pós-operatória. O cirurgião-dentista deve compreender como funciona a oclusão do paciente antes de qualquer modificação ser realizada, analisando possíveis efeitos do tratamento e evitando desarmonia oclusal.

As etapas de estudo e ajuste oclusal anterior e posterior não devem ser negligenciadas. Por isso, é necessário ter o hábito de avaliar as guias oclusais e entender a que tipos de desafios os dentes restaurados estarão sujeitos. Para a checagem da oclusão, papel articular de espessura mínima é utilizado. Os dentes devem estar secos, e o papel deve ser preso por uma pinça e interposto bilateralmente em tratamentos extensos, ou unilateralmente em tratamentos unitários. O profissional solicita que o paciente oclua e execute a movimentação mandibular, enquanto o papel articular marca apenas a localização e o tamanho dos contatos, não servindo para a quantificação das forças oclusais aplicadas, o número de contatos e sua sequência. É possível correlacionar o tamanho da área marcada à carga aplicada, mas tal associação pode provocar resultados falso-positivos. O

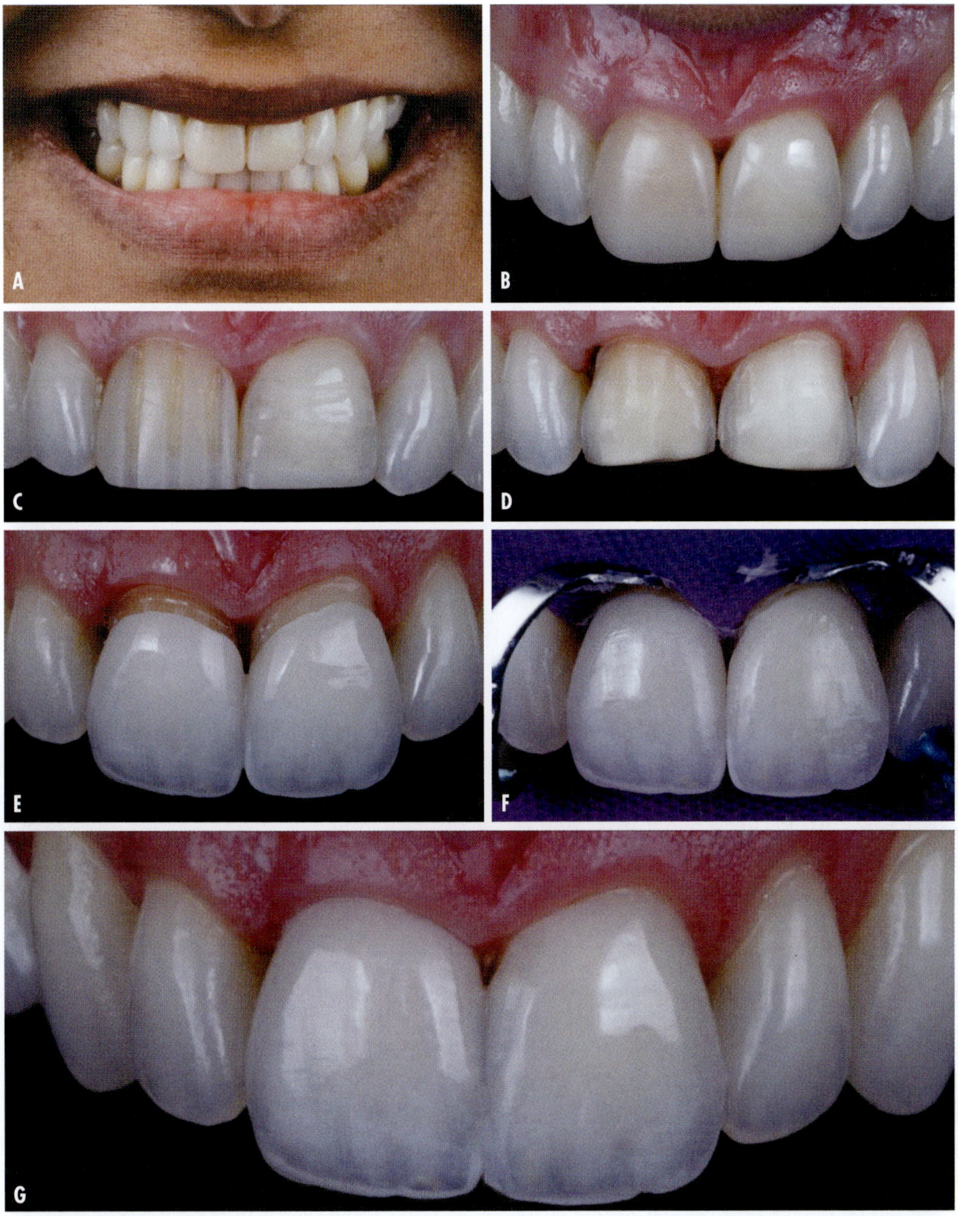

FIGURA 6 Caso clínico de dente escurecido tratado endodonticamente (nº 11), restaurado com faceta laminada usando cerâmica feldspática estratificada, preparada sobre troquel refratário (laboratório MW, Rio de Janeiro, RJ). A descoloração dos dois incisivos centrais superiores pode ser observada em relação aos dentes vizinhos (A, B). Preparos dentários foram necessários (C) para propiciar espessura adequada ao material restaurador e mascaramento do substrato escurecido. Note que o volume de estrutura desgastada é maior para o dente tratado endodonticamente (D). Após prova (E) e cimentação das facetas (F), note o aspecto clínico imediato (G), com congruência de cor com os dentes adjacentes e capacidade da cerâmica em mascarar o substrato escurecido ao mesmo tempo em que confere translucidez no terço incisal.

Fonte: arquivo pessoal do Prof. Dr. Raphael Monte Alto.

papel tem duas cores, correspondentes a seus dois lados. As cores preta ou azul são usadas para checagem em máxima intercuspidação habitual; e a cor vermelha, durante a movimentação mandibular. A interpretação dos contatos oclusais é realizada de maneira subjetiva; assim, as marcas de coloração mais intensa representam contatos fortes, enquanto as de cor mais fraca correspondem a contatos leves.

Ao final do procedimento restaurador, os contatos devem ser novamente verificados e comparados àqueles inicialmente registrados. Deve-se lembrar de não verificar contatos apenas com o paciente deitado, pois isso pode causar retrusão da mandíbula e alteração de contatos se comparado ao paciente em postura ereta. Caso seja observado excesso que interfira na função, o ajuste deverá ser realizado imediatamente. Em restaurações unitárias, os contatos entre os dentes antagonistas devem ser ajustados na seguinte sequência: (1) os contatos prematuros são corrigidos; (2) os contatos de superfície devem ser diminuídos; (3) os contatos adequados, em ponto, devem ser perpetuados. Contatos prematuros, por se apresentarem bastante altos, acabam perfurando o papel articular quando o paciente oclui e, portanto, apresentam-se na superfície dental como um círculo em torno de um ponto branco. Os contatos de superfície apresentam-se como um ponto e um borrão; já os adequados aparecem em forma de ponto. É importante checar a oclusão em todas as relações maxilomandibulares. Alguns aspectos gerais são apresentados a seguir:

- **Em relação cêntrica:** as cúspides de suporte são os pilares de sustentação primários de uma oclusão ideal. Desgastes excessivos em altura devem ser evitados, a menos que seja necessária a correção do plano oclusal. Os objetivos do ajuste oclusal devem ser: obter contatos múltiplos, simultâneos e bilaterais; permitir a orientação de forças oclusais no sentido axial; e determinar a maior intensidade nos dentes posteriores e a menor intensidade nos dentes anteriores;
- **Em trabalho:** as interferências oclusais podem ser reduzidas pela adição de resina composta ao canino ou desgaste da vertente triturante vestibular do arco superior ou lingual dos inferiores;
- **Em balanceio:** nos movimentos de lateralidade, se o lado de balanceio apresentar interferências entre as cúspides de contenção, contatos prematuros poderão ocorrer entre as vertentes triturantes vestibulares e palatinas dos dentes superiores;
- **Em protrusão:** deve-se obter o equilíbrio topo a topo, com toques unitários. Preferencialmente, todos os incisivos devem participar desse movimento; entretanto, em casos em que a borda dos centrais seja mais proeminente que a dos laterais, apenas os centrais deverão receber contato. Caso aconteça contato único, o desgaste deverá ser feito no dente que estiver fora do plano funcional e estético. Se após esse ajuste inicial o toque ainda continuar único, deverá ser feito ajuste na face palatina, buscando toques simultâneos durante todo o trajeto protrusivo.

FATORES QUE INFLUENCIAM A LONGEVIDADE DA RESTAURAÇÃO

Afinal, quanto tempo dura uma restauração? Essa é uma pergunta frequente feita por dentistas e pacientes. Estudos clínicos[6] mostram que a taxa anual de falha pode variar entre 1% e 4%; porém, a estimativa de durabilidade só poderá ser feita pelo profissional considerando aspectos clínicos específicos, que podem tornar cada caso único e desafiador. Os seguintes fatores afetam a longevidade de restaurações:

- **Tamanho da cavidade:** quanto maior for o volume dentário perdido e maior o número de paredes envolvidas, maior será o risco de falha da restauração;
- **Localização dentária:** mais falhas são esperadas para dentes submetidos a maiores cargas mecânicas (p. ex., molares inferiores, pré-molares superiores), dentes com contatos oclusais prematuros ou em de-

sequilíbrio, dentes em posições atípicas e dentes com ausência de vizinhos;

- **Localização das margens cervicais:** margens cervicais mais profundas, terminando em dentina e/ou cemento, apresentam maior risco de falha que margens restauradoras em esmalte;
- **Técnica adesiva e restauradora:** embora adesivos simplificados atuais possam apresentar melhor desempenho clínico, se comparados a suas versões mais antigas, estudos ainda apontam que adesivos convencionais de três passos ou autocondicionantes de dois passos têm menores taxas de falhas restauradoras, a despeito de a técnica de aplicação do adesivo e da resina composta poderem ter efeito preponderante sobre a durabilidade, incluindo efetividade da fotopolimerização;
- **Riscos ao paciente:** indivíduos com mais chance de desenvolver novas lesões de cárie, em dietas erosivas e cariogênicas, com bruxismo ou apertamento dentário, com perfil facial e muscular mais avantajado, dentes mais vezes restaurados e pacientes com mais idade apresentam mais risco de falhas restauradoras;
- **Profissional:** o dentista exerce papel fundamental na longevidade das restaurações, pois ele é quem irá avaliar o contexto em que a restauração será realizada, indicar e aplicar materiais e técnicas, avaliar possibilidade de futuras restaurações e decidir se haverá ou não intervenção futura. Desse modo, o profissional é importante na longevidade clínica de DTEs restaurados.

Informações essenciais para o conhecimento do tema

DTEs representam uma situação singular, devido às alterações quantitativas e qualitativas do substrato dental. A literatura atual indica que o sucesso do tratamento depende do selamento efetivo da coroa, que evitará a reinfecção do canal, e de restauração adequada, que resistirá às tensões funcionais aplicadas à estrutura dental remanescente. Além disso, para se obter sucesso na prática clínica, não há como realizar um procedimento restaurador sem levar em consideração os princípios necessários para uma oclusão estável, uma vez que a presença de contato prematuro pode ocasionar incalculáveis danos ao sistema estomatognático, podendo ainda ser responsável pela perda da restauração. Assim, o diagnóstico e o planejamento inicial são fundamentais na busca pelos melhores resultados estéticos e funcionais dos procedimentos restauradores. A utilização das técnicas restauradoras aliadas a planejamentos multidisciplinares possibilita a execução de trabalhos com maior previsibilidade de resultados e com máxima preservação da estrutura dental ao longo dos anos.

REFERÊNCIAS BIBLIOGRÁFICAS

1. Fadag A, Negm M, Samran A, Samran A, Ahmed G, Alqerban A, *et al.* Fracture resistance of endodontically treated anterior teeth restored with different post systems: An in vitro study. Eur Endod J. 2018; 3:174-8.
2. Goracci C, Ferrari M. Current perspectives on post systems: a literature review. Aust Dent J. 2011; 56:77-83.
3. Schwartz RS, Robbins JW. Post placement and restoration of endodontically treated teeth: a literature review. J Endod. 2004; 30:289-301.
4. Pratt I, Aminoshariae A, Montagnese TA, Williams KA, Khalighinejad N, Mickel A. Eight-year retrospective study of the critical time lapse between root canal completion and

crown placement: its influence on the survival of endodontically treated teeth. J Endod 2016; 42:1598-603.
5. Laske M, Opdam NJ, Bronkhorst EM, Braspenning JC, Huysmans MC. Longevity of direct restorations in Dutch dental practices. Descriptive study out of a practice based research network. J Dent 2016; 46:12-7.
6. Demarco FF, Corrêa MB, Cenci MS, Moraes RR, Opdam NJ. Longevity of posterior composite restorations: not only a matter of materials. Dent Mater 2012; 28:87-101.
7. Van de Sande FH, Moraes RR, Elias RV, Montagner AF, Rodolpho PA, Demarco FF, *et al.* Is composite repair suitable for anterior restorations? A long-term practice-based clinical study. Clin Oral Investig 2019; 23:2795-803.
8. Aristizabal-Elejalde D, Arriola-Guillén LE, Aliaga-Del Castillo A, Ruíz-Mora GA, Rodríguez-Cárdenas YA. Assessment of fractures in endodontically treated teeth restored with and without root canal posts using high-resolution cone beam computed tomography. J Clin Exp Dent 2020; 12:e547-e554.
9. Chauhan P, Ashima Garg, Rakesh Mittal, Hemashi Kumar. A comparative evaluation of fracture resistance of endodontically treated teeth using four different intraorifice barriers: An in vitro study. J Conserv Dent 2019; 22:420-24.
10. Kivanç BH, Görgül G. Fracture resistance of teeth restored with different post systems using new-generation adhesives. J Contemp Dent Pract 2008; 9:33-40.
11. Varvara G, Perinetti G, Di Iorio D, Murmura G, Caputi S. In vitro evaluation of fracture resistance and failure mode of internally restored endodontically treated maxillary incisors with differing heights of residual dentin. J Prosthet Dent 2007; 98:365-72.
12. Zhang ZH, Yao HL, Zhang Y, Wang X. Endodontic management of the maxillary first molar with special root canals: A case report and review of the literature. World J Clin Cases 2020 Jun 26; 8(12):2590-2596. doi: 10.12998/wjcc.v8.i12.2590.
13. Carvalho MA, Lazari PC, Gresnigt M, Del Bel Cury AA, Magne P. Current options concerning the endodontically-treated teeth restoration with the adhesive approach. Braz Oral Res 2018; 32(suppl 1):e74.
14. Taha D, Spintzyk S, Schille C, Sabet A, Wahsh M, Salah T, *et al.* Fracture resistance and failure modes of polymer infiltrated ceramic endocrown restorations with variations in margin design and occlusal thickness. J Prosthodont Res 2018; 62:293-7.
15. Mehta SB, Millar BJ. A comparison of the survival of fibre posts cemented with two different composite resin systems. Br Dent J 2008;205:E23.
16. Martínez-Insua A, da Silva L, Rilo B, Santana U. Comparison of the fracture resistances of pulpless teeth restored with a cast post and core or carbon-fiber post with a composite core. J Prosthet Dent 1998; 80:527-32.
17. Skupien JA, Luz MS, Pereira-Cenci T. Ferrule effect: A meta-analysis. JDR Clin Trans Res 2016; 1:31-9.
18. Jardim JJ, Mestrinho HD, Koppe B, de Paula LM, Alves LS, Yamaguti PM, *et al.* Restorations after selective caries removal: 5-Year randomized trial. J Dent 2020; 99:103416.
19. Bitter K, Kielbassa AM. Post-endodontic restorations with adhesively luted fiber-reinforced composite post systems: a review. Am J Dent 2007; 20:353-60.
20. Lins RBE, Cordeiro JM, Rangel CP, Antunes TBM, Martins LRM. The effect of individualization of fiberglass posts using bulk-fill resin-based composites on cementation: an in vitro study. Restor Dent Endod 2019; 44:e37.
21. Garoushi S, Tanner J, Keulemans F, Le Bell-Rönnlöf AM, Lassila L, Vallittu PK. Fiber reinforcement of endodontically treated teeth: What options do we have? Literature review. Eur J Prosthodont Restor Dent 2020; 28:54-63.
22. Shafiei F, Mohammadparast P, Jowkar Z. Adhesion performance of a universal adhesive in the root canal: effect of etch-and-rinse vs. self-etch mode. PLoS One 2018;13:e0195367.
23. Muniz L. Reabilitação estética em dentes tratados endodonticamente: pinos de fibra e possibilidades clínicas conservadoras. São Paulo: Santos; 2010. p. 316.
24. Tangsripongkul P, Jearanaiphaisarn T. Resin composite core and fiber post improved the fracture parameters of endodontically treated maxillary premolars with wedge-shaped cervical lesions. J Endod 2020; 46:1733-7.
25. Sarkis-Onofre R, Amaral Pinheiro H, Poletto-Neto V, Bergoli CD, Cenci MS, Pereira-Cenci T. Randomized controlled trial comparing glass fiber posts and cast metal posts. J Dent 2020; 96:103334.
26. Goracci C, Fabianelli A, Sadek FT, Papacchini D, Tay FR, Ferrari M. The contribution of friction to the dislocation resistance of bonded fiber posts. J Endod 2005; 31:608-12.
27. Sarkis-Onofre R, Skupien JA, Cenci MS, Moraes RR, Pereira-Cenci T. The role of resin cement on bond strength of glass-fiber posts luted into root canals: a systematic review and meta-analysis of in vitro studies. Oper Dent 2014; 39:E31-44.
28. Rathke A, Haj-Omer D, Muche R, Haller B. Effectiveness of bonding fiber posts to root canals and composite core build-ups. Eur J Oral Sci 2009; 117:604-10.
29. Skupien JA, Cenci MS, Opdam NJ, Kreulen CM, Huysmans MC, Pereira-Cenci T. Crown vs. composite for post-retained restorations: A randomized clinical trial. J Dent 2016; 48:34-9.
30. Bindl A, Mörmann WH. Clinical evaluation of adhesively placed Cerec endocrowns after 2 years-preliminary results. J Adhes Dent 1999; 1:255-65.
31. Al-Dabbagh RA. Survival and success of endocrowns: A systematic review and meta-analysis. J Prosthet Dent 2020; 125:415.E1-45.E9.
32. Rocca GT, Saratti CM, Poncet A, *et al.* The influence of FRCs reinforcement on marginal adaptation of CAD/CAM composite resin endocrowns after simulated fatigue loading. Odontology 2016; 104:220-32.
33. Dartora NR, Moris ICM, Poole SF, Bacchi A, Sousa-Neto MD, Silva-Sousa YT, *et al.* Mechanical behavior of endocrowns fabricated with different CAD-CAM ceramic systems. J Prosthet Dent 2020; 125:117-25.
34. Girotto LPS, Dotto L, Pereira GKR, Bacchi A, Sarkis-Onofre R. Restorative preferences and choices of dentists and students for restoring endodontically treated teeth: A systematic review of survey studies. J Prosthet Dent 2020. doi: 10.1016/j.prosdent.2020.07.005.

20 Proservação: Sucesso, Insucesso

Carlos Estrela • Giulio Gavini • Yara T. Corrêa Silva-Sousa • Flares Baratto-Filho • Manoel Damião Sousa-Neto

SÍNTESE DO CAPÍTULO

Diversos fatores estão associados aos sucessos clínico e radiográfico do tratamento endodôntico; por isso, a proservação deve ser considerada etapa obrigatória na Endodontia. Diferentes condições clínicas podem contribuir, de modo isolado ou em associação, para um prognóstico desfavorável. É importante conhecer a classificação de sucesso e insucesso do tratamento endodôntico, assim como as situações que podem acarretar o seu fracasso.

INTRODUÇÃO

A proservação longitudinal pós-tratamento endodôntico constitui uma conduta que deve ser considerada como rotina na prática clínica. Todavia, o paciente deve ser orientado sobre a importância desse procedimento e estar comprometido com o retorno para se estabelecer a real qualidade do tratamento realizado. O que se tem observado é a baixa frequência de retorno do paciente para a análise de qualidade do tratamento endodôntico realizado.[1]

A presença de rarefação periapical e o pós-operatório sintomático constituem importantes sinais e sintomas do insucesso do tratamento endodôntico. Essas condições indicam a manutenção de microrganismos no sistema de canais radiculares, quer em condições de saúde ou inflamação pulpar, infecção primária (tratamento endodôntico inicial) ou infecção secundária (retratamento endodôntico). O tratamento de eleição inicial, identificado o insucesso, é o retratamento endodôntico e, para este último, a cirurgia periapical ou a exodontia.[1-3]

A determinação do sucesso deve basear-se em critérios definidos, envolvendo as características clínicas (ausência de sintomatologia) e os aspectos radiográficos harmônicos com o processo de reparação tecidual (incluindo a restauração permanente e a condição de função do dente). A conclusão do tratamento do canal radicular deve ser considerada somente quando o dente estiver definitivamente restaurado e em função mastigatória. O tratamento do canal radicular bem realizado evita sintoma pós-operatório, lesão periapical e perda dentária.[1] Nesse sentido, vários estudos[1-77] têm discutido os fatores associados ao sucesso e insucesso endodôntico e os principais fatores de risco.

Diferentes condições clínicas podem contribuir, de modo isolado ou em associação, para um prognóstico desfavorável, como a perfuração do canal radicular, a sobreobturação, a lesão endodôntica e periodontal, a fratura radicular, a presença de biofilme periapical, a lesão dentária traumática, a fratura do instrumento, a periodontite apical, a reabsorção radicular, etc.[66-70] As condições sistêmicas e periodontais devem ser cuidadosamente examinadas antes do tratamento endodôntico, uma vez que apresentam influência no processo de reparo tecidual.[73]

O exame por imagem é essencial na detecção da qualidade do tratamento endodôntico. Deve-se tomar cuidado, visto que algumas lesões periapicais podem apresentar-se ocultas e não serem detectadas frente ao exame por meio de radiografia periapical.[60-64] Nesse sentido, o método de diagnóstico do insucesso endodôntico pode ser melhor definido e identificado por meio de uma tomografia computadorizada de feixe cônico (TCFC). Estrela *et al.*[62] determinaram a acurácia de imagens obtidas com a TCFC, radiografia panorâmica e periapical na detecção da periodontite apical em 1.508 imagens (888 pacientes). Os resultados mostraram a necessidade de uma revisão dos estudos epidemiológicos envolvendo a periodontite apical, em função dos falsos resultados positivos observados por meio de radiografias periapicais e panorâmicas. A periodontite apical foi corretamente identificada em 54,5% nas radiografias periapicais e em 27,8% nas radiografias panorâmicas. A identificação de canais radiculares não localizados durante o tratamento endodôntico ocorre com maior precisão em imagens de TCFC **(Figura 1)**.

As características clínicas frente à ausência ou presença de sintomatologia e a imagem associada à ausência ou presença de rarefação óssea periapical constituem importantes informações para diferenciar o sucesso do insucesso do tratamento endodôntico. Todavia, a caracterização dessas condições parece ser identificável na maioria das vezes, ficando a dúvida para aqueles casos de regressão parcial que, em sua maioria, estão associadas às imagens inconclusivas. A determinação do sucesso ou do insucesso do tratamento não impõe tamanha dificuldade. O desafio está relacionado aos casos de dúvidas, o que implica a realização de minuciosa anamnese, além de exames clínico e de imagem.[3,9]

A proservação do tratamento endodôntico deve ser realizada por um longo período de tempo, sendo essencial e necessário o cuidado no diagnóstico diferencial nos casos que sugerem alterações de origem não endodôntica ou cicatriz periapical. Um processo infeccioso periapical pode ocorrer lentamente ao longo dos anos, bem como o aparecimento de uma reinfecção em um dente considerado bem tratado endodonticamente. Dessa maneira, torna-se necessário um acompanhamento longitudinal de todo tratamento endodôntico realizado.[1,3,9,70]

SUCESSO E INSUCESSO DO TRATAMENTO ENDODÔNTICO

A Endodontia contemporânea tem experimentado inovações científicas e tecnológicas frequentes, comprovadas por exames de imagem,[60-69] desenho e cinemática de instrumentos, preparo de canais radiculares, materiais seladores e técnicas de obturação.[73-75] Esses implementos foram incorporados diariamente aos protocolos clínicos. As novas tecnologias e métodos terapêuticos requerem algum tempo para uma análise precisa dos riscos e benefícios a serem integrados à prática clínica.[60-75]

O sucesso do tratamento do canal radicular requer conhecimento e domínio da anatomia do canal radicular, controle de microrganismos, domínio técnico-científico de protocolos terapêuticos (habilidade psicomotora) e resposta imune positiva do hospedeiro **(Figuras 2 e 3)**.[1]

Os procedimentos operatórios durante o tratamento do canal radicular devem ser bem analisados, evitando-se, assim, os erros a fim de que o prognóstico não seja negativo.[70]

O tratamento bem sucedido previne a perda do dente e evita a dor e o desenvolvimento de lesão periapical. O profissional deve estar consciente de que, em cada fase operatória, um erro pode ter implicação no prognóstico e constituir fator de risco ao fracasso. O conhecimento dos prováveis erros de procedimentos operatórios e suas consequências torna-se fundamental para evitar futuros problemas com a saúde do dente.[70]

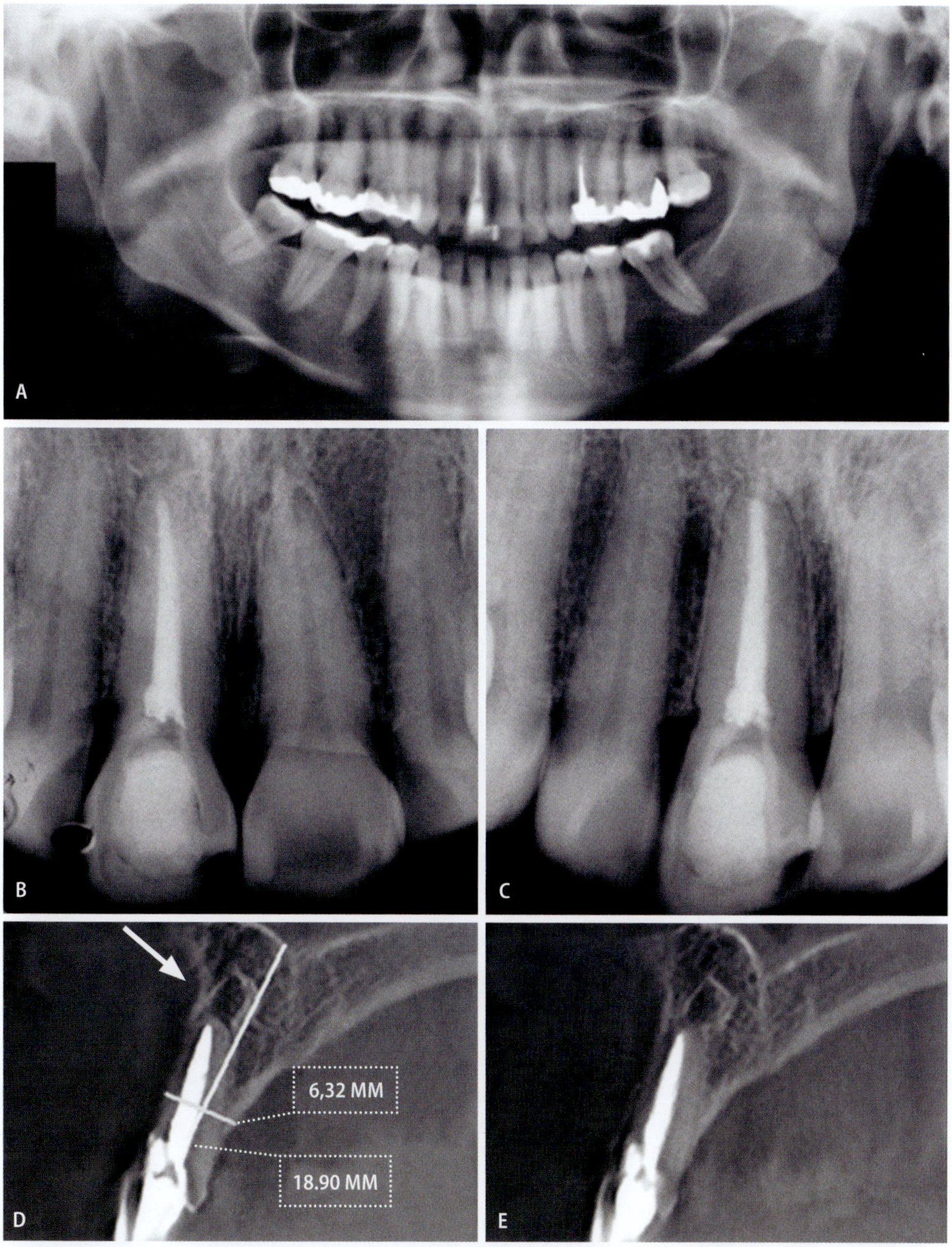

FIGURA 1 (A-E) Radiografias panorâmicas e periapicais mostram área periapical normal do incisivo superior direito. A periodontite apical pode ser identificada em exame por TCFC.[68]

Fonte: Estrela *et al.*, 2008.[62]

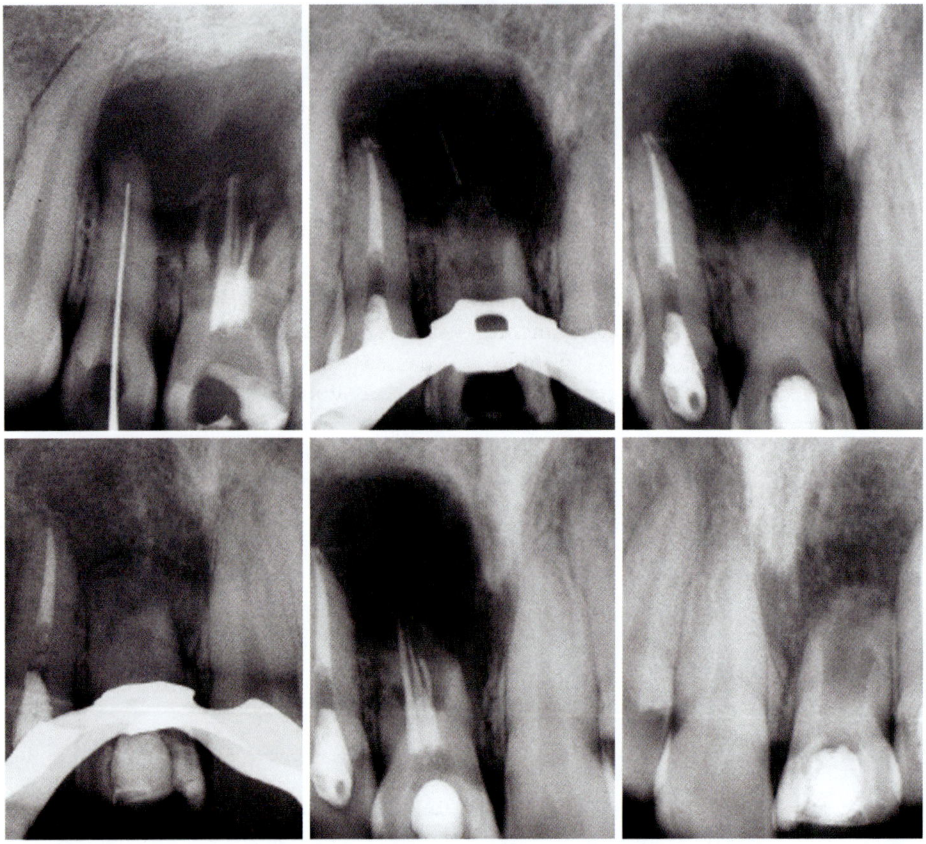

FIGURA 2 Imagens de radiografias periapicais mostrando regressão de extensa lesão periapical posterior ao processo de sanificação e medicação com pasta de hidróxido de cálcio.

Fonte: arquivo pessoal dos autores.

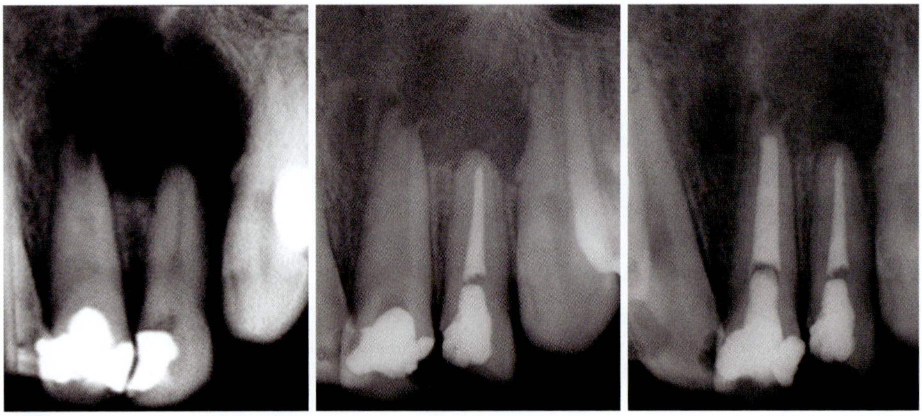

FIGURA 3 Imagens de radiografias periapicais mostrando regressão de extensa lesão periapical posterior ao processo de sanificação e tratamento endodôntico.

Fonte: arquivo pessoal dos autores.

Paralelamente aos avanços científicos e tecnológicos, acidentes e complicações durante o tratamento do canal radicular podem ocorrer a qualquer momento. O profissional deve estar atento para evitar esses eventos desagradáveis, uma vez que erros de procedimentos operatórios caracterizam fatores de riscos iatrogênicos que podem resultar no insucesso do tratamento do canal radicular.[2,33-35] Uma análise independente desses erros deve ser feita durante o planejamento dos procedimentos operatórios.[70] Estudos envolvendo a prevalência de periodontite apical em dentes tratados endodonticamente relataram que a qualidade da obturação do canal radicular e da restauração coronária influenciam no sucesso ou no insucesso do tratamento.[2,37-42,47-58] Os resultados do tratamento do canal radicular representam um indicador para sustentar ou ajustar o protocolo terapêutico.[1] Vários fatores e condições clínicas em curso são importantes para determinar os desafios e dificuldades no momento do tratamento endodôntico.[3]

O diagnóstico de doenças pulpares e periapicais prévias ao tratamento do canal radicular constitui um importante referencial preditivo para o prognóstico. A previsão do sucesso do tratamento do canal radicular constitui um desafio atual, devido a todos os fatores biológicos (locais e sistêmicos) e técnicos que envolvem os procedimentos operatórios.[1-3]

Os erros de procedimentos operatórios frequentes e os fatores clínicos associados podem ser distribuídos dentro da sequência clínica operatória: planejamento do tratamento endodôntico, diagnóstico de doenças pulpares e periapicais, anestesia, preparo da cavidade de acesso, isolamento com dique de borracha, preparo do canal radicular, obturação e retratamento do canal radicular, restauração endodôntica de dentes tratados, dor pós-operatória e acompanhamento de dentes tratados endodonticamente.[70]

A ausência de planejamento clínico pode induzir o profissional a erros de procedimentos operatórios.[71] Nessa perspectiva, pode ser ilusório verificar a configuração da cavidade pulpar ilustrada pela radiografia periapical. As radiografias periapicais apresentam representações bidimensionais de estruturas tridimensionais. As características morfológicas do dente podem não ser reveladas por exames radiográficos periapicais.[1-3,41,58,60-69] As radiolucências periapicais e as reabsorções radiculares podem não ser visíveis radiograficamente, embora possam existir clinicamente.[60-69]

A anatomia do canal radicular é muito complexa e requer estudo meticuloso antes de qualquer intervenção terapêutica. As alternativas inovadoras para identificar corretamente a anatomia interna do canal radicular, como a TCFC e a microtomografia, têm sido bem discutidas.[60-69] As imagens de TCFC podem revelar aspectos ocultos na radiografia periapical, e podem favorecer o planejamento e tratamento com resultados mais previsíveis **(Figuras 4 e 5)**.[1,60-69]

Falhas de procedimento cirúrgico durante tratamento do canal radicular, como sobreinstrumentação, sobreirrigação, sobreobturação e procedimentos cirúrgicos agressivos constituem fatores de risco para a introdução de corpos estranhos no seio maxilar.[1,70]

A seleção do protocolo clínico a ser empregado, considerando as hipóteses diagnósticas prováveis, significa que as prioridades precisam ser estabelecidas, pesando os riscos do tratamento e benefícios do eventual resultado. Uma decisão acertada evita problemas para o paciente e para o profissional, incluindo processos judiciais. Todo cuidado deve ser tomado quando envolve a saúde de um indivíduo. Os fatores sistêmicos e locais relacionados ao paciente devem ser bem analisados. Os prognósticos duvidosos podem constituir um impedimento para a implementação precisa do tratamento do canal radicular.

É importante considerar que nem todas as radioluscências periapicais estão associadas a canais radiculares infectados.[1,5-7,9,71]

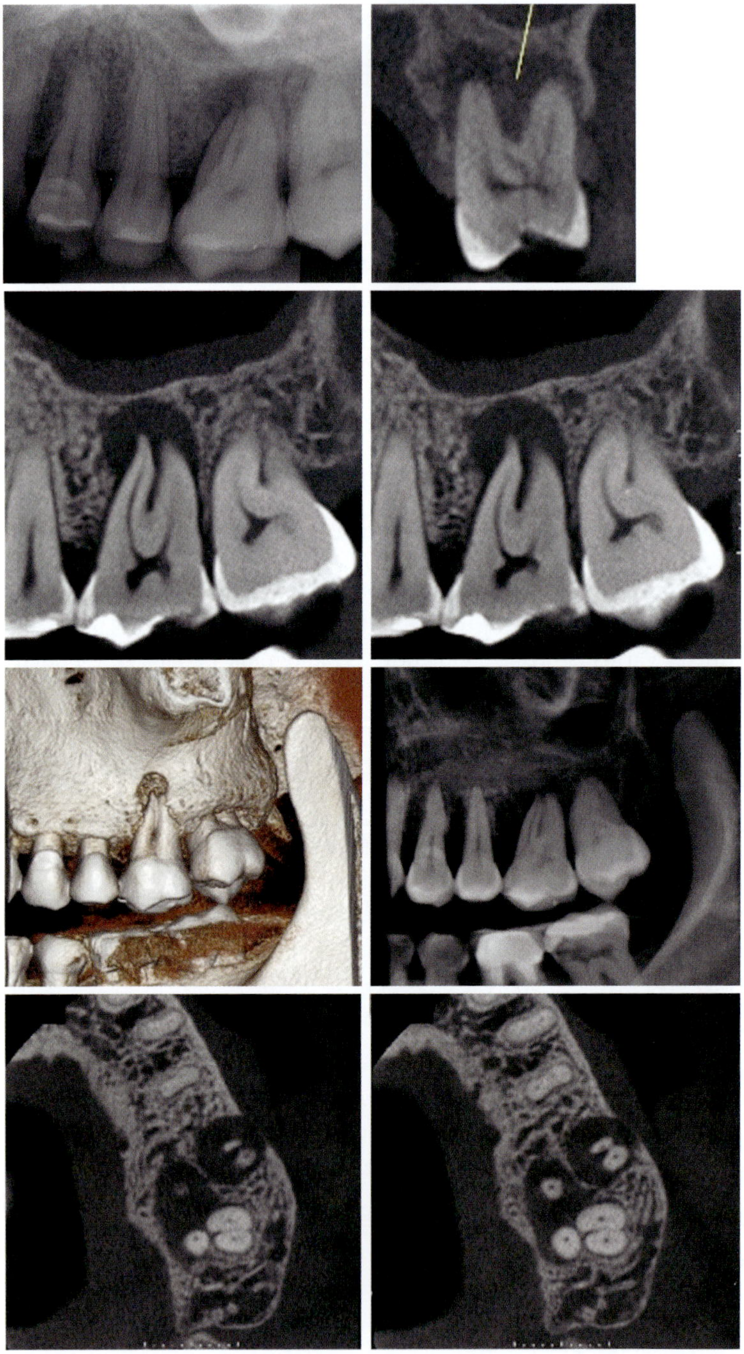

FIGURA 4 Radiografia periapical do primeiro molar superior com imagem radiolúcida periapical, caracterizando infecção primária. A periodontite apical pode ser identificada de modo preciso em exame por TCFC.

Fonte: arquivo pessoal dos autores.

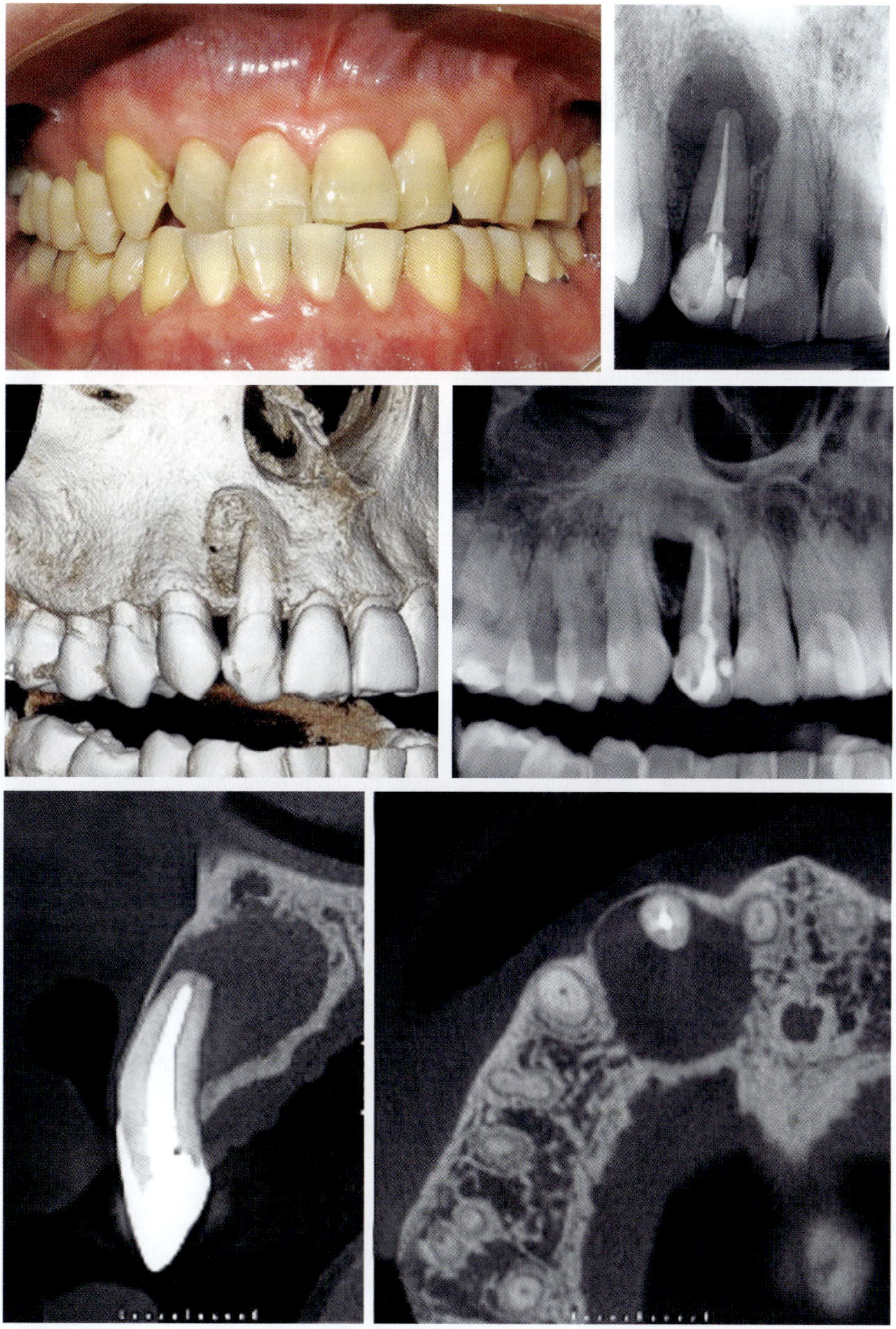

FIGURA 5 Radiografia periapical do incisivo lateral superior com imagem radiolúcida periapical associada a tratamento endodôntico, caracterizando infecção secundária. A periodontite apical pode ser identificada de modo preciso em exame por TCFC.

Fonte: arquivo pessoal dos autores.

As lesões periapicais de origem não endodôntica podem conduzir a diagnósticos equivocados e, consequentemente, erros terapêuticos.[5-7,71] A seleção do caso deve ser bem considerada e planejada. Além disso, o planejamento do tempo necessário para os procedimentos operatórios, o número provável de sessões, os instrumentos e materiais necessários ao tratamento do canal radicular são singulares, mas relevantes para o planejamento.

Um protocolo de atendimento clínico é necessário e básico, com capacidade de prevenção de infecções cruzadas. É fundamental admitir que todos os pacientes devem ser considerados potenciais agentes infecciosos e, da mesma forma que a equipe odontológica, vetores infecciosos da infecção cruzada. A infecção cruzada pode ser prevenida pela adoção de diferentes padrões de comportamento e pelo uso de barreiras de protocolo.[1,70]

O planejamento prévio indica o caminho a percorrer para se atingir determinado objetivo. Uma estratégia importante inclui o treinamento para simular futuras dificuldades, com previsão de decisões a serem tomadas, caso algo aconteça fora do protocolo padrão estabelecido.[70]

A tomada de decisão atinge maior taxa de sucesso no tratamento do canal radicular quando esta é estabelecida a partir do correto diagnóstico. O exame clínico consiste na análise das características físicas visuais do dente e tecidos circundantes, testes de palpação, percussão e sensibilidade/vitalidade pulpar e aspectos radiográficos.[3]

O diagnóstico da dor pulpar deve ser feito com base nas características clínicas, sintomas e sinais, como sintomatologia (presença ou ausência de dor); características biofísicas do dente, sinais que mostram se a cavidade está aberta ou fechada (polpa exposta, ausência de exposição pulpar); aparecimento de dor (provocada ou espontânea); resposta pulpar à sensibilidade/vitalidade pulpar. Na impossibilidade de inspeção direta da polpa dentária, os recursos semiotécnicos permitem estabelecer o provável diagnóstico da dor pulpar (hipótese diagnóstica).[1,3] Assim, resta apenas a análise dos sinais e sintomas clínicos do paciente, sem correlação com possíveis eventos histopatológicos.[1] A maior frequência de dor pulpar tem sido associada a pulpite sintomática e dor periapical com periodontite apical sintomática de origem infecciosa.[3]

A condição clínica geral do paciente (saúde sistêmica) e as características locais (condição dentária) favorecem a previsão de um possível desfecho do tratamento do canal radicular. A determinação do prognóstico também depende do nível de conhecimento científico e habilidade profissional.[73]

Os desafios da Endodontia começam quando doenças de origem não endodôntica sugerem um caso típico de lesão periapical.[5-7,9,71] As áreas mandibulares ou maxilares ao redor dos ápices radiculares com imagens radiolúcidas ou radiopacas podem indicar sinais de doença de origem não endodôntica. Assim, o diagnóstico diferencial de doenças de origem endodôntica e não endodôntica deve ser feito com cautela para evitar erros de diagnósticos **(Figura 6)**.[5-7,9,71]

O tratamento do canal radicular bem sucedido envolve um controle adequado da dor. A dor de dente representa o principal motivo pelo qual os pacientes procuram atendimento odontológico. Uma ansiedade compreensível para pacientes e endodontistas é a dor sentida antes, durante ou depois do tratamento do canal radicular.[70] Todos os pacientes relatam, conscientemente, ter ou não experiência de dor durante ou após o tratamento do canal radicular. O controle da dor e da ansiedade do paciente favorece o bom andamento dos procedimentos clínicos. O conhecimento das estruturas anatômicas, das técnicas anestésicas, do mecanismo de ação, do efeito e das complicações dos anestésicos constituem habilidades essenciais do profissional.

A

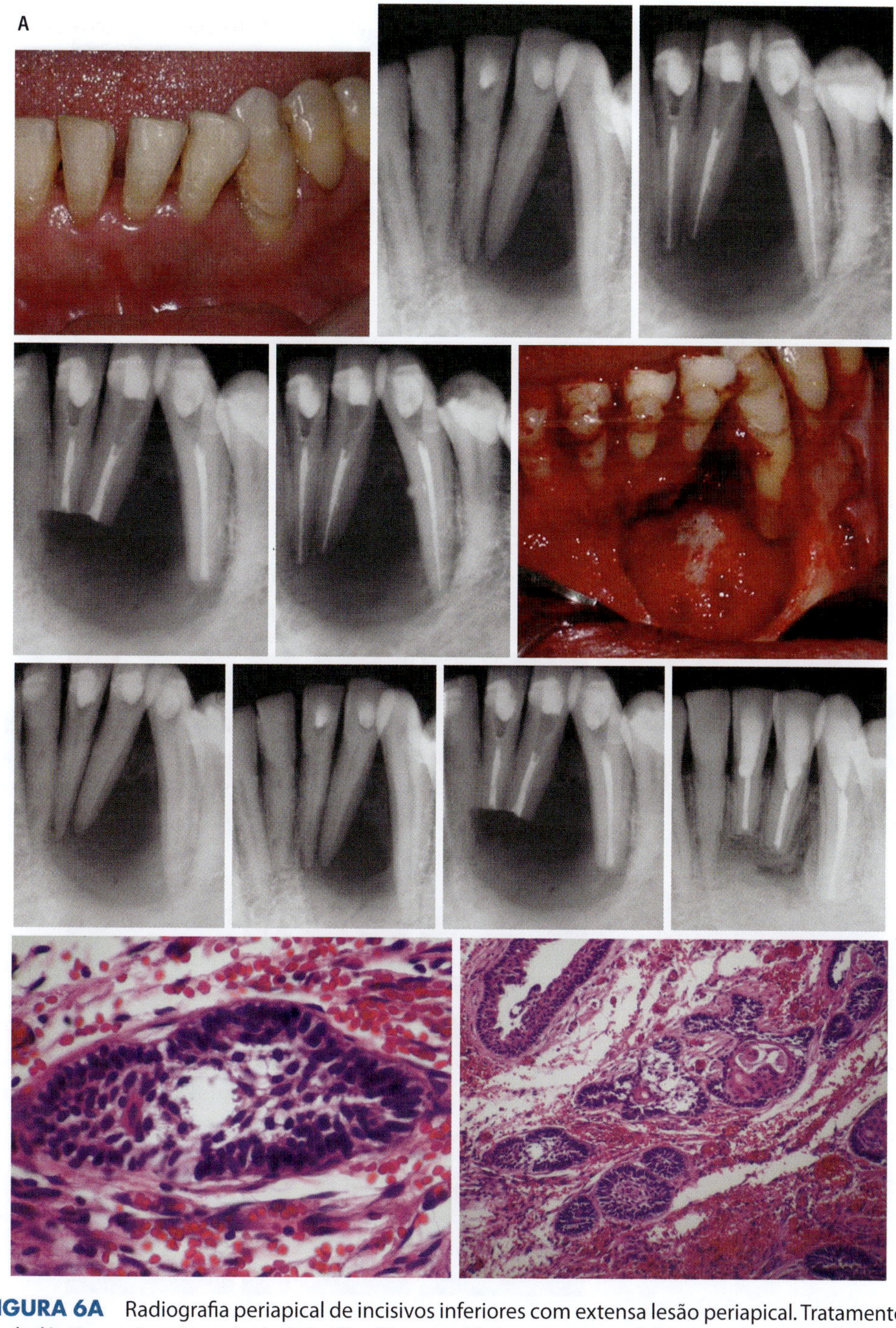

FIGURA 6A Radiografia periapical de incisivos inferiores com extensa lesão periapical. Tratamento endodôntico e cirurgia periapical. Análise histopatológica mostra ameloblastoma mimetizando periodontite apical.

Fonte: Faitaroni *et al.*, 2008.[71]

B

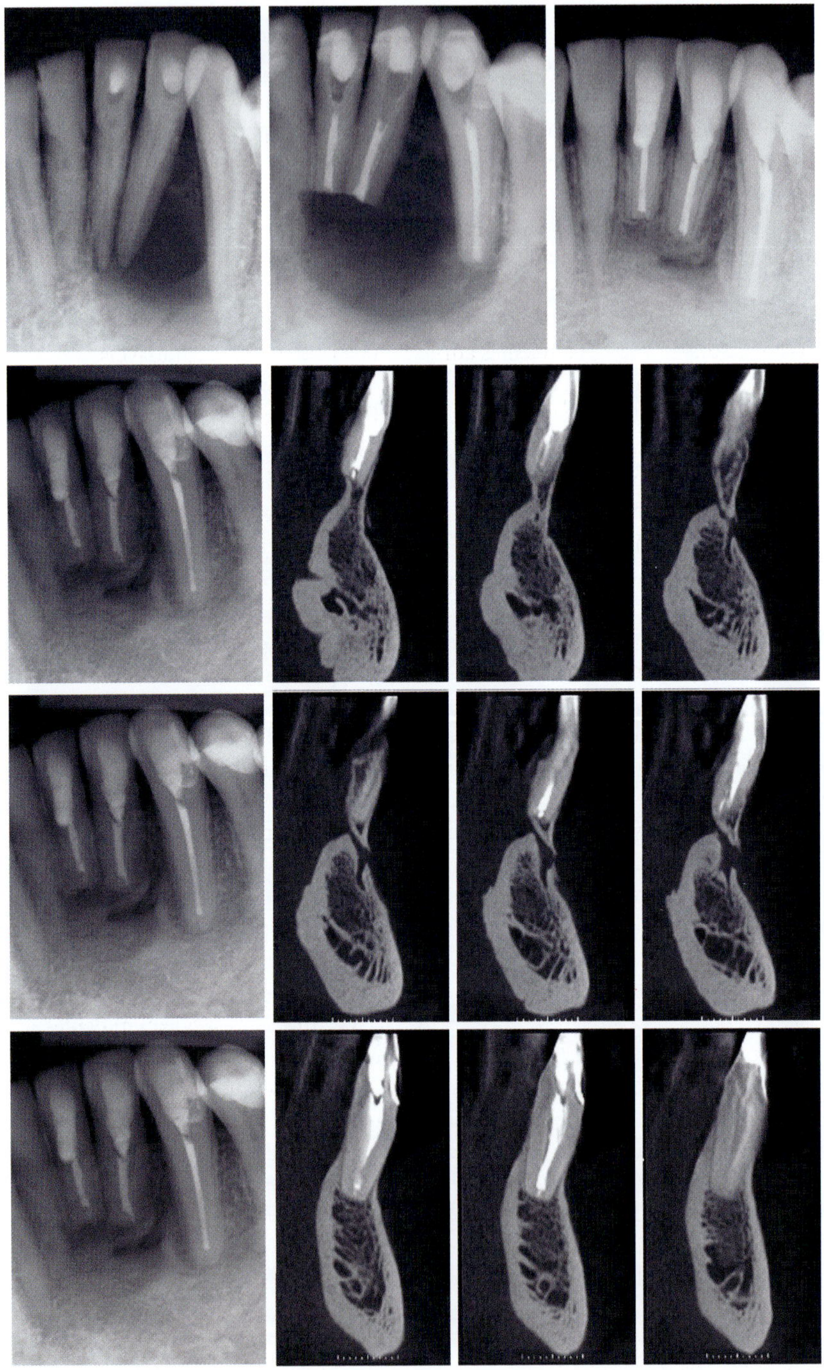

FIGURA 6B Radiografia periapical de incisivos inferiores com extensa lesão periapical. Tratamento endodôntico e cirurgia periapical. Controle clínico, radiográfico e por TCFC com 13 anos de acompanhamento, mostrando processo de reparo periapical.

Fonte: Faitaroni *et al.*, 2008.[71]

O controle de microrganismos nos canais radiculares infectados é um dos objetivos da terapia endodôntica.[1-3,8-17,44,45] Para garantir o processo de sanificação durante o procedimento operatório, recomenda-se o isolamento do dente com dique de borracha, que também minimiza infecções cruzadas, evita acidentes como aspiração e deglutição de instrumentais endodônticos e o efeito agressivo de substâncias irritantes em tecidos vitais (hipoclorito de sódio e hidróxido de cálcio).[1-3,9,20-22,30-35] Estratégias adicionais para complementar o isolamento com dique de borracha podem ser necessárias para pacientes jovens ou durante procedimentos transcirúrgicos, como uma barreira gengival fotopolimerizável ou a aplicação de cianoacrilato para bloquear uma possível penetração de sangue ou fluidos através da barreira de borracha.[70] Assim, ergonomia e economia de tempo também estão entre as vantagens.

O conhecimento da anatomia da cavidade pulpar oferece a oportunidade de determinar alguns dos fatores que podem complicar o preparo da cavidade de acesso dos canais radiculares. A presença de nódulos na câmara pulpar, calcificações, dentinogênese incompleta, reabsorções, dente fora da inclinação do arco dentário ou restauração recobrindo a coroa podem dificultar o preparo da cavidade de acesso e induzir acidentes operatórios. Antes de iniciar a cavidade de acesso, é prudente verificar no exame de imagem o tamanho e a forma da câmara pulpar e a inclinação dentária na arcada. A análise meticulosa da anatomia do canal radicular deve ser realizada durante o planejamento do tratamento do canal radicular.[1-3,9-70]

Os procedimentos cirúrgicos anteriores ao preparo da cavidade de acesso envolvem a remoção de todo o tecido cariado, restauração de defeitos e fragilidade da estrutura dentinária, o que pode alterar as referências coronárias. A reconstrução coronária antes da abertura coronária é necessária em algumas situações com grande destruição. Uma cavidade de acesso incompleta reduz a qualidade do esvaziamento e pode alterar a forma de preparo do canal radicular. De outro lado, uma cavidade de acesso exagerada favorece perfurações, compromete o desempenho biomecânico dos dentes tratados e expõe o dente a risco de fratura coronária e radicular.[70]

Análise da câmara coronária nos exames de imagens contemporâneos, perfeita seleção da broca compatível com o volume da câmara coronária, boa iluminação e magnificação são essenciais, pois favorecem a visualização da cavidade durante a abertura coronária, o que evita acidentes desagradáveis.

A perda do canal radicular pode ser observada em algumas situações,[70] o que pode ser responsável pela manutenção da contaminação bacteriana. A perda do canal radicular pode ocorrer em todos os dentes devido à exploração incompleta e conhecimento da anatomia interna.[70]

Acidentes podem ocorrer a qualquer momento do tratamento e podem ser responsáveis pelo fracasso do tratamento endodôntico. Os erros comuns de procedimento durante o preparo da cavidade de acesso são os seguintes: tecido de cárie remanescente na câmara pulpar; seleção incorreta do ponto de eleição para o preparo da cavidade de acesso; seleção incorreta da broca (broca excessivamente grande em relação ao volume da câmara pulpar); erro no direcionamento da broca em dentes com posicionamento incorreto; acesso incompleto; remoção incompleta do teto da câmara coronária; perfuração vestibular em dentes anteriores; perfuração do assoalho em molares.[70]

O esvaziamento do canal radicular é o procedimento para eliminar o conteúdo da cavidade pulpar. A seleção dos instrumentos endodônticos e da técnica utilizada para o preparo do canal radicular, bem como a experiência do operador, constituem aspectos importantes a serem considerados frente a novas estratégias e instrumentos (instrumentos de níquel-titânio rotatórios ou recíprocantes).[70,74,75] A qualidade do preparo do canal radicular com instrumentos rotatórios de níquel-titânio[70,74,75] e a baixa incidência de erros de procedimento (transporte de canal radicular, perfurações radiculares e fratura de instrumentos) motivaram discussões e uso por estudantes de graduação.[66,67] A introdução do preparo do canal radicular com instrumentos rotatórios de níquel-titânio no ensino de graduação parece uma inovação promissora. Outro aspecto importante relacionado ao preparo é que todos os instrumentos devem apresentar uma vida útil limitada e podem apresentar defeitos de fabricação, o que implica reconhecer a necessidade de frequentes renovações. Em todas as etapas do preparo, a menor negligência do profissional pode causar erros operacionais.

O preparo de canais curvos apresenta maior possibilidade de transporte apical e perfurações radiculares. A identificação prévia do raio de curvatura de um canal radicular constitui uma conduta funcional. A maioria dos canais radiculares dos primeiros e segundos molares superiores e inferiores apresenta algum grau de curvatura nos terços apical e cervical, independentemente do plano analisado.[70]

Um melhor prognóstico é obtido quando o preparo e o selamento não se estendem além do forame apical, devendo estar aquém do ápice radicular radiográfico.[1,9,18,19,23,29,34] Os limites laterais do alargamento do canal devem ser determinados pelo diâmetro anatômico do canal radicular. Muitos instrumentos não tocam todas as paredes do canal radicular, o que, naturalmente, induz ao maior alargamento da área dentro dos limites anatômicos.

O limite lateral de alargamento cervical e apical deve ser apropriado, pois o aspecto visto pela radiografia periapical não representa uma referência precisa da espessura dentinária real e a ilusão da imagem pode ser responsável por desgaste insuficiente ou excessivo. No exame por imagens de TCFC é possível identificar, no plano axial, a espessura dentinária que será preparada.

Planejamento, bom senso e conhecimento anatômico são importantes nesta fase do manejo endodôntico. A determinação do limite de alargamento lateral deve levar em consideração a condição anatômica e patológica, a intensidade da curvatura do canal radicular, a seção transversal e a flexibilidade e característica do instrumento endodôntico.[70]

A manutenção da posição original do forame apical é tão importante quanto a capacidade de centralização do canal radicular durante o preparo do canal. O transporte apical e o desvio do canal principal (com consequente perda do comprimento de trabalho) podem ser bem controlados com instrumentos de níquel-titânio quando usados por um profissional habilitado e usados com cautela e racionalidade em uma boa técnica de preparo.

O alargamento cervical deve ser observado com cautela, principalmente após a introdução de instrumentos com elevada conicidade, que podem ser responsáveis pelo atrito excessivo em regiões delgadas do canal, como a parede distal da raiz mesial dos molares inferiores. Esses aspectos devem ser analisados e levados em consideração, uma vez que existe uma relação direta e íntima entre os instrumentos endodônticos e os canais radiculares.

A eficácia das estratégias antimicrobianas (solução irrigante e medicação intracanal) está relacionada ao controle direto da área a ser preparada. O sucesso terapêutico do canal infectado está relacionado à redução de microrganismos e à ruptura do biofilme bacteriano.[1,9,30,31] A complexa anatomia dificulta o acesso total e direto. Por exemplo, o istmo do canal radicular é uma estrutura anatômica comum nos dentes permanentes humanos, exceto nos dentes anteriores superiores.[74] Frequências mais elevadas de istmos do canal radicular (87,9%) foram encontradas nos primeiros molares inferiores.[76]

O efeito da medicação intracanal sobre as bactérias ocorre com a manutenção do contato direto para expressar seu mecanismo de ação. Tão importantes quanto a solução irrigante para o processo de sanificação eficaz são a profundidade de penetração da cânula de irrigação, a freqüência da irrigação, a abundância da irrigação, a concentração das soluções irrigantes e o controle de qualidade das substâncias irrigadoras.[1-3,9,30,31]

O tratamento de canais radiculares infectados requer a redução da carga microbiana intrarradicular, o rompimento do biofilme e a aplicação rigorosa de medidas antibacterianas não antibióticas.[29] As soluções irrigantes são muito importantes durante o preparo do canal radicular porque auxiliam a limpar o canal radicular,[9] lubrificar os instrumentos, eliminar detritos, além de atuar como antibacteriano e ter a capacidade de dissolução tecidual, sem causar danos aos tecidos periapicais.[30,31] O hipoclorito de sódio tem sido o irrigante mais indicado para o protocolo de tratamento das infecções endodônticas.[1,9,30,31] Igualmente, o hidróxido de cálcio continua sendo a medicação intracanal mais indicada em diferentes condições clínicas. As propriedades do hidróxido de cálcio advêm de sua dissociação em íons cálcio e hidroxila e a ação desses íons nos tecidos e bactérias, os quais explicam as propriedades biológicas e antimicrobianas dessa substância.[1,9,30,31]

A obturação do canal radicular visa eliminar os espaços vazios dentro da cavidade pulpar onde os microrganismos podem se alojar. Quando o preparo do canal radicular está bem estabelecido, a obturação do canal radicular desse espaço mantém o mesmo destino. A técnica de condensação lateral com guta-percha é a mais conhecida e utilizada. Alguns detalhes para obturação de canais radiculares devem ser bem verificados, como dente assintomático e manutenção do mesmo limite apical utilizado no preparo. O canal radicular deve ser bem limpo e seco para a seleção do cone principal da guta-percha, sendo necessário verificar se os cones oferecem alguma resistência à remoção e ocupam a maior parte do espaço do canal radicular. O material obturador do canal radicular deve estar contido apenas dentro do próprio canal, não justificando sua presença além dele.[1,9,23] Em molares inferiores e superiores, é necessário cuidado para evitar extrusão de materiais obturadores para o canal mandibular e o seio maxilar, devido à proximidade dessas estruturas anatômicas com os ápices radiculares.

Diferentes propriedades dos cimentos endodônticos foram discutidas; todavia, ainda não existe um material considerado ideal e de consenso universal. A capacidade de adesão às paredes dentinárias com qualidade de selamento para evitar infiltrações, com biocompatibilidade e estimulação do processo de cicatrização dos tecidos periapicais constitui propriedade ideal.

As infiltrações microbianas ao longo da restauração coronária e selamento endodôntico têm sido consideradas fortemente associadas às falhas endodônticas.[2,9] A qualidade do preparo e do selamento coronário são fatores essenciais para alcançar elevadas taxas de sucesso, mesmo em canais radiculares infectados.[2]

A prevalência de lesões periapicais em dentes tratados endodonticamente em uma população seleta de adultos brasileiros em radiografias periapicais foi baixa quando associada à elevada qualidade técnica do tratamento.[3] Comparando as radiografias periapicais e panorâmicas e imagens de TCFC, a periodontite apical foi detectada em 17,6%, 35,3% e 63,3%, respectivamente. Discrepâncias substanciais foram encontradas entre os métodos de imagem testados para detectar a periodontite apical. A periodontite apical foi corretamente identificada em 54,5% dos casos com radiografias periapicais e em 27,8% dos casos com radiografias panorâmicas.[62]

As falhas de procedimentos operatórios podem ocorrer e representam fatores de risco capazes de comprometer a sobrevivência do dente.[70] Os erros caracterizam deficiência, não observância do protocolo terapêutico e baixo nível de conhecimento envolvendo os princípios endodônticos. O atendimento deficiente pode ser responsável por graves consequências e sequelas, o que prejudica o prognóstico e pode resultar em sérias questões judiciais.[68,70] Os erros de procedimentos operatórios em dentes tratados endodonticamente e implantes dentários foram detectados por meio de imagens de TCFC.[68] As subobturações, sobreobturações e perfurações radiculares foram detectadas em 33,5%, 8% e 4,5%, respectivamente. Os implantes dentários com roscas expostas, em contato com estruturas anatômicas e em contato com dentes adjacentes, apresentaram valores de 37,5%, 13% e 6,5%, respectivamente. Os erros de procedimentos operatórios foram detectados em dentes tratados endodonticamente e implantes dentários, sendo que os mais frequentes foram subobturação em dentes tratados endodonticamente e roscas expostas em implantes dentários.[68]

A primeira opção para o tratamento da falha é o retratamento do canal radicular que apresenta dificuldades e complicações que tornam o prognóstico duvidoso. A dificuldade em estabelecer um novo acesso ao canal radicular depende do material presente, da anatomia da cavidade pulpar, da perda do canal radicular, da iatrogênese (perda do comprimento de trabalho - formação de degrau, perfuração, instrumentos fraturados) e da presença de pino intrarradicular (tipo, comprimento, diâmetro, cimento).[70]

O tratamento do canal radicular deve ser considerado concluído somente após a perfeita restauração coronária. A recuperação da função dentária e da harmonia oclusal constitui elemento essencial no processo de reabilitação. A restauração dentária deve ser realizada, preferencialmente, com isolamento absoluto. Durante o tratamento, o dente deve receber uma restauração temporária com cimento de ionômero de vidro ou resina composta. O tempo entre a obturação do canal radicular e a reconstrução restauradora coronária deve ser o menor possível para evitar a contaminação do canal radicular. Uma fratura ou perda de restauração pode levar à reinfecção e à necessidade de nova intervenção antibacteriana. A restauração de dentes tratados endodonticamente pode ser, geralmente, complexa devido à destruição da coroa (parcial ou total), devido à cáries, lesões dentárias traumáticas ou à presença de restaurações extensas anteriores.[70]

A reconstrução coronária de dente tratado endodonticamente deve recuperar o desempenho biomecânico da forma mais semelhante possível ao dente intacto. A resistência estrutural está relacionada à retenção adequada e integração adesiva entre o selante, reconstrução do núcleo e restauração final. Materiais restauradores diretos, principalmente resinas compostas, têm se mostrado suficientes para reconstituir a parte coronária que servirá de suporte para uma coroa. Em vários dentes com perda significativa de estrutura coronária e sem possibilidade de fornecer retenção e resistência suficientes para completar o núcleo coronário, podem ser necessários pinos intrarradiculares para retenção. O uso de pino de fibra de vidro associado ao cimento resinoso tem se mostrado uma boa opção quando é necessária a retenção com o pino. A similaridade das propriedades mecânicas com a dentina e a interação da ligação com a dentina radicular resultam em uma distribuição adequada de tensões e deformações. O dente tratado endodonticamente que necessita de retenção intrarradicular deve receber uma restauração estruturalmente composta por componentes com funções específicas. Em uma relação direta de dependência funcional, a restauração coronária é retida pelo núcleo, que é retido pelo pino intrarradicular.[70]

O retratamento endodôntico, a remoção do pino metálico e o excesso de preparação podem criar um canal radicular maior, o que determina um espaço maior entre o pino e a dentina radicular. O uso de resina composta para restaurar a adaptação entre o pino de fibra e a dentina radicular tem sido recomendado. A escolha de irrigantes adequados para limpar o canal radicular antes da cimentação, a seleção do cimento resinoso com material que pode polimerizar em áreas profundas e uma unidade de fotopolimerização com irradiância de luz suficiente no cimento resinoso são essenciais para produzir uma pós-fixação apropriada.[70]

Vários dentes são perdidos em função de fratura coronária ou perfuração radicular associada à seleção inadequada do pino intrarradicular. O planejamento correto da restauração é importante para a sobrevivência do dente. O pino intrarradicular deve ser selecionado de acordo com o grupo de dentes e a estrutura coronária remanescente. A seleção perfeita do material e o planejamento da restauração do dente têm influência direta no sucesso do tratamento endodôntico.[1-3,70]

O tratamento do canal radicular, frequentemente, é realizado em um dente com polpa inflamada ou infectada, associada ou não à inflamação periapical. Uma ocorrência extremamente desagradável para o paciente e o profissional é o aparecimento de dor imediatamente após o tratamento. A sintomatologia pode ser um inconveniente imprevisível. A periodontite apical sintomática é uma reação tecidual que ocorre no periodonto apical devido a agressões traumáticas ou infecciosas, que determinam respostas inflamatórias e imunológicas. As defesas orgânicas e o grau de virulência dos microrganismos estabelecem as diferentes naturezas das alterações periapicais. O quadro inflamatório e/ou infeccioso envolvido na alteração periapical modula o diagnóstico e a opção de tratamento.[3]

Os diagnósticos clínicos de 1.765 pacientes que procuraram o Serviço de Urgência da Faculdade de Odontologia da UFG para tratamento de dores nos dentes apresentaram maior frequência nos casos de pulpite sintomática e periodontite apical sintomática de origem infecciosa. Os principais fatores clínicos associados à dor de origem pulpar e periapical foram cárie e câmara pulpar aberta, respectivamente.[3]

A estimativa de sucesso no tratamento do canal radicular confirma uma pequena taxa de dor pós-tratamento em dentes com polpa inflamada ou infectada. Portanto, um bom processo de sanificação, o uso racional de medicamentos intracanal, o selamento endodôntico de alta qualidade e a restauração coronária são essenciais para estabelecer o sucesso.[1]

O **Quadro 1** categoriza os erros de procedimentos operatórios comuns e os fatores clínicos associados ao tratamento. O sucesso está associado à regressão da inflamação periapical, bom selamento endodôntico e coronário e o dente em função. As **Figuras 7 a 11** apresentam ilustrações representativas de fatores operatórios que podem interferir no sucesso ou fracasso endodôntico – falhas na abertura coronária e preparo coronário, no preparo do canal radicular, na obturação do canal radicular e no retratamento do canal radicular.

FATORES CLÍNICOS ASSOCIADOS AO CONTROLE DE QUALIDADE TERAPÊUTICO

O valor do diagnóstico e seu correto estabelecimento são fundamentais para o planejamento e as tomadas de decisão clínicas bem-sucedidos. As doenças inflamatórias pulpares ou periapicais são, geralmente, identificadas pelas consequências de agressões teciduais. O principal objetivo do tratamento endodôntico é a remoção ou neutralização do agente etiológico responsável – bacteriano, químico, mecânico e físico. A integridade do sistema imunológico inespecífico de um paciente, que foi negligenciada em investigações anteriores, constitui um preditor significativo para o desfecho do tratamento endodôntico e deve receber mais atenção. Várias doenças de origem não endodônticas podem sugerir casos típicos de periodontites apicais. O diagnóstico diferencial de doenças de origem endodôntica e não endodôntica deve sempre ser feito com precisão e cautela.

A inflamação e a infecção periapical representam uma resposta de defesa biológica natural, causada por diferentes agentes etiológicos. O período de tempo para ocorrer um processo de infecção pulpar ou periapical é

QUADRO 1 Erros comuns de procedimentos e fatores clínicos associados.

1. Planejamento do tratamento endodôntico: a falta de planejamento do tratamento endodôntico contribui para surpresas desagradáveis. Erros durante o procedimento caracterizam fatores de risco que podem contribuir para falha do tratamento endodôntico.
2. Diagnóstico da condição pulpar e periapical: a decisão de proceder com o tratamento endodôntico tem alta porcentagem de sucesso quando é baseada em diagnóstico correto. O diagnóstico diferencial das desordens de origem endodôntica ou não endodôntica deve ser feito para evitar diagnósticos equivocados.
3. Anestesia: a dor dentária constitui uma forte razão pela qual os pacientes procuram atendimento odontológico. Muitos pacientes consideram a dor e a Odontologia como sinônimos; a pior lembrança de um paciente é a experiência e a memória da dor durante o tratamento endodôntico.
4. Preparo da cavidade e acesso: presença de nódulos na câmara pulpar, calcificação, reabsorção, dente deslocado (inclinação incorreta no arco) ou uma restauração cobrindo a coroa podem dificultar o preparo da cavidade de acesso e induzir acidentes. Uma cavidade de acesso incompleta reduz a qualidade do esvaziamento e pode alterar a forma ideal do preparo endodôntico. A cavidade de acesso exagerada favorece a perfuração da raiz e torna o dente suscetível à fratura coronal/radicular.
5. Isolamento com lençol de borracha: para garantir o processo de higienização durante os procedimentos operacionais, recomenda-se o isolamento do dente com lençol de borracha, o que minimiza a infecção cruzada e previne acidentes, como aspiração e deglutição de instrumentos endodônticos e ação citotóxica de substâncias irritantes em tecidos vitais. O hipoclorito de sódio é a solução irrigante mais indicada, mas fora do canal radicular produz muitas complicações, incluindo dor severa.
6. Preparo do canal radicular: a seleção da técnica utilizada para o preparo, os instrumentos endodônticos, bem como a experiência do operador são aspectos importantes a serem considerados, tendo em vista as novas estratégias e instrumentos. As falhas operatórias durante o preparo (formação de degrau, perfurações radiculares, transportes foraminais, perda do comprimento de trabalho, canal radicular não encontrado (esquecido), sobreinstrumentação, sobreirrigação, fratura de instrumentos) podem ocorrer devido à falta de atenção do profissional ou à limitação de exames por imagens.
7. Obturação e retratamento do canal radicular: a eliminação de espaços vazios dentro da cavidade pulpar constitui o principal objetivo do selamento do canal radicular. A qualidade do preparo apresenta influência direta sobre o selamento. Uma opção viável para o tratamento com falha é o retratamento, o qual apresenta prognóstico duvidoso. O novo acesso é influenciado por diversos fatores: encontrar um canal radicular perdido, material de selamento, anatomia da cavidade pulpar, iatrogenias (perda de comprimento de trabalho - formação de degrau, perfuração, instrumento fraturado), a presença de pino intrarradicular (tipo, comprimento, diâmetro e imento obturador).
8. Restauração de dentes tratados endodonticamente: a seleção perfeita da restauração dos dentes tem influência direta no sucesso do tratamento. A conservação da dentina e da coroa restantes é fundamental para melhorar a resistência dos dentes tratados endodonticamente. A melhor opção para recuperar a integridade dentária é reduzir o tempo decorrido entre o tratamento do canal radicular e a restauração final, e uma restauração adesiva associada ou não ao pino. Vários dentes são perdidos devido à fratura ou perfuração associada à seleção inadequada do pino intrarradicular.
9. Dor pós-operatória: uma ocorrência extremamente desagradável para o paciente e profissional é a surpresa da dor imediatamente após o tratamento endodôntico, o que compromete toda a competência do profissional. As causas comuns da dor periapical incluem trauma oclusal, sobreinstrumentação, sobreirrigação, sobremedicação, excesso ou restos de materiais extruídos e invasão por microrganismos (disseminação de toxinas e enzimas).
10. Acompanhamento dos dentes tratados endodonticamente: as limitações nos estudos longitudinais devem-se à pequena lembrança dos pacientes sobre o valor do acompanhamento do tratamento, à falta de registros bem documentados, como radiografias periapicais do tratamento inicial, a qual permite comparar com as imagens atuais. Esses fatores são essenciais para determinar a qualidade do protocolo terapêutico adotado. Um fator essencial para o acompanhamento do tratamento endodôntico é o conhecimento da condição pulpar prévia e do tecido periapical (quando foi feito), os recursos utilizados para determinar o estado periapical, o tempo de conclusão do tratamento e sua restauração correta.

Fonte: Estrela *et al.*, 2017.[70]

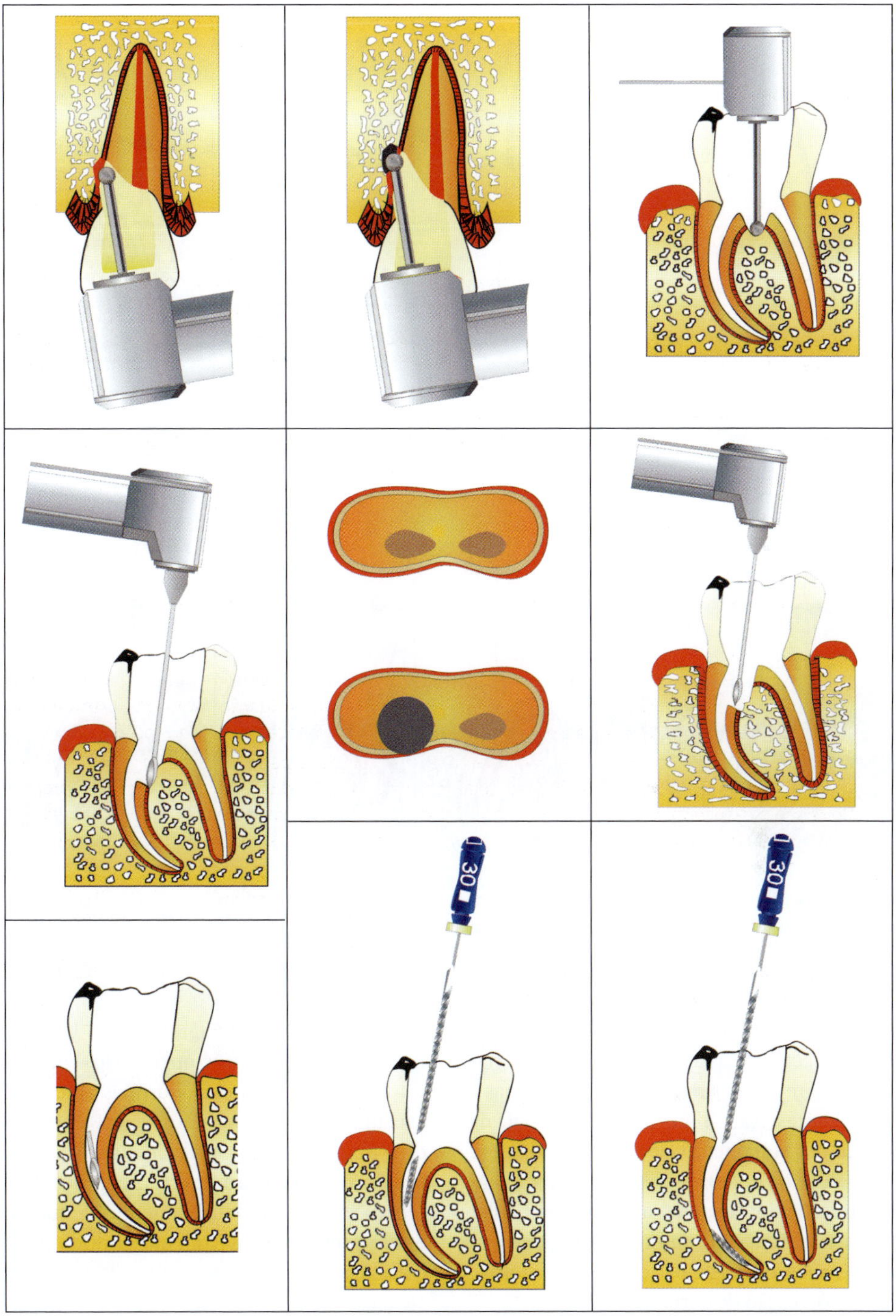

FIGURA 7 Ilustração representativa de fatores operatórios que podem interferir no sucesso ou fracasso endodôntico – falhas na abertura coronária e no preparo cavitário.

Fonte: arquivo pessoal dos autores.

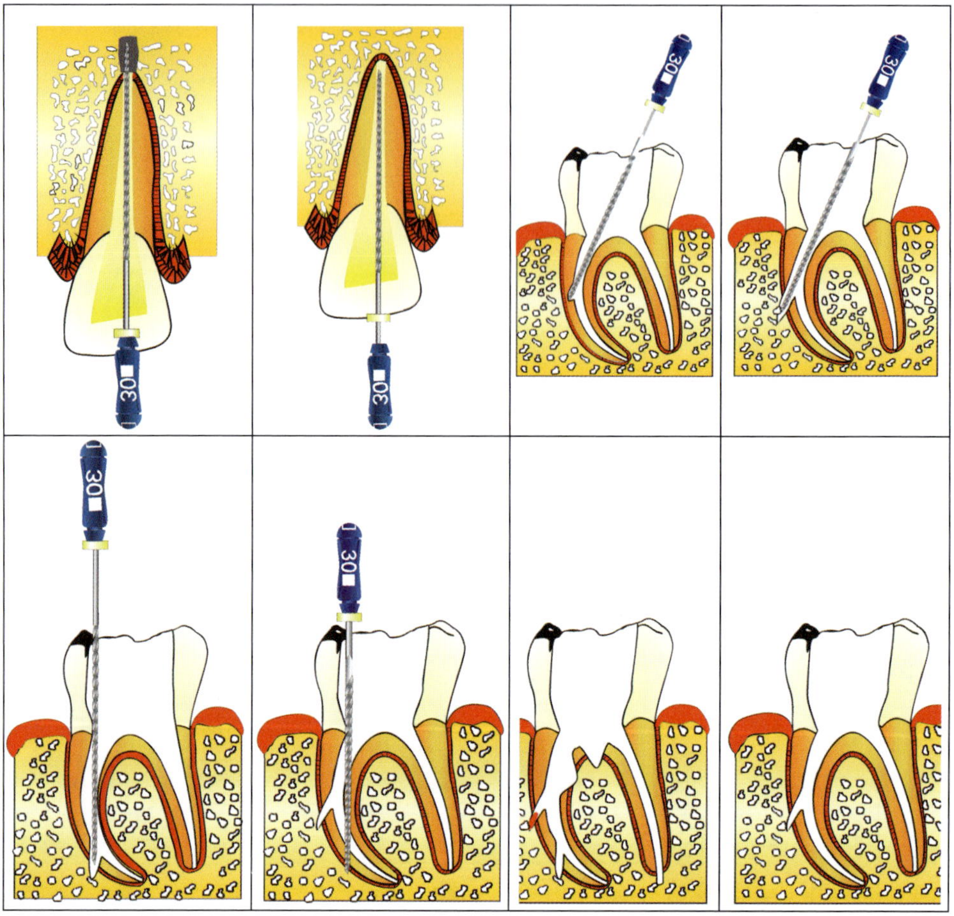

FIGURA 8 Ilustração representativa de fatores operatórios que podem interferir no sucesso ou fracasso endodôntico –falhas no preparo do canal radicular.

Fonte: arquivo pessoal dos autores.

imprevisível. Os microrganismos com diferentes características alcançam a região periapical e estimulam as respostas inflamatórias e imunológicas. Nair[15] reporta que a etiologia da doença pós-tratamento, em Endodontia, tem sido associada a fatores etiológicos microbianos (infecção intrarradicular e extrarradicular – bactérias, fungos) e fatores etiológicos não microbianos (endógenos, cistos verdadeiros; exógenos, reação de corpo estranho).

O processo de sanificação, preparo e selamento do canal radicular deve estar restrito ao canal principal (ao seu interior), se não houver evidência científica contrária a esse procedimento terapêutico. Uma vez que os procedimentos operatórios em dentes infectados com periodontites apicais são executados de forma apropriada, eliminando a microbiota do canal radicular e selando o espaço da cavidade pulpar, o processo de reparo ocorre espontaneamente. A qualidade do preparo, do selamento endodôntico e coronário constitui um fator essencial para alcançar taxas de sucesso elevadas, mesmo em canais radiculares infectados ou naqueles que sofreram por erros de procedimentos operatórios, como perfuração radicular ou sobreobturação (Figuras 12 e 13).

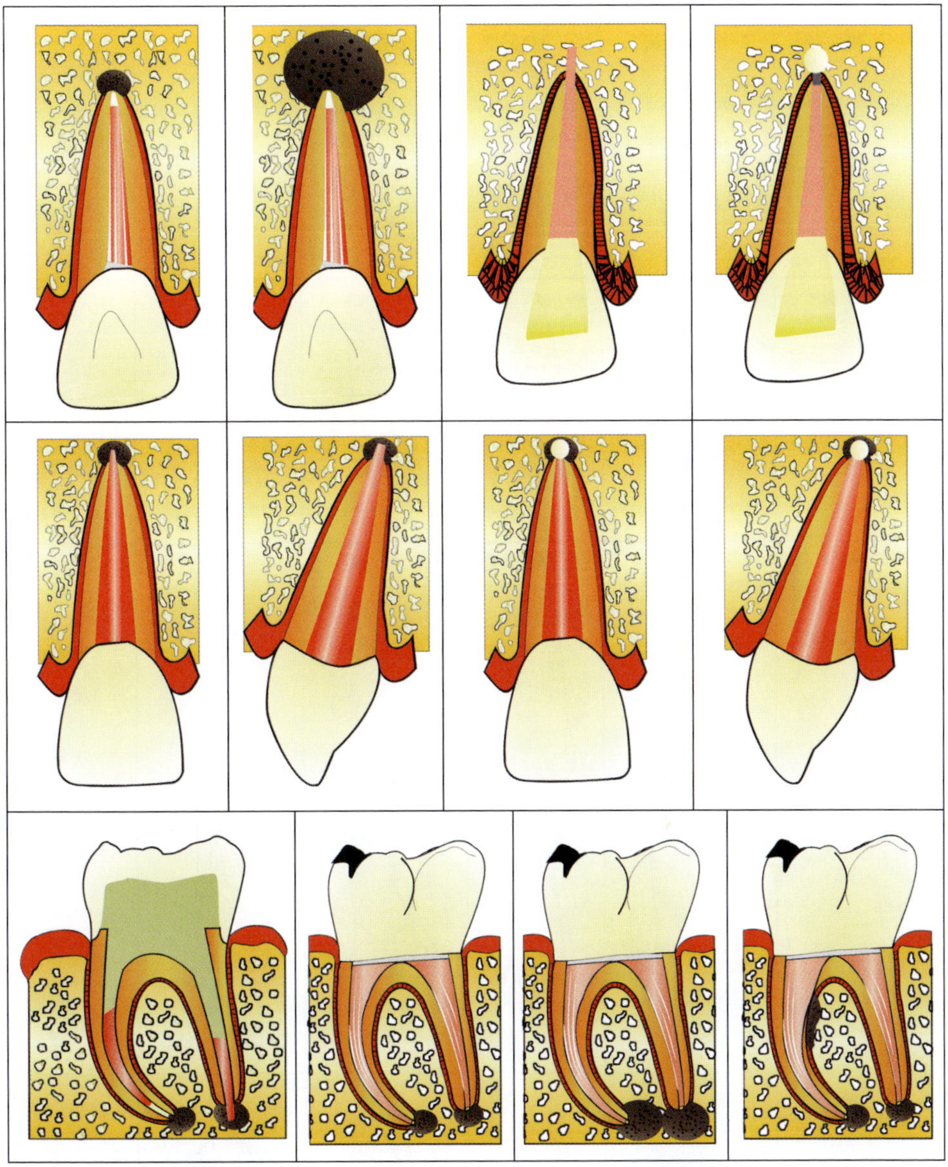

FIGURA 9 Ilustração representativa de fatores operatórios que podem interferir no sucesso ou fracasso endodôntico – falhas na obturação do canal radicular.

Fonte: arquivo pessoal dos autores.

Vários estudos[17-19,26] relataram que o preparo e a obturação do canal radicular aquém do ápice radiográfico foram associados a melhor prognóstico. Assim, o material de selador deve permanecer confinado ao canal radicular e, de modo algum, sua presença além do ápice apresenta-se justificada consistentemente na literatura científica.

A seleção de estratégias para um controle microbiano efetivo em canais radiculares infectados requer conhecimento detalhado dos microrganismos responsáveis pela patologia

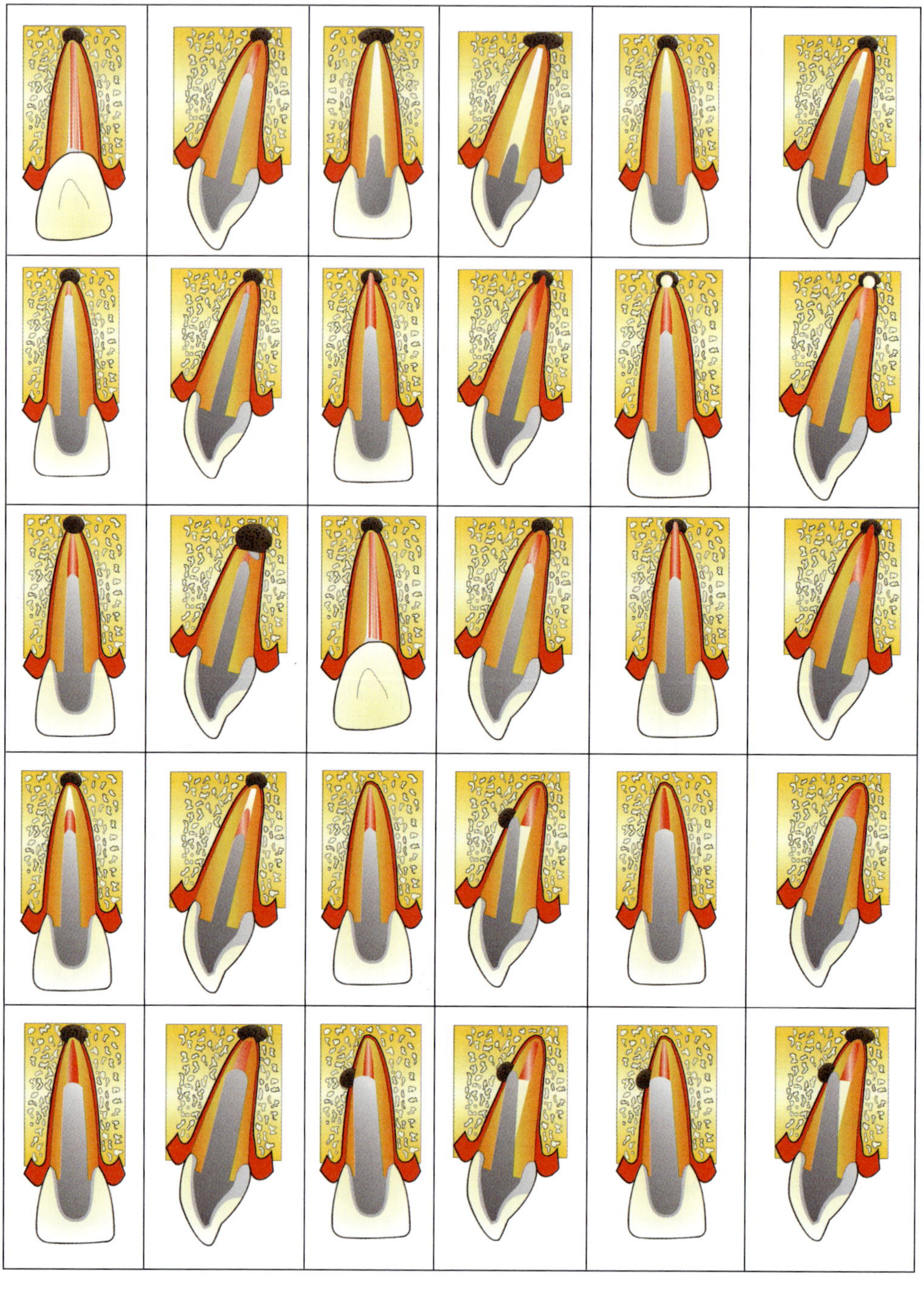

FIGURA 10 Ilustração representativa de fatores operatórios que podem interferir no sucesso ou fracasso endodôntico durante o retratamento do canal radicular.

Fonte: arquivo pessoal dos autores.

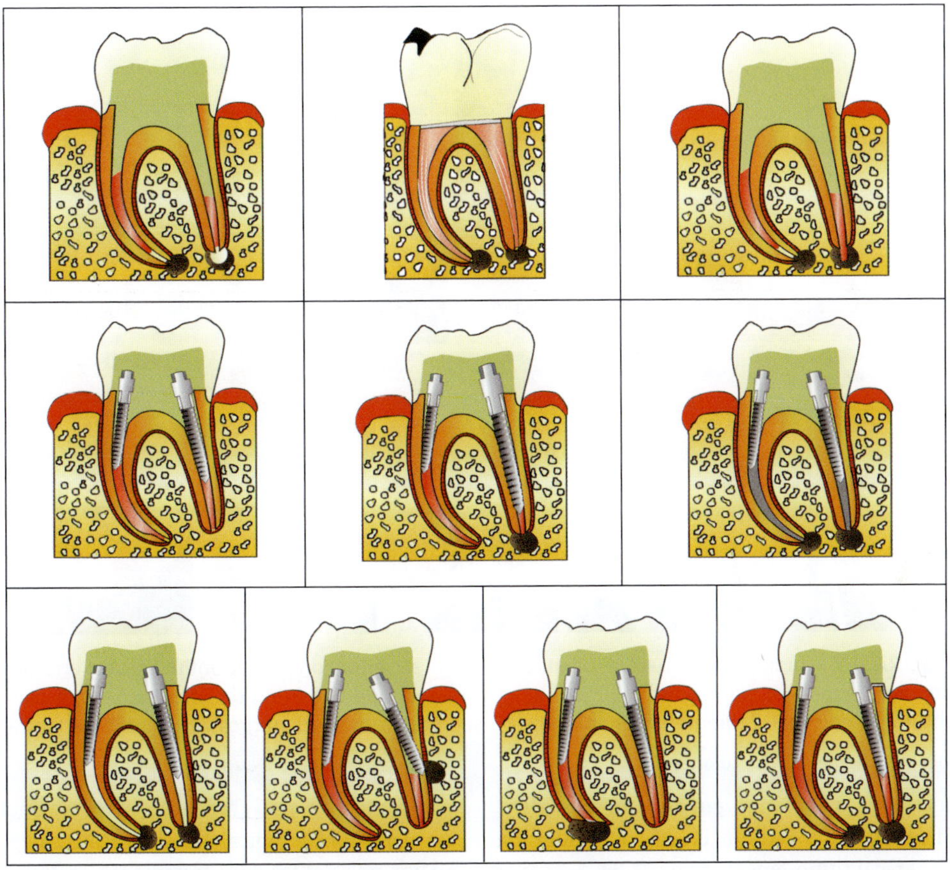

FIGURA 11 Ilustração representativa de fatores operatórios que podem interferir no sucesso ou fracasso endodôntico durante o retratamento do canal radicular.

Fonte: arquivo pessoal dos autores.

pulpar e periapical, associados ao entendimento do mecanismo de ação das substâncias antimicrobianas. O hipoclorito de sódio tem sido a solução irrigadora mais indicada para as infecções endodônticas, cujo processo de sanificação dos canais infectados tem sido potencializado por uma medicação intracanal, como o hidróxido de cálcio.[30,31] A participação ativa da ação mecânica dos instrumentos endodônticos, combinada com estratégias antimicrobianas, parece ser determinante para a redução da infecção do canal radicular.

Os critérios para o estabelecimento do sucesso ou do fracasso do tratamento endodôntico são determinantes para predizer o prognóstico. Essas diretrizes implicam em avaliar os resultados do tratamento com base no monitoramento longitudinal, o que requer um padrão, um referencial. Os critérios de sucesso do tratamento endodôntico e sua prevalência devem ser reavaliados com frequência. Dentre as características clínicas e radiográficas que sinalizam a falha do tratamento endodôntico, observa-se a presença de sintomas (dor) e/ou a presença de área radiolúcida/hipodensa periapical.[1]

A periodontite apical é consequência da infecção do sistema de canais radiculares, a qual pode envolver estágios progressivos de inflamação e alterações da estrutura óssea

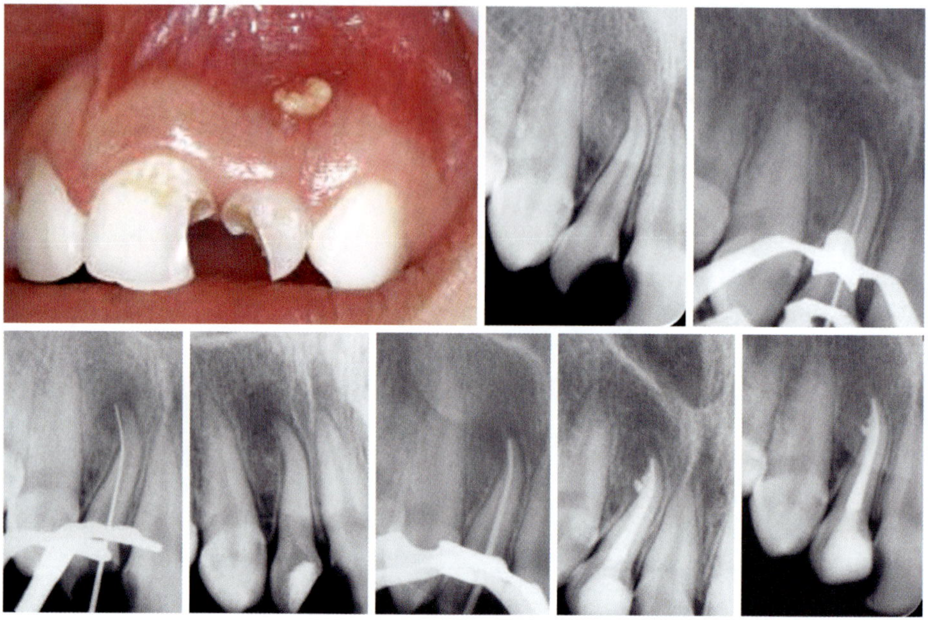

FIGURA 12 Radiografia periapical de incisivo lateral superior com periodontite apical. Perfuração lateral durante o preparo do canal, medicação com pasta de hidróxido de cálcio por trinta dias e obturação do canal. Radiografia periapical de proservação mostrando regressão da lesão periapical.

Fonte: arquivo pessoal dos autores.

periapical, resultando em reabsorções identificadas como radiolucência na radiografia periapical (hipodensidade na TCFC).

A prevalência de dentes tratados endodonticamente associados ou não à periodontite apical tem sido examinada em várias populações. Em relação à prevalência de dentes tratados endodonticamente em adultos brasileiros, em uma amostra de 29.467 dentes, 6.313 (21,4%) estavam tratados endodonticamente.[57] Os tratamentos endodônticos foram mais frequentes nos pré-molares e molares superiores, enquanto que os incisivos inferiores mostraram a menor prevalência. A maioria dos dentes tratados endodonticamente foi encontrada em pessoas de 46 a 60 anos (47,6%) e a prevalência aumentou com a idade nessa faixa. No sexo feminino (61,9%) ocorreu maior prevalência de dentes com obturação radicular do que no masculino.

Em um total de 1.372 radiografias periapicais de dentes tratados endodonticamente por estudantes de pós-graduação,[2] a prevalência de periodontite apical foi significativamente maior nos dentes com tratamento endodôntico ruim (66,3%) do que nos dentes com apropriado selamento dos canais radiculares (16,5%). A prevalência de periodontite apical também foi maior nos dentes com restauração coronária deficiente (52,1%) do que nos dentes com restauração coronária apropriada (30,1%). Com base nas radiografias periapicais, a prevalência de periodontite apical foi baixa quando associada a uma alta qualidade técnica dos tratamentos endodônticos.

Nas ciências da saúde, como a Endodontia, vários avanços foram aplicados à prática clínica. A avaliação terapêutica do tratamento odontológico pela TCFC caracteriza um importante avanço das informações em saúde.[1,60-69,77] Essa contribuição pode ser aplicada ao planejamento, diagnóstico, processo terapêutico e prognóstico de diversas doenças odontogênicas. O avanço contínuo da tecnologia possibilitou o desenvolvimento

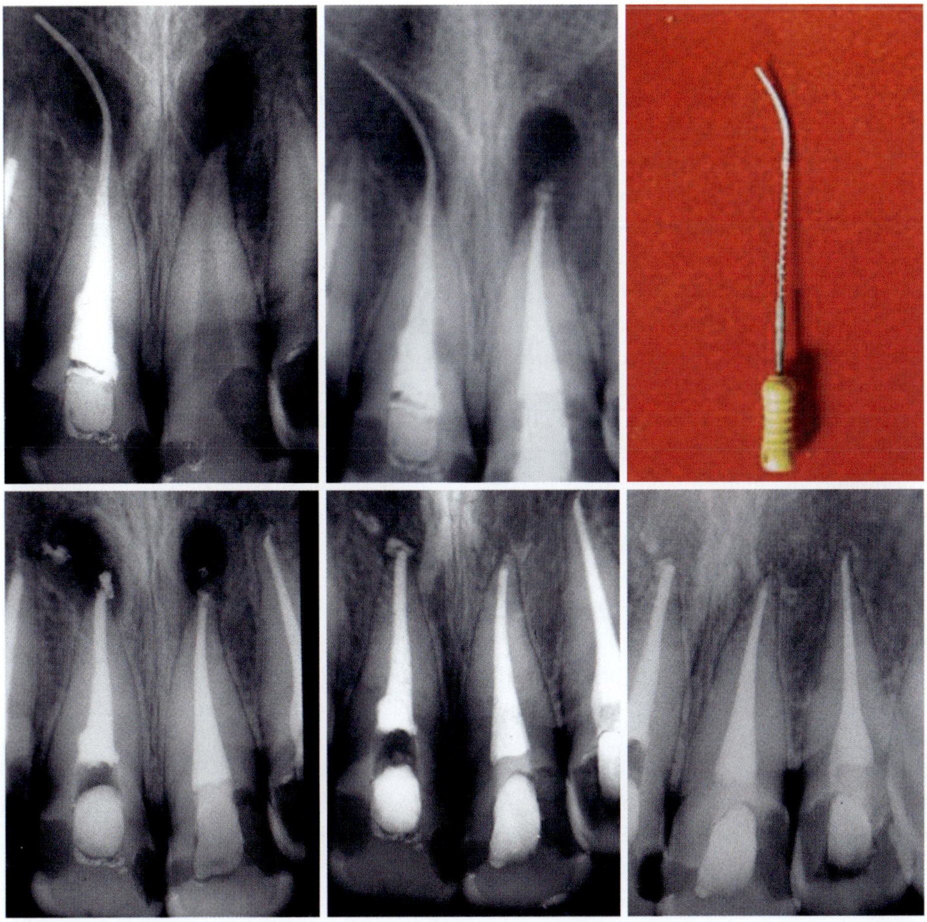

FIGURA 13 Radiografia periapical de incisivo central superior com sobreobturação e periodontite apical. Retratamento e remoção via canal do material extravasado, medicação com pasta de hidróxido de cálcio por trinta dias e obturação do canal radicular. Radiografia periapical de proservação mostrando regressão da lesão periapical.

Fonte: arquivo pessoal dos autores.

da TCFC,[1,60-69,77] o que ampliou inúmeras perspectivas de aplicação em diferentes áreas de pesquisa e Odontologia Clínica. Recursos de imagem têm sido usados rotineiramente antes, durante e após o tratamento odontológico. Imagens radiográficas convencionais fornecem uma representação bidimensional de uma estrutura tridimensional, o que pode levar a erros de interpretações nos exames. Lesões periapicais de origem endodôntica podem estar presentes, mas não serem visíveis nas radiografias convencionais em 2D.[60-69,77]

A precisão do diagnóstico é um fator crítico para o sucesso do tratamento endodôntico. O manejo correto das imagens de TCFC pode revelar anormalidades que não são detectadas na radiografia periapical e pode melhorar um planejamento e determinar tratamentos mais previsíveis.[77] A possibilidade de uma estratégia de navegação em imagens tomográficas reduz os problemas relacionados a condições difíceis de avaliação, em que requerem cuidados especiais durante o diagnóstico.

A sequência de tratamento em um dente com indicação de extração pode ser um implante dentário. O problema de substituir uma estrutura biológica por materiais biocompatíveis requer cuidado e indicação precisa. Informações sobre critérios e taxas de sucesso em dentes tratados endodonticamente e implantes dentários são de extrema importância.

Dependendo do conhecimento e das habilidades do profissional para interpretar imagens de tomografia, é possível identificar as porcentagens mais elevadas de falhas no tratamento de canal radicular, bem como identificar mais precisamente o sucesso. A possibilidade de mapeamento a partir de navegação em imagens tomográficas pode caracterizar a realidade de uma estrutura multidimensional, auxiliando com informações precisas sobre a presença, ausência ou regressão da periodontite apical.

O estabelecimento de um padrão para o controle de qualidade do tratamento endodôntico é importante ao se determinar o sucesso endodôntico. As condutas clínicas devem ser monitoradas por protocolos bem definidos, sedimentados por pesquisas bem estruturadas.[1] Um fator relevante a ser considerado relaciona-se com a seleção de casos. O diagnóstico clínico do fracasso do tratamento endodôntico realizado pela anamnese, exame clínico e radiográfico determina condições que indicam as opções de tratamento. Posterior à constatação do insucesso, o retratamento representa a primeira opção para solucionar o problema. O planejamento para o novo tratamento com o cuidado da análise profunda do caso evita um novo fracasso do retratamento. O desafio frente ao retratamento endodôntico recai nas dificuldades e complicações inerentes ao novo acesso ao canal, desobstrução ou desobturação do canal radicular. Nas situações clínicas de dentes em que perdure a dúvida quanto ao sucesso do retratamento, a opção pode recair na cirurgia parendodôntica.[1]

O grau de dificuldade depende do material presente (cimentos, pastas, pinos intrarradiculares), da anatomia da cavidade pulpar (anomalias de desenvolvimento, dilacerações, calcificações, reabsorções, canal adicional) e das iatrogenias (degraus, perfurações, instrumentos fraturados). Aliado aos aspectos dentários, deve-se analisar o estado de patologias presentes (local) e o estado sistêmico de saúde do paciente (geral). A vivência, o bom senso e a habilidade profissional constituem outros aspectos a serem considerados.[1,70]

Frente à demanda de nova restauração coronária com necessidade de retentor intrarradicular, o retratamento endodôntico deve ser considerado, pois o fracasso pode ocorrer posteriormente à restauração dentária. A qualidade do tratamento endodôntico foi analisada em vários estudos. Um aspecto que é considerado determinante ao sucesso endodôntico relaciona-se ao perfeito selamento coronário.[40-42,45]

Informações essenciais para o conhecimento do tema

O processo de reparo do tecido periapical está relacionado à eliminação de agentes agressores do canal radicular infectado e à qualidade dos selamentos endodônticos e coronários. O repouso oferecido aos tecidos periapicais após o tratamento favorece a reversão do processo inflamatório, normalmente com reparo do ligamento periodontal, osteogênese e nova formação de osteocemento.

O sucesso clínico dos dentes tratados endodonticamente inclui ausência de dor e edema; ausência de drenagem e fístula; dente em função com fisiologia periapical normal; ausência ou regressão da rarefação óssea periapical. Os casos duvidosos (fase de transição) entre o sucesso ou o fracasso do tratamento podem estar associados a limitações dos exames de imagem[2,5] ou lesões de origem não endodôntica.[81-85] Outro aspecto é o tempo decorrido do tratamento executado. Uma dificuldade observada no controle do tratamento endodôntico é o pequeno número de pacientes que retornam para a avaliação longitudinal. Portanto, pode ocorrer superestimação do sucesso do tratamento endodôntico. As limitações quanto ao pequeno retorno dos pacientes para o controle do tratamento endodôntico e um registro bem documentado com radiografias periapicais de tratamento inicial que permite a comparação com as atuais interferem nos estudos longitudinais. Esses fatores são essenciais para determinar a qualidade do protocolo terapêutico adotado.

Os profissionais devem ter em mente que, em todas as fases do tratamento do canal radicular, um erro operatório pode ter implicações adversas no prognóstico e pode ser fator de risco para o fracasso. O sucesso do tratamento não é influenciado por fatores isolados, mas a combinação de uma sequência rigorosa de protocolos associado ao conhecimento de prováveis erros de procedimentos operatórios e suas consequências é essencial para evitar problemas futuros com a saúde dental.

O sucesso do tratamento endodôntico deve sempre ser o primeiro alvo em todas as eventualidades clínicas, no intuito de se evitar a perda do dente.

REFERÊNCIAS BIBLIOGRÁFICAS

1. Estrela C, Holland R, Estrela CR, Alencar AHG, Sousa-Neto MD, Pecora JD. Characterization of successful root canal treatment. Braz Dent J 2014;25:3-11.
2. Estrela C, Leles CR, Hollanda ACB, Moura MS, Pécora JD. Prevalence and risk factors of apical periodontitis in endodontically treated teeth in a selected population of Brazilian adults. Braz Dent J 2008;19:34-9.
3. Estrela C, Guedes AO, Silva JA, Leles CR, Estrela CRA, Pécora JD. Diagnostic and clinical factors associated with pulpal and periapical pain. Braz Dent J 2011;22:306-11.
4. Marending M, Peters OA, Zehnder M. Factors affecting the outcome of orthograde root canal therapy in a general dentistry hospital practice. Oral Surg Oral Med Oral Pathol Oral Radiol Endod 2005;99:119-24.
5. Carvalhosa AA, Zandonade RM, Castro HS, Estrela CRA, Borges AH, Estrela C. 8-year follow-up of central giant cell lesion mimicking apical periodontitis. J Endod 2014;40:1708-12.
6. Carvalhosa AA, Zandonade RM, Castro HS, Estrela CRA, Borges AH, Estrela C. 8-year follow-up of central giant cell lesion mimicking apical periodontitis. J Endod 2014;40:1708-12.
7. Rodrigues CD, Estrela C. Traumatic bone cyst suggestive of large apical periodontitis. J Endod 2008;34:484-9.
8. Nair PNR. Biology and pathology of apical periodontitis. In: Estrela C. Endodontic science. 2nd ed. São Paulo - SP, Brasil: Artes Médicas; 2009. p. 285-347.
9. Estrela C, Bueno MR. Epidemiology and therapy of apical periodontitis. In: Estrela C. Endodontic science. 2nd ed. São Paulo - SP, Brasil: Artes Médicas; 2009. p. 349-420.
10. Kakehashi S, Stanley HR, Fitzgerald RJ. The effects of surgical exposures of dental pulps in germ-free and conventional laboratory rats. Oral Surg Oral Med Oral Pathol 1965;20:340-9.
11. Nair PNR, Sjögren U, Figdor D, Sundqvist G. Persistent periapical radiolucencies of root filled human teeth, failed endodontic treatments and periapical scars. Oral Surg Oral Med Oral Pathol 1999;87:617-27.
12. Sundqvist G, Figdor D. Life as an endodontic pathogen: Ecological differences between the untreated and root-filled root canals. Endod Topics 2003;6:3-28.
13. Gomes BPFA, Drucker DB, Lilley JD. Clinical significance of dental root canal microflora. J Endod 1996;24:47-55.
14. Siqueira-Júnior JF. Endodontic infections: concepts, paradigms, and perspectives. Oral Surg Oral Med Oral Pathol Oral Radiol Endod 2002;94:281-93.
15. Nair PNR. On the causes of persistent apical periodontitis: a review. Int Endod J 2006;39:249-81.
16. Bergenholtz G, Lekholm U, Milthon R, Heden G, Ödesjö B, Engström B. Retreatment of endodontic fillings. Scand J Dent Res 1979;87:217-24.
17. Bergenholtz G, Lekholm U, Milthon R, Engström B. Influence of apical overinstrumentation and overfilling on re-treated root canals. J Endod 1979;5:310-4.
18. Holland R, Nery MJ, Mello W, Souza V, Bernabé PFE, Otoboni-Filho JA. Root canal treatment with calcium hydroxide I: effect of overfilling and refilling. Oral Surg Oral Med Oral Pathol 1979;47:87-92.
19. Holland R, Nery MJ, Mello W, Souza V, Bernabé PFE, Otoboni-Filho JA. Root canal treatment with calcium hydroxide II: effect of instrumentation beyond the apices. Oral Surg Oral Med Oral Pathol 1979;47:93-6.
20. Estrela C, Estrela CRA, Decurcio DA, Hollanda ACB, Silva JA. Antimicrobial efficacy of ozonated water, gaseous

ozone, sodium hypochlorite and chlorhexidine in infected human root canals. Int Endod J 2007;40:85-93.
21. Estrela CRA, Estrela C, Reis C, Bammann LL, Pécora JD. Control of microorganisms in vitro by endodontic irrigants. Braz Dent J 2003;14:187-92.
22. Estrela C, Sydney GB, Figueiredo JAP, Estrela CRA. Antibacterial efficacy of intracanal medicaments on bacterial biofilm: a critical review. J Appl Oral Sci 2009;17:1-7.
23. Moura MS, Guedes OA, Alencar AHG, Azevedo B, Estrela C. Influence of length of root canal obturation on apical periodontitis detected by periapical radiography and cone beam computed tomography. J Endod 2009;35:805-9.
24. Ponce EH, Fernández JAV. The cemento-dentino-canal junction, the apical foramen, and the apical constriction: evaluation by optical microscopy. J Endod 2003;29:214-219.
25. Wu M-K, Wesselink P, Walton R. Apical terminus location of root canal treatment procedures. Oral Surg Oral Med Oral Pathol Oral Radiol Endod 2000;89:99-103.
26. Ricucci D. Apical limit of root canal instrumentation and obturation, part 1: literature review. Int Endod J 1998;31:384-93.
27. Wu MK, Roris A, Barkis D, Wesselink PR. Prevalence and extent of long oval shape of canals in the apical third. Oral Surg Oral Med Oral Pathol Oral Radiol Endod 2000;89:739-43.
28. Pécora JD, Capelli A, Guerisoli DMZ, Spanó JCE, Estrela C. Influence of cervical preflaring on apical file size determination. Int Endod J 2005;38:430-5.
29. Nair PNR, Henry S, Cano V, Vera J. Microbial status of apical root canal system of human mandibular first molars with primary apical periodontitis after 'one-visit' endodontic treatment. Oral Surg Oral Med Oral Pathol Oral Radiol Endod 2005;99:231-52.
30. Estrela C, Sydney GB, Bammann LL, Felippe-Jr O. Mechanism of action of calcium and hydroxyl ions of calcium hydroxide on tissue and bacteria. Braz Dent J 1995;6:85-90.
31. Estrela C, Estrela CRA, Barbin EL, Spanó JCE, Marchesan MA, Pécora JD. Mechanism of action of sodium hypochlorite. Braz Dent J 2002;13:113-7.
32. Holland R. Histochemical response of amputed pulps to calcium hydroxide. Rev Bras Pesq Med Biol 1971;4:83-95.
33. Holland R, Otoboni-Filho JA, Souza V, Nery MJ, Bernabé PFE, Dezan-Jr E. A comparison of one versus two appointment endodontic therapy in dogs' teeth with apical periodontitis. J Endod 2003;29:121-5.
34. Holland R, Otoboni-Filho JA, Souza V, Nery MJ, Bernabé PFE, Dezan-Jr E. Tratamiento endodóntico em una o en dos visitas. Estudio histológico en dientes de perros con lesión periapical. Endodoncia 2003;21:20-7.
35. Estrela C, Holland R. Calcium hydroxide: study based on scientific evidences. J Appl Oral Sci 2003;14:269-83.
36. Sundqvist G, Figdor D, Persson S, Sjögren U. Microbiologic analysis of teeth with failed endodontic treatment and the outcome of conservative re-treatment. Oral Surg Oral Med Oral Pathol Oral Radiol Endod 1998;85:86-93.
37. Ray HA, Trope M. Periapical status of endodontically treated teeth in relation to the technical quality of the root filling and the coronal restoration. Int Endod J 1995;28:12-8.
38. Tronstad L, Asbjornsen K, Doving L, Pedersen I, Eriksen HM. Influence of coronal restorations on the periapical health of endodontically treated teeth. Endod Dent Traumatol 2000;16:218-21.
39. Strindberg LZ. The dependence of the results of pulp therapy on certain factors. An analytical study based on radiographic and clinical follow-up examinations. Acta Odontol Scand 1956;14 (suppl 21):1-174.
40. Grossman LI, Shephard LI, Pearson LA. Roentgenologic and clinical evaluation of endodontically treated teeth. Oral Surg Oral Med Oral Pathol 1964;17:368-74.
41. Bender IB, Seltzer S, Soltanoff W. Endodontic success – a reappraisal of criteria. Oral Surg Oral Med Oral Pathol. 1966;22:780-801.
42. Seltzer S, Bender IB, Smith J, Freedman I, Nazimor H. Endodontic failures – an analysis based on clinical, roentgenographic and histologic findings. Oral Surg Oral Med Oral Pathol 1967;23:500-30.
43. Holland R, Valle GF, Taintor JF, Ingle JI. Influence of bony resorption on endodontic treatment. Oral Surg Oral Med Oral Pathol 1983;55:191-203.
44. Sjögren U, Hagglund B, Sundqvist G, Wing K. Factors affecting the long-term results of endodontic treatment. J Endod 1990;16:498-504.
45. Sjögren U, Figdor D, Persson S, Sundqvist G. Influence of infection at the time of root filling on the outcome of endodontic treatment of teeth with apical periodontitis. Int Endod J 1997;30:297-306.
46. Ørstavik D. Time-course and risk analyses of the development and healing of chronic apical periodontitis in man. Int Endod J 1996;29:150-5.
47. Friedman S, Stabholz A. Endodontic retreatment – case selection and technique. Part 1: Criteria for case selection. J Endod 1986;12:28-33.
48. Stabholz A, Friedman S. Endodontic retreatment: case selection and technique, part 2. J Endod 1988;14:607-14.
49. Friedman S, Stabholz A, Tamae A. Endodontic retreatment – case selection and technique. Part 3. Retreatment techniques. J Endod 1990;16:543-9.
50. Kirkevang LL, Orstavik D, Horsted-Bindslev P, Wenzel A. Periapical status and quality of root fillings and coronal restorations in a Danish population. Int Endod J 2000;33:509-15.
51. Wu M-K, Dummer PMH, Wesselink PR. Consequences of and strategies to deal with residual post-treatment root canal infection. Int Endod J 2006;39:343-56.
52. Reit C. Decision strategies in endodontics: on the design of a recall program. Endod Dent Traumatol 1987;3:233-9.
53. Brynolf I. A histologic and roentgenological study of the periapical region of human upper incisor. Odontol Rev 1967;18:1-176.
54. Ørstavik D, Kerekes K, Eriksen HM. The periapical index: a scoring system for radiographic assessment of apical periodontitis. Endod Dent Traumatol 1986;2:20-34.
55. Chugal NM, Clive JM, Spångberg LSW. A prognostic model for assessment of the outcome of endodontic treatment: Effect of biologic and diagnostic variables. Oral Surg Oral Med Oral Pathol Oral Radiol Endod 2001;91:342-52.
56. Chugal NM, Clive JM, Spångberg LSW. Endodontic treatment outcome: effect of the permanent restoration. Oral Surg Oral Med Oral Pathol Oral Radiol Endod 2007;104:576-82.
57. Hollanda ACB, Alencar AHG, Estrela CRA, Bueno MR, Estrela C. Prevalence of endodontically treated teeth in a Brazilian adult population. Braz Dent J 2008;19:313-7.
58. Bender IB. Factors influencing the radiographic appearance of bony lesions. J Endod 1982,8:161-70.
59. Laux M, Abbott PV, Pajarola G, Nair PNR. Apical inflammatory root resorption: a correlative radiographic and histological assessment. Int Endod J 2000;33:483-93.
60. Arai Y, Tammisalo E, Iwai K, Hashimoto K, Shinoda K. Development of a compact computed tomographic apparatus for dental use. DentMaxillofac Radiol 1999;28:245-8.
61. Mozzo P, Procacci C, Taccoci A, Martini PT, Andreis IA. A new volumetric CT machine for dental imaging based on the cone-beam technique: preliminary results. Eur Radiol 1998;8:1558-64.
62. Estrela C, Bueno MR, Leles CR, Azevedo B, Azevedo JR. Accuracy of cone beam computed tomography and panoramic and periapical radiography for detection of apical periodontitis. J Endod 2008;34:273-9.
63. Estrela C, Bueno MR, Azevedo B, Azevedo JR, Pécora JD. A new periapical index based on cone beam computed tomography. J Endod 2008;34:1325-31.
64. Bueno MR, Estrela C, Figueiredo JAP, Azevedo BC. Map-reading strategy to diagnose root perforations near metallic intracanal posts by using cone beam computed tomography. J Endod 2011;37:85-90.
65. Wu M-K, Shemesh H, Wesselink PR. Limitations of previously published systematic reviews evaluating the outcome of endodontic treatment. Int Endod J 2009;42:656-66.

66. Alencar AHG, Dummer PMH, Oliveira HCM, Pécora JD, Estrela C. Procedural errors during root canal preparation using rotary Ni-Ti instruments detected by periapical radiography and cone beam computed tomography. Braz Dent J 2010;21:543-9.
67. Alves RAA, Souza JB, Alencar AHG, Pécora JD, Estrela C. Detection of procedural errors with stainless steel and Ni--Ti instruments by undergraduate students using conventional radiograph and cone beam computed tomography. Iran Endod J 2013;8:161-5.
68. Silva JA, Alencar AHG, Rocha SS, Lopes LG, Estrela C. Three-dimensional image contribution for evaluation of operative procedural errors in endodontic therapy and dental implants. Braz Dent J 2012;23:127-34.
69. Bueno MR, Estrela C, Azevedo BC, Diogenes A. Development of a new one-beam computed tomography software for endodontic diagnosis. Braz Dent J 2018;29:517-29.
70. Estrela C, Pécora JD, Estrela CRA, Guedes OA, Silva BSF, Soares CJ, et al. Common operative procedural errors and clinical factors associated with root canal treatment. Braz Dent J 2017;28:179-90.
71. Faitaroni LA, Bueno MR, Carvalhosa AA, Ale KAB, Estrela C. Ameloblastoma suggesting large apical periodontitis. J Endod 2008;34:216-9.
72. Estrela C, Decurcio DA, Rossi-Fedele G, Silva JÁ, Guedes OA, Borges ÁH. Root perforations: a review of diagnosis, prognosis and materials. Braz Oral Res 2018;32(Suppl. 1):e73.
73. Cintra LTA, Estrela C, Azuma MM, Queiroz ÍOA, Kawai T, Gomes-Filho JE. Endodontic medicine: interrelationships among apical periodontitis, systemic disorders, and tissue responses of dental materials. Braz Oral Res. 2018;32(suppl.1):e68.
74. Gavini G, Santos M, Caldeira CL, Machado MEL, et al. Nickel–titanium instruments in endodontics: a concise review of the state of the art. Braz Oral Res 2018;32(Suppl.1):e67.
75. Sousa-Neto MD, Silva-Sousa AC, Mazzi-Chaves JF, et al. Root canal preparation using micro-computed tomography analysis: a literature review. Braz Oral Res 2018;32(Suppl.1):e66.
76. Estrela C, Rabelo LE, de Souza JB, Alencar AH, Estrela CR, Sousa Neto MD, et al. Frequency of root canal isthmi in human permanent teeth determined by cone-beam computed tomography. J Endod 2015;41:1535-9.
77. Bueno MR, Estrela C, Granjeiro JM, Estrela MRA, Azevedo BC, Diogenes A. Cone-beam computed tomography cinematic rendering: clinical, teaching and research applications. Braz Oral Res 2021;35:e024.

SEÇÃO 6 | Tópicos Clínicos Avançados

21 Retratamento Endodôntico

Giulio Gavini • Marco Antonio Hungaro Duarte • Érico Lemos • Marcelo dos Santos • Carmo Antônio Aun • Eduardo Akisue

SÍNTESE DO CAPÍTULO

O sucesso do tratamento endodôntico está relacionado à inúmeros fatores, mas principalmente, está embasado em preparo, limpeza e antissepsia adequados do sistema de canais radiculares. Deve-se levar em consideração critérios clínicos e imagiológicos para o correto diagnóstico do resultado da intervenção endodôntica. As causas do fracasso endodôntico estão ligadas principalmente a infecção intra e extrarradicular por *Enterococcus faecalis* (o microrganismo comumente encontrado nesses casos), reação a corpo estranho e cistos verdadeiros.

Quando a falha do tratamento endodôntico é diagnosticada clinicamente e por meio dos recursos imaginológicos (radiografia e tomografia computadorizada de Feixe Cônico [TCFC]), todas as hipóteses etiológicas devem ser levantadas e analisadas a fim de nortear a resolução do problema. Diante do insucesso, existem três possibilidades terapêuticas: retratamento convencional, retratamento cirúrgico e exodontia. O retratamento convencional será a conduta eletiva quando estivermos frente a um tratamento endodôntico mal executado, com falhas evidentes, sendo possível o acesso ao canal radicular. Entretanto, quando o tratamento endodôntico prévio for bem realizado e a restauração não apresentar falha, o retratamento cirúrgico será a conduta mais adequada.

A não redução do número de espécies microbianas, tanto no retratamento convencional como no cirúrgico, está relacionada ao emprego de protocolos de retratamento inadequados ou realizados de modo ineficaz, ou à persistência de microrganismos resistentes, sendo necessária a avaliação para uma nova reintervenção ou, em último caso, a exodontia e a instalação de implante.

INTRODUÇÃO

A Associação Americana de Endodontia define o retratamento endodôntico como um procedimento não cirúrgico para remover material obturador previamente colocado no canal radicular e novamente obturar o dente.[1]

O índice de sucessos clínico e radiográfico nos retratamentos endodônticos varia entre 70 e 81%.[2-4]

Entretanto, em um estudo clínico[5] prospectivo em que 452 dentes foram retratados e proservados por 24 meses – os dentes foram divididos em dois grupos (grupo 1 [G1]: casos em que a anatomia do canal foi mantida, o forame foi localizado e o canal, repreparado em toda a sua extensão; grupo 2 [G2]: casos em que a anatomia do canal foi alterada em virtude de o tratamento anterior ter transportado o canal original ou formado degrau e perfurações) –, os autores reportaram que a taxa média de sucesso foi de 69%. Entretanto, no grupo 1, no qual a anatomia foi respeitada, o índice de sucesso foi de 86%, enquanto, no grupo 2, em que a anatomia foi alterada, o índice foi de apenas 47%.

Portanto, do ponto de vista clínico, em casos em que é possível remover a maior parte do material obturador anterior, o forame apical pode ser localizado e é possível preparar novamente o canal sem alterações anatômicas, obtendo-se qualificação na limpeza e desinfecção na porção apical do canal, espera-se um alto índice de previsibilidade para casos de retratamento endodôntico, cerca de 90% em dentes adequadamente restaurados.[6,7]

Em contrapartida, em casos em que as condições prévias do tratamento anterior impossibilitaram a retomada dos canais e seu preparo até a porção foraminal, pode-se esperar uma baixa taxa de sucesso.[5] Em casos selecionados, o retratamento pode ser realizado em caráter de tentativa. Em outros dentes, a cirurgia endodôntica ou a extração do elemento devem ser consideradas. O paciente informado e com gerenciamento multiprofissional deve decidir o plano de tratamento adequado segundo suas condições de saúde e expectativas.

CRITÉRIOS NA DETERMINAÇÃO DO SUCESSO ENDODÔNTICO

Após a finalização do tratamento endodôntico, a proservação se faz necessária para a definição do sucesso do procedimento. No passado, a previsibilidade do sucesso endodôntico era alicerçada por estudos científicos que determinavam a taxa de sucesso possível de ser alcançada em um tratamento endodôntico. Ocorre na Endodontia, uma revolução tecnológica, não só nos procedimentos de atuação efetiva no dente, mas também nos recursos de diagnóstico, principalmente de imagem, em que o advento da tomografia computadorizada de feixe cônico possibilitou maior detecção de patologias periapicais em relação à radiografia convencional.[8]

Deve ser enfatizado que um tratamento endodôntico em que se evidencia, pela radiografia, limite de obturação adequado e ótima condensação não significa sucesso, uma vez que um canal com excelente conicidade e boa obturação pode não significar que está adequadamente limpo. Seltzer e Bender,[9] em 1965, em artigo sobre as discordâncias do conhecimento em Endodontia, apresentaram uma série de casos, com alguns bem obturados no limite apical correto, que resultaram em fracasso do tratamento, enquanto outros com condensação insatisfatória do material ou limite incorreto da obturação não apresentavam lesões periapicais visíveis radiograficamente, sendo categorizados como sucesso. Essa reflexão não desmerece tratamentos radiograficamente bem executados, mas leva à conclusão de que o sucesso no tratamento endodôntico não está só em se obturar bem e no limite correto.[10] Na verdade, depende de um conjunto de fatores, mas principalmente está embasado em bom preparo, limpeza e antissepsia do sistema de canais radiculares. Essas condutas são mais difíceis de alcançar em dentes com complexidade anatômica, nos quais há mais ramificações, anfractuosidades e istmos **(Figura 1)**. Nas regiões de complexidade, onde o acesso à mecânica é difícil, há a presença de tecido, restos teciduais e biofilme microbiano **(Vídeo 1: Superfície Não Tocada)**. Em algumas situações, mesmo com a utilização de soluções irrigantes concentradas e o emprego da medicação intracanal, podem haver percentuais elevados de microrganismos nas regiões de difícil acesso.[10,11] Portanto, a proservação do caso, a avaliação clínica e com exames de imagem utilizando critérios de análise são fundamentais para definir o sucesso. Além disso, deve ser enfatizada ao paciente a necessidade do acompanhamento, uma vez que a manutenção da periodontite apical pode desenvolver problemas sistêmicos no futuro.

Critérios clínicos para definição do sucesso

Clinicamente, após a finalização do tratamento endodôntico, o dente não deve apresentar sintomatologia ou sinais, como edema

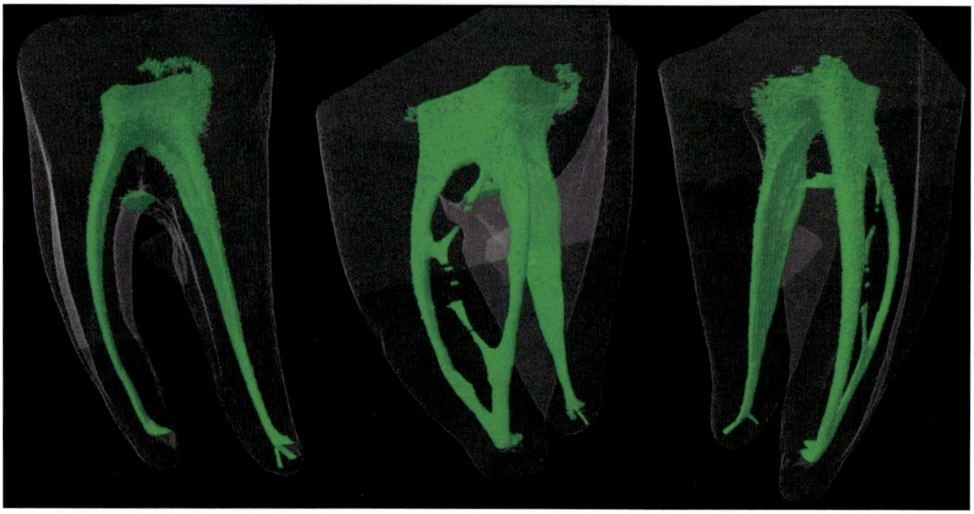

FIGURA 1 Microtomografia computadorizada demonstrando complexidade anatômica dos canais radiculares dos molares inferiores.

Fonte: arquivo pessoal dos autores.

e fístula. Nos casos com sintomas, deve-se investigar se eles estão realmente relacionados ao endodonto, uma vez que a dor pode ser em decorrência de traumatismo oclusal. A sintomatologia associada ao problema endodôntico normalmente ocorre à palpação na região apical e quando da percussão vertical. A presença de edema ou fístula demonstra processo inflamatório agudo, ligado a agressão microbiana de grande intensidade. Portanto, significa que ainda existe elevado número de espécies microbianas ou microrganismos virulentos que não foram controlados com o tratamento endodôntico.[12]

Em dentes que apresentavam fístula, o desparecimento dela após o tratamento primário demonstra que se conseguiu um controle microbiano e que é possível alcançar o sucesso.

Além dos fatores anteriormente mencionados, o dente em função mastigatória e assintomático, não necessariamente caracteriza sucesso clínico.

Critérios de imagem para definição do sucesso

O acompanhamento radiográfico, por meio de radiografias convencionais ou digitais, é a maneira mais utilizada para a definição do sucesso nesse quesito. No entanto, deve-se ressaltar que as imagens bidimensionais não apresentam total fidelidade e precisão na detecção de processo patológico periapical. Cerca de 30% das periodontites apicais não são visíveis por meio da radiografia convencional.[13] O uso da TCFC demonstrou elevar o nível de detecção de patologias periapicais em dentes tratados endodonticamente, facilitando a tomada de decisão para o retratamento endodôntico.[8] Casos em que a periodontite apical não é visível radiograficamente tornam-se evidentes na TCFC (Figura 2).

Radiograficamente, os fatores a serem observados para determinar o sucesso do tratamento são: uniformidade do espaço do ligamento periodontal (o qual deve estar intacto após o tratamento endodôntico), lâmina dura contínua e ausência de rarefação óssea periapical após o tratamento. Caso o dente apresente lesão periapical antes do tratamento endodôntico, seu desaparecimento total após a realização do mesmo se faz necessário, caso ocorra a sua persistência ou sua redução. Porém, a não reparação completa significa fracasso. Algumas vezes, clínicos atribuem a ausência de dor à di-

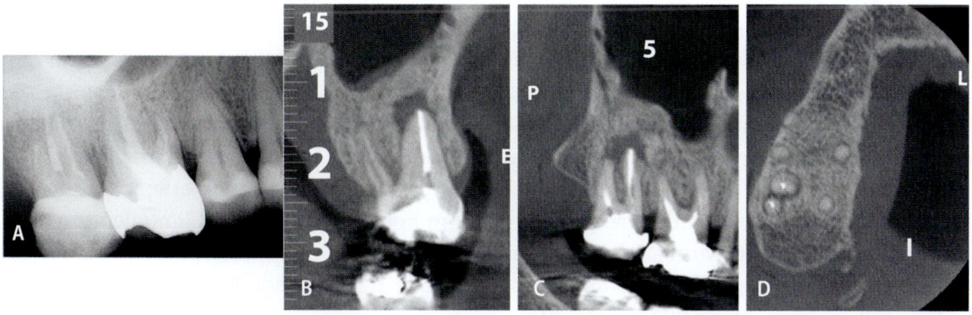

FIGURA 2 (A) Radiografia periapical dos dentes nº 16 e 17. Não é possível observar periodontite apical. (B) Tomografia computadorizada de feixe cônico (TCFC) do dente nº 17 – corte coronal. Observa-se periodontite apical na raiz mesiovestibular. (C) TCFC do dente nº 17 – corte sagital. Observa-se periodontite apical na raiz mesiovestibular. (D) TCFC do dente nº 17 – corte axial. Observa-se periodontite apical nas raízes vestibulares.

Fonte: arquivo pessoal dos autores.

minuição da lesão, mesmo sem o reparo completo, como um reparo por fibrose ou escara perapical. Entretanto, um estudo que analisou a ocorrência de fibrose cicatricial em dentes que sofreram tratamento endodôntico e não tiveram o reparo completo demonstrou que apenas 2% eram fibrose e 98% eram persistência de patologia periapical.[14] Portanto, o sucesso ocorre quando há reparo completo da patologia periapical. Outro fator que demonstra o sucesso imaginológico é a ausência de reabsorção radicular apical, uma vez que sua presença está relacionada com o processo patológico periapical ou com sua interrupção, quando ativo.

Entretanto, deve-se enfatizar que o desaparecimento da lesão periapical na radiografia ou sua ausência não oferece certeza de sucesso. Por isso, recomenda-se que, após o desparecimento da lesão confirmada pela radiografia convencional, haja espera de 1 ano para então se realizar novo exame tomográfico para maior previsibilidade do sucesso do tratamento endodôntico.

CAUSAS DO FRACASSO ENDODÔNTICO

As causas do fracasso endodôntico estão relacionadas a infecção intrarradicular, infecção extrarradicular, reação a corpo estranho e cistos verdadeiros.

Infecção intrarradicular

Nas situações de mortificação pulpar e, principalmente, com a presença de patologia periapical, há milhões de microrganismos no processo infeccioso. Diante disso, durante a realização do tratamento endodôntico, objetiva-se reduzir o número de microrganismos a um nível que não se perpetue a agressão apical, e o organismo consiga reparar com a neoformação óssea completa. Caso isso não seja possível, a lesão irá perpetuar-se, acarretando o fracasso do tratamento.[12] Muitas vezes, a falha no controle microbiano está associada a limpeza e desinfecção insuficientes, sobretudo em canais radiculares que apresentam complexidade anatômica, onde a limpeza de anfractuosidades e istmo é uma manobra difícil e, consequentemente, microrganismos nessas regiões proliferam e levam ao fracasso.[10,15,16]

A não redução do número de espécies microbianas ou a antissepsia insuficientes estão relacionadas ao emprego de protocolos de tratamento inadequados ou realizados de maneira insuficiente ou, também, à persistência de microrganismos resistentes.[17]

O *Enterococcus faecalis* é um dos microrganismos comumente presente em casos de insucesso do tratamento endodôntico.[17,18] Ele consiste em um coco positivo e alguns podem apresentar resistência ao pH alcalino do hidróxido de cálcio.[19] Esse mecanismo de resistência está relacionado a uma bomba de próton, não deixando que seu sistema enzimático se altere.

Outra situação que leva ao fracasso endodôntico em decorrência do aumento de espécies microbianas no interior do sistema de canais radiculares é a infiltração pela restauração ou selamento coronário, a qual vai favorecer a invasão de microrganismo da cavidade bucal para o interior do canal radicular, acarretando a recolonização microbiana e ressurgimento da patologia periapical.[20,21]

Entretanto, a infecção intrarradicular, principalmente organizada na forma de biofilme, é a principal causa do insucesso endodôntico.[20]

Portanto, em casos de insucesso de tratamento, em que é requerido o retratamento endodôntico, limpeza e antissepsia do sistema de canais radiculares, principalmente naqueles com complexidade anatômica, são os grandes desafios para a obtenção do sucesso.

Infecção extrarradicular

Os microrganismos podem afetar a porção apical do canal radicular em decorrência de lesões endoperiodontais, por meio de uma bolsa periodontal, até às porções apicais e ali se alojarem. Outra via pela qual eles atingem a região periapical é o próprio canal radicular, pela extrusão de raspas de dentina durante a instrumentação em decorrência de falhas na irrigação e remoção de debris.

Os microrganismos na região apical muitas vezes se alojam em áreas de erosões apicais em decorrência da reabsorção cementária. Nesse local, eles formam biofilmes, protegendo-se da defesa do hospedeiro e tornando-se difíceis de serem eliminados no tratamento convencional, o que acontece em 6% dos casos.[15] Além disso, a ocorrência de biofilmes em canais laterais e sua não eliminação no tratamento endodôntico levam à formação de patologia lateralmente à raiz.[16]

Existem duas espécies de microrganismos que podem atingir a região periapical e sobreviver às defesas do hospedeiro, podendo levar à persistência das periodontites apicais:[21,22] *Actinomyces israelli* e *Propionibacterium propionicum*. A penetração e a perpetuação desses microrganismos na região periapical estão relacionadas à má conduta local e sistêmica em processos infecciosos agudos. Um sinal da presença deles na região periapical é mais de um ponto de fístula no mesmo dente. Muitas vezes, nesses casos, a resolução tem que ser por cirurgia parendodôntica associada a antibioticoterapia.

Reação a corpo estranho

A reação a substâncias estranhas na região periapical não é um achado comum, mas a patologia periapical pode ocorrer ou persistir em decorrência de material extravasado para a região periapical, como fragmentos de cone de papel absorvente e de guta-percha ou cimento obturador. A existência de materiais extruídos leva à redução do reparo, podendo persistir processo inflamatório crônico, mesmo sendo materiais biocompatíveis.[23]

Cistos verdadeiros

Os cistos se formam pela proliferação de restos epiteliais de Malassez que podem estar presentes na região apical, sendo o início da proliferação decorrente da inflamação apical causada pela infecção endodôntica. Eles podem estar na região apical ou lateralmente, caso ocorra devido a um canal lateral. A incidência dos cistos é mostrada em estudos e varia entre 24% e 29% das alterações periapicais. Dessa porcentagem, 47% estão presentes no ápice de canais com tratamento endodôntico.[24,25] Radiograficamente, o cisto se apresenta com uma área radiolúcida circunscrita por halo radiopaco. Os cistos podem ser verdadeiros ou em baia. Os cistos verdadeiros apresentam cavidade totalmente revestida pelo epitélio sem comunicação com o canal radicular. Por sua vez, nos cistos em baia a cavidade cística mantém relação com a luz do canal. Não é possível distinguir o tipo de cisto pelo exame radiográfico, a terapia é realizar o tratamento endodôntico e proservar. O cisto em baia regride ao tratamento endodôntico, enquanto o verdadeiro não, sendo necessária a complementação cirúrgica. A incidência de cistos verdadeiros é de 12%, e a do cisto em baia é de 13%.[25]

SELEÇÃO DE CASOS

Quando a falha (ou insucesso) do tratamento endodôntico é evidenciada, por meio de controle clínico, radiográfico e, principalmente, tomográfico, todas as hipóteses etiológicas pertinentes e os dados para um correto diagnóstico devem ser levantados e analisados pelo profissional. Todas essas informações devem ser compiladas e apresentadas ao paciente na forma de um plano de tratamento, que irá nortear e possibilitar a resolução do problema da melhor maneira possível. Esse plano deverá contemplar, principalmente, as necessidades e expectativas do paciente em relação a saúde, estética, funcionalidade, questões psicoemocionais e despesas financeiras envolvidas. O paciente precisa ainda ser informado e esclarecido exaustivamente de todas as possibilidades cabíveis, sendo responsável pela decisão a ser tomada e assumindo concordância consciente com o profissional e o respectivo plano apresentado.

Seleção de casos, nesse contexto, significa focar e avaliar as considerações e os fatores que podem influenciar o equilíbrio entre risco, custo e benefício do retratamento não cirúrgico e/ou cirúrgico, ou mesmo inviabilizá-lo. Segundo Friedman,[26] tais considerações e fatores podem ser divididos em quatro grandes grupos, e sua interpretação objetiva e subjetiva é a própria base para a seleção de casos:

- Considerações do paciente (motivação, custos, tempo);
- Considerações do dente (complexidade anatômica, local da infecção, perfurações, questões periodontais/restauradoras);
- Considerações do operador (capacidade técnica, material e equipamento adequados, experiência, tempo disponível);
- Tentativas prévias de tratamento (possibilidade de novas técnicas, equipamento específico e operadores mais treinados em novas tentativas).

Além disso, fatores relacionados a sintomatologia dolorosa prévia, condições do periápice, qualidade da obturação presente, presença de restaurações/próteses, acesso ao sistema de canais radiculares e envolvimento periodontal devem guiar o profissional na escolha da terapia mais apropriada para uma resolução previsível e duradoura. É importante destacar que o retratamento difere consideravelmente do tratamento inicial, e que fatores como potencial aparecimento de nova lesão, desafios técnicos e alterações morfológicas decorrentes do primeiro tratamento, menor índice de cura e sucesso devido a maior dificuldade de eliminar a infecção e apreensão e expectativa do paciente pesam diretamente no desenvolvimento da seleção do caso.

Quando a TCFC foi adaptada para uso na Odontologia por Arai *et al.* em 1999,[27] várias aplicações clínicas em Endodontia foram relatadas, incluindo o diagnóstico, o planejamento pré-cirúrgico, a análise da relação dos dentes com estruturas anatômicas da face e da morfologia radicular, o diagnóstico do traumatismo dentoalveolar e o acompanhamento dos tratamentos endodônticos para determinar o sucesso. Atualmente, a avaliação tomográfica é primordial em retratamentos endodônticos, pois proporciona acuidade significativamente melhor na pesquisa da etiologia, avaliação da anatomia e diagnóstico como um todo. A TCFC de pequeno volume é recurso auxiliar importante no diagnóstico de fraturas radiculares, pois apresenta elevadas especificidade e sensibilidade, principalmente nos casos em que não há retentores intrarradiculares metálicos.

Diante do insucesso da intervenção endodôntica, três possibilidades terapêuticas se apresentam:

- Retratamento convencional;
- Retratamento cirúrgico;
- Exodontia e colocação de implante.

O retratamento convencional será uma conduta viável quando o tratamento endodôntico for mal realizado, com falhas técnicas evidentes, em que o acesso ao canal é possível, principalmente ao terço apical, mesmo que seja necessária remoção de núcleo metálico fundido ou pino de fibra de vidro, e quando a restauração também precisar ser substituída por razões estéticas ou devido infiltração coronária **(Figura 3)**. Outras situações que podem indicar retratamento são: necessidade de troca de próteses em dentes com tratamentos prévios duvidosos; dentes endodonticamente tratados que permaneceram abertos (sem blindagem) à cavidade bucal por três ou mais meses, em que a simples exposição promove contaminação do sistema de canais,[28] e necessidade estratégica ou emocional de manutenção do dente por vontade do paciente, pelo simples fato de ele considerar a possibilidade da permanência do dente melhor em vez da realização de um implante, por exemplo.

Todavia, quando o tratamento endodôntico prévio for adequado, a restauração não tiver falhas ou o acesso ao terço apical mostrar-se inviável, o retratamento cirúrgico apresenta-se como a conduta mais adequada. Cumpre ressaltar que, embora os procedimentos relativos ao retratamento convencional tenham evoluído muito nos últimos anos, com a incorporação de novos recursos tecnológicos, a eliminação dos agentes microbianos do terço apical das raízes, particularmente os biofilmes intra e extrarradicular, ainda constitui um desafio.

A avaliação da estrutura dental, no que se refere a quantidade e integridade, bem como as condições periodontais e oclusais, são essenciais para ajudar na escolha entre os tratamentos conservadores do elemento dental (retratamento convencional/cirúrgico) e a extração. Caso o dente apresente estrutura dental íntegra e em quantidade adequada em espessura e altura que permita restaurá-lo, associado a bom suporte periodontal com menos de 25% de perda óssea e bolsa periodontal inferior a 5 mm, o dente deverá ser mantido, independen-

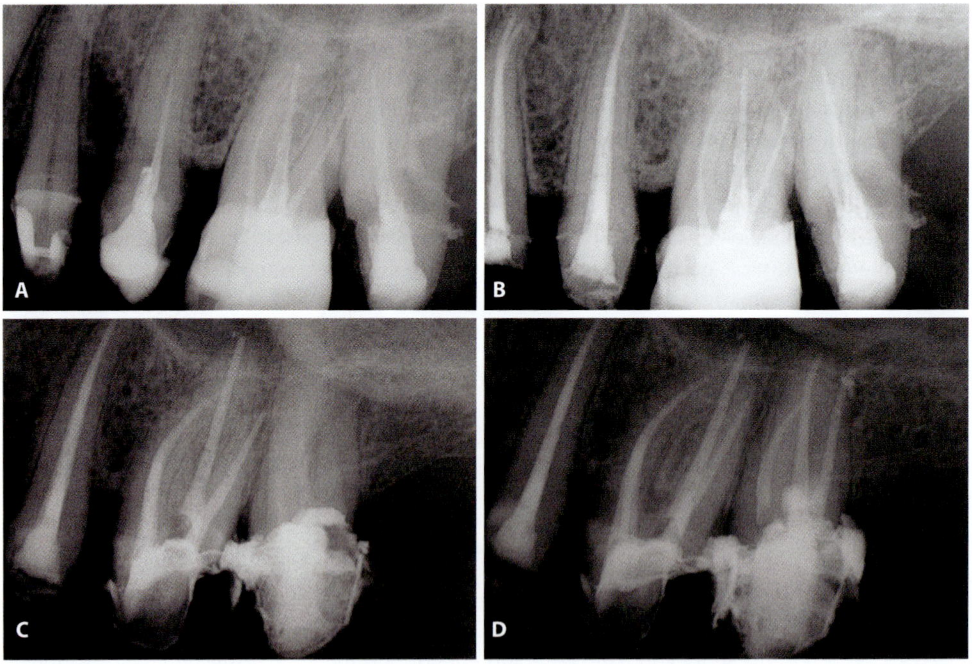

FIGURA 3 (A) Dentes nº 25, 26 e 27 com tratamentos endodônticos insatisfatórios. (B) Retratamento convencional do dente nº 25. (C) Retratamento convencional do dente nº 26. (D) Retratamento convencional do dente nº 27.

Fonte: arquivo pessoal dos autores.

temente do movimento irracional e crescente em indicar a substituição de todo o dente tratado endodonticamente, sintomático ou assintomático por implante intraósseo. Nesse cenário, é preciso destacar que a escolha por uma ou outra modalidade de retratamento deve seguir critérios objetivos de viabilidade e prognóstico sem, contudo, criar amarras, tendo claro que, ainda hoje, a manutenção do elemento dental é o principal objetivo de qualquer tratamento odontológico de qualidade. Assim, diante de insucesso de origem endodôntica, tanto o retratamento convencional quanto o cirúrgico constituem opções terapêuticas adequadas para eliminar a causa do fracasso, viabilizar a cura dos tecidos periapicais e promover o desaparecimento dos sinais e sintomas.

Correntes de pensamento nacionais e internacionais defendem que os retratamentos devem ser realizados somente por especialistas em Endodontia, e que os clínicos gerais devem estar aptos a diagnosticar e encaminhar seus pacientes para os cuidados de um profissional mais experiente e com equipamentos apropriados.

Em certas situações, se muitos fatores duvidosos e de difícil resolução surgirem quando da tentativa de um retratamento endodôntico, além de condições importantes como oclusão, estrutura dental viável e suporte periodontal não favorecerem ou mesmo condenarem o dente, diminuindo sobremaneira sua previsibilidade, será o caso de optar-se por implantes intraósseos para uma reabilitação duradoura. Entretanto, atualmente, a desinformação e o receio infundado de alguns profissionais frente a diversas situações clínicas que envolvem o retratamento são preocupantes, o que reflete diretamente na quantidade de inadequadas "condenações dentais", conforme descrevem Wenteler *et al.*[29] Nos casos de trincas e fraturas radiculares, dependendo da sua localização e extensão, a exodontia e colocação de implante comumente revela-se como única opção **(Figura 4)**.

RETRATAMENTO CONVENCIONAL

A Associação Americana de Endodontistas (AAE) define desobturação do canal radicular como o procedimento para a remoção total do material obturador do canal radicular, possibilitando nova modelagem, desinfecção, limpeza e obturação.[30]

Técnica de desobturação com instrumentos manuais

Canais obturados com cone único ou cones mal-adaptados

Para esses casos, a remoção do material obturador apresenta pouca ou nenhuma dificul-

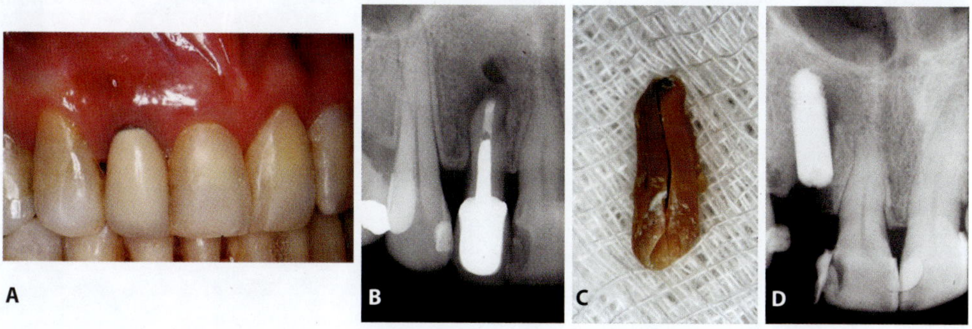

A B C D

FIGURA 4 (A) Dente nº 12 com coroa, tratado endodonticamente, e fístula na região vestibular. A paciente relata ter sido submetida a cirurgia parendodôntica há cerca de 4 anos. (B) Radiografia periapical. Observam-se núcleo metálico fundido, rarefação óssea no ápice radicular e perda óssea horizontal. (C) Na exploração clínica, foi detectada fratura radicular vertical. (D) Implante.

Fonte: arquivo pessoal dos autores.

dade. Recomenda-se a utilização alternada de instrumentos do tipo K e Hedstrom de calibre compatível à anatomia do canal radicular. O primeiro explora o espaço entre os cones de guta-percha e as paredes dentinárias, o segundo é o responsável pela remoção da obturação.

Esses instrumentos devem ser introduzidos entre o(s) cone(s) de guta-percha e a parede do canal, com movimento de 1/4 volta no sentido horário, pressionando-se os cones contra a parede oposta, buscando que as espiras da lima se prendam ao(s) cone(s). Em seguida, faz-se um movimento de tração linear para remoção do material obturador **(Figura 5)**.

Canais com obturações compactas ou condensadas

São condições que oferecem maior dificuldade para remoção da obturação. Devem, necessariamente, ser utilizados solventes capazes de amolecer a guta-percha **(Figura 6)**. As principais substâncias empregadas vão de óleos essenciais a agentes como clorofórmio, halotano e xileno. A escolha do solvente ideal deve levar em conta sua capacidade de dissolver a guta-percha, ser tolerado pelos tecidos periapicais, ser completamente removido do interior do canal e não provocar danos nem alterações cromáticas à dentina.

Do ponto de vista da eficiência na dissolução da guta-percha, Dotto *et al.*[31] relatam, após uma vasta revisão de literatura, que os solventes se comportam de forma semelhante, sem diferenças significativas no desempenho dos solventes mais utilizados (clorofórmio, eucaliptol, xileno ou óleo de casca de laranja). Contudo, diversos autores relatam que o xilol apresenta a maior capacidade de amolecer a guta-percha.[32-34]

A dor pós-operatória, a despeito de estar mais relacionada com a extrusão de debris para além do ápice pode, em análise prática do pon-

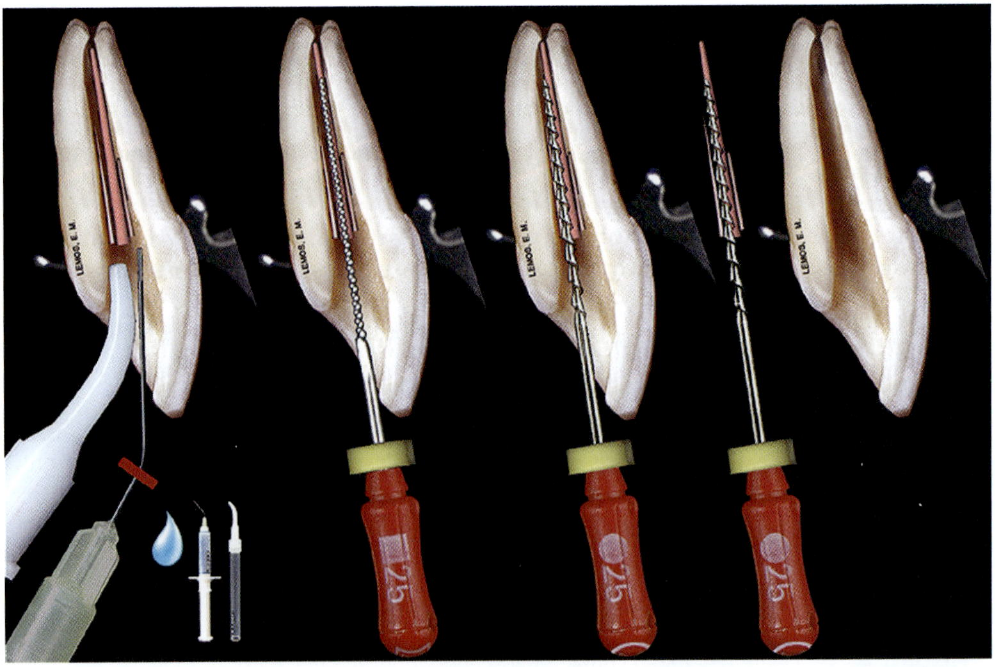

FIGURA 5 Obturação apresentando falhas grosseiras, cones mal-adaptados, soltos no interior do canal, irrigação e aspiração e lima K de calibre compatível explora o espaço entre os cones e as paredes dentinárias, alternado com o instrumento H para remoção da obturação.

Fonte: arquivo pessoal dos autores.

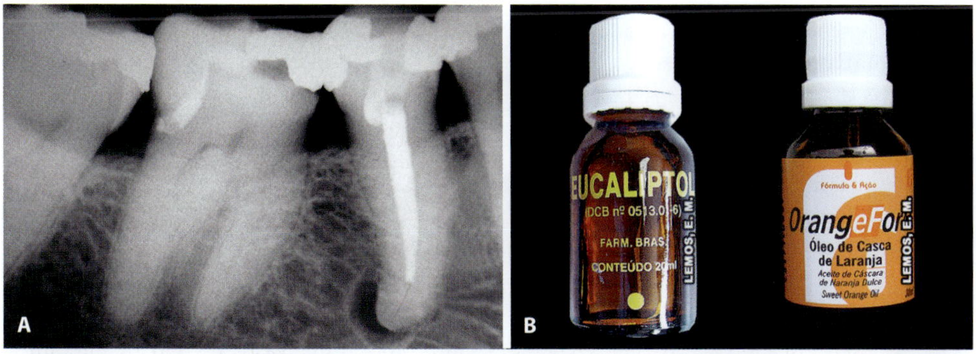

FIGURA 6 (A) Dente nº 45 apresentando obturação insatisfatória, porém compacta. (B) Solventes.
Fonte: arquivo pessoal dos autores.

to de vista clínico, fornecer alguma orientação a respeito da tolerância dos solventes quando da desobstrução do conduto durante o retratamento. Apesar das grandes diferenças metodológicas, os autores são unânimes em afirmar que não há diferenças entre a presença ou não da dor com ou sem o uso de solventes.[35,36] Recomenda-se o emprego dos solventes orgânicos que apresentam maior biocompatibilidade:[37-40] óleo de casca de laranja OrangeForm® (Fórmula & Ação) ou Eucaliptol® (S. S. Withe). Dissolver a guta-percha no interior do canal permite a penetração mais fácil do instrumento, que vai abrir espaço e explorá-lo para aquele ou aqueles outros que vão, efetivamente, remover o restante do material obturador, guta-percha e cimento, e preparar eficientemente a dentina radicular para receber a nova obturação. Entretanto, acreditar que o solvente seja capaz de dissolver completamente a guta-percha e, assim, provocar sua remoção mais fácil do interior do canal pode ser um equívoco, principalmente em canais com achatamentos.[41-42]

Concluída a nova cirurgia de acesso, irrigação com hipoclorito de sódio e aspiração da câmara pulpar, remoção da guta-percha do terço cervical, parte reta do canal com auxílio dos calcadores tipo Paiva, compatível ao diâmetro da entrada do canal e aquecido ao rubro, broca de Largo em baixa rotação, números 1 ou 2 com rotação no sentido horário e movimentos horizontais para a provável correção do preparo cervical, removendo eventuais concrescências, broca de Gates Glidden em baixa rotação número 2, com rotação no sentido horário e movimentos verticais, para remoção da guta-percha do terço cervical radicular, irrigação e aspiração e testar com o explorador de ponta reta e/ou instrumento tipo K número 15 de 21 mm a integridade da massa obturadora cervical, normalmente oferece resistência à penetração **(Figuras 7 e 8)**.

O passo seguinte é a introdução do solvente, que pode ser levado à câmara pulpar por meio de pinça clínica gotejando ou com seringa e cânula de irrigação, bem como bolinha de algodão estéril umedecida em solvente.

Após alguns minutos da aplicação do solvente, utilizam-se as limas do tipo K 21 mm, criando espaços para o uso da lima tipo Hedstrom, que, em função da sua maior rigidez, têm maior poder de penetração na massa obturadora. A criação desses espaços se faz necessária, pois as limas tipo Hedstrom não podem ter a sua ação forçada na massa obturadora, são instrumentos mais suscetíveis às fraturas, em função do desenho da sua parte ativa. A lima preparada do tipo K, números 30 ou 35 de 21 mm, cortados transversalmente os 4 mm da ponta com alicate de corte para fio ortodôntico também pode ser utilizada, principalmente quando a massa obturadora se encontra muito compactada ou condensada, a qual não cede aos instrumentos endodônticos do tipo K **(Figuras 9 e 10)**.

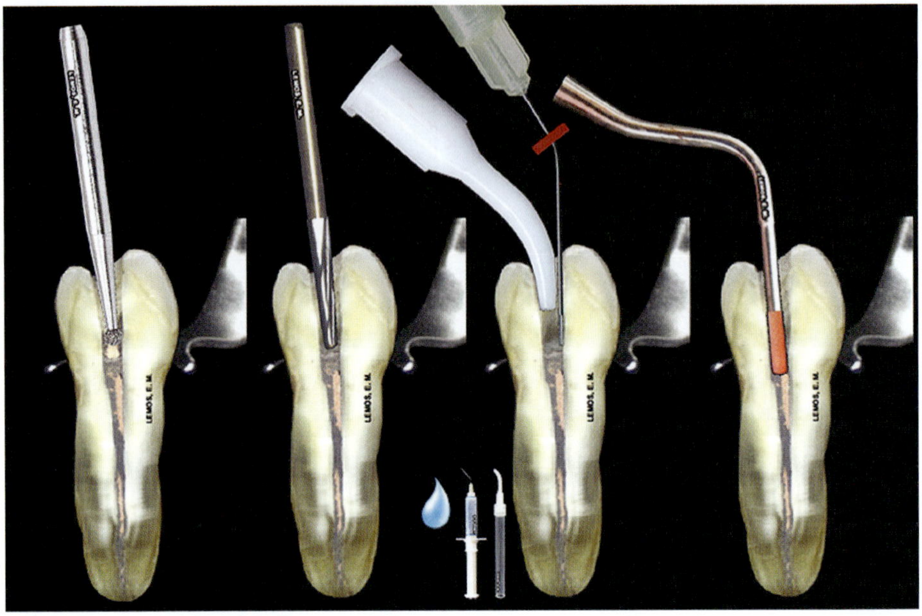

FIGURA 7 Cirurgia de acesso com ponta diamantada esférica HL 1014, Endo Z, irrigação e aspiração com hipoclorito de sódio e calcador Paiva de diâmetro compatível com a entrada do canal ao rubro para remoção da guta-percha do terço cervical do canal radicular.

Fonte: arquivo pessoal dos autores.

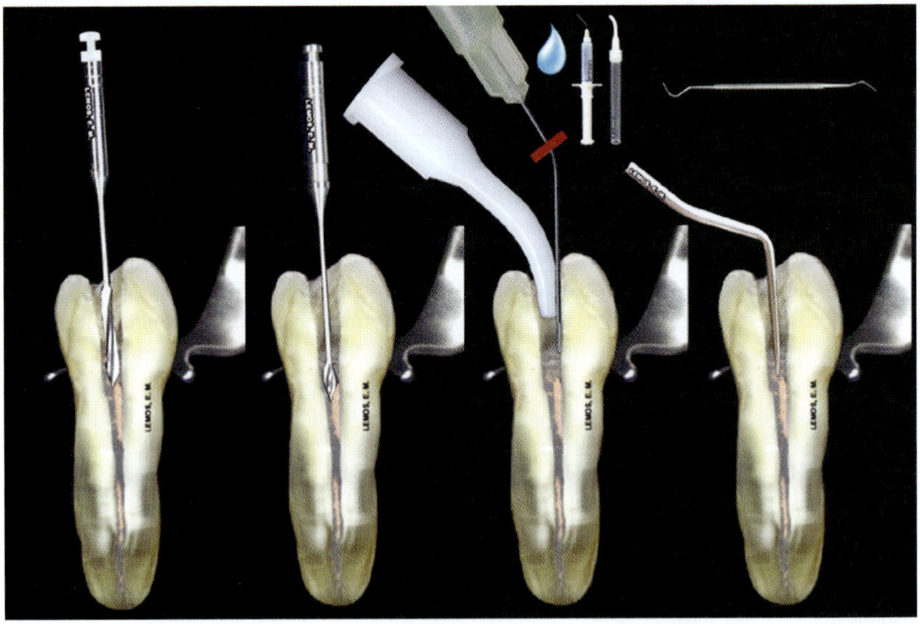

FIGURA 8 Preparo cervical com brocas de Largo e Gates Glidden número 2, irrigação e aspiração com hipoclorito de sódio e testagem da integridade da massa obturadora cervical com o explorador de ponta reta e/ou instrumento tipo K número 15, de 21 mm.

Fonte: arquivo pessoal dos autores.

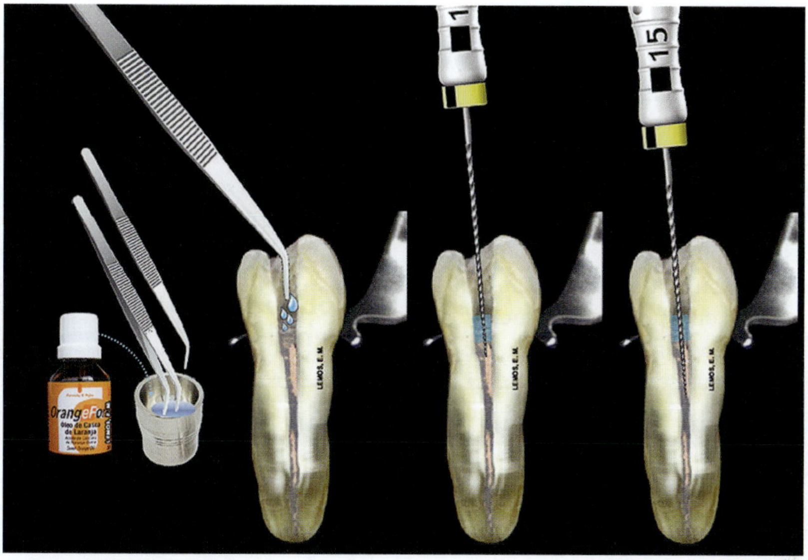

FIGURA 9 Introdução do solvente levado à câmara pulpar, por meio de pote Dappen e pinça clínica, gotejando. Após aguardar alguns minutos, inicia-se a tentativa de desobturação com auxílio de lima K número 15, 21 mm, forçando em direção apical pelas bordas dos cones, deslocando-os das paredes do canal radicular, gradativamente. O solvente amolece a guta-percha, e o instrumento rompe a sua integridade.

Fonte: arquivo pessoal dos autores.

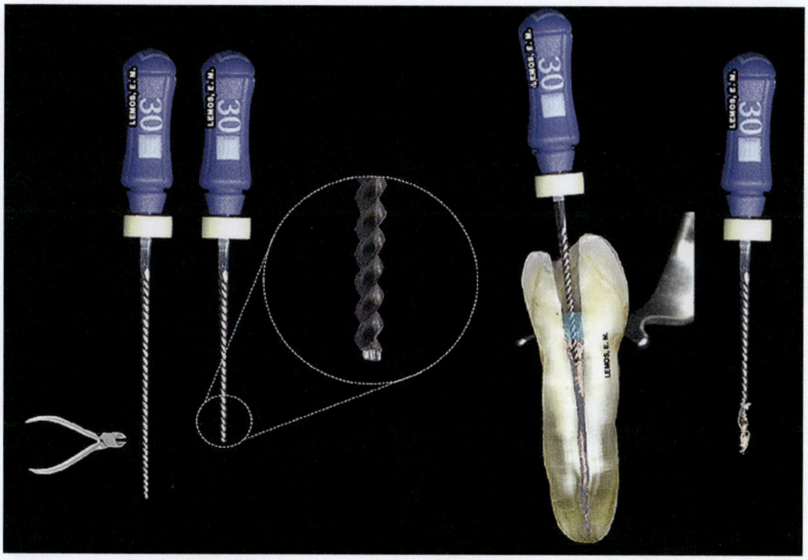

FIGURA 10 A introdução do solvente na câmara pulpar e do instrumento tipo K número 15, 21 mm, não foi suficiente para romper a integridade da massa obturadora, uma vez que ela estava compactada ou condensada. Por isso, deve-se utilizar a lima do tipo K preparada, números 30 ou 35, de 21 mm, cortada transversalmente a 4 mm da ponta com alicate de corte para fio ortodôntico. O solvente deve ser renovado constantemente; à medida que o material obturador vai sendo solubilizado, ele se adere aos instrumentos, que devem ser limpos com gaze estéril.

Fonte: arquivo pessoal dos autores.

Essa sequência de solvente e limas tipo K e tipo Hedstrom deve ser realizada até alcançarem o comprimento real do instrumento (CRI) ou 3 mm aquém do comprimento aparente do dente (CAD), com o objetivo de não agredir química (solvente) ou mecanicamente (material obturador ou instrumentos) os tecidos periapicais. É necessária, durante toda essa etapa, a irrigação e aspiração copiosas com solução de hipoclorito de sódio.

Os milímetros finais da obturação devem ser removidos sem o uso de solventes, utilizando-se limas tipo K associadas ao hipoclorito de sódio. Concluída a remoção total do material obturador, segue-se com a sequência do tratamento para dentes com necrose pulpar: odontometria, PQC, medicação intracanal com hidróxido de cálcio, obturação e proservação **(Figuras 11 a 13)**.

Em canais curvos obturados com guta-percha compacta ou condensada, submetidos ao retratamento, a desobturação deve ocorrer sempre com cuidado máximo. Deve-se fazer a correção do acesso coronário, adequado preparo cervical, seguir os passos anteriormente citados até o início do terço médio radicular e, a partir do início da curvatura, pode ser necessário utilizar o solvente para alcançar o novo limite de trabalho, por meio de instrumentos do tipo K flexíveis pré-curvados.

Desobturação com sistemas mecanizados

Sistemas rotatórios de níquel-titânio (NiTi) têm sido utilizados na desobturação de forma eficiente.[43,44] Eles promovem o aquecimento e subsequente amolecimento da guta-percha pelo atrito gerado, facilitando a remoção do material interior do conduto radicular devido ao desenho e angulação das espiras da parte ativa desses instrumentos.

Quando comparado com as limas manuais, o uso de sistemas mecanizados na desobturação apresenta maior efetividade em

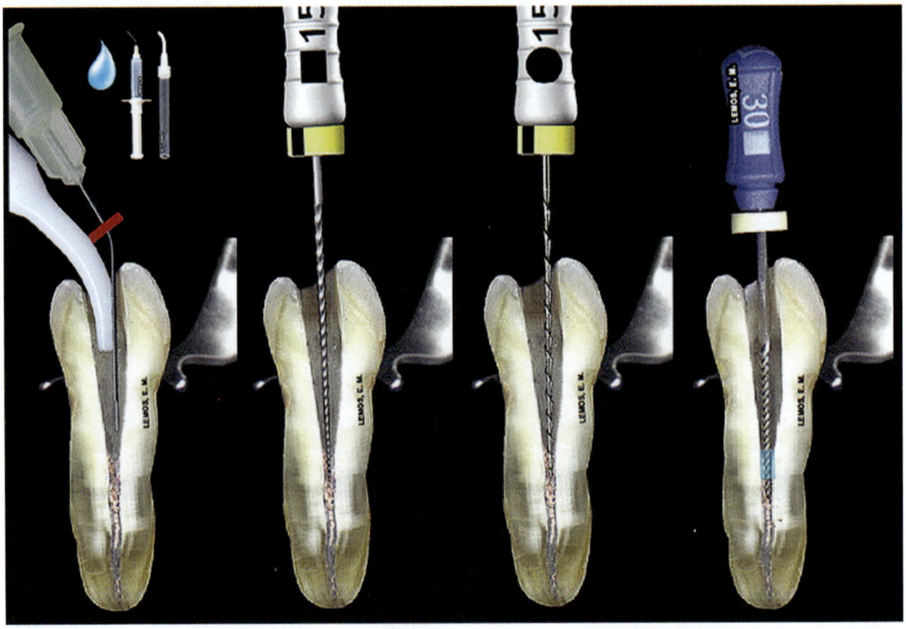

FIGURA 11 Após o uso da lima preparada, deve-se alternar os instrumentos do tipo K e H, de números 15 e 21 mm. O solvente deve ser renovado constantemente até o CRI e repetida a sequência anterior: lima preparada, K e H, até CRI.

Fonte: arquivo pessoal dos autores.

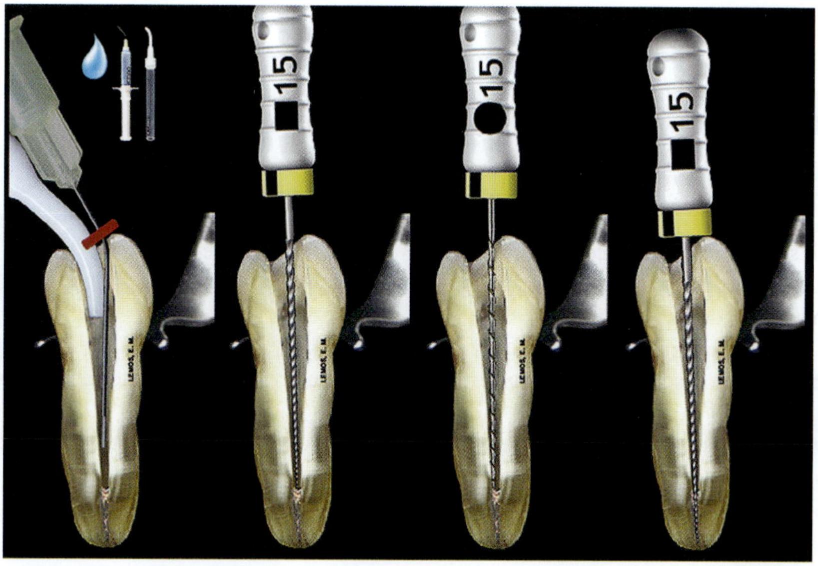

FIGURA 12 Irrigação e aspiração com hipoclorito de sódio e, entre o CRI e o CRT (Ingle modificada), utilizar apenas instrumentos K e H. Durante essa fase, deve ser utilizado grande volume de hipoclorito de sódio para facilitar a saída de resíduos de material obturador.

CRI: comprimento real do instrumento; **CRT:** comprimento real do trabalho.
Fonte: arquivo pessoal dos autores.

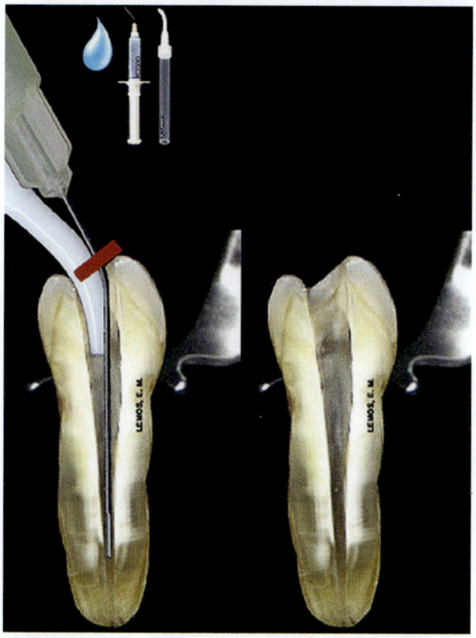

FIGURA 13 Irrigação, aspiração e aspecto final após o uso da lima K número 15 até o CRT.
Fonte: arquivo pessoal dos autores.

relação ao tempo,[45] deixando menor quantidade de material obturador remanescente.[46]

Sistemas específicos para retratamento foram desenvolvidos para esta finalidade. Entre eles, podem ser citados: Protaper Universal Retreatment® (DentsplySirona), D-Race® (FKG), Mani NRT-GPR® (Mani), MtwoRetreatment files® (VDW) e R-Endo system® (Micro-Mega, Besançon, France) **(Figura 14)**.

O movimento reciprocante introduzido por Yared,[47] que tem como vantagem um preparo mais seguro devido à maior resistência à fadiga cíclica[48] e um baixo índice de fratura[49] também tem sido utilizado nos retratamentos endodônticos.[50] Quando comparado com o movimento rotatório contínuo, trabalhos mostram superioridade ou similaridade em relação à quantidade de material obturador residual,[51] sendo os sistemas reciprocantes mais rápidos.[52] Além dos sistemas reciprocantes empregados para o preparo químico-cirúrgico, que podem ser utilizados para desobturação, instrumentos específicos para

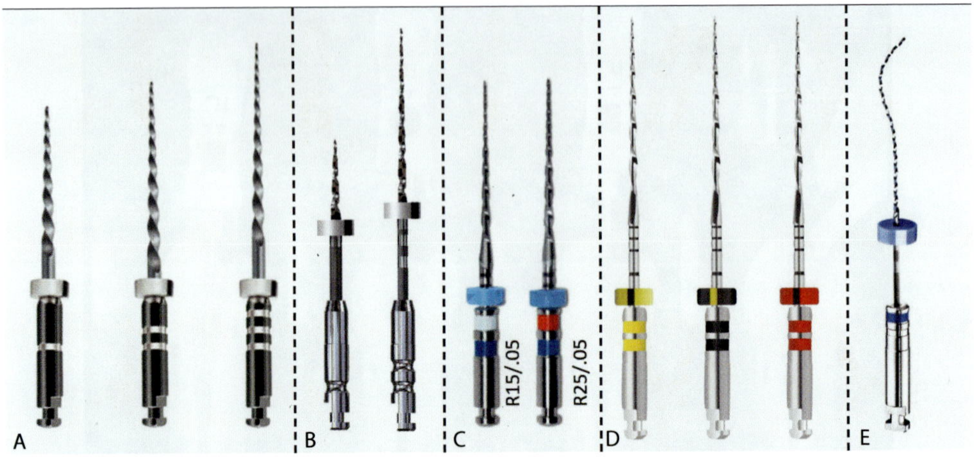

FIGURA 14 (A) Sistema ProTaper Retreament®. (B) D-Race®. (C) MTwo Retreament®. (D) Pro-R®. (E) XP Endo Finisher R®.

Fonte: arquivo pessoal dos autores.

retratamento foram desenvolvidos, como as limas Pro-R® (MKLife) **(Figura 14)**.

Recentemente, foi lançado o instrumento XP-endo Finisher R® (FKG Dentaire, La Chaux-de-Fonds, Suiça), produzido com a liga altamente flexível de NiTi MaxWire® (Martensite-Austenite ElectropolishFleX) que, na sua fase martensita sob resfriamento, apresenta-se com diâmetro 30 e conicidade zero. Quando levado à temperatura corporal, ocorre uma mudança da liga para a fase austenita retornando os últimos 10 mm da extremidade do instrumento para a sua memória de formato semicircular. Esse novo formato permite que ao rotacionar, o instrumento atinja uma área de 6 mm em diâmetro, promovendo a remoção do remanescente de material obturador por ação de "chicoteamento" **(Figura 14)**.[53]

Embora sistemas mecanizados sejam eficientes quanto à remoção do material obturador no retratamento, do mesmo modo que as técnicas de desobturação manuais, eles não conseguem eliminar por completo o material obturador **(Figura 15)**. Assim, procedimentos complementares devem ser utilizados para otimizar a remoção destes resíduos,[54] como por exemplo, insertos ultrassônicos.

Quando do emprego de sistemas mecanizados para desobturação, contraindica-se a utilização de solventes, pois a dissolução excessiva da guta-percha, provocada pela somatória da ação solvente e do calor gerado pelo atrito do instrumento dificulta sua remoção, espalhando a guta-percha amolecida que impregna a dentina radicular.

Desobturação com dispositivos ultrassônicos

Dispositivos ultrassônicos têm sido preconizados no retratamento endodôntico para desobturação: a vibração ultrassônica aquece a guta-percha, facilitando sua remoção do interior do canal radicular. Durante seu emprego para a remoção da guta-percha também não devem ser utilizados solventes.

Insertos lisos para ativação ultrassônica ou pontas específicas como a R1 ClearSonic® (Helse Ultrasonic), que apresenta ponta com formato triangular, podem ser utilizados na complementação da remoção do material obturador nas reintervenções endodônticas após desobturação de grande parte do material obturador pelas técnicas manuais ou automatizadas, principalmente em canais com curvaturas acentuadas e dentes com achatamento mesiodistal, facilitando a remoção do material obturador nessas áreas e preservando a estrutura dentinária[55] **(Figura 16)**.

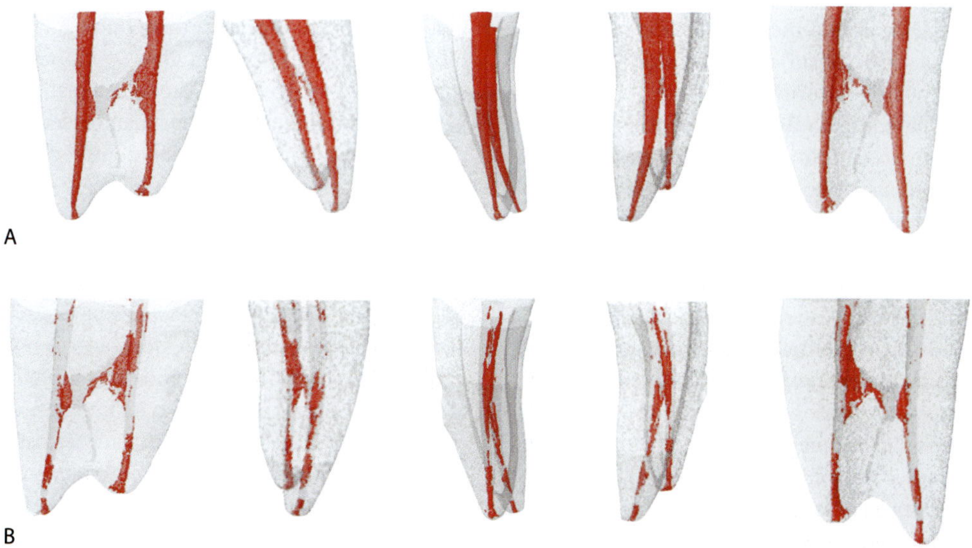

FIGURA 15 (A) Imagens microtomográficas dos canais mesiais obturados (guta-percha e cimento AHPlus®). (B) Resíduos de material obturador após o emprego do sistema ProTaper Retreament®.
Fonte: arquivo pessoal dos autores.

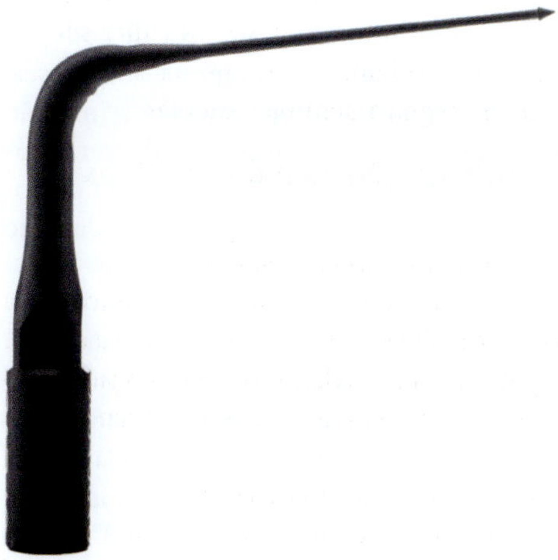

FIGURA 16 Inserto R1 ClearSonic® (Helse Ultrasonic).
Fonte: arquivo pessoal dos autores.

Retratamento cirúrgico

A cirurgia endodôntica foi considerada, durante muito tempo, como um procedimento secundário e de resultados imprevisíveis. Entretanto, a evolução dos conhecimentos científicos, principalmente nas áreas de Anatomia, Biologia tecidual e Microbiologia, associada à utilização do microscópio operatório, de microinstrumentos, pontas ultrassônicas e materiais retro-obturadores biocompatíveis, transformou drasticamente o cenário da cirurgia parendodôntica nos últimos 25 anos, fazendo surgir a microcirurgia endodôntica, mais precisa e confiável.[56]

Trata-se de procedimento cirúrgico em estrutura anatômica pequena e complexa empregando microscópio operatório, que permite ao cirurgião acessar a área patológica com precisão e mínimo dano aos tecidos adjacentes durante o ato operatório.

O microscópio operatório, ao associar magnificações variáveis e iluminação própria coaxial, trouxe muitos benefícios à microcirurgia endodôntica,[57] a saber:

- Inspeção sob magnificação, que possibilita identificar detalhes anatômicos importantes e analisar a integridade da raiz, facilitando a identificação de trincas, fraturas e perfurações;
- Remoção mais precisa e completa do tecido patológico;
- Fácil identificação do ápice radicular, diferenciando-o do osso;

- Osteotomia menor, o que pode acelerar a cicatrização e diminuir o desconforto pós-operatório;
- Documentação dos procedimentos por meio de fotografias e vídeos, melhorando a comunicação com o paciente e os indicadores.

A microcirurgia endodôntica, ao combinar o emprego do microscópio operatório e de instrumentos ultrassônicos, permite fácil localização dos ápices radiculares com osteotomia mais conservadora. A apicectomia é realizada com mínima angulação, preservando a cortical óssea e o comprimento radicular. A superfície apicetomizada pode ser adequadamente examinada, revelando detalhes anatômicos como istmos, canais laterais e microfraturas e os retropreparos e as retro-obturações são realizadas com maior precisão.

Os aumentos de 4 a 8× são empregados para a inspeção da loja óssea, ostetomia, localização dos ápices radiculares e sutura. Nas magnificações médias entre 8 e 14× realiza-se a curetagem da lesão, apicectomia, retropreparo e retro-obturação. Os aumentos acima de 14× por diminuírem muito o campo visual são utilizados apenas para análise da superfície apicectomizada, observação de detalhes anatômicos e documentação.

Didaticamente, as etapas técnicas da microcirurgia endodôntica podem ser divididas em:

- Exposição da loja cirúrgica;
- Curetagem;
- Apicetomia;
- Retroperaro;
- Retro-obturação;
- Sutura.

Exposição da loja cirúrgica

Diferentes desenhos de retalhos podem ser utilizados na microcirurgia endodôntica, dependendo do acesso cirúrgico necessário, do tamanho da gengiva marginal e do seu nível de inserção. Independentemente de sua forma, ele deve ser realizado sobre tecidos periodontais e ósseos sadios, ter espessura total, ou seja, deve incluir mucosa, tecido conjuntivo e periósteo, e sua base deve ser igual ou maior que a margem gengival, para garantir um suprimento adequado de sangue. Os mais comumente empregados são os retalhos triangular e retangular.

Em alguns casos, a lesão periapical rompe a cortical óssea, permitindo a visualização do ápice radicular. Entretanto, nas situações em que a cortical apresenta-se intacta, será necessário realizar a osteotomia para localizá-lo. A posição da extremidade da raiz pode ser estimada através dos exames radiográfico e tomográfico, previamente realizados. A quantidade de osso a ser removido deverá se limitar à criação de espaço suficiente para a completa curetagem da lesão periapical e o acesso ao ápice radicular. Osteotomias exageradas podem comprometer o processo de cicatrização **(Figura 17)**.

Curetagem

Consiste na remoção completa de todo tecido inflamatório presente na loja óssea, geralmente formado em resposta à infecção microbiana presente no sistema de canais radiculares. São empregadas curetas ou descoladores para realizar o esvaziamento da lesão perirradicular **(Figura 17)**.

Apicetomia

Com base nos conhecimentos anatômicos e microbiológicos contemporâneos, não há dúvida de que a realização da apicetomia é etapa indispensável na microcirurgia endodôntica. Ao posicionar o limite de corte em 3 mm do ápice radicular, cerca de 98% das ramificações apicais e 93% dos canais laterais são eliminados; portanto, remover porções menores pode comprometer o sucesso da intervenção por não eliminar completamente os agentes microbianos causadores do insucesso. Também a amputação exagerada deve ser evitada, por não garantir maior descontaminação e por enfraquecer a estrutura dental ao comprometer a relação coroa-raiz. O corte é realizado com broca carbide troco-cônica em alta rotação (700 XXL® ou Zekrya® – Dentsply Maillefer)

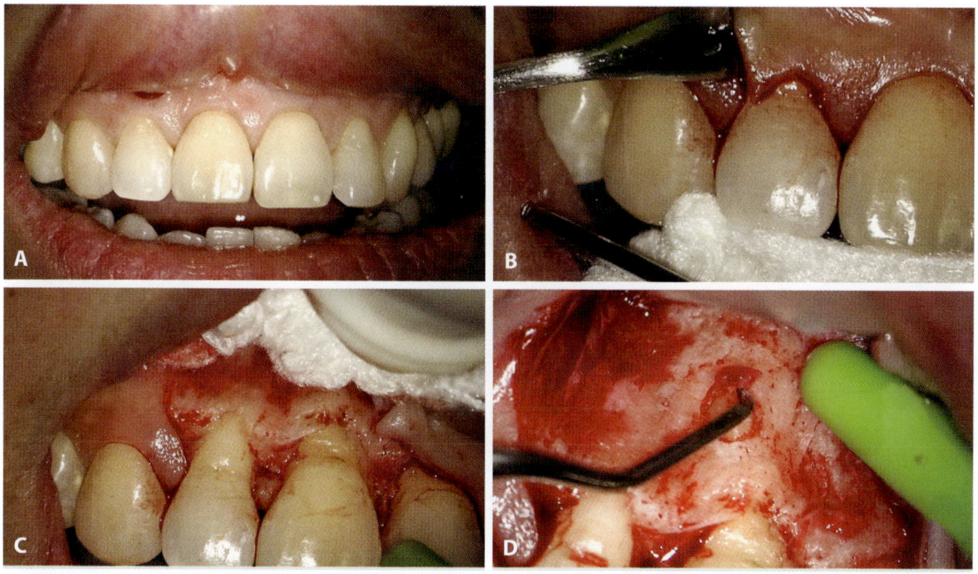

FIGURA 17 (A) Foto pré-operatória do dente nº 11. (B) Após a realização das incisões intrasulcular e relaxante, inicia-se a elevação do retalho triangular. (C) Exposição da cortical óssea. (D) Após a localização do ápice do dente nº 21 e a realização da osteotomia, inicia-se a curetagem.

Fonte: arquivo pessoal dos autores.

ou insertos ultrassônicos, com uma angulação máxima de 10°. Ângulos de corte muito agudos expõem uma quantidade grande de túbulos dentinários, comprometendo o selamento da região apical (**Figura 18**).

Retropreparo

O retropreparo deve ser realizado com pontas ultrassônicas por permitirem melhor acesso ao ápice radicular, sem a necessidade de osteotomias exageradas, diminuindo risco de desvios, perfurações e enfraquecimento das paredes laterais. Durante essa manobra, pelo menos 3 mm apicais devem ser esvaziados e modelados, realizando-se um preparo paralelo ao longo eixo do dente, ligeiramente retentivo para conter o material de selamento apical, mantendo-se a integridade das paredes dentinárias[58,59] (**Figura 18**).

Retro-obturação

Os materiais devem apresentar radiopacidade adequada, ser dimensionalmente estáveis, não reabsorvíveis, de fácil aplicação, ter bom selamento, tolerar sangue ou fluidos orais durante a sua presa e ser biocompatível.[60]

O primeiro material a ser desenvolvido, especificamente para essa finalidade, foi o agregado trióxido mineral (MTA), que emergiu como o material de reparação endodôntico padrão e ideal com altas taxas de sucesso.[61]

Recentemente, foram introduzidos no mercado novos materiais reparadores à base de silicato de cálcio, que são considerados uma alternativa ao uso do MTA, tais como Endosequence Root Repair® (ERR; Brasseler USA) o Biodentine® (Septodont, França) e Bioaggregate® (Innovative Bioceramix Inc. Canadá). Esses materiais têm a capacidade de liberar hidróxido de cálcio, que pode estimular a formação de hidroxiapatita {HA – $Ca_{10}(PO_4)_6(OH)_2$} em contato com fluido humano[62] (**Figura 18**).

Sutura

A microcirugia endodôntica muitas vezes resulta na remoção de grandes lesões periapicais, podendo provocar defeitos ósseos. Quanto maior for o defeito ósseo, mais difícil

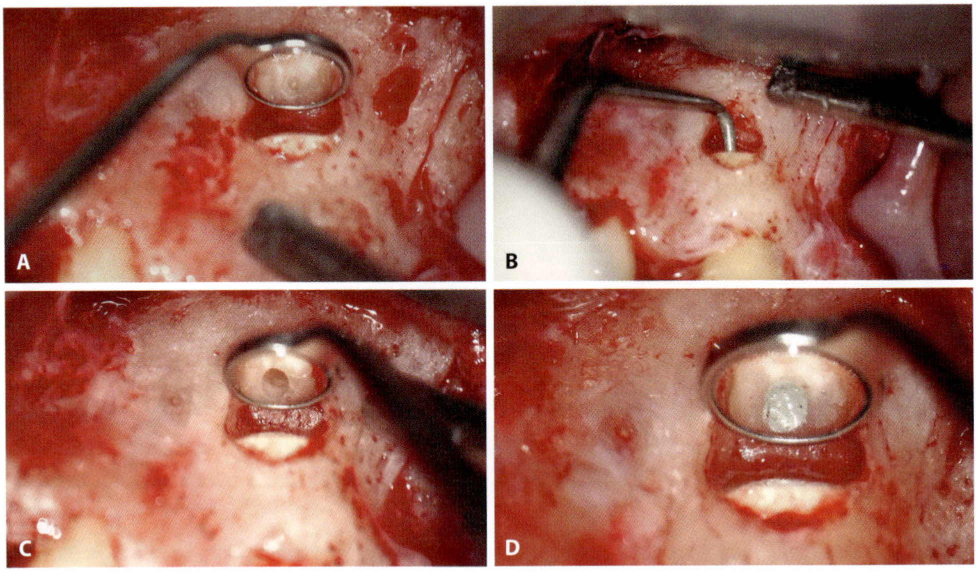

FIGURA 18 (A) Visualização do ápice do dente nº 11 com microespelho, após a realização da apicetomia. (B) Realização do retropreparo com inserto ultrassônico. (C) Inspeção do ápice após a realização do retropreparo. (D) Inspeção do ápice após a realização da retro-obturação com MTA® (MTAFLOW, Ultradent).

Fonte: arquivo pessoal dos autores.

e prolongado será o processo de reparo. Assim, muitas situações necessitam de preenchimento da loja cirúrgica com biomateriais, evitando a formação de um possível defeito ósseo indesejado. Por isso, tem-se preferido utilizar biomateriais xenógenos e aloplásticos pela facilidade na obtenção, no uso e na manipulação, e por diminuir a morbidade do paciente, pois dispensa a coleta do material em um sítio doador, fornecendo um suporte que servirá de guia para a formação óssea.

As suturas são realizadas para reposicionar o retalho e mantê-lo em posição, prevenindo seu deslocamento e possibilitando que ocorra cicatrização por primeira intenção. São utilizadas agulhas de sutura 1/2 ou 3/8 de corte invertido afilada, para evitar a dilaceração do tecido durante a realização do nó e fios não absorvíveis monofilamento de diâmetro 5 ou 6, fabricados de náilon, polipropileno, politetrafluoretileno (PTFE), politetrafluoretileno expandido (ePTFE) ou trançados à base de poliéster, revestidos com um lubrificante que melhora a passagem da sutura pelo tecido, facilitando a amarração do nó. **(Figura 19)**

O primeiro controle pós-cirúrgico é realizado quando da remoção das suturas e, a partir dessa data, o paciente deve ser reavaliado clínica e radiograficamente a cada 6 meses, até que se determine o êxito ou o fracasso do procedimento. Sempre que necessário, o controle pode ser complementado por análises tomográficas (TCFC).

O entendimento das causas do insucesso endodôntico e da complexa anatomia do sistema de canais radiculares, a implementação de técnicas microcirúrgicas, o aperfeiçoamento do instrumental, o desenvolvimento de novos materiais retro-obturadores, o emprego do microscópio operatório e do ultrassom, associados a técnicas de regeneração tecidual guiada, transformaram o retratamento cirúrgico em uma modalidade terapêutica com resultados previsíveis e com um índice de sucesso próximo ao retratamento convencional[63-65] **(Figura 20)**.

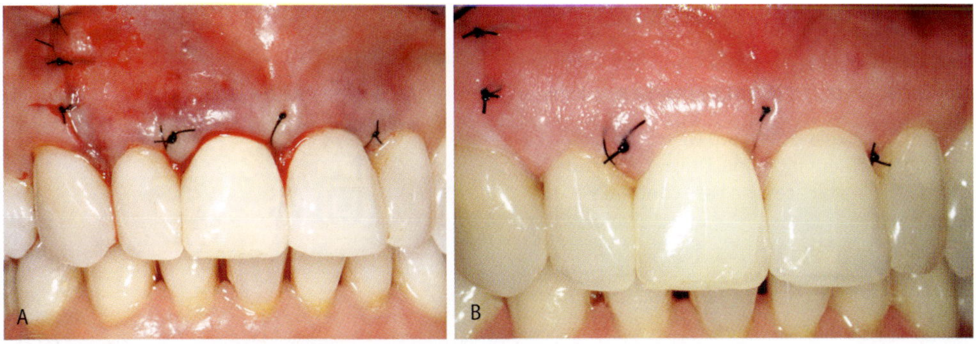

FIGURA 19 (A) Condição clínica após a realização das suturas. (B) Condição clínica após 5 dias da microcirurgia endodôntica, antes da remoção das suturas.

Fonte: arquivo pessoal dos autores.

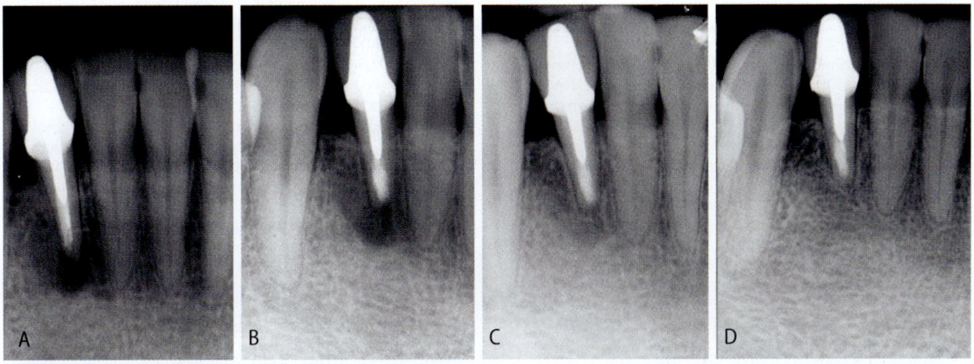

FIGURA 20 (A) Radiografia periapical do dente nº 42 apresentando fracasso do tratamento endodôntico, causado pela falha na localização do canal lingual. Optou-se pela microcirurgia endodôntica, em razão de a coroa metalocerâmica apresentar boa adaptação e suprir as necessidades estéticas do paciente. (B) Radiografia periapical realizada após o procedimento cirúrgico (apicetomia, retropreparo e retro-obturação). (C) Controle radiográfico de 2 anos. (D) Controle radiográfico de 12 anos.

Fonte: arquivo pessoal dos autores.

Informações essenciais para o conhecimento do tema

Após a finalização do tratamento endodôntico, a proservação do caso se faz necessária para a definição do sucesso do procedimento. Caso a falha do tratamento seja diagnosticada, estará relacionada com infecção intra e extrarradicular, reação a corpo estranho e/ou cistos verdadeiros, sendo o *Enterococcus faecalis* o microrganismo comumente encontrado nos casos de insucesso, tendo assim, três situações clínicas frente aos retratamentos: retratamento convencional, retratamento cirúrgico e, quando os dois falharem, exodontia, sendo que o retratamento convencional será a primeira conduta eletiva, nos casos em que tiver acesso ao canal radicular, sendo seu índice de sucesso entre 70 e 81%.

CONTEÚDO COMPLEMENTAR

Esse capítulo possui um vídeo como material complementar on-line. Utilize o QR code ao lado para ter acesso a esse conteúdo.

endodontia2022

REFERÊNCIAS BIBLIOGRÁFICAS

1. American Association of Endodontists. Guide to clinical endodontics. 6. ed. 2013.
2. Imura N, Pinheiro ET, Gomes BPFA, Zaia AA, Ferraz CCR, Souza-Filho FJ. The outcome of endodontic treatment: A retrospective study of 200 cases performed by a specialist. J Endodon 2007;33(11):1278-82.
3. Kvist T, Reit C. Results of endodontic retreatment: a randomized clinical study comparing surgical and nonsurgical procedures. J Endod 1999;25:814.
4. Zandi H, Petronijevic N, Mdala I, Kristoffersen AK, Enersen M, Rôças IN, *et al.* Outcome of endodontic retreatment using 2 root canal irrigants and influence of infection on healing as determined by a molecular method: A randomized clinical trial. J Endod 2019;45(9):1089-98.
5. Gorni FGM, Gagliani MM. The outcome of endodontic retreatment: A 2-yr follow-up. J Endod 2004;30(1):1-4.
6. Wilcox LR. Endodontic retreatment with halothane *versus* chloroform solvent. J Endod 1995;21(6):305-7.
7. He J, White RK, White CA, Schweitzer JL, Woodmansey KF. Clinical and patient-centered outcomes of nonsurgical root canal retreatment in first molars using contemporary techniques. J Endod 2017;43(2):231-7.
8. Estrela C, Bueno MR, Leles CR, Azevedo B, Azevedo JR. Accuracy of cone bean computed tomography and panoramic and periapical radiography for detection of apical periodontits. J Endod 2008;34(3):273-9.
9. Seltzer S, Bender IB. Cognitive dissonances in endodontics. Oral Surg Oral Med Oral Pathol 1965;20(4):505-16.
10. Carr GB, Schwartz RS, Schaudinn C, Gorur A, Costerton JW. Ultrastrucutural examination of failed molar retreatment with secondary apical periodontitis: An examination of Endodontic biofilms in an Endodontic retreatment failure. J Endod 2009;35(9):1303-9.
11. Vera J, Siqueira Júnior JF, Ricucci D, Loghin S, Fernández N, Flores B, *et al.* One- *versus* two-visit endodontic treatment of teeth with apical periodontitis: a histobacteriologic study. J Endod 2012;38(8):1040-52.
12. Siqueira Júnior JF, Rôças IN. Clinical implications and microbiology of bacterial persistence after treatment procedures. J Endod 2008;34(11):1291-301.
13. Barthel CR, Zimmer S, Trope, M. Relationship of radiologic and histologic signs of inflammation in human root-filled teeth. J Endod 2014;30(2):75-9.
14. Love RM, Firth N. Histopathological profile of surgically removed persistent periapical radiolucent lesions of endodontic origin. Int Endod J 2009;42(3):198-202.
15. Ricucci D, Siqueira Júnior JF. Biofilms and apical periodontitis: Study of prevalence and association with clinical and histopathologic findings. J Endod 2010;36(8):1277-88.
16. Ricucci D, Loghin S, Siqueira Júnior JF. Exuberant biofilm infecction in a lateral canal as the cause of short-term endodontic treatment failure: Report of a Case. J Endod 2013;36(5)712-8.
17. Rôças IN, Siqueira Júnior JF, Santos KR. Association of Enterococcus faecalis with different forms of periradicular diseases. J Endod 2004;30(5):315-20.
18. Sundqvist G, Figdor D, Persson S, Sjögren U. Microbiologic analysis of teeth with failed endodontic treatment and the outcome of conservative re-treatment. Oral Surg Oral Med Oral Pathol Oral Radiol Endod 1998;85(1):86-93.
19. Weckwerth PH, Zapata RO, Vivan RR, Tanomaru Filho M, Maliza AG, Duarte MA. In vitro alkaline pH resistance of Enterococcus faecalis. Braz Dent J 2013;24(5):474-6.
20. Ricucci D, Siqueira Júnior JF, Bate AL, Pitt Ford TR. Histologic investigation of root canal-treated teeth with apical periodontits: A retrospective study from twenty-fou patients. J Endod 2009;35(4):493-502.
21. Ricucci D, Siqueira Júnior JF. Recurrent apical periodontitis and late endodontic treatment failure related to coronal leakage: A case report. J Endod 2007;37(8):1171-5.
22. Ricucci D, Siqueira Júnior JF. Apical actinomycosis as a continuum of intraradicular and extraradicular infecction: Case report and critical review on its involvment with treatment failure. J Endod 2008;34(9):1124-9.
23. Holland R, Mazuqueli L, De Souza V, Murata SS, Dezan Júnior E, Suzuki P. Influence of the type of vehicle and limit of obturation on apical and periapical tissue response in dogs' teeth after root canal filling with mineral trioxide aggregate. J Endod 2007;33(6):693-7.
24. Ricucci D, Loghin S, Siqueira Júnior JF, Abdelsayed RA, *et al.* Prevalence of ciliated epithelium in apical periodontitis lesion. J Endod 2014;40(4):476-83.
25. Ricucci D, Rôça IN, Hernández S, Siqueira Júnior JF. "True" versus "Bay" Apical Cysts: Clinical, Radiographyc, Histopathologic, and Histobacteriologic features. J Endod 2020;46(9):1217-227.
26. Friedman S. Management of post-treatment endodontic disease: a current concept of case selection. Aust Endod J 2000;26(3):104-9.
27. Arai Y, Tammisalo E, Iwai K, Hashimoto K, Shinoda K. Development of a compact computed tomographic apparatus for dental use. Dento Maxillo Facial Radiology 1999;28:245-8.
28. Oliveira SG, Gomes DJ, Costa MH, Sousa ER, Lund RG. Coronal microleakage of endodontically treated teeth with intracanal post exposed to fresh human saliva. J Appl Oral Sci 2013;21(5):403-8.
29. Wenteler GL, Sathorn C, Parashos P. Factors influencing root canal retreatment strategies by general practitioners and specialists in Australia. Int Endod J 2015;48(5):417-27.
30. Guide to Clinical Endodontics. 6. ed. American Association of Endodontists; 2019.

31. Dotto L, Sarkis-Onofre R, Bacchi A, Pereira GKR. The use of solvents for gutta-percha dissolution/removal during endodontic retreatments: A scoping review. J Biomed Mater Res B Appl Biomater 2021;109(6):890-901.
32. Hemant KY, Rakesh KY, Anil C, Rahul RTJ. The effectiveness of eucalyptus oil, orange oil, and xylene in dissolving different endodontic sealers. Conserv Dent 2016;19(4):332-7.
33. Oyama KO, Siqueira EL, Santos MD. In vitro study of effect of solvent on root canal retreatment. Braz Dent J 2002;13(3):208-11.
34. Tanomaru-Filho M, Orlando Td, Bortoluzzi EA, Silva GF, Tanomaru JM. Solvent capacity of different substances on gutta-percha and Resilon. Braz Dent J 2010;21(1):46-9.
35. Çanakçi BC, Er O, Dincer A. Do the sealer solvents used affect apically extruded debris in retreatment? J Endod 2015;41(9):1507-9.
36. Genc Sen O, Erdemir A, Canakci BC. Effect of solvent use on postoperative pain in root canal retreatment: a randomized, controlled clinical trial. Clin Oral Investig 2020;24(1):257-63.
37. Barbosa SV, Burkard DH, Spangberg LS. Cytotoxic effects of gutta-percha solvents. J Endod 1994;20:6-8.
38. Chutich MJ, Kaminski EJ, Miller DA, Lautenschlager EP. Risk assessment of the toxicity of solvents of gutta-percha used in endodontic retreatment. J Endod 1998;24(4):213-6.
39. Oyama KON. Avaliação comparativa da citotoxicidade in vitro dos solventes utilizados no retratamento endodôntico. [Dissertação de Mestrado]. Programa de Pós-Graduação em Odontologia, área Endodontia. Faculdade de Odontologia da Universidade de São Paulo; 2003.
40. Martos J, Bassotto APS, Gonzalez-Rodriguez MP, Ferrer-Luque CM. Dissolving efficacy of eucalyptus and orange oil, xylol and chloroform solvents on different root canal sealers. Int Endod J 2011;44:1024-8.
41. Uzunoglu-Özyürek E, Askerbeyli-Örs S, Türker SA. Evaluation of the amount of remained sealer in the dentinal tubules following re-treatment with and without solvent. J Conserv Dent 2020;23(4):407-11.
42. Purba R, Sonarkar SS, Podar R, Singh S, Babel S, Kulkarni G. Comparative evaluation of retreatment techniques by using different file systems from oval-shaped canals. J Conserv Dent 2020;23(1):91-6.
43. Duarte MAH, Só MVR, Cimandon VB, Zucatto C, Vier-Pelisser FV, Kuga MC. Effectiveness of rotary or manual techniques for removing a 6-year-old filling material. Braz Dent J 2010;21(2):148-52.
44. Rubino GA, Candeiro GTM, Freire LG, Iglecias EF, Lemos EM, Caldeira CL, *et al.* Micro-CT evaluation of gutta-percha removal by two retreatment systems. Iran Endod J 2018;13(2):221-7.
45. Hülsamnn H, Bluhm V. Efficacy, cleaning ability and safety of different rotary Ni-Ti instruments in root canal retreatment. Int Endod J 2004;37(7):468-76.
46. Patil A, Malis S, Hedge D, Jaiswal H, Saoji H, Edake DN. Efficacy of rotary and hand instrument in removing gutta-percha and sealer from root canals of endodontically treated teeth. J Contemp Dent Pract 2018;19(8):964-8.
47. Yared G. Canal preparation using only one Ni-Ti rotary instrument: preliminary observations. Int Endod J 2008;41(4):339-44.
48. Gavini G, Caldeira CL, Akisue E, Candeiro GTM, Kawakami DAS. Resistance to flexural fatigue of Reciproc R25 files under continuous rotation and reciprocating movement. J Endod 2012;38(5):684-7.
49. Caballero-Flores H, Nabeshima CK, Binotto E, Machado MEL. Fracture incidence of instruments from a single-file reciprocating system by students in an endodontic graduate programme: a cross-sectional retrospective study. Int Endod J 2019;52(1):13-8.
50. Crozeta BM, Sousa-Neto MD, Biachi Leoni G, Mazzi-Chaves JF, Silva-Sousa YT, Baratto-Filho F. A micro-computed tomography assessment of the efficacy of rotary and reciprocating techniques for filling material removal in root canal retreatment. Clin Oral Investig 2016;20(8):2235-40.
51. Bago I, Plotino G, Katic M, Rocan M, Batinic M, Anic I. Evaluation of filling material remnants after basic preparation, apical enlargement and final irrigation in retreatment of severely curved root canals in extracted teeth. Int Endod J 2020;53(7):962-73.
52. Delai AP, Mestieri LB, Boijink D, Fontanella VRC, Grecca FS, Kopper PMP. Efficacy of a thermally treated single file compared with rotary systems in endodontic retreatment of curved canals: a micro-CT study. Clin Oral Investig 2019;23(4):1837-44.
53. Kapasi K, Kesharani P, Kansarap A, Patil D, Kansars T, Sheth S. *In vitro* comparative evaluation of efficiency of XP-endo shaper, XP-endo finisher, and XP-endo finisher-R files in terms of residual root filling material, preservation of root dentin, and time during retreatment procedures in oval canals - A cone-beam computed tomography analysis. J Conserv Dent 2020;23(2):145-51.
54. Colaco AS, Pai VAR. Comparative evaluation of the efficiency of manual and rotary gutta-percha removal techniques. J Endod 2015;41(11):1871-4. doi: 10.1016/j.joen.2015.07.012.
55. Crozeta BM, De Souza LC, Silva-Sousa YTC, Sousa-Neto MD, Jaramillo DE, Silva RM. Evaluation of passive ultrasonic irrigation and gentle wave system as adjuvants in endodontic retreatment. J Endod 2020;46(9):1279-85. doi: 10.1016/j.joen.2020.06.001.
56. Kim S, Pecora G, Rubinstein RA. Colour atlas of microsurgery in endodontics. London: WB Saunders; 2001.
57. Kim S, Kratchman S. Modern endodontic surgery concepts and practice: a review. J Endod 2006;32:601-23.
58. Gavini G, Amaral KF, Camargo SCC, Sacaguti DA, Aun CE. Evaluation of two types of ultrasonic tips in retropreparations. Rev Odontol UNICID 2003;15(1):7-14.
59. Leite ACVM, Gavini G. Avaliação de duas pontas ultrassônicas para retropreparo, empregadas em diferentes potências. Rev Odontol UNICID 2005;17(2):15-22.
60. Roberts HW, Toth JM, Berzins DW, Charlton DG. Mineral trioxide aggregate material use in endodontic treatment: a review of the literature. Dent Mater 2008;24(2):149-64.
61. von Arx T, Hänni S, Jensen SS. 5-Year results comparing mineral trioxide aggregate and adhesive resin composite for root-end sealing in apical surgery. J Endod 2014;40(8):1077-81.
62. Grech L, Mallia B, Camilleri J. Characterization of set intermediate restorative material, biodentine, bioaggregate and a prototype calcium silicate cement for use as root-end filling materials. Int Endod J 2013;46(7):632-41.
63. Setzer FC, Shah SB, Kohli MR, Karabucak B, Kim S. Outcome of endodontic surgery: a meta-analysis of the literature – Part 1: comparison of traditional root-end surgery and endodontic microsurgery. J Endod 2010;36(11):1757-65.
64. Setzer FC, Kohli MR, Shah SB, Karabucak B, Kim S. A meta-analysis of the literature – Part 2: comparison of endodontic microsurgical techniques with and without the use of higher magnification. J Endod 2012;38:1-10.
65. Song M, Kim SG, Lee SJ, Kim B, Kim E. Prognostic factors of clinical outcomes in endodontic microsurgery: a prospective study. J Endod 2013;39(12):1491-7.

22 Intercorrências no Tratamento Endodôntico

Giulio Gavini • Marco Antonio Hungaro Duarte • Érico Lemos • Marcelo dos Santos • Carmo Antônio Aun • Eduardo Akisue

SÍNTESE DO CAPÍTULO

Durante o tratamento endodôntico, podem ocorrer situações indesejáveis, que, muitas vezes, fogem do controle do cirurgião-dentista. Vale ressaltar que cabe a ele o diagnóstico e o conhecimento de como proceder frente a essas intercorrências, seja na tentativa de resolução do problema ou no correto encaminhamento do paciente.

As principais intercorrências durante o tratamento endodôntico são:

- ***Flare-up* (agudização):** passagem abrupta de um quadro assintomático para periodontite apical sintomática ou abscesso periapical apical agudo, causado por uma rápida e intensa reação inflamatória dos tecidos periapicais em resposta a agressão mecânica, química ou microbiana;
- **Injeção acidental de hipoclorito de sódio (NaClO):** causada pelo excesso de pressão no êmbolo da seringa no momento do processo de irrigação ou nos casos de dentes com ápices abertos;
- **Acidentes relacionados à modelagem durante o preparo químico-cirúrgico:** alterações na forma original dos canais devido a instrumentação manual e/ou rotatória de uma lima incompatível com a anatomia do canal;
- **Perfurações:** podem ocorrer em qualquer região da cavidade pulpar e podem ser classificadas, de acordo com o momento em que ocorrem, em pré-operatórias, transoperatórias e pós-operatórias;
- **Fratura de instrumentos:** pode acontecer durante a instrumentação do canal radicular por dois motivos – fadiga cíclica flexural e fratura por torção.

Independentemente de qualquer tipo de intercorrência, todo profissional deve manter a calma e informar o ocorrido ao paciente.

INTRODUÇÃO

Durante a realização do tratamento endodôntico podem acontecer acidentes e complicações em todas as etapas, e também intercorrências pela extrusão de substâncias ou material contaminado para a região apical.[1-4] Nos tópicos seguintes serão abordados as principais intercorrências, acidentes e complicações durante o tratamento endodôntico.

FLARE-UP (AGUDIZAÇÃO)

Flare-up, ou agudização endodôntica, é definida, segundo a American Association of Endodontists,[5] como uma exacerbação aguda de patologia periapical após o início ou a continuação de um tratamento endodôntico. Caracteriza-se por dor violenta e pode ser acompanhada de edema na região do dente em tratamento. Isso ocorre principalmente devido a uma rápida e intensa reação inflamatória dos tecidos periapicais em resposta a agressão mecânica, química ou microbiana.

Assim, entende-se que *flare-up* é a passagem abrupta do quadro assintomático para periodontite apical sintomática ou abscesso apical agudo, o que requer uma resposta terapêutica rápida e apropriada por parte do profissional. Segundo Walton,[6] *flare-up* é um quadro clínico de dor e/ou inchaço pós-sessão endodôntica, que exige visita de emergência não programada e necessidade de comunicação constante entre paciente e profissional após cada sessão de tratamento endodôntico, visando à transmissão de orientações emergenciais e cuidados em geral.

A etiologia da agudização é multifatorial. Pode ser desencadeada por fatores inter-relacionados e diretamente interdependentes, a saber:[7-9]

- **Presença de microrganismos:** principalmente bactérias de alta virulência e produtos tóxicos em tecidos antes saudáveis ou em equilíbrio com a infecção presente;[7-10]
- **Iatrogenias:** geralmente associadas a sobreinstrumentação (tanto do limite de trabalho como da amplitude); perfurações; incompleta antissepsia e limpeza do sistema de canais; extravasamento de soluções químicas, debris pulpar/dentinário e material obturador nos tecidos periapicais;[7-11]
- **Traumatismo oclusal e/ou fraturas radiculares.**[11]

É importante salientar que as bactérias, suas interações, a patogenicidade e o meio ambiente em que se encontram são os principais fatores etiológicos responsáveis pela agudização. Porém, certas características do hospedeiro, do caso em si e da abordagem do profissional também são importantes aspectos predisponentes no surgimento de *flare-up*. Segundo estudo de Aksoy *et al.*,[12] os fatores de risco para o desenvolvimento de *flare-ups* são, em ordem decrescente: lesão periapical, dor pré-operatória, dor à percussão, retratamento, sexo feminino, dentes necrosados e infectados e uso de analgésicos antes da cirurgia.

Com relação a infecção endodôntica e ao papel dos microrganismos e do operador na ocorrência de *flare-up*, Siqueira Jr.[10] salienta a seguir quatro fatores potencialmente desencadeadores:

- **Extrusão de debris/*smear* layer/biofilme/endotoxinas para os tecidos vizinhos:** o equilíbrio entre agente agressor e hospedeiro é quebrado devido à introdução de irritantes tóxicos e detritos contaminados vindos do canal, causando violenta resposta inflamatória;
- **Aumento do potencial de oxirredução:** a presença de oxigênio em alta tensão durante o tratamento pode favorecer a proliferação de microrganismos facultativos (p. ex., estreptococos) na região periapical, podendo causar *flare-up*;
- **Alteração e desequilíbrio da microbiota bacteriana:** principalmente o preparo químico-cirúrgico incompleto desequilibra as relações ecológicas bacterianas, fazendo com que espécies mais virulentas, antes inibidas, proliferem e exacerbem a resposta inflamatória;
- **Entrada de novos microrganismos no sistema de canais:** quando da quebra da cadeia asséptica, geralmente por iatrogenia, novas espécies de microrganismos mais virulentos podem ser carreadas aos canais, podendo causar infecções secundárias de difícil resolução.

É importante o profissional entender que sua atuação pode influenciar a ocorrência de agudizações. A manutenção da cadeia asséptica, a técnica operatória e o controle da infecção são os principais pontos a serem observados. Diante de dentes portadores de periodontite apical e infecção primária ou que necessitem de retratamento não cirúrgico, o limite adequado de trabalho e seu respeito durante o preparo químico-cirúrgico, a eliminação da cárie, o uso de medicação intracanal e o adequado selamento temporário entre sessões diminuem as chances de *flare-up*.

O tratamento das agudizações geralmente ocorre em sessão de urgência endodôntica, em que o profissional deve realizar procedimentos de drenagem, desobstrução dos canais, revisão do limite apical, novo preparo químico-cirúrgico e medicação intracanal à base de hidróxido de cálcio, selamento coronário adequado e ajuste oclusal. Todos esses passos visam ao controle da infecção endodôntica e o favorecimento da recuperação dos tecidos circunvizinhos.

Quando necessário, medicação sistêmica deve ser utilizada, variando entre anti-inflamatórios não esteroides, analgésicos não opiáceos e antibióticos. O uso profilático de amoxicilina na tentativa de diminuir a incidência de *flare-ups* em casos de dentes necrosados assintomáticos com lesão periapical mostrou-se ineficiente.[13]

É importante ressaltar que a ocorrência de *flare-up* não compromete o prognóstico do tratamento endodôntico.[14,15]

EXTRAVASAMENTO DE HIPOCLORITO DE SÓDIO

O NaClO, ao associar atividade antimicrobiana contra ampla gama de patógenos à capacidade de dissolução tecidual, torna-se a substância irrigadora de eleição quando da realização do tratamento endodôntico. Contudo, sua citotoxicidade pode causar efeitos deletérios aos tecidos periapicais.[1] Apesar da baixa incidência, durante a irrigação do canal radicular, pode ocorrer extravasamento acidental dele, causando sintomas agudos imediatos e potenciais sequelas ao paciente.[2] Em contato com tecidos vitais, o NaClO oxida rapidamente os tecidos circundantes, levando a hemólise e ulceração, inibindo a migração de neutrófilos e destruindo células endoteliais e fibroblastos.[3]

A injeção acidental de NaClO pode ocorrer em dentes com ápice aberto, bem como naqueles em que a constrição apical foi destruída durante o preparo químico-cirúrgico ou em áreas de reabsorção. Também pode acontecer devido a pressão exagerada no êmbolo da seringa de irrigação, ou quando a cânula se encontra travada nas paredes do canal radicular **(Figura 1)**, sem espaço para o refluxo do irrigante.[4]

Os sinais e sintomas mais comuns nos acidentes com NaClO são:

- Dor imediata, que pode variar de tolerável a intensa;
- Edema imediato nos tecidos moles vizinhos à área do extravasamento, que pode se estender pelos planos faciais;
- Sangramento pelo canal radicular;
- Equimose;
- Gosto de cloro e irritação da garganta, quando o extravasamento ocorre pelo seio maxilar;

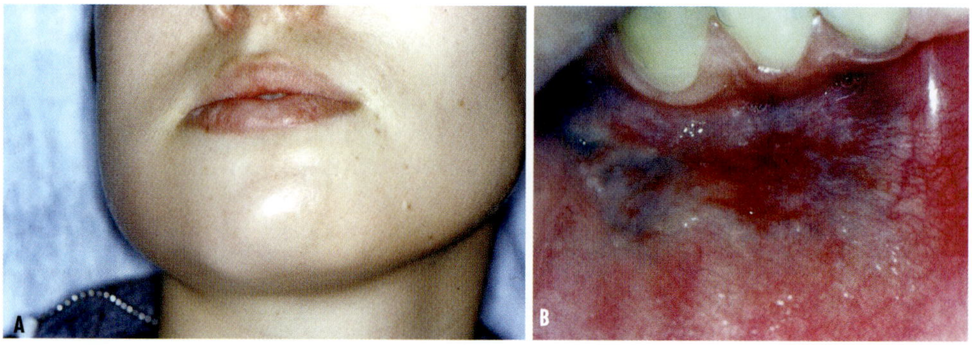

FIGURA 1 Edema extraoral causado por extravasamento de hipoclorito de sódio a 2,5% no dente nº 41. Na mucosa, observa-se início do processo de necrose tecidual.

Fonte: arquivo pessoal dos autores.

- Possível infecção secundária;
- Parestesia temporária ou permanente.

O tratamento desse acidente deve levar em conta a gravidade do dano causado pelo extravasamento e a intensidade da dor relatada pela pessoa. O profissional deve manter a calma e informar o ocorrido ao paciente e imediatamente irrigar o canal radicular com solução salina ou soro fisiológico para diluir o NaClO e, consequentemente, diminuir a agressão. Para controle imediato da dor, deve-se anestesiar o local. Para controlar o edema, o paciente deve aplicar compressas geladas nas primeiras 24 horas e, passado esse período, compressas e exaguatórios quentes para ativar a circulação local. Nos casos de dor suave ou moderada, prescrevem-se anti-inflamatórios não esteroides e analgésicos não opiáceos.

Nas situações de dor intensa acompanhada de extenso edema, hematoma difuso ulceração e/ou necrose tecidual, devem ser administrados anti-inflamatórios esteroides e analgésicos opiáceos. A antibioticoterapia está indicada nos casos de alto risco ou quando se evidencia infecção secundária.

Em casos extremos, em que se observam comprometimento dos sinais vitais e das vias áreas ou déficit neurovascular, o paciente deve ser encaminhado imediatamente ao pronto atendimento hospitalar para diminuir o risco de morbidade.[2]

ACIDENTES RELACIONADOS À MODELAGEM DURANTE O PREPARO QUÍMICO-CIRÚRGICO

Inúmeros fatores podem influenciar na ocorrência de alterações ou acidentes relacionados à modelagem do canal radicular, entre eles: anatomia radicular, grau de curvatura, experiência do operador, flexibilidade e *design* dos instrumentos (seção transversal, conicidade e diâmetro da ponta), tratamento térmico da liga e cinemática de acionamento. Além disso, a irrigação inadequada durante o preparo químico-cirúrgico pode provocar o acúmulo de raspas de dentina na região apical, impedindo que os instrumentos alcancem essa região anatômica, o que aumenta a possibilidade de acidentes.

Trabalhos têm demonstrado que, durante a etapa de preparo, as alterações na forma original dos canais ocorrem com maior frequência quando do emprego de instrumentos de aço inoxidável, em razão da menor flexibilidade deles em comparação aos de níquel-titânio (NiTi).[16-22]

A Associação Americana de Endodontia (AAE) classificou os acidentes relacionados ao preparo em:[5]

- **Transporte do canal:** remoção excessiva de estrutura dentinária na porção externa à curvatura no terço apical do canal devido a tendência do instrumento volatar ao seu eixo original durante a modelagem, podendo levar à formação de um degrau ou até à perfuração **(Figura 2A)**;
- **Degrau:** irregularidade artificial criada na superfície radicular que impede o avançar do instrumento em direção ao ápice **(Figura 2B)**. A identificação precoce da formação de degraus favorece a manobra de retomada da sua trajetória original. A conduta comumente empregada para ultrapassar o degrau é um pequeno pré-curvamento da extremidade de um instrumento endodôntico de aço inoxidável tipo K de pequeno diâmetro. O instrumento deve ser introduzido com leves movimentos giratórios à direita e à esquerda, avançando e retrocedendo em sentido apical para, assim, desviar do degrau e encontrar novamente o canal anatômico;
- **Transporte lateral:** o desgaste excessivo da parede dentinária na porção externa da curvatura do canal na região apical resulta em uma forma de "ampulheta" ou "pata de elefante". Na seção transversal, o transporte lateral apical mostra-se com formato de gota. Quando esse desvio apical permanece dentro da massa dentinária sem exteriorizar-se, é denominado transporte apical interno; porém, quan-

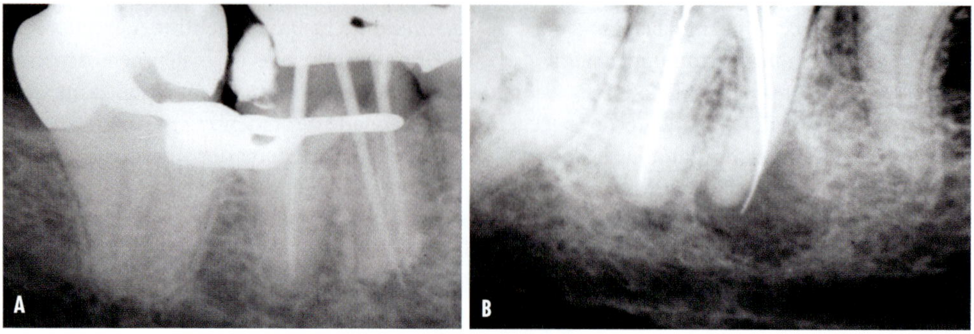

FIGURA 2 (A) Prova do cone dos canais mesiais do dente nº 46. No conduto mésio-vestibular (MV), observa-se transporte do canal e perfuração no terço apical. No canal mésio-lingual (ML), o cone de obturação está muito aquém do limite desejado em razão da formação de um degrau. (B) Canais mesiais do dente nº 46 apresentando transporte e perfuração no terço médio.

Fonte: arquivo pessoal dos autores.

do ele exterioriza, pode haver desde um transporte apical externo (Zip) até um completo rasgo lateral;

- **Alteração foraminal em forma de lágrima (Zip):** uma configuração em lágrima pode formar-se na região apical de canais curvos, em razão do transporte da parede externa da curvatura pela instrumentação exagerada dessa região. A Zip geralmente é diagnosticada pela hemorragia persistente. Esse acidente pode comprometer a sanificação e a obturação;
- **Rasgo lateral (*strip perforation*):** a continuidade do transporte lateral leva a perfuração em forma de "rasgo" na parede do canal, principalmente em canais curvos.

Nos últimos anos, com a popularização do emprego de instrumentos automatizados ou manuais de NiTi durante a etapa de preparo químico-cirúrgico, a ocorrência desses acidentes caiu significativamente devido às propriedades de superflexibilidade e ao efeito memória de forma que essa liga apresenta.

PERFURAÇÃO RADICULAR

Perfurações radiculares podem ser originadas em decorrência de processos reabsortivos internos e externos ou cárie, ou podem ser iatrogênicas devido a complicações durante ou após o tratamento endodôntico.[23] O glossário da Associação Americana de Endodontia define perfurações como "comunicações entre o sistema do canal radicular e a superfície externa do dente com o periodonto por causas mecânicas ou patológicas".[5] A lesão ao periodonto provoca inflamação, destruição de fibras periodontais, reabsorção óssea, formação de tecido granulomatoso, proliferação epitelial e, caso esteja próxima ao periodonto marginal, bolsão periodontal.[24-27] Perfurações radiculares são categorizadas como complicações significativas para o tratamento endodôntico e, se não diagnosticadas e tratadas corretamente, podem acarretar a perda do dente. Um estudo sobre retratamento não cirúrgico demonstrou que um dos fatores que reduziram significativamente a taxa de sucesso foi a presença de perfuração pré-operatória.[28] De acordo com a literatura, a incidência de perfurações está entre 3 e 10%.[29-31] Em alguns estudos que analisaram as taxas de sucesso em retratamentos não cirúrgicos, as perfurações estavam presentes em 7 a 12% dos tratamentos endodônticos anteriores.[28,32,33]

Classificação e causas

As perfurações radiculares podem ocorrer em qualquer região da cavidade pulpar e são classificadas de acordo com o momento em que ocorrem:

- **Ocorrências pré-operatórias:** mais relacionadas a processos patológicos, como reabsorções internas e externas **(Figuras 3 e 4)**, ou à cárie;
- **Ocorrências transoperatórias:** acontecem durante o tratamento endodôntico, como acidentes durante o acesso à cavidade pulpar **(Figura 5)** e a localização de canais, ou durante a instrumentação;
- **Ocorrências pós-operatórias:** acontecem após o tratamento endodôntico e são ocasionadas durante o preparo para pino.

A incidência de perfurações iatrogências pós-tratamento endodôntico em decorrência de preparo para pino é de 53%, enquanto os 47% restantes ocorrem durante o tratamento endodôntico de rotina.[34] A maior incidência

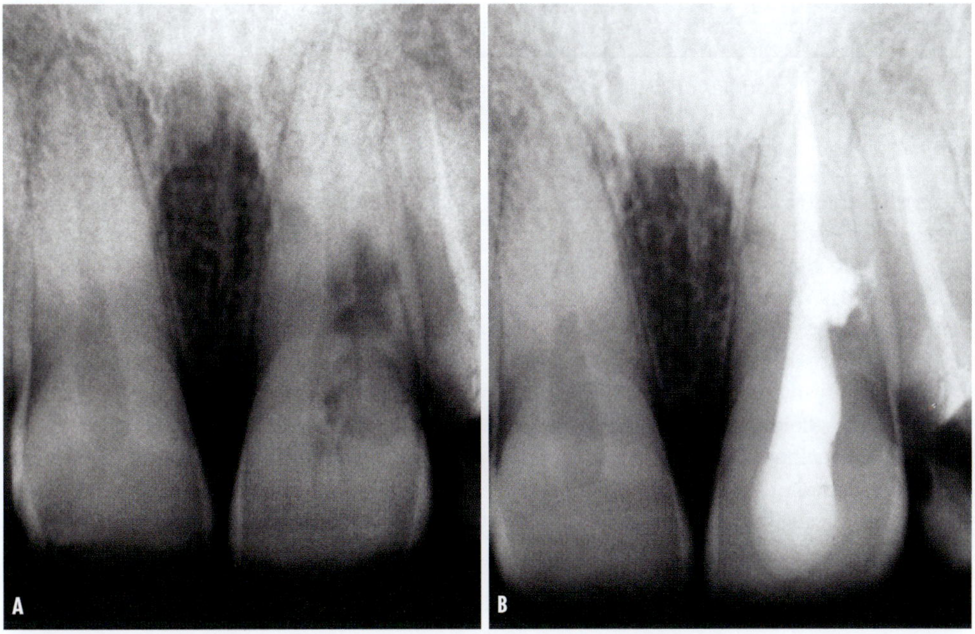

FIGURA 3 (A) Radiografia do dente nº 21 com reabsorção radicular externa que afeta o canal radicular. (B) Tratamento endodôntico e preenchimento da reabsorção com material obturador.

Fonte: arquivo pessoal dos autores.

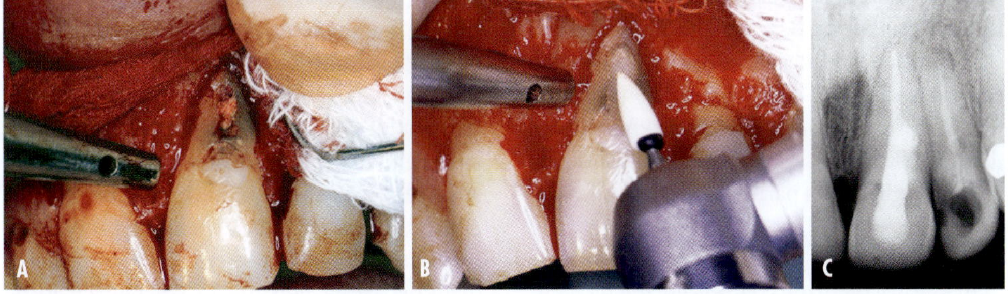

FIGURA 4 (A) Exposição cirúrgica da área de reabsorção. (B) Após curetagem da área, preenchimento do defeito radicular com Riva Light Cure® (SDI). (C) Radiografia ao final do tratamento.

Fonte: arquivo pessoal dos autores.

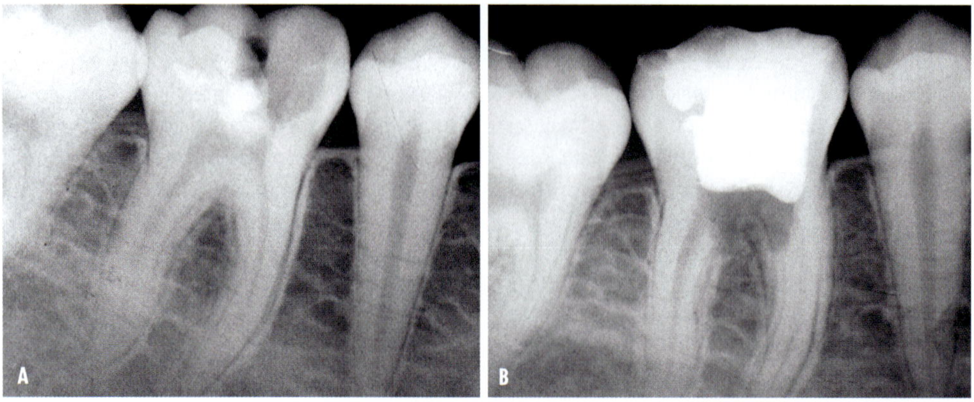

FIGURA 5 (A) Radiografia de diagnóstico do dente nº 46. (B) Perfuração na região da furca ocorrida durante a cirurgia de acesso.

Fonte: arquivo pessoal dos autores.

das perfurações (73%) ocorre na maxila, enquanto os 27% restantes, em dentes inferiores.[34] É necessário o conhecimento adequado da localização e das dimensões da câmara pulpar, bem como das variações anatômicas do dente a ser tratado, a fim de evitar complicações.[34]

Em dentes multirradiculados as perfurações de furca ocorrem devido à remoção da dentina do assoalho da câmara na tentativa de localizar a entrada dos canais.[26] As coroas de muitos dentes são frequentemente perfuradas quando variações anatômicas não são devidamente analisadas durante o acesso, levando a inclinações incorretas da broca em relação ao eixo longo da raiz.[35] A análise cuidadosa dos exames radiográficos e tomográficos é importante para avaliar a forma, a profundidade e a extensão da câmara, bem como a largura do seu assoalho.[27] Angulações radiculares significativas, presença de calcificações da câmara pulpar e variações do posicionamento da entrada dos canais, variações anatômicas, má identificação dos canais e remoção excessiva de dentina coronária são, muitas vezes, as razões para perfurações na parte coronária do dente.

Diagnóstico da perfuração

O diagnóstico correto da presença e da localização de uma perfuração e a determinação de um adequado plano de tratamento são manobras desafiantes na prática clínica, pois o tempo entre a perfuração e o tratamento é fundamental e pode influenciar no prognóstico do dente. Desse modo, o diagnóstico precoce e exato da perfuração é de extrema importância.[28,36,37] Ele deve ser pautado em observações clínicas, consideração sobre aspectos etiológicos e achados radiográficos. Um dos primeiros parâmetros clínicos em uma perfuração é o sangramento intenso do local;[38,39] assim, se o paciente não estiver adequadamente anestesiado, sentirá dor súbita. A avaliação de sangramento usando cones de papel é mais útil na identificação de perfurações menores ou do tipo rasgo. Deve-se efetuar a limpeza da melhor maneira possível e proceder à secagem. A ocorrência de sangramento lateral no cone após sua inserção e remoção indica uma perfuração do tipo rasgo. Já o sangramento na extremidade do cone de papel, quando se inserem vários cones, pode indicar perfuração apical. Outro recurso para o diagnóstico de perfuração é o emprego de localizador eletrônico foraminal. Quando o instrumento é inserido no canal, prende-se a sua presilha e, se ele começa a apresentar oscilações, pode ser indicativo de perfuração.[40,41]

Outro método que pode ser útil para o diagnóstico da perfuração é a realização de múltiplas radiografias, variando o ângulo horizontal. No entanto, a detecção radiográfica de perfurações radiculares, principalmente quando elas ocorrem nas superfícies radiculares vestibular ou lingual, muitas vezes é difícil em função da sobreposição da estrutura radicular intacta. Assim, recursos de imagem tridimensionais, como a tomografia computadorizada de feixe cônico (TCFC), são de grande confiabilidade e favorecem o diagnóstico nessas situações de difícil detecção à radiografia.[42]

No caso de contaminação de perfurações existentes, deve-se avaliar o estado periodontal do dente em questão, sobretudo em perfurações nos terços cervical e médio da raiz média, uma vez que pode haver bolsas e crescimento epitelial, com defeitos periodontais subsequentes, fato que compromete o prognóstico.[24,43]

Tratamento das perfurações

No tratamento das perfurações, deve-se observar se há contaminação. Outro fator importante é verificar se sua localização é supra ou infraóssea. O selamento de perfurações supraósseas deve ser feito com materiais restauradores, como resinas ou ionômero de vidro.

Nas perfurações infraósseas, em casos de polpa mortificada e perfurada, câmara pulpar e canal radicular infectados, bem como dentes que vêm abertos ou com selamento coronário mal realizado, o risco de contaminação é maior. Nessas situações, deve-se proceder à descontaminação do canal radicular, uma vez que o selamento imediato da perfuração em áreas contaminadas diminui as chances de sucesso, mantendo um processo inflamatório crônico mesmo com uso de materiais biocompatíveis.[44,45]

O emprego ou não de materiais reparadores vai depender da dimensão da perfuração. As pequenas, menores que 0,2 mm, são resolvidas muitas vezes com o emprego da pasta de hidróxido de cálcio. Entretanto, perfurações de dimensões maiores necessitam de materiais reparadores.

Com relação aos materiais utilizados, muitos já foram testados e empregados, entre eles os restauradores, como amálgama, resina composta e ionômero de vidro. Contudo, esses produtos apresentaram resultados ruins quando aplicados como reparadores na região apical de dentes de cães.[45] Materiais seladores provisórios, como o IRM® e o SuperEBA®, foram testados, e os resultados foram razoáveis.[45,46]

Com o surgimento de materiais compostos, como silicato tricálcico e silicato dicálcico, os resultados no selamento de perfurações tiveram maiores taxas de sucesso.[45-47]

Cimentos de silicato de cálcio

Os cimentos de silicato de cálcio foram desenvolvidos nas Universidade de Loma Linda, por Mahmoud Torabinejad, sendo inicialmente propostos para o emprego em selamento de perfurações e obturações retrógradas.[48-49] Foram lançados no mercado mundial com o nome de ProRoot MTA®. A Angelus, empresa brasileira, lançou o seu MTA em 2000 com o nome de MTA-Angelus®. Inicialmente, ambos foram lançados na cor cinza; posteriormente, devido ao emprego como materiais capeadores e em regiões anteriores, foram lançados também na cor branca. O MTA tinha como componente principal o cimento Portland e o óxido de bismuto como radiopacificador.[50] Na manipulação com água destilada (líquido), ocorre a presa pela hidratação do silicato di e tricálcico, formando silicato di e tricálcico hidratado, e tendo como subproduto a Portlandita, que é a forma natural do hidróxido de cálcio, que solubiliza e libera íons cálcio e hidroxila, proporcionando a bioatividade que o material apresenta[51-53].

Com o passar do tempo, modificações foram realizadas nos cimentos de silicato de cálcio (no radiopacificador e no líquido). No radiopacificador, devido à porosidade e ao escurecimento, eles foram substituídos por outros materiais, como o óxido de zircônio e o tungstato de cálcio.[54-56] No líquido, foi proposto o acréscimo de polímeros, como propilenoglicol, polietilenoglicol e outros, cujo objetivo foi melhorar a manipulação do material.[57] Dessas modificações surgiu o MTA HP. Outra alteração foi deixar de usar o cimento Portland como matéria-prima, passando a empregar o silicato di e tricálcico puro. Com isso, surgiu o Biodentine® e os cimentos prontos para uso, que apresentam em sua composição silicatos di e tricálcico, radiopacificador e polímeros, e cuja hidratação ocorre com a água dos fluidos dentinários e teciduais. Como exemplo desse material temos o BIO-C Repair®.

Selamento das perfurações infraósseas

Sem contaminação

Após localização e ampliação cervical dos canais, deve-se colocar cone de guta-percha vasilinado no seu interior. Quando não há contaminação, a sequência operatória para o selamento é:

- **Passo 1:** estancamento da hemorragia com soro fisiológico ou solução hemostática, como água de cal ou agregador plaquetário (etansilato);
- **Passo 2:** colocação de matriz (pequena camada de pó de hidróxido de cálcio) com cone de papel ou porta MTA. Não se deve condensar a matriz e apenas assentá-la, pois ela tem a finalidade de evitar a extrusão do material para o meio externo;
- **Passo 3:** colocação do material reparador deve ser realizada com porta-MTA ou porta-amálgama pediátrico. Nos prontos para uso, usa-se a agulha que vem com o material;
- **Passo 4:** proteção do material com ionômero de vidro fotopolimerizável.

Com contaminação

No caso de perfurações com contaminação, deve-se localizar o canal e realizar sua dilatação. A descontaminação se dá com irrigação da câmara e do canal com NaClO a 0,5%. Nos casos com tecido de granulação no interior da perfuração, a limpeza desse tecido se faz necessária. Após a limpeza da perfuração e da câmara e ampliação dos canais, procede-se com os seguintes passos (**Figuras 6 e 7**):

- **Passo 1:** curativo com pasta de hidróxido de cálcio nos canais e na câmara pulpar, inclusive na região da perfuração. Ele deverá ser mantido por um período de 7 a 15 dias;
- **Passo 2:** remoção do curativo na sessão seguinte, com soro fisiológico e cones vasilinados no interior dos canais;
- **Passo 3:** colocação do material reparador com porta-MTA ou porta-amálgama pediátrico. Nos prontos para uso, usa-se a agulha que vem com o material;

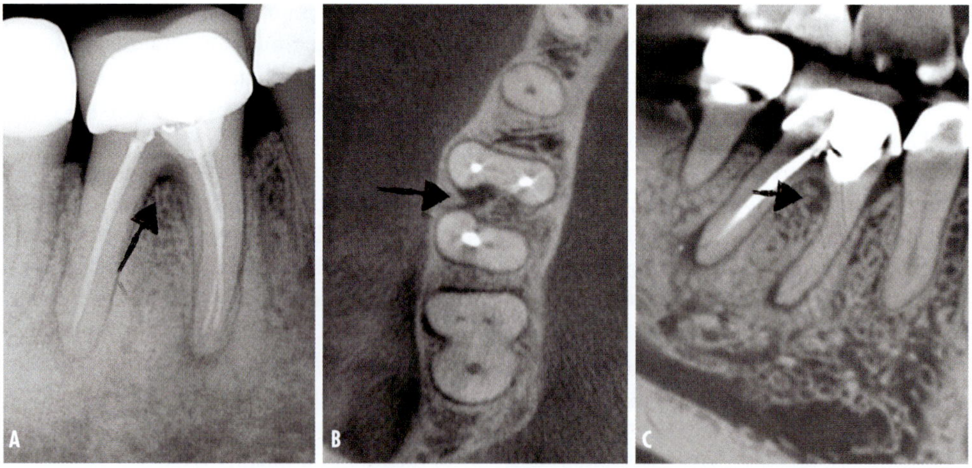

FIGURA 6 (A) Rarefação óssea na região de furca do dente nº 46, que tem indicação de retratamento. Na tomografia computadorizada de feixe cônico (TCFC), também se observa região hipodensa na região de furca nos cortes axial (B) e sagital (C).

Fonte: arquivo pessoal dos autores.

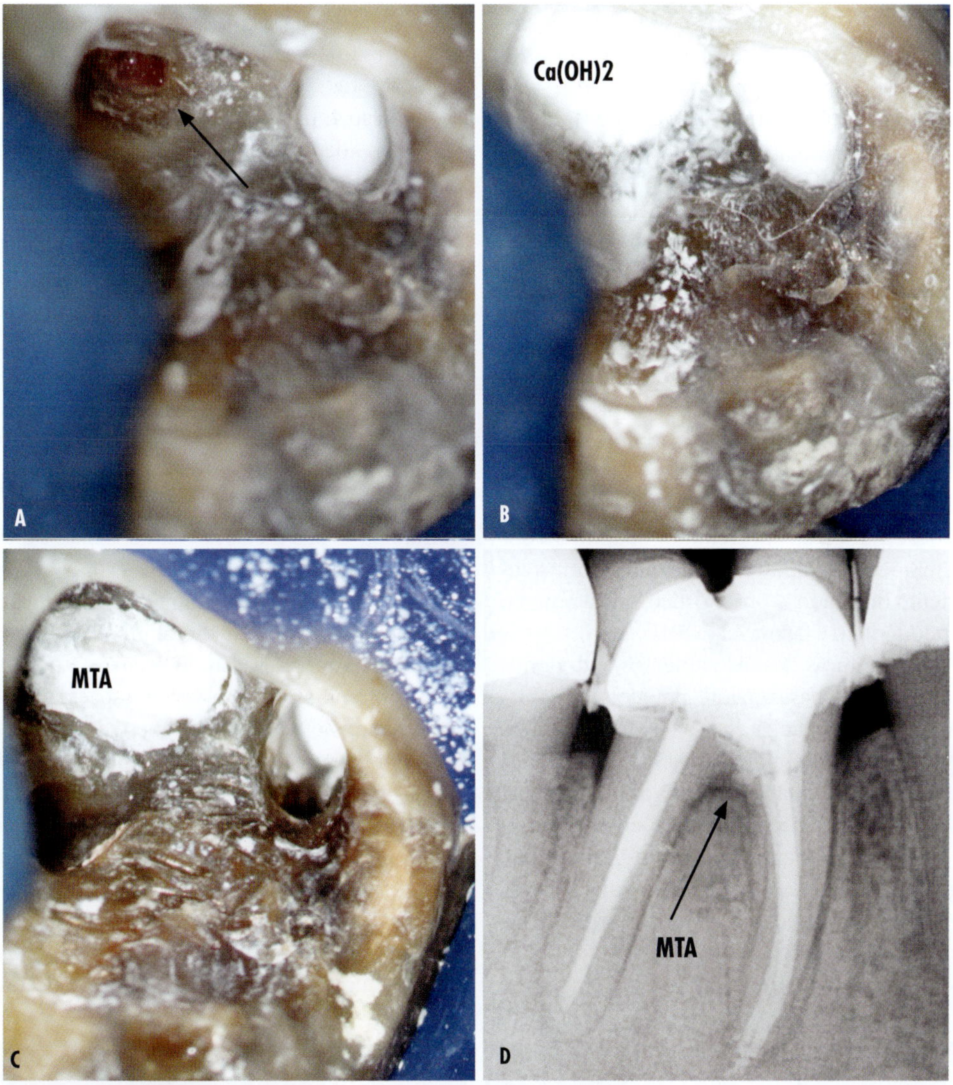

FIGURA 7 (A) Perfuração próxima à entrada do canal médio-vestibular (MV). (B) Colocação de hidróxido de cálcio como medicação entre sessões, para descontaminar a perfuração. (C) Selamento da perfuração com MTA (Angelus®). (D) Radiografia final do retratamento endodôntico.
Fonte: arquivo pessoal dos autores.

- **Passo 4:** proteção do material com ionômero de vidro fotopolimerizável;
- **Passo 5:** obturações dos canais.

Em casos de perfurações nos terços médio ou apical da raiz, deve-se realizar a obturação dos canais, após o emprego de curativo com hidróxido de cálcio por 15 dias, com cimentos obturadores à base de silicato de cálcio, como BioRoot RCS®, BioC-Sealer® ou Sealer Plus BC®.

FRATURA DE INSTRUMENTOS

A utilização de delicados instrumentos em estruturas anatômicas complexas, como os canais radiculares, sempre mostrou algum risco.

A fratura desses instrumentos **(Figura 8)**, manuais ou mecanizados, é um desses riscos, e consiste em uma ocorrência importante que pode causar diferentes impactos e influenciar negativamente o prognóstico da terapia endodôntica,[58] dependendo do momento do tratamento em que a separação do instrumento ocorre, do diagnóstico motivador da intervenção e da habilidade de remover ou passar o fragmento metálico. Nos casos de periodontite apical, em que a presença do instrumento dificulta a adequada descontaminação do sistema de canais radiculares, o prognóstico poderá ser desfavorável, o mesmo ocorrendo nas situações cuja tentativa de remoção ou transpasse do fragmento metálico resultem em perfurações.[59] Entretanto, quando se obtém adequada obturação ao redor do instrumento fraturado, o prognóstico do tratamento endodôntico é favorável.[59]

As fraturas dos instrumentos endodônticos ocorrem basicamente por dois mecanismos definidos: fadiga cíclica flexural e torção.[60]

A primeira, por fadiga flexural, se dá com o movimento repetitivo (cíclico) do instrumento flexionando-se e endireitando-se ou rotacionando no interior do canal, gerando áreas de compressão e distensão que vão se alternando até a fadiga inevitável da estrutura cristalina do metal e a fratura consequente do instrumento.[61]

A fratura por torção acontece quando a rede cristalina do metal é torcida sobre o próprio eixo, causando sua ruptura e fratura, quando o instrumento fica preso em alguma parte enquanto a ação rotacional continua a forçá-lo e a girá-lo.[61]

Apesar de esses dois mecanismos poderem acontecer tanto em instrumentos manuais quanto em mecanizados, é nestes últimos que a frequência é muito maior.

Não se podem questionar todas as vantagens do preparo mecanizado do canal, mas há que se prevenir esse acidente por causa das suas importantes consequências.

Há fatores intrínsecos aos instrumentos que influenciam na maior ou menor resistência a fraturas. A liga metálica é um dos mais significativos. Instrumentos fabricados com ligas de NiTi são muito mais resistentes que os de aço inoxidável, razão pela qual foram os impulsionadores da mecanização do preparo. Características como seção transversal, capacidade de corte e ângulo helicoidal da mesma forma interferem na resistência do instrumento.[61,62]

A própria cinemática com a qual o instrumento é acionado pode interferir na ocorrência das fraturas. Instrumentos de rotação contínua atingem a fratura por fadiga cíclica mais precocemente que os reciprocantes, uma vez que estes precisam de três ciclos de movimentos para alcançar uma volta completa. Com o retroceder

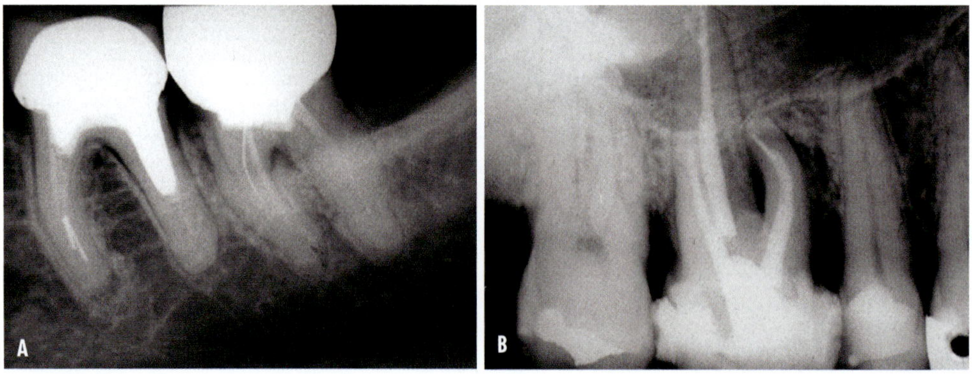

FIGURA 8 (A) Dentes nº 36 e nº 37 com instrumentos fraturados nos canais mesiais. (B) Dente nº 16 com instrumento fraturado na região apical do canal mesiovestibular.

Fonte: arquivo pessoal dos autores.

da lima a cada ciclo no movimento reciprocante, tem-se o alívio do engajamento do instrumento na parede do canal, o que também pode prevenir a fratura por torção.[63,64]

Os tratamentos térmicos a que as ligas podem ser submetidas contribuem para melhorar sua resistência à fratura. Atualmente, os tratamentos térmicos do tipo "controle de memória" fornecem aos instrumentos resistência à fadiga cíclica muito superior aos convencionais e uma resistência à torção tal que os fazem bastante confiáveis, mesmo trabalhando em cinemáticas de rotação contínua.[65-67] Entretanto, deve-se salientar que esses instrumentos apresentam baixa resistência ao desgaste e perdem o corte mais rapidamente. Aqueles com menor capacidade de corte causam maior atrito na parede do canal, com consequências já descritas. Por essa razão, o protocolo de descarte deles deve ser mais rigoroso.

Deve-se lembrar que, no preparo do canal realizado com auxílio de motores, é imprescindível a habilidade do operador em operar tais equipamentos. O correto uso no que diz respeito a força e velocidade de penetração que o operador emprega no momento de introduzir e acionar o instrumento mecanizado no interior do canal constitui o principal fator de prevenção das fraturas dos instrumentos.[68]

Quanto maior a força realizada na introdução do instrumento, maior seu atrito na parede do canal, maior a força necessária para ele continuar com seu movimento e maior o esforço que a rede cristalina sofrerá, favorecendo a fratura por torção.

A anatomia do conduto, seu grau e seu raio de curvatura são decisivos para maior ou menor chance de riscos à fratura por flexão. Curvaturas acentuadas provocam grandes deflexões do instrumento e curvaturas abruptas concentram sobremaneira as cargas de flexão. Desse modo, outro fator muito importante na prevenção das fraturas é a correta avaliação das condições anatômicas, a fim de escolher o instrumento ou a cinemática com mais segurança.[68]

A renovação constante das limas, o domínio da técnica mecanizada e o planejamento do caso são as condutas mais seguras

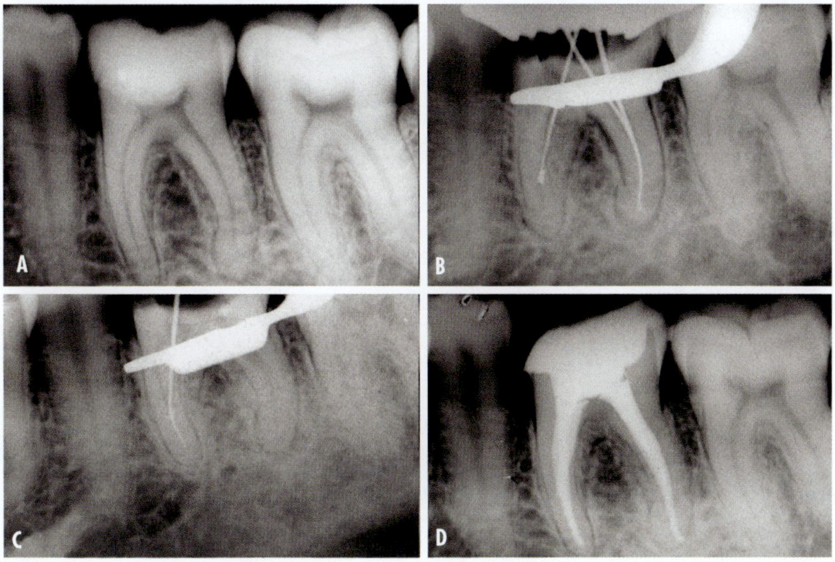

FIGURA 9 (A) Dente nº 36 indicado para tratamento endodôntico (pulpite irreversível sintomática). (B) Fratura de instrumento rotatório de níquel-titânio (NiTi) no canal mesiovestibular. (C) Transpasse lateral do fragmento metálico. (D) Incorporação do instrumento no material obturador.

Fonte: arquivo pessoal dos autores.

para a prevenção da separação do instrumento endodôntico. No entanto, se ela ocorrer, a primeira tentativa de resolução deverá ser o transpasse lateral do fragmento (Figura 9) para retomar o canal e atingir o comprimento de trabalho endodôntico, o que permitirá a adequada sanificação do sistema de canais radiculares e a incorporação do fragmento na massa obturadora.[69] Hoje em dia, o endodontista dispõe de inúmeras técnicas que combinam insertos ultrassônicos e microscópio operatório para tentar remover instrumentos fraturados, as quais apresentam resultados extremamente favoráveis (Figura 10). Contudo, seja no transpasse lateral ou na tentativa de remoção, ao se perceber risco de desvio e perfuração, o procedimento deverá ser cancelado.[58,69] Quando da obturação, o material de selamento deverá encostar no fragmento metálico. Também se pode remover o instrumento separado por meio de microcirurgia endodôntica[69] (Figura 11).

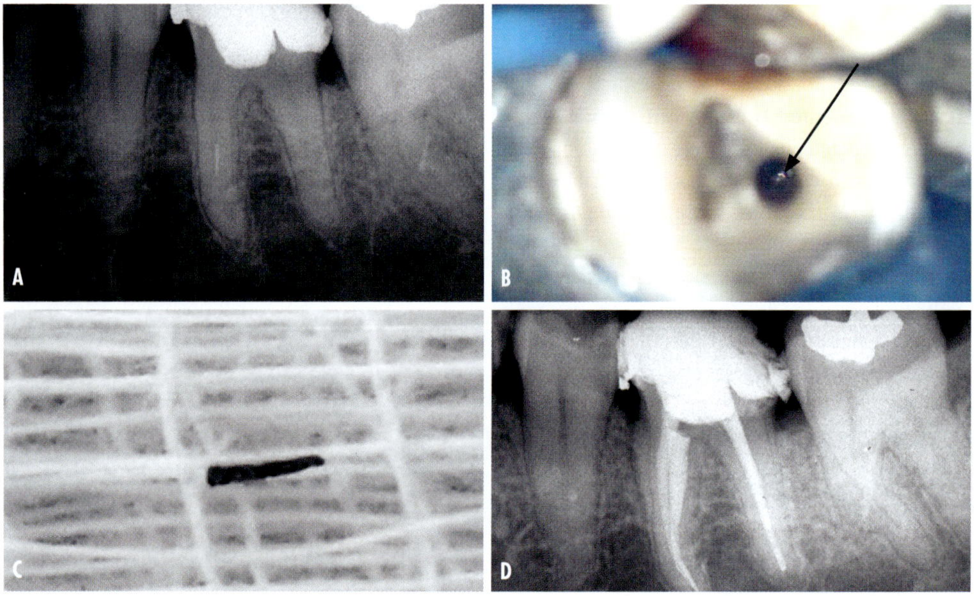

FIGURA 10 (A) Dente nº 36 com instrumento fraturado no canal mesiolingual. (B) Fragmento metálico observado com auxílio do microscópio operatório; aumento de 10x. (C) Fragmento do instrumento removido com a utilização de insertos ultrassônicos. (D) Tratamento endodôntico finalizado.

Fonte: arquivo pessoal dos autores.

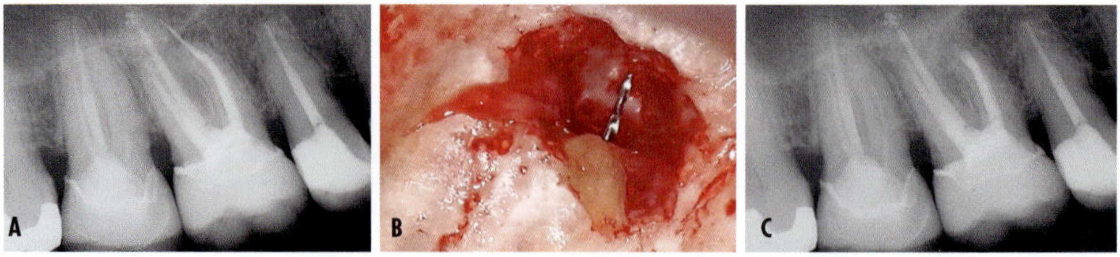

FIGURA 11 (A) Dente nº 16 com instrumento fraturado além do forame apical do canal mesiovestibular. (B) Fragmento metálico observado com auxílio do microscópio operatório durante a realização de microcirurgia endodôntica; aumento de 6x. (C) Radiografia final após a remoção da lima fraturada e a realização de retropreparo e retrobturação com MTA (Angelus®).

Fonte: arquivo pessoal dos autores.

Informações essenciais para o conhecimento do tema

Cabe ao cirurgião-dentista o diagnóstico, bem como o conhecimento de como proceder frente às intercorrências endodônticas. Tanto para o *flare-up* quanto para o extravasamento de NaClO, deve-se iniciar terapêutica medicamentosa o mais rápido possível; já para perfurações, fratura de instrumentos e acidentes relacionados à modelagem, os casos devem ser individualizados, e a resolução, planejada de acordo com as informações deste capítulo.

REFERÊNCIAS BIBLIOGRÁFICAS

1. Guivarc'h M, Ordioni U, Ahmed HMA, Cohen S, Catherine JH, Bukiet F. Sodium Hypochlorite Accident: A Systematic Review Journal of Endodontics. J Endodon 2017;43(11):16-24
2. Farook SA, Shah V, Lenouvel D, *et al.* Guidelines for management of sodium hypochlorite extrusion injuries. Br Dent J 2014;217:679-84.
3. Pashley EL, Birdsong NL, Bowman K, *et al.* Cytotoxic effects of NaOCl on vital tissue. J Endod 1985;11:525-8.
4. Hülsmann M, Hahn W. Complications during root canal irrigation – literature review and case reports. Int Endod J 2000;33:186-93.
5. American Association of Endodontics. Glossary of endodontic terms. 10th ed. 2020; American Association of Endodontists. Disponível em: https://www.aae.org/specialty/clinical-resources/glossary-endodontic-terms/.
6. Walton R. Interappointment flare-ups: Incidence, related factors, prevention and management. Endod Topics 2002;3:67-76.
7. Seltzer S, Naidorf IJ. Flare-ups in endodontics: I. Etiological factors. 1985. J Endod 2004;30(7):476-81; discussion 475.
8. Siqueira Jr JF, Rôças IN, Lopes HP. Emergências e urgências em endodontia. In: Hélio Pereira Lopes & José Freitas Siqueira Jr. Endodontia - biologia e técnica. 4. ed. São Paulo: Elsevier; 2015. p. 1310-4.
9. Sipavičiūtė E, Manelienė R. Pain and flare-up after endodontic treatment procedures. Stomatologija 2014;16(1):25-30.
10. Siqueira JF. Microbial causes of endodontic flare-ups. Int Endod J 2003;36(7):453-63.
11. Wolcott J, Rossman LE, Hasselgren G. Controle das emergências endodônticas. In: Cohen & Hargreaves caminhos da polpa. 10. ed. São Paulo: Elsevier; 2011. p. 44.
12. Aksoy U, Pehlivan S, Buhara O. The top risk factors for endodontic flare-up: a Monte Carlo simulation. Clin Oral Investig 2020.
13. Pickenpaugh L, Reader A, Beck M, *et al.* Effect of prophylactic amoxicillin on endodontic flare-up in asymptomatic, necrotic teeth. J Endod 2001;27:53-6.
14. Sjogren U, Hagglund B, Sundqvist G, Wing K. Factors affecting the long-term results of endodontic treatment. J Endod 1990;16:498-504.
15. Fridman S, Abitbol S, Lawrence HP. Treatment outcome in endodontics: The Toronto Study. Phase 1: Initial treatment. J Endod 2003;29:205-9.
16. Serene TP, Adams JD, Saxena A. Nickel-titanium instruments. applications in endodontic. St. Louis: Ishiyaku Euroamerica Inc; 1995.
17. Gambill JM, Dumsha TC, Lovdahl PE, Hovland EJ. Comparison of nickel-titanium and stainless steel hand-file instrumentation using computed tomography. J Endod 1996;22:365-9.
18. Ehsani M, Zahedpasha S, Moghadamnia AA, Mirjani J. An ex-vivo study on the shaping parameters of two nickel-titanium rotary systems compared with hand instruments. Iran Endod J 2011;6(2):74-9.
19. Stavileci M, Hoxha V, Görduysus O, Tatar I, Laperre K, Hostens J, *et al.* Effects of preparation techniques on root canal shaping assessed by micro-computed tomography. Med Sci Monit Basic Res 2013;19:163-8.
20. Schafer E, Florek H. Efficiency of rotary nickel-titanium K3 instruments compared with stainless steel hand K-Flexofile. Part 1. Shaping ability in simulated curved canals. International Endodontic Journal 2003;36:199-207.
21. Peralta-Mamani M, Rios D, Duarte MAH, Junior JFS, Honório HM. Manual vs. rotary instrumentation in endodontic treatment of permanent teeth: A systematic review and meta-analysis. Am J Dent 2019;32:311-24.
22. Schafer E, Burklein S. Impact of nickel-titanium instrumentation of the root canal on clinical outcomes: a focused review. Odontology 2012;100:130-6.
23. Roda RS. Root perforation repair: surgical and non-surgical management. Pract Proced Aesthet Dent 2001;13:467-72.
24. Seltzer S, Sinai I, August D. Periodontal effects of root perforations before and during endodontic procedures. J Dent Res 1970;49:332-9.
25. Beavers RA, Bergenholtz G, Cox CF. Periodontal wound healing following intentional root perforations in permanent teeth of Macaca mulatta. Int Endod J 1986;19:36-44.
26. Arens DE, Torabinejad M. Repair off urcal perforations with mineral trioxide aggregate: two case reports. Oral Surg Oral Med Oral Pathol Oral Radiol Endod 1996;82:84-8.
27. Tsesis I, Fuss Z. Diagnosis and treatment of accidental root perforations. Endodontic Topics 2006;13:95-107.
28. Farzaneh M, Abitbol S, Friedman S. Treatment outcome in endodontics: the Toronto study. Phases I and II: Orthograde retreatment. J Endod 2004;30:627-33.
29. Ingle JI. A standardized endodontic technique utilizing newly designed instruments and filling materials. Oral Surg Oral Med Oral Pathol 1961;14:83-91.
30. Fuss Z, Trope M. Root perforations: classification and treatment choices based on prognostic factors. Endod Dent Traumatol 1996;12:255-64.
31. Eleftheriadis GI, Lambrianidis TP. Technical quality of root canal treatment and detection of iatrogenic errors in an undergraduate dental clinic. Int Endod J 2005;38:725-34.
32. Gorni FG, Gagliani MM. The outcome of endodontic retreatment: a 2-yr follow-up. J Endod 2004;30:1-4.
33. Chevigny C, Dao TT, Basrani BR, Marquis V, Farzaneh M, Abitbol S, *et al.* Treatment outcome in endodontics: the To-

ronto study. Phases III and IV: Orthograde retreatment. J Endod 2008;34:131-7.
34. Kvinnsland I, Oswald RJ, Halse A, Gronningsaeter AG. A clinical and roentgenological study of 55 cases of root perforation. Int Endod J 1989;22:75-84.
35. Gutmann JL, Dumsha TC, Lovdahl PE. Problem solving in endodontics. Mosby; 2006.
36. Lemon RR. Nonsurgical repair of furcation defects (Internal matrix concept). Dent Clin North Am 1992;36:439-57.
37. Regan JD, Witherspoon DE, Foyle D. Surgical repair of root and tooth perforations. Endodontic Topics 2005;11:152-78.
38. Alhadainy HA, Himel VT. An in vitro evaluation of plaster of Paris barriers used under amalgam and glass ionomer to repair furcation perforations. J Endod 1994;20:449-52.
39. Bryan EB, Woollard G, Mitchell WC. Nonsurgical repair of furcal perforations: a literature review. Gen Dent 1999;47:274-8.
40. Kaufman AY, Fuss Z, Keila S, Waxenberg S. Reliability of different electronic apex locators to detect root perforations in vitro. Int Endod J 1997;30:403-7.
41. Kaufman AY, Keila S. Conservative treatment of root perforations using apex locator and thermatic compactor – case study of a new method. J Endod 1989;15:267-72.
42. Tsurumachi T, Honda K. A new cone beam computer- ized tomography system for use in endodontic surgery. Int Endod J 2007;40:224-32.
43. Main C, Mirzayan N, Shabahang S, Torabinejad M. Repair of root perforations using mineral trioxide aggregate: a long-term study. J Endod 2004;30:80-3.
44. Pitt Ford TR, Torabinejad M, McKendry DJ, Hong CU, Kariyawasam SP. Use of mineral trioxide aggregate for repair of furcal perforations. Oral Surg, Oral Med, Oral Pathol, Oral Radiol Endod 1995;79(6):756-63.
45. Al-Daafas A, Al-Nazhan S. Histological evaluation of contaminated furcal perforation in dogs' teeth repaired by MTA with or without internal matrix. Abdullah Oral Surg Oral Med Oral Pathol Oral Radiol Endod 2007;103(3):e92-e99.
46. Trope M, Lost C, Schimitz HJ, Friedman S. Healing of apical periodontitis in dogs after apicoectomy and retrofilling with various filling materials. Oral Surg, Oral Med, Oral Pathol, Oral Radiol Endod 1996;81(2):221-8.
47. Yildirim T, Gençoglu N, Firat I, Perk C, Guzel O. Histologic study of furcation perforations treated with MTA or Super EBA in dogs' teeth. Oral Surg, Oral Med, Oral Pathol, Oral Radiol Endod 2005;100(1):120-4.
48. Lee SJ, Monsef M, Torabinejad M. Sealing ability of a mineral trioxide aggregate for repair of lateral root perforations. J Endod 1993;19:541-4
49. Torabinejad M, Watson TF, Pitt Ford TR. Sealing ability of a mineral trioxide aggregate when used as a root end filling material. J Endod 1993;19:591-5.
50. Estrela C, Sydney GB, Bammann LL, Felipe O Jr. Mechanism of action of calcium and hydroxyl ions of calcium hydroxide on tissue and bacteria. Braz Dent J 1995;6: 85-90.
51. Duarte MAH, Demarchi ACCO, Yamashita JC, Kuga MC, Fraga SC. pH and calcium ion release of 2 root-end filling materials. Oral Surg, Oral Med, Oral Pathol, Oral Radiol Endod 2003;95(3):345-7.
52. Holland R, Souza V, Nery MJ, Faraco Júnior IM, Bernabé PFE, Otoboni Filho JÁ, *et al.* Reaction of rat connective tissue to implanted dentin tube filled with mineral trioxide aggregate, Portland Cement or calcium hydroxide. Braz Dent J 2001;12:3-8
53. Holland R, Souza V, Murata SS, Nery MJ, Bernabé PFE, Otoboni Filho JÁ, *et al.* Healing process of dog dental pulp after pulpotomy and pulp covering with mineral trioxide aggregate or Portland cement. Braz Dent J 2001;12:109-13.
54. Marciano MA, Costa RM, Camilleri J, Mondelli RFL, Guimarães BM, Duarte MAH. Assessment of color stability of white mineral trioxide aggregate angelus and bismuth oxide in contact with tooth structure. J Endod. 2014;40:1235-40.
55. Duarte MAH, El Kadre GDO, Vivan RR, Guerreiro-Tanomaru JM, Tanomaru-Filho M, Moraes IG. Radiopacity of portland cement associated with different radiopacifying agents. J Endod 2009;35:737-40.
56. Duarte MAH, Minotti PG, Rodrigues CT, Capata RO, Bramante CM, Tanomaru-Filho M, *et al.* Effect of different radiopacifying agents on the physicochemical properties of white portland cement and white mineral trioxide aggregate. J Endod 2012;38:394-7.
57. Duarte MAH, Aguiar KA, Zeferino MA, Vivan RR, Ordinola-Zapata R, Tanomaru-Filho M, *et al.* Evaluation of the propylene glycol association on some physical and chemical properties of mineral trioxide aggregate. Int Endod J 2012;45:565-70.
58. McGuigan MB, Louca C, Duncan HF. The impact of fractured endodontic instruments on treatment outcome. Br Dent J 2013;214(6):285-9.
59. Fu M, Zhang Z, Hou B. Removal of broken files from root canals by using ultrasonic techniques combined with dental microscope. J Endod 2011;37:619-22.
60. Tokita D, Ebihara A, Miyara K, Okiji T. Dynamic torsional and cyclic fracture behavior of profile rotary instruments at continuous or reciprocating rotation as visualized with high-speed digital video imaging. J Endod 2017;43(8):1337-42.
61. Grande NM, Cordaro M, Testarelli L, Gambarini GJ. A review of cyclic fatigue testing of nickel-titanium rotary instruments. Plotino G Endod 2009;35(11):1469-76.
62. Wycoff RC, Berzins DWJ. An in vitro comparison of torsional stress properties of three different rotary nickel-titanium files with a similar cross-sectional design. Endod 2012;38(8):1118-20.
63. Gomes MS, Vieira RM, Böttcher DE, Plotino G, Celeste RK, Rossi-Fedele G. Clinical fracture incidence of rotary and reciprocating NiTi files: A systematic review and meta-regression. Aust Endod J 2021.
64. Gavini G, Caldeira CL, Akisue E, Candeiro GTM, Kawakami DAS. Resistance to flexural fatigue of reciproc R25 files under continuous rotation and reciprocating movement. J Endod 2012;38:684-7.
65. Goo HJ, Kwak SW, Ha JH, Pedullà E, Kim HC. Mechanical properties of various heat-treated nickel-titanium rotary instruments. J Endod 2017;43(11):1872-7.
66. Shen Y, Zhou HM, Zheng YF, Peng B, Haapasalo M. Current challenges and concepts of the thermomechanical treatment of nickel-titanium instruments. J Endod 2013;39(2):163-72.
67. Gavini G, Santos M, Calderira CL, Machado MEL, Freire LG, Iglecias EF, *et al.* Nickel–titanium instruments in endodontics: a concise review of the state of the art. Braz oral res 2018;32(Supl. 1). Epub Oct 18 2018.
68. McGuigan MB, Louca C, Duncan HF. Endodontic instrument fracture: causes and prevention. Br Dent J 2013;214(7):341-8.
69. Madarati AA, Hunter MJ, Dummer PM. Management of intracanal separated instruments. J Endod 2013;39: 569-81.

23 Atendimento de Urgência das Lesões Dentárias Traumáticas

Orlando Aguirre Guedes • Elaine Faga Iglecias • George Táccio de Miranda Candeiro • Jardel Francisco Mazzi-Chaves • Ricardo Gariba Silva • Manoel Damião Sousa-Neto

SÍNTESE DO CAPÍTULO

A realização de um atendimento adequado de urgência após lesão dentária traumática (LDT) é um fator decisivo na obtenção de um prognóstico favorável. Embora diretrizes para o atendimento inicial tenham sido publicadas, cirurgiões-dentistas e outros profissionais da área da saúde ainda apresentam insegurança durante o processo de tomada de decisão referente ao tipo de conduta a ser instituída. Dessa forma, este capítulo visa, após ampla revisão da literatura, discutir o primeiro atendimento dos diferentes tipos de LDTs, na tentativa de proporcionar um entendimento melhor sobre os aspectos envolvidos no sucesso e insucesso do manejo dessas lesões.

INTRODUÇÃO

O manejo das LDTs representa uma das experiências mais desafiadoras vivenciadas pelo cirurgião-dentista. Vários são os fatores com influência sobre o sucesso/insucesso da terapia, como o intervalo de tempo entre o acidente e o primeiro atendimento, a presença ou ausência de contaminação na área da lesão e o grau de severidade da LDT.[1-5] O tipo de repercussão local pós-lesão traumática é imprevisível.[6,7] Complicações como necrose pulpar, obliteração do canal radicular, reabsorção radicular e anquilose são comuns.[5,8-13] A perda do dente traumatizado também é uma complicação, sendo frequentemente relatada.[2,11] Assim, o sucesso no manejo clínico de dentes com histórico de LDT só é possível de ser alcançado a partir do conhecimento aprofundado acerca da etiologia, do diagnóstico, do planejamento e do prognóstico dessas lesões.[14,15]

A maioria das LDTs ocorre em crianças e adolescentes,[16-18,20] principalmente do sexo masculino,[18,19] e acomete com maior frequência os dentes anterossuperiores.[17,20,21] As principais causas são as quedas, os acidentes ciclísticos, os esportes de contato e as brigas.[18,21,22] A prevenção de tais acidentes ou a minimização dos impactos aos dentes têm sido adotadas em algumas modalidades esportivas, por meio do uso de protetores bucais. No entanto, é necessário ainda que medidas preventivas sejam incentivadas e aplicadas constantemente, visto que as LDTs podem ocorrer repentinamente e muitas delas podem ser evitadas ou amenizadas.[17]

Segundo a Associação Internacional de Traumatologia Dentária (IADT, *International Association of Dental Traumatology*), embora as sequelas das LDTs possam ser minimizadas, é praticamente impossível prevê-las.[23] Por isso, a abordagem clínica deve ser pautada em evidências científicas para que as chances de sucesso aumentem.[23-26] O conhecimento acerca do processo inflamatório no osso alveolar e na estrutura dentária é importante, pois o tratamento varia desde a correta observação do caso, como em concussões,[27] até uma abordagem mais invasiva, como reimplantes intencionais, e em casos de intrusões dentárias.[5]

Neste capítulo, será visto com mais detalhes que o tratamento da polpa dentária pode ser realizado a partir de um adequado diagnóstico, associado às condições locais e sistêmicas do paciente, bem como ao grau de desenvolvimento radicular.[23,25,28,29] Os dentes com ápices abertos apresentam, na região apical, uma área chamada de papila dental, que tem forte metabolismo celular e onde a troca de nutrientes por meio dos capilares sanguíneos é bastante intensa, contribuindo para que tais dentes possuam elevada capacidade de reparo do tecido pulpar.[30-32] Em dentes com ápices completamente formados, a região apical tem uma restrição de espaço, diminuindo a quantidade de capilares que penetram pelo forame apical.[29] Embora a rede de capilares seja maior no corpo da polpa, existe uma espécie de "gargalo apical" que compromete a troca de sangue, diminuindo a capacidade de reparo da polpa.[33] Portanto, o tratamento em dentes com rizogênese incompleta tende a ser mais conservador, devido à possibilidade de regeneração e angiogênese do tecido pulpar.[33,34]

O conhecimento dessas bases biológicas se faz necessário para o tratamento das LDTs, com o objetivo de minimizar as sequelas, aumentando, assim, o tempo de permanência dos dentes acometidos.[14]

CLASSIFICAÇÃO DAS LESÕES DENTÁRIAS TRAUMÁTICAS

As LDTs têm sido classificadas sob diferentes perspectivas e de acordo com ampla variedade de critérios.[35] A classificação usada neste capítulo é uma modificação do sistema adotado pela Organização Mundial da Saúde (OMS) em sua Aplicação da Classificação Internacional de Doenças na Odontologia e Estomatologia[36] e inclui a avaliação das LDTs frente aos tecidos mineralizados dos dentes e à polpa, aos tecidos periodontal e ósseo, à gengiva e à mucosa oral.[37] Esse sistema compreende 20 categorias, todas baseadas em considerações anatômicas, terapêuticas e prognósticas[37] (**Tabelas 1 a 4**), e tem sido amplamente utilizado em investigações clínicas e epidemiológicas acerca das LDTs em todas as dentições.[14]

TABELA 1 Classificação das lesões traumáticas aos tecidos mineralizados do dente e à polpa dentária.[37]

Código	Categoria	Descrição
N 502.50	Fratura incompleta de esmalte	Fratura incompleta (trinca) do esmalte, sem perda de substância dentária
N 502.50	Fratura de esmalte (fratura coronária não complicada)	Fratura com perda de substância dentária restrita ao esmalte dentário
N 502.51	Fratura de esmalte e dentina (fratura coronária não complicada)	Fratura com perda de substância dentária restrita ao esmalte e à dentina, sem envolvimento do tecido pulpar
N 502.52	Fratura coronária complicada	Fratura envolvendo esmalte e dentina, e com exposição do tecido pulpar
N 502.54	Fratura coronorradicular não complicada	Fratura envolvendo esmalte, dentina e cemento, sem o envolvimento do tecido pulpar
N 502.54	Fratura coronorradicular complicada	Fratura envolvendo esmalte, dentina e cemento, e com exposição do tecido pulpar
N 502.53	Fratura radicular	Fratura envolvendo dentina, cemento e polpa

Fonte: elaborada pelos autores.

TABELA 2 Classificação das lesões traumáticas aos tecidos periodontais.[37]

Código	Categoria	Descrição
N 503.20	Concussão	Lesão às estruturas de suporte do dente, sem aumento de mobilidade ou deslocamento do dente, mas com marcante sensibilidade à percussão
N 503.20	Subluxação (aumento de mobilidade)	Lesão às estruturas de suporte do dente com aumento de mobilidade, sem deslocamento do dente
N 503.20	Luxação extrusiva (deslocamento periférico, avulsão parcial)	Deslocamento parcial do dente para fora de seu alvéolo
N 503.20	Luxação lateral	Deslocamento do dente em uma direção diferente da direção axial. Este é acompanhado por cominuição ou fratura da cavidade alveolar
N 503.21	Luxação intrusiva (deslocamento central)	Deslocamento do dente para dentro do osso alveolar. Este traumatismo é acompanhado por cominuição ou fratura da cavidade alveolar
N 503.22	Avulsão (exarticulação)	Deslocamento completo do dente para fora de seu alvéolo

Fonte: elaborada pelos autores.

TABELA 3 Classificação das lesões traumáticas ao osso de sustentação.[37]

Código	Categoria	Descrição
N 502.60 ou N 502.40	Cominuição da cavidade alveolar mandibular ou maxilar	Esmagamento e compressão da cavidade alveolar
N 502.60 ou N 502.40	Fratura da parede da cavidade alveolar mandibular ou maxilar	Fratura restrita à parede alveolar vestibular ou lingual
N 502.60 ou N 502.40	Fratura do processo alveolar	Fratura do processo alveolar que pode envolver ou não a cavidade alveolar
N 502.61 ou N 502.42	Fratura da mandíbula	Fratura envolvendo a base da mandíbula ou da maxila e frequentemente o processo alveolar (fratura dos maxilares). A fratura pode envolver ou não a cavidade alveolar

Fonte: elaborada pelos autores.

TABELA 4 Classificação das lesões traumáticas à gengiva ou à mucosa oral.[37]

Código	Categoria	Descrição
S 01.50	Laceração da gengiva ou da mucosa oral	Lesão rasa ou profunda na mucosa resultante de um corte, e geralmente produzida por objeto pontudo
S 00.50	Contusão da gengiva ou da mucosa oral	Lesão produzida por impacto com objeto rombudo e não acompanhada por rompimento da mucosa, geralmente causando hemorragia submucosa
S 00.50	Abrasão da gengiva ou da mucosa oral	Lesão superficial produzida por atrito da mucosa, deixando uma superfície exposta com sangramento

Fonte: elaborada pelos autores.

AVALIAÇÃO INICIAL DO PACIENTE COM LESÃO DENTÁRIA TRAUMÁTICA

Um dos aspectos de grande importância frente aos traumatismos dentários é o primeiro atendimento.[14,37] Além do diagnóstico adequado, muitas condutas tomadas na consulta de urgência podem ser determinantes no sucesso do caso a longo prazo.[11,24,26] Nem sempre o cirurgião-dentista é o primeiro profissional a atender o paciente, visto que, dependendo da gravidade do acidente, ele pode ser encaminhado ou procurar atendimento hospitalar primeiro.

Outro ponto que já deve ser salientado na consulta de urgência é a importância das consultas de acompanhamento e dos cuidados domiciliares. Tanto o paciente quanto os pais de um paciente jovem devem ser avisados sobre os cuidados com o dente traumatizado, a prevenção de novas lesões, a aplicação de higiene oral meticulosa e o enxágue com agente antibacteriano por 15 dias.[23-25]

Além da anamnese e da avaliação geral do paciente, os detalhes relacionados ao momento do acidente são importantes, pois orientam as condutas a serem tomadas no primeiro atendimento e possibilitam planejar o tratamento a longo prazo. Para ajudar nessa avaliação, três perguntas-chave podem ser feitas: Quando? Onde? Como?[37]

O *quando* fornece dados sobre o tempo decorrido entre o traumatismo e o atendimento. O *onde* possibilita conhecer o local do acidente e a possível contaminação a que o paciente foi submetido. O *como* mostra a intensidade do impacto no momento do acidente. Em casos de avulsão, por exemplo, saber o período de tempo extra-alveolar e o grau de contaminação no local em que o dente caiu é determinante para a escolha da conduta a ser seguida.[14]

Ocorrências de traumatismos dentais podem colocar o profissional em situações inusitadas para a quais nem sempre está preparado, como as que decorrem de violência física. Esta pode estar associada a outros tipos de violência e pode provocar lesões nos tecidos moles e duros da vítima, as quais não devem ser negligenciadas pelo profissional.

Os achados clínicos, somados à adequada coleta de informações durante a anamnese, podem caracterizar quadro clínico de sequelas decorrentes de atos violentos praticados contra pacientes vítimas, e, como o profissional tem como dever fundamental zelar pela saúde e dignidade do paciente (art. 9, VII, do Código de Ética Odontológico [CEO]), deve denunciar a ocorrência aos órgãos competentes. Assim o fazendo, não cometerá infração ética pela ruptura de sigilo profissional, por força de autorização que lhe confere o art. 14, I, e o seu parágrafo único.

Igual situação ocorre nos casos de violência contra a mulher, uma vez que a Lei n° 13.931, de 10 de março de 2020, determina que os agentes de saúde que se depararem com casos de indício ou confirmação de violência contra a mulher em serviços públicos ou particulares de atendimento deverão notificar os centros de vigilância epidemiológica e comunicar as autoridades policiais em até 24 horas.

Todas essas questões não devem excluir as obrigações impostas a todas as pessoas como seres sociais, independentemente das suas profissões.

A denúncia, em casos de suspeita de maus-tratos a menores, deve ser feita mediante notificação do caso ao Conselho Tutelar, sem necessidade de apresentar provas e com sigilo garantido, sendo sugerido não interferir pessoalmente na situação. A denúncia também pode ser feita pelo disque-denúncia nacional, por meio do número 100, na autoridade policial e/ou no Ministério Público.

Feita a avaliação geral e coletadas as informações relativas ao acidente, é importante avaliá-lo com testes clínicos de palpação, percussão vertical e horizontal, mobilidade, profundidade de sondagem, transiluminação e teste de sensibilidade pulpar.[14,37] As respostas a esses testes permitem avaliar o grau de lesão que os tecidos pulpares e de suporte receberam no momento do impacto e o prognóstico esperado para o caso.[15,28,38] Cabe lembrar que, devido ao impacto do traumatismo, pode haver rompimento do feixe vasculonervoso pulpar, de maior ou menor intensidade, o que pode levar à ausência de resposta positiva ao teste de sensibilidade pulpar devido a um colapso transitório da polpa.[15,38] Essa situação pode durar até alguns meses, mas ser reversível, principalmente em dentes com incompleta formação radicular.[15,28,37-39] Por esse motivo, a resposta negativa ao teste de sensibilidade pulpar a frio não pode ser o único fator a ser levado em consideração quando da indicação de tratamento endodôntico radical; nesses casos, o exame radiográfico assume papel de grande relevância na avaliação e conduta pós-lesão traumática.[23]

As radiografias devem ser realizadas com o máximo de padronização possível, garantindo as melhores condições de comparação de imagens nos controles futuros. Além disso, fraturas radiculares e alveolares nem sempre apresentam sintomas, e a radiografia é fundamental para identificá-las.[23] Nesse sentido, a tomografia computadorizada também é um recurso de imagem que pode ser utilizado para avaliação, sempre pesando a relação custo-benefício e a correta indicação do exame.[40-42]

Nos casos em que há mobilidade dentária ou deslocamento do dente da sua posição original, é necessário realizar o reposicionamento e/ou a contenção semirrígida. É importante que essa esplintagem seja feita com fio de náilon para pesca de 0,13 a 0,25 mm de diâmetro ou fio de aço de 0,016 a 0,4 mm de diâmetro, que oferecem resistência e flexibilidade, o que mantém o dente na posição ideal ao mesmo tempo que permite sua articulação no alvéolo.[43] A contenção semirrígida é considerada fundamental para manter os dentes na correta posição e favorecer o processo inicial de reparo, oferecendo conforto e controle funcional.[23,25] O tempo de utilização varia de 2 a 4 semanas, de acordo com o tipo de traumatismo.[23,27,43] Deve ser realizada com o fio escolhido e resina.

ORIENTAÇÕES PARA O ATENDIMENTO DE URGÊNCIA DAS LESÕES DENTÁRIAS TRAUMÁTICAS

Aspectos relevantes

As LDTs podem acometer tanto os tecidos mineralizados do dente como a polpa dentária e os tecidos de suporte (**Tabelas 1 e 2**). O tratamento de urgência a ser instituído para as diferentes lesões depende de alguns fatores, como a quantidade de tecidos dentários acometidos, o estágio de formação radicular, a idade do paciente, a condição inflamatória do tecido pulpar após o traumatismo e o tipo de reabilitação a ser realizada no(s) dente(s) (**Tabelas 5 e 6**).[10,44-47]

Por exemplo, dentes com ápices incompletos respondem melhor aos tratamentos conservadores; portanto, pode ser feita a pulpotomia mesmo com inflamação pulpar grave, uma vez que a região de papila dentária, conforme citado anteriormente, apresenta forte metabolismo celular, com muitas células mesenquimais indiferenciadas que auxiliam no processo de rizogênese.[29] Já em dentes com ápices completos, principalmente em adultos e idosos ou pacientes com hábitos parafuncionais, que apresentam o tecido pulpar mais fibroso, a pulpotomia tem menores chances de sucesso.[33,34]

Considerando-se que a faixa etária mais afetada é a de crianças, muitas vezes por causa de rizogênese radicular incompleta, todo esforço deve ser feito para preservar a vitalidade pulpar no dente permanente imaturo, de modo a garantir o desenvolvimento contínuo da raiz. O dente permanente imaturo tem grande capacidade de reparo, e terapias pulpares conservadoras comprovadamente mantêm o tecido pulpar vital e permitem o desenvolvimento radicular.[33,34] Além disso, as terapias regenerativas têm demonstrado a capacidade de revascularizar/regenerar o tecido vital em canais de dentes imaturos com necrose pulpar.[29,32]

Com relação à condição da polpa após a LDT, faz-se necessária a realização de testes clínicos para verificar o nível de inflamação pulpar ou se a lesão promoveu a ruptura do feixe vasculonervoso apical, resultando em necrose pulpar.[15,38] A polpa dentária reage a um traumatismo dentário promovendo alguma deposição de dentina terciária pelos odontoblastos ou pela produção de fibras colágenas, resultando em calcificações pulpares e fibrose do tecido pulpar, respectivamente.[12,39] Tais situações podem diminuir o espaço da cavidade pulpar e ainda diminuir o diâmetro dos vasos sanguíneos, o que pode dificultar o processo de reparo, levando ao envelhecimento tecidual.[39] Por exemplo, um paciente que teve traumatismo dentário de leve intensidade em um incisivo central superior pode apresentar calcificação pulpar, e, no decorrer de alguns anos, o dente pode se tornar necrosado.

Diante disso, para que o tratamento seja realizado corretamente, o diagnóstico do tecido pulpar é importante.[28] No entanto, em alguns casos, os testes de sensibilidade pulpar com estímulos térmicos e elétricos podem apresentar resultados falso-negativos quando da sua realização logo após a ocorrência do traumatismo.[15,39] Nesses casos, recomenda-se a realização dos testes novamente após 30 dias, a fim de confirmar ou não o reparo do tecido nervoso.[28,37,38] Para ajudar no diagnóstico, principalmente em casos de traumatismos com exposições pulpares, a análise da condição pulpar pode ser feita pelo corpo do tecido, pela cor do sangue e pelo volume do sangramento. Assim, consistência liquefeita, com coloração vermelha muito clara ou muito escura, além de sangramento hemorrágico de difícil controle, podem ser características de polpas inflamadas irreversivelmente ou necrosadas.

O acompanhamento se torna uma importante ferramenta de controle do surgimento de sequelas tardias, como necrose, reabsorções dentinárias, anquilose e calcificações pulpares, que podem dificultar um futuro tratamento endodôntico e influenciar na permanência do dente a longo prazo.[7,48] Sugerem-se acompanhamentos de 15, 30, 90 e 180 dias para avaliar sequelas relacionadas principalmente a necrose pulpar.[23] Reabsorções dentinárias, calcificações pul-

TABELA 5 Orientações para os exames clínico e radiográfico, o diagnóstico e o prognóstico das lesões traumáticas aos tecidos mineralizados do dente e à polpa dentária.[23]

Tipo de traumatismo	Características clínicas	Características radiográficas	Tratamento imediato	Terapia pulpar
Trinca de esmalte 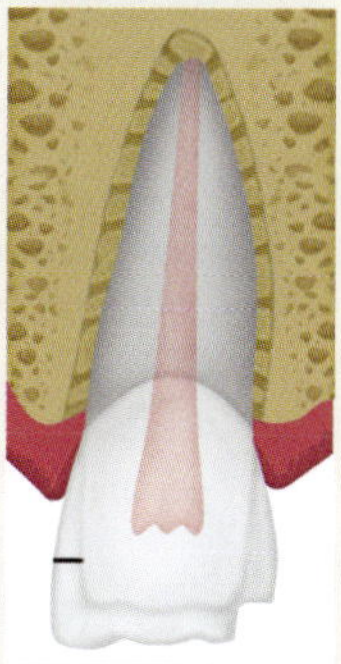	Normalmente assintomático, mas o paciente pode apresentar sensibilidade ao toque. O dente não apresenta mobilidade por conta do trauma	Sem alteração dos tecidos periapicais	Polimento coronário e ajuste oclusal	Não necessita de qualquer terapia pulpar, mas é recomendado avaliar possível futura inflamação pulpar
Fratura de esmalte 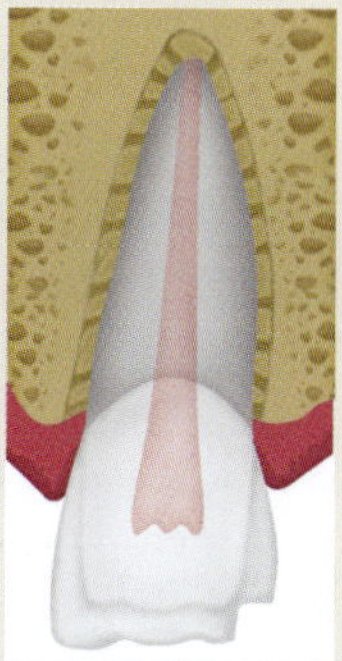	Normalmente assintomático, mas o paciente pode apresentar sensibilidade ao toque e ao ingerir bebidas geladas. O dente não apresenta mobilidade por conta do trauma	Sem alteração dos tecidos periapicais	Restauração coronária com resina composta	Não necessita de qualquer terapia pulpar, mas é recomendado avaliar possível futura inflamação pulpar
Fratura de esmalte e dentina sem exposição pulpar 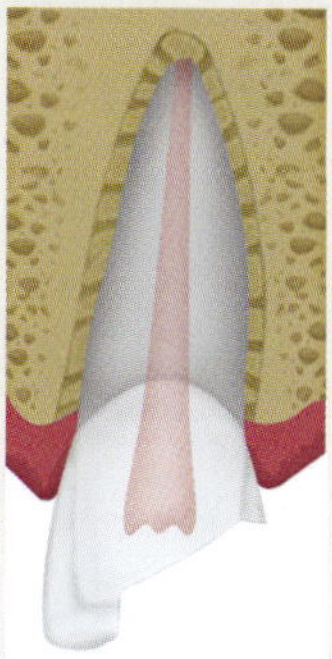	Normalmente assintomático, mas o paciente pode apresentar sensibilidade ao toque e ao ingerir bebidas geladas. O dente não apresenta mobilidade por conta do trauma	Sem alteração dos tecidos periapicais	Colagem do fragmento ou restauração coronária com resina composta	Capeamento pulpar indireto

(Continua)

TABELA 5 Orientações para os exames clínico e radiográfico, o diagnóstico e o prognóstico das lesões traumáticas aos tecidos mineralizados do dente e à polpa dentária.[23] (*Continuação*)

Tipo de traumatismo	Características clínicas	Características radiográficas	Tratamento imediato	Terapia pulpar
Fratura de esmalte e dentina com exposição pulpar 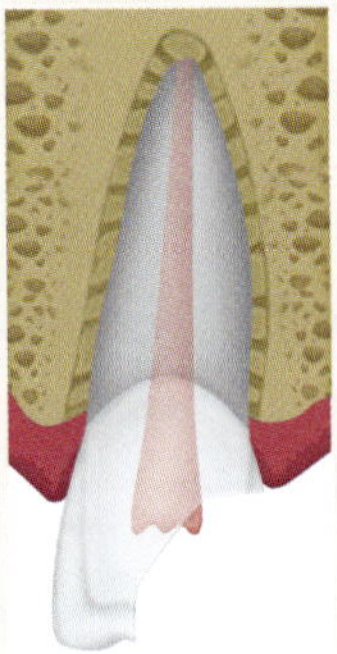	Normalmente o paciente apresenta dor provocada ou espontânea, sensibilidade ao toque e ao ingerir bebidas geladas. O dente não apresenta mobilidade por conta do trauma	Sem alteração dos tecidos periapicais	Colagem do fragmento, restauração coronária com resina composta, ou confecção de prótese provisória	Capeamento pulpar direto (pulpites reversíveis), pulpectomia (pulpites irreversíveis ou com necessidade de reabilitação protética) e pulpotomia (rizogênese incompleta)
Fratura coronorradicular sem exposição pulpar 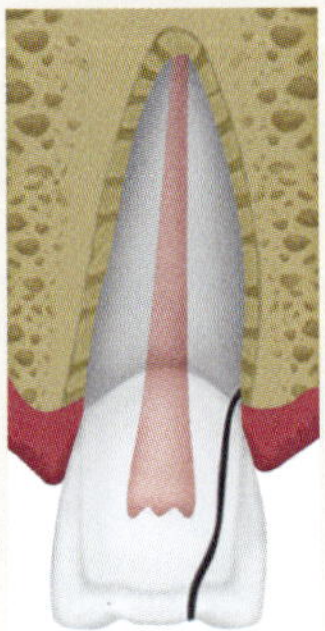	Normalmente assintomático, mas o paciente pode apresentar sensibilidade ao toque. Resposta positiva ao teste de sensibilidade pulpar. O fragmento normalmente está presente e móvel. O limite da fratura deve ser avaliado	Normalmente o limite apical da fratura não pode ser visto. Necessidade de radiografias dos tecidos moles (ausência de fragmento coronário). Radiografias recomendadas: • 1 radiografia oclusal; • 1 radiografia periapical ortorradial; • 2 radiografias periapicais em diferentes angulações verticais e/ou horizontais; • O exame de tomografia computadorizada de feixe cônico pode ser indicado	Estabilização temporária do fragmento ao dente adjacente. Remoção do fragmento coronário com mobilidade e restauração do dente	Capeamento pulpar indireto. Pulpectomia

(*Continua*)

TABELA 5 Orientações para os exames clínico e radiográfico, o diagnóstico e o prognóstico das lesões traumáticas aos tecidos mineralizados do dente e à polpa dentária.[23] (*Continuação*)

Tipo de traumatismo	Características clínicas	Características radiográficas	Tratamento imediato	Terapia pulpar
Fratura coronorradicular com exposição pulpar 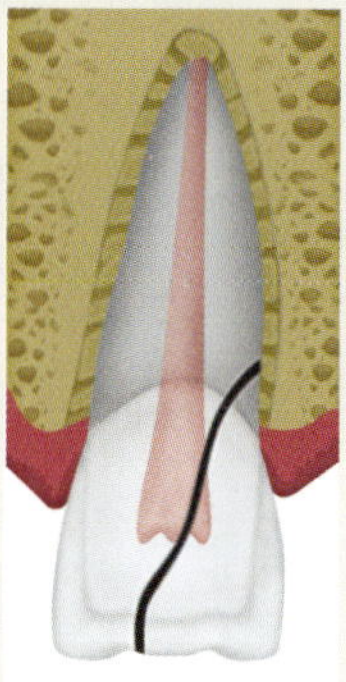	Resposta positiva ao teste de sensibilidade pulpar. O paciente pode também apresentar sensibilidade ao toque. O fragmento normalmente está presente e móvel. O limite da fratura deve ser avaliado	Normalmente o limite apical da fratura não pode ser visto. Necessidade de radiografias dos tecidos moles (ausência de fragmento coronário). Radiografias recomendadas: • 1 radiografia oclusal; • 1 radiografia periapical ortorradial; • 2 radiografias periapicais em diferentes angulações verticais e/ou horizontais; • O exame de tomografia computadorizada de feixe cônico pode ser indicado	Estabilização temporária do fragmento ao dente adjacente. Opções futuras: • Extrusão ortodôntica; • Extrusão cirúrgica; • Sepultamento de raiz; • Extração	Pulpectomia
Fraturas radiculares 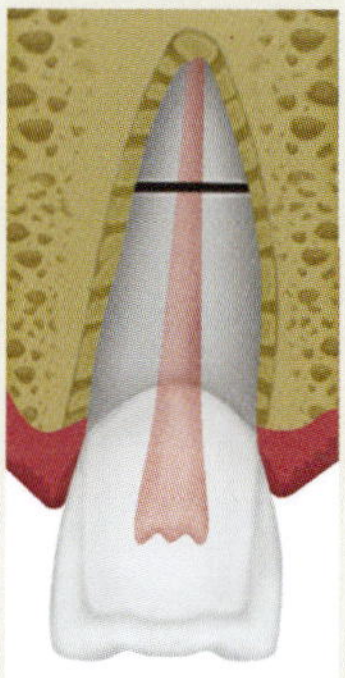	Normalmente assintomático, mas o paciente pode apresentar sensibilidade ao toque. O dente pode apresentar diferentes graus de mobilidade, dependendo do local da fratura radicular	Observar possíveis alterações radiculares que sugiram fratura radicular	Observação clínica (casos sem mobilidade)	Nenhum procedimento endodôntico deve ser realizado na consulta de urgência. É recomendado o monitoramento

Fonte: elaborada pelos autores.

TABELA 6 Orientações para os exames clínico e radiográfico, o diagnóstico e o prognóstico das lesões traumáticas aos tecidos periodontais.[23,25]

Traumatismo	Características clínicas e radiográficas	Conduta de urgência	Terapia pulpar	Acompanhamento
Concussão 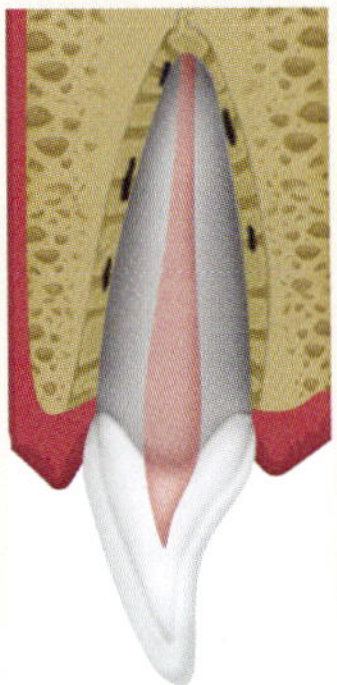	Ausência de mobilidade. Pode ter sensibilidade ao toque e à percussão vertical. Provável resposta positiva ao teste de sensibilidade. Radiografia normal	Nenhum tratamento é necessário	Em caso de necrose futura, realizar o tratamento endodôntico de acordo com o estágio de desenvolvimento pulpar	Na maioria dos casos não leva ao comprometimento pulpar. Acompanhamento clínico e radiográfico após 4 semanas 12 e 24 meses
Subluxação 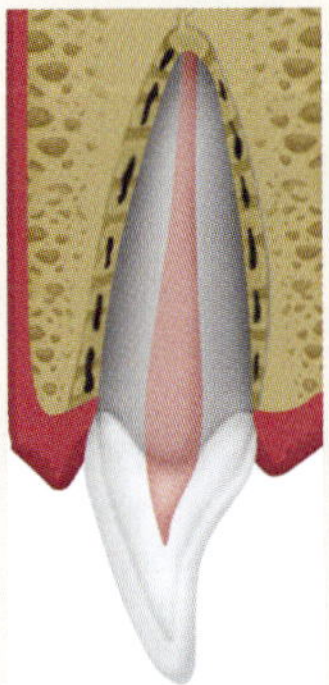	Mobilidade. Provável sangramento do sulco gengival. Ausência de deslocamento. Sensibilidade ao toque e à percussão vertical. Ausência de resposta positiva ao teste de sensibilidade pode indicar transtorno pulpar transitório. Radiografia normal	Contenção semirrígida por até 15 dias	Em caso de necrose futura, realizar o tratamento endodôntico de acordo com o estágio de desenvolvimento pulpar	Na maioria dos casos não leva ao comprometimento pulpar. Acompanhamento clínico e radiográfico após 2 semanas 3, 6, 12 e 24 meses
Luxação extrusiva 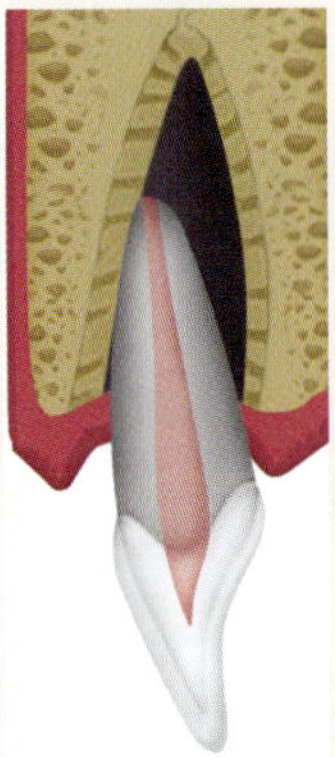	Mobilidade excessiva. Pode haver sangramento do sulco gengival. Deslocamento do dente no sentido incisal. Sensibilidade ao toque e à percussão vertical. É comum a ausência de resposta positiva ao teste de sensibilidade, mas pode indicar apenas transtorno pulpar transitório. Radiografia com aumento do espaço do ligamento periodontal	Anestesia. Reposicionamento do dente. Contenção semirrígida por até 15 dias	Em caso de necrose, realizar o tratamento endodôntico de acordo com o estágio de desenvolvimento pulpar	Acompanhamento clínico e radiográfico após 2 e 4 semanas 2, 3, 6 e 12 meses 2, 3, 4 e 5 anos

(Continua)

TABELA 6 Orientações para os exames clínico e radiográfico, o diagnóstico e o prognóstico das lesões traumáticas aos tecidos periodontais.[23,25] *(Continuação)*

Traumatismo	Características clínicas e radiográficas	Conduta de urgência	Terapia pulpar	Acompanhamento
Luxação lateral 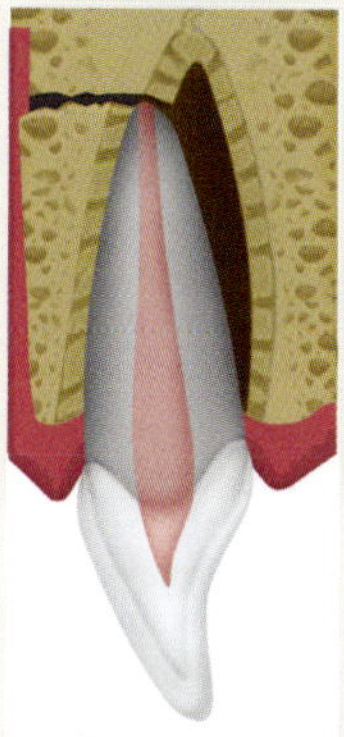	Normalmente sem mobilidade, pois a raiz está "travada" no osso. Pode haver sangramento do sulco gengival. Deslocamento do dente no sentido lingual ou vestibular. Sensibilidade ao toque; na percussão vertical, pode haver som metálico. É comum a ausência de resposta positiva ao teste de sensibilidade, mas pode indicar apenas transtorno pulpar transitório. Radiografia com aumento do espaço do ligamento periodontal e variação do ângulo horizontal ajuda na identificação	Anestesia. Reposicionamento do dente. Contenção semirrígida por até 30 dias	**Rizogênese incompleta:** aguardar a revascularização, monitorando as respostas pulpares e os sinais radiográficos. Em caso de necrose, realizar o tratamento endodôntico de acordo com o estágio de desenvolvimento pulpar. **Rizogênese completa:** a necrose pulpar acontecerá; então, após 15 dias, iniciar tratamento endodôntico com uso de hidróxido de cálcio para prevenir reabsorção radicular inflamatória	Acompanhamento clínico e radiográfico após 2 e 4 semanas 2, 3, 6 e 12 meses 2, 3, 4 e 5 anos
Luxação intrusiva 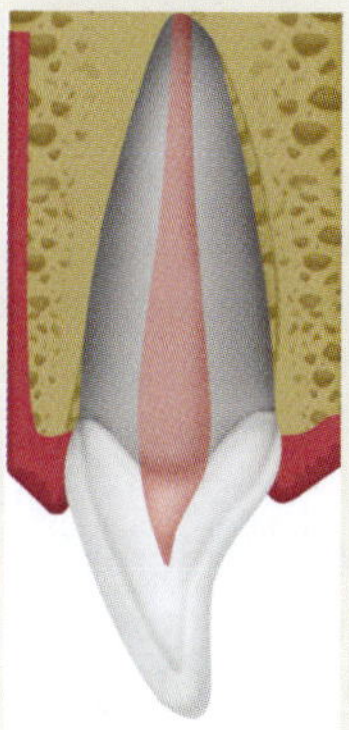	Deslocamento do dente no sentido axial. Ausência de mobilidade. Pode haver sangramento do sulco gengival. Na percussão vertical, presença de som metálico. É comum a ausência de resposta positiva ao teste de sensibilidade, mas pode indicar apenas transtorno pulpar transitório. Radiografia com ausência do espaço do ligamento periodontal, em parte ou em toda a raiz. Junção cemento-esmalte mais apical do que a dos outros dentes	**Rizogênese incompleta:** aguardar a reerupção por 4 semanas. **Rizogênese completa:** Intrusão de até 3 mm. Aguardar 8 semanas para reerupção espontânea, então fazer contenção semirrígida por 4 semanas. Se não ocorrer, iniciar o tracionamento ortodôntico. Intrusão de 4 a 7 mm. Iniciar tracionamento ortodôntico. Intrusão acima de 7 mm. Fazer tracionamento cirúrgico	**Rizogênese incompleta:** aguardar a revascularização, monitorando as respostas pulpares e os sinais radiográficos. Em caso de necrose, realizar o tratamento endodôntico de acordo com o estágio de desenvolvimento pulpar. **Rizogênese completa:** a necrose pulpar acontecerá; então, após 15 dias, iniciar tratamento endodôntico com uso de hidróxido de cálcio para prevenir reabsorção radicular inflamatória	Acompanhamento clínico e radiográfico após 2 e 4 semanas 2, 3, 6 e 12 meses 2, 3, 4 e 5 anos

(Continua)

TABELA 6 Orientações para os exames clínico e radiográfico, o diagnóstico e o prognóstico das lesões traumáticas aos tecidos periodontais.[23,25] *(Continuação)*

Traumatismo	Características clínicas e radiográficas	Conduta de urgência	Terapia pulpar	Acompanhamento
Avulsão 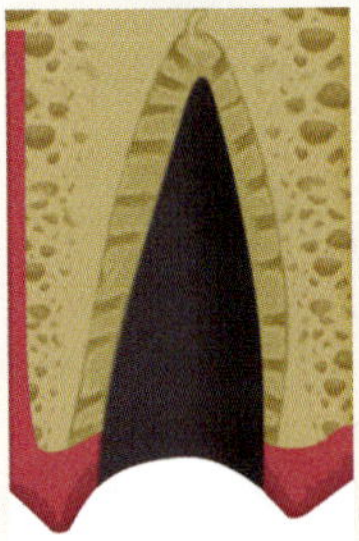	Dente deslocado totalmente de seu alvéolo. Radiograficamente o alvéolo está vazio. Pode haver fratura da tábua óssea associada	Reimplante imediato (até 60 minutos) ou reimplante tardio. Sutura de tecidos lacerados. Contenção semirrígida por 15 dias. Verificar antitetânica. **Medicação sistêmica:** antibiótico, anti-inflamatório e analgésico	**Rizogênese incompleta:** monitorar as respostas pulpares e os sinais radiográficos. Em caso de necrose, realizar o tratamento endodôntico de acordo com o estágio de desenvolvimento pulpar. **Rizogênese completa:** a necrose pulpar acontecerá; então, após 15 dias, iniciar tratamento endodôntico com uso de hidróxido de cálcio para prevenir reabsorção radicular inflamatória	**Rizogênese incompleta:** pode ocorrer a revascularização e continuidade da formação radicular normalmente, ou pode ocorrer a necrose pulpar. **Rizogênese completa:** o prognóstico pulpar é desfavorável, por isso o tratamento endodôntico é indicado. Dentes reimplantados podem sofrer reabsorção radicular e permanecer por longos períodos na boca, mesmo nessas condições

Fonte: elaborada pelos autores.

pares e anquilose são mais frequentemente diagnosticadas em acompanhamentos anuais até 4 anos após o traumatismo. Nas consultas de acompanhamento até 180 dias, são realizados exames clínicos e radiografias periapicais, a fim de avaliar possíveis alterações de cor, sensibilidade e presença de fístula. Já nos acompanhamentos anuais, exames de imagem complementares, como tomografias computadorizadas de feixe cônico, são recomendados para avaliar possíveis alterações tridimensionais na estrutura dentária e no osso alveolar com maior riqueza de detalhes.[23,26]

É importante salientar que, nos casos de avulsão, o período extra-alveolar e o meio de armazenamento influenciam diretamente no prognóstico,[49] sendo que o reimplante imediato previne lesões às fibras do ligamento periodontal (FLP) aderidas à raiz e minimiza os riscos de reabsorção radicular pós-reimplante.[50] O ideal seria que o próprio paciente, ou seus familiares, realizassem o reimplante imediatamente após o traumatismo, o que possibilitaria até 85% de regeneração das FLP em dentes maduros.[53] O reimplante de um dente em 5 minutos geralmente garante o retorno imediato das FLP à função normal. No entanto, depois de mais de 15 minutos de armazenamento seco, as células-tronco não são mais capazes de se diferenciar em fibroblastos.[53]

No entanto, na maioria das vezes isso não acontece, pois os envolvidos não se sentem capazes de realizar tal manobra, visto que estão muito abalados emocionalmente com o acidente. Nesse caso, armazenar o dente de maneira correta contribui para o sucesso do caso. Mantê-lo seco até o reimplante é a pior opção, pois inviabiliza a regeneração das células do ligamento periodontal que ficaram aderidas à raiz no momento da avulsão, visto que, após cerca de 30 minutos nessa condição, as células necrosam.[53]

Dentre os meios de armazenamento, Viaspan e solução salina balanceada de Hanks (HBBS) seriam as opções perfeitas, pois se destinam a armazenar órgãos; porém, apenas seriam viáveis no caso de socorro médico. Dentre as soluções acessíveis, podem ser citados leite, clara de ovo, soro fisiológico, água de côco, *gatorade*, água, solução para lentes de contato e saliva, listados em ordem de preferência, do mais para o menos efetivo.[51,53]

PROGNÓSTICO DAS LESÕES DENTÁRIAS TRAUMÁTICAS

Recentemente, Kenny et al.[13] estudaram os principais prognósticos encontrados nos traumatismos dentários (TDs) envolvendo crianças e adultos e os agruparam em duas grandes classes: genéricos e específicos (Core Outcome Set [COS]). O termo "genérico" foi empregado na descrição dos prognósticos comuns e relevantes para todos os tipos de TD, enquanto o termo "específico" foi usado na apresentação de prognósticos relacionados específica e individualmente a um ou mais TD. Esse trabalho teve o suporte de uma revisão sistemática conduzida por Sharif et al.,[11] que buscou avaliar os prognósticos observados na literatura sobre as lesões traumáticas.

As principais complicações pós-traumatismo são: necrose e infecção do tecido pulpar, obliteração (parcial ou total) do canal radicular, reabsorção radicular (interna ou externa) e colapso da gengiva marginal e do osso alveolar.[24] Informações sobre a ocorrência de complicações em cada tipo de TD serão apresentadas em seguida.

Fraturas coronárias

Quando ocorrem isoladas, as trincas e fraturas de esmalte e as fraturas coronárias não complicadas oferecem baixo risco de necrose pulpar, obliteração do canal radicular e reabsorção radicular.[46] O prognóstico das fraturas coronárias complicadas também é bom. Estudos revelam taxas de manutenção da vitalidade pulpar em 63 a 88% dos casos após a realização do capeamento pulpar direto, de 94 a 96% após a curetagem pulpar e de 94 a 100% após a realização da pulpotomia.[28,45] Vale a pena destacar a importância de se investigar a presença de traumatismos de luxação associados a fraturas coronárias. A ocorrência de outros tipos de TD aumenta significativamente o risco de sequelas, como necrose pulpar e reabsorção radicular.[8,23] Outros fatores importantes são o estágio de formação radicular, o tipo de tratamento e a extensão da fratura.[52]

De acordo com o COS,[13] a qualidade e a perda da restauração são prognósticos específicos das fraturas coronárias e devem ser registrados durante as consultas de proservação.

Fraturas coronorradiculares

Em função da ausência de dados disponíveis na literatura, o prognóstico das fraturas coronorradiculares é incerto.[26] As evidências existentes foram obtidas a partir de relatos de casos[53,54] e estão relacionadas à sobrevida de dentes traumatizados após a realização de diferentes tipos de tratamento.[45] Mobilidade, qualidade e perda da restauração foram indicadas como prognósticos específicos dessa lesão traumática.[13] Andreasen et al.[44] observaram elevada taxa de necrose nos dentes com fratura coronorradicular complicada e tratados com colagem do fragmento, sugerindo que essa complicação foi causada pela contaminação durante o procedimento e/ou pela ocorrência de microinfiltração. Olsburgh & Krejci[28] afirmaram que o prognóstico pulpar nos casos de fratura coronorradicular é ruim. Para os autores, a dificuldade na obtenção de um controle de umidade durante os procedimentos restauradores leva a selamento dentinário insatisfatório, que seria o responsável pelas complicações futuras. Soliman et al.[47] registraram elevados índices de complicações após colagem do fragmento e concluíram que essa modalidade terapêutica deveria ser considerada provisória. Calişkan et al.[55] e Tegsjö et al.[56] identificaram a ocorrência de reabsorção radicular em 5% e 12% dos casos tratados com extrusão cirúrgica, respectivamente. Elkhadem et al.[54] avaliaram, por meio de revisão sistemática, os efeitos adversos da extrusão cirúrgica no tratamento de fraturas coronorradiculares e cervicais e observaram que a reabsorção radicular é a complicação mais comum (33,3%), seguida por perda do dente (5%), mobilidade (4,6%) e perda óssea marginal (3,7%). Rood et al.[57] obtiveram insucesso em 9% dos casos tratados com sepultamento de raiz.

Fraturas radiculares

Nas consultas de acompanhamento de dentes com fratura radicular, o tipo de reparo no local da fratura e a presença ou ausência de mobilidade devem ser registrados.[13] Para tanto, o clínico deve estar ciente de que, após uma fratura radicular, podem ser observados quatro padrões de cicatrização: 1) consolidação da fratura radicular por meio da interposição de tecido dentinoide e cementoide; 2) consolidação da fratura radicular por interposição de tecidos conjuntivo e ósseo; 3) consolidação pela interposição de tecido ósseo; e 4) não cicatrização devido a interposição de tecido conjuntivo.[58,59] A ausência de cicatrização está comumente associada a necrose do tecido pulpar localizado no fragmento coronário, uma indicação para terapia endodôntica.[60] Em estudos envolvendo dentes permanentes com fratura radicular, a necrose pulpar foi observada em 20% a 44% dos casos.[48] A obliteração do canal e a reabsorção radicular são sequelas também comumente observadas em dentes com histórico de fraturas radiculares, com prevalência de 69% a 73% e 60%, respectivamente.[48] Inúmeros fatores podem influenciar o tipo de cicatrização/complicação pós-fratura, como, por exemplo, o intervalo de tempo decorrido entre o acidente e o primeiro atendimento, o estágio de formação radicular, o tipo de estabilização e o tipo e a localização da fratura radicular.[3,4,61]

LUXAÇÕES

Concussão e subluxação representam lesões com reduzida taxa de complicação;[8] no entanto, necrose pulpar e obliteração do canal radicular podem ser observadas.[10] A ausência de resposta aos testes de sensibilidade pulpar nas consultas seguintes ao traumatismo eleva a chance de sequelas, ao passo que dentes permanentes jovens apresentam menores probabilidades. Reabsorções dentárias, perda óssea marginal ou perda do dente são alterações incomuns.[27] Quando ocorrem, geralmente estão associadas a outras formas mais graves de TD.[8,9]

Luxações lateral e extrusiva resultam em elevados índices de necrose pulpar: 58% e 26%, respectivamente.[27] Nessas lesões, o estágio de desenvolvimento radicular apresenta significativa influência sobre o tipo de sequela futura.[62] Dentes com rizogênese incompleta apresentam maiores riscos para o desenvolvimento de obliteração do canal radicular.[26] Perdas ósseas marginais e reabsorções radiculares, quando ocorrem, são em maior número em dentes com rizogênese completa.[9] Reabsorções radiculares são mais comumente observadas em dentes com histórico de luxações laterais.[9] Perda óssea marginal foi observada em 7% dos dentes com luxação lateral após um período de acompanhamento de 3 anos.[9] A infra oclusão deve ser considerada um prognóstico específico nestes tipos de TDs.

O risco de necrose pulpar nos dentes com luxação intrusiva é elevado, principalmente naqueles com rizogênese completa.[5] Intrusões maiores que 3 mm tendem a resultar em reabsorções radiculares.

O tipo de tratamento realizado também pode influenciar no surgimento das reabsorções radiculares. O tracionamento ortodôntico oferece menores riscos quando comparado ao cirúrgico. Nos casos em que a intrusão ocorre em mais de um dente ou em associação a laceração gengival, aumenta-se o risco de perda óssea marginal. O reposicionamento espontâneo promove menor risco de perda óssea marginal que os tracionamentos ortodônticos ou cirúrgicos. Para dentes com ápice aberto, ele resulta em mais complicações.[7] O COS[13] sugere para dentes com diagnóstico de luxação intrusiva o registro do realinhamento dentário durante as consultas de proservação.

Avulsões

Complicações após o reimplante de dentes avulsionados são frequentes, observadas em 57% a 87% dos casos.[63] Obliteração do canal radicular, necrose pulpar, anquilose e reabsorção radicular são as sequelas pós-traumáticas mais observadas, fortemente influenciadas pelo tempo extrabucal e pelo tipo de armazenamento.[2,6,12,64,65] Abd-Elmeguid et al.[12] estudaram a prevalência da obliteração do canal radicular após o reimplante de dentes permanentes jovens por meio de uma revisão sistemática. Os autores observaram que essa foi a sequela mais observada (96%) em dentes com cicatrização do tecido pulpar. Outro dado importante foi o índice registrado de dentes com necrose pulpar (67%). Lauridsen et al.[65] avaliaram o risco de anquilose em dentes reimplantados após vários períodos de armazenamento a seco e observaram que o risco estimado para dentes com ápice aberto variou de 33,9% (tempo inferior a 20 minutos) a 60% (tempo superior a 60 minutos), enquanto, para os dentes com ápice fechado, variou de 59,4% (tempo inferior a 20 minutos) a 86,4% (tempo superior a 60 minutos). Andreasen et al.[6] descreveram a reabsorção radicular por substituição como a complicação mais observada e o tipo de reabsorção mais predominante em dentes com rizogênese completa. Guedes et al.[66] notaram que a reabsorção radicular inflamatória foi a complicação mais frequentemente diagnosticada, mais prevalente do que a reabsorção radicular por substituição. Vários fatores podem contribuir para a ocorrência da reabsorção radicular pós-avulsão e reimplante, como o armazenamento dos dentes em meios considerados não fisiológicos, a permanência extra-alveolar desses dentes por longos períodos de tempo e a demora em iniciar a terapia endodôntica.[1,67] Chappuis e von Arx,[68] em estudo de acompanhamento de 1 ano com 45 dentes avulsionados, observaram elevada ocorrência de reabsorção radicular por substituição em dentes mantidos a seco por longos períodos. A incidência variou de 9,5% nos dentes em condição insatisfatória por até 15 minutos a 100% nos dentes nessa mesma condição por um período superior a 60 minutos. Boyd et al.[1] observaram que o período extrabucal foi o principal fator de predisposição para reabsorção radicular inflamatória.

O COS[13] sugere que, no acompanhamento dos casos de avulsão, sejam registrados como prognósticos genéricos: cicatrização periodontal, cicatrização/revascularização pulpar (para dentes com rizogênese incompleta), dor, descoloração, perda do dente, qualidade de vida, estética (percepção do paciente), ansiedade, ansiedade relacionada ao TD e número de consultas. A infraoclusão deve ser considerada um prognóstico específico.

Informações essenciais para o conhecimento do tema

As LDTs representam um dos mais sérios problemas de saúde pública, com significativo impacto na qualidade de vida de crianças e adolescentes. Nesse sentido, o restabelecimento da estética e da função em pacientes com histórico de LDT é um desafio único para o cirurgião-dentista, haja vista a necessidade de conhecimento e abordagem multidisciplinares.

O profissional deve esforçar-se para preservar a vitalidade dos dentes, sobretudo em pacientes jovens e com dentes permanentes imaturos. A adesão do paciente às consultas de acompanhamento contribui para um resultado melhor. Os pacientes e seus responsáveis devem ser orientados com relação aos cuidados com o dente traumatizado e sobre as medidas de prevenção de traumatismos futuros.

O cirurgião-dentista deve ter conhecimento sobre os aspectos legais em casos de traumatismo, em decorrência da violência física contra o paciente, e quais as condutas a serem tomadas.

Por fim, a experiência clínica, a sedimentação do conhecimento e a formação continuada são aspectos fundamentais na obtenção do sucesso durante o tratamento de dentes com LDT.

REFERÊNCIAS BIBLIOGRÁFICAS

1. Boyd DH, Kinirons MJ, Gregg TA. A prospective study of factors affecting survival of replanted permanent incisors in children. Int J Paediatr Dent 2000;10(3):200-5.
2. Barret EJ, Kenny DJ. Survival of avulsed permanent maxillary incisors in children following delayed replantation. Endod Dent Traumatol 1997;13(6):269-75.
3. Andreasen JO, Andreasen FM, Mejare I, Cvek M. Healing of 400 intra-alveolar root fractures. 2. Effect of treatment factors such as treatment delay, repositioning, splinting type and period and antibiotics. Dent Traumatol. 2004a;20(4): 203-11.
4. Andreasen JO, Andreasen FM, Mejare I, Cvek M. Healing of 400 intra-alveolar root fractures. 1. Effect of pre-injury and injury factors such as sex, age, stage of root development, fracture type, location of fracture and severity of dislocation. Dent Traumatol. 2004b;20(4): 192-202.
5. Andreasen JO, Bakland LK, Matras R, Andreasen FM. Traumatic intrusion of permanent teeth. Part 3. A clinical study of the effect of treatment variables such as treatment delay, method of repositioning, type of splint, length of splinting and antibiotics on 140 teeth. Dent Traumatol. 2006a;22(2):99-111.
6. Andreasen JO, Borum MK, Jacobsen HL, Andreasen FM. Replantation of 400 avulsed permanent incisors. 1. Diagnosis of healing complications. Endod Dent Traumatol 1995a;11(2):51-8.
7. Andreasen JO, Vinding TR, Christensen SSA. Predictors for healing in the permanent dentition after dental trauma. Endodontic Topics. 2006b;14(1):20-27.
8. Hermann NV, Lauridsen E, Ahrensburg SS, Gerds TA, Andreasen JO. Periodontal healing complications following concussion and subluxation injuries in the permanent dentition: a longitudinal cohort study. Dent Traumatol. 2012a;28(5):386-93.
9. Hermann NV, Lauridsen E, Ahrensburg SS, Gerds TA, Andreasen JO. Periodontal healing complications following extrusive and lateral luxation in the permanent dentition. A longitudinal cohort study. Dent Traumatol. 2012b;28(5):394-402.
10. Lauridsen E, Hermann N, Gerds TA, Ahrensburg SS, Kreiborg S, Andreasen JO. Dental trauma. Combination injuries 3. The risk of pulp necrosis in permanent teeth with extrusion or lateral luxation injuries and concomitant crown fractures without pulp exposure. Dent Traumatol 2012;28(5):379-85.
11. Sharif MO, Tejani-Sharif A, Kenny K, Day PF. A systematic review of outcome measures used in clinical trials of treatment interventions following traumatic dental injuries. Dent Traumatol. 2015;31(6):422-428.
12. Abd-Elmeguid A, ElSalhy M, Yu DC. Pulp canal obliteration after replantation of avulsed immature teeth: a systematic review. Dent Traumatol 2015;31(6):437-41.
13. Kenny KP, Day PF, Sharif MO, Parashos P, Lauridsen E, Feldens CA, Cohenca N, Skapetis T, Levin L, Kenny DJ, Djemal S, Malmgren O, Chen YJ, Tsukisboshi M, Andersson L. What are the important outcomes in traumatic dental injuries? An international approach to the development of a core outcome set. Dent Traumatol. 2018;34(1):4-11.
14. Bakland LK, Andreasen JO. Dental traumatology: essential diagnosis and treatment planning. Endodontic Topics. 2004;7(1):14-34.
15. Lima TFR, Dos Santos SL, da Silva Fidalgo TK, Silva EJNL. Vitality Tests for Pulp Diagnosis of Traumatized Teeth: A Systematic Review. J Endod. 2019;45(5):490-499.
16. Wood EB, Freer TJ. A survey of dental and oral trauma in south-east Queensland during 1998. Aust Dent J. 2002;47(2):142-Glendor U. Epidemiology of traumatic dental injuries – a 12 year review of the literature. Dent Traumatol. 2008;24(6):603–11.

17. Guedes OA, de Alencar AH, Lopes LG, Pécora JD, Estrela C. A retrospective study of traumatic dental injuries in a Brazilian dental urgency service. Braz Dent J. 2010;21(2):153-7.
18. Grimm S, Frazão P, Antunes JLF, Castellanos RA, Narvai PC. Dental injury among Brazilian schoolchildren in the state of São Paulo. Dent Traumatol. 2004;20(3):134-8
19. Love RM, Ponnambalam Y. Dental and maxillofacial skeletal injuries seen at the University of Otago school of dentistry, New Zealand 2000-2004. Dental Traumatol. 2008;25(2):170-6.
20. Zerman N, Cavalleri G. Traumatic injuries to permanent incisors. Endod Dent Traumatol. 1993;9(2):61-4.
21. Côrtes MIS, Marcenes W, Sheimam A. Prevalence and correlates of traumatic injuries to the permanent teeth of school-children aged 9-14 years in Belo Horizonte, Brazil. Dental Traumatol. 2001;17(1):22-6
22. Marcenes W, Alessi ON, Trabert J. Causes and prevalence of traumatic injuries to the permanent incisors of school children aged 12 years in Jaragua do Sul, Brazil. Int Dent J. 2000;50(2):87-92.
23. Bourguignon C, Cohenca N, Lauridsen E, Flores MT, O'Connell AC, Day PF, Tsilingaridis G, Abbott PV, Fouad AF, Hicks L, Andreasen JO, Cehreli ZC, Harlamb S, Kahler B, Oginni A, Semper M, Levin L. International Association of Dental Traumatology guidelines for the management of traumatic dental injuries: 1. Fractures and luxations. Dent Traumatol. 2020;36(4):314-330.
24. Levin L, Day PF, Hicks L, O'Connell A, Fouad AF, Bourguignon C, Abbott PV. International Association of Dental Traumatology guidelines for the management of traumatic dental injuries: General introduction. Dent Traumatol. 2020;36(4):309-313.
25. Fouad AF, Abbott PV, Tsilingaridis G, Cohenca N, Lauridsen E, Bourguignon C, O'Connell A, Flores MT, Day PF, Hicks L, Andreasen JO, Cehreli ZC, Harlamb S, Kahler B, Oginni A, Semper M, Levin L. International Association of Dental Traumatology guidelines for the management of traumatic dental injuries: 2. Avulsion of permanent teeth. Dent Traumatol 2020; 36(4):331-342.
26. Dental Trauma Guide – evidence based treatment guide. Disponível em https://dentaltraumaguide.org/dtg-members-frontpage/ acessado em 10/03/2021. Dental Trauma Guide produced in cooperation with the Resource Centre for Rare Oral Diseases and Department of Oral and Maxillo-Facial Surgery at the University Hospital of Copenhagen.
27. Andreasen FM, Lauridsen E, Andreasen JO. Concussion and subluxation. In: Andreasen JO, Andreasen FM, Andersson L, (eds.). Textbook and Color Atlas of Traumatic Injuries to the Teeth (5th). Oxford, Blackwell 2018, p 443-449.
28. Olsburgh S, Krejci I. Pulp response to traumatic crown fractures. Endodontic Topics. 2003;5(1):26-40.
29. Trope M. Treatment of the immature tooth with a non--vital pulp and apical periodontitis. Dent Clin North Am. 2010;54(2):313–24.
30. Huang GT. A paradigm shift in endodontic management of immature teeth: conservation of stem cells for regeneration. J Dent. 2008;36(6):379-86.
31. Jung IY, Lee SJ, Hargreaves KM. Biologically based treatment of immature permanent teeth with pulpal necrosis: a case series. J Endod. 2008;34(7):876-87.
32. Chueh LH, Ho YC, Kuo TC, Lai WH, Chen YH, Chiang CP. Regenerative endodontic treatment for necrotic immature permanent teeth. J Endod. 2009;35(2):160–4.
33. Witherspoon DE. Vital pulp therapy with new materials: new directions and treatment perspectives – permanent teeth. Pediatr Dent. 2008;30(3):220–4.
34. Cvek M. A clinical report on partial pulpotomy and capping with calcium hydroxide in permanent incisors with complicated crown fractures. J Endod. 1978;4(8):232–7.
35. Feliciano KM, de França Caldas A Jr. A systematic review of the diagnostic classifications of traumatic dental injuries. Dent Traumatol. 2006;22(2):71-76.
36. Application of the International Classification of Diseases to Dentistry and Stomatology *IDC-DA*, 3rd edn. Geneva: WHO, 1995.
37. Andreasen FM, Andreasen JO, Tsukiboshi M, Cohenca N. Examination and diagnosis of dental injuries. In: Andreasen JO, Andreasen FM, Andersson L, (eds.). Textbook and color atlas of traumatic injuries to the teeth (5th ed.). Oxford, Blackwell 2018, p.295-326.
38. Bastos JV, Goulart EM, de Souza Côrtes MI. Pulpal response to sensibility tests after traumatic dental injuries in permanent teeth. Dent Traumatol. 2014;30(3):188-92.
39. Bastos JV, Côrtes MIS. Pulp canal obliteration after traumatic injuries in permanent teeth - scientific fact or fiction? Braz Oral Res. 2018;32(suppl 1):e75.
40. Cohenca N, Silberman A. Contemporary imaging for the diagnosis and treatment of traumatic dental injuries: A review. Dent Traumatol. 2017;33(5):321-328.
41. Cohenca N, Simon JH, Mathur A, Malfaz JM. Clinical indications for digital imaging in dento-alveolar trauma. Part 2: root resorption. Dent Traumatol. 2007a;23(2):105-13.
42. Cohenca N, Simon JH, Roges R, Morag Y, Malfaz JM. Clinical indications for digital imaging in dento-alveolar trauma. Part 1: traumatic injuries. Dent Traumatol. 2007b;23(2):95-104.
43. Kwan SC, Johnson JD, Cohenca N. The effect of splint material and thickness on tooth mobility after extraction and replantation using a human cadaveric model. Dent Traumatol 2012; 28(4):277–81.
44. Andreasen FM, Norén JG, Andreasen JO, Engelhardtsen S, Lindh-Strömberg U. Long-term survival of fragment bonding in the treatment of fractured crowns: a multicenter clinical study. Quintessence Int. 1995b;26(10):669–681.
45. Güngör HC. Management of crown-related fractures in children: an update review. Dent Traumatol. 2014;30(2):88-99.
46. Andreasen FM, Lauridsen E, Andreasen JO. Crown fractures. In: Andreasen JO, Andreasen FM, Andersson L, (eds.). Textbook and Color Atlas of Traumatic Injuries to the Teeth (5th ed.). Oxford, Blackwell 2018, p. 327-354.
47. Soliman S, Lang LM, Hahn B, Reich S, Schlagenhauf U, Krastl G, Krug R. Long-term outcome of adhesive fragment reattachment in crown-root fractured teeth. Dent Traumatol. 2020;36(4):417-426.
48. Andreasen FM, Andreasen JO, Tsilingaridis G. Root fractures. In: Andreasen JO, Andreasen FM, Andersson L, (eds.). Textbook and Color Atlas of Traumatic Injuries to the Teeth(5th) Oxford, Blackwell 2018. p 377-412.
49. Sanghavi T, Shah N, Parekh V, Singbal K. Evaluation and comparison of efficacy of three different storage media, coconut water, propolis, and oral rehydration solution, in maintaining the viability of periodontal ligament cells. J Conserv Dent. 2013;16:71-4
50. Pohl Y, Filippi A, Kirschner H. Results after replantation of avulsed permanent teeth. II. Periodontal healing and the role of physiologic storage and antiresorptive-regenerative therapy. Dent Traumatol 2005;21(2):93-101.Udoye CI, Jafarzadeh H, Abbott PV. Transport media for avulsed teeth: a review. Aust Endod J. 2012;38:129-36.
51. Is Khinda V, Kaur G, S Brar G, Kallar S, Khurana H. Clinical and Practical Implications of Storage Media used for Tooth Avulsion. Int J Clin Pediatr Dent. 2017;10:158-165.
52. Ravn JJ. Follow-up study of permanent incisors with enamel-dentin fractures after acute trauma. Scand J Dent Res. 1981;89(5):355-65.
53. Das B, Muthu MS. Surgical extrusion as a treatment option for crown-root fracture in permanent anterior teeth: a systematic review. Dent Traumatol. 2013;29(6):423–431.
54. Elkhadem A, Mickan S, Richards D. Adverse events of surgical extrusion in treatment for crown-root and cervical root fractures: a systematic review of case series/reports. Dent Traumatol. 2014;30(1):1–14.
55. Calişkan MK, Türkün M, Gomel M. Surgical extrusion of crown-root-fractured teeth: a clinical review. Int Endod J. 1999;32(2):146–151.
56. Tegsjö U, Valerius-Olsson H, Frykholm A, Olgart K. Clinical evaluation of intra-alveolar transplantation of teeth with cervical root fractures. Swed Dent J. 1987;11(6):235–250.

57. Rodd HD, Davidson LE, Livesey S, Cooke ME. Survival of intentionally retained permanent incisor roots following crown root fractures in children. Dent Traumatol. 2002;18(2):92–97.
58. Andreasen JO, Hjorting-Hansen E. Intraalveolar root fractures: radiographic and histologic study of 50 cases. J Oral Surg. 1967;25(5): 414-26.
59. Cvek M, Andreasen JO, Borum MK. Healing of 208 intra-alveolar root fractures in patients aged 7-17 years. Dent Traumatol. 2001;17(2):53-62.
60. Feely L, Mackie IC, Macfarlane T. An investigation of root-fractured permanent incisor teeth in children. Dent Traumatol. 2003;19(1): 52-4.
61. Molina JR, Vann Jr. WF, McIntyre JD, Trope M, Lee JY. Root fractures in children and adolescents: diagnostic considerations. Dent Traumatol. 2008; 24(5): 503-9.
62. Lauridsen E, Hermann NV,Gerds TA, Ahrensburg SS, Kreiborg S, Andreasen JO. Combination injuries 1. The risk of pulp necrosis in permanent teeth with concussion injuries and concomitant crown fractures. Dent Traumatol. 2012;28(5):364-70.
63. Schatz JP, Hausherr C, Joho JP. A retrospective clinical and radiologic study of teeth re-implanted following traumatic avulsion. Endod Dent Traumatol 1995; 11(5):235-9.
64. Donaldson M, Kinirons MJ. Factors affecting the onset of resorption in avulsed and replanted incisor teeth in children. Dent Traumatol 2001; 17(5):205-9.
65. Lauridsen E, Andreasen JO, Bouaziz O, Andersson L. Risk of ankylosis of 400 avulsed and replanted human teeth in relation to length of dry storage: A re-evaluation of a long-term clinical study. Dent Traumatol 2020;36(2):108-116.
66. Guedes OA, Borges ÁH, Bandeca MC, de Araújo Estrela CR, de Alencar AG, Estrela C. Analysis of 261 avulsed permanent teeth of patients treated in a dental urgency service. J Dent Res Rev 2015;2(1):25-9.
67. Stewart CJ, Elledge RO, Kinirons MJ, Welbury RR. Factors affecting the timing of pulp extirpation in a sample of 66 replanted avulsed teeth in children and adolescents. Dent Traumatol 2008;24(6):625-7.
68. Chappuis V, von Arx T. Replantation of 45 avulsed permanent teeth: a 1-year follow-up study. Dent Traumatol 2005;21(5):289-96.

24 Tratamento Endodôntico em Dentes Permanentes com Rizogênese Incompleta

Léa Assed Bezerra da Silva • Raquel Assed Bezerra Segato • Carla Renata Sipert • Francisco Wanderley Garcia de Paula e Silva

SÍNTESE DO CAPÍTULO

Os dentes permanentes iniciam seu processo de erupção quando a coroa está completamente formada, mesmo com a raiz ainda em formação. Quando eles irrompem na cavidade bucal, por volta dos 6 anos de idade, a rizogênese ainda não está completa, o que significa que, radiograficamente, o ápice radicular ainda não alcançou o estágio 10 de Nolla **(Figura 1)**[1] e, histologicamente, não apresenta a dentina apical revestida por cemento. A formação radicular se completa em até 3 anos após o dente irromper na cavidade bucal.[2]

A ocorrência de traumatismos dentários, principalmente nos dentes anteriores, ou a progressão da lesão de cárie e, mais recentemente, os defeitos de desenvolvimento do esmalte dentário nos dentes posteriores são situações clínicas que podem resultar em inflamação exacerbada e necrose do tecido pulpar, o que pode causar a paralisação da formação radicular. As técnicas indicadas para tratamento endodôntico nesses dentes são diretamente dependentes do estado patológico da polpa e da presença ou não de lesão periapical. Desse modo, as modalidades de tratamento endodôntico podem ser conservadoras, como a proteção pulpar indireta, a proteção pulpar direta e a pulpotomia; ou radicais, como a pulpectomia seguida ou não de curativo intracanal, em uma ou mais sessões.[3-5] As diferentes terapêuticas disponíveis, bem como suas indicações, serão abordadas ao longo deste capítulo, que tem como objetivo discorrer acerca do tratamento endodôntico em dentes permanentes jovens que apresentam rizogênese incompleta.

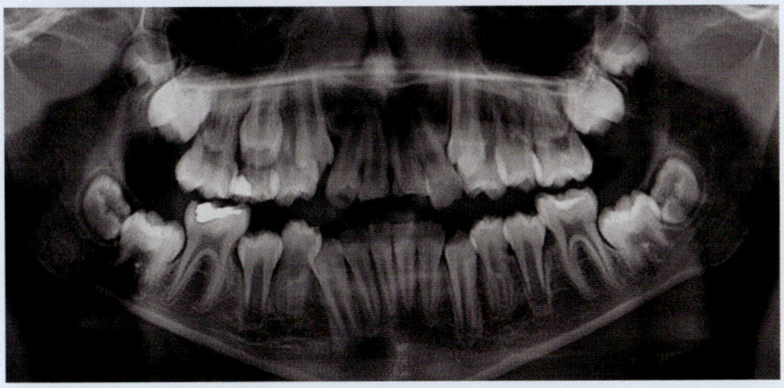

FIGURA 1 Radiografia panorâmica de criança na fase de dentição mista, mostrando os diferentes estágios de desenvolvimento dos dentes superiores e inferiores.

Fonte: arquivo pessoal dos autores.

ASPECTOS ANATÔMICOS E IMAGINOLÓGICOS DOS DENTES PERMANENTES COM RIZOGÊNESE INCOMPLETA

De uma perspectiva histórica, o tratamento endodôntico dos dentes com rizogênese incompleta foi, durante algum tempo, realizado em uma única sessão, independentemente do estado patológico do tecido pulpar ou de o dente apresentar lesão periapical. Acreditava-se que a bainha epitelial de Hertwig, estrutura que orienta a formação da raiz **(Figura 2)**, terminaria o processo de formação do ápice radicular após a obturação. Com o passar do tempo, porém, observou-se que essa técnica imediata de obturação, particularmente nos dentes com necrose pulpar e lesão periapical visível radiograficamente, oferecia um índice de sucesso clínico e radiográfico muito reduzido, sendo, por isso, contraindicada pelos pesquisadores.

Fatores importantes que dificultam o tratamento imediato desses dentes são suas características anatômicas peculiares. A análise da morfologia interna das raízes dos dentes com rizogênese incompleta mostra paredes radiculares finas e frágeis, com abertura apical de diâmetro maior que o do canal radicular. Essas peculiaridades dificultam, ou mesmo impossibilitam, o preparo biomecânico, uma vez que o uso de limas em diâmetros sequenciais apresenta ação limitada, já que, mesmo os instrumentos de maior diâmetro passam livremente no interior do canal radicular e as paredes delgadas impedem qualquer conformação convencional dele **(Figura 3)**.

Paralelamente, a fase de obturação também é dificultada, uma vez que o preparo biomecânico não determina o batente apical necessário para o travamento do cone de guta-percha principal, ocasionando quase sempre o risco de sobreobturação, mesmo quando são utilizados cones de maior diâmetro. Além disso, o extravasamento do material obturador para a região periapical impede o desejado fechamento apical. Nesses dentes, o exame radiográfico é difícil e limitado para detectar a real imagem do canal radicular, uma vez que os canais radiculares dos dentes permanentes jovens apresentam o diâmetro vestibulolingual muito maior que o do mesiodistal, o que leva a uma imagem radiográfica diferente da realidade.[6] Embora tal limitação possa, atualmente, ser superada pela análise tridimensional das estruturas por meio de tomografia computadorizada de feixe cônico (TCFC), os aspectos relacionados ao tratamento endodôntico não o são **(Figura 4)**.

O diagnóstico clínico da presença ou não de rarefação óssea periapical indicativa de

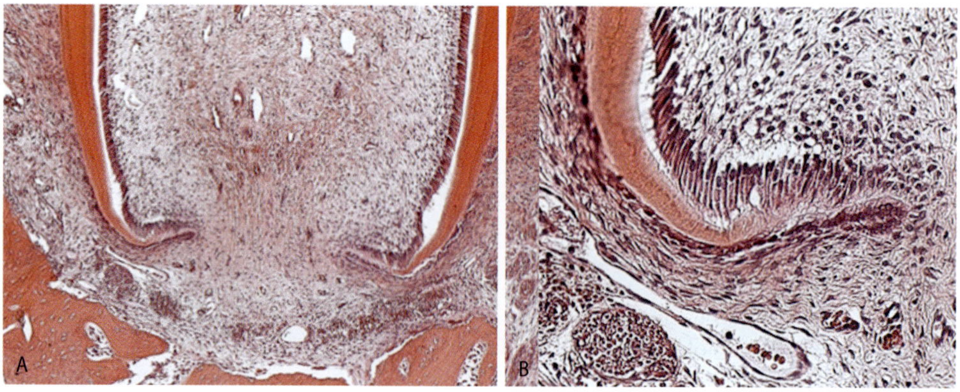

FIGURA 2 Fotomicrografias (campo claro) de um dente permanente com rizogênese incompleta. Maior aumento evidencia a bainha epitelial de Hertwig.

Fonte: arquivo pessoal dos autores.

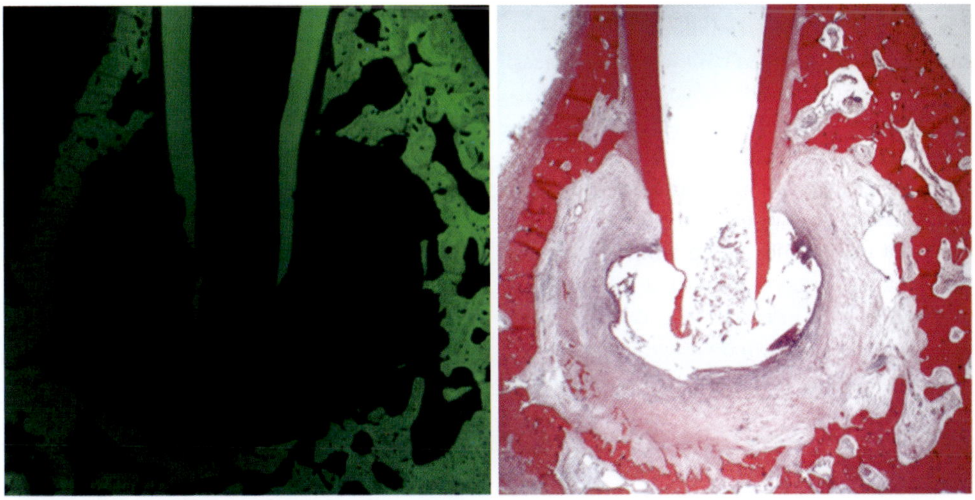

FIGURA 3 Fotomicrografias (fluorescência e campo claro) de um dente permanente com rizogênese incompleta e lesão periapical. Observe as paredes delgadas do dente e a presença de lesão periapical extensa.

Fonte: arquivo pessoal dos autores.

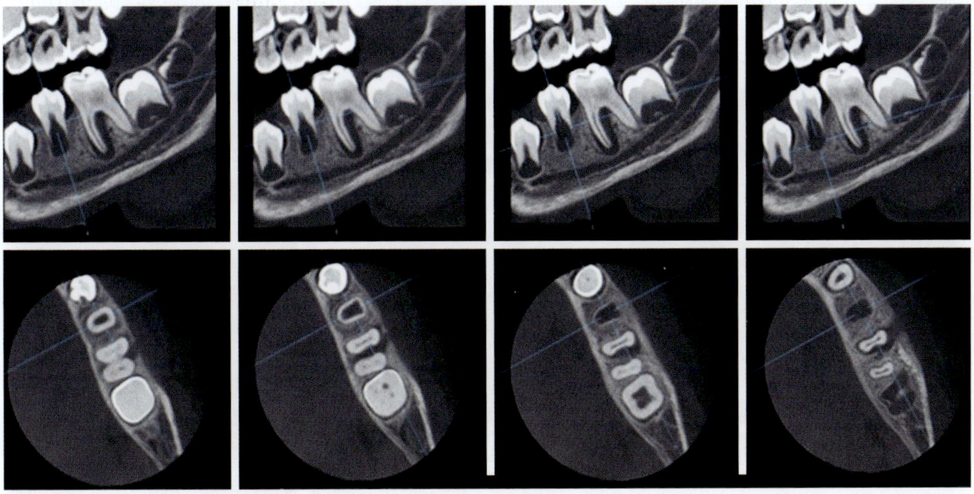

FIGURA 4 Tomografia computadorizada de feixe cônico de pré-molar inferior com rizogênese incompleta (cortes coronais [superiores] e cortes axiais [inferiores]). Observe o estreitamento das paredes dentárias à medida que o corte é deslocado em sentido apical.

Fonte: arquivo pessoal dos autores.

lesão periapical deve levar em consideração as características imaginológicas da formação dentária. Em situações de normalidade, os dentes com rizogênese incompleta apresentam, antes do término da formação radicular, uma área radiolúcida circundada por uma linha radiopaca na região apical, denominada espaço de Black, a qual é preenchida por células mesenquimais indiferenciadas da papila dentária, responsáveis pela formação radicular. É importante que o profissional saiba diferenciar essa área radiolúcida fisiológica e normal da área radiolúcida e patológica presente nos dentes com lesão periapical. A diferenciação dessas duas situações clínicas pode ser feita pela presença ou não da lâmina dura. Nos dentes com vitalidade pulpar, o espaço de Black é contornado por uma área radiopaca e contínua chamada de lâmina dura (Figura 5). Nos dentes com rizogênese incompleta e lesão periapical, a lâmina dura está ausente ou interrompida, o que requer tratamento endodôntico radical.

Objetivos do tratamento endodôntico em dentes com rizogênese incompleta | Apicigênese e apicificação

Idealmente, a opção desejável após o tratamento endodôntico de dentes permanentes com rizogênese incompleta é o conservador, porque possibilita a formação radicular normal e fisiológica, processo denominado apicigênese. A **apicigênese**, portanto, é o processo fisiológico de fechamento normal do ápice radicular e o término do desenvolvimento da dentina radicular, como também a formação do canal cementário, levando o canal radicular a forma e comprimento normais. Ela é observada após proteção pulpar indireta, proteção pulpar direta ou pulpotomia, sendo indicada somente quando, após anamnese, exames clínico e radiográfico, o diagnóstico é de vitalidade pulpar, sem alterações inflamatórias irreversíveis nesse tecido. Em casos assim, o material utilizado para tratamento deve apresentar compatibilidade biológica e permitir o reparo do tecido pulpar ou a deposição de uma barreira de tecido mineralizado no local em que houve exposição da polpa. Desse modo, para que ocorra apicigênese, é necessário que o remanescente pulpar mantenha a sua vitalidade, permitindo a completa deposição de dentina e cemento radiculares. O término da formação fisiológica da raiz pode ser comprovado pelo cirurgião-dentista por meio de exame radiográfico.

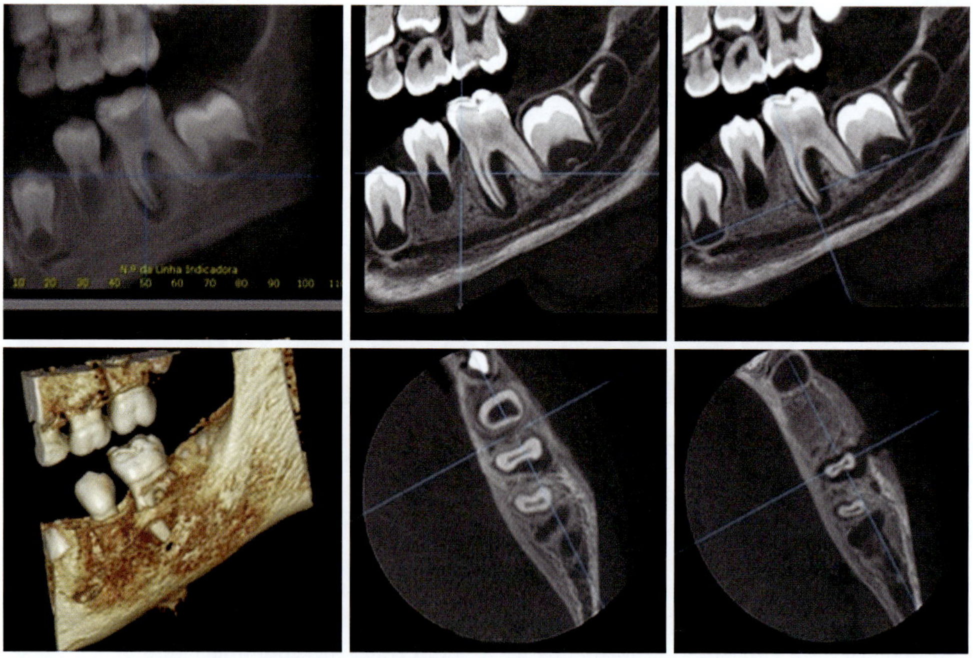

FIGURA 5 A presença ou não da lâmina dura é um parâmetro imaginológico para diferenciar o espaço de Black (pré-molar 34) da lesão periapical (primeiro molar 36).
Fonte: arquivo pessoal dos autores.

No entanto, quando o caso clínico em questão exigir tratamento endodôntico radical, seja devido a pulpite irreversível ou necrose do tecido pulpar, o fechamento apical será por meio da **apicificação**. Ela visa estimular o fechamento apical por uma barreira de tecido mineralizado, utilizando curativos intracanal com substâncias medicamentosas à base de hidróxido de cálcio, denominadas curativos expectantes. Esse tratamento permite que as células da região do ligamento periodontal depositem um tecido mineralizado do tipo cementoide em nível apical, o qual pode determinar ou não o aumento do comprimento radicular. Assim, criam-se condições anatômicas adequadas que viabilizam a obturação definitiva do canal radicular com cones de guta-percha e cimento obturador sem extravasamento do material.[5] Recentemente, as terapias endodônticas regenerativas passaram a ser endossadas por diferentes associações[5,7,8] como alternativa às trocas sucessivas de curativo expectante ou à utilização de tampão apical, confeccionado com cimentos à base de silicato.

Modalidades de tratamento endodôntico conservador

Em pacientes jovens, cujos dentes estão com os ápices ainda abertos, ou seja, com rizogênese incompleta, é importante que o tratamento seja o mais conservador possível.[9] Assim, tratamentos que permitam a preservação da vitalidade pulpar, para garantir o término da formação radicular, devem ser os de primeira escolha. Em dentes com vitalidade pulpar e lesões de cárie extensas, fraturas decorrentes de defeitos de desenvolvimento do esmalte e traumatismos dentários, ou com pulpite reversível, devem ser adotados tratamentos endodônticos conservadores, como os especificados a seguir.

Remoção seletiva do tecido cariado e proteção pulpar indireta

Considerando-se os princípios de mínima intervenção em Odontologia, a remoção seletiva do tecido cariado visa preservar a estrutura dentária sadia e evitar o enfraquecimento do dente e o risco de exposição do tecido pulpar.[10] Desse modo, em dentes permanentes com rizogênese incompleta e lesões de cárie profundas, devem ser realizadas a remoção seletiva do tecido cariado até chegar à dentina amolecida desmineralizada na parede pulpar e a remoção total até alcançar a dentina firme nas paredes circundantes. Essa estratégia, empregada em uma ou duas sessões (*step-wise*), visa evitar a exposição pulpar, proporcionando a preservação da vitalidade da polpa e sua capacidade de resposta frente à agressão microbiana.[10,11] Todavia, deve-se ressaltar que o diagnóstico da condição pulpar é imprescindível para o sucesso na escolha dessa abordagem.[12] Quando adequadamente indicada, possibilita o desenvolvimento da raiz dentária e a manutenção da vitalidade do tecido pulpar coronário e radicular.

Proteção pulpar direta

Nos dentes anteriores, geralmente em casos de traumatismo dentário, a proteção pulpar direta pode ser indicada nos casos em que o traumatismo é recente.[3,9] O tecido pulpar deve ser recoberto com materiais biocompatíveis, como hidróxido de cálcio e cimentos à base de silicato de cálcio (Biodentine® e Agregado Trióxido Mineral - MTA). Deve-se ressaltar, porém, que o MTA apresenta um potencial de manchamento importante da estrutura dentária que deve ser levado em consideração em regiões estéticas, como em dentes anteriores. Nos dentes posteriores, o tratamento é indicado quando a exposição pulpar é acidental ou iatrogênica, e não devido à progressão da lesão de cárie.

Pulpotomia

Nessa técnica, indicada quando a exposição pulpar ocorre por cárie ou quando o traumatismo dentário aconteceu há mais de 24 horas, o tecido pulpar deve ser cortado com curetas grandes e afiadas, a 1 mm abaixo da cervical da coroa em dentes anteriores ou no limite da entrada dos canais radiculares nos posteriores. Até 1 semana após o traumatismo, os microrganismos advindos da cavidade bucal invadem o tecido pulpar, mas a área inflamada fica confinada a 1 ou 2 mm abaixo do local de exposição da polpa.[13,14] Quanto mais rápido for instituído o tratamento de um dente permanente com fratura coronária complicada por meio da pulpotomia, menor será o risco de infecção e necrose do tecido pulpar como um todo.[15]

Com base não somente nos sinais e sintomas, mas principalmente no aspecto macroscópico do tecido pulpar, indica-se a pulpotomia nos casos em que, após a realização da abertura coronária, a polpa apresenta-se com aspecto macroscopicamente vital, isto é, com consistência (corpo), hemorragia leve, sangramento de coloração vermelho-rutilante e resistência ao corte.[3]

Quando adequadamente indicada e realizada, a pulpotomia é considerada um tratamento definitivo para os dentes com rizogênese incompleta, uma vez que conduz à apicigênese, com manutenção do tecido pulpar radicular em condições de normalidade. Após a pulpotomia, é indispensável o controle clínico e radiográfico durante 2 anos.

Assim como na proteção pulpar direta, na pulpotomia os materiais indicados são o hidróxido de cálcio (mistura de pó de hidróxido de cálcio com água destilada ou soro fisiológico) e os cimentos à base de silicato de cálcio – agregado de trióxido mineral e Biodentine®.[3,16]

Modalidades de tratamento endodôntico radical

No tratamento endodôntico radical, deve ser realizada a pulpectomia, seguida pela apicificação, com trocas sucessivas de pasta à base de hidróxido de cálcio, confecção de tampão apical com material à base de silicato de cálcio ou revascularização. O aspecto mais relevante quanto à pulpectomia diz respeito à presença ou não de microrganismos no interior dos canais radiculares e a sua disseminação, que pode afetar, inclusive, a superfície externa da raiz. Portanto, a ocorrência ou não de infecção e a existência ou não de lesão periapical são fatores que definirão a escolha do protocolo de tratamento a ser adotado.

Pulpectomia em dentes com vitalidade pulpar ou necrose pulpar sem lesão periapical

A pulpectomia em dentes com vitalidade pulpar é indicada nas situações clínicas em que o paciente apresenta um quadro clínico compatível com pulpite irreversível e nas fraturas coronárias e coronorradiculares com exposição pulpar, em que o tratamento restaurador exija a colocação de pino intracanal. Nessas situações e nas de necrose pulpar sem lesão periapical, o contingente microbiano é limitado. Assim, durante o tratamento, é importante manter a cadeia asséptica, iniciando pela antissepsia do campo operatório com digluconato de clorexidina a 1 a 2%. Não há necessidade de usar agentes antimicrobianos concentrados durante a irrigação ou curativo de demora antimicrobiano intracanal.

Algumas particularidades do tratamento endodôntico de dentes com rizogênese incompleta incluem a abertura coronária, comumente maior do que a convencional, que, nesses casos, não ofereceria acesso suficiente e direto aos canais radiculares. Diante disso, é necessário um desgaste de tecido dental maior do que o convencional durante a abertura coronária, de modo a alcançar corretamente o objetivo de exposição da câmara pulpar e de remoção do seu teto.

O desgaste compensatório deve ser realizado com broca Endo-Z® ou ponta diamantada 3082 ou 3083, seguido da remoção da polpa radicular com lima Hedströen® de ponta romba e diâmetro compatível com o canal radicular. Nos dentes com necrose pulpar, a neutralização do conteúdo séptico-tóxico deve ser realizada no sentido coroa/ápice sem pressão, utilizando limas de maior para menor calibre até se atingir o comprimento de trabalho provisório (CTP), localizado a 3 mm da abertura apical, utilizando o hipoclorito de sódio a 1% como solução irrigadora.

O comprimento real de trabalho (CRT) deve ser cuidadosamente determinado, situando-se 1,5 mm aquém do ápice radiográfico, uma vez que o limite do forame apical se apresenta irregular. Se a esse limite o paciente apresentar sensibilidade, ou se houver hemorragia, o comprimento deverá ser diminuído até a eliminação dos sintomas, evitando lesar a área periapical aberta. O localizador eletrônico apical não é recomendado nesses casos, uma vez que não fornece o CRT com exatidão, principalmente quando a abertura apical é superior a 0,5 mm.

Em função da ausência de contaminação microbiana ou da presença de microrganismos limitada à luz do canal e da fragilidade das paredes dentinárias do canal radicular, a instrumentação é restrita ao uso de uma lima tipo K da 3ª série, associada a abundante irrigação/sucção com soro fisiológico, água de hidróxido de cálcio ou solução de hipoclorito de sódio a 1% (solução de Milton). A irrigação abundante evita que detritos fiquem em contato com as paredes dentinárias, auxiliando na limpeza biomecânica e proporcionando uma resposta apical favorável.

Uma vez que os dentes com rizogênese incompleta apresentem abertura apical ampla, a irrigação convencional, que emprega pressão positiva, deverá ser realizada com cautela, evitando o extravazamento de material contaminado proveniente dos canais radiculares em direção aos tecidos apicais.[17,18] Uma alternativa é utilizar sistemas de irrigação por pressão negativa (EndoVac®, Discus Dental, Culver City, CA, EUA). Nestes, que consistem em seringa descartável, macrocânula e microcânula, o processo de limpeza é realizado em duas fases: a macroirrigação e a microirrigação. A ponta que promove a irrigação/aspiração deve ser inserida em uma seringa descartável, acoplada à bomba a vácuo do equipo odontológico. Essa ponta libera a solução irrigadora na câmara pulpar, e o excesso pode ser removido tanto pela macro quanto pela microcânula.[19] O protocolo por pressão apical negativa apresenta maior potencial de limpeza e de eliminação do conteúdo microbiano dos canais radiculares,[19-22] além de maior potencial de penetração da solução irrigadora nos túbulos dentinários,[23] com a vantagem de promover menor extrusão de solução irrigadora para os tecidos periapicais,[20,24-27] o que resulta em controle da inflamação e reparo mais rápido.[28-30]

Deve-se proceder, então, à toalete do canal radicular, a fim de remover a *smear layer* das paredes dentinárias. Para isso, preconiza-se preencher o canal com ácido etilenodiaminotetracético (EDTA), o qual deve ser agitado com lima, no interior do canal, por 3 minutos. Em seguida, o canal radicular deve ser irrigado com hipoclorito de sódio a 1% e seco com pontas de papel absorvente esterilizadas **(Figura 6)**.

Pulpectomia em dentes com necrose pulpar e lesão periapical visível radiograficamente

Nos dentes com necrose pulpar e lesão periapical, o combate antimicrobiano é fundamental para o fechamento apical induzido; sua não realização interfere no prognóstico, uma vez que o processo inflamatório persistente não levará à formação de uma barreira de tecido mineralizado completa.[31,32]

Os procedimentos clínicos realizados nos casos de dentes com lesão periapical não podem, de forma alguma, ser os mesmos que os dos casos de ausência de lesão. Isso porque, na presença de lesão periapical, a infecção bacteriana é de longa duração e se encontra disseminada por todo o sistema de canais radiculares, ou seja, há bactérias no canal principal, nos túbulos dentinários, nas crateras apicais, nas lacunas cementárias e no biofilme periapical – locais inacessíveis ao preparo biomecânico. Além disso, os microrganismos que sobrevivem nesse ambiente com baixa tensão de oxigênio e complexas interações nutricionais são os anaeróbios, sobretudo os Gram-negativos (altamente patogênicos), assim como os seus produtos, subprodutos e a endotoxina bacteriana (LPS), que ocasionam inflamação persistente e reabsorção óssea, perpetuando a lesão periapical.

Nesses casos, deve-se combater a infecção, estabelecendo um ambiente propício a processos de reparo e mineralização. Tendo

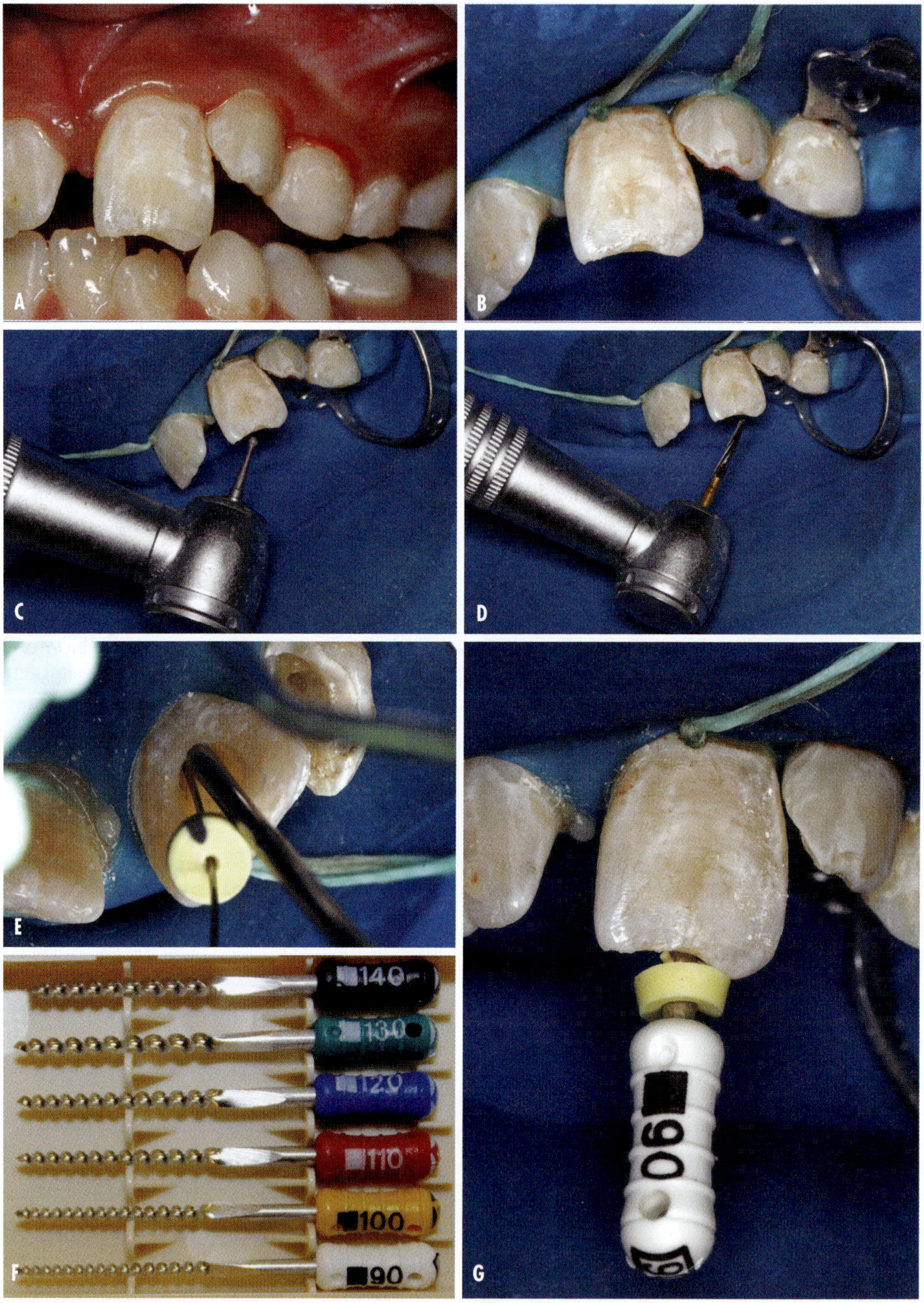

FIGURA 6 Tratamento endodôntico radical em dente permanente com rizogênese incompleta. (A) Aspecto clínico inicial. (B) Isolamento absoluto. (C) Abertura coronária com ponta esférica diamantada em alta rotação. (D) Desgate compensatório com broca Endo-Z®. (E) Abundante irrigação e aspiração concomitantes do canal radicular. (F e G) Limas tipo K de 3ª série para instrumentação do canal radicular.

Fonte: arquivo pessoal dos autores.

em vista que os dentes com rizogênese incompleta apresentam paredes dentinárias finas e frágeis, a limpeza mecânica dos canais radiculares por meio de limagem das paredes densamente infectadas por microrganismos é pouco efetiva. Nesses dentes é particularmente importante utilizar medicamentos que reduzam a contaminação microbiana, seja durante a irrigação ou como curativo de demora entre sessões.

Em situações como essas, de dentes com necrose pulpar e lesão periapical, após a abertura coronária, a neutralização do conteúdo séptico/tóxico do canal radicular deve ser realizada no sentido coroa/ápice sem pressão, utilizando limas de maior para menor calibre e hipoclorito de sódio a 2,5% como solução irrigadora. Tal procedimento deve ser realizado progressivamente, com constante irrigação/aspiração/inundação, para remover os restos teciduais e microrganismos em suspensão até o CTP, situado a 3 mm da abertura apical. A seguir, a odontometria deve ser feita para estabelecer o CRT, que deve ser a 1 mm do ápice radicular. Finalmente, um passo importante da neutralização é o desbridamento dessa porção apical, para que a limpeza do canal seja realizada em toda a extensão do comprimento real do dente (CRD) e para que o curativo alcance todo o seu comprimento.

O preparo biomecânico também é limitado pelas características anatômicas do dente, e a instrumentação deve ser realizada com limas calibrosas, associada a abundante irrigação/aspiração com hipoclorito de sódio a 2,5%. O efeito antibacteriano do preparo biomecânico é menor nos dentes com rizogênese incompleta do que naqueles com raízes completas, o que é facilmente compreensível devido às condições anatômicas especiais daqueles dentes.[33,34] A irrigação abundante evita a permanência de detritos, auxiliando a limpeza biomecânica. O hipoclorito de sódio tem sido recomendado como solução irrigadora de canais radiculares, em função de sua capacidade de dissolução de tecidos, seu baixo efeito irritante, sua capacidade de aumentar a permeabilidade dentinária e sua eficiência em remover resíduos e na limpeza de material orgânico. Além disso, por apresentar baixa tensão superficial, ele favorece a instrumentação, tem pH alcalino, neutraliza os produtos tóxicos, desidrata e solubiliza as substâncias proteicas, apresenta ação rápida e dupla ação detergente.[35] Durante esse procedimento, o cirurgião-dentista deve ter em mente que, em dentes com amplo ápice aberto, mesmo o instrumento com maior diâmetro pode não encontrar resistência nas paredes do canal radicular. Nesses casos, utiliza-se o instrumento mais calibroso, seguido de copiosa irrigação/aspiração/inundação com solução de hipoclorito de sódio.

Quando o dente apresenta lesão periapical, o curativo de demora intracanal é indispensável, uma vez que a infecção se encontra em locais inacessíveis ao preparo biomecânico. Desse modo, ele é fundamental para o combate aos microrganismos, seus produtos e subprodutos, além da endotoxina bacteriana (LPS), localizados no sistema de canais radiculares, inclusive na superfície externa da raiz. Previamente à colocação do curativo de demora, o canal radicular deve ser preenchido com solução de EDTA, agitada com lima por 3 minutos, para remoção da *smear layer* das paredes do canal. Após esse tempo, a solução deve ser removida por meio de irrigações sucessivas com hipoclorito de sódio a 2,5%, e o canal, seco com cones de papel absorvente esterilizados. Com esse procedimento, desobstrui-se também a entrada dos túbulos dentinários para penetração do curativo de demora **(Figura 7)**.

Na literatura, diversos medicamentos têm sido utilizados como curativo de demora em dentes com rizogênese incompleta e lesão periapical, principalmente à base de hidróxido de cálcio ou antibióticos tópicos. Como curativo, indica-se a pasta à base de hidróxido de cálcio com polietilenoglicol, em função das suas propriedades biológicas já conhecidas. No caso de lesão periapical,

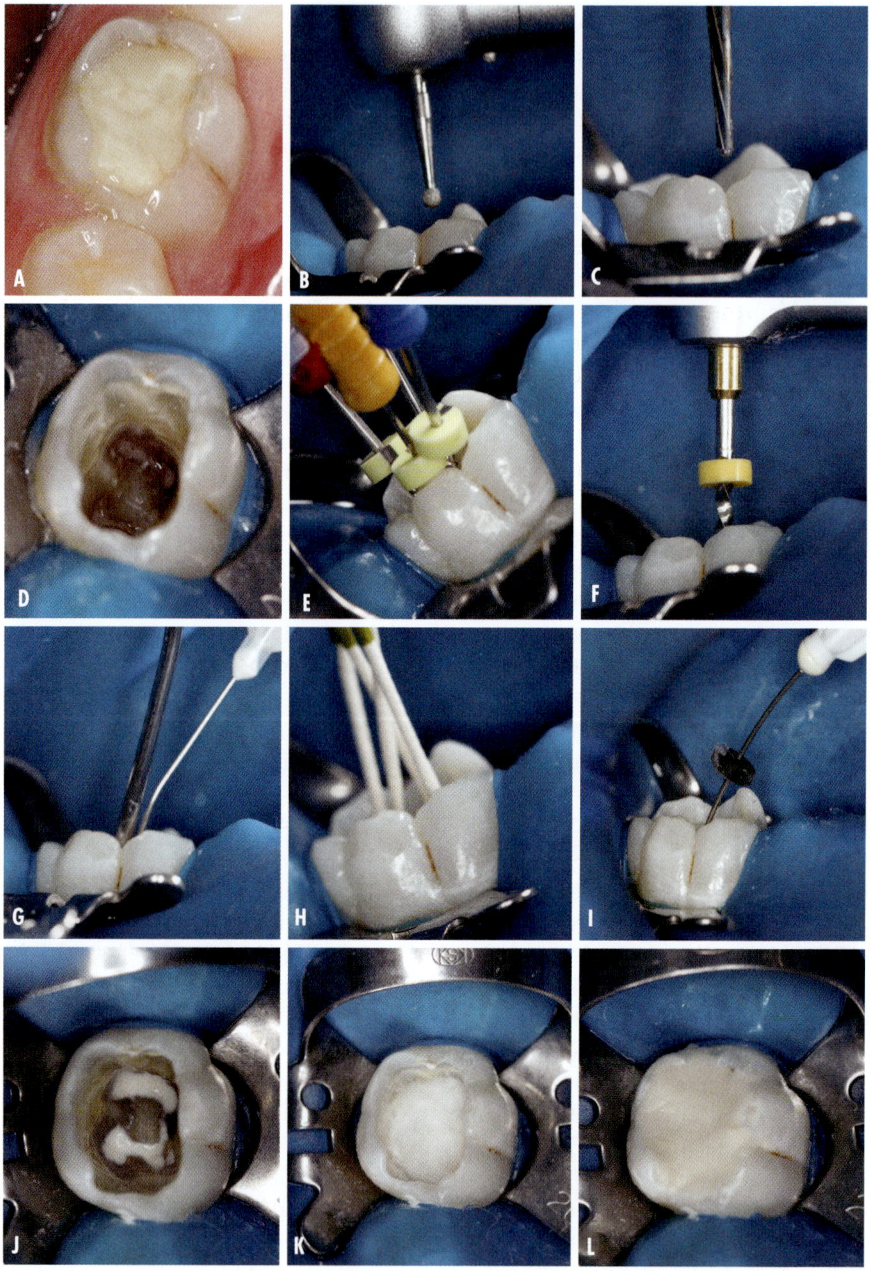

FIGURA 7 Tratamento endodôntico radical em dente permanente com rizogênese incompleta e lesão periapical. (A) Aspecto clínico inicial. (B) Abertura coronária com ponta esférica diamantada em alta rotação. (C) Desgate compensatório com broca Endo-Z®. (D) Aspecto clínico após finalização da abertura. (E) Odontometria. (F) Instrumentação com sistema rotatório Protaper. (G) Abundante irrigação e aspiração concomitantes dos canais radiculares. (H) Secagem dos canais radiculares. (I e J) Aplicação do curativo de demora à base de hidróxido de cálcio nos canais radiculares. (K) Recobrimento com bolinha de algodão esterilizada. (L) Selamento provisório com cimento de ionômero de vidro.

Fonte: arquivo pessoal dos autores.

a indicação é um ligeiro extravasamento de pasta, a fim de atingir o biofilme apical. Não devem ser empregados antibióticos tópicos, como a pasta Trimix, composta por minociclina, metronidazol e ciprofloxacino, pois, embora sejam antimicrobianos,[36] não inativam a LPS e mantêm a inflamação no tecido conjuntivo subcutâneo e na região periapical por período prolongado.[3,37]

Após selamento coronário provisório, o curativo de demora à base de hidróxido de cálcio deve permanecer por 15 a 30 dias. Decorrido esse período, caso o canal esteja isento de exsudato (canal seco) e sem sintomatologia, indicando que a infecção foi controlada, iniciam-se as trocas de curativo expectante para apicificação.

Apicificação com hidróxido de cálcio | Uso do curativo expectante

O objetivo do curativo expectante é promover a mineralização. Atualmente, o hidróxido de cálcio permanece como material mais aceito para a indução da complementação radicular, utilizado como "curativo expectante" devido à sua real capacidade de estimular a formação de tecido mineralizado, à semelhança do que ocorre em polpas dentais após a proteção pulpar direta e a pulpotomia.[38-41]

O mecanismo de ação do hidróxido de cálcio ocorre pela dissociação dos íons Ca^{++} e da hidroxila (OH^-). A alcalinização do meio pela hidroxila promove a formação de uma zona definida de necrose superficial e é particularmente importante para neutralizar os fluidos ácidos nos tecidos inflamados, auxiliando no processo de reparo.[42] Após a indução de área de necrose autolimitante pelo hidróxido de cálcio, inicia-se a mineralização do colágeno recém-formado; a presença do íon Ca^{++} é importante para isso, uma vez que ele contribui para a precipitação de carbonato de cálcio na área lesada. Com esse processo de precipitação de cristais de carbonato de cálcio, inicia-se a mineralização do colágeno recém-formado. O aumento da concentração extracelular de íons Ca^{++} também ativa as vias intracelulares de diferenciação celular pelos canais de cálcio, resultando na diferenciação de células indiferenciadas do ligamento periodontal em cementoblastos.[41]

Indica-se como "curativo expectante" uma pasta à base de hidróxido de cálcio com polietilenoglicol, levada ao canal radicular por meio de seringa ML® (S.S. White, Artigos Dentários Ltda., Rio de Janeiro, RJ) e agulha 27G longa. Após o preenchimento do canal radicular com a pasta, deve ser feita uma radiografia para verificar o seu correto preenchimento. Se a radiopacidade da pasta for semelhante à da dentina, o preenchimento estará satisfatório quando não houver espaço vazio em todo o canal **(Figura 8)**.

O adequado selamento coronário provisório entre sessões com cimento à base de ionômero de vidro é de fundamental importância em todas as etapas do processo de indução da apicificação, a fim de evitar microinfiltração marginal e contaminação bacteriana, o que certamente prejudica o processo de reparo e ocasiona interrupção na formação da barreira mineralizada em nível apical.

A renovação do curativo expectante deve ser feita a cada 30 ou 60 dias, até que o fechamento apical seja visível radiograficamente.[38] O curativo deve ser removido por meio de sucessivas irrigações com soro fisiológico ou hipoclorito de sódio a 1% e uma lima tipo K nas paredes do canal radicular, seguida por nova irrigação/aspiração/inundação.

A barreira apical formada, quando fibrosa, não é constatada radiograficamente, mas pode ser verificada com a introdução suave de uma lima no interior do canal radicular, no CRT.[31,43] A barreira apical mineralizada é visualizada por meio de radiografia com o canal vazio. É muito importante que o curativo seja efetivamente removido do canal radicular por meio de sucessivas irrigações, para que a barreira mineralizada não seja confundida com resíduos de pasta. Assim, somente após

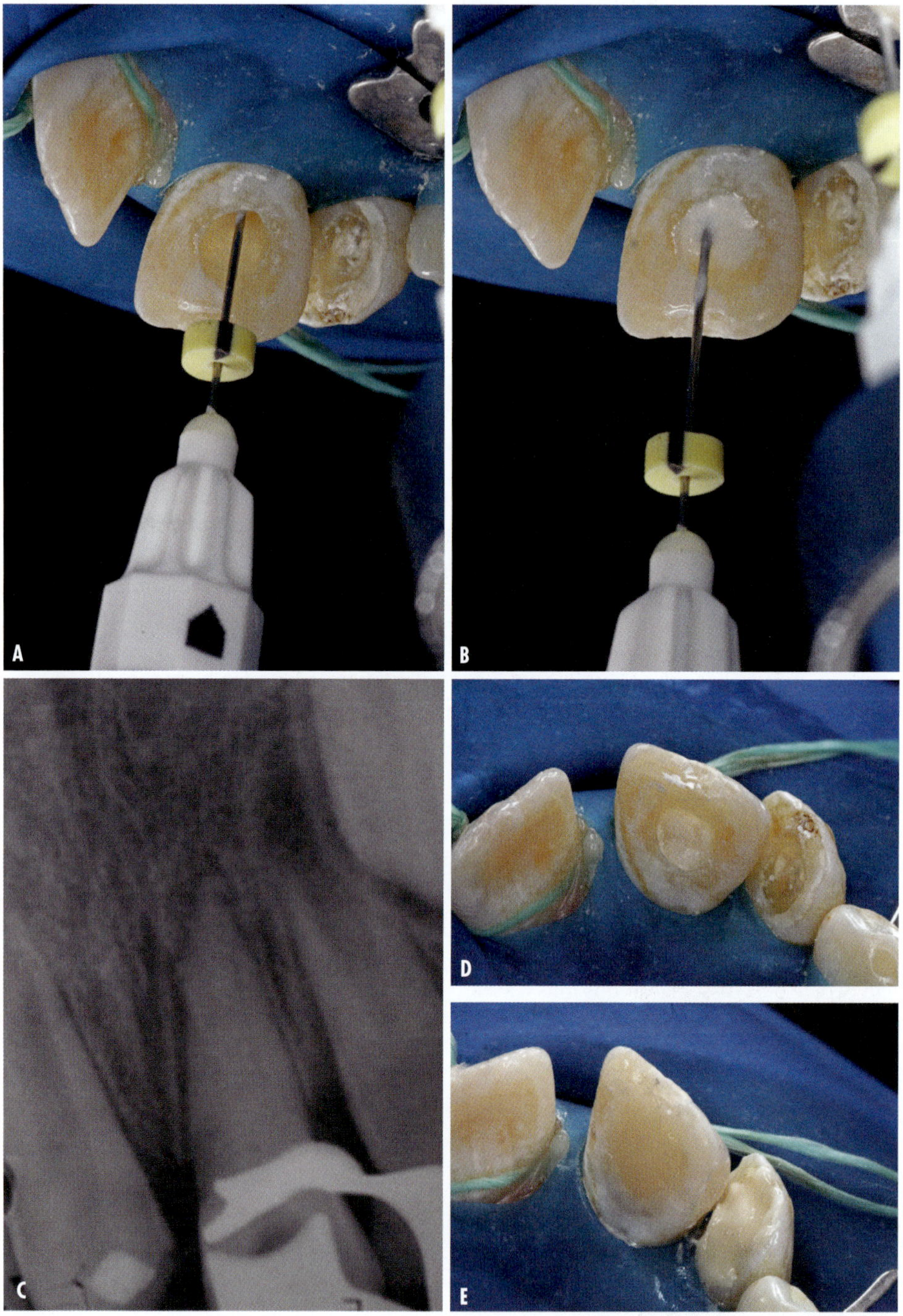

FIGURA 8 Aplicação do curativo expectante à base de hidróxido de cálcio. Inserção do curativo com agulha 27G longa (A) até o preenchimento de todo o canal (B). (C) Confirmação radiográfica do curativo expectante – desaparecimento da luz do canal. (D) Recobrimento com bolinha de algodão esterilizada. (E) Selamento provisório com cimento de ionômero de vidro.

Fonte: arquivo pessoal dos autores.

isolamento absoluto e remoção do curativo, deve ser feita a radiografia para observação da barreira neoformada (Figura 9). Essas barreiras mineralizadas variam quanto a forma, espessura, tempo de formação e diâmetro apical do canal tratado.[44]

Nos casos de tratamento endodôntico radical de dentes com vitalidade pulpar ou necrose pulpar sem lesão, o fechamento do ápice radicular, em geral, ocorre após 3 a 8 meses. Quando há rizogênese incompleta e lesão periapical, o tempo necessário para o fechamento apical é de 8 a 14 meses, o qual é influenciado pelo estágio de Nolla no qual o dente se apresenta.

Apicificação artificial por meio da confecção de barreira apical

Embora a apicificação com hidróxido de cálcio seja o tratamento endodôntico mais comumente utilizado em dentes com rizogênese incompleta, a confecção de um tampão apical com materiais com compatibilidade tecidual tem sido realizada como forma de apicificação artificial, principalmente em dentes anteriores. Para tanto, são utilizados os cimentos de silicato de cálcio, como o MTA e o Biodentine®.

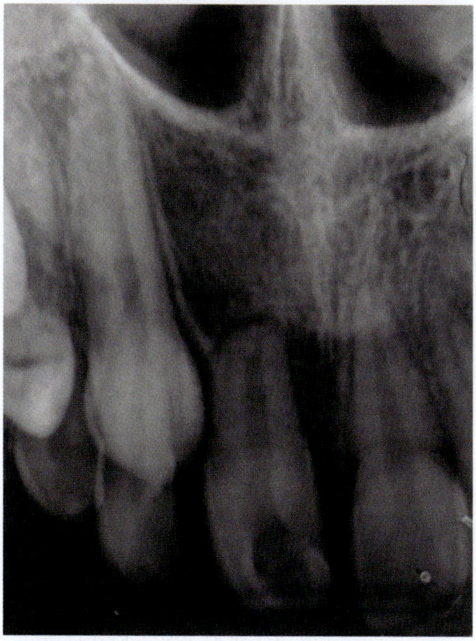

FIGURA 9 Confirmação radiográfica da formação de barreira mineralizada em nível apical - apicificação.

Fonte: arquivo pessoal dos autores.

O MTA é um material com propriedades mecânicas e biológicas adequado para ser utilizado para a confecção de uma barreira apical previamente à obturação dos canais radiculares. Quando colocado na região apical, é criada uma barreira artificial imediata que possibilita a obturação definitiva do canal radicular. Esse tratamento apresenta como vantagem a possibilidade de ser realizado em menos tempo, não necessitando de múltiplas visitas. Alternativamente, pode ser utilizada o Biodentine®, uma vez que esse material também permite um adequado selamento do canal, mas apresenta um tempo de presa mais curto e não há relato de manchamento dental em decorrência do seu uso.[45]

Apesar dos bons resultados obtidos em pesquisas científicas e clinicamente, a confecção da barreira em nível apical é um procedimento clinicamente difícil e que depende da experiência do profissional, pois a colocação do material deve ser efetuada sem provocar extravasamento de material para a região periapical.[46,47] O extravasamento deve ser evitado uma vez que esses materiais, em função de sua baixa solubilidade, não são absorvidos por ação macrofágica e podem ocasionar a persistência de uma reação inflamatória periapical, além de impedir o fechamento apical.

Obturação

Após a apicificação com hidróxido de cálcio ou a criação da barreira apical artificial, deve ser realizada a obturação do canal radicular. A técnica recomendada é a clássica com condensação lateral ativa, empregando-se cone de guta-percha e cimentos obturadores com reconhecida compatibilidade tecidual. Em canais amplos, nos quais os cones da 3ª série (90 a 140) não se prendem ao diâmetro anatômico apical ou ao batente apical, deve ser confeccionado um cone de guta-percha individual. Para tanto, três ou mais cones de guta-percha de 2ª série devem ser aquecidos e unidos de modo a formar um único feixe. Após ligeiro aquecimento, o feixe de cones deve ser rolado entre duas placas de vidro, formando um cone único e homogêneo. Depois do resfriamento e do endurecimento, o cone estará em condição de ser utilizado. Deve ser realizada a antissepsia dele com digluconato de clorexidina a 1 a 2% e secagem com gaze esterilizada antes de levá-lo ao canal radicular, com movimentos de bombeamento até que se consiga reproduzir a forma interna do canal no CRT. Para cimentação, o cone de guta-percha principal deve ser envolvido com o cimento obturador, inclusive na porção apical, levando o conjunto (cone e cimento) ao interior do canal, em movimento único. Em seguida, a condensação lateral ativa deve ser realizada com espaçadores digitais de diâmetros compatíveis com os do canal radicular e cones auxiliares **(Figura 10)**.

Após a obturação dos canais radiculares, deve-se proceder os controles clínico e radiográfico pelo período mínimo de 2 anos para os dentes sem lesão periapical e por, no mínimo, 4 anos ou até o completo restabelecimento da lâmina dura para os dentes com lesão periapical.

Terapias endodônticas regenerativas

Outros protocolos visando à reparação tecidual têm sido preconizados clinicamente. Em 2004, Banchs e Trope[48] publicaram um caso clínico descrevendo uma nova modalidade de tratamento para dentes com rizogênese incompleta, denominada naquele momento de "revascularização".

O protocolo recomendado pela American Association of Endodontists (Associação Americana de Endodontistas)[7] e endossado pela International Association of Dental Traumatology (Associação International de Traumatologia Dentária)[8] e pela American Academy of Pediatric Dentistry (Associação Americana de Odontopediatria)[5] é realizado em duas sessões clínicas.

Na primeira, realiza-se irrigação copiosa com 20 ml de solução de hipoclorito de

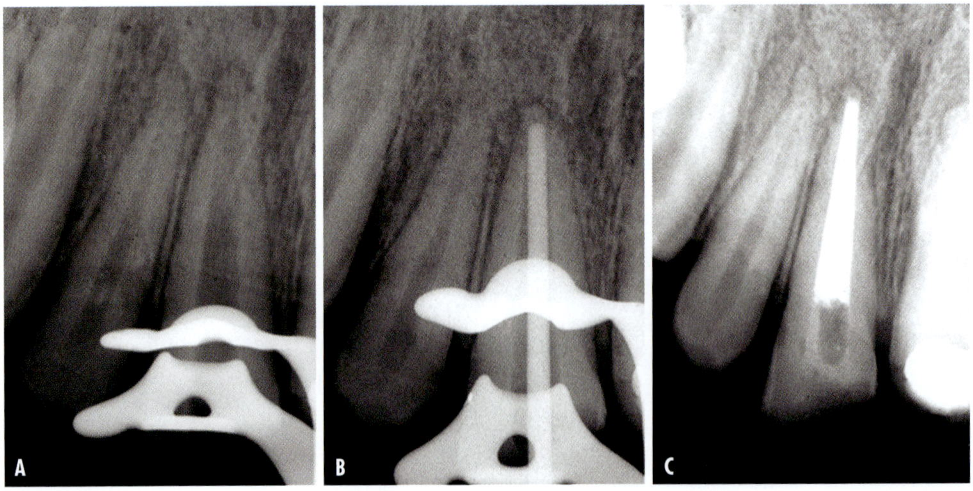

FIGURA 10 Obturação do canal radicular após apicificação com curativo expectante. (A) Radiografia periapical confirmando a formação da barreira de tecido mineralizado em nível apical. (B) Prova do cone de guta-percha principal. (C) Obturação final.

Fonte: arquivo pessoal dos autores.

sódio (até 1,5%), evitando a extrusão de irrigante e debris aos tecidos periapicais com o fim de minimizar efeitos tóxicos às células mesenquimais dos tecidos apicais. Os canais radiculares devem ser secos com pontas de papel absorvente, seguido pela colocação de um curativo de demora à base de hidróxido de cálcio. A cavidade de acesso deve ser selada com material restaurador provisório (cimento de ionômero de vidro), e o curativo, mantido por 1 a 4 semanas.

Na segunda sessão, a anestesia deve ser realizada com anestésico sem vasoconstritor, para permitir a indução de sangramento apical por meio de sobreinstrumentação, visando preencher o canal radicular com coágulo sanguíneo. Essa etapa tem por objetivo produzir um arcabouço no interior do canal, constituindo-se uma fonte de células viáveis derivadas da circulação local, do cemento, do ligamento periodontal ou do osso alveolar. Uma alternativa é o emprego de plasma rico em plaquetas, fibrina rica em plaquetas ou matriz de fibrina autóloga. O controle do sangramento deve ser realizado para que seja possível a confecção do tampão cervical sobre o coágulo. Como material protetor, podem ser usados os produtos biocerâmicos ou os cimentos à base de silicato de cálcio (MTA e Biodentine®). Em seguida, deve ser confeccionada uma base cavitária e feita a restauração definitiva.[7]

O acompanhamento deve ser realizado após 6, 12 e 24 meses. Nas consultas de seguimento, exames clínicos e radiográficos são realizados, nos quais deverão ser observados os seguintes aspectos: ausência de sintomatologia dolorosa, edema ou fístula; redução da radiolucência apical, quando presente; aumento da espessura das paredes dos canais radiculares; aumento do comprimento da raiz e, eventualmente, resposta positiva ao teste de sensibilidade pulpar. Após o período de 2 anos, recomenda-se o acompanhamento anual do dente em questão.

O propósito desse tratamento, que tem sido investigado por muitos centros de pesquisas nacionais e internacionais, é propiciar o crescimento da raiz e a deposição de tecido mineralizado para fortalecer as paredes dentinárias. Todavia, foi observado que tal procedimento promove o crescimento médio de apenas 1,2 mm de raiz e o aumento médio da espessura de dentina de apenas 0,32 mm.[49] Embora muitos relatos e séries de caso tenham sido publicados, uma revisão sistemática e meta-análise, englobando três estudos clínicos randomizados, demonstrou que a eficácia ainda não é superior à apicificação artifical com MTA ou à apificação utilizando curativos expectantes à base de hidróxido de cálcio.[50-52]

Finalmente, cabe ressaltar que terapias que visam a regeneração do tecido pulpar e deposição de tecido mineralizado para continuação do desenvolvimento da raiz estão em desenvolvimento em diversos laboratórios de pesquisa. Nesse sentido, estudos vêm sendo realizados com o objetivo de identificar materiais e técnicas que permitam manter as células da papila apical ou do ligamento periodontal viáveis com a finalidade de regenerar o tecido pulpar, composto estruturalmente por vasos, nervos e grande variedade de células em diferentes estágios de diferenciação. Nos casos em que há o controle da infecção intrarradicular, necrose pulpar, a continuação da rizogênese é dependente de outros fatores, como o recrutamento de células-tronco via abertura apical visando à diferenciação de novos odontoblastos, à identificação e à produção dos fatores solúveis pró-diferenciação e à utilização de arcabouços específicos que facilitem a interação fator-célula e funcionem como guias para a deposição de tecido mineralizado. Embora os resultados sejam promissores, mais estudos são necessários previamente à indicação para uso clínico.

Informações essenciais para o conhecimento do tema

As técnicas indicadas para tratamento endodôntico nesses dentes são diretamente dependentes do estado patológico da polpa e da presença ou não de lesão periapical. Desse modo, as modalidades de tratamento endodôntico podem ser conservadoras, como a proteção pulpar indireta, a proteção pulpar direta e a pulpotomia, ou radicais, como a pulpectomia, seguida ou não de curativo intracanal, em uma ou mais sessões.

REFERÊNCIAS BIBLIOGRÁFICAS

1. Nolla CM. The development of the permanent teeth. J Dent Child 1960;27:254-66.
2. Bhasker SN. Orban's oral histology and embryology. 11th ed. St. Louis: Mosby-Year Book; 1991.
3. Silva LAB. Tratado de odontopediatria. 2. ed. Caracas: AMOLCA; 2018.
4. Associação Brasileira de Odontopediatria. Diretrizes para procedimentos clínicos em Odontopediatria. São Paulo: Santos Publicações; 2021.
5. American Academy of Pediatric Dentistry. Guideline on Pulp Therapy for Primary and Immature Permanent Teeth. Pediatric Dentistry 2015/2016;37(6):244-52.
6. Duell RC. Conservative endodontic treatment of the open apex in three dimensions. Dent Clin North Am 1973;17:125-34.
7. American Association of Endodontists. Clinical considerations for a regenerative procedure revised 4-1-18. Disponível em: https://www..org/specialty/wp-content/uploads/sites/2/2017/06/currentregenerativeendodonticconsiderations.pdf. (Acesso em 21 mar 2021).
8. Day PF, Flores MT, O'Connell AC, Abbott PV, Tsilingaridis G, Fouad AF, *et al.* International Association of Dental Traumatology guidelines for the management of traumatic dental injuries: 3. Injuries in the primary dentition. Dent Traumatol 2020;36(4):343-59.
9. Queiroz AM. Protocolos clínicos: traumatismos na dentição permanente de crianças e adolescentes – conceitos atuais para embasar a prática clínica. Cia do eBook; 2019.
10. Schwendicke F, Frencken JE, Bjørndal L, Maltz M, Manton DJ, Ricketts D, *et al.* Managing carious lesions: consensus recommendations on carious tissue removal. Adv Dent Res 2016;28(2):58-67.
11. Hernandéz-Gatón P, Serrano CR, Nelson Filho P, De Castañeda ER, Lucisano MP, Silva RA, *et al.* Stepwise excavation allows apexogenesis in permanent molars with deep carious lesions and incomplete root formation. Caries Res 2015;49(6):637-9.
12. European Society of Endodontology (ESE) developed by: Duncan HF, Galler KM, Tomson PL, Simon S, El-Karim I, Kundzina R, *et al.* European Society of Endodontology position statement: management of deep caries and the exposed pulp. Int Endod J 2019;52(7):923-34.
13. Cvek M, Granath L, Lundberg M. Failures and healing in endodontically treated non-vital anterior teeth with posttraumatically reduced pulpal lumen. Acta Odontol Scand 1982;40(4):223-8.
14. Heide S, Mjor IA. Pulp reactions to experimental exposures in young permanent monkey teeth. Int Endod J 1983;16(1):11-9.
15. Bimstein E, Rotstein I. Cvek pulpotomy - revisited. Dent Traumatol 2016;32(6):438-42.
16. Daltoé MO, Paula-Silva FW, Faccioli LH, Gatón-Hernández PM, De Rossi A, Bezerra Silva LA. Expression of mineralization markers during pulp response to biodentine and mineral trioxide aggregate. J Endod 2016;42(4):596-603.
17. Aksel H, Askerbeyli S, Canbazoglu C, Serper A. Effect of needle insertion depth and apical diameter on irrigant extrusion in simulated immature permanent teeth. Braz Oral Res 2014;28(1):1-6.
18. Velmurugan N, Sooriaprakas C, Jain P. Apical extrusion of irrigants in immature permanent teeth by using endovac and needle irrigation: an in vitro study. J Dent 2014;11(4):433-9.
19. Nielsen BA, Baumgartner J. Comparison of the EndoVac system to needle irrigation of root canals. J Endod 2007;33:611-5.
20. Desai P, Himel V. Comparative safety of various intracanal irrigation systems. Journal of Endodontics 2009;35:545-9.
21. Cohenca N, Heilborn C, Johnson JD, Flores DSH, Ito IY, Silva LAB. Apical negative pressure irrigation versus conventional irrigation plus triantibiotic intracanal dressing on root canal disinfection in the dog teeth. Oral Surg Oral Med Oral Pathol Oral Radiol Endod 2010;109:e42-6.
22. Cohenca N, Paranjpe A, Heilborn C, Johnson JD. Antimicrobial efficacy of two irrigation techniques in tapered and non-tapered canal preparations. A randomized controlled clinical trial. Quintessence International 2013;44:217-28.
23. Venumbaka NR, Baskaran P, Mungara J, Chenchugopal M, Elangovan A, Vijayakumar P. Comparative evaluation of the efficacy of endovac and conventional irrigating systems in primary molars - an in vitro study. J Clin Pediatr Dent 2018;42(2):140-5.
24. Shin SJ, Kim HK, Jung IY, Lee CY, Lee SJ, Kim E. Comparison of the cleaning efficacy of a new apical negative pressure irrigating system with conventional irrigation needles in the root canals. Oral Surg Oral Med Oral Pathol Oral Radiol Endod 2010;109:479-84.
25. Munoz HR, Camacho-Cuadra K. In vivo efficacy of three different endodontic irrigation systems for irrigant delivery to working length of mesial canals of mandibular molars. J Endod 2012;38(4):445-8.
26. Ribeiro EM, Silva-Sousa YT, Souza-Gabriel AE, Sousa-Neto MD, Lorencetti KT, Silva SR. Debris and smear removal in flattened root canals after use of different irrigant agitation protocols. Microscopy Research and Technique 2012;75:781-90.
27. Tanomaru-Filho M, Miano LM, Chávez-Andrade GM, Torres FFE, Leonardo RT, Guerreiro-Tanomaru JM. Cleaning of root canal system by different irrigation methods. J Contemp Dent Pract 2015;16:859-63.
28. Silva LAB, Nelson-Filho P, Silva RAB, Flores DS, Heilborn C, Johnson JD, *et al.* Revascularization and periapical repair after endodontic treatment using apical negative pressure

irrigation versus conventional irrigation plus triantibiotic intracanal dressing in dogs' teeth with apical periodontitis. Oral Surg Oral Med Oral Pathol Oral Radiol Endod 2010;109(5):779-87.

29. Cohenca N, Romualdo PC, da Silva LA, da Silva RA, de Queiroz AM, De Rossi A, *et al.* Tissue response to root canal irrigation systems in dogs' teeth with apical periodontitis. Clin Oral Investig 2015;19(5):1147-56.
30. Jesus SF, Cohenca N, Romualdo PC, Nelson-Filho P, Queiroz AM, Sousa-Neto MD, *et al.* Radiographic and Immunohistochemical Evaluation of Root Canal Treatment Using Different Irrigation Systems. Braz Dent J 2019;30(2):123-32.
31. Cvek M, Sundström B. Treatment of non-vital permanent incisors with calcium hydroxide: histologic appearance of roentgenographically demonstrable apical closure of immature roots. Odont Revy 1974;25:379-91.
32. Silva LAB. Rizogênese incompleta: efeito dos curativos de "demora" e "expectante" no tratamento de canais radiculares de dentes de cães com reação periapical crônica: avaliação radiográfica e histopatológica [tese]. São Paulo: Faculdade de Odontologia de Araraquara; 1991.
33. Cvek M, Hollender L, Nord CE. Treatment of non-vital permanent incisors with calcium hydroxide: a clinical, microbiological and radiological evaluation of treatment in one sitting of teeth with mature of immature root. Odont Revy 1976;27:93-108.
34. Shabahang S. Treatment options: apexogenesis and apexification. J Endod 2013;39:S26-S29.
35. Leonardo MR, Silva LAB, Utrilla LS, Leonardo RT, Consolaro A. Effect of intracanal dressings on repair and apical bridging of teeth with incomplete root formation. Endod Dent Traumatol 1993;9:25-30.
36. Nagata JY, Soares AJ, Souza-Filho FJ, Zaia AA, Ferraz CC, Almeida JF *et al.* Microbial evaluation of traumatized teeth treated with triple antibiotic paste or calcium hydroxide with 2% chlorhexidine gel in pulp revascularization. J Endod 2014;40(6):778-83.
37. Pereira MS, Rossi MA, Cardoso CR, da Silva JS, Bezerra da Silva LA, Kuga MC, *et al.* Cellular and molecular tissue response to triple antibiotic intracanal dressing. J Endod 2014;40(4):499-504.
38. Kinirons MJ, Srinivasan V, Welbury RR, Finucane D. A study in two centres of variations in the time of apical barrier detection and barrier position in non-vital immature permanent incisors. Int J Paed Dent 2001;11:447-51.
39. Sant'Ana AT, Nelson-Filho P, Silva LAB, Assed S. Tratamento endodôntico de molar permanente com rizogênese incompleta: relato de caso clínico. Rev Cient Univ Franca 2002;4:135-9.
40. Silva LA, de Paula e Silva FW, Leonardo MR, Assed S. Pulpal and periapical response of dogs' teeth after pulpotomy and use of recombinant human bone morphogenetic protein-7 as a capping agent. J Dent Child 2007;74(2):79-84.
41. Paula-Silva FW, Ghosh A, Arzate H, Kapila S, da Silva LA, Kapila YL. Calcium hydroxide promotes cementogenesis and induces cementoblastic differentiation of mesenchymal periodontal ligament cells in a CEMP1- and ERK-dependent manner. Calcif Tissue Int 2010;87(2):144-57.
42. Anthony DR, Gordon TM, del Rio CE. The effect of three vehicles on the pH calcium hydroxide. Oral Surg 1982;54:560-5.
43. Holland R, Souza V, Nery MJ, Bernabe PF, Mello W, Otoboni Filho JA. Apical hard-tissue deposition in adult teeth of monkeys with use of calcium hydroxide. Aust Dent J 1980;25:189-92.
44. Ghose LJ, Baghdady VS, Hikmat BYM. Apexification of immature apices of pulpless permanent anterior teeth with calcium hydroxide. J Endod 1987;13:285-92.
45. Vidal K, Martin G, Lozano O, Salas M, Trigueros J, Aguilar G. Apical closure in apexification: a review and case report of apexification treatment of an immature permanent tooth with biodentine. J Endod 2016;42(5):730-4.
46. Shabahang S, Torabinejad M, Boyne PP, Abedi H, McMillan PA. A comparative study of root end induction using osteogenic protein-1, calcium hydroxide and mineral trioxide aggregate in dogs. J Endod 1999;25:1-5.
47. Maroto M, Barbería E, Planells P, Vera V. Treatment of a nonvital immature incisor with mineral trioxide agregate (MTA). Dent Traumatol 2003;19:165-9.
48. Banchs F, Trope M. Revascularization of immature permanent teeth with apical periodontitis: new treatment protocol? J Endod 2004;30:196-200.
49. Nagy MM, Tawfik HE, Hashem AA, Abu-Seida AM. Regenerative potential of immature permanent teeth with necrotic pulps after different regenerative protocols. J Endod 2014;40(2):192-8.
50. Bukhari S, Kohli MR, Setzer F, Karabucak B. Outcome of Revascularization Procedure: A Retrospective Case Series. J Endod 2016;42(12):1752-9.
51. Nicoloso GF, Pötter IG, Rocha RO, Montagner F, Casagrande L. A comparative evaluation of endodontic treatments for immature necrotic permanent teeth based on clinical and radiographic outcomes: a systematic review and meta-analysis. Int J Paediatr Dent 2017;27(3):217-27.
52. Lin J, Zeng Q, Wei X, Zhao W, Cui M, Gu J, *et al.* Regenerative endodontics versus apexification in immature permanent teeth with apical periodontitis: a prospective randomized controlled study. J Endod 2017;43(11):1821-7.

SEÇÃO 7 | Tecnologias Contemporâneas

25 Tipos e Indicações de Ultrassom no Tratamento Endodôntico

Alexandre Capelli • Bruno Monguilhott Crozeta• Marco Antonio Hungaro Duarte

SÍNTESE DO CAPÍTULO

O ultrassom é um equipamento utilizado em diferentes especialidades do tratamento odontológico. No endodôntico, pode ser empregado desde a abertura coronária até a obturação, incluindo o retratamento. Neste capítulo, serão abordados os diferentes métodos de conversão da energia elétrica em energia ultrassônica, além de suas utilizações e quais insertos empregar nas diferentes etapas do tratamento endodôntico.

INTRODUÇÃO

Atualmente, o ultrassom pode ser considerado umas das ferramentas mais importantes e versáteis da Odontologia, podendo ser utilizado nas mais diversas especialidades, sobretudo na Endodontia, uma vez que, de maneira segura e eficaz, é capaz de contemplar grande número de situações clínicas, como:

- Remoção de interferências na câmara pulpar, como nódulos e calcificações;
- Preparo de áreas não tocadas pelos instrumentos, como istmos e achatamentos;
- Agitação das soluções irrigantes, medicação intracanal e cimentos endodônticos;
- Remoção de instrumentos fraturados ou obstáculos dentro do canal;
- Remoção de retentores intrarradiculares;
- Remoção do material obturador durante o retratamento endodôntico;
- Corte da guta-percha e condensação do material obturador;
- Em cirurgia parendodôntica, tanto no momento da osteoctomia e apicectomia, confecção da cavidade retrógrada e inserção do material obturador na confecção da cavidade retrógrada e inserção do material obturador.

O QUE É E COMO FUNCIONA UM EQUIPAMENTO DE ULTRASSOM

O som é um tipo de energia produzido por meio de vibrações. O termo "ultrassônico" se aplica à energia sonora (ou acústica) com frequência (número de vibrações por segundo) maior que 20 kHz, acima da faixa audível pelos seres humanos,[1] uma vez que os ouvidos humanos captam o som em frequências de até 20.000 Hz ou 20 kHz. O ultrassom é usado em diferentes campos, como na sonografia utilizada em obstetrícia, no fornecimento de energia focada para limpeza ultrassônica de joias e na Odontologia, nas mais distintas funcionalidades e especialidades.

Na Odontologia, a energia ultrassônica pode ser obtida de duas maneiras: a magnetoestritiva, em que a energia elétrica é convertida em magnética, que se transmite como vibração; e a piezoelétrica, em que a energia elétrica é convertida em energia vibratória. As diferenças entre elas estão na frequência de vibração e na forma de vibração do inserto. Nos aparelhos de ultrassom magnetoestritivo, a vibração ocorre de modo irregular e em uma frequência entre 20.000 e 25.000 Hz (20.000 a 25.000 ciclos por segundo). Já os aparelhos piezoelétricos apresentam vibração ultralinear e a uma frequência acima de 25.000 Hz (25.000 ciclos por segundo). Na Endodontia, os ultrassons piezoelétricos são os recomendados.

Os equipamentos ultrassônicos odontológicos piezoelétricos funcionam por meio de um transdutor (peça de mão), que converte a corrente elétrica em vibrações mecânicas de alta frequência, que varia entre 25 e 30 kHz.[2] Dentro do transdutor, a energia é aplicada em discos de cerâmica ou quartzo, e, em resposta a essa aplicação alternada de corrente, a estrutura cristalina se expande e depois se contrai, produzindo vibrações que resultam em oscilações da ponta ou do inserto metálico que está acoplado ao transdutor **(Figura 1)**.[3]

A oscilação dos insertos ultrassônicos representa um movimento linear para frente e para trás em alta frequência, produzindo forças mecânicas cavitacionais e acústicas que são capazes de promover a remoção de biofilme e corte de tecido duro, como osso e tecido dental, sem danificar os tecidos moles.[4,5]

De acordo com os fabricantes, os insertos ultrassônicos são projetados para trabalhar sob configurações de energias específicas. Quando a potência for muita baixa, perderá eficácia; quando for muito alta, perderá em durabilidade e poderá aumentar o risco de fratura do inserto. Somado a isso, existem no mercado diferentes tipos e marcas de aparelhos de ultrassom, cada um com características específicas que podem resultar em transmissão de energia diferente para o inserto ultrassônico, o que pode suscitar dúvidas quanto à potência ideal para cada ponta. Assim, a melhor maneira de determinar a faixa de potência ideal para o aparelho é seguir os passos representados na **Figura 2**.

INSERTO ULTRASSÔNICO

O inserto é a peça metálica que será acoplada ao transdutor e entrará em contato diretamente com os tecidos. Podem ser fabricados com aço inoxidável, nitreto de zircônio ou até mesmo níquel-titânio e são selecionados para cada aplicação clínica de acordo com suas características: abrasivos ou lisos **(Figura 3)**.

Insertos lisos

Os insertos lisos promovem um desgaste mais seletivo; logo, são indicados para procedimentos em que não se necessita de corte ou quando se deseja preservar o máximo de estrutura dentinária, como:

- Remoção de pinos;
- Remoção de instrumentos separados;
- Remoção de material obturador durante o retratamento;
- Agitação da solução, medicação intracanal e cimento obturador;
- Corte da guta-percha durante a obturação.

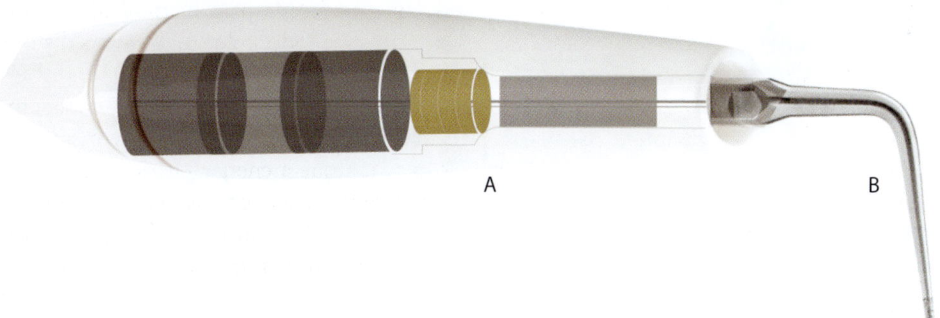

FIGURA 1 (A) Transdutor, onde a energia é aplicada em um disco de cerâmica ou quartzo. (B) Inserto inteiriço acoplado diretamente ao transdutor.
Fonte: elaborada pelos autores.

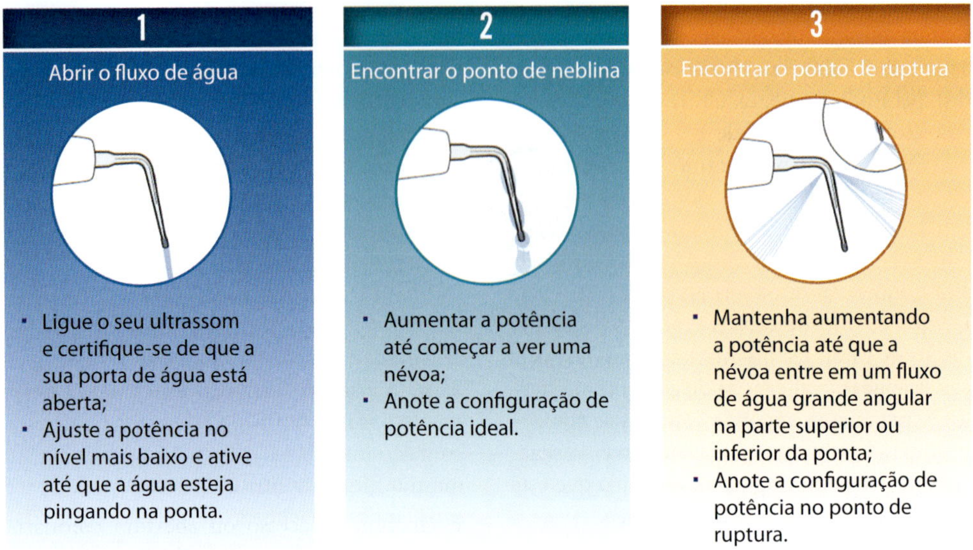
1
Abrir o fluxo de água
• Ligue o seu ultrassom e certifique-se de que a sua porta de água está aberta;
• Ajuste a potência no nível mais baixo e ative até que a água esteja pingando na ponta.
2
Encontrar o ponto de neblina
• Aumentar a potência até começar a ver uma névoa;
• Anote a configuração de potência ideal.
3
Encontrar o ponto de ruptura
• Mantenha aumentando a potência até que a névoa entre em um fluxo de água grande angular na parte superior ou inferior da ponta;
• Anote a configuração de potência no ponto de ruptura.

FIGURA 2 Imagem representativa do passo a passo para a realização do controle de potência.
Fonte: elaborada pelos autores.

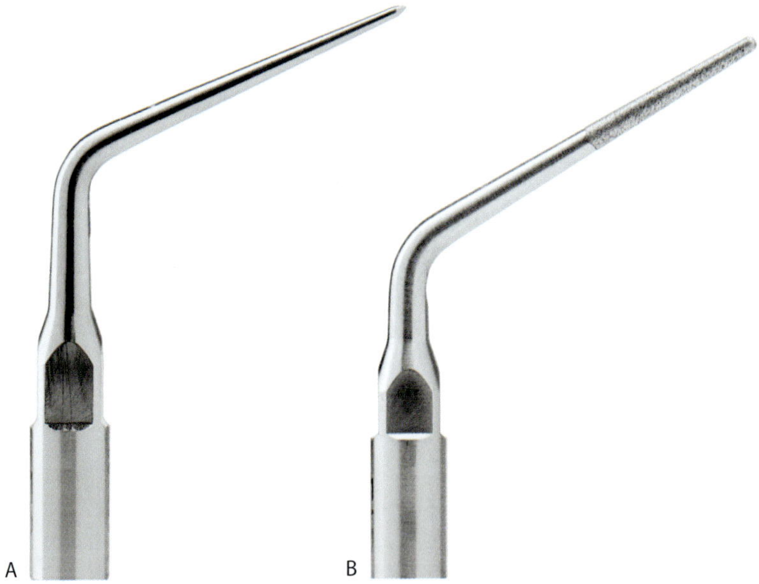

FIGURA 3 Exemplos de insertos ultrassônicos inteiriços E8 e E7D respectivamente, da Helse Ultrasonic® (Helse Ultrasonic, Santa Rosa de Viterbo, Brasil). (A) Inserto liso. (B) Inserto diamantado.
Fonte: elaborada pelos autores.

Insertos abrasivos

Os insertos ultrassônicos abrasivos são revestidos com diamante e utilizados quando se deseja cortar tecido dentinário. Os insertos diamantados são usados para cortar de maneira mais rápida e eficaz, exigindo menos tempo do que insertos sem diamante. Podem ser utilizados em procedimentos como:

- Localização de canais;
- Remoção de calcificações e nódulos pulpares;
- Limpeza de área de desafio anatômico, como istmos e achatamentos.

PROCEDIMENTOS

Nos últimos anos, o ultrassom passou a ser ferramenta indispensável no consultório, uma vez que pode ser usado nas mais diversas funções e especialidades, especialmente na Endodontia. Desse modo, para facilitar o entendimento do leitor, foram separadas algumas das principais funcionalidades do ultrassom na Endodontia, a saber:

- Procedimentos de câmara pulpar;
- Procedimentos de ativação ultrassônica;
- Procedimentos de complementação da instrumentação;
- Procedimentos realizados durante obturação dos canais radiculares.

Procedimentos de câmara pulpar

Remoção de materiais restauradores temporários

Muitas vezes não é possível finalizar o tratamento endodôntico em uma única sessão, devido a fatores que ocorrem durante o seu período, como: falta de tempo, dificuldades com anatomia/controle de infecção, fadiga do paciente e até mesmo falta de experiência do profissional.[6] Nesses casos, é necessário o selamento provisório entre sessões.[7,8]

Durante a remoção do selador provisório, a falta de visualização pela utilização da turbina de alta rotação e o risco de contato da broca com o algodão podem provocar acidentes desagradáveis, como, por exemplo, o algodão enrolar na broca. Assim, um modo seguro e eficaz de remover esses materiais provisórios é utilizar insertos ultrassônicos diamantados, conforme o protocolo descrito a seguir:

- **Passo 1:** inicialmente, deve-se selecionar um inserto diamantado de ponta romba;
- **Passo 2:** rosquear (adaptar) o inserto no equipamento de ultrassom e regular a potência correta seguindo os passos descritos na **Figura 2**;
- **Passo 3:** com a porta de irrigação do ultrassom desligada para facilitar a visualização, deve-se apoiar o inserto sobre o material restaurador provisório;
- **Passo 4:** de maneira delicada, realizar movimentos lentos e lineares até a remoção completa do material restaurador. Em seguida, pode-se ligar a porta de irrigação para a limpeza da câmara pulpar.

Refinamento da cirurgia de acesso

A cirurgia de acesso ou abertura coronária é a fase operatória inicial do tratamento endodôntico. Ela possibilita o acesso ao interior da cavidade da polpa pela remoção do teto da câmara pulpar e a realização de desgastes dentinários em pontos estratégicos, que facilitam um acesso direto sem interferências ao forame apical. Essa etapa operatória é de grande importância, uma vez que, se bem realizada, facilitará a modelagem e a obturação dos canais radiculares.[9] Porém, ela também apresenta riscos, pois a visão e o controle são comprometidos quando se utiliza o motor em alta rotação, sobretudo durante o refinamento e o desgaste compensatório.

Sendo assim, a forma mais adequada e segura para o refinamento e o desgaste compensatório é com uso de insertos ultrassônicos. Tal técnica melhora a visualização e permite um desgaste mais seletivo e conservador, minimizando os acidentes durante a cirurgia de acesso e refinamento. A utilização de um inserto ultrassônico diamantado de ponta arredondada é o mais indicado **(Figura 3B)**, pois é seguro e reduz drasticamente o risco de alteração da anatomia de assoalho ou algo mais grave como uma perfuração.

Para maior segurança e eficácia, recomenda-se o passo a passo descrito a seguir:

- **Passo 1:** após a cirurgia de acesso com brocas/fresas em alta rotação, deve-se selecionar um inserto diamantado de ponta romba para o refinamento;

- **Passo 2:** rosquear (adaptar) o inserto no equipamento de ultrassom, regular a potência correta seguindo os passos descritos na **Figura 2**;
- **Passo 3:** com a porta de irrigação do ultrassom desligada para facilitar a visualização, deve-se levar o inserto até a câmara pulpar, apoiar na parede dentinária e acionar o pedal;
- **Passo 4:** de maneira delicada, realizar movimentos lentos e lineares evitando trabalhar por mais de 30 segundos sem refrigeração **(Vídeo 1: Refinamento da Cirurgia de Acesso)**, para impedir o superaquecimento do aparelho e do elemento dental.

Remoção de nódulos pulpares e calcificações

A remoção de nódulos e calcificações pulpares pode ser a um dos grandes desafios do tratamento endodôntico. Sua incidência tende a se elevar à medida que aumenta a expectativa de vida da população e a permanência dos dentes na cavidade bucal em pacientes de idade avançada.

As calcificações pulpares impedem a penetração dos instrumentos nos canais radiculares de maneira direta e, portanto, devem ser removidas nos primeiros estágios do tratamento endodôntico. No entanto, dependendo de seu tamanho e localização, podem ser difíceis de serem removidas. Por isso, a forma mais adequada de tratar essa patologia é por meio de insertos ultrassônicos diamantados, que realizarão desgastes mais conservadores, minimizando o risco de acidentes como alteração da anatomia de assoalho ou algo mais grave, como perfuração.[10]

Com o objetivo de maiores segurança e visualização do campo operatório, recomenda-se trabalhar sem irrigação, de maneira delicada e intermitente e por períodos curtos, para não gerar aquecimento. Para lavar e remover a dentina e os restos pulpares, pode-se abrir a porta de água do equipamento de ultrassom, seguido de aspiração e secagem da câmara pulpar.

Localização dos canais

Um dos grandes desafios do tratamento endodôntico é a localização dos canais radiculares para que possam ser limpos, instrumentados e obturados. Assim, a associação entre domínio da anatomia e escolha do instrumento/técnica ideal para cada caso é fundamental para o sucesso do tratamento endodôntico.

Quando se fala em localização dos canais radiculares, sempre se lembra dos primeiros molares superiores, uma vez que podem ser considerados alguns dos dentes mais desafiadores na prática clínica em função das complexidades e variações anatômicas, como a presença frequente do canal mesiovestibular 2 (MV2), também chamado de "quarto canal".[11,12]

A literatura mais atual evidencia que a prevalência do MV2, dependendo do país, pode variar de 47% a 97,6%; no Brasil é de 82,4%.[13] Somado a isso, hoje, já se sabe que o canal MV2 é o mais esquecido durante o tratamento endodôntico, o que resulta em uma probabilidade de aparecimento ou manutenção da periodontite de 4,5 a 6,5 vezes maior do que em dentes que tiveram todos os canais tratados.[14]

Para a localização dos canais, a técnica mais indicada é a aplicação de insertos ultrassônicos.[10,15] Ela é capaz de remover a dentina de maneira mais conservadora e segura, uma vez que o tamanho do inserto chega a ser 10 vezes menor do que as menores brocas esféricas. Essa opção elimina o uso de peça de mão, que muitas vezes obstrui a visão do operador, permitindo melhor visualização direta, além de evitar o risco de perfuração.[15]

Em 2019, a Helse Ultrasonic (Helse Ultrasonic, Santa Rosa de Viterbo, Brasil), com a consultoria do professor Evaldo Rodrigues, da Universidade Estadual de Feira de Santana (UEFS) lançou dois insertos ultrassônicos exclusivamente para localizar o canal MV2: The Finder® e FlatRound® **(Figura 4)**, que compõem o *kit* MV2 Helse Ultrasonic BR®.

Outros insertos com ponta esférica diamantada de pequena dimensão, de empresas nacionais ou multinacionais, podem ser empregados também.

Para a localização do MV2 com maior segurança e eficácia, recomenda-se o passo a passo descrito a seguir:

- **Passo 1:** iniciar pelo inserto E15 – Finder® ou similar de outras empresas;
- **Passo 2:** após rosquear o inserto no equipamento de ultrassom, regular a potência correta conforme a indicação do fabricante;
- **Passo 3:** inicialmente deve-se levar o inserto diamantado **(Figura 4A)** até o assoalho da câmara pulpar, posicionando-o no achatamento presente entre os canais mesiovestibular e palatino; com movimentos suaves, remover a dentina depositada no assoalho em direção à parede mesial da câmara.
- **Passo 4:** em seguida, pode ser realizado o *troughing* **(Figura 5A)**, com inserto liso Flat Round® **(Figura 4B)** desgastando em profundidade na direção apical.
- **Passo 5:** após o *troughing*, com instrumento de pequeno diâmetro, deve-se realizar a exploração/odontometria do canal radicular **(Figura 5B)** e, em seguida, a instrumentação **(Figura 5C)** e obturação **(Figura 5D)**.

Procedimentos de ativação ultrassônica

Ativação ultrassônica do irrigante (AUI)

A limpeza do sistema de canais radiculares (SCR) é realizada por meio de procedimentos

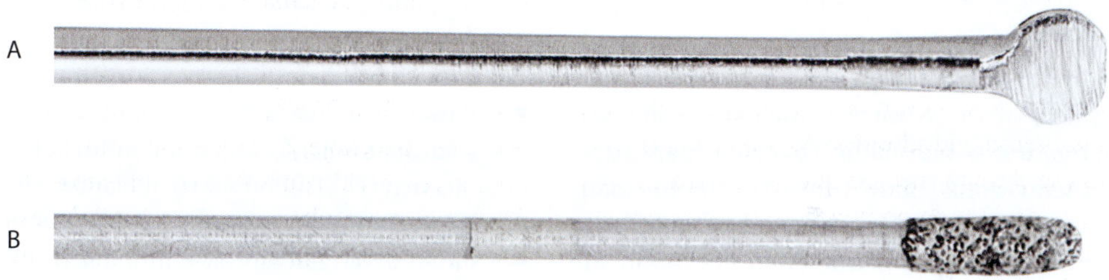

FIGURA 4 Kit MV2 Helse Ultrasonic BR®. (A) Inserto The Finder® com parte ativa em formato ogival, coberta por diamante, apresentando um diâmetro de 0,15 mm no início da ponta e aumentando gradativamente para 0,60mm. (B) Inserto Flat Round® com formato achatado e plano.

Fonte: arquivo pessoal dos autores.

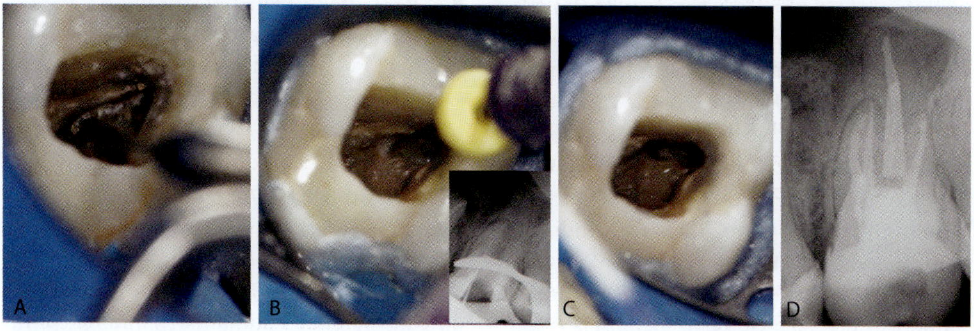

FIGURA 5 (A) Inserto FlatRound® realizando *troughing* apical eliminando obstáculos do canal MV2. (B) Lima Cpilot® explorando o MV2 após o *troughing*. (C) Canal MV2 pós-instrumentado. (D) Canal MV2 obturado.

Fonte: arquivo pessoal dos autores.

de preparo químico-mecânico que incluem limpeza e modelagem dos canais radiculares e irrigação com soluções químicas desinfetantes.[16] Embora esse procedimento seja rotineiramente utilizado para a desinfecção dos canais radiculares, há um limite para a eliminação completa do biofilme microbiano e dos restos de tecido orgânico, e um dos principais fatores é a complexidade anatômica.[17,18]

A permanência de tecido orgânico e biofilme microbiano são os principais fatores etiológicos na iniciação, propagação e perpetuação da periodontite apical.[19,20] As soluções irrigadoras são fundamentais para um preparo biomecânico satisfatório, uma vez que elas têm por função, além de facilitar a instrumentação, agir nos locais sem a ação mecânica dos instrumentos.[21]

Uma forma de potencializar o efeito de soluções irrigantes é com agitação mecânica, pois a irrigação convencional não atua em todas as áreas do SCR.[22] Assim, a ativação ultrassônica das soluções irrigadoras tem sido sugerida para desinfetar áreas onde os instrumentos não conseguem atingir, mostrando ser útil na limpeza do SCR, já que consegue remover até restos inorgânicos que não podem ser eliminados com formas tradicionais de irrigação, como a pressão positiva realizada por meio de agulha e seringa.[23-25]

Os primeiros relatos do uso da ativação ultrassônica da solução irrigadora foram feitos por Weller *et al.* em 1980.[26] A realização da irrigação ultrassônica passiva promove maior redução de debris e *smear layer* do que a convencional e a agitação sônica.[27,28] Isso ocorre por microvaporização acústica,[26] aquecimento da solução irrigante[29] e formação de cavitação,[29] promovendo maior movimentação hidrodinâmica do líquido no interior do SCR.[30] Um fator a se considerar é que, devido à vibração ultralinear dos ultrassons piezoelétricos, para conseguir a limpeza, ela deve ser direcionada na direção da complexidade.[31] Outro aspecto importante é que a movimentação do inserto no sentido apicocervical durante a agitação favorece melhor limpeza da complexidade na região cervical.[32]

O inserto ultrassônico utilizado para realizar esse procedimento deve ser liso e de pequeno diâmetro e conicidade. O E1/Irrisonic® (Helse Ultrasonic, Santa Rosa de Viterbo, Brasil) é de diâmetro 20 e conicidade 0,01 **(Figura 6A)**. Um inserto similar, como a Irrisafe®, da Acteon, pode ser usado com o mesmo propósito. A sequência de utilização recomenda os seguintes passos:

- **Passo 1:** após finalizar o preparo químico-mecânico, irrigar e aspirar os canais radiculares e, então, inundar com solução irrigadora de hipoclorito de sódio a 2,5%;
- **Passo 2:** o inserto ultrassônico E1 deve ser inserido entre 1 e 2 mm do comprimento de trabalho;[18]
- **Passo 3:** AUI deve ser realizada por 15 segundos, sempre no sentido do achatamento e/ou istmo **(Vídeo 2: Ativação Ultrassônica do Irrigante - AUI)**;
- **Passo 4:** irrigar/aspirar e inundar com solução de ácido etilenodiamino tetra-acético (EDTA) ou outro quelante;
- **Passo 5:** repetir os passos 2 e 3;
- **Passo 6:** irrigar/aspirar e inundar os canais radiculares com solução irrigadora de hipoclorito de sódio a 2,5%;
- **Passo 7:** repetir os passos 2 e 3;
- **Passo 8:** irrigar/aspirar e inundar com solução de EDTA ou outro quelante;
- **Passo 9:** repetir os passos 2 e 3;
- **Passo 10:** irrigar/aspirar e inundar os canais radiculares com solução irrigadora de hipoclorito de sódio a 2,5%;
- **Passo 11:** repetir os passos 2 e 3.

Se o profissional desejar, poderá ser realizada uma irrigação final para remoção de todos os resíduos do hipoclorito e limpeza final com a porta de irrigação aberta. Esse procedimento recebe o nome de *continuous ultrasonic irrigation* (CUI). A agitação ultrassônica contínua consiste na ativação ultrassônica da solução irrigadora à medida que ela é depositada no interior do canal radicular.

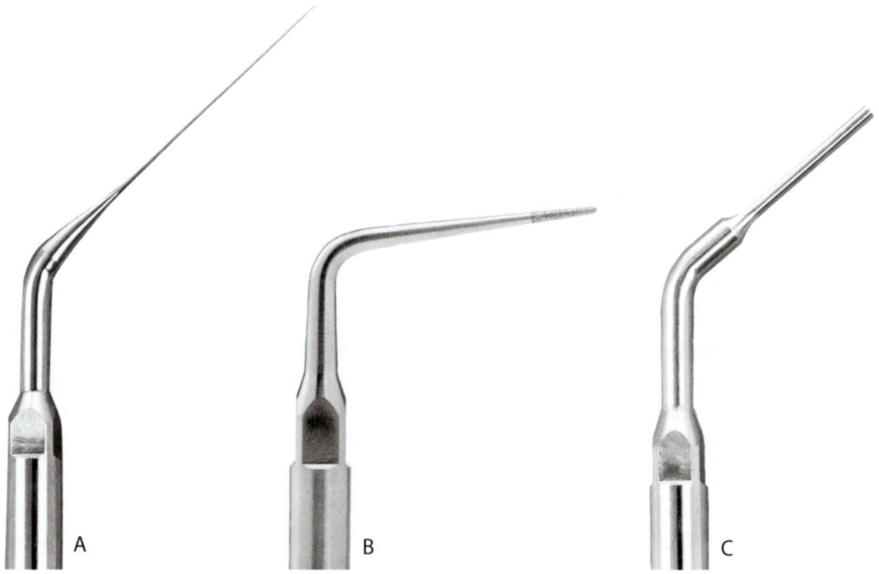

FIGURA 6 (A) Inserto ultrassônico liso Irrisonic®. (B) Inserto ultrassônico cônico diamantado E2D® (C) Exemplos de insertos ultrassônicos inteiriços lisos para o corte da guta-percha. Todos os insertos citados da Helse Ultrasonic®.

Fonte: elaborada pelos autores.

O uso do ultrassom durante a irrigação dos canais achatados e a instrumentação rotatória ou reciprocante promoveu maior redução microbiana, mesmo com a utilização de soro fisiológico, o que confirma a importante atividade física de limpeza desse recurso[33]. A AUI também pode ser eficaz em canais curvos,[34] e o melhor resultado é obtido quando o inserto é pré-curvado.[35] Quando comparada com irrigação convencional, a AUI foi significativamente melhor.[25]

A AUI pode ser utilizada ainda para remoção de medicação à base de hidróxido de cálcio e pasta triantibiótica, tanto de canais como de áreas de dificuldade anatômica.[36,37] Além disso, tem sido usada como procedimento auxiliar nos retratamentos endodônticos,[38,39] apresentando capacidade de melhorar a remoção de material obturador do SCR.[38]

Ativação ultrasssônica da medicação intracanal

Em dentes com polpa mortificada e infectada há grande disseminação de microrganismos para o interior dos túbulos dentinários e as regiões de istmos e anfractuosidades. Em função dessa penetração das bactérias no interior dos canalículos dentinários, após o preparo biomecânico ainda sobra um remanescente grande de microrganismos.[40] Diante disso, o emprego da medicação intracanal é recomendada. Estudos biológicos comparando o tratamento em uma única sessão e em duas sessões têm mostrado índices de reparação significantemente maiores quando se realizou o tratamento em duas sessões, utilizando medicação intracanal.[41,42]

O medicamento intracanal mais utilizado entre sessões é a pasta de hidróxido de cálcio. Por ser altamente viscosa e, com isso, apresentar alta tensão superficial, a penetração da pasta nos túbulos dentinários demanda tempo, necessitando de, no mínimo, 15 dias de curativo. Alguns autores relatam que a dentina também exerceria efeito tampão sobre a pasta.[43,44]

Uma forma de melhorar a penetração da pasta de hidróxido de cálcio no interior dos túbulos dentinários e nas áreas de istmos e anfractuosidades é utilizar recursos que auxiliem na penetração da pasta nessas regiões. A ativação ultrassônica é um meio para isso. Em um estudo que analisou o pH e o cálcio liberado em reabsorções externas simuladas em dentes bovinos, proporcionadas por pastas de hidróxido de cálcio associadas a soro ou propilenoglicol, com e sem ativação ultrassônica, verificou-se que, quando foi realizada a ativação das pastas com ultrassom, maiores valores de pH e cálcio liberado foram obtidos.[45]

A maior penetração da pasta de hidróxido de cálcio nos túbulos, além de ser benéfica nos casos de reabsorção externa, favorecendo maior alcalinidade, aumentou o efeito antimicrobiano.[46] Com ela, consegue-se uma ação mais rápida sobre os microrganismos que estão no interior dos túbulos e nas áreas anatomicamente desafiadoras.

Um estudo analisou o efeito da agitação de pastas veiculadas com soro ou propilenoglicol, com e sem ativação ultrassônica, nos períodos de 7 e 15 dias. A ação antimicrobiana intradentinária em dentes bovinos infectados com *Enterococcus faecalis* mostrou que a ativação da pasta veiculada com propilenoglicol em 7 dias apresentou os mesmos resultados que os grupos sem agitação deixados por 15 dias, comprovando que a ativação pode ser uma forma de reduzir o tempo de curativo intracanal.[47]

Para a agitação, devem ser empregadas pontas finas como a Irrisonic® **(Figura 6)** ou a Irrisafe®, e o protocolo de agitação deve ser aplicado nos casos de polpa mortificada. A sequência de agitação é a seguinte:

- **Passo 1:** manipulação da pasta de hidróxido de cálcio veiculada em propilenoglicol ou uso da pasta pré-manipulada;
- **Passo 2:** preenchimento do canal com a pasta com espiral lêntulo ou lima, ou preenchimento com a pasta;
- **Passo 3:** agitação da pasta no sentido vestibulolingual durante 30 segundos, com a caneta ultrassônica posicionada pelo lado vestibular do dente;
- **Passo 4:** novo preenchimento da pasta e nova agitação de 30 segundos da pasta no sentido mesiodistal, com a caneta posionada no lado mesial do dente;
- **Passo 5:** novo preenchimento e selamento coronário.

A potência a ser empregada no ultrassom para a ativação deve ser calibrada usando o método do fluxo de água e o aumento gradativo da potência. Porém, no momento da ativação, a fonte de água deve estar fechada, obviamente para não lavar e, consequentemente, remover a pasta de hidróxido de cálcio. Após o período de 7 dias, a pasta deve ser removida com irrigação de soro fisiológico ou hipoclorito de sódio ativado por ultrassom. A ativação deve ser realizada até que não se observe mais um aspecto leitoso da solução irrigadora, o que demonstra a total remoção da pasta. Devem ser empregadas ativações de 20 segundos no sentido vestibulolingual e ativações de 20 segundos no sentido mesiodistal; entre cada ativação, devem ser realizadas irrigação, aspiração e inundação com a solução irrigante.

Procedimentos de complementação da instrumentação

Limpeza em áreas de istmo

O sucesso do tratamento endodôntico depende do preparo, da limpeza e da forma dos canais radiculares.[48] Entretanto, ele é difícil de ser alcançado pelo preparo biomecânico, principalmente devido à complexidade das variações anatômicas do SCR, como ramificações, reentrâncias, achatamentos, deltas apicais e istmos.[49-52] A dificuldade em trabalhar nessas regiões resulta na manutenção de biofilme bacteriano e na consequente falha do tratamento endodôntico.[53]

Um dos desafios anatômicos encontrados é o istmo, que apresenta alta prevalência, presente em aproximadamente 85% dos molares inferiores.[54,55] Durante a instrumentação dos canais radiculares, pode ocorrer o acúmulo de debris nessas áreas de istmo,[56] e a impactação de debris pode obstruir fisicamente a penetração da solução irrigadora, da medicação intracanal e do material obturador nessas áreas. Diante disso, torna-se importante sua remoção e limpeza **(Vídeo 3: Limpeza em Áreas de Istmo)**.

Sendo assim, depois de realizado o preparo dos canais, antes de obturar com inserto diamantado **(Figura 6B)** de proporções compatíveis com os canais e o istmo, deve-se realizar a limpeza das áreas que não foram tocadas pelos instrumentos.

Utilização do ultrassom para limpeza do istmo

- **Passo 1:** após rosquear o inserto no equipamento de ultrassom, regular a potência correta conforme demonstrado no início deste capítulo;
- **Passo 2:** após realizado o preparo dos canais mesiovestibular e mesiolingual com um inserto ultrassônico cônico diamantado **(Figura 7A)**, sem refrigeração, remover a dentina da parede mesial que encobre o istmo **(Figura 7B)**. Para maiores controle e segurança, utilizar o inserto de maneira delicada, do mesmo modo como se escreve com lapiseira de ponta 0.5, evitando trabalhar por mais de 30 segundos sem refrigeração, pois isso pode danificar o transdutor (caneta).

Procedimentos realizados durante obturação dos canais radiculares

Os estudos da anatomia interna dos dentes humanos por meio da microtomografia computadorizada têm mostrado a alta complexidade do SCR, sendo possível detectar istmos, canais laterais, deltas apicais e outras complexidades.[52]

O cimento obturador tem a função de preencher os espaços onde a guta-percha não pode penetrar, como os túbulos dentinários.[57] A capacidade de penetração do cimento obturador nos túbulos dentinários pode ser considerada benéfica, com potencial de favorecer a ação antimicrobiana,[58] a maior retenção mecânica da massa obturadora[59] e o confinamento bacteriano.[60] Estudos prévios propuseram o uso do ultrassom para inserção do cimento obturador.[61-64] No entanto, existe a necessidade de etapas prévias para que possa ser alcançado o esvaziamento completo dessas áreas de complexidade anatômica, de modo que o cimento preencha adequadamente essas áreas.

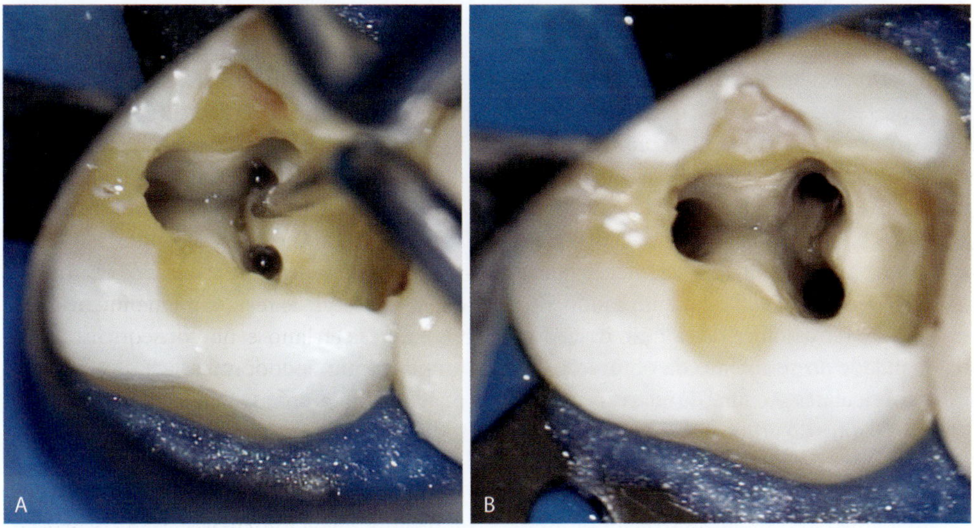

FIGURA 7 (A) Inserto ultrassônico cônico diamantado E2D Helse Ultrasonic® (Helse Ultrasonic, Santa Rosa de Viterbo, Brasil) (B) Aspecto final pós-limpeza do istmo.

Fonte: arquivo pessoal dos autores.

West *et al.*[62] avaliaram a influência do ultrassom na instrumentação e inserção de cimento obturador em canais de raízes mesiais de molares inferiores. Quarenta e oito molares inferiores cujos canais foram instrumentados de forma padronizada e obturados com a técnica de condensação lateral, variando apenas o método final de inserção do cimento obturador. Em um grupo, o cimento foi inserido com a lima manual tipo #20 K, e no outro, o cimento foi inserido com a lima acoplada a um ultrassom. Os dentes foram cortados em sete seções de 1 mm de espessura cada uma e analisados em estereomicroscópio. Os resultados mostraram que o uso do ultrassom para inserção do cimento obturador favoreceu a sua homogeneidade nas complexidades do canal, quando comparado com a inserção manual.

Aguirre *et al.*[63] compararam o método ultrassônico com o manual na inserção de três diferentes tipos de cimento: Sultan®, Grossman (Endofill), AH-26® e CRCS®. Foram analisados os efeitos na densidade radiográfica, na distribuição do cimento e no selamento apical. Para esse estudo, utilizaram-se 120 incisivos inferiores distribuídos em seis grupos, dependendo do tipo de cimento e do método de inserção. Os resultados mostraram que a inserção ultrassônica foi superior à manual apenas para o CRCS®. Os autores concluíram que a agitação ultrassônica melhorou a inserção em alguns cimentos (CRCS®), mas não em outros (Sultan® ou AH-26®). O método de inserção dos cimentos não apresentou efeitos na filtração apical e, aparentemente, no selamento apical.

Van der Sluis *et al.*[25] avaliaram a influência da agitação ultrassônica da solução irrigadora na qualidade do selamento da obturação dos canais radiculares. Ao final da instrumentação, todos os dentes do grupo 1 tiveram o hipoclorito de sódio 2% ativado ultrassonicamente por 1 minuto, enquanto os do grupo 2 não tiveram a ativação da solução irrigadora. Após a instrumentação, todos os canais foram obturados utilizando o cimento AH-26® associado à técnica de obturação de compactação vertical a partir do *System B*® (SybronEndo, Orange, *CA*). Depois disso, todos os dentes foram submetidos a teste de infiltração de glicose, no qual sua concentração foi avaliada em um período entre 7 e 56 dias. Os autores concluíram que a ativação ultrassônica da solução irrigadora promoveu melhora significativa na qualidade da obturação.

Nikhil e Singh[64] avaliaram a influência da penetração intratubular do cimento obturador utilizando os métodos ultrassônico, sônico e rotatório. Foram utilizados 30 dentes superiores com canal único, divididos em três grupos conforme o método de inserção utilizado. Grupo 1: inserção com lima ultrassônica; grupo 2: espiral de lêntulo; e grupo 3: Endo Activator®. Todos os canais foram obturados e analisados a 3 e 6 mm do ápice radicular em microscopia confocal a *laser*. Os autores concluíram que o método ultrassônico proporcionou maior penetração do cimento obturador e menor presença de fendas em todos os níveis analisados, sendo o método sônico o de pior resultado.

Guimarães *et al.*[65] avaliaram a influência da agitação ultrassônica do cimento obturador, utilizando quatro diferentes cimentos à base de resina epóxica (AH Plus®, Acroseal®, Sealer 26® e Adseal®), na penetração intratubular, na adaptação e na existência de espaços vazios. Utilizaram-se 80 caninos superiores que foram divididos em quatro grupos, de acordo com o tipo de cimento utilizado e a agitação ou não do cimento obturador. Todos os canais foram obturados pela técnica de condensação lateral, sendo posteriormente seccionados a 2, 4 e 6 mm do ápice radicular e analisados em microscopia confocal a *laser* e estereomicroscópio. Os autores concluíram que o uso do ultrassom proporcionou menor presença de fendas e maior perímetro de penetração intrabular em todos os cimentos analisados, mas o melhor desempenho foi do cimento AH Plus®.

Nikhil *et al.*[66] avaliaram o perímetro e a profundidade de penetração dos cimentos MTA Fillapex® e AH Plus® nos túbulos dentinários, agitados com ultrassom, espiral de lêntulo e Protaper F1® em rotação anti-horária. Foram utilizados 60 incisivos centrais superiores, instrumentados com sistema ProTaper® até o instrumento F5. Todos os canais foram irrigados com hipoclorito de sódio durante o preparo; ao fim, foi feita a aplicação do EDTA 17% por 3 minutos para remoção da *smear layer*. Os dentes foram randomicamente divididos em três grupos (n = 20), conforme o tipo de agitação empregado para cada um deles, que foram divididos em mais três subgrupos (n = 10), totalizando seis. Todos os canais foram obturados pela técnica de cone único e seccionados após a presa dos cimentos obturadores, a 3 e 6 mm do ápice radicular para análise em microscopia confocal a *laser*.

Os resultados encontrados mostraram que o grupo em que o cimento obturador foi agitado apresentou maior perímetro de penetração e profundidade nos túbulos dentinários seguido pela espiral de lêntulo e pelo instrumento ProTaper F1® para os dois cimentos avaliados. A agitação ultrassônica do cimento obturador proporcionou um aumento significativo no perímetro de penetração e na profundidade dos cimentos obturadores em níveis avaliados, quando comparada com outros métodos.

Alcalde[67] avaliou a existência de espaços vazios e fendas na interface cimento/dentina, bem como o perímetro de penetração do cimento obturador nos canais e nos istmos, e a ação antimicrobiana intradentinária do cimento endodôntico (AH Plus®) quando submetido ou não a agitação ultrassônica no momento da obturação. Para a avaliação do preenchimento de istmos, foram utilizadas 30 raízes mesiais de primeiros molares inferiores, divididas em dois grupos (n = 15). A instrumentação foi realizada com o sistema reciprocante Reciproc® (R25) e finalizada com instrumento rotatório Mtwo® (35.04). Em seguida, o cimento AH Plus® foi espatulado com Rodamina B® e inserido nos canais com espiral de lêntulo nº 35. O cimento do grupo 1 foi submetido a agitação ultrassônica, enquanto o do grupo 2 não foi agitado; todos os canais foram obturados por meio da técnica do cone único e armazenados em estufa a 37 °C durante 7 dias. As raízes foram seccionadas transversalmente a 2, 4 e 6 mm do ápice radicular para análise em esteromicroscópio e microscopia confocal a *laser*. Para a avaliação da ação antimicrobiana, utilizaram-se 30 incisivos de bovinos, os quais foram seccionados em cilindros de 6 mm de espessura. Os canais tiveram seu diâmetro padronizado com uma lima tipo K nº 80 e, então, contaminados com *Enterococcus faecalis* (ATCC 29212) por 4 dias. Após esse período, os espécimes foram divididos em três grupos (n = 30). No grupo 1, o cimento foi agitado com o ultrassom, e a obturação utilizou a técnica de cone único; no grupo 2, o cimento não foi agitado, e o grupo 3 foi o grupo-controle. As raízes foram seccionadas longitudinalmente no sentido vestibulopalatino e coradas com corante live/dead® para avaliar a viabilidade bacteriana em microscopia confocal a *laser*. Os resultados indicaram que a agitação ultrassônica do cimento AH Plus® favoreceu o preenchimento de istmos e a penetração intratubular, além de reduzir significantemente a viabilidade bacteriana. Concluiu-se, assim, que a agitação ultrassônica do cimento AH Plus® proporcionou maior penetração intratubular, menor existência de fendas, menos espaços vazios e maior ação antimicrobiana.

Em um estudo que analisou o efeito das agitações ultrassônica e sônica na penetração dos cimentos AH Plus® e MTAFillapex® e na adesividade às paredes da obturação, verificou-se que a ativação ultrassônica dos cimentos foi associada a maiores valores de adesividade e promoveu penetração intratubular mais profunda e adaptação interfacial à dentina maior do que a ativação sônica e a ausência de técnicas de ativação.[68]

Para a agitação do cimento obturador, deve ser empregado o inserto Irrisonic® (E1, Helse Ultrasonic, Santa Rosa de Viterbo, Brasil) **(Figura 6A)** ou Irrisafe®, a 2 mm do comprimento de trabalho, com potência de 10% no ultrassom. Deve ser usado nos casos tanto de bio quanto de necropulpectomia. A seguir, a técnica proposta:

- **Passo 1:** inserção do cimento obturador por meio de lima ou espiral lêntulo;
- **Passo 2:** agitação do cimento obturador por 30 segundos no sentido mesiodistal e 30 segundos no sentido vestibulolingual;
- **Passo 3:** repetição desses passos até o preenchimento total do canal radicular;
- **Passo 4:** assentamento do cone principal e condensação lateral ativa ou técnicas termocompactadoras.

A técnica mais comum para cortar e condensar a guta-percha durante a obturação dos canais radiculares requer o uso de instrumentos aquecidos ou equipamentos específicos para tal finalidade. Uma maneira simples, rápida e econômica de realizar tal função é utilizar insertos ultrassônicos por meio do calor gerado pelo equipamento após acionado.

Utilização do ultrassom para o corte da guta-percha durante a obturação dos canais

- **Passo 1:** após posicionamento e adaptação do(s) cone(s) de guta-percha e do cimento, seleciona-se um inserto liso **(Figura 6C)**;
- **Passo 2:** com a porta de irrigação do ultrassom desligada, deve-se levar o inserto até a câmara pulpar, apoiar no material obturador e, com o pedal acionado, realizar movimento único contra as paredes. Em seguida, deve-se tirar o pé do pedal e condensar imediatamente **(Vídeo 4: Utilização do Ultrassom para Corte da Obturação Endodôntica)**.

Informações essenciais para o conhecimento do tema

- Constituintes de um equipamento ultrassônico;
- Tipos de conversão da energia elétrica em ultrassônica e indicação no tratamento endodôntico;
- Como empregar o ultrassom nas diferentes etapas e modalidades do tratamento endodôntico;
- Seleção dos insertos a serem utilizados em cada modalidade do tratamento endodôntico.

CONTEÚDO COMPLEMENTAR

Esse capítulo possui vídeos como material complementar on-line. Utilize o QR code ao lado para ter acesso a esse conteúdo.

endodontia2022

REFERÊNCIAS BIBLIOGRÁFICAS

1. Walmsley AD, Walsh TF, Laird WR. Ultrasonic instruments in dentistry: 1. The ultrasonic scaler. Dent Update 1988;15(8):321-3.
2. Lea SC, Felver B, Landini G, Walmsley AD. Ultrasonic scaler oscillations and tooth-surface defects. J Dent Res 2009;88(3):229-34.
3. Walmsley AD, Laird WR, Lumley PJ. Ultrasound in dentistry. Part 2 Periodontology and endodontics. J Dent 1992;20(1):11-7.
4. Walmsley AD. Applications of ultrasound in dentistry. Ultrasound in Med & Biol 1988;14(1):7-14.
5. Khambay BS, Walmsley AD. Acoustic microstreaming: detection and measurement around ultrasonic scalers. J Periodontol 1999;70(6):626-31.
6. Marques MCOA, Paiva TPF, Soares S, Aguiar CM. Avaliação da infiltração marginal em materiais restauradores temporários - um estudo *in vitro*. Pesq Bras Odontoped Clin Integr 2005;5(1):47-52.
7. Pécora JD, *et al.* Materiais obturadores provisórios. Braz Dent J 2002;12:27-30.
8. Salazar-Silva Jr, Pereira RCS, Ramalho LMP. Importância do selamento provisório no sucesso do tratamento endodôntico. Pesq Bras Odontoped Clin Integr 2004;4(2):143-9.
9. Leonardo MR, Leal JM. Endodontia: tratamento de canais radiculares. 3. ed. São Paulo: Panamericana; 1998.
10. Plotino G, Pameijer CH, Grande NM, Somma F. Ultrasonic in endodontics: a review of the literature. J Endod 2007;33(2):81-95.
11. Weine FS, Healey HJ, Gerstein H, Evanson L. Canal configuration in the mesiobuccal root of the maxillary first molar and its endodontic significance. J Endod 2012;38(10):1305-8.
12. Briseño-Marroquín B, Paqué F, Maier K, Willershausen B, Wolf TG. Root canal morphology and configuration of 179 maxillary first molars by means of micro-computed tomography: an ex vivo study. J Endod 2015;41(12):2008-13.
13. Martins JNR, Alkhawas MBAM, Altaki Z, Bellardini G, Berti L, Boveda C, *et al.* Worldwide analyses of maxillary first molar second mesiobuccal prevalence: a multicenter cone-beam computed tomographic study. J Endod 2018;44(11):1641-9.
14. Rodrigues EA, Rios MA, Macedo Junior F, Passinho DA. Second mesiobuccal canal (MB2): how to overcome the difficulties in treating it. Dental Press Endod 2020;10(2):10-9.
15. Mohammadi Z, Asgary S, Shalavi S, Abboutt PV. A clinical update on the different methods to decrease the occurrence of missed root canals. Iran Endod J 2016;11(3):208.
16. Siqueira Jr JF, Rôças IN, Paiva SS, Guimarães-Pinto T, Magalhães KM, Lima KC. Bacteriologic investigation of the effects of sodium hypochlorite and chlorhexidine during the endodontic treatment of teeth with apical periodontitis. Oral Surg Oral Med Oral Pathol Oral Radiol Endod 2007;104(1):122-30.
17. Kvist T, Molander A, Dahlen G, Reit C. Microbiological evaluation of one-and two-visit endodontic treatment of teeth with apical periodontitis: a randomized, clinical trial. J Endod 2004;30(8):572-6.
18. Nair PN, Henry S, Cano V, Vera J. Microbial status of apical root canal system of human mandibular first molars with primary apical periodontitis after "one-visit" endodontic treatment. Oral Surg Oral Med Oral Pathol Oral Radiol Endod 2005;99(2):231-52.
19. Kakehashi S, Stanley HR, Fitzgerald RJ. The effects of surgical exposures of dental pulps in germ-free and conventional laboratory rats. Oral Surg Oral Med Oral Pathol 1965;20(3):340-9.
20. Moller AJ, Fabricius L, Dahlen G, Ohman AE, Heyden G. Influence on periapical tissues of indigenous oral bacteria and necrotic pulp tissue in monkeys. Scand J Dent Res 1981;89(6):475-84.
21. Qing Y, Akita Y, Kawano S, Kawazu S, Yoshida T, Sekine I. Cleaning efficacy and dentin micro-hardness after root canal irrigation with a strong acid electrolytic water. J Endod 2006;32(11):1102-6.
22. Versiani MA, De-Deus G, Vera J, Souza E, Steier L, Pécora JD, Sousa-Neto MD. 3D mapping of the irrigated areas of the root canal space using micro-computed tomography. Clin Oral Investig 2015;19(4):859-66.
23. Ahmad M, Pitt Ford TJ, Crum LA. Ultrasonic debridement of root canals: acoustic streaming and its possible role. J Endod 1987;13(10):490-9.
24. Sabins RA, Johnson JD, Hellstein JW. A comparison of the cleaning efficacy of shortterm sonic and ultrasonic passive irrigation after hand instrumentation in molar root canals. J Endod 2003;29(10):674-8.
25. Van der Sluis LW, Versluis M, Wu MK, Wesselink PR. Passive ultrasonic irrigation of the root canal: a review of the literature. Int Endod J 2007;40(6):415-26.
26. Weller RN, Brady JM, Bernier WE. Efficacy of ultrasonic cleaning. J Endod 1980;6(9):740-3.
27. Freire LG, Iglecias EF, Cunha RS, Santos M, Gavini G. Micro-computed tomographic evaluation of hard tissue debris removal after different irrigation methods and its influence on the filling of curved canals. J Endod 2015;41(10):1660-6.
28. Martins Justo A, Abreu da Rosa R, Santini MF, Cardoso Ferreira MB, Pereira JR, Hungaro Duarte MA, *et al.* Effectiveness of final irrigant protocols for debris removal from simulated canal irregularities. J Endod 2014;40(12):2009-14.
29. Ahmad M, Pitt Ford TR, Crum LA, Walton AJ. Ultrasonic debridement of root canals: acoustic cavitation and its relevance. J Endod 1988;14(10):486-93.
30. Macedo R, Verhaagen B, Rivas DF, Versluis M, Wesselink P, Van der Sluis L. Cavitation measurement during sonic and ultrasonic activated irrigation. J Endod 2014;40(4):580-3.
31. Jiang LM, Verhaagen B, Versluis M, Van der Sluis LW. Influence of the oscillation direction of an ultrasonic file on the cleaning efficacy of passive ultrasonic irrigation. J Endod 2010;36(8):1372-6.
32. Vivan RR, Duque JA, Alcalde MP, Só MV, Bramante CM, Duarte MA. Evaluation of Different Passive Ultrasonic Irrigation Protocols on the Removal of Dentinal Debris from Artificial Grooves. Braz Dent J 2016;27(5):568-72.
33. Vasconcelos LRSM, Midena RZ, Minotti PG, Pereira TC, Bramante CM, Duarte MAH, *et al.* Efeito antimicrobiano promovido por sistemas rotatórios em canais achatados com e sem ultras- som. Braz Oral Res 2013;27:307.
34. Gutarts R, Nusstein J, Reader A, Beck M. In vivo debridement efficacy of ultrasonic irrigation following hand-rotary instrumentation in human mandibular molars. J Endod 2005;31(3):166-70.
35. AlKahtani A, Alkahtany SM, Mahmood A, Elsafadi MA, Al-dahmash AM, Anil S. Cytotoxicity of QMix™ endodontic irrigating solution on human bone marrow. BMC Oral Health 2014;14(1):14-27.
36. Berkhoff JA, Chen PB, Teixeira FB, Diogenes A. Evaluation of triple antibiotic paste removal by different irrigation procedures. J Endod 2014;40(8):1172-7.
37. Ma J, Wang Z, Shen Y, Haapasalo M. A new noninvasive model to study the effectiveness of dentin disinfection by using confocal laser scanning microscopy. J Endod 2011;37(10):1380-5.
38. Fruchi L de C, Ordinola-Zapata R, Cavenago BC, Hungaro Duarte MA, Bueno CE, De Martin AS. Efficacy of reciprocating instruments for removing filling material in curved canals obturated with a single-cone technique: a micro-computed tomographic analysis. J Endod 2014;40(7):1000-4.

39. Crozeta BM, Chaves de Souza L, Correa Silva-Sousa YT, Sousa-Neto MD, Jaramillo DE, Silva RM. Evaluation of Passive Ultrasonic Irrigation and GentleWave System as Adjuvants in Endodontic Retreatment. J Endod 2020;46(9):1279-85.
40. Vera J, Siqueira-Jr JF, Ricucci S, Loghin S, Fernández N, Flores B, Cruz AG. One-versus two-visit endodontic treatment of teeth with apical periodontitis: a histobacteriologic study. J Endod 2010;38(8):1040-52.
41. Holland R, Otoboni-Filho JA, Souza V, Nery MJ, Bernabé PFE, Dezan-Jr E. A Comparison of one versus two appointment endodontic therapy in dogs' teeth with apical periodontitis. J Endod 2003;29(2):121-4.
42. Leonardo MR, Herandez MEFT, Silva LAB, Tanomaru-Filho M. Effect of a calcium hydroxide-based root canal dressing on peria- pical repair in dogs: a histological study. Oral Surg Oral Med Oral Path Oral Radiol Endod 2006;102(5):680-5.
43. Nerwich A, Figdor D, Messer HH. pH changes in root dentin over a 4-week period following root canal dressing with calcium hydroxide. J Endod 1993;19(6):302-6.
44. Estrela C, Sydney GB, Bammann LL, Felipe-Jr O. Dentinal diffusion of hydroxyl ions on various calcium hydroxides pastes. Braz Dent J 1995; 6(1):5-9.
45. Duarte MAH, Balan NV, Zeferino MA, Vivan RR, Morais CAH, Tanomaru Filho M, Ordinola-Zapata R, Moraes IG. Effect of ultrasonic activation on pH and calcium released by calcium hydroxide pastes in simulated external root resorption. J Endod 2012;38(6):834-7.
46. Arias, MPC. Influência da agitação ultrassônica na ação antimicrobiana de pastas de hidróxido de cálcio e própolis. [dissertação de mestrado]. Universidade de São Paulo. Faculdade de Odontologia de Bauru; 2013.
47. Vasconcelos, LRSM. Tempo de ação antimicrobiana de pastas de hidróxido de cálcio associadas à agitação ultrassônica. [dissertação de mestrado]. Universidade de São Paulo, Faculdade de Odontologia de Bauru, 2015.
48. Siqueira Jr JF, Alves FR, Versiani MA, Rôças IN, Almeida BM, Neves MA, Sousa-Neto MD. Correlative bacteriologic and micro-computed tomographic analysis of mandibular molar mesial canals prepared by self-adjusting file, reciproc, and twisted file systems. J Endod 2013;39(8):1044-50.
49. Wu MK, Wesselink PR. A primary observation on the preparation and obturation of oval canals. Int Endod J 2001;34(2):137-41.
50. Barbizam JV, Fariniuk LF, Marchesan MA, Pecora JD, Sousa-Neto MD. Effectiveness of manual and rotary instrumentation techniques for cleaning flattened root canals. J Endod 2002;28(5):365-6.
51. Paqué F, Laib A, Gautschi H, Zehnder M. Hard-tissue debris accumulation analysis by high-resolution computed tomography scans. J Endod 2009;35(7):1044-7.
52. Villas-Boas MH, Bernardineli N, Cavenago BC, Marciano M, Del Carpio-Perochena A, de Moraes IG, *et al.* Micro-computed tomography study of the internal anatomy of mesial root canals of mandibular molars. J Endod 2011;37(12):1682-6.
53. Nair PN. On the causes of persistent apical periodontitis: a review. Int Endod J 2006;39(4):249-81.
54. Karapinar-Kazandag M, Basrani BR, Friedman S. The operating microscope enhances detection and negotiation of accessory mesial canals in mandibular molars. J Endod 2010;36(8):1289-94.
55. Nosrat A, Deschenes RJ, Tordik PA, Hicks L, Fouad, AF. Middle mesial canals in mandibular molars: incidence and related factors. J Endod 2015;41(1):28-32.
56. De-Deus G, Marins J, Silva EJNL, Erick Souza E, Belladonna FG, Reis C, *et al.* Accumulated hard tissue debris produced during reciprocating and rotary nickel-titanium canal preparation. J Endod 2015;41(5):676-81.
57. Rahimi M, Jainaen A, Parashos P, Messer HH. Bonding of resin-based sealers to root dentin. J Endod 2009;35(1):121-4.
58. Prestegaard H, Portenier I, Orstavik D, Kayaoglu G, Haapasalo M, Endal U. Antibacterial activity of various root canal sealers and root-end filling materials in dentin blocks infected ex vivo with Enterococcus faecalis. Acta odont Scand 2014;72(8):970-976.
59. Haragushiku GA, Sousa-Neto MD, Silva-Sousa YTC, Alfredo E, Silva SC, Silva RG. Adhesion of endodontic sealers to human root dentine submitted to different surface treatments. Photo-medicine and laser surgery. 2010;28(3):405-10.
60. Sjögren U, Figdor D, Persson S, Sundqvist G. Influence of infection at the time of root filling on the outcome of endodontic treatment of teeth with apical periodontitis. Int Endod J 1997;30(5):297-306.
61. Hoen MM, LaBounty GL, Keller DL. Ultrasonic endodontic sealer placement. J Endod 1988;14(4):169-74.
62. West LA, LaBounty GL, Keller DL. Obturation quality utilizing ultrasonic cleaning and sealer placement followed by lateral condensation with gutta-percha. J Endod 1989;15(11):507-11.
63. Aguirre AM, El Deeb ME, Aguirre R. The effect of ultrasonics on sealer distribution and sealing of root canals. J Endod 1997;23(12):759-64.
64. Nikhil V, Singh R. Confocal laser scanning microscopic investigation of ultrasonic, sonic, and rotary sealer placement techniques. J Conserv Dent 2013; 16(4):294-9.
65. Guimarães BM, Amoroso-Silva PA, Alcalde MP, Marciano MA, de Andrade FB, Duarte MA. Influence of ultrasonic activation of 4 root canal sealers on the filling quality. J Endod 2014;40(7):964-8.
66. Nikhil V, Bansal P, Sawani S. Effect of technique of sealer agitation on percentage and depth of MTA Fillapex sealer penetration: a comparative in-vitro study. J Conserv Dent 2015;18(2):119-23.
67. Alcalde, MP. Influência da agitação ultrassônica do cimento obturador na ação antimicrobiana intradentinária e no preenchimento de istmos em canais mesiais de molares inferiores. São Paulo. Dissertação [Mestrado em Endodontia]. Universidade de São Paulo, Faculdade de Odontologia de Bauru; 2015.
68. Wiesse PEB, Silva-Sousa YT, Pereira RD, Estrela C, Domingues LM, Pécora JD, *et al.* Effect of ultrasonic and sonic activation of root canal sealers on the push-out bond strength and interfacial adaptation to root canal dentine. Int Endod J 2018;51(1):102-111.

26 | Tecnologias Contemporâneas – Endodontia Guiada

Daniel de Almeida Decurcio • Marco Antônio Zaiden Loureiro • Julio Almeida Silva

SÍNTESE DO CAPÍTULO

A possibilidade de se copiar fielmente a anatomia dentária associada aos recursos digitais de planejamento tomográfico e impressões 3D propiciou o surgimento da Endodontia Guiada, sendo a tomografia computadorizada de feixe cônico (TCFC) e o escaneamento intraoral do paciente as bases para o planejamento e a impressão do guia endodôntico.

O acesso guiado está indicado em casos de calcificações severas com obliteração total ou parcial do canal nos terços apical, médio e cervical. Em cirurgia parendodôntica, visando a menor remoção de tecido ósseo e melhor localização da lesão periapical e reduzindo o risco de complicações trans e pós-operatórias, proporcionando mais segurança e previsibilidade dos tratamentos.

INTRODUÇÃO

Endodontia é uma especialidade da Odontologia que apresenta diversos desafios clínicos ao cirurgião-dentista. A anatomia complexa e variada dos canais radiculares, associada à presença dos microrganismos, representa uma das principais causas de insucesso do tratamento.[1] Nesse sentido, torna-se imperativo o aprimoramento técnico-científico e o uso dos recursos disponíveis para se alcançar o êxito endodôntico.

A evolução tecnológica tem sido uma constante na sociedade, avançando de forma rápida e em progressão geométrica. Na Odontologia não é diferente, e a Endodontia é uma das áreas que mais se beneficiou desse avanço nas últimas décadas. O desenvolvimento de ferramentas de trabalho mais eficientes e modernas proporcionou tratamentos endodônticos mais seguros, com menos tempo clínico e mais conforto ao paciente. A segurança no preparo automatizado com instrumentos de níquel-titânio,[2] a precisão na determinação do comprimento de trabalho com os localizadores foraminais,[3] a versatilidade no uso do aparelho de ultrassom nas diversas etapas clínicas,[4] a melhor visualização do campo operatório com a magnificação[5] e os diagnósticos mais acurados com o uso da TCFC[6] representam alguns desses avanços relacionados à especialidade.

No entanto, são apenas ferramentas de trabalho, o que não diminui a responsabilidade do cirurgião-dentista na condução do caso. Assim, associar o conhecimento científico atual ao desenvolvimento de habilidades clínicas é fundamental para diagnósticos mais precisos, condutas clínicas mais assertivas e prognósticos melhores. Para isso, o profissional deve empregar as melhores ferramentas disponíveis, estando sempre aberto para a evolução em sua área de atuação, e não preso a técnicas ou materiais obsoletos. Nesse sentido, incorporar essa tecnologia na prática clínica reflete em tratamentos endodônticos com mais previsibilidade e segurança.

A Odontologia Digital tornou-se uma realidade na clínica e tem sido amplamente explorada pelas áreas de Reabilitação Oral, Implantodontia, Ortodontia, Cirurgia, entre outras.[7] A possibilidade de se copiar fielmente a anatomia dentária ou facial e transferir esse modelo ao mundo virtual propiciou a era dos planejamentos digitais. Com o desenvolvimento de *softwares* específicos para esse fim, tornou-se possível planejar digitalmente as etapas clínicas, avaliando possíveis erros ou prevendo de forma precisa a quantidade de desgaste em um preparo, na direção e no comprimento de um implante, no padrão de movimentação dentária etc. Assim, evitam-se tratamentos por tentativa e erro, e planeja-se de modo mais eficiente e com menor tempo clínico junto com o paciente.

Seguindo essa evolução, a Endodontia Digital incorporou diferentes ferramentas e desenvolveu as próprias, avançando ainda mais na resolução de casos complexos.[8] A cópia fiel da anatomia interna proporcionada pelo avanço dos aparelhos e *softwares* de TCFC, associada aos recursos digitais de planejamento e impressão 3D, possibilitou o surgimento da Endodontia Guiada. Essa técnica é utilizada em diferentes etapas do tratamento endodôntico, com indicações específicas e alta previsibilidade. Assim, serão apresentados ao longo deste capítulo os recursos digitais aplicados à Endodontia Guiada, suas principais indicações, o fluxo digital de planejamento, as etapas operatórias do acesso guiado, suas limitações e perspectivas futuras da técnica.

RECURSOS DIGITAIS EM ENDODONTIA

A TCFC é a base do planejamento digital na Endodontia, o qual, aplicado à reabilitação dentária, se apoia primordialmente nas imagens obtidas pelos *scanners* intraorais, que copiam a superfície externa dos dentes e tecidos gengivais adjacentes. Em contrapartida, a Endodontia baseia seu planejamento nas informações obtidas em minuciosa navegação pelas imagens da TCFC, que oferecem detalhes da anatomia interna dos dentes e das estruturas circundantes. As estruturas de interesse para o tratamento endodôntico apresentam dimensões extremamente reduzidas, o que representa grande desafio para o endodontista quanto a: detecção de ramificações, fraturas e perfurações; e a determinação de diferentes níveis de obliteração e espessura das paredes dos canais radiculares. Essa dificuldade em visualizar a microanatomia endodôntica exige exames com imagens em alta qualidade.

A qualidade da imagem da TCFC será determinada pelas características tanto do tomógrafo (o aparelho) quanto dos *softwares* de aquisição e de trabalho das imagens. No diagnóstico da microanatomia endodôntica, é mais importante priorizar a aquisição da imagem em tomógrafos de alta resolução e com melhor ponto focal do que em equipamentos com capacidade de aquisição de grandes volumes e registro de áreas mais abrangentes. A quantidade e a densidade dos materiais presentes na boca do paciente também podem influenciar na qualidade da imagem, uma vez que materiais densos são capazes de produzir artefatos ("defeitos") que sobrepõem os detalhes reais. Essa inconveniência causada pelos artefatos pode ser minimizada pela utilização de avançados *softwares* de trabalho das imagens, como o e-Vol DX®.[9] Um *software* de trabalho como o e-Vol DX® é capaz de receber o arquivo padrão de aquisição de imagens gerado pela maioria dos tomógrafos, o *Digital Imaging and Communications in Medicine* (DICOM), e aplicar filtros redutores de artefatos (BAR, *blooming artifact reduction*), filtros de ampliação das imagens de canais com preservação da clareza de detalhes (ACI, *accessory canal identification/navegation*) e técnicas de reconstrução 3D capazes de gerar imagens mais fotorrealistas (*cinematic rendering*).[6,9] Essas ferramentas que promovem o aumento da qualidade da imagem da tomografia melhoram a capacidade de diagnóstico e, consequentemente, impactam positivamente nas tomadas de decisões clínicas.

Os *softwares* de planejamento e desenhos digitais também foram fundamentais para o avanço da Endodontia Digital na direção do desenvolvimento dos guias aplicados à nossa especialidade. Eles também importam os arquivos DICOM dos exames de tomografia e utilizam suas informações como parâmetros para delinear os guias com ferramentas de desenho assistido por computador (CAD, *computer aided design*). No processo de modelagem dos guias, os atuais *softwares* de planejamento digital precisam sincronizar o arquivo DICOM com o arquivo digital de um modelo da arcada do paciente no formato STL (*standard tesselation language*). O modelo digital é obtido com um equipamento de escaneamento intraoral **(Vídeo 1: Planejamento Virtual)**.

A materialização dos guias endodônticos é realizada pela tecnologia de impressão 3D, com a técnica da *stereolithography*. O desenho tridimensional do guia, criado no *software* de planejamento digital, é exportado no formato STL. Antes da impressão 3D, o STL do desenho precisa ser preparado em outro *software*, que transforma o arquivo STL do guia em uma sequência de inúmeras camadas ou "fatias". Quanto menor for a espessura das "fatias", maior será a fidelidade do guia impresso; em contrapartida, maior será o tempo gasto no processo de impressão. Atualmente, os guias endodônticos são impressos em resina líquida fotopolimerizável com tecnologia de processamento de luz direta (DLP, *direct light processing*), devido ao melhor custo-benefício.[10]

INDICAÇÕES DA ENDODONTIA GUIADA

A Endodontia Guiada tem sido indicada em diferentes situações clínicas. O melhor entendimento de suas características e a exploração dos recursos digitais em Endodontia, propiciaram maior aplicabilidade na especialidade. Entretanto, ela apresenta indicações específicas e não deve ser interpretada como um agente facilitador para profissionais com menos experiência clínica e/ou que não utilizem a tecnologia adequada para tratamentos endodônticos complexos, mas sim como ferramenta adicional no arsenal do endodontista.[11]

A indicação inicial do acesso guiado está relacionada aos canais calcificados.[12-14] A obliteração do canal radicular pode atingir apenas o terço cervical da raiz ou se estender até o terço médio ou o apical. Sua origem pode estar vinculada a diversos fatores, tais como consequência de traumatismo dentário após tratamento ortodôntico, resposta a lesões pulpares como cárie ou materiais restauradores, ou mesmo em pacientes idosos.[15] Nesses casos, quando há associação da calcificação com patologias periapicais, torna-se necessário o tratamento endodôntico.[8,12,13]

O acesso coronário representa a etapa operatória mais desafiadora em um dente calcificado, dificultando a manutenção da correta direção de trepanação quando ela se estende principalmente aos terços médio e apical. Mesmo para endodontistas experientes, pode resultar em desvios ou perfurações, aumentando as chances de insucesso.[8] Nesse sentido, o uso da técnica guiada proporciona maior segurança e previsibilidade, menor volume de tecido dental removido e menor tempo clínico com o paciente.[16-18]

A Endodontia Guiada também tem sido indicada nos casos de cirurgia parendodôntica.[19-21] O uso do guia no acesso cirúrgico é preciso, com menor remoção de tecido ósseo e melhor localização da região da lesão e do ápice dentário.[20,21] Esses procedimentos guiados reduzem os riscos de complicações trans e pós-cirúrgicas, como sangramento ou dano a estruturas anatômicas vizinhas. Além disso, conduz a menos tempo de cicatrização e melhor prognóstico.[19,20]

Casos desafiadores relacionados ao acesso cirúrgico e à proximidade das estruturas anatômicas nobres podem ser mais bem realizados com o uso dos guias prototipados. Giacomino *et al.*,[22] demonstraram o uso do acesso guiado em cirurgias relacionadas à raiz palatal de segundo molar superior e às raízes fusionadas de primeiro molar superior e segundo pré-molar inferior com proximidade apical ao forame mentual. Em todos os casos relatados, o uso dos guias promoveu osteotomia e apicectomia precisas relacionadas a angulação, diâmetro e extensão.[22]

A utilização dos pinos de fibra de vidro nas reabilitações orais se tornou uma realidade nos últimos anos. Entretanto, quando necessária, sua remoção representa um grande desafio ao cirurgião-dentista, podendo conduzir a desvios ou perfurações radiculares, propagação de trincas ou fraturas.[23] Assim, os planejamentos virtuais e a impressão de guias têm contribuído para maior segurança desse procedimento e diminuição do tempo clínico, proporcionando maior conforto ao paciente e reduzindo o estresse do profissional.[23-26]

Endodontistas experientes utilizam diversos recursos para a remoção dos pinos de fibra de vidro, como a microscopia operatória e as pontas de ultrassom. No entanto, um estudo recente[27] que avaliou a perda dentinária e os desvios no trajeto do canal radicular, comparando o acesso guiado com o uso dos recursos de magnificação e ultrassônico, apresentou resultados favoráveis à técnica guiada. O autor pôde observar menor quantidade de dentina desgastada, menor desvio do trajeto original e menor tempo operatório na Endodontia Guiada, resultando em maior previsibilidade do procedimento.[27]

O acesso em dentes com anomalias de desenvolvimento também tem sido uma das indicações do uso dos guias endodônticos.[28-30] A presença de malformações dentárias, como o *dens invaginatus*, pode representar um fator dificultador quando há necessidade do tratamento endodôntico. Assim, a associação de um correto diagnóstico da condição pulpar/periapical com exames por imagens tridimensionais conduz a tratamentos mais assertivos. No entanto, essas anomalias dificultam o correto acesso, aumentando a possibilidade de desgaste dentário excessivo, erro na direção de entrada ou mesmo perfurações radiculares. Nesse sentido, o acesso guiado tem sido uma alternativa viável e previsível.[28-30]

Assim, as principais indicações da Endodontia Guiada são:

- Acesso a canais radiculares calcificados;
- Cirurgias parendodônticas em áreas de difícil acesso;
- Remoção de pinos de fibra de vidro;
- Acesso a dentes com anomalias de desenvolvimento.

PLANEJAMENTO E FLUXO DIGITAL DA ENDODONTIA GUIADA

A técnica da Endodontia Guiada pode ser dividida em: uma fase laboratorial de confecção do guia endodôntico, na qual a maioria dos processos é realizada na ausência do paciente, com auxílio de ferramentas digitais; e uma fase clínica de aplicação do guia nos procedimentos operatórios junto ao paciente. A sequência de processos executados na fase laboratorial de planejamento e construção do guia é denominada "fluxo digital da Endodontia Guiada".

Ele segue basicamente a mesma sequência dos processos realizados no fluxo digital da implantodontia para procedimentos cirúrgicos guiados na instalação de implantes. Uma vez definida a indicação da realização de um guia endodôntico, o profissional deve checar se o paciente possui tanto o exame de TCFC da região de interesse quanto o modelo da arcada no formato digital. O fluxo digital tem início com a aquisição dos arquivos DICOM e STL; assim, caso o paciente tenha realizado essa aquisição recentemente, sem posteriores intervenções odontológicas que possam ter alterado a anatomia dentária interna ou a superfície dos tecidos orais (dentes/gengiva), os arquivos poderão ser aproveitados. Caso o paciente não os tenha ou disponha de algum desses arquivos em baixa qualidade, uma nova solicitação deverá ser feita. O arquivo DICOM será obtido solicitando o exame de TCFC, e o arquivo STL, pelo exame de escaneamento intraoral da arcada do paciente.

Após a aquisição dos arquivos DICOM e STL, o planejamento do guia endodôntico é realizado por centros de planejamento digital (*planning centers*) ou profissionais capacitados, em *softwares* específicos de planejamento de guias cirúrgicos. Essas ferramentas foram desenvolvidas com a finalidade de guiar a instalação de implantes, e não desgastar a parte interna do órgão dental. Por isso, algumas vezes, a técnica da Endodontia Guiada pode ser contraindicada durante a fase de planejamento, devido à escassez de recursos aplicados às dimensões reduzidas da área de atuação da Endodontia. Além das dimensões de comprimento e diâmetro do desgaste, deve-se planejar com critério a direção e a região a ser desgastada pela fresa. Evita-se o planejamento de trajetórias que promovam desgaste de estruturas anatômicas importantes para longevidade dos dentes, como: borda incisal, pontes de esmalte e ponta de cúspides. Uma vez definido o planejamento do comprimento e a trajetória do desgaste, é importante estimar a espessura de tecido dentário que permanecerá após a execução do procedimento guiado. Os planejamentos não devem projetar desgastes a uma distância menor do que 1 mm da superfície radicular em contato com o ligamento periodontal, para se evitar acidentes de perfuração. Apesar de o desgaste guiado ser previsível, considera-se uma média de desvios de até 0,4 mm na ponta da fresa em um desgaste guiado até o terço apical da raiz.[31] Os desvios são minimizados pelo rigor nas etapas de planejamento e de impressão dos guias. Quanto mais adaptada a superfície oclusal dos dentes, maior a estabilidade do guia e menor o risco de desvio durante o procedimento de desgaste. Janelas de inspeção são planejadas em diferentes partes do guia, a fim de possibilitar a verificação da adaptação na fase operatória.

Situações clínicas desfavoráveis à estabilidade dos guias exigem um planejamento de recursos que limite a mobilidade deles. Guias apoiados em um número reduzido de dentes ou ausência de dentes adjacentes à região do procedimento guiado são fatores desfavoráveis à sua estabilidade. Nessas situações, deve-se planejar a estabilização com pinos de fixação. A utilização de anilhas metálicas também é um recurso que auxilia na estabilidade do desgaste guiado. Tem a função de restringir a movimentação da fresa em direção linear no sentido coroa/ápice, de acordo com a trajetória planejada.

Finalizado o projeto do guia endodôntico, um detalhado relatório do planejamento virtual deve ser encaminhado ao cirurgião-dentista responsável pelo caso, para análise e aprovação. Somente após aprovação, o arquivo STL do desenho do guia é enviado para impressão 3D. Os guias endodônticos são impressos em resinas passíveis de serem autoclavadas.

ETAPAS OPERATÓRIAS NO ACESSO GUIADO

Para a obtenção do sucesso nos acessos endodônticos guiados, é imprescindível que todas as etapas laboratoriais prévias tenham sido respeitadas. De acordo com o que foi abordado anteriormente, os recursos tecnológicos para o diagnóstico e o planejamento do fluxo digital são de fundamental importância para proporcionar a correta indicação do uso de guias, assim como a materialização desse recurso. Neste tópico será abordado o passo a passo que o clínico deve estabelecer desde a chegada do guia impresso até a realização do acesso guiado, com um caso clínico de obliteração do canal radicular associado a periodontite apical (**Figura 1**).

Os guias endodônticos são desenhados e impressos em centros de planejamento digital e entregues ao clínico já polidos e prontos para o uso. Entretanto, além de participar do

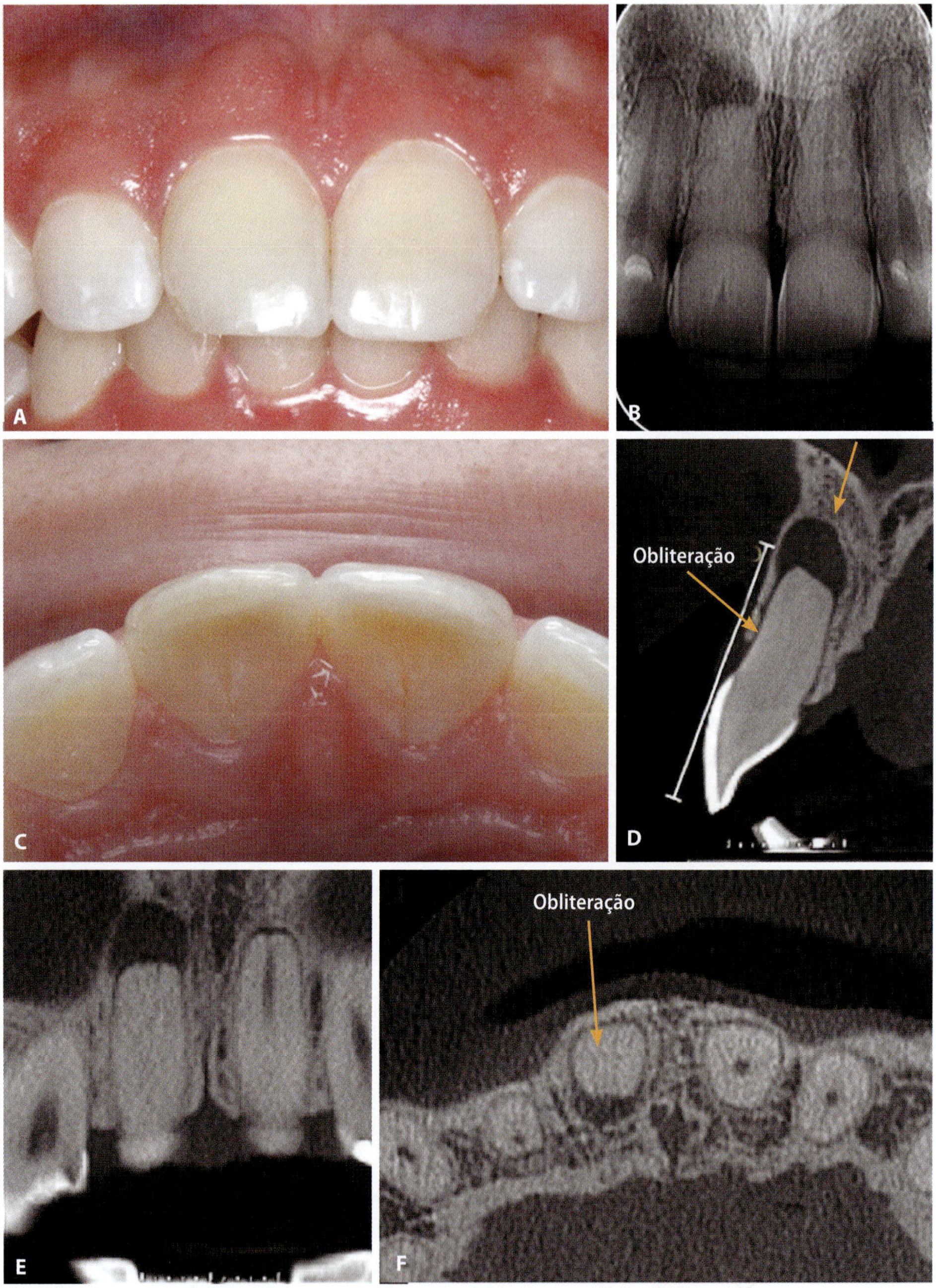

FIGURA 1 (A) Vista frontal inicial evidenciando aspecto clínico de normalidade. (B) Radiografia periapical inicial com obliteração do canal radicular e presença de periodontite apical no dente nº 11. (C) Vista oclusal inicial com aspecto clínico de normalidade. (D) Corte sagital de exame de TCFC com obliteração do canal radicular e presença de periodontite apical. (E) Corte coronal de exame de TCFC com obliteração do canal radicular até o terço médio. (F) Corte axial de exame de TCFC com o ponto de início da trajetória do canal radicular.

Fonte: arquivo pessoal dos autores.

planejamento do guia, o endodontista tem a responsabilidade de checar vários aspectos que podem interferir no resultado do tratamento. Um relatório do planejamento virtual é enviado pelos centros de planejamento com informações sobre o escaneamento intraoral, a trajetória da broca, a extensão do guia nos dentes adjacentes e a presença e a posição de

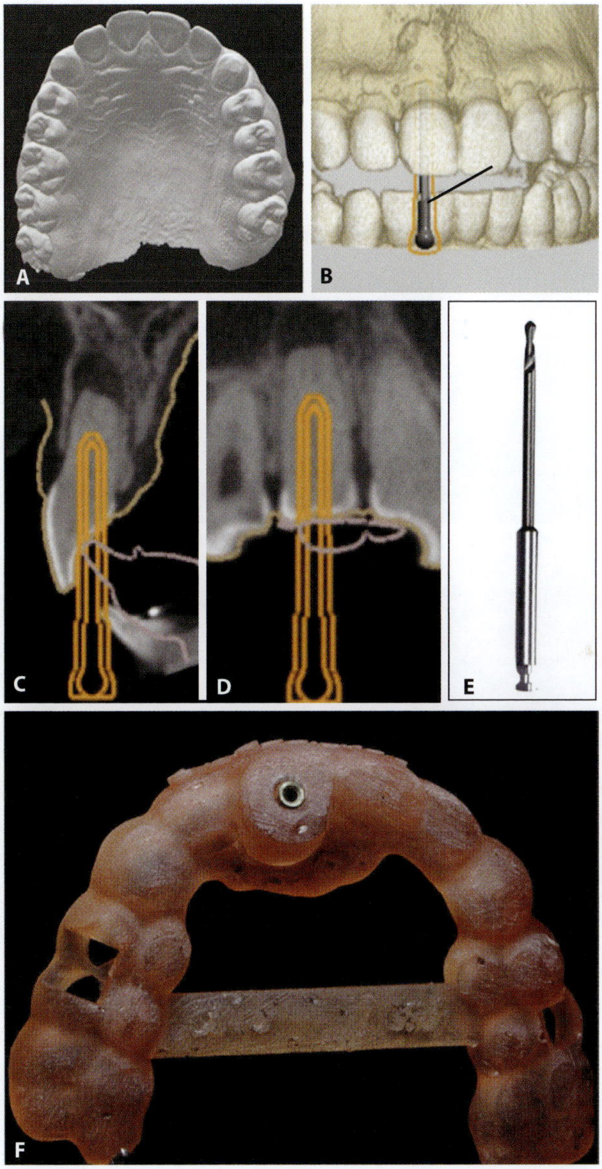

FIGURA 2 (A) Escaneamento intraoral da arcada superior para planejamento do guia. (B) Reconstrução tridimensional de TCFC com o planejamento da trajetória da fresa. (C) Corte sagital de TCFC com o planejamento da trajetória da fresa. (D) Corte coronal de TCFC com o planejamento da trajetória da fresa. (E) Fresa de 1,3 mm de diâmetro (Neodent®, Curitiba, Brasil). (F) Guia impresso com janelas de inspeção visual e anilha metálica em posição.

Fonte: arquivo pessoal dos autores.

janelas de inspeção visual **(Figura 2)**. Dessa maneira, podem ser verificadas possíveis distorções ou falhas na impressão do guia, como posicionamentos equivocados das janelas de inspeção visual, presença ou ausência de anilha metálica e extensão e suporte do guia diferentes do planejado.

Após comprovação da qualidade do guia impresso, parte-se para os testes em boca, com a finalidade de verificar sua perfeita adaptação e estabilidade. Como fora abordado no tópico de Planejamento e Fluxo Digital da Endodontia Guiada, pode-se realizar o planejamento para guias com suporte somente nos dentes adjacentes, ou guias com suporte nos dentes adjacentes e fixadas em osso.[8,12,14] Independentemente da escolha sobre a fixação ou não em osso, as janelas de inspeção visual são um indicativo importante da perfeita adaptação do guia e sinalizam que o planejamento e a impressão foram realizados corretamente **(Figura 3)**.

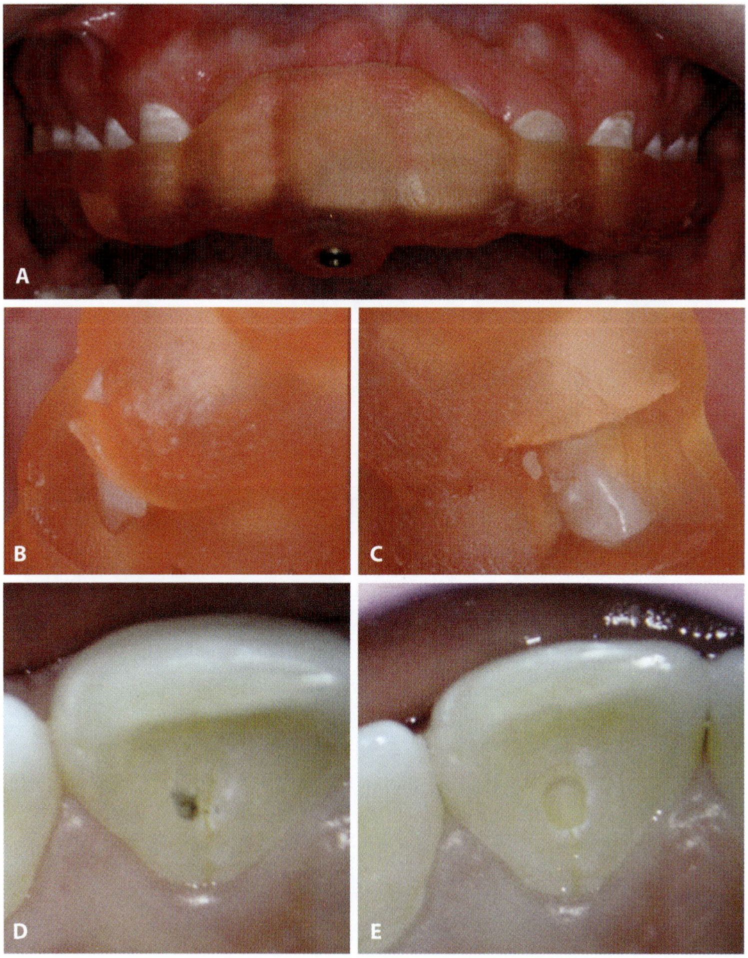

FIGURA 3 (A) Guia posicionado em boca para verificação da estabilidade. (B) Janela de inspeção visual nos dentes nº 14 e 15, para checar a correta adaptação do guia. (C) Janela de inspeção visual no dente nº 25, para checar a correta adaptação do guia. (D) Vista oclusal após marcação com grafite do ponto de eleição para desgaste de pequena quantidade de esmalte dentário. (E) Desgaste inicial realizado com broca diamantada.

(Continua)

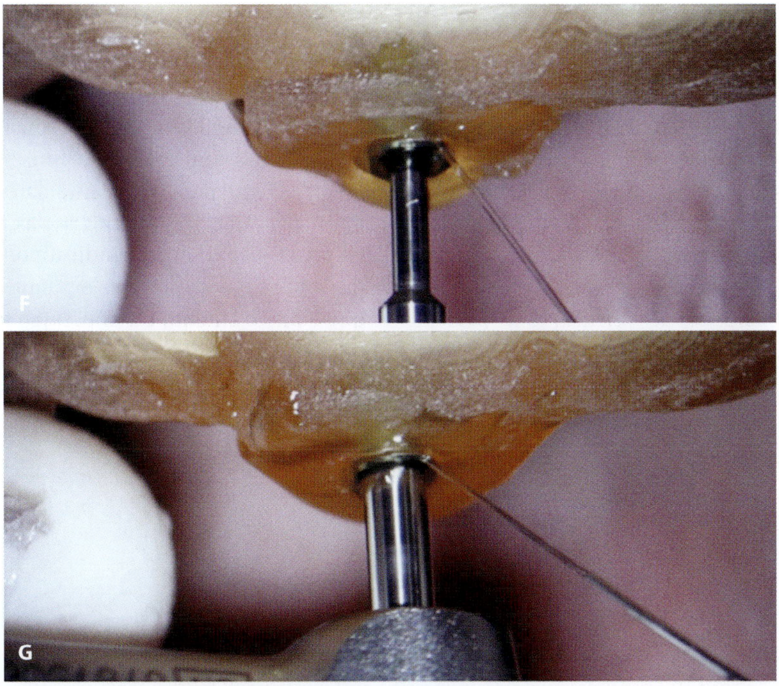

FIGURA 3 (*Continuação*) (F) Acesso endodôntico guiado com broca de 1,3 mm (Neodent®, Curitiba, Brasil) sob constante irrigação. (G) Uso da broca até a base da anilha metálica, finalizando o acesso guiado.

Fonte: arquivo pessoal dos autores.

Hoje, a Endodontia utiliza instrumentos e *softwares* de planejamento da cirurgia guiada para implantodontia; com isso, a fresa utilizada para a maioria dos acessos guiados é de 1,3 mm de diâmetro (Neodent®, Curitiba, Brasil). Essa fresa não apresenta poder de cortar o esmalte; portanto, é necessário realizar um pequeno desgaste prévio com brocas diamantadas na região de esmalte, para que a fresa de 1,3 mm atue prioritariamente na dentina. Para a realização do desgaste inicial, faz-se uma marcação com o guia já posicionado no interior da anilha, buscando o ponto de eleição, conforme ilustrado na **Figura 3**.

Seguindo o fluxo das etapas operatórias, o passo seguinte é realizar o acesso endodôntico guiado propriamente dito. Para isso, é necessário um motor elétrico em rotação contínua com velocidade estabelecida em 800 RPM e torque de 4.0 Ncm. Após nova verificação da perfeita posição do guia, deve-se estabilizar o guia com apoio manual e constante irrigação. A fresa deve entrar até tocar a base da anilha, que é o referencial de profundidade que ela deve percorrer até chegar ao ponto planejado **(Figura 3) (Vídeo 2: Execução Clínica)**.

O processo de irrigação deve ser contínuo e realizado em direção ao interior da anilha metálica. A cada avanço de 3 mm, faz-se uma lavagem do interior da trajetória criada e da ponta da fresa, removendo todo o excesso de dentina aderida. Quando a fresa toca na base da anilha, significa que o acesso guiado foi finalizado, devendo-se partir para a etapa seguinte, que é a de mapeamento e localização do canal calcificado com limas de pequeno calibre **(Figura 4)**.

No caso clínico em questão, foi realizado isolamento absoluto e acesso ao canal radicular calcificado com lima K-file® nº 10 (Dentsply/Maillefer, Ballaigues, Suíça) **(Figura 4)**. O tratamento endodôntico foi realizado seguindo todo o protocolo de preparo do canal radicular, com potencialização da solução irrigadora e uso de medicação intracanal à base de hidróxido de cálcio (Ultracal®, Ultradent, Indaiatuba, Brasil), e o dente foi posteriormente obturado com cones de guta-percha e cimento endodôntico, restaurado com resina composta Bulk Fill® (FGM, Santa Catarina, Brasil).

Imediatamente após a finalização do caso, foi realizada uma nova aquisição tomográfica, que evidenciou a correta trajetória da fresa no acesso endodôntico guiado, sem desgastes excessivos e desvios, o que proporcionou livre acesso ao canal radicular (Figura 4). A utilização desse caso clínico ilustrativo teve o objetivo de explicar o protocolo de aplicação, assim como evidenciar a precisão da Endodontia Guiada na resolução de casos de canais calcificados, proporcionando maior segurança e tranquilidade ao operador.

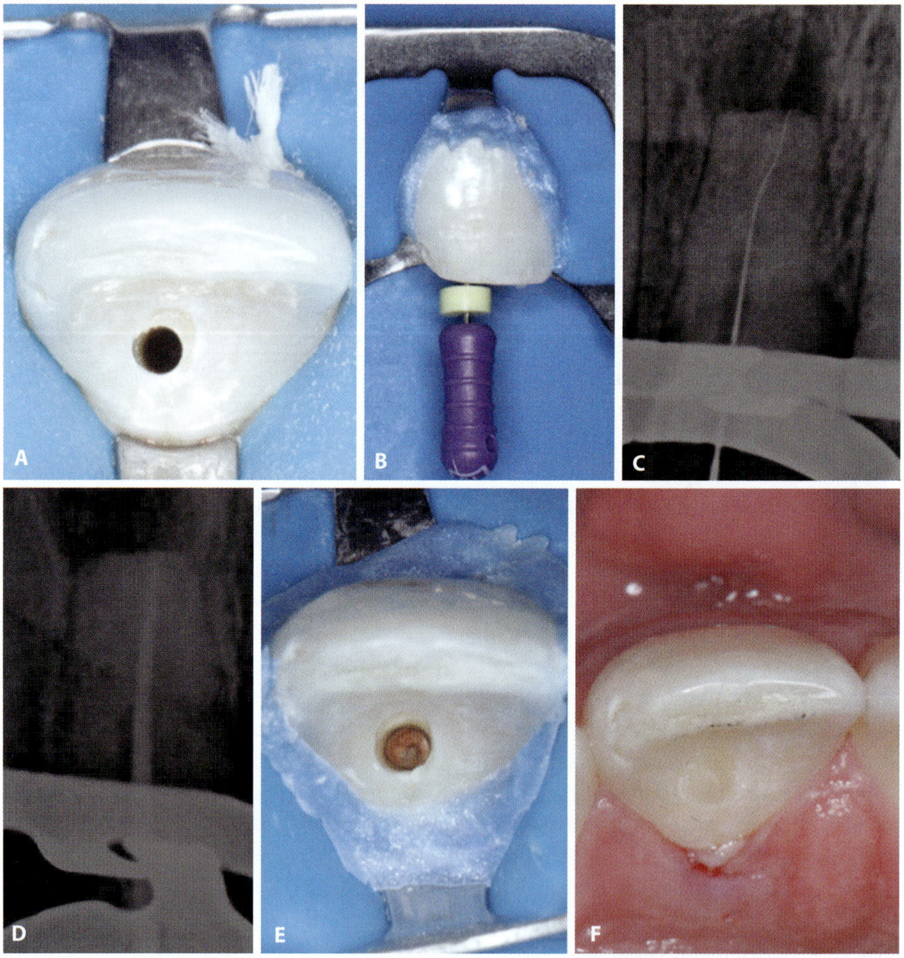

FIGURA 4 (A) Vista oclusal após acesso guiado e isolamento absoluto. (B) Vista frontal com lima K-file® nº 10 no comprimento de trabalho. (C) Radiografia periapical com a trajetória da lima no comprimento de trabalho. (D) Radiografia periapical de prova do cone principal. (E) Vista oclusal após a etapa de obturação do canal radicular. (F) Vista oclusal após selamento coronário em resina composta (FGM, Santa Catarina, Brasil).

(Continua)

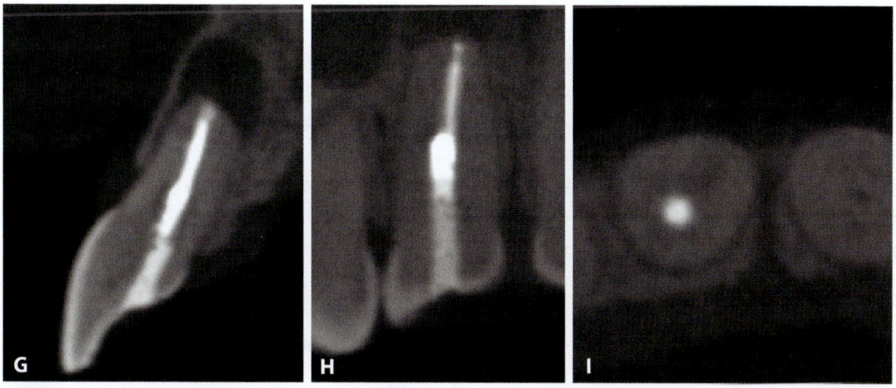

FIGURA 4 (*Continuação*) (G) Corte sagital de TCFC pós-operatória evidenciando a obturação completa do canal radicular. (H) Corte coronal de TCFC mostrando a trajetória da fresa e a do canal radicular. (I) Corte axial com a espessura de dentina remanescente após acesso guiado.

Fonte: arquivo pessoal dos autores.

Informações essenciais para o conhecimento do tema

A Endodontia Guiada é uma técnica em constante evolução e reflete a rápida mudança que o mundo moderno vivencia. O avanço tecnológico proporciona o desenvolvimento de ferramentas cada vez mais precisas e adequadas para a Endodontia, progredindo para uma técnica mais acurada, de menor custo e com maior possibilidade de acesso para o clínico. Ainda assim, apresenta limitações, as quais devem ser avaliadas antes de seu planejamento e execução.

A anatomia complexa dos canais radiculares, apesar de envolver as principais indicações para os planejamentos guiados, também pode representar algumas limitações da técnica. O acesso guiado só é possível na região reta do canal radicular e torna-se impreciso nas áreas de curvatura. Diante disso, o planejamento deve ser muito bem avaliado, direcionando o desgaste e as brocas apenas para a porção retilínea, evitando-se as curvaturas. Outro aspecto relacionado à anatomia dentária refere-se ao diâmetro radicular. As diferentes configurações radiculares[32] nos diversos grupos dentários podem apresentar raízes com espessuras mínimas no sentido mesiodistal e/ou vestibulolingual, incompatibilizando o uso de brocas na região (p. ex., incisivos inferiores ou raízes mesiovestibulares dos molares superiores).

Além disso, outras limitações podem ser citadas, por exemplo, pacientes com restrição de abertura bucal podem dificultar ou mesmo contraindicar o acesso guiado, principalmente em dentes posteriores. Exames de TCFC que apresentem artefatos de imagem na região a ser acessada também podem limitar o planejamento virtual e a precisão dos guias prototipados para a técnica.

No entanto, a evolução das ferramentas tecnológicas utilizadas conduz a ampliação de suas indicações e maior exploração da Endodontia Digital. Um grande avanço vivenciado nos últimos anos refere-se às imagens de TCFC. Aparelhos mais modernos, sobretudo *softwares* mais inteligentes e com maior número de recursos,[33,34] têm possibilitado uma cópia mais fiel da anatomia interna dos dentes, evitando-se distorções que levam a imprecisão e erro no acesso. Assim, com a eliminação dos artefatos de imagem advindos de materiais de alta densidade, pode-se planejar eficientemente o acesso guiado na maioria dos casos indicados.

Outro aspecto que vem evoluindo são as ferramentas utilizadas na etapa clínica da Endodontia Guiada. A adaptação de brocas e fresas advindas da Implantodontia caracteriza grande limitação da técnica, o que vem sendo superado com o desenvolvimento de instrumentos próprios da Endodontia. Os insertos ultrassônicos desenvolvidos com essa finalidade representam um grande avanço na Endodontia Guiada, com desgastes ainda mais controlados (devido aos menores diâmetros desses insertos) e possibilidade de irrigação mais eficiente durante seu uso. Porém, a ação do inserto ultrassônico pode ser restringida em guias com anilhas metálicas. Por isso, o ultrassom exige o planejamento de guias não restritivos, com maior alívio (*offset*) no espaço pelo qual o inserto passa pelo guia. Os guias não restritivos demandam maior atenção para execução da técnica, pois permitem maior desvio da trajetória de desgaste. Atualmente, esse tipo de guia é indicado para situações clínicas de dentes com raízes muito delgadas e que necessitem de pequena quantidade de desgaste, ou para delimitar a osteotomia e a apicetomia em cirurgias parendodônticas **(Figura 5)**.

A Endodontia Guiada é uma técnica precisa, eficaz e de fácil aplicação clínica.[35] Representa a incorporação dos recursos tecnológicos e de planejamentos digitais na vida do endodontista, oferecendo maior previsibilidade aos casos em que é aplicada. Além disso, demanda o mínimo de investimento financeiro no consultório, uma vez que os equipamentos de captura de imagem, planejamento virtual e impressão dos guias fazem parte do arsenal dos centros de planejamento digital, e propicia menor número de sessões clínicas, aumentando o conforto do paciente e diminuindo o estresse profissional.

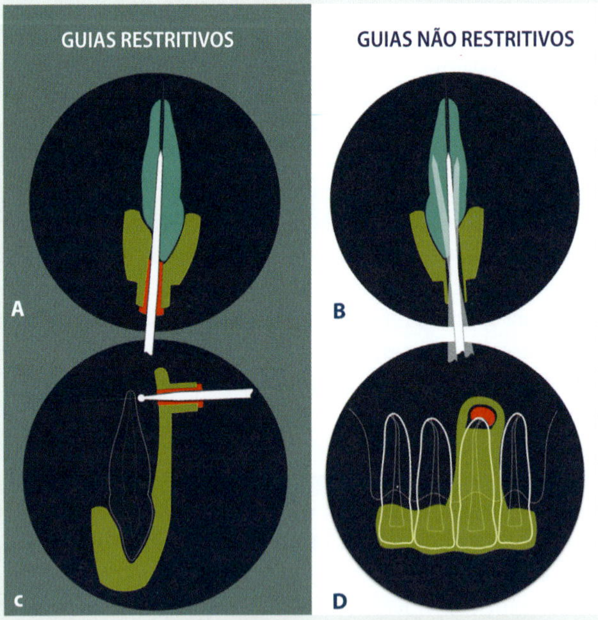

FIGURA 5 Representações esquemáticas de guias endodônticos restritivos e não restritivos. (A) Guia restritivo para acesso de canal calcificado – anilhas (*vermelho*) restringem a direção de desgaste. (B) Guia não restritivo para acesso de canal calcificado – projeção de desvios devido ao maior *offset*. (C) Guia restritivo para encontrar a região exata do ápice radicular. (D) Guia não restritivo para orientar e delimitar as etapas da apicectomia e da osteotomia durante a cirurgia parendodôntica.

Fonte: elaborada pelos autores.

CONTEÚDO COMPLEMENTAR

Esse capítulo possui vídeos como material complementar on-line. Utilize o QR code ao lado para ter acesso a esse conteúdo.

endodontia2022

REFERÊNCIAS BIBLIOGRÁFICAS

1. Estrela C, Holland R, Estrela CR, Alencar AH, Sousa-Neto MD, Pécora JD. Characterization of successful root canal treatment. Braz Dent J 2014;25(1):3-11.
2. Gavini G, Santos MD, Caldeira CL, Machado MEL, Freire LG, Iglecias EF, *et al.* Nickel-titanium instruments in endodontics: a concise review of the state of the art. Braz Oral Res 2018;32(suppl 1):e67.
3. Morais AL, de Alencar AH, Estrela CR, Decurcio DA, Estrela C. Working length determination using cone-beam computed tomography, periapical radiography and electronic apex locator in teeth with apical periodontitis: a clinical study. Iran Endod J 2016;11(3):164-8.
4. Decurcio DA, Rossi-Fedele G, Estrela C, Pulikkotil SJ, Nagendrababu V. Machine-assisted agitation reduces postoperative pain during root canal treatment: a systematic review and meta-analysis from randomized clinical trials. J Endod 2019;45(4):387-93.
5. Jang SM, Kim E, Min KS. An update on endodontic microsurgery of mandibular molars: a focused review. Medicina (Kaunas) 2021;57(3):270.
6. Bueno MR, Estrela C, Granjeiro JM, Estrela MRA, Azevedo BC, Diogenes A. Cone-beam computed tomography cinematic rendering: clinical, teaching and research applications. Braz Oral Res 2021;35:e024.
7. Alauddin MS, Baharuddin AS, Mohd Ghazali MI. The modern and digital transformation of oral health care: a mini review. Healthcare (Basel) 2021;9(2):118.
8. Loureiro MAZ, Silva JA, Chaves GS, Capeletti LR, Estrela C, Decurcio DA. Guided endodontics: the impact of new technologies on complex case solution. Aust Endod J 2021. Epub ahead of print. https://doi.org/10.1111/aej.12498.
9. Bueno MR, Estrela C. Impact of a new cone beam computed tomography software on clinical decision-making in Endodontics. Dental Press Endod 2019;9(3):20-8.
10. Park ME, Shin SY. Three-dimensional comparative study on the accuracy and reproducibility of dental casts fabricated by 3D printers. J Prosthet Dent 2018;119(5):861.e1-861.e7.
11. Silva EJNL, Barbosa AFA, Attademo RS, Lima CO, Decurcio DA, Pereira LAP. Endodontic accesses: what every endodontist should know. Dental Press Endod 2021;11(1):16-28.
12. Krastl G, Zehnder MS, Connert T, Weiger R, Kühl S. Guided endodontics: a novel treatment approach for teeth with pulp canal calcification and apical pathology. Dent Traumatol 2016;32(3):240-6.
13. Connert T, Zehnder MS, Amato M, Weiger R, Kühl S, Krastl G. Microguided Endodontics: a method to achieve minimally invasive access cavity preparation and root canal location in mandibular incisors using a novel computer-guided technique. Int Endod J 2018;51(2):247-55.
14. Lara-Mendes STO, Barbosa CFM, Santa-Rosa CC, Machado VC. Guided endodontic access in maxillary molars using cone-beam computed tomography and computer-aided design/computer-aided manufacturing system: a case report. J Endod 2018;44(5):875-9.
15. Moreno-Rabié C, Torres A, Lambrechts P, Jacobs R. Clinical applications, accuracy and limitations of guided endodontics: a systematic review. Int Endod J 2020;53(2):214-31.
16. Connert T, Zehnder MS, Weiger R, Kühl S, Krastl G. Microguided endodontics: accuracy of a miniaturized technique for apically extended access cavity preparation in anterior teeth. J Endod 2017;43(5):787-90.
17. Connert T, Krug R, Eggmann F, Emsermann I, ElAyouti A, Weiger R, *et al.* Guided endodontics versus conventional access cavity preparation: a comparative study on substance loss using 3-dimensional-printed teeth. J Endod 2019;45(3):327-31.
18. Loureiro MAZ, Elias MRA, Capeletti LR, Silva JA, Siqueira PC, Chaves GS, *et al.* Guided endodontics: volume of dental tissue removed by guided access cavity preparation-an ex vivo study. J Endod 2020;46(12):1907-12.
19. Ahn SY, Kim NH, Kim S, Karabucak B, Kim E. Computer-aided design/computer-aided manufacturing-guided endodontic surgery: guided osteotomy and apex localization in a mandibular molar with a thick buccal bone plate. J Endod 2018;44(4):665-70.
20. Ye S, Zhao S, Wang W, Jiang Q, Yang X. A novel method for periapical microsurgery with the aid of 3D technology: a case report. BMC Oral Health 2018;18(1):85.
21. Ackerman S, Aguilera FC, Buie JM, Glickman GN, Umorin M, Wang Q, *et al.* Accuracy of 3-dimensional-printed Endodontic Surgical Guide: A Human Cadaver Study. J Endod 2019;45(5):615-8.
22. Giacomino CM, Ray JJ, Wealleans JA. Targeted endodontic microsurgery: a novel approach to anatomically challenging scenarios using 3-dimensional-printed guides and trephine burs-a report of 3 cases. J Endod 2018;44(4):671-7.
23. Maia LM, Bambirra Júnior W, Toubes KM, Moreira Júnior G, de Carvalho Machado V, Parpinelli BC, *et al.* Endodontic guide for the conservative removal of a fiber-reinforced composite resin post. J Prosthet Dent 2021 in press.
24. Maia LM, Moreira Júnior G, Albuquerque RC, de Carvalho Machado V, da Silva NRFA, Hauss DD *et al.* Three-dimensional endodontic guide for adhesive fiber post removal: A dental technique. J Prosthet Dent 2019;121(3):387-90.
25. Perez C, Finelle G, Couvrechel C. Optimisation of a guided endodontics protocol for removal of fibre-reinforced posts. Aust Endod J 2020;46(1):107-14.
26. Schwindling FS, Tasaka A, Hilgenfeld T, Rammelsberg P, Zenthöfer A. Three-dimensional-guided removal and preparation of dental root posts-concept and feasibility. J Prosthodont Res 2020;64(1):104-8.

27. Gomes MAB. Perda de dentina no acesso ao canal e remoção de pinos de fibra para retratamento em molares – Análise por tomografia e microtomografia computadorizada. Tese de doutorado. Uberlândia: Faculdade de Odontologia da Universidade Federal de Uberlândia; 2020.
28. Mena-Álvarez J, Rico-Romano C, Lobo-Galindo AB, Zubizarreta-Macho A. Endodontic treatment of dens evaginatus by performing a splint guided access cavity. J Esthet Restor Dent 2017;29(6):396-402.
29. Ali A, Arslan H, Jethani B. Conservative management of type II dens invaginatus with guided endodontic approach: A case series. J Conserv Dent 2019;22(5):503-8.
30. Zubizarreta-Macho Á, Ferreiroa A, Agustín-Panadero R, Rico-Romano C, Lobo-Galindo AB, Mena-Álvarez J. Endodontic re-treatment and restorative treatment of a dens invaginatus type II through new technologies. J Clin Exp Dent 2019;11(6):e570-e576.
31. Zehnder MS, Connert T, Weiger R, Krastl G, Kühl S. Guided endodontics: accuracy of a novel method for guided access cavity preparation and root canal location. Int Endod J 2016;49(10):966-72.
32. Estrela C, Bueno MR, Couto GS, Rabelo LE, Alencar AH, Silva RG, *et al.* Study of root canal anatomy in human permanent teeth in a subpopulation of brazil's center region using cone-beam computed tomography - part 1. Braz Dent J 2015;26(5):530-6.
33. Estrela C, Costa MVC, Bueno MR, Rabelo LEG, Decurcio DA, Silva JÁ, *et al.* Potential of a new cone-beam ct software for blooming artifact reduction. Braz Dent J 2020;31(6):582-8.
34. Chaves GS, Estrela C, Silva FPY, Silva JA, Alencar AHG, Decurcio DA. Cone beam computed tomography assessment of the volume of dental tissue removed during endodontic access. Iran Endod J 2021;16(2):85-9.
35. Zubizarreta-Macho Á, Valle Castaño S, Montiel-Company JM, Mena-Álvarez J. Effect of computer-aided navigation techniques on the accuracy of endodontic access cavities: a systematic review and meta-analysis. Biology 2021;10(3):212.

27 Tecnologias Contemporâneas – Fototerapia

Walter Raucci Neto • Susana Carla Pires Sampaio de Oliveira • Juliana S. C. Monteiro • Pedro J. L. Crugeira • Edson Alfredo • Fátima A. A. Zanin • Yara T. Corrêa Silva-Sousa • Aldo Brugnera Jr.

SÍNTESE DO CAPÍTULO

A utilização do *laser* para fins terapêuticos tem sido amplamente estudada nas últimas três décadas. A interação da luz *laser* com as células propicia alguns efeitos positivos, como aceleração do processo de cicatrização, alívio da dor e regeneração tecidual. Além disso, utilizado em estratégias bem definidas, o *laser* apresenta potencial para favorecer a capacidade de limpeza dos canais radiculares e combater eficazmente um amplo espectro de doenças mediadas por biofilmes, tornando-se, assim, importante ferramenta complementar na Endodontia.

USO DA LUZ PARA FINS TERAPÊUTICOS

A luz é essencial para a vida no planeta Terra, e o exemplo mais prático de transformação da energia luminosa em energia orgânica é a fotossíntese. Portanto, sem luz não existe vida. Esse fenômeno físico tem sido utilizado para fins terapêuticos e até reverenciado como divino desde os primórdios da civilização humana.[1] É interessante observar que, em diversos povos da Antiguidade, os deuses relacionados ao sol eram considerados divindades da saúde e da cura; logo, já se conhecia o poder terapêutico da luz solar.[2]

A luz é um fenômeno tão relevante que a Física dedica um segmento inteiro ao seu estudo: a Óptica. Em termos técnicos, a luz é um tipo de radiação eletromagnética, com frequência visível ao olho humano, que permite a passagem de energia através do espaço sem, no entanto, transportar matéria. É possível entender as características de uma onda luminosa ao causar perturbação em uma corda presa por dois pontos. A partir desse experimento prático, os componentes das ondas, como o vale, a crista e a amplitude, podem ser identificados.[3] Uma característica também extremamente importante é identificar a distância entre duas cristas, que é o comprimento de onda da luz, em geral identificado pela letra grega lambda (λ). O comprimento de onda representa o "DNA" da luz e permite identificar os diferentes tipos de luz, pois cada um tem um comprimento específico e, portanto, propriedades e interação tecidual únicas.[4]

A luz mais estudada e utilizada para fins terapêuticos é a luz *laser*. O LASER, acrônimo de *Light Amplification by Stimulated Emission of Radiation* (amplificação da luz por emissão estimulada de radiação), transforma a luz de várias frequências em uma radiação cromática com ondas capazes de mobilizar grande quantidade de energia e força quando focalizadas a uma pequena distância.[4] O processo básico do *laser* foi primeiramente descrito por Charles H. Townes e Arthur L. Schawlow em 1958, com base em postulados apresentados por Albert

Einstein em 1916. Entretanto, coube a Theodore Maiman, em 1960, o desenvolvimento do primeiro aparelho de *laser*.[5,6]

A radiação do *laser* se encontra no espectro de luz que varia do infravermelho ao ultravioleta, passando pelo espectro visível.[3] Essa radiação apresenta três importantes propriedades:

- **Coerência**, em que todas as ondas mantêm uma relação de fases constante, uma não afetando a outra, proporcionando a uniformidade da luz;
- **Colimação** ou **unidirecionalidade**, em que o feixe de radiação emitido apresenta todas as ondas paralelas entre si, não havendo dispersão, ou seja, são capazes de percorrer longas distâncias sem aumentar seu diâmetro;
- **Monocromaticidade**, em que os fótons têm o mesmo comprimento de onda, as mesmas frequência e energia, sendo, por isso, composto de uma única cor.[3,7]

Essas propriedades reunidas possibilitam a produção de potências elevadas, podendo alcançar milhões de Watts nos chamados *lasers* pulsados, quantidade com capacidade energética de promover alterações na substância-alvo, tal como o tecido humano,[8] tornando-o um instrumento de grande interesse e importância para aplicações nas áreas da saúde, tanto no diagnóstico como na terapia.[4,9,10]

EQUIPAMENTOS DE *LASER*

O equipamento do *laser* é um dispositivo composto de uma câmara, denominada cavidade ou ressonador óptico, no interior da qual o meio ativo (elementos químicos ou moléculas de determinados materiais) é excitado por uma fonte de energia externa (geralmente elétrica, luminosa ou reação química). No interior da cavidade óptica, dois espelhos refletores intensificam a interação entre o campo eletromagnético produzido e o meio ativo excitado, resultando na emissão da radiação *laser* com intensidades consideráveis de potência.[3,6,11-13]

O meio ativo é o coração do *laser*; pode ser sólido, líquido, gasoso ou semicondutor (diodo). As diversas possibilidades de meios ativos criam os vários tipos de *laser*, e cada um proporciona a ação *laser* em certo comprimento de onda. Cada tipo tem características peculiares que o tornam adequado para determinadas aplicações.[6]

Os equipamentos de *laser* são nomeados a partir do meio ativo e classificados de acordo com seu comprimento de onda no espectro eletromagnético da luz em: *laser* no espectro ultravioleta, *laser* no espectro visível (*laser* de argônio 470 a 488 nm), *laser* no espectro infravermelho próximo (família dos diodos e Nd: YAG 1.064 e 1.340 nm), *laser* no espectro infravermelho médio (Er, Cr: YSGG 2.790 nm e Er: YAG 2.940 nm) e *laser* no espectro infravermelho distante (CO_2 9.600 e 10.600 nm).[6]

Outra classificação considera a intensidade de emissão da radiação, a saber: *laser* de alta potência e *laser* de baixa potência. No primeiro, também conhecido como *laser* de alta intensidade (HILT, *high intensity laser therapy*) ou cirúrgico, a elevada quantidade de energia emitida em um tempo relativamente curto propicia ação térmica de corte, vaporização, coagulação, carbonização e esterilização dos tecidos. A possibilidade de variação dos parâmetros empregados viabiliza a utilização dos *lasers* de alta potência para produzir os efeitos geralmente obtidos com os de baixa potência, também denominados *lasers* de baixa intensidade (LILT, *low intensity laser therapy*) ou terapêuticos. Estes emitem radiação sem potencial destrutivo e promovem ação analgésica, anti-inflamatória e de biomodulação tecidual, resultando basicamente em efeitos fotoquímicos e fotomecânicos.[6,14]

Como a luz *laser* é uma radiação eletromagnética, seu uso exige alguns cuidados. Primeiramente, é necessário conhecer o equipamento, ou seja, saber seu comprimento de onda e o modo de aplicação para definir como a luz será utilizada sem causar danos teciduais.[3] É extremamente importante observar as instruções do fabricante, considerando o modo de aplicação e a manutenção do aparelho, uma vez que alguns equipamentos precisam de um tempo sem uso contínuo para evitar superaquecimento, e, muitas vezes, é necessária a limpeza periódica das fibras ópticas. Além disso, é preciso verificar os óculos de proteção usados tanto no operador quanto no paciente, pois cada comprimento de onda, ou seja, cada *laser* exige um filtro específico. A sala deve seguir as especificações de segurança e ser identificada para evitar acidentes.[7]

Nesse sentido, é importante o controle da capacidade de irradiação do equipamento, sendo necessária a utilização de potenciômetros para medir e avaliar a quantidade de energia irradiada. A falta de calibração pode prejudicar a emissão de energia que efetivamente atinge os tecidos e, consequentemente, o efeito da fototerapia.

Interação da luz com o tecido e seu efeito biológico

A interação da luz *laser* com os tecidos está relacionada com diversos fatores, como o comprimento de onda, os parâmetros de aplicação utilizados e a composição do tecido irradiado. Desse modo, seus efeitos podem ser classificados em: fotoquímico, fototérmico e fotomecânico.

Considerando o processo fotoquímico, podem ocorrer biomodulação, fluorescência tecidual e desinfecção. A biomodulação é a possibilidade de regular processos moleculares e bioquímicos que ocorrem normalmente nos tecidos.[15] A desinfecção está relacionada à excitação de moléculas com formação de compostos nocivos à viabilidade celular.[1] A fluorescência é a capacidade de mensurar a fluorescência de tecidos irradiados para diagnóstico de tecidos mineralizados.[3]

O efeito fototérmico está ligado ao aumento de temperatura provocado pela interação do *laser* com o tecido-alvo. Dependendo das características de ambos, pode ocorrer ablação tecidual, com vaporização de seus componentes internos.[6]

O efeito fotomecânico está associado à ejeção do tecido-alvo ou de substâncias pelo efeito acústico produzido pela interação da luz com substâncias orgânicas, também conhecido como efeito fotoacústico.[16]

Neste capítulo, são abordados os efeitos com maior aplicabilidade ao tratamento endodôntico no momento: biomodulação; desinfecção fotoativada, representada pela terapia fotodinâmica antimicrobiana (aPDT); e efeito fotoacústico, representado pela irrigação ativada por *laser* (PIPS, *photon induced photoacustic streaming*).

Biomodulação tecidual

A terapia com *laser* de baixa potência envolve o uso de luz visível vermelha e espectro infravermelho próximo para estimular e melhorar a capacidade de cicatrização dos tecidos, assim como a redução da dor.[9] O comprimento de onda incidente determina o efeito obtido: a luz visível é transmitida através das camadas celulares superficiais (derme, epiderme, tecido subcutâneo e mucosa), e a luz do espectro infravermelho próximo penetra vários milímetros no tecido, sendo utilizada para estimular a função de células profundas. A energia da luz é absorvida pelos tecidos vivos por meio de fotorreceptores celulares (porfirinas endógenas ou moléculas da via respiratória celular). A energia eletromagnética incidente é convertida pelas mitocôndrias celulares em adenosina trifosfato (ATP), que implica aumento da atividade celular. Além disso, ocorre a conversão de parte da energia irradiada em calor, provocando vasodilatação no local da incidência do *laser*, o que favorece o suprimento sanguíneo para a região.[4]

Além do aumento na produção de ATP celular, a absorção do *laser* por cromóforos celulares reduz os níveis de prostaglandina, eleva a concentração de fator de crescimento transformador beta (TGF-β) e Ca^{2+}, altera a permeabilidade da parede celular, aumenta a síntese de colágeno e estimula a angiogênese. Quando esses fatores são positivamente alterados em um tecido com déficit enzimático, isso favorece a restauração da função celular, a redução da dor e da inflamação e a melhora no reparo tecidual. Deve-se destacar que tais fatores não são apenas aumentados, mais também modulados de acordo com o estado oxidativo (ou estresse oxidativo) da célula. Portanto, algum nível de deficiência deve estar presente para que exista uma resposta clínica positiva à fototerapia.

Na Endodontia, a biomodulação com *laser* de baixa potência pode ser utilizada em casos de proteção pulpar direta, para a redução do tempo de reparo após cirurgias parendodônticas e da dor pós-operatória **(Figura 1)** e no tratamento de hipersensibilidade dentinária **(Figura 2)**. Nessas situações, o *laser* tem efeito modulador nos tecidos pulpar, ósseo e gengival, diminuindo edema e inflamação. No tecido pulpar, a fotobiomodulação pode afetar a expressão de componentes da matriz na dentinogênese, nas reações inflamatórias e de defesa da polpa dental, que normalmente ocorrem extracelularmente.[17] A matriz extracelular representa uma complexa rede de macromoléculas composta por várias proteínas versáteis e polissacarídios, os quais são secretados pelos odontoblastos e montados em uma organizada rede associada à superfície celular que os produz e que atua no comportamento das células com as quais faz contato, influenciando desenvolvimento, migração, proliferação, forma e função.[18] Em células da polpa, estudos *in vivo* observaram o efeito estimulador do *laser* AsGaAl na expressão fenotípica de odontoblastos,[17] e já foi observada a formação de dentina terciária influenciada pelo aumento da atividade secretória dos odontoblastos.[19]

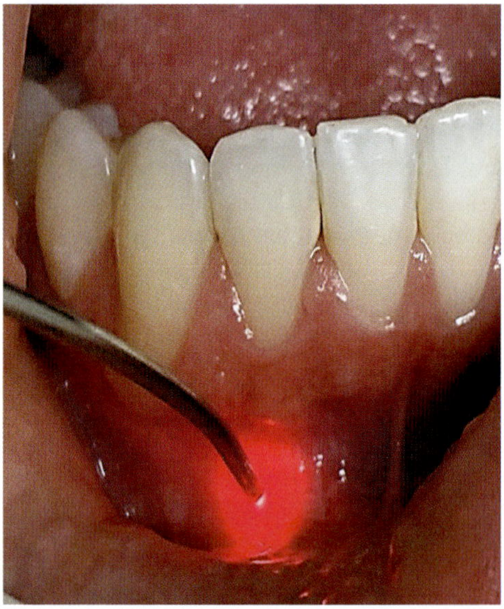

FIGURA 1 Fotobiomodulação para estimular as funções celulares e favorecer o reparo tecidual. Estímulo de reparo ósseo em lesão periapical: 80 mW por 2 minutos na região periapical, totalizando 9 J/cm^2.

Fonte: arquivo pessoal dos autores.

Com relação à formação óssea, Khadra *et al.*[20] observaram aumento em adesão, pro-

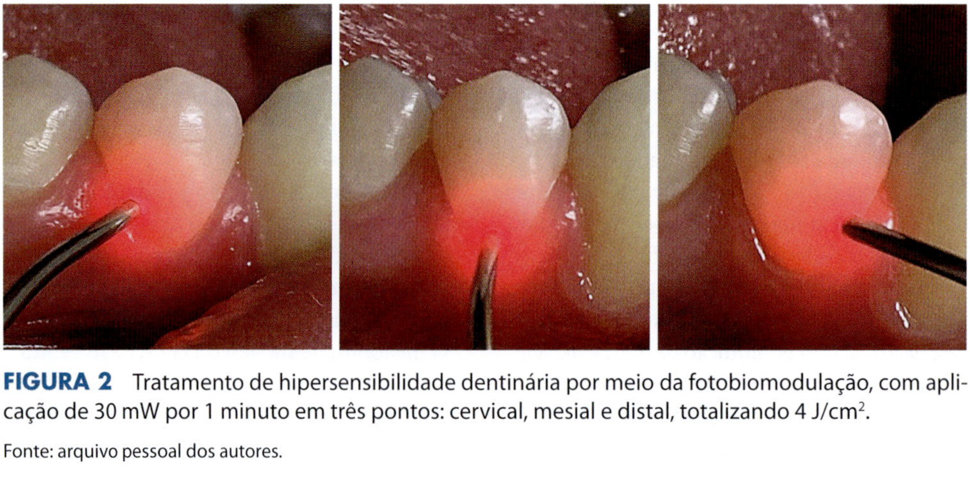

FIGURA 2 Tratamento de hipersensibilidade dentinária por meio da fotobiomodulação, com aplicação de 30 mW por 1 minuto em três pontos: cervical, mesial e distal, totalizando 4 J/cm^2.

Fonte: arquivo pessoal dos autores.

liferação, diferenciação e produção de TGF-β em células osteoblásticas após a irradiação com *laser* de baixa intensidade, indicando modulação da atividade de células e tecidos. Kreisler *et al.*[21] avaliaram o efeito potencial estimulador da irradiação com *laser* AsGaAl na proliferação de fibroblastos do ligamento periodontal, revelando aumento considerável na atividade proliferativa. Gulsoy *et al.*[22] observaram que a aplicação de *laser* He-Ne aumentou significativamente a proliferação de células mononucleares do sangue *in vitro*. Skinner *et al.*[23] utilizaram *laser* de baixa potência (AsGaAl) para estimular fibroblastos humanos embrionários em cultura com fluência variando de 0 a 1 J /cm² em um período de 4 dias, observando que doses mais baixas podem favorecer a síntese proteica. Segundo Abergel *et al.*,[24] esse efeito poderia ocorrer provavelmente por meio de estimulação metabólica, incluindo a aceleração da taxa de transcrição de ácido ribonucleico mensageiro (RNAm) de genes ou mudanças enzimáticas após a biomodulação com *laser*.

Entretanto, para se obter o efeito clínico desejado, os parâmetros de aplicação devem ser avaliados criteriosamente. Em revisão da literatura sobre os resultados de estudos *in vitro* sobre o efeito do *laser* em células indiferenciadas, foi observada relação direta entre a dose de energia e a resposta celular.[25] Assim, o *laser* pode ser utilizado com doses menores que o limiar de resposta celular, sendo que acima dele, inicia adaptação celular até chegar à fase de limite do estímulo. Acima dessas doses, a célula entra em fase de saturação e perde significativamente a capacidade de responder ao estímulo da luz, independentemente da quantidade de energia utilizada.[25] Portanto, sugere-se que se inicie o tratamento com pequenas doses de energia e se faça a adaptação de acordo com a resposta fisiológica obtida. Além disso, deve-se atentar ao tempo de aplicação entre sessões para não provocar a saturação de estímulo celular, não obtendo o efeito clínico desejado.

Além de estimular proliferação e função celulares, existem evidências que comprovam o efeito analgésico do *laser* de baixa potência com o aumento da síntese de betaendorfina e bradicinina, assim como a diminuição da atividade das fibras nervosas e, consequentemente, do limiar da dor.[26,27] De fato, existem evidências clínicas e científicas da ação antiálgica da fotobiomodulação na redução das dores crônica e aguda, como as que ocorrem em síndrome do túnel do carpo (CTS), osteoartrite, artrite reumatoide, fibromialgia, distúrbios temporomandibulares e período pós-operatório, como nos casos de cirurgia parendodôntica.[28] De modo semelhante, o *laser* pode ser aplicado para diminuir a dor pré-anestésica e acelerar o início do efeito anestésico, bem como reduzir a dor e acelerar o reparo em casos de trismo.

A capacidade de modulação tecidual do *laser* de baixa potência se mostra vantajosa por acelerar a cicatrização, promovendo a redução do tempo de tratamento e do desconforto do paciente.[4,29]

Terapia fotodinâmica antimicrobiana

A terapia fotodinâmica (PDT) é uma modalidade de tratamento que usa corante (fotossensibilizador) em combinação com a luz (*laser* ou LED) para eliminar células seletivamente. As células podem ser doentes, malignas ou patogênicas, ou ainda microrganismos. Quando os microrganismos são as células-alvo, a PDT é chamada de terapia fotodinâmica antimicrobiana (aPDT).[6]

A aPDT é uma estratégia atual para combater efetivamente um amplo espectro de doenças mediadas por biofilmes. Essa abordagem é especialmente interessante para a Endodontia, devido às variações anatômicas do dente humano que impedem a efetiva remoção mecânica do biofilme dentro do sistema do canal radicular e dos túbulos dentinários.[30]

Diferentes técnicas foram desenvolvidas para melhorar a desinfecção do canal radicular; dentre elas, a aPDT tem recebido atenção especial por mostrar um potente efeito microbicida na presença de corante fotossensibilizador associado a uma fonte de luz em comprimento de onda específico. O corante fotossensibilizador acumula-se no microrganismo, onde absorve fótons da fonte de luz com energia suficiente para ficarem em seu estado eletrônico excitado e, então, poderem reagir com o substrato local para formar radicais citotóxicos, ou com o oxigênio molecular para produzir oxigênio singleto e espécies reativas de oxigênio. Esses radicais livres causam danos celulares e morte do microrganismo. Somente as células capazes de se ligar ao fotossensibilizador e receber a luz de forma eficiente são afetadas pela aPDT.[31-35]

A aPDT pode ser aplicada como coadjuvante ao preparo biomecânico convencional, para potencializar a redução do número de bactérias endodônticas ou alterar os fatores de virulência, que podem reduzir sua capacidade de formar biofilmes.[36] Em revisão sistemática abrangendo o período de 2013 a 2019, acerca da aPDT aplicada à Endodontia, concluiu-se que a combinação de aPDT com irrigantes antimicrobianos pode ter importante efeito sinérgico, tornando-se uma ferramenta complementar aos métodos convencionais de desinfecção para infecções persistentes.[37]

Mecanismo de ação da terapia fotodinâmica antimicrobiana

A excitação eletrônica do fotossensibilizador pela luz é seguida de dois mecanismos principais de reação a partir do seu estado excitado. Na reação do tipo I, ocorre transferência de elétron entre o fotossensibilizador, no estado tripleto excitado, e os componentes do substrato biológico (fosfolipídios, colesterol e proteínas), gerando íons-radicais que tendem a reagir com o oxigênio no estado fundamental. Isso resulta em produtos oxidados, como peróxido de hidrogênio, íons hidroxila, radicais hidroxila e ânion superóxido, que são tóxicos aos microrganismos.[38] Os resultados citotóxicos subsequentes incluem a remoção de hidrogênio de moléculas insaturadas, como os fosfolipídios da membrana citoplasmática bacteriana, alterando a permeabilidade e a integridade da membrana. A inativação de enzimas da membrana e dos receptores também é possível.[39]

Na reação do tipo II, ocorre transferência de energia entre o fotossensibilizador, no estado tripleto (com a produção do oxigênio singleto), e um agente altamente citotóxico, que reage rapidamente com componentes celulares, como a parede celular, o ácido nucleico, os peptídios e as moléculas envolvidas na manutenção estrutural da parede celular/membrana, tais como fosfolipídios esteróis e peptídios, resultando na morte celular. A reação do tipo II é considerada predominante no dano foto-oxidativo às células microbianas.[38]

O fotossensibilizador ideal para a PDT deve ter ampla gama de propriedades, incluindo alto rendimento quântico de oxigênio singleto ou outro produto de reação fotoquímica, além de ser um composto puro com composição estável, solúvel em água, seletivo para o tecido-alvo (ou células), seguro e não tóxico para células saudáveis normais.[40] O ideal para a aPDT é que o fotossensibilizador seja utilizado na menor concentração possível para que não seja tóxico às células normais, e que seu efeito antimicrobiano seja potencializado pela ação da luz.[41]

Corantes de fenotiazina, como azul toluidina (TBO), azul de metileno (MB) e azul dimetil-metileno (DMMB), são moléculas catiônicas com estrutura fundamental composta de três anéis aromáticos contendo enxofre e nitrogênio como heteroátomos,[42] muito empregados na aPDT aplicada à Endodontia. Suas características estruturais fornecem a capacidade de absorver luz em comprimento de onda de 600 a 660 nm e de gerar espécies de oxigênio reativo quando fotoativados.[43]

Recente estudo de revisão crítica sobre abordagens avançadas para otimização da aPDT em Endodontia demonstrou que, entre todas as abordagens avaliadas que poderiam ser conjugadas com fotossensibilizadores, a fim de otimizar suas propriedades e seus efeitos, estão os sistemas de entrega de fármacos (especialmente o campo de nanopartículas).[30] As nanopartículas, com dimensões geralmente entre 1 e 200 ηm, são capazes de ultrapassar muitas barreiras biológicas, possibilitando que suas cargas acessem moléculas e sistemas biológicos, o que melhora a disponibilidade na área-alvo para proporcionar o máximo de benefícios.[44] Uma revisão sistemática de estudos *in vitro* para obter efeito antimicrobiano de nanopartículas em Endodontia concluiu que as nanopartículas de prata foram os agentes mais estudados em função do seu comportamento antimicrobiano em infecções de canal radicular.[45]

Com relação à fonte de energia, o comprimento de onda de luz utilizado para a aPDT deve ser selecionado de acordo com o máximo de absorção dos fotossensibilizadores, a fim de otimizar a eficácia do procedimento. Esse parâmetro é de suma importância.[30]

Em recente estudo de revisão sistemática, foram selecionadas 31 publicações sobre a aPDT na Endodontia, entre 2013 e 2019. Os comprimentos de onda nesses estudos variaram de 600 a 2.940 nm, e a fonte de luz mais utilizada foi a família diodo de 635 a 810 nm. No entanto, foram verificadas também outras fontes de energia, como *lasers* Nd: YAG, Er: YAG, Er, Cr: YSGG, LED e lâmpadas halógenas.[37] As vantagens da aPDT com LED sobre os *lasers* incluem maior eficácia devido a espectro mais amplo, facilidade e segurança de uso, acessibilidade e menos produção de calor.[46]

A aPDT aplicada à Endodontia pode ser realizada com fonte de luz com ou sem fibra óptica para a remoção de biofilmes polimicrobianos intracanais **(Figura 3)**. Embora existam resultados que comprovem que a aPDT é eficaz com ou sem o uso da fibra óptica em contato direto com a parede do canal radicular,[47] a utilização da fibra intracanal pode aumentar a uniformidade da distribuição de luz ao longo do canal radicular, resultando em melhora na eficiência da desinfecção ativada pela luz.[37] Portanto, são necessários experimentos que possam esclarecer melhor os benefícios do uso de fibra óptica intracanal.[30]

Irrigação ativada por *laser*

A irrigação do sistema de canais radiculares desempenha um papel essencial para o sucesso do tratamento endodôntico. Além da ação mecânica dos instrumentos, as soluções irrigadoras têm ação química, promovendo a eliminação de microrganismos. Ademais, seu deslocamento pelo sistema de canais provoca efeito hidrodinâmico, favorecendo a remoção de resíduos orgânicos e inorgânicos.[48]

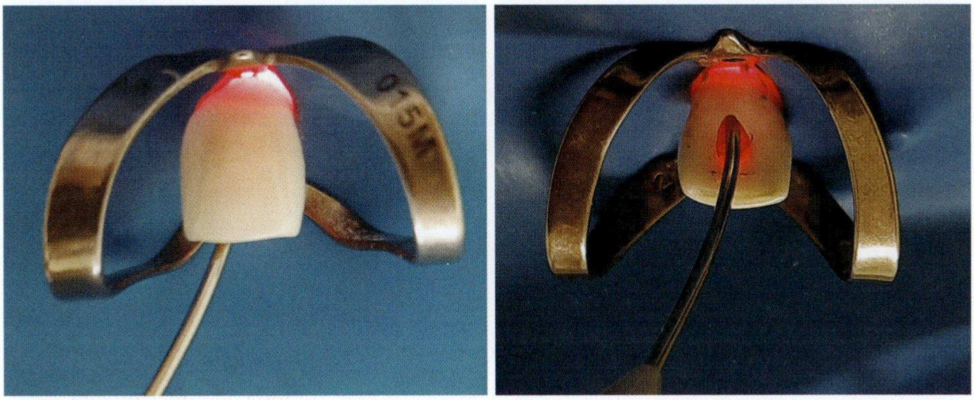

FIGURA 3 Aplicação da aPDT em incisivo central superior como coadjuvante após reparo biomecânico.

Fonte: arquivo pessoal dos autores.

Nesse sentido, métodos de agitação das soluções irrigadoras têm sido avaliados para melhorar a capacidade de limpeza e desinfecção dessas soluções.[48-50]

A irrigação ativada por *laser*, do inglês *Photon Induced Photoacustic Streaming* (PIPS), é um processo amplamente estudado e com evidências científicas que comprovam sua eficácia no tratamento endodôntico.[48] Para sua aplicação, geralmente são utilizados *lasers* de alta potência, como o de érbio, cromo: ítrio escândio gálio granada (Er, Cr: YSGG - 2.790 nm) ou de érbio: ítrio granada de alumínio (Er: YAG - 2.940 nm). Quando acionados na solução irrigadora, ocorre a formação de bolhas que promovem efeito de cavitação.[48] As bolhas de vapor em expansão e implodindo na ponta da fibra resultam em considerável movimento de fluido dentro do canal, e a cavitação secundária pode causar um fluxo acústico, aumentando muito a dinâmica dos fluidos dentro do sistema de canais radiculares.[51]

A eficiência no uso da luz do *laser* de érbio está relacionada à sua alta absorção pela água e também pela maioria das soluções utilizadas na irrigação dos canais radiculares, como: soluções aquosas de hipoclorito de sódio, ácido etilenodiaminotetracético (EDTA), clorexidina e ácido cítrico.[48] De fato, estudos que comparam a capacidade de remoção de debris de irregularidades artificiais do canal radicular com PIPS e outros métodos, como a irrigação ultrassônica passiva (PUI) e a ativação sônica da irrigação, observam resultados superiores quando utilizada a PIPS.[16,52] Em termos de redução microbiana, percebem-se resultados similares em comparação com outros tratamentos, como a PUI.[53-55]

Outros comprimentos de onda próximos do infravermelho, como o *laser* de diodo de 808 a 980 nm, têm sido estudados para utilização como PIPS. Suas vantagens estão relacionadas a custo e manutenção, em comparação aos equipamentos de alta potência como os de érbio, e à possibilidade de utilizar fibras flexíveis para atuar nas áreas de curvatura dos canais radiculares.[16] Estudos observaram que a irradiação de soluções irrigadoras pode aumentar a capacidade de penetração e a ação sobre a dentina radicular.[16,49]

Considerando os efeitos da maior alteração da dentina radicular, obtida pela agitação da solução irrigante, observa-se que o aumento da capacidade de limpeza e da rugosidade da dentina obtida pela PIPS pode melhorar a interação do cimento endodôntico com esse substrato, aumentando sua capacidade de selamento e adaptação ao canal radicular.[56]

Informações essenciais para o conhecimento do tema

A despeito do desenvolvimento técnico e científico ocorrido na Endodontia nos últimos anos, a limpeza e a desinfecção do sistema de canais radiculares ainda são grandes desafios na área. Nesse sentido, o *laser* pode ser uma ferramenta coadjuvante e complementar às técnicas endodônticas convencionais. A biomodulação dos tecidos, a desinfecção fotoativada promovida pela aPDT e os efeitos fotoacústicos da PIPS são estratégias que podem ser utilizadas na clínica com segurança e sucesso, sendo necessário, entretanto, compreender os parâmetros de aplicação dos equipamentos e relacioná-los ao efeito biológico obtido pela interação da irradiação *laser* com os tecidos orais.

REFERÊNCIAS BIBLIOGRÁFICAS

1. Stájer A, Kajári S, Gajdács M, Musah-Eroje A, Baráth Z. Utility of photodynamic therapy in dentistry: current concepts. Dent J 2020;8(2):43.
2. Abdel-Kader MH, editors. Photodynamic therapy: from theory to application; Berlin/Heidelberg, Alemanha: Springer-Verlag; 2014. 291 p.
3. Brugnera-Junior A, Pinheiro ALB. Laser na odontologia moderna. São Paulo: Pancast; 1998.
4. Parker S. Verifiable CPD. Paper: introduction, history of lasers and laser light production. Br Dent J 2007;202(1):21-31.
5. Miserendino LJ, Pick RM. Lasers in dentistry. Illinois: Quintessence Books; 1995. 341 p.
6. Giovanni O, De Moor R, DiVito E, editors. Lasers in endodontics: scientific back-ground and clinical applications. Suiça: Springer; 2016. 298 p.
7. Brugnera-Júnior A, Santos AECG, Bologna ED, Ladalardo TCCGP. Atlas de laserterapia aplicada à clínica odontológica. São Paulo: Santos; 2003.
8. Coluzzi DJ. An overview of laser wavelengths used in dentistry. Dent Clin North Am 2000;44(4):753-61.
9. Dederich DN, Bushick RD. Lasers in dentistry: separating science from hype. J Am Dent Assoc 2004;135(2):204-12.
10. Pinheiro ALB, Brugnera Júnior A, Zanin FAA. Aplicação do laser na odontologia. São Paulo: Santos; 2010. 460 p.
11. Bornstein E. Near-infrared dental diode lasers. Scientific and photobiologic principles and applications. Dent Today 2004;23(3):102-8.
12. Coluzzi DJ, Goldstein AJ. Lasers in dentistry - an overview. Dent Today 2004;23(4):120-7.
13. Bagnato SV. Novas técnicas ópticas para as áreas da saúde. Livraria da Física; 2008. 239 p.
14. Gontijo I, Navarro RS, Haypeck P, Ciamponi AL, Hadda AE. The applications of diode and Er: YAG lasers in labial frenectomy in infant patients. J Dent Child 2005;72(1):10-5.
15. Walsh LJ. The current status of low-level laser therapy in dentistry. Part 1. Soft tissue applications. Aust Dent J 1997;42(4):247-54.
16. Arslan H, Yeter KY, Karatas E, Yilmaz CB, Ayranci LB, Ozsu D. Effect of agitation of EDTA with 808-gm diode laser on dentin microhardness. Lasers Med Sci 2015;30(2):599-604.
17. Pereira LO, Longo JP, Azevedo RB. Laser irradiation did not increase the proliferation or the differentiation of stem cells from normal and inflamed dental pulp. Arch Oral Biol 2012;57(8):1079-85.
18. Linde A. The extracellular matrix of the dental pulp and dentin. J Dent Res 1985;64(4):523-9.
19. Tate Y, Yoshiba K, Yoshiba N, Iwaku M, Okiji T, Ohshima H. Odontoblast responses to AsGaAl laser irradiation in rat molars: an experimental study using heat-shock protein-25 immunohistochemistry. Eur J Oral Sci 2006;114(1):50-7.
20. Khadra M, Lyngstadaas SP, Haanaes HR, Mustafa K. Effect of laser therapy on attachment, proliferation and differentiation of human osteoblast-like cells cultured on titanium implant material. Biomaterials 2005;26(17):3503-9.
21. Kreisler M, Christoffers AB, Willershausen B, d'Hoedt B. Effect of low-level GaAlAs laser irradiation on the proliferation rate of human periodontal ligament fibroblasts: an in vitro study. J Clin Periodontol 2003;30(4):353-8.
22. Gulsoy M, Ozer GH, Bozkulak O, Tabakoglu HO, Aktas E, Deniz G, *et al.* The biological effects of 632.8-nm low energy He-Ne laser on peripheral blood mononuclear cells in vitro. J Photochem Photobiol B 2006;82(3):199-202.
23. Skinner SM, Gage JP, Wilce PA, Shaw RM. A preliminary study of the effects of laser radiation on collagen metabolism in cell culture. Aust Dent J 1996;41(3):188-92.
24. Abergel RP, Lyons RF, Castel JC, Dwyer RM, Uitto J. Biostimulation of wound healing by lasers: experimental approaches in animal models and in fibroblast cultures. J Dermatol Surg Oncol 1987;13(2):127-33.
25. Emelyanov AN, Kiryanova VV. Photomodulation of proliferation and differentiation of stem cells by the visible and infrared light. Photomed Laser Surg 2015;33(3):164-74.
26. Honmura A, Yanase M, Obata J, Haruki E. Therapeutic effect of GaAlAs diode laser irradiation on experimentally induced inflammation in rats. Lasers Surg Med 1992;12(4):441-9.
27. Laakso EL, Cramond T, Richardson C, Galligan JP. Plasma ACTH and β-endorphin levels in response to low level laser therapy for myofascial trigger points. Laser Ther 1994;6(3):133-42.
28. Ezzati K, Fekrazad R, Raoufi Z. The Effects of photobiomodulation therapy on post surgical pain. J Lasers Med Sci 2019;10(2):79-85.
29. Catão MHCV. The benefits of low intensity laser in oral diseases practice. Rev Bras Patol Oral 2004;3(4):214-8.
30. Diogo P, Faustino MAF, Neves MGPMS, Palma PJ, Baptista IP, Gonçalves T, *et al.* An insight into advanced approaches for photosensitizer optimization in endodontics - a critical review. J Funct Biomater 2019;10(4):44.
31. Taraszkiewicz A, Fila G, Grinholc M, Nakonieczna J. Innovative strategies to overcome biofilm resistance. Biomed Res Int 2013;2013:150-653.
32. Dai T, Tegos GP, Zhiyentayev T, Mylonakis E, Hamblin MR. Photodynamic therapy for methicillin-resistant Staphylococcus aureus infection in a mouse skin abrasion model. Lasers Surg Med 2010;42(1):38-44.
33. Schastak S, Ziganshyna S, Gitter B, Wiedemann P, Claudepierre T. Efficient photodynamic therapy against gram-positive and gram-negative bacteria using THPTS, a cationic photosensitizer excited by infrared wavelength. PloS One 2010;5(7):e116741-8.
34. Silva EF, Serpa C, Dabrowski JM, Monteiro CJ, Formosinho SJ, Stochel G, *et al.* Mechanisms of singlet-oxygen and superoxide-ion generation by porphyrins and bacteriochlorins and their implications in photodynamic therapy. Chemistry 2010;16(30):9273-86.
35. Hamblin MR, Hasan T. Photodynamic therapy: a new antimicrobial approach to infectious disease? Photochem Photobiol Sci 2004;3(5):436-50.
36. Chiniforush N, Pourhajibagher M, Shahabi S, Kosarieh E, Bahador A. Can Antimicrobial Photodynamic Therapy (aPDT) Enhance the Endodontic Treatment? J Lasers Med Sci 2016;7(2):76-85.
37. Bordea IR, Hanna R, Chiniforush N, Grădinaru E, Câmpian RS, Sîrbu A, *et al.* Evaluation of the outcome of various laser therapy applications in root canal disinfection: a systematic review. Photodiagnosis Photodyn Ther 2020;29:101-611.
38. Machado AEH. Terapia fotodinâmica: princípios, potencial de aplicação e perspectivas. Química Nova 2000;23(2):237-43.
39. Amaral RR, Amorim JCF, Nunes E, Soares JA, Silveira FF. Terapia fotodinâmica na endodontia - revisão de literatura. RFO 2010;15(2):207-11.
40. Engelhardt V, Krammer B, Plaetzer K. Antibacterial photodynamic therapy using water-soluble formulations of hypericin or mTHPC is effective in inactivation of Staphylococcus aureus. Photochem Photobiol Sci 2010;9(3):365-9.
41. Demidova TN, Hamblin MR. Photodynamic therapy targeted to pathogens. Int J Immunopathol Pharmacol 2011;17(3):245-54.
42. Francisco CLM, Gonçalves MLA, Brum BS, Santos TPC, Lino-dos-Santos-Franco A, Silva DFT, *et al.* The photodynamic efficiency of phenothiazinium dyes is aggregation dependent. New J Chem 2017;41(23):14438-43.
43. Barbosa AF, Sangiorgi BB, Galdino SL, Barral-Netto M, Pitta IR, Pinheiro AL. Photodynamic antimicrobial chemotherapy (PACT) using phenothiazine derivatives as photosensitizers against Leishmania braziliensis. Lasers Surg Med 2012;44(10):850-5.

44. Sibani SA, McCarron PA, Woolfson AD, Donnelly RF. Photosensitiser delivery for photodynamic therapy. Part 2: systemic carrier platforms. Expert Opin Drug Deliv 2008;5(11):1241-54.
45. Samiei M, Farjami A, Dizaj SM, Lotfipour F. Nanoparticles for antimicrobial purposes in Endodontics: A systematic review of in vitro studies. Mater Sci Eng C Biol Appl 2016;58,1269-78.
46. Asnaashari M, Ashraf H, Rahmati A, Amini N. A comparison between effect of photodynamic therapy by LED and calcium hydroxide therapy for root canal disinfection against Enterococcus faecalis: a randomized controlled trial. Photodiagnosis Photodyn Ther 2017;17:226-32.
47. Rödig T, Endres S, Konietschke F, Zimmermann O, Sydow HG, Wiegand A. Effect of fiber insertion depth on antibacterial efficacy of photodynamic therapy against Enterococcus faecalis in root canals. Clin Oral Investig 2017;21(5):1753-9.
48. Kurzmann C, Verheyen J, Coto M, Kumar RV, Divitini G, Shokoohi-Tabrizi HA, *et al.* In vitro evaluation of experimental light activated gels for tooth bleaching. Photochem Photobiol Sci 2019;18(5):1009-19.
49. Macedo HS, Colucci V, Messias DC, Rached-Júnior FJ, Fernandes FS, Silva-Sousa YT, *et al.* Effect of Nd: YAG (1064-nm) and diode laser (980-nm) EDTA agitation on root dentin ultrastructure properties. Photomed Laser Surg 2015;33(7):349-56.
50. Ghorbanzadeh A, Aminsobhani M, Sohrabi K, Chiniforush N, Ghafari S, Shamshiri AR, *et al.* Penetration depth of sodium hypochlorite in dentinal tubules after conventional irrigation, passive ultrasonic agitation and Nd: YAG laser activated irrigation. J Lasers Med Sci 2016;7(2): 105-11.
51. De Groot SD, Verhaagen B, Versluis M, Wu MK, Wesselink PR, van der Sluis LW. Laser-activated irrigation within root canals: cleaning efficacy and flow visualization. Int Endod J 2009;42(12):1077-83.
52. Deleu E, Meire MA, De Moor RJ. Efficacy of laser-based irrigant activation methods in removing debris from simulated root canal irregularities. Lasers Med Sci 2015:30(2):831-5.
53. Pedullà E, Genovese C, Campagna E, Tempera G, Rapisarda E. Decontamination efficacy of photon-initiated photoacoustic streaming (PIPS) of irrigants using low-energy laser settings: an ex vivo study. Int Endod J 2012;45(9): 865-70.
54. Al Shahrani M, DiVito E, Hughes CV, Nathanson D, Huang GT. Enhanced removal of Enterococcus faecalis biofilms in the root canal using sodium hypochlorite plus photon-induced photoacoustic streaming: an in vitro study. Photomed Laser Surg 2014;32(5):260-6.
55. Ordinola-Zapata R, Bramante CM, Aprecio RM, Handysides R, Jaramillo DE. Biofilm removal by 6% sodium hypochlorite activated by different irrigation techniques. Int Endod J 2014;47(7):659-66.
56. Macedo HS, Messias DC, Rached-Júnior FJ, Oliveira LT, Silva-Sousa YT, Raucci-Neto W. 1064-nm Nd: YAG and 980-nm diode laser EDTA agitation on the retention of an epoxy-based sealer to root dentin. Braz Dent J 2016;27(4):424-9.

SEÇÃO 8

Aspectos Éticos e Gerenciais

28 Aspectos Éticos e Gerenciais para Prática Clínica na Endodontia

Ricardo Gariba Silva • Ricardo Novak Savioli • Éber Eliud Feltrim • Ricardo Affonso Bernardes

SÍNTESE DO CAPÍTULO

O cirurgião-dentista deve conhecer os diversos aspectos éticos e gerenciais que deverão orientá-lo na prática diária da profissão e da Endodontia como futura especialidade. Além de condições legalmente necessárias para entrar no mercado de trabalho, é importante cálculos de custos com vistas ao sucesso profissional, no que diz respeito à lucratividade financeira.

INTRODUÇÃO

De acordo com a Lei nº 5.081, de 24 de agosto de 1966, no seu art. 2º "o exercício da Odontologia no território nacional só é permitido ao cirurgião-dentista habilitado por escola ou faculdade oficial ou reconhecida, após o registro do diploma na Diretoria do Ensino Superior, no Serviço Nacional de Fiscalização da Odontologia, na repartição sanitária estadual competente e inscrição no Conselho Regional de Odontologia sob cuja jurisdição se achar o local de sua atividade".[1] Assim, o primeiro passo para exercer a profissão de cirurgião-dentista é a inscrição nos órgãos competentes. Na prática, o registro no CRO (Conselho Regional de Odontologia) já habilita o profissional a trabalhar legalmente, mas vale considerar que, em caso de abertura de clínica ou consultório, é necessário o registro nos órgãos públicos e na vigilância sanitária. Cada um desses órgãos reguladores do exercício da Odontologia exigem a obrigatoriedade de recolhimento de taxas e anuidades sendo que, quando se trata da inscrição inicial, algumas dessas taxas são proporcionais à data da inscrição.

É de suma importância o profissional estar ciente da legalidade para trabalhar, em função da opção que fizer, seja no consultório próprio (podendo atuar como pessoa física ou jurídica), contratado como prestador de serviços em clínicas terceirizadas, franquias e entidades, colaborador em empresas e indústria, professor, prestador de serviços em convênios, auditoria ou ainda como servidor público, o que demanda ser aprovado em concurso seguindo as normativas do órgão público ao qual se pleiteia o emprego.

O nosso foco, neste capítulo, será para as opções de clínica/consultório particular e prestador de serviços em clínicas de terceiros. Vamos apresentar as exigências de documentação para cada uma dessas opções.

A opção de prestador de serviços em clínicas terceirizadas é, legalmente, mais simples, pois além da inscrição no CRO, é necessária a inscrição no cadastro fiscal da Secretaria de Fazenda de cada município/estado de participante do ISS (Imposto Sobre Serviços). Estes podem ser feitos pela internet. Em algumas localidades, o ISS é isento de pagamento e, em outras, o ISS tem valores fixos ou percentuais sobre os ganhos monetários do cirurgião-dentista. A inscrição na Previdência Social, além do aspecto legal, reserva o direito de aposentadoria. Embora alguns iniciantes na profissão possam relatar enorme tempo para se aposentar, além de justificarem que o teto máximo de pagamento de aposentadoria não é significativo, é necessário o profissional realizar seu cadastro no Regime Geral da Previdência Social[2] mediante a atribuição do Número de Identificação do Trabalhador - NIT. Ao iniciar sua atividade profissional, além de cumprir condições legais com a clínica que irá contratá-lo, existe a obrigação de recolhimento de valores à Previdência Social, de acordo com a relação de trabalho. A exigência é para pagamento de contribuições mensais como autônomo e que devem ser feitas em valores proporcionais ao que recebe-se em salários mínimos. Além disso, recomendamos que esses recolhimentos sejam feitos mensalmente, planejando o que almeja receber da Previdência Social (limitado a um teto estabelecido pelo governo). No caso de doença, incapacidade temporária ou aposentadoria (o cálculo e emissão de guia podem ser feitos no site do INSS)[2] usando o Código Descrição 1007 Contribuinte Individual - Recolhimento Mensal.

Muitos recém-formados, provavelmente pela inexperiência mercadológica e financeira, gastam seus recebimentos na totalidade com objetos de desejo pessoal. Embora esse comportamento possa ser visto como "nada mais justo", salientamos que o planejamento financeiro é de suma importância. Lembramos aqui que a construção de renda passiva ou renda indireta é essencial para um profissional liberal assegurar sua independência financeira.

A independência financeira consiste na capacidade de viver, por um período de tempo, com seus rendimentos financeiros sem depender de salário ou retiradas em dinheiro do seu próprio negócio. Segundo Gustavo Cerbasi[3], "a independência financeira é conquistar a liberdade de fazer o que você gosta com a segurança de não perder isso no futuro". Portanto, não refere-se exatamente ao que as pessoas chamam de aposentadoria, pois você pode ter independência financeira e continuar trabalhando.

É necessário que uma atenção especial seja dada ao que Franco Modigliani[4,5], um economista nascido na Itália, naturalizado norte-americano em 1946, chamou de ciclo da vida financeira, o qual tem quatro fases básicas, a saber: ganhar, poupar, investir e usufruir **(Figura 1)**.

Na obra *Investimentos: como administrar melhor seu dinheiro*, de Mauro Halfeld,[6] o autor faz uma excelente abordagem do ciclo da vida financeira e aponta a necessidade de poupar ao longo do exercício da atividade profissional.

Assim, quanto mais precocemente o profissional planejar a vida financeira, mais rapidamente atingirá a tão sonhada aposentadoria. Recomendamos poupar 10% do seu ganho no início da vida profissional e fazer um *upgrade* para 20% após uma década de profissão.

O IBGE[7] aponta que apenas 1% dos aposentados do Brasil é independente financeiramente. A maioria depende de parentes, auxílio de terceiros ou se vê obrigada a trabalhar, como vemos no gráfico abaixo na **Figura 2**.

Esse controle financeiro pode ser feito por meio de planilhas em Excel ou *softwares* simples de gerenciamento financeiro, como Minhas economias, Meu dinheiro e tantos outros disponíveis para uso, muitos gratuitos.

Ainda lembramos que o profissional liberal deve recolher imposto de renda federal, que pode ser feito mensalmente (último dia útil de cada mês) ou ajuste anual (30 de abril), data que, eventualmente, pode ser alterada pelo Governo Federal, como ocorreu em 2020. Deve-se seguir a tabela vigente encontrada no site da Receita Federal[8] **(Tabela 1)**.

Nesse propósito, também é legalmente possível, a realização de um livro caixa, onde as despesas comprovadas por nota fiscal (e dedutíveis autorizadas pelo Governo Federal) podem ser abatidas das receitas para cálculo do pagamento do imposto.

Aqui, recomendamos a assessoria de um profissional especializado, o contador, por exemplo.

A alternativa que mencionamos anteriormente, de optar por consultório próprio,

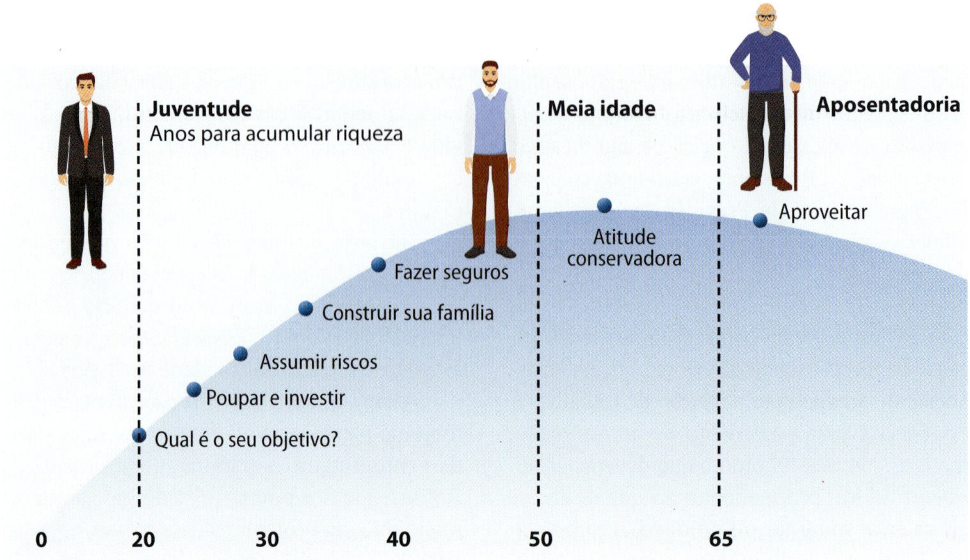

FIGURA 1 Ciclo da vida financeira.

Fonte: Modigliani, 2004.[4]

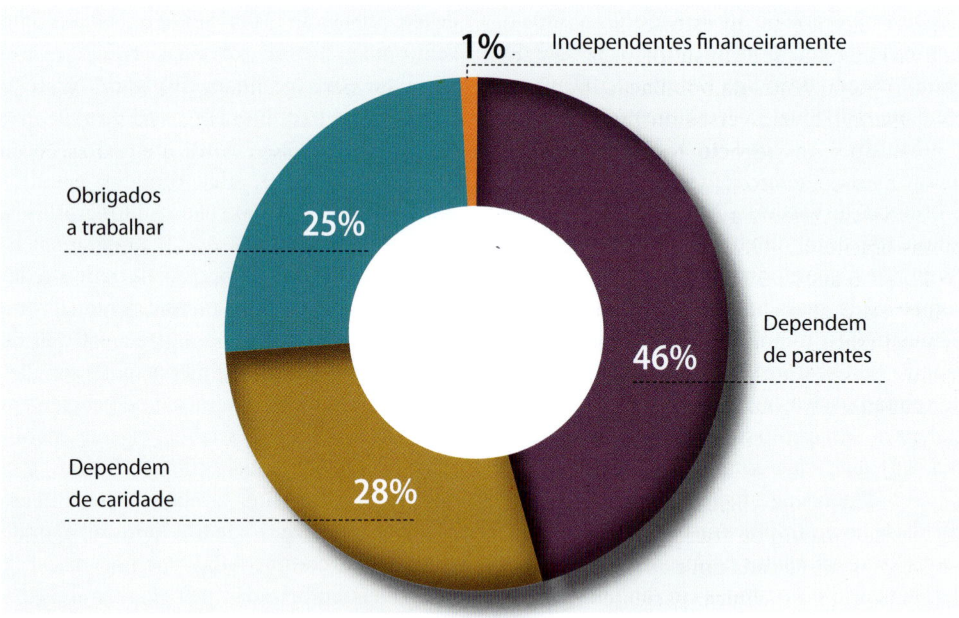

FIGURA 2 Situação dos aposentados no Brasil.

Fonte: Instituto Brasileiro de Geografia e Estatística (IBGE).

requer maiores gastos, planejamentos e uma adequada estratégia de negócio. Afinal de contas, estamos falando de você, cirurgião-dentista, como empresário. Aconselhamos o profissional a buscar orientação com empresas particulares especializadas no assunto

TABELA 1 Tabelas de incidência mensal e anual do Imposto de Renda segundo a Receita Federal em agosto de 2020.[8]

Tabela de incidência mensal			Tabela progressiva anual		
A partir do mês de abril do ano-calendário de 2015:			A partir do exercício de 2017, ano-calendário de 2016:		
Base de cálculo (R$)	Alíquota (%)	Parcela a deduzir do IRPF (R$)	Base de cálculo (R$)	Alíquota (%)	Parcela a deduzir do IRPF (R$)
Até 1.903,98	—	—	Até 22.847,76	—	—
De 1.903,99 até 2.826,65	7,5	142,80	De 22.847,76 até 33.919,80	7,5	1,713,58
De 2.826,66 até 3.751,05	15	354,80	De 33.919,81 até 45.012,60	15	4.257,57
De 3.751,06 até 4.664,68	22,5	636,13	De 45.012,61 até 55.976,16	22,5	7.633,51
Acima de 4.664,68	27,5	869,36	Acima de 55.976,16	27,5	10.432,32

Fonte: elaborada pelos autores.

ou órgãos governamentais, como o Sebrae, no intuito de orientar o planejamento da clínica, desde o local de instalação ao funcionamento da gestão do negócio, com geração de lucros. Muitas interfaces do negócio são analisadas nesse plano estratégico, como o número de clínicas e consultórios na região, concorrência, renda da população, público-alvo, *marketing* e diversas outras variáveis, sem as quais o negócio terá dificuldades de ser bem-sucedido.

O Sebrae aponta a *causa mortis* das empresas brasileiras: 49,4% morrem até 2 anos, 56,4% até 3 anos e 59,9% até 4 anos. Um dos principais motivos dessa *causa mortis* é que os empresários desconhecem itens básicos, como necessidade de capital de giro e plano estratégico de negócio.

Portanto, é crucial desenvolver o planejamento de todos os aspectos para montar uma clínica odontológica. Avalie as opções de modelo próprio ou franquia, as vantagens e desvantagens de cada um e os riscos. Defina o público-alvo da clínica: pacientes particulares ou por convênios? Avalie a partir de informações consistentes, por exemplo, se você for atender convênios, muitos destes exigem trabalhar na pessoa jurídica. Analise os custos para operar nesse modelo. Você pode, também, trabalhar como autônomo na sua clínica seguindo o protocolo descrito anteriormente e, claro, recolhendo os devidos impostos relativos ao exercício autônomo da Odontologia.

Salientamos que, ao tornar-se pessoa jurídica, será necessária uma segunda inscrição no CRO, agora como clínica, além da sua inscrição como cirurgião-dentista.

Assim, é imprescindível contratar um contador para orientação correta de data de recolhimento de impostos, de acordo com as opções de pessoa jurídica e realização da escrituração contábil. No Brasil, existem três regimes tributários para a pessoa jurídica:

- **Lucro real:** nesse tipo de regime, o consultório deve antecipar os tributos de modo mensal, ou ainda, trimestral;
- **Lucro presumido:** nessa modalidade, o percentual de tributação é de 13,33% sobre o faturamento, já inclusos os impostos federais e municipais. Esse é o percentual de base para o Distrito Federal, porém tais percentuais podem sofrer variações de acordo com o município sede onde a clínica atua. Verifique o da sua região;
- **Simples Nacional:** a LC 147/14 permitiu a inclusão de diversas empresas prestadoras de serviços no Simples Nacional, dentre elas as clínicas médicas e odontológicas. Nesse regime tributário, é essencial uma análise financeira e contábil da sua clínica para conferir em quais anexos do fator R você se enquadra e quanto isso representa-

ria de imposto. Não deixe de fazer comparativos com as outras modalidades, a fim de chegar à conclusão de qual regime é o mais indicado para a sua clínica.

Na instalação física do consultório ou clínica são necessárias autorizações de funcionamento como Alvará de Funcionamento, Licença de Funcionamento da Vigilância Sanitária e outros, por isso recomendamos consultar os órgãos públicos da sua cidade. Novamente, lembramos que empresas especializadas em consultorias de negócio em saúde, contadores ou advogados poderão lhe assessorar evitando erros na implantação do seu negócio. Também não deixe de consultar, nesses órgãos públicos, a planta de construção ou instalação para obter orientações quanto às normativas, requisitos e todos os protocolos de implantação.

ASPECTOS GERENCIAIS DA CLÍNICA EM ENDODONTIA

Todo recém-formado tem autorização imediata para realizar a Endodontia de acordo com a Lei 5.081[1]. Segundo o art. 6º, compete ao cirurgião-dentista praticar todos os atos pertinentes à Odontologia, decorrentes de conhecimentos adquiridos em curso regular ou em cursos de pós-graduação.

Neste capítulo, estamos dissecando o passo a passo para que você obtenha bons resultados mercadológicos como dentista. Assim, o bom senso e a responsabilidade devem prevalecer. Apesar de a lei amparar o direito ao cirurgião-dentista de exercer a Endodontia, reflita sobre essas perguntas:

- Conheço a anatomia das cavidades pulpares?
- Conheço e tenho habilidade em usar todos os instrumentos endodônticos?
- Desenvolvi habilidade de realizar abertura coronária e realizar protocolos de urgência em todos os dentes?
- Desenvolvi habilidades para diagnosticar uma pulpite, por exemplo, e diferenciá-la de outras doenças endodônticas?
- Desenvolvi habilidade de realizar um tratamento endodôntico convencional, sabendo realizar todas as etapas, sem dificuldade e com qualidade desde o diagnóstico, abertura coronária, instrumentação, sanificação, obturação e restauração provisória final?

Se as respostas não foram todas positivas e com segurança, sugerimos realizar um curso de aperfeiçoamento ou especialização da área antes de pensar em procedimentos endodônticos. Em tempos de internet e domínio de redes sociais, onde o pseudoconhecimento está conectado a número de seguidores, fujam de cursos que sugerem fórmulas mágicas e rápidas de aprender Endodontia. Não existe milagre. Por isso, é importante que o recém-formado que pretende atuar na Endodontia procure cursos com professores que tenham experiência clínica e científica, onde a clínica ensinada terá base em evidências científicas, permitindo o aluno desenvolver pensamento crítico e treinamento técnico adequado e consistente.

Após uma pós-graduação diferenciada quando o aluno alcança melhor conhecimento e desenvolvimento de habilidade psicomotora, é importante, nesse momento, o profissional ter noção de custos fixos e variáveis para trabalhar na especialidade. Não deve esquecer de contabilizar os custos com depreciação de equipamentos, riscos, perdas, inadimplência de pacientes e impostos.

Vamos abordar, na primeira parte, os custos fixos do consultório, onde você irá aprender o cálculo desses custos e o preço da sua hora de trabalho. Inicialmente, é necessário definir quantas horas você trabalhará no mês, a isso denominamos capacidade instalada. Trabalhando 8 horas por dia, em um total de vinte dias úteis mensais, teremos uma capacidade instalada de 160 horas por mês (o que equivale a 9.600 minutos).

Nos custos fixos, incluiremos nove cálculos:

1. Custos com funcionários incluem salário, impostos, INSS, FGTS, 13º salário, férias,

1/3 adicional de férias, benefícios (tais como vale transporte e ticket refeição) e gratificações;
2. Custos do imóvel incluem aluguel, condomínio, luz, telefone, IPTU taxa de limpeza pública, seguro do imóvel e outros;
3. Custos com o profissional incluem taxas, conselhos de classe, transporte, alimentação, formação profissional (como cursos, congressos etc.) e outros;
4. Custos com manutenção de equipamentos;
5. Custos com seguros;
6. Custos com prestadores de serviços como contadores, técnicos de informática, internet etc.
7. Custos inerentes à atividade profissional como alvará, licença de funcionamento, taxas de raios X, assinatura de revistas, material de copa, papelaria, esterilização e outros;
8. Necessário considerar o seu pró-labore, que é o seu salário mensal, sem esquecer de incluir o imposto de renda e as demais tributações;
9. Conferir a contribuição do INSS.

O custo de sua hora clínica será, portanto:

$$\text{Custo de sua hora clínica mínima} = \frac{(1+2+3+4+5+6+7+8+9)}{\text{nº horas trabalhadas mês}}$$

Como exemplo, se o valor encontrado for R$ 100,00, este deverá ser o preço mínimo de qualquer serviço que demande 1h de trabalho na sua clínica. Lembre-se que esse valor é apenas para pagar o custo fixo, que é o que aprendemos a calcular até agora. Por isso, pense seriamente se você for fazer qualquer serviço na sua clínica sem cobrar **(Tabela 2)**.

Agora vamos aprender a calcular o custo variável. Tomaremos como exemplo uma Endodontia realizada de uma forma tradicional e outra com recursos tecnológicos. Veja o exemplo da **Tabela 3**.

TABELA 2 Tabela do cálculo de custos fixos de um consultório.

Horas mensais trabalhadas	(Calcule horas × dias trabalhados)
1. Custos com funcionários	
Salários dos funcionários	Salário mensal =
Encargos trabalhistas e sociais	
INSS (20% do salário)	
FGTS (8% do salário)	
13º salário (½ do valor do salário)	
1/3 adicional de férias (⅓ de ½)	
Previsão de indenizações com demissões (8% do salário anual)	
Benefícios (vale transporte, cesta básica, ticket refeição)	
Gratificações (ex: 1 salário anual a mais)	
Outros	
Encargos mensais com funcionários	
1. Total de custos com funcionários	

(Continua)

TABELA 2 Tabela do cálculo de custos fixos de um consultório. *(Continuação)*

Horas mensais trabalhadas	(Calcule horas × dias trabalhados)
2. Custos com imóvel	
Aluguel	
Conta de luz	
Conta de telefone	
IPTU (ex: R$ 300,00 anuais)	
Taxa de limpeza	
Outros	
Depreciação do imóvel (quando é próprio)	
2. Total de custos mensais com imóvel	
3. Custos com o profisssional	
CRO	
Sindicato	
APCD/ABO/ABCD	
Formação profissional (cursos, congressos)	
Outros (alimentação, transporte etc.)	
3. Total de custos mensais com o profissional	
4. Custos com equipamentos	
Base de depreciação de 10% ao ano. Exemplo: divida o valor total dos equipamentos por 10 (anos) depois por 12 (número em meses)	
Valor do equipamento odontológico (cadeira, autoclave, foto etc.)	
Depreciação do equipamento de informática	
Depreciação do mobiliário (incluir TV, aparelho de som etc.)	
4. Total de custos mensais com equipamentos	
5. Custos com seguros	
Seguro de responsabilidade civil	
Seguro do imóvel	
Seguro de saúde	
Seguro de vida	
5. Total de custos mensais com seguros	

(*Continua*)

TABELA 2 Tabela do cálculo de custos fixos de um consultório. *(Continuação)*

Horas mensais trabalhadas	(Calcule horas × dias trabalhados)
6. Custos com prestadores terceirizados	
Contador	
Técnico de informática	
Técnico de manutenção	
Provedor de internet	
Outros	
6. Total de custos com prestadores terceirizados	
7. Custos inerentes à atividade	
Alvará	
Vigilância sanitária	
Assinaturas de revistas	
Material de copa e limpeza	
Material de esterilização/desinfecção	
Papelaria	
Ações de marketing (jornal, folder, web site etc.)	
Brindes para colegas/clientes	
Outros	
7. Total de custos mensais da atividade odontológica	
8. Total de custos fixos operacionais (sem pró-labore) Soma (1+2+3+4+5+6+7)	
9. Pró-labore adequado (x 1,21) mensal (o fator de conversão se refere ao período de férias)	
10. Custos totais (custos fixos + pró-labore adequado) Soma (8+9)	
11. Cálculo de imposto de renda Até R$ 1.903,98 — Isento — R$ 0,00 De R$ 1.903,99 até R$ 2.826,65 — 7,50% — R$ 142,80 De R$ 2.826,66 até R$ 3.751,05 — 15% — R$ 354,80 De R$ 3.751,06 até R$ 4.664,68 — 22,50% — R$ 636,13 Acima de R$ 4.664,68 — 27,5%	
12. INSS 20% sobre o valor dos salários-mínimos que recolhe	
13. Custos totais (custos fixos + pró-labore adequado + impostos) Soma (10+11+12)	
O cálculo do custo da sua hora clínica será esse valor dividido por horas trabalhadas ao mês (1ª linha)	

Fonte: elaborada pelos autores.

TABELA 3 Tabela de exemplo de cálculo de custos variáveis de um tratamento endodôntico convencional.

Material	Quantidade por caixa	Quantidade usada	Preço total	Preço unitário	Custo
Guardanapos	100	3	R$4,00	R$0,04	R$0,12
Babador	100	1	R$16,00	R$0,16	R$0,16
Luvas	100	4	R$40,00	R$0,40	R$1,60
Máscara N95 (5 usos)	1	0,2	R$20,00	R$20,00	R$4,00
Papel toalha	5000	1	R$200,00	R$0,04	R$0,04
Invisible shield	1	0,02	R$30,00	R$30,00	R$0,60
Quaternário de amônia	1000	10	R$60,00	R$0,06	R$0,60
Capote cirúrgico	1	1	R$6,90	R$6,90	R$6,90
Sabonete cirúrgico	1000	10	R$30,00	R$0,03	R$0,30
Gorro	100	1	R$20,00	R$0,20	R$0,20
Óculos	2	0,1	R$20,00	R$10,00	R$1,00
Algodão	100	0,5	R$10,00	R$0,10	R$0,05
Anestésico tópico	30	1	R$20,00	R$0,67	R$0,67
Agulha descartável TERUMO®	100	1	R$90,00	R$0,90	R$0,90
Tubete anestésico	50	3	R$120,00	R$2,40	R$7,20
Sugador descartável	40	1	R$2,50	R$0,06	R$0,06
Protetor de seringa	100	1	R$22,00	R$0,22	R$0,22
Antisséptico bucal	100	1	R$30,00	R$0,30	R$0,30
Envelope para esterilização	100	1	R$100,00	R$1,00	R$1,00
Bandeja de instrumentação Clínica 08	1	0,01	R$120,00	R$120,00	R$1,20
Broca Endo Z®	1	0,2	R$30,00	R$30,00	R$6,00
Broca 1ª série	1	0,3	R$12,00	R$12,00	R$3,60
Broca Gates Nº 1	–	–	–	–	–
Broca Gates Nº 2	–	–	–	–	–
Broca Gates Nº 3	–	–	–	–	–
Broca Gates Nº 4	–	–	–	–	–

(Continua)

TABELA 3 Tabela de exemplo de cálculo de custos variáveis de um tratamento endodôntico convencional. *(Continuação)*

Material	Quantidade por caixa	Quantidade usada	Preço total	Preço unitário	Custo
Arco Young	1	0,01	R$20,00	R$20,00	R$0,20
Dique de borracha	24	1	R$24,00	R$1,00	R$1,00
Grampo	1	0,05	R$20,00	R$20,00	R$1,00
Álcool	1000	10	R$10,00	R$0,01	R$1,00
Compressa de gaze	500	10	R$19,00	R$0,04	R$0,10
Top dam isolamento®	1	0,1	R$30,00	R$30,00	R$0,08
Filmes radiográficos	150	6	R$150,00	R$1,00	R$6,00
Revelador	100	6	R$15,00	R$0,15	R$0,90
Fixador	100	6	R$15,00	R$0,15	R$0,90
Agulha Irrigação	5	0,1	R$35,00	R$7,00	R$0,70
Sugador endodôntico	1	0,1	R$15,00	R$15,00	R$1,50
Hipoclorito	1	0,2	R$5,00	R$10,00	R$2,00
Seringa descartável	1	1	R$0,50	R$1,00	R$1,00
EDTA	30	1	R$15,00	R$0,50	R$0,50
Régua calibradora	1	0,01	R$200,00	R$200,00	R$2,00
Tamboréu	1	0,1	R$50,00	R$50,00	R$5,00
Limas tipo C-Pilot®	6	2	R$65,00	R$10,83	R$21,67
Rotatório Prodesign	1	0,2	R$180,00	R$180,00	R$36,00
Reciprocante R25 R40	1	0,2	R$180,00	–	R$0,00
Cones de papel	100	12	R$40,00	R$0,28	R$3,36
Cone Gutta principal	60	4	R$40,00	R$0,53	R$2,12
Cones Gutta secundários	100	12	R$40,00	R$0,40	R$4,80
Espaçador digital A	6	0,05	R$80,00	R$13,33	R$0,67
Espaçador digital B	6	0,05	R$80,00	R$13,33	R$0,67
Espaçador digital C	6	0,05	R$80,00	R$13,33	R$0,67
Mac Sppaden	6	0,05	R$80,00	R$13,33	R$0,67
AHPLUS	1	0,02	R$300,00	R$300,00	R$6,00
Placa de vidro	1	0,01	R$5,00	R$5,00	R$0,05
Pontas Helse 100x uso	3	0,01	R$500,00	R$500,00	R$5,00

(Continua)

TABELA 3 Tabela de exemplo de cálculo de custos variáveis de um tratamento endodôntico convencional. *(Continuação)*

Material	Quantidade por caixa	Quantidade usada	Preço total	Preço unitário	Custo
Ionômero vidro RIVA	50	1	300,00	R$6,00	R$6,00
TOTAL:					142,26
Material	Quantidade por caixa	Quantidade usada	Preço total	Preço unitário	Custo
Motor Rotatório 5 anos	1	0,000133	R$5.000,00	R$5.800,00	R$0,67
Localizador 5 anos	1	0,000133	R$2.000,00	R$2.000,00	R$0,27
Raios X digital 5 anos	1	0,000133	R$12.000,00	R$12.000,00	R$1,60
Lupa 5 anos	1	0,000133	R$5.000,00	R$5.000,00	R$0,67
Ultrassom 5 anos	1	0,000133	R$5.000,00	R$5.000,00	R$0,67
				Custo Equipe Tecnologia	R$3,86
Custo com uso de novas tecnologias				Custo variável	R$146,12
				Custo fixo hora	R$221,00
				Custo de um canal	R$367,12
				Em uma sessão	
Depreciação	6h dia				
Aproximadamente	1500h anos				
5 anos	7500				

Fonte: elaborada pelos autores.

No custo variável, faça uma lista de todo material que utiliza diferenciando as unidades de consumo de cada material como, por exemplo, agulhas e tubetes de anestésico que você usará por atendimento. No caso de produtos reutilizáveis, como brocas de acesso diamantadas, você poderá usar até 5 vezes cada broca. Portanto, sua unidade de consumo será ⅕ = 0,2, assim como limas endodônticas. Obviamente aqui está uma baliza das reutilizações, mas é necessário avaliar o instrumental a cada caso clínico e recomendamos, de forma rigorosa, para que você não reutilize instrumentais sem as mínimas condições de uso. No caso de instrumentos que apresentam maior durabilidade, fazemos uma previsão de uso ao longo do tempo e estimamos a depreciação a exemplo de um kit endodôntico com instrumentos, pinça, espelho, sonda endodôntica, ponta Rhein, espátula de cimento, pinça de carbono, bandeja, tamboréu e régua endodôntica, que poderiam ter durabilidade de 3 anos 160h/mês × 12 meses × 3 anos) = 5760 horas; assim, sua unidade de consumo será 1/5760. Se o kit de instrumentos custou R$ 500,00 divididos por 5760 horas, cada hora de uso você tem um custo de R$ 0,086 do referido kit.

Entendemos a necessidade de investimentos em novas tecnologias, mas estes precisam ser cuidadosamente planejados. Como um dos autores deste capítulo, eu, Prof. Ricardo, posso afirmar que, nos 30 anos de clínica na especialidade que estamos tratando, a importância do profissional entender capital de giro, capital fixo de investimento e reserva de emergência faz toda diferença na busca pelo sucesso em lucro.

O capital de giro (ou ativo circulante) é o valor que a empresa tem para custear e manter suas despesas operacionais do dia a dia – valor esse que é o resultado da diferença entre o dinheiro que você tem disponível e o dinheiro que você deve, sejam essas dívidas fixas ou os gastos necessários para produção dos serviços, comercialização ou prestação do mesmo. O capital de giro diz respeito a uma reserva de recursos de rápida renovação, voltada a suprir as necessidades da gestão financeira do negócio ao longo do tempo. Esses recursos concentram-se nas contas a receber, no estoque, no caixa ou na conta corrente bancária e influenciam no cálculo do capital de giro. O capital de giro é diferente do chamado capital fixo ou permanente, que é o recurso voltado à compra de imóveis, instalações, máquinas, matérias primas e equipamentos (itens do ativo imobilizado) necessários para o início do processo "físico" de funcionamento da empresa. Apenas ratificando, mas você que chegou até aqui na leitura já sabe: o consultório é uma empresa e deve ser tratado, rigorosamente, como tal.

Então, sugerimos investir quando você tem um capital fixo de investimento e uma clínica saudável financeiramente, com capital de giro circulante positivo. E mais, investir quando você entender o que essa tecnologia adquirida irá impactar no seu desempenho e lucro. Vamos dar dois exemplos práticos para clarear ainda mais nosso raciocínio. Um sensor de raios x digital na clínica diária apresenta diversas vantagens, como menor exposição à radiação, maior rapidez e agilidade no trabalho, assim como economia de tempo e dinheiro. Veja o cálculo na **Tabela 4**, a seguir.

Isso permite afirmar que, com o investimento em um sensor digital, em um ano você terá um valor muito maior que o retorno no capital investido. Outro aspecto que vale a pena pensar é o investimento em um motor de instrumentação rotatória/reciprocantes. Primeiro, vamos entender o custo hora de um investimento. Supondo que um motor tenha durabilidade de, pelo menos, 5 anos = tempo de utilização = custo hora = 5 anos × 240 dias úteis × 8 horas = 9600 horas. Se o referido motor custa R$ 6000/9600 = sua hora de depreciação/investimento será R$ 0,62, a similaridade de cálculo vale para outros recursos tecnológicos **(Tabela 5)**.

Destacamos uma conclusão interessantíssima no *business* Odontologia e, dentro desta, a Endodontia: o tempo de produção de

TABELA 4 Cálculo de tempo dispendido em revelar radiografias e custo benefício para compra de um sensor digital.

Uma endodontia = média de 5 radiografias (Raios X) por tratamento	
Tempo de revelação = 5 Raios X × 3 min	5 minutos
Tempo/dia de revelação 8 pacientes x 18 min	120min = 2 horas
Tempo semanal = 2 horas × 5 dias úteis	10 horas
Tempo mensal 10 horas × 4 semanas	40 horas
Tempo ano 40 horas × 12 meses	480 horas
Supondo que você converta essas 480 horas "perdidas" em tratamento de 2 sessões de 240 horas e cobre uma endodontia por R$ 300 × 240h	R$ 72000 (você teria recebido).

Fonte: elaborada pelos autores.

serviços é um fator decisivo para o lucro e a tecnologia e, quando aliado a isso, torna-se um elemento relevante. É caro investir em tecnologia? Depende! Reflita.

E o que isso impacta no preço do tratamento? O preço de uma endodontia seria a soma do custo fixo + custo variável + custos de novas tecnologias. Importante entender que, com a tecnologia, você terá maior agilidade e ganho de tempo e, com isso, diminuição de horas clínicas (custo fixo), o que diminui seu custo número de horas livres (para atender mais pacientes) e, consequentemente, ter maior lucratividade.

Voltando ao que tratamos algumas linhas anteriores, vale a pena qualificar-se num curso ou especialização de excelente qualidade? A resposta é nítida.

FIDELIZAÇÃO DE PACIENTES

Nossa especialidade, a Endodontia, está relacionada com dor, ansiedade e desconforto. Em 30 anos de clínica, nossa experiência mostra que, além de conhecimento e habilidade psicomotora, o bom profissional tem que ter um atendimento mais humanizado. Preocupar-se com o problema do paciente e resolver da melhor maneira possível. Isso inclui o paciente sentir-se bem tratado quando é recepcionado na sua clínica, desde o oferecimento de um café, uma água até a forma educada e gentil da equipe de atendimento.

Importante, além de realizar uma anamnese criteriosa, o profissional olhar nos olhos do paciente, no intuito de criar confiança e empatia. Anote o nome dos filhos e da esposa, gostos musicais, times de futebol e tantas outras particularidades as quais darão a você assuntos com o paciente em consultas futuras. Esclareça, com imagens, o que é o procedimento a ser realizado, suas técnicas modernas que utiliza e os índices de sucesso aceitáveis. Nunca prometa falsos milagres. Ser sincero é sempre bom. Aliás, transparência é uma forma poderosíssima de fidelização de paciente. Nunca se esqueça de aferir pressão arterial, temperatura e frequência cardíaca no pré-atendimento. Isso, sim, é atendimento "uau".

Na sala de atendimento, é recomendado algum elemento de entretenimento e distração ao paciente, como TV, acesso a App (p. ex., Netflix, Youtube) e tantos outros, onde os pacientes selecionam seu gosto musical como uma forma de distração. Um bom fone de ouvido (se possível com cancelamento de ruído) auxilia a tirar o foco do temível barulho do "motorzinho do dentista".

Um estudo famoso feito por Milliman[9] descobriu o incrível aumento de 34% no tempo de permanência dentro de um supermercado quando a música ambiente estava ligada,

TABELA 5 Tabela de exemplo de cálculo de custos variáveis de um tratamento endôdontico com recursos tecnológicos.

Material	Unidade	Quantidade usada 1/9600	Preço total	Preço unitário	Custo hora 5 anos × 240 dias úteis × 24 horas
Motor rotatório 5 anos	1	0,000133	R$60.000	R$5.800	R$0,62
Kit limas rotatórias	1	5 vezes	R$180	—	R$36
Localizador 5 anos	1	0,000133	R$2.000	R$2.000	R$0,27
Raios X digital 5 anos	1	0,000133	R$12.000	R$12.000	R$1,60
Lupa 5 anos	1	0,000133	R$5.000	R$5.000	R$0,62
Ultrassom 5 anos	1	0,000133	R$5.000	R$5.000,00	R$0,67

Fonte: elaborada pelos autores.

com consequente aumento nas vendas. Outro estudo feito por Caldwell e Sally[10] aponta que, para manter os seus clientes, deve-se manter a música suave e baixa. Foi descoberto que a música clássica aumenta a quantidade de dinheiro que as pessoas gastam dentro das lojas. Em geral, as pessoas escolhem produtos mais caros quando a música ambiental de uma loja é clássica, independente do segmento.

Segundo estudo de Craveiro e Caldeira,[11] músicas clássicas tiveram impacto em diminuir sensação de dor. Veja que a literatura é farta em mostrar que o som interfere na percepção de qualidade dos serviços.

No caso de pacientes com medo exacerbado e fobia, veja a possibilidade de medicação pré-operatória com ansiolíticos ou até mesmo antialérgicos (que causam diminuição do metabolismo). É imprescindível uma boa técnica anestésica, no intuito de evitar qualquer tipo de dor ao paciente. Portanto, saiba esperar o tempo de bloqueio anestésico necessário para iniciar o procedimento. Saiba também efetuar todos os procedimentos com excelência na celeridade possível. Lembre-se que o paciente não suporta muito tempo com a boca aberta em uma cadeira odontológica.

É crucial ter medicamentos para emergências odontológicas, assim como analgésicos ou anti-inflamatórios, que devem ser administrados no caso do paciente relatar dor imediata ou no pós-tratamento ou ainda em casos de sobre instrumentação ou sobre obturação acidental.

Informe seu telefone celular ao paciente para orientação, em caso de alguma intercorrência. Vale uma dica interessante: sempre faça contato com o paciente no dia posterior ao atendimento. Uma mensagem sua demonstra consideração e preocupação com o paciente, gera empatia e cria um elo de confiança, onde o paciente sente-se protegido pelo seu dentista.

O uso de conhecimento de novas técnicas aliados à responsabilidade ética e humanização ao atendimento fará de você um profissional diferenciado. Quando o paciente busca por um serviço, além de capacitação técnica, também espera pontualidade, cordialidade e outros valores intangíveis.

Após receber o serviço, emite sua opinião, não só ao prestador (quando este a solicita, através de pesquisas de satisfação), mas principalmente a seus amigos, parentes, conhecidos e até mesmo desconhecidos, através das redes sociais, que conectam pessoas em todo o mundo. Assim, informações boas ou ruins, em relação aos serviços prestados, disseminam-se amplamente a uma velocidade muito rápida, influenciando positivamente ou negativamente no consumo de serviços de várias outras pessoas.

Desta forma, é de fundamental importância que, ao prestar serviços, saibamos quem é nosso cliente, qual o seu perfil e, principalmente, o que ele deseja e valoriza ao ser atendido em um consultório ou clínica. Então, a palavra de ordem passa a ser prestar serviços de acordo com o "Foco do Cliente".

Ainda, segundo Popovici[12]: "Cliente não compra serviços, adquire satisfação de suas necessidades".

Keller and Kotler[13] aponta que o mercado não é mais o mesmo e tem mudado radicalmente nos últimos anos, basicamente como resultado dos avanços tecnológicos, globalização e desregulamentação dos mercados. Essas mudanças afetam, significativamente, o comportamento de compra dos clientes, que passam a exigir níveis de qualidade de serviços cada vez mais altos.

As redes sociais também podem e devem ajudar na divulgação da clínica, mas a propaganda deve ser feita de acordo com normas do Código de Ética do Conselho Federal de Odontologia. Lembrando que a melhor propaganda será sempre seu trabalho sério, com conhecimento baseado em evidência cientifica mas, sobretudo, aliando ética, responsabilidade e humanização no atendimento.

O EXERCÍCIO DA ODONTOLOGIA E SUAS REPERCUSSÕES JURÍDICAS

O exercício da Odontologia e das suas especialidades, aqui incluída a Endodontia, implica no estabelecimento de vários tipos de relacionamentos, com repercussões no âmbito jurídico. Tanto é assim que o Código de Ética Odontológica (Resolução CFO-118/2012)[14] é constituído de vários tópicos que refletem essa realidade.

Tem-se, por exemplo, no Capítulo V - Do Relacionamento, a Seção I - Com o Paciente, e a Seção II - Com a Equipe de Saúde. Ora, o que pretende-se é, assim, regulamentar os vínculos dos profissionais, criados em função do exercício profissional.

Ocorre que nem sempre as relações são pacíficas. A realidade moderna coloca-nos diante de desafios, de problemas, de situações e conflitos que mais se parecem com verdadeiras batalhas, tanto em nível pessoal quanto coletivo, e faz-se necessário que o profissional esteja preparado para essa realidade cotidiana e que adote medidas preventivas e proativas na direção de evitar conflitos, e da adequação do seu comportamento profissional para as relações mais regulares possíveis. Caso aconteça algum conflito inevitável, que ele esteja na dianteira da situação, e não inferiorizado perante os fatos e, destes, refém.

As letras que se seguem decorrem de consulta à doutrina, ao entendimento dos tribunais mas, sobretudo, originaram-se a partir da experiência do dia a dia, vividas em quase duas décadas de exercício da Odontologia, tempo aproximadamente igual de exercício da advocacia, e de mais de três décadas de docência exercida na Odontologia. Importante ressaltar que, como salutar que é, toda realidade comporta múltiplas interpretações, apreensões, entendimentos e condutas. As que aqui se expõem estão embasadas na realidade prática acima descrita, e não pretendem esgotar o assunto. Ao contrário, trata-se de contribuição destinada aos profissionais da Odontologia.

NATUREZA DO RELACIONAMENTO ENTRE PACIENTE E PROFISSIONAL

Esse tópico causa muita contrariedade aos profissionais da saúde. Médicos e dentistas, que constituem o público alvo do nosso trabalho, sem que tenha essa realidade atribuída apenas a eles, sentem-se desconfortáveis quando ressaltamos que o vínculo de confiança não é o único balizador do relacionamento entre o paciente e o seu doutor. Aquela reverência, respeito e fidelidades, relatados em vínculos de outrora, atualmente desvaneceu. Raras são, atualmente, as situações em que o paciente tem, mantém e demonstra os sentimentos citados pelos profissionais. São valores morais que, em caso de conflitos, não têm efeitos jurídicos. Vale o que está escrito na lei aplicável aos fatos e ao relacionamento paciente-profissional.

Assim, quando declaramos que a relação que acontece entre o paciente e o profissional da área da saúde, aqui incluídas as empresas prestadoras de serviços na mesma área, é de consumo, os profissionais, via de regra, manifestam suas contrariedades. Não raras são as dicções de médicos e dentistas de que o vínculo que os liga aos seus pacientes é de confiança. E que seus consultórios não podem ser comparados, por exemplo, a uma montadora de automóveis nem a um banco. Os profissionais afirmam não serem comerciantes.

Trata-se de verdade parcial. A confiança é elemento fundamental para que o paciente eleja o seu profissional de saúde. Mas esse sentimento, por si só, não tem nada de jurídico. Consiste apenas no motivo suficiente para que o paciente mova-se na direção de determinado profissional.

A despeito da revolta por parte dos profissionais, não há dúvida de que o relacionamento que existe entre os profissionais da área de saúde e os seus pacientes é de consumo e que, nessa qualidade, é regido pelo Código de Defesa do Consumidor, ou seja, pela Lei nº 8.078, de 11 de setembro de 1990[15], promulgada pelo então Presidente da República, Fernando Collor de Melo.

Diante do exposto, conclui-se que as responsabilidades dos profissionais aproximam-nos dos grandes atores econômicos da vida cotidiana. E, para afastar eventuais dúvidas, de início, vamos caracterizar o relacionamento paciente-profissional à luz do direito pátrio.

Para a compreensão da relação em questão, faz-se necessário analisar o teor do Código de Defesa do Consumidor, cotejando-o com as situações fáticas ocorridas durante o exercício da Odontologia, especificamente, sem contudo, esgotar o assunto. Trata-se de abordagem direcionada aos profissionais da saúde, de caráter informativo, sem a pretensão de formá-los no conhecimento jurídico.

O art. 2º. do Código de Defesa do Consumidor15 assim determina que Consumidor é toda pessoa física ou jurídica que adquire ou utiliza produto ou serviço como destinatário final. Ao analisar o conteúdo desse artigo e confrontá-lo com a realidade do consultório, percebe-se, claramente, que o paciente é um legítimo consumidor, visto que ele é pessoa física (poderia ser pessoa jurídica, mas não se trata de hipótese comum nos casos em que comentamos) e adquire ou utiliza produto ou serviço como destinatário final. Nessa situação, é necessário entender que, por exemplo, quando o paciente "compra" uma restauração, ali existe um produto. Igual fato ocorre quando "adquire" uma contenção intrarradicular. Enfim, os exemplos são inúmeros. Por outro lado, o profissional, ao realizar o seu trabalho, está "vendendo" ao seu paciente a prestação de serviços, que por ele é "adquirida" sob a forma de mão de obra para a realização de profilaxia, tratamento endodôntico, confecção de prótese ou restauração, etc. Ao final, o dispositivo normativo traz a figura do destinatário final, à qual se encaixa perfeitamente o paciente. É este o destinatário final dos serviços e produtos fornecidos pelo profissional da Odontologia, quem recebe o tratamento realizado. Em situação que pode causar confusão, à guisa de exemplo, quando um pai paga o tratamento de um filho menor, o consumidor é o filho, que é o paciente, e quem recebe, como destinatário final, os produtos e serviços fornecidos pelo profissional da saúde. Essas são características suficientes para caracterizá-lo como consumidor[15-24].

De um lado do relacionamento, existe o paciente, caracterizado como consumidor, de outro existe o fornecedor, cuja caracterização está contida no artigo 3º[15] do mesmo diploma legal, com a redação seguinte: "Fornecedor é toda pessoa física ou jurídica, pública ou privada, nacional ou estrangeira, bem como os entes despersonalizados, que desenvolvem atividade de produção, montagem, criação, construção, transformação, importação, exportação, distribuição ou comercialização de produtos ou prestação de serviços."[21]

Adotando-se o mesmo expediente, de confronto do texto da lei com a situação fática do exercício da Odontologia, pode-se entender que o fornecedor é qualquer dentista/profissional da saúde, pessoa física ou jurídica (clínica, empresa de convênio, por exemplo), privada, como os profissionais regularmente se caracterizam, na sua maioria (mas pode ser pública) e nacionais, que desenvolvam produção ou comercialização de produtos ou serviços. Em síntese, os profissionais da saúde, mediante olhar jurídico, assim se portam, ou seja, produzem e/ou comercializam seus produtos ou serviços. Deve-se entender que a razão do exercício profissional, do ponto de vista de cadeia econômica profissional, é a venda de produtos e serviços. É essa prática que permite ao profissional a manutenção das suas atividades e da sua vida particular, geralmente. Todo mundo pode ser fornecedor[17]. Os profissionais da saúde também.

Na sequência da caracterização, a lei traz o conceito de produto, no parágrafo 1º do art. 3º, como sendo "qualquer bem, móvel ou imóvel, material ou imaterial, e de serviço".[21] E no parágrafo 2º, como "qualquer atividade fornecida no mercado de consumo, mediante remuneração, inclusive as de natureza bancária, financeira, de crédito e securitária, salvo as decorrentes das relações de caráter trabalhista."

No exercício da Odontologia, o produto, como bem móvel material, são coroas protéticas, restaurações, próteses totais etc.

Como bem imaterial, pode-se exemplificar o diagnóstico, que pode ser expresso em um corpo mecânico, como uma folha de papel, por exemplo, pois nada mais é do que autênticas operações de raciocínio, em que o profissional compara o quadro clínico que está presenciando com hipóteses teóricas. Essas operações são abstratas, imateriais, embora possam ser expressas em papel, como afirmado anteriormente.

Serviço é atividade;[17] assim, a atividade profissional realizada pelo cirurgião-dentista é um serviço, colocado no mercado de consumo para ser "adquirido" pelos pacientes, mediante remuneração, com exceção feita às relações de trabalho. Dessa forma, a relação entre um profissional da Odontologia e o seu empregador é de trabalho, não de consumo.

Diante do acima exposto, surge uma questão conflituosa: o trabalho feito gratuitamente a alguém pode ser considerado relação de consumo, uma vez que, para caracterizar serviço, a norma fala expressamente em atividade remunerada?

A questão posta comporta análise detida. Pode um profissional realizar trabalhos gratuitos no seu consultório? A resposta exige inúmeras considerações.

O Código de Ética Odontológica,[14] referido anteriormente, no Capítulo VIII - Dos Honorários Profissionais, no seu art. 20, I, estabelece que constitui infração ética oferecer serviços gratuitos a quem possa remunerá-los adequadamente. Diante dessa previsão, quando realiza-se um trabalho gratuito, comete-se infração ética, uma vez que o ato colide frontalmente com as determinações codificadas. Como trata-se de ação antinormativa, não é concebível que um profissional alegue, em seu favor, ato antiético para justificar que não se pode enquadrar seus atos no Código do Consumidor. Ou seja, o dentista não poderia alegar que trabalhou gratuitamente e que, diante disso, não haveria relação de consumo, estando assim, desobrigado a cumprir a legislação de proteção ao consumidor. Essa impossibilidade decorre do princípio jurídico de que ninguém pode beneficiar-se da própria torpeza, o que significa que não pode-se fazer algo incorreto e/ou em desacordo com as normas, e depois alegar tal conduta em benefício próprio. Como dito anteriormente, o profissional realiza o trabalho de graça, em afronta ao Código de Ética Odontológica (art. 20, I), e depois alega tal fato em seu favor para fugir das determinações de proteção ao consumidor paciente.

Existe, ainda, a possibilidade de o profissional realizar trabalhos gratuitos em decorrência de relações morais e reverenciais, como entre pais e filhos, entre parentes próximos, entre marido e mulher etc. Ou ainda naquelas situações em que trabalha-se em entidades filantróplicas. Acreditamos que essas situações não se enquadram no art. 20, I, do Código de Ética que, no nosso entendimento, cuida de concorrência desleal ou captação irregular de pacientes. Não é essa hipótese. Nesses casos de trabalho gratuito que constituem afronta ética não haveria o surgimento de relação de consumo. Considera-se que o trabalho gratuito ou voluntário não cria direito (de ser exigido ou regulado) nem estabelece obrigações jurídicas (do prestador ou de quem dele se beneficia), mas apenas morais, sendo, portanto, estranho ao mundo do direito.[17]

Ao final, tem-se, portanto, que a relação entre paciente e profissional da Odontologia é de consumo. Nessa qualidade, há sobre ela a incidência do Código de Defesa do Consumidor.

Apesar das exaustivas demonstrações acima, há os incrédulos, que afirmam ser as interpretações, feitas anteriormente, erradas. Ora, para pacificar o entendimento e dirimir as dúvidas eventualmente existentes, mesmo depois das extensas argumentações, pode-se consultar o entendimento dos tribunais a respeito do assunto que, desde muito tempo, reconhecem a natureza da relação do dentista, a saber:

> Emenda Constitucional nº 45/2004.[25] Relações de Consumo. Contrato de Prestação de Serviços Odontológicos. Devo-

lução de Adiantamento e Indenização por Ofensas Verbais. Incompetência da Justiça do Trabalho. **A relação jurídica existente entre paciente e dentista caracteriza-se como de consumo,** nos termos do que dispõem os artigos 2º e 3º do Código de Defesa do Consumidor. Logo, não se amolda ao artigo 114 da Constituição Federal, com a redação atribuída pela Emenda Constitucional nº 45/2004, pois a ampliação da competência material desta Justiça Especializada não abrange relações que não se qualifiquem como tipicamente de trabalho. Recurso conhecido e desprovido. (TRT 09ª R.; Proc. 82001-2006-093-09-00-3; Ac. 34757-2007; Terceira Turma; Rel. Des. Paulo Ricardo Pozzolo; DJPR 27/11/2007) CDC, art. 3 CF, art. 114. (Destaques dos autores)

Consolidada a visão de que a relação existente entre o dentista e seu paciente é de consumo e que, sobre ela, incidem os preceitos do Código de Defesa do Consumidor, faz-se necessário estudar as repercussões dessa norma sobre o dia a dia dos profissionais da Odontologia.

O CÓDIGO DO CONSUMIDOR NO EXERCÍCIO DA ODONTOLOGIA E DAS SUAS ESPECIALIDADES

Como afirmado anteriormente, o foco desse capítulo é informar ao dentista a respeito das normas que incidem sobre o seu exercício profissional, seja ele generalista ou em forma de especialidade.

Uma questão sobre a qual o profissional deve prestar atenção diz respeito à sua responsabilização em relação a danos causados aos seus pacientes. Os danos podem ser relativos à prestação de serviços, bem como por informações insuficientes ou inadequadas sobre sua fruição e riscos, conforme teor do art. 14 da legislação codificada,[26] cujo teor é o de que o fornecedor de serviços responde, independentemente da existência de culpa, pela reparação dos danos causados aos consumidores por defeitos relativos à prestação dos serviços, bem como por informações insuficientes ou inadequadas sobre sua fruição e riscos.

Aqui destaca-se, como explicado, que o dentista é o fornecedor de serviços e responde pelos danos decorrentes dos defeitos relacionados ao seu trabalho prestado ao paciente. Insta salientar, com muita ênfase, a parte final da responsabilização, que relaciona esta à insuficiência de informações ou suas inadequações, assim como o desenvolvimento dos serviços e os riscos que eles representem à saúde do paciente consumidor.

Ora, diante dessa realidade, como apresentar uma solução? A orientação e a experiência apontam na direção de que o profissional deve atender ao direito pleno de informação que o paciente tem sobre todas as circunstâncias do seu tratamento. Isso implica na maior amplitude que o conhecimento científico possibilite no momento da execução da prestação de serviços, sob pena de as informações prestadas serem tidas como inadequadas ou insuficientes. Incluem-se nessa matéria os riscos conhecidos em relação aos serviços a serem executados. Orientamos que todo esse conjunto seja fornecido por escrito ao paciente, como parte integrante de um documento de esclarecimento a ele destinado, denominado como Termo de Consentimento, com várias adjetivações, como Prévio, Prévio e Esclarecido, Esclarecido etc. Todas com igual conotação jurídica, ou seja, de que todas as informações devem ser prestadas previamente à realização de qualquer ato profissional a ser praticado.

O parágrafo 1º do art. 1426 determina que o serviço é defeituoso quando não fornece a segurança que o consumidor dele pode esperar, levando-se em consideração as circunstâncias relevantes, entre as quais: I - o modo de seu fornecimento; II - o resultado e os riscos que razoavelmente dele se esperam; III - a época em que foi fornecido. Note-se que a forma de fornecimento do serviço, ou seja, como será realizada a prestação de serviços, o resultado que dela pode-se esperar, e eventuais riscos, tudo considerando-se a época do fornecimento, podem comprometer a segurança que o paciente deve ter perante o tratamento que contrata. Além de conduta ilegal, o expediente acima é condenado pelo Código de Ética Odontológica[17] que, no seu art. 11 do Capítulo V - Do Relacionamento, Seção I - Com o Paciente, prevê que constitui infração ética:, IV - deixar de esclarecer adequadamente os propósitos, riscos, custos e alternativas do tratamento. Faz-se aqui especial destaque para a época em que ocorre a prestação de serviços, visto que o profissional tem, como obrigação legal, que seu trabalho seja prestado de acordo com o estado atual da arte profissional, que nada mais é do que garantir que o tratamento seja prestado na forma e de acordo com o melhor e mais atualizado conhecimento profissional existente na data da sua realização.

No que diz respeito ao dever de o profissional manter seus conhecimentos atualizados, o Código de Ética Odontológica determina, no seu Capítulo III - Dos Deveres Fundamentais, art. 9º, que constituem deveres fundamentais dos inscritos e sua violação caracteriza infração ética: VI - manter atualizados os conhecimentos profissionais, técnico-científicos e culturais, necessários ao pleno desempenho do exercício profissional. Conclui-se, assim, que a atualização dos conhecimentos profissionais, além de dever ético, contribui para evitar danos aos pacientes, os quais o profissional tem a responsabilidade de reparar.

Ainda no art. 14,[26] há o parágrafo 2º, que esclarece que o serviço não é considerado defeituoso pela adoção de novas técnicas. A legislação respeita, assim, o desenvolvimento tecnológico ao prever que a adoção de novas técnicas não tornará defeituosos os serviços que não as adotarem.[17] Essa previsão deve ser analisada conjuntamente com o art. 11 do Código de Ética Odontológica, contido no Capítulo V - Do Relacionamento, Seção I - Com o Paciente, com a previsão de que constitui infração ética: IX - adotar novas técnicas ou materiais que não tenham efetiva comprovação científica. De modo que a novidade de qualquer técnica ou material deve ser, necessariamente, acompanhada pela validação da comprovação científica, e, especificamente em relação aos materiais, estes devem ter os necessários registros nos órgãos sanitários, autorizadores dos seus usos em pacientes.

Para livrar-se dos problemas acima elencados, segundo o parágrafo 3º do art. 14,[26] o fornecedor de serviços só não será responsabilizado quando provar: I - que, tendo prestado o serviço, o defeito inexiste; II - a culpa exclusiva do consumidor ou de terceiro. O dentista somente será livre das acusações que sobre ele possam recair quando comprovar que não existe o defeito ou a falha apontada pelo paciente, ou, caso exista, a culpa é do paciente ou de outra pessoa. Nessa última previsão, a título de exemplo, pode-se atribuir eventual insucesso de tratamento profissional à falha do paciente na higienização, de modo que possa comprometer o resultado do tratamento, e não que o trabalho tenha sido mal executado. Quanto ao terceiro, tem-se o exemplo do endodontista que realiza o tratamento endodôntico, e outro profissional, ao preparar o canal para receber contenção intrarradicular, promove perfuração da raiz. Nesse caso, a responsabilidade perante o resultado desagradável não se relaciona ao endodontista, e sim ao profissional que promoveu a perfuração radicular.

Especificamente em relação aos profissionais liberais, o parágrafo 4º outorga-lhes tratamento diferenciado no que se relaciona à responsabilização, ao determinar que "a responsabilidade pessoal dos profissionais liberais será apurada mediante a verificação de culpa". Dessa forma, os profissionais liberais somente serão considerados culpados se agirem com negligência (comportamento negativo, falta de algum ato ou cuidado quando deveria fazê-lo), imprudência (comportamento com excesso de ação) ou imperícia (falta de adestramento, de treinamento, de capacitação para a prática do ato). Esse tratamento diferenciado conferido pela legislação de proteção ao consumidor aos profissionais liberais deve-se ao caráter personalíssimo (*intuitu personae*) nas relações existentes entre os profissionais da saúde e seus pacientes, em que se identifica a confiança, somada ao fato de que o profissional compromete-se a empregar todo o seu conhecimento e todas as técnicas existentes para atingir o resultado pretendido pelo tratamento, mas não há obrigatoriedade de atingi-lo, pois a atividade é de meios e, por fim, o profissional desenvolve atividade personalizada, sem que nenhum paciente seja igual ao outro, com a adoção de tratamento personalíssimo, caso a caso, mesmo em doenças amplamente conhecidas.[18]

Um aspecto que suscita muita discussão relaciona-se ao prazo em que o profissional tem responsabilidade perante o tratamento que realizou no seu paciente. Essa é uma discussão muito rica, com repercussões importantes no exercício profissional, com destaque para a documentação do paciente e o seu processo de arquivamento.

O art. 26 da lei estabelece que:

> O direito de reclamar pelos vícios aparentes ou de fácil constatação caduca em:
>
> I - trinta dias, tratando-se de fornecimento de serviço e de produtos não duráveis;
>
> II - noventa dias, tratando-se de fornecimento de serviço e de produtos duráveis.
>
> § 1º Inicia-se a contagem do prazo decadencial a partir da entrega efetiva do produto ou do término da execução dos serviços.
>
> § 3º Tratando-se de vício oculto, o prazo decadencial inicia-se no momento em que ficar evidenciado o defeito.

Passemos, assim, à aplicação dos preceitos acima indicados na realidade do exercício da Odontologia.

De forma geral, os profissionais da Odontologia realizam atividades de prestação de serviços e/ou venda de produtos duráveis (que não se consomem com o uso). Logo, na qualidade de prestadores de serviços, os pacientes devem reclamar por vícios aparentes, ou seja, pelos defeitos aparentes dos tratamentos contratados em 90 dias. O prazo, previsto em dias na norma, deve ser contado em dias. Assim, o prazo de 90 dias é diferente de três meses. Há meses com mais ou menos do que 30 dias. Daí a diferença.

Estabelecido o prazo máximo para que os pacientes reclamem de defeitos aparentes como sendo 90 dias, há que se estabelecer a data inicial da contagem desse tempo. Como esclarece o parágrafo 1º. do art. 26, o prazo para a reclamação inicia-se a partir da entrega efetiva do produto ou término da execução dos serviços. Decorre disso, além de outras repercussões, a necessidade de que se estabeleça um marco inicial para que seja iniciada a contagem da garantia dos serviços executados: a alta do paciente. Para a garantia do profissional, essa data tão importante deve ser registrada mediante procedimento escrito. Como orientação, indicamos que seja comunicada a alta por escrito ao paciente, e este assine cópia do recebimento desse documento, para que o profissional o arquive, seja fisicamente ou por procedimento digital.

Feito isso, está marcada a data inicial, a partir da qual se inicia o prazo de 90 dias para que o paciente reclame dos defeitos aparentes do tratamento contratado ou de determinado produto adquirido do dentista.

O defeito aparente é aquele que qualquer indivíduo, com grau regular de instrução, consegue detectar. Exemplos de defeito aparente são as restaurações com contornos errados, cores erradas, excessos oclusais, etc. Essa caracterização é importante, como veremos a seguir.

O parágrafo 3º do mesmo artigo determina que, quando o defeito é oculto, o prazo de 90 dias inicia-se a partir da evidenciação do defeito. Isso é fundamental. Defeito oculto, em oposição ao aparente, não está visível à percepção das pessoas com grau regular de informação. Imagine no caso de um tratamento endodôntico, em que a terapia empreendida tenha se afastado dos parâmetros preconizados pelo estado da arte odontológica no momento da sua realização. Decorridos 360 dias, por exemplo, ocorre agudização de alguma patologia decorrente do tratamento insatisfatório e o paciente descobre a inadequação da terapia. Inicia-se, nessa data, o prazo de 90 dias, no nosso entendimento.

As repercussões da interpretação do texto normativo vão além da garantia dos serviços. Se o paciente procura a satisfação dos seus direitos, o profissional deve defender-se adequada e pertinentemente. E, para defender os seus direitos, o dentista deve estar munido de todos os registros dos tratamentos que realizou. Como as possibilidades descritas têm datas indeterminadas, o profissional deve guardar os registros dos seus pacientes o máximo que conseguir.

O Código de Processo Civil,[27] no seu art. 373, I, estabelece que, ao paciente, enquanto autor de medida contra o seu dentista, caberia provar os fatos constitutivos do seu direito. Em síntese, teria que provar suas alegações contra o profissional, que este agiu incorretamente, que o tratamento foi realizado de forma defeituosa etc. Porém, na relação do paciente com o profissional, por ser de consumo e existir norma especial que se aplica a ela, há o afastamento da norma civil para a aplicação da legislação consumerista. E o art. 6º, VIII, do Código de Defesa do Consumidor[15] estabelece, como direito básico do consumidor, "a facilitação da defesa de seus direitos, inclusive com a inversão do ônus da prova, a seu favor, no processo civil, quando, a critério do juiz, for verossímil a alegação ou quando for ele hipossuficiente, segundo as regras ordinárias de experiências".

São dois os aspectos que chamam a atenção em relação à proteção do consumidor, acima destacada, sem que se discutam os princípios nela contidos, que fugiria dos objetivos deste capítulo: a inversão do ônus da prova e a hipossuficiência. Pelo primeiro aspecto, quando o juiz da causa em que litigam o paciente e o profissional entender que as alegações do paciente têm semelhança com a verdade, pode ele determinar a inversão do ônus da prova, o que, em síntese, significa que o paciente não mais teria que provar o seu direito, que o profissional errou ou que o resultado do tratamento foi errado, deficiente ou diferente do contratado e, sim, o profissional deve provar que agiu certo. Há, assim, uma inversão em relação à regra geral contida no art. 373, I, do Código de Processo Civil,[27] exposta anteriormente. Essa mudança de direção dificulta, e muito, a defesa do profissional que, além de outras coisas e motivos, deve estar muito bem munido de provas. O outro aspecto que se põe é a hipossuficiência do paciente, o que subentende-se que ele, devido a isso, está inferiorizado no litígio, seja em decorrência de não possuir conhecimento técnico, seja por ter dificuldade de provar o seu direito devido à ausência desse conhecimento e falta de acesso a todas as informações relacionadas ao caso.

Na sequência, outro dispositivo do Código de Defesa do Consumidor[15-24] que merece a atenção dos profissionais da Odontologia é o art. 39, que veda determinadas práticas aos fornecedores de produtos ou de serviços tidas como abusivas. O inciso I proíbe condicionar o fornecimento de produto ou de serviço ao fornecimento de outro produto ou serviço. Trata-se da conhecida venda casada, visando a um efeito caroneiro ou oportunista para venda de novos bens.[18,19] É vedado atrelar vendas de tratamentos, como por exemplo, condicionar a realização de um tratamento endodôntico à posterior restauração do elemento dental. Não devemos confundir a indicação técnica, que justifica e ampara a necessidade de que o dente seja restaurado depois de realizado o tratamento endodôntico, com a obrigatoriedade da sua realização. Uma coisa é a indicação técnica, que deve constar do plano de tratamento. Outra é a obrigatoriedade do paciente em acatar e realizar todos os procedimentos.

O inciso IV veda que o dentista prevaleça-se da fraqueza ou ignorância do consumidor, tendo em vista sua idade, saúde, conhecimento ou condição social, para impingir-lhe seus produtos ou serviços. O que se pretende aqui é impedir a venda por impulso ou venda automática, ou seja, que o profissional, em situação de vantagem devido ao conhecimento técnico que possui e à fraqueza emocional do paciente, decorrente da patologia de que é portador, ou mesmo da presença ou possibilidade futura de incidência de dor, force o paciente a aceitar procedimentos/tratamentos desnecessários. O verbo impingir, aqui, tem conotação clara de atitude forçada, ou até mesmo de coação emocional, tudo o que pretende-se evitar com essa proteção ao consumidor paciente.

Ainda com o foco de orientação ao profissional, sem que chegue à exaustão das previsões codificadas, o inciso VI do artigo em comento tem como prática abusiva aquela de executar serviços sem a prévia elaboração de orçamento e autorização expressa do consumidor, ressalvadas as decorrentes de práticas anteriores entre as partes. Decorre dessa previsão a necessidade de o profissional apresentar ao paciente, sempre, orçamento do tratamento a ser empreendido, e que o paciente, de forma livre e depois de obter todos os esclarecimentos necessários, como veremos a seguir, possa ter formada a sua livre convicção de aceitar as proposições que se lhe apresentaram e aceitá-las livremente, de forma expressa. Esse expediente atenderia aos princípios da boa fé contratual, bem como ao dever que o profissional tem de informar o paciente. É necessario enfatizar que, expressamente, a maneira mais objetiva e segura para o profissional demonstrar que o paciente manifestou-se é sob a forma escrita. Arquivada a aquiescência do paciente, ela pode servir, em evento futuro, de prova feita pelo profissional da saúde. Se a expressão for verbal, em caso de confronto entre paciente e o dentista, ela pode ser negada, de modo que a sua prova torna-se praticamente impossível. Analise se houver a inversão do ônus da prova (art. 6º, VIII), e ao profissional couber a prova de que agiu corretamente, como poderia fazer isso apenas mediante alegação verbal, negada pelo paciente? A solução escrita configura-se como a conduta adequada a ser seguida.

Apresenta-se aqui a prática abusiva inserta no inciso VIII, que é a de colocar, no mercado de consumo, qualquer produto ou serviço em desacordo com as normas expedidas pelos órgãos oficiais competentes ou, se normas específicas não existirem, pela Associação Brasileira de Normas Técnicas[28] ou outra entidade credenciada pelo Conselho Nacional de Metrologia, Normalização e Qualidade Industrial (Conmetro).[29] Assim, não pode e não deve o profissional, por exemplo, valer-se de material amplamente aceito e sustentado pela comunidade acadêmica internacional, se o produto não tem os registros nacionais necessários. Isso é comum em casos de materiais e produtos que não estão presentes no mercado nacional, e aqui ingressam trazidos a partir de viagens.

Há, ainda, duas disposições que, aparentemente, afrontam o direito à propriedade, principalmente em caso de consultórios particulares, em que o profissional, erroneamente, entende poder fazer o que bem entender, por ser de sua propriedade. Os incisos IX - recusar a venda de bens ou a prestação de serviços, diretamente a quem se disponha a adquiri-los mediante pronto pagamento, ressalvados os casos de intermediação regulados em leis especiais, e X - elevar sem justa causa o preço de produtos ou serviços, não afrontam a liberdade que o profissional tem de escolher sua forma de trabalho. Não pode ele, pelo inciso IX, recusar pacientes sem justo motivo, que tenham o mesmo perfil dos demais que atende. Como justo motivo, entendemos, a título de exemplo, alguma situação ou conflito que determine a quebra da confiança necessária e recíproca que deve haver entre o profissional e seu paciente. Quanto à elevação injustificada de preço, esta resta-se configurada quando há a diferença de valores entre serviços de igual grau de complexidade e que demandam o mesmo tempo e gasto de materiais assemelhados para a sua execução, o que não se admite. Há, nesse expediente, afronta à boa fé objetiva e às justas expectativas depositadas no negócio, e o paciente não pode ser surpreendido em relação ao originalmente contratado, situação típica do abuso de direito não tolerado.

Merece destaque na legislação de proteção ao consumidor a dicção do art. 40, que prevê:

> O fornecedor de serviço será obrigado a entregar ao consumidor orçamento prévio discriminando o valor da mão-de-obra, dos materiais e equipamentos a serem empregados, as condições de pagamento, bem como as datas de início e término dos serviços.
>
> § 1º Salvo estipulação em contrário, o valor orçado terá validade pelo prazo de dez dias, contado de seu recebimento pelo consumidor.
>
> § 2º Uma vez aprovado pelo consumidor, o orçamento obriga os contraentes e somente pode ser alterado mediante livre negociação das partes.
>
> § 3º O consumidor não responde por quaisquer ônus ou acréscimos decorrentes da contratação de serviços de terceiros não previstos no orçamento prévio.

Orçamento, por definição, é estimativa, previsão de custos. Logo, causa certa surpresa a expressão orçamento prévio no texto da lei, visto que o sentido parece-nos redundante. Seria como se fosse possível a existência de previsão prévia, como se houvesse algum tipo de pre-visão *a posteriori*. De qualquer forma, entende-se que o texto da lei teve o sentido de dar ênfase à necessidade de que o consumidor, aqui paciente, tenha conhecimento do preço dos serviços que está contratando ou dos produtos que está adquirindo, antes mesmo da realização do negócio com o profissional.

Faz-se necessário compreender que ele encontra-se diante de texto de lei, cujo atendimento é obrigatório, e não facultativo. O profissional não pode optar em obedecê-lo ou em não fazê-lo. Deve, sim, atender a todas as previsões legais. Nessa condição, antes mesmo de praticar qualquer ato profissional, deve discriminar o valor da mão de obra, dos materiais e equipamentos a serem empregados, as condições de pagamento, bem como as datas de início e término dos serviços. Geralmente, os profissionais alegam ser impossível o atendimento de todas as disposições da norma, afirmação com a qual discordamos.

Dificuldade não há em discriminar o valor da mão de obra, apontar os materiais a serem utilizados e seus custos, assim como os equipamentos. As condições de pagamento não apresentam dificuldade alguma em serem previamente determinadas. Dúvida surge em relação às datas, tanto a inicial quanto a final. Para contornar isso, sugere-se que o profissional faça estimativa por número de sessões necessárias para a realização do tratamento. Esclarecemos que se o dentista vai realizar um tratamento endodôntico e precisará, para isso, de duas sessões, caso atenda o paciente com a frequência de uma sessão por semana, o tratamento terá a duração de duas semanas. Sugere-se que o profissional coloque algumas sessões a mais do que as necessárias calculadas, para contornar eventuais gastos de tempo a mais em caso de dificuldades tanto do ponto de vista operacional quanto aos sintomas que o paciente pode apresentar, e dificultar o cumprimento do cronograma.

Não há descontentamento quando se antecipa o fim de um tratamento, de forma geral. A insatisfação ocorre com a postergação. Logo, o acréscimo de algumas sessões revela-se como bom expediente para o atendimento tanto da satisfação do paciente como do texto da lei.

Outra sugestão que se mostra conveniente é que seja estabelecido um plano de tratamento completo e que seja fragmentado em pequenas fases, com igual expediente para o orçamento. Assim, tornam-se mais previsíveis as datas necessárias para atendimento da lei de proteção ao consumidor.

Evidente que o trabalho do profissional da saúde ocorre em ambiente biológico, cuja previsão exata das respostas não existe. Assim, caso existam intercorrências não previsíveis, ou que acometam o tratamento, o profissional pode se valer delas para justificar o alongamento das sessões clínicas. Há aqui, de acordo com nosso entendimento, justificativa para o não atendimento das datas previstas. Igual situação ocorre quando o paciente falta às consultas. Nesse caso, postergar o tratamento encontra justificativa nessa ausência do paciente.

Mas todo o contexto deve ser mantido dentro do razoável, sem que se configure tentativa de burla ao texto legal.

O mesmo artigo fala na validade do orçamento (10 dias), contados do seu recebimento pelo consumidor. Ora, decorre disso, e das demais previsões anteriormente comentadas, que o profissional deve elaborar o orçamento escrito, em duas vias: uma destinada ao paciente e outra via destinada ao arquivo do profissional. Nesta deve conter a rubrica do paciente, com a data e a menção do recebimento de uma via do documento. Uma vez aprovado pelo consumidor paciente, o orçamento não pode ser alterado, a não ser com o consentimento do paciente, mesmo que sejam necessários serviços de terceiros, que não foram previstos.

Na sequência, o Código de Defesa do Consumidor[15-16] veda algumas práticas, tidas como abusivas, e declara, no seu artigo 51, que as cláusulas contratuais são nulas de pleno direito, ou seja, não produzem consequências legais ou jurídicas. No inciso I, está prevista a nulidade das cláusulas contratuais que "impossibilitem, exonerem ou atenuem a responsabilidade do fornecedor por vícios de qualquer natureza dos produtos e serviços ou impliquem renúncia ou disposição de direitos. Nas relações de consumo entre o fornecedor e o consumidor pessoa jurídica, a indenização poderá ser limitada, em situações justificáveis." A exoneração mais clara que se conhece é aquela dos estacionamentos, em que placas anunciam a isenção de responsabilidade dos proprietários em caso de danos causados aos veículos. Tal previsão não tem amparo legal. Igual sorte assiste aos documentos que os profissionais da saúde destinam aos pacientes, em que estes autorizam a realização de determinado procedimento, isentam o profissional de responsabilidade em caso de dano. A primeira parte do documento é válida, ou seja, a autorização do procedimento. A segunda, não. Não é possível a exoneração de responsabilidade, ou a diminuição desta, pelo teor da norma indicada.

O inciso II do mesmo artigo prevê a nulidade de cláusulas que subtraiam ao consumidor a opção de reembolso da quantia já paga, nos casos previstos neste código. O pagamento deve ser proporcional ao tratamento realizado. Se o paciente pagou mais do que recebeu como tratamento, tem direito a reembolso. Se pagou menos, deve arcar com os custos restantes. Enfim, deve haver um critério de razoabilidade e de equilíbrio entre os contratantes, paciente e profissional. Leis não são feitas para gerarem iniquidades.

Pelo teor do inciso VI, o profissional não pode obter do paciente o seu compromisso com cláusulas que estabeleçam inversão do ônus da prova em prejuízo do consumidor, pelos motivos anteriormente expostos.

Os incisos IX - deixem ao fornecedor a opção de concluir ou não o contrato, embora obrigando o consumidor; X - permitam ao fornecedor, direta ou indiretamente, variação do preço de maneira unilateral; XI - autorizem o fornecedor a cancelar o contrato unilateralmente, sem que igual direito seja conferido ao consumidor; XII - obriguem o consumidor a ressarcir os custos de cobrança de sua obrigação, sem que igual direito lhe seja conferido contra o fornecedor; XIII - autorizem o fornecedor a modificar unilateralmente o conteúdo ou a qualidade do contrato, após sua celebração, cuidam do equilíbrio contratual e da obrigação do cumprimento do quanto contratado inicialmente.

Importante ressaltar as disposições do parágrafo 2º do artigo em questão, que dispõe que "nulidade de uma cláusula contratual abusiva não invalida o contrato, exceto quando de sua ausência, apesar dos esforços de integração, decorrer ônus excessivo a qualquer das partes."

Importante lembrar que o presente capítulo tem como objetivo levar informação ao dentista, para que paute suas condutas profissionais de acordo com a lei, mediante a indicação do conteúdo do Código de Defesa do Consumidor que afetam mais diretamente o exercício profissional, visto que o assunto, para ser aprofundado e mais estendido, demandaria obra própria, e fugiria do objetivo deste compêndio.

Ao final, destaca-se que a relação paciente profissional, na Odontologia, é de consumo e deve ser feita segundo os princípios consumeristas. O profissional deve elaborar orçamento prévio à realização do tratamento, rico em detalhes, com opções de tratamento, quando possível, e desde que todas as opções tenham amparo no conhecimento científico que acompanha o estado da arte e conhecimento vigente na Odontologia, no momento da sua elaboração. Escolhida a opção do paciente, deve-se elaborar um Termo de Consentimento Livre e Informado, com todas as informações possíveis do tratamento a ser executado, incluindo eventuais riscos, danos e efeitos colaterais, e um Contrato de Prestação de Serviços. Feitas as preliminares, o profissional deve realizar o seu trabalho com o registro de todas as intercorrências e, sempre que possível, informar o paciente e colher a sua assinatura em todos os procedimentos (pode-se digitalizar e guardar o documento, tendo em vista os programas digitais de gerenciamento de consultório). Tanto quanto possível, fotografar (principalmente em provas de cor, de próteses, etc.), digitalizar radiografias e fazer fotos de modelos. Enfim, a riqueza dos registros pode ser o divisor de águas no momento de o profissional fazer valer seus direitos e estabelecer a verdade dos fatos.

O aconselhamento com um profissional do Direito, da confiança do dentista, quando possível, é uma medida salutar que acrescentará qualidade e conforto no exercício da Odontologia.

Informações essenciais para o conhecimento do tema

Em relação ao gerenciamento do consultório, deve-se levar em consideração que o planejamento financeiro é de fundamental importância. A inserção dos custos fixos e variáveis em planilha Excel é uma ótima opção. Para o sucesso de um consultório/clínica também é importante, além dos aspectos financeiros e fidelização de pacientes, que o cirurgião-dentista esteja a par de todos os aspectos éticos e legais e as repercussões jurídicas. Reflita sobre o que você faria na sua atividade profissional e, a partir do estudo deste capítulo, fará diferente.

CONTEÚDO COMPLEMENTAR

Esse capítulo possui uma planilha para planejamento financeiro do consultório como material complementar on-line. Utilize o QR code ao lado para ter acesso a esse conteúdo.

endodontia2022

REFERÊNCIAS BIBLIOGRÁFICAS

1. Lei Nº 5.081, de 24 de agosto de 1966. Regula o Exercício da Odontologia. Brasília; 03 de julho de 2020 [Acesso em 03 de julho de 2020. 14:57]. Disponível em: http://www.planalto.gov.br/ccivil_03/leis/l5081.htm
2. Lei Nº 8.213, de 24 de julho de 1991. Regime Geral da Previdência Social. Brasília; 03 de julho de 2020 [Acesso em 03 de julho de 2020. 14:57]. Disponível em: http://www.planalto.gov.br/ccivil_03/leis/l8213cons.htm
3. Cerbasi G. O que é independência financeira? 2018. [Acesso em 22/08/2020]. https://www.gustavocerbasi.com.br/blog/o-que-e-independencia-financeira/
4. Modigliani F. The Collected Papers. 6th Ed. Cambridge: Editora MIT Press, 2014.
5. Modigliani F. Aventuras de um economista. Curitiba: Editora Fundamento, 2004.
6. Halfeld M. Investimentos: como administrar melhor seu dinheiro. Curitiba: Editora Fundamento, 2007. 168 p.
7. www.ibge.gov.br. [Acesso em 22/08/2020. 18:42].
8. IRPF (Imposto sobre a renda das pessoas físicas). Tabelas de incidência mensal e anual do Imposto de Renda. [Acesso em 14 de dezembro de 2021. 14:23]. Disponível em: https://www.gov.br/receitafederal/pt-br/assuntos/orientacao-tributaria/tributos/irpf-imposto-de-renda-pessoa-fisica
9. Milliman RE. Using Background Music to Affect the Behavior of Supermarket Shoppers. Journal of Marketing 1982;46(Summer):86-91. American Marketing Association.
10. Caldwell C, Sally AH. The influence of music tempo and musical preference on restaurant patrons' behavior. Journal of Psychology and Marketing November 2002;19(11):895-917.
11. Craveiro MA, Caldeira CL. Influence of an Audiovisual Resource on the Preoperative Anxiety of Adult Endodontic Patients: A Randomized Controlled Clinical Trial. J Endod Julho 2020;46(7):909-91.
12. Popovici ERSA. Cliente não compra serviços, adquire satisfação de suas necessidades. 2011.
13. Keller KL, Kotler P. Administração de marketing. Editora Pearson, 2019. 898 p.
14. Resolução 118/2012. Código de Ética Odontológica (Resolução CFO-118/2012). São Paulo, 09 de dezembro de 2021 [Acesso em 09 de dezembro de 2021. 17:04]. Disponível em: https://site.crosp.org.br/uploads/etica/6ac4d2e1ab8cf02b189238519d74fd45.pdf
15. Lei Nº 8.078, de 11 de setembro de 1990. Brasília; 03 de julho de 2020. [Acesso em 03 de julho de 2020. 14:57]. Disponível em: http://www.planalto.gov.br/ccivil_03/leis/l8078.htm
16. Braga Netto FP. Manual de direito do consumidor: à luz da jurisprudência do STJ. 16. ed. Salvador: Juspodivm; 2013. 531p. P. 104.
17. Alcantara SA. Direito empresarial e direito do consumidor [livro eletrônico]. Curitiba: InterSaberes; 2017.
18. Nunes R. Curso de direito do consumidor. 12. ed. São Paulo: Saraiva Educação; 2018. 730 p. P. 83-9.
19. Tartuce F, Neves DAA. Manual de direito do consumidor: direito material e processual. 7. ed. Rev., atual. e ampl. Rio de Janeiro: Forense; São Paulo: Método, 2018. 882 p. P. 50
20. Tartuce F. Neves DAA. Manual de direito do consumidor : direito material e processual. 7. ed. Rev., atual. e ampl. – Rio de Janeiro: Forense; São Paulo: Método, 2018. 882 p. P. 442
21. Almeida FB. Direito do consumidor esquematizado. São Paulo: Saraiva, 2013. 1013 p. P. 162.
22. Tartuce F, Neves DAA Manual de direito do consumidor : direito material e processual. 7. ed. Rev., atual. e ampl. – Rio de Janeiro: Forense; São Paulo: Método, 2018. 882 p. P. 452.
23. Tartuce F, Neves DAA. Manual de direito do consumidor : direito material e processual. 7. ed. Rev., atual. e ampl. – Rio de Janeiro: Forense; São Paulo: Método, 2018. 882 p. P. 459.
24. Tartuce F, Neves DAA. Manual de direito do consumidor : direito material e processual. 7. ed. Rev, atual. e ampl. – Rio de Janeiro: Forense; São Paulo: Método, 2018. 882 p. P. 464.
25. Emenda Constitucional Nº 45, de 30 de dezembro de 2004. [Acesso em 14 de dezembro de 2021. 14:29]. Disponível em: http://www.planalto.gov.br/ccivil_03/constituicao/emendas/emc/emc45.htm
26. Artigo 14º da Lei Nº 8.078, de 11 de setembro de 1990. Brasília; 03 de julho de 2020 [Acesso em 03 de julho de 2020. 14:57]. Disponível em: http://www.planalto.gov.br/ccivil_03/leis/l8078.htm
27. Artigo 373º - I do Código de Processo Civil, de 16 de março de 2015. [Acesso em 14 de dezembro de 2021. 14:36]. Disponível em: http://www.planalto.gov.br/ccivil_03/_ato2015-2018/2015/lei/l13105.htm
28. Associação Brasileira de Normas Técnicas (ABNT). [Acesso em 14 de dezembro de 2021. 14:53]. Disponível em: https://www.abnt.org.br/
29. Resolução Nº 08, de 22 dezembro de 2016. Conselho Nacional de Metrologia, Normalização e Qualidade Industrial (Conmetro). [Acesso em 14 de dezembro de 2021. 14:54]. Disponível em: http://www.inmetro.gov.br/legislacao/resc/pdf/RESC000258.pdf

Índice Remissivo

A

Abscesso
- fênix, 241
- na fase evoluída, 237
- na fase inicial e em evolução, 237
- perirradicular crônico, 240
- periapical agudo, 235

Acesso, 270
- à câmara pulpar, 271

Acidentes relacionados à modelagem
- durante o preparo químico-cirúrgico, 503

Ácido
- cítrico, 358
- etilenodiaminotetracético, 356

Agentes
- antimicrobianos, 349
- desmineralizantes, 354

Agitação
- ultrassônica contínua, 372
- ultrassônica passiva, 371

Ajuste apical dos instrumentos, 314

Analgésicos, 158
- não opiáceos, 160
- opiáceos, 161
- utilizados em Endodontia, 159

Anamnese, 2

Anatomia
- dentária, 25
- Interna dos Canais Radiculares, 52

Anti-inflamatórios, 158
- esteroidais, 164
- não esteroidais, 161
- não seletivos da ciclo-oxigenase-2, 162
- seletivos da ciclo-oxigenase-2 (coxibes), 163
- utilizados em Endodontia, 161

Antimicrobianos de uso odontológico, 151

Antissepsia, 248, 394

Ápice radicular, 61

Apicetomia, 494

Apicificação, 536

Apicigênese, 536

Aspectos
- biológicos na Endodontia, 108
- gerenciais da clínica em Endodontia, 596
- oclusais, 444

Aspiração simples, 363

Assepsia, 248

Associação
- de aditivos ao hidróxido de cálcio, 382
- entre corticosteroide e antibiótico, 378

Atendimento de Urgência das Lesões Dentárias Traumáticas, 515

Aterosclerose, doenças cardiovasculares e infecção endodôntica, 177

Ativação ultrassônica do irrigante, 557

Avaliação geral do paciente, 3

Avulsões, 529

B

Biofilme Microbiano, 124

Biomodulação tecidual, 583

Biossegurança, 246
- conceitos de, 247

Bisfosfonatos, 16

C

Calcificações, 39

Canais acessórios, 56

Câncer, 16

Canino
  inferior, 78
  superior, 77
Cateterismo, 300
Cimentos
  à base de óxido de zinco e eugenol, 401
  à base de resina epóxica, 403
  de silicato de cálcio, 408, 507
  que contém hidróxido de cálcio ou óxido de cálcio, 404
  que contêm mineral trióxido agregado, 407
Cirurgia de acesso dos grupos dentais, 275
Cisto perirradicular, 239
Cistos verdadeiros, 482
Classificação dos materiais obturadores, 398
Clorexidina, 353
Código do Consumidor no exercício da Odontologia e das suas especialidades, 609
Complexo dentina-polpa, 108
Complicações durante o acesso coronário e localizações dos canais radiculares, 290
Confinamento bacteriano, 394
Conicidade (taper), 295
Controle da ansiedade, 164, 165
Coroas endodônticas (endocrowns), 441
Correlação clinicopatológica em pulpites, 120
Corticosteroides, 164
Curetagem, 494
Curvaturas, 67

D

Degeneração
  gordurosa, 227
  hialina, 226
Dentes permanentes com rizogênese incompleta, 534
Descarte do lixo, 256
Desinfecção, 247, 252
Desobturação
  com dispositivos ultrassônicos, 492
  com sistemas mecanizados, 490
Determinação do sucesso endodôntico, 479
Diabetes e infecção endodôntica, 175
Diabetes melito, 14
Diagnóstico, 8
Dinâmica dos fluidos, 358
Dispositivos mecânicos, 387
Doença
  renal e paciente em regime de diálise, 17
Doenças
  cardiovasculares, 14
  da polpa
  degenerativas, 226
  endodônticas, 124
  hepáticas e infecção endodôntica, 178
Classificação das, 219
  doenças pulpares
    etiologia das, 218

E

Efeitos sistêmicos dos materiais, 180
Endocardite infecciosa, 155
Endodontia
  recursos digitais em, 568
Endodontia guiada
  indicações da, 569
  planejamento e fluxo digital da, 570
Equipamento de ultrassom, 552
Equipamentos
  de *laser*, 582
  de proteção individual, 248
Ergonomia, 246, 261
  cognitiva, 267
  física, 265
Esclerose pulpar, 226
Esterilização, 247, 252
  em autoclave, 253
Estrutura dentinária, 215
Etapas operatórias no acesso guiado, 571
Exame
  clínico, 2
  de tomografia computadorizada de feixe cônico em Endodontia, 25
  extrabucal, 3
  físico, 3
  intrabucal, 3
Exames
  complementares por imagem em Endodontia, 9
  semiológicos na Endodontia, 2

Exposição da loja cirúrgica, 494
Extirpação pulpar, 301
Extravasamento de hipoclorito de sódio, 502

F

Farmacologia Aplicada na Endodontia, 144
Fidelização de pacientes, 604
Flare-up (agudização), 500
Fluxo e processamento de artigos contaminados, 252
Força balanceada, 301
Fracasso endodôntico, 481
Fratura
  de instrumentos, 509
Fraturas
  coronárias, 527
  coronorradiculares, 527
  dentárias, 39
  radiculares, 528

G

Glide path, 323
Granuloma perirradicular, 239
Gravidez, 15

H

Higienização, 247
Hiperemia, 220
Hipersensibilidade dentinária, 217
Hipoclorito de sódio, 349

I

Imagens de tomografia computadorizada de feixe cônico em preparo, obturação e retratamento dos canais radiculares, 41
Implante protético de articulação, 156
implantes protéticos, 17
Imunização dos profissionais da área de saúde, 247
Incisivo
  central superior, 68
  lateral superior, 71
Incisivos
  central e lateral inferiores, 73
  e caninos
    inferiores, 276
    superiores, 275
Infecção
  endodôntica, 129
  endodôntica e as condições patológicas sistêmicas, 175
  endodôntica em indivíduos sistemicamente saudáveis, 173
  extrarradicular, 482
  intrarradicular, 481
Infecções
  endodônticas Persistentes/Secundárias, 134
  endodônticas Primárias, 132
  extrarradiculares, 136
Inflamação, 191
Inserto
  ultrassônico, 553
Insertos
  abrasivos, 554
  lisos, 553
Inspeção, 4
Instrumental clínico, 256
Instrumentos
  convencional, 303
  de aço inoxidável, 297
  de niquel-titânio, 302
  em Endodontia, 293
  mecanizados para *glide path*, 306
  para *glide path*, 297
  tratados termicamente, 304
Interação da luz com o tecido e seu efeito biológico, 583
Intercorrências no Tratamento Endodôntico, 500
Irrigação
  ativada por *laser*, 587
  com pressão negativa, 364
  com pressão positiva, 363
  simples, 359
Isolamento absoluto, 256
Istmos, 61

L

Lesão
- avaliação inicial do paciente com, 518
- de cárie, 189
- dentária traumática periapical
  - desenvolvimento da, 189

Lesões
- classificação das, 516
- dentárias traumáticas
  - orientações para o atendimento de urgência das, 519
- periapicais, 36
- prognóstico das, 527

Lima
- Hedströen, 299
- tipo K, 298

Limagem, 301
Limas
- flexíveis, 299
- M, 330

Limite apical de penetração, 312
Limpeza, 247
- e antissepsia do campo operatório, 274

Localização dos Canais Radiculares Coronário, 270
Luxações, 528
Luz para fins terapêuticos, 581

M

Magnificação, 8
Materiais obturadores, 396
- Técnicas de, 393

Materiais
- plásticos, 400
- sólidos, 398

Medicação intracanal
- intracanal, 378
- intracanal em dentes com vitalidade pulpar, 385
- na polpa mortificada e infectada, 386
- nos retratamentos, 387

Medicamentos
- isentos de prescrição, 147
- sujeitos a controle especial prescritos em Odontologia, 151

Medicina endodôntica, 172
Meios físicos da irrigação, 358
Método
- ultrassônico de agitação, 369

Métodos
- de assentamento do cone principal, 412
- de processamento, 252
- mecânicos de agitação, 365

Microbiologia endodôntica, 124
Microbiota endodôntica, 129
Microscopia, 261
Microscópio operatório, 264
Modalidades de tratamento endodôntico radical, 538
Molares
- inferiores, 280
- superiores, 278

Morfologia do canal radicular por grupo dental, 67
Movimento oscilatório, 302

N

Natureza do relacionamento entre paciente e profissional, 606
Notificação de receita, 149
Novo *software* de tomografia computadorizada de feixe cônico, 44
Numeração, cor e série dos instrumentos, 295

O

Obturação, 393, 545
- Etapas prévias à, 410
- Limite da, 396
- Momento da, 394
- Objetivos da, 393

Odontologia e suas repercussões jurídicas, 605
Odontometria, 308
- convencional, 310
- eletrônica, 311

Organização do ambiente de trabalho, 249

Osteíte condensante, 240
Oximetria de pulso, 7

P

Padronização dos instrumentos manuais, 293
Palpação, 4
Pasta de hidróxido de cálcio, 379
Patência, 323
Percussão, 4
Perfuração
  diagnóstico da, 506
  radicular, 504
Perfurações
  tratamento das, 507
Periapicopatias, 230
  crônicas, 238, 240
Periodontite apical aguda de origem
    bacteriana, 233
    química, 233
    traumática - polpa necrótica, 234
    traumática - polpa viva, 234
Periodontite
  apical, 173
  apical aguda, 231
Periodontite (ou pericementite) apical crônica, 239
Permeabilidade dentinária, 215
Planejamento
  e plano de tratamento endodôntico, 18
  e seleção de casos, 13
Plano de gerenciamento de resíduos de serviço de saúde, 256
Polimorfismos genéticos, 200
Polpa, 217
Pré-molares
  inferiores, 277
  superiores, 277
Preparo
  cervical, 326, 336
  dos terços médio e apical, 327
  mecanizado (movimento de rotação contínua), 330
  mecanizado (movimento reciprocante), 341
Preparo da câmara pulpar, 273
Preparo Mecânico dos Canais Radiculares, 322
Prescrição
  de antimicrobianos, 146
  de medicamentos genéricos, 147
Prescrição de medicamentos em Odontologia, 144
Primeiro
  molar inferior, 94
  molar superior, 90
  pré-molar inferior, 83
  pré-molar superior, 80
Procedimentos
  de ativação ultrassônica, 557
  de câmara pulpar, 555
  de complementação da instrumentação, 560
  realizados durante obturação dos canais radiculares, 561
Profilaxia antibiótica, 155
Proservação, 449
Pulpite, 120
  aguda irreversível, 222
  crônica, 224
  crônica hiperplásica, 224
  crônica ulcerativa, 225
  focal reversível, 220
  irreversível, 224
Pulpopatias
  diagnóstico das, 214

R

Reabsorção
  de tecidos mineralizados, 196
  interna, 227
Reabsorções radiculares, 39
Reação a corpo estranho, 482
Reações dos tecidos dentais à ação de irritantes, 218
Receita
  comum, 145
  de controle especial, 147
Recursos semiotécnicos para exame físico, 4
Regimes de irrigação, 372

Relação da Infecção Endodôntica com as Estruturas Anatômicas Adjacentes e com a Saúde Sistêmica do Paciente, 138
Remoção
  de teto, 273
  seletiva de tecido cariado, 118
Resistência bacteriana, 155
Resposta do Hospedeiro no Tratamento Endodôntico e no Processo de Reparo, 188
Resposta imune, 191
Restauração
  de Dentes Tratados Endodonticamente, 428
  fatores que influenciam a longevidade da, 446
Restaurações
  diretas, 434
  em dentes tratados endodonticamente falham mais, 429
  indiretas, 437
Retentores intrarradiculares, 432
Retratamento
  cirúrgico, 493
  convencional, 485
  Endodôntico, 478
Retro-obturação, 495
Retropreparo, 495

S

Sanificação, 247
Segundo
  molar inferior, 98
  molar superior, 92
  pré-molar inferior, 88
  pré-molar superior, 82
Selamento, 393
  das cavidades entre sessões, 390
  das perfurações infraósseas, 508
Sensibilidade dentinária, 217
Síndrome da imunodeficiência adquirida, 16
Sistema de canais radiculares, 54
Sistemas
  de canais radiculares em C, 65
  de Irrigação, 348
  reciprocantes, 305
  rotatórios, 305
Soluções
  irrigantes, 348
  restauradoras para escurecimento dentário, 443
Sucesso e insucesso do tratamento endodôntico, 450
Sulcos radiculares, 63
Sutura, 495

T

Técnica
  da condensação lateral, 415
  do cone emendado, 419
  do cone invertido, 418
  do cone moldado, 418
  do cone rolado, 419
  do cone único, 417
  híbrida de Tagger, 417
Técnica
  de desobturação com instrumentos manuais, 485
  do pino anatômico, 434
Técnicas
  obturadoras, 413
  restauradoras, 431
Tecnologia CAD/CAM, 437
Tecnologias
  Contemporâneas – Endodontia Guiada, 567
  Contemporâneas – Fototerapia, 581
Terapia fotodinâmica antimicrobiana, 585
Terapias endodônticas regenerativas, 546
Testes pulpares, 5
Tomografia computadorizada de feixe cônico, 23, 315
Transtornos psicossociais, 18
Tratamento das
  infecções Endodônticas, 139
  endodôntico conservador, 537
  Endodôntico em dentes permanentes com Rizogênese Incompleta, 533
Traumatismos dentários, 39

V

Vias de Infecção Endodôntica, 128